临床内科疾病综合治疗

主编　韩岩智　张　伟　徐永红　武永胜
　　　李再波　胡金圣　薛　坤

黑龙江科学技术出版社

图书在版编目（CIP）数据

临床内科疾病综合治疗 / 韩岩智等主编. -- 哈尔滨：
黑龙江科学技术出版社，2022.7
ISBN 978-7-5719-1524-7

Ⅰ．①临… Ⅱ．①韩… Ⅲ．①内科－疾病－治疗
Ⅳ．①R505

中国版本图书馆CIP数据核字（2022）第135103号

临床内科疾病综合治疗
LINCHUANG NEIKE JIBING ZONGHE ZHILIAO

主　　编	韩岩智　张　伟　徐永红　武永胜　李再波　胡金圣　薛　坤
责任编辑	陈兆红
封面设计	宗　宁
出　　版	黑龙江科学技术出版社
	地址：哈尔滨市南岗区公安街70-2号　邮编：150007
	电话：（0451）53642106　传真：（0451）53642143
	网址：www.lkcbs.cn
发　　行	全国新华书店
印　　刷	山东麦德森文化传媒有限公司
开　　本	787 mm×1092 mm　1/16
印　　张	31.25
字　　数	794千字
版　　次	2022年7月第1版
印　　次	2023年1月第1次印刷
书　　号	ISBN 978-7-5719-1524-7
定　　价	198.00元

编委会

主　编

韩岩智　张　伟　徐永红　武永胜
李再波　胡金圣　薛　坤

副主编

臧学清　赵　建　王霄山　杨小田
武海玲　王春燕

编　委（按姓氏笔画排序）

王春燕（鄄城县人民医院）

王霄山（菏泽市定陶区黄店镇卫生院）

李再波（山东省枣庄市立医院）

杨小田（梁山县中医院）

张　伟（济南市第七人民医院）

武永胜（河北省香河县人民医院）

武海玲（河北省枣强县人民医院）

赵　建（荆州市胸科医院）

胡金圣（曹县人民医院）

铁　涛（解放军第960医院）

徐永红（山东阳光融和医院有限责任公司）

郭军会（河北省第八人民医院）

韩岩智（中山大学附属第五医院）

臧学清（聊城市退役军人医院）

薛　坤（锦州医科大学附属第一医院）

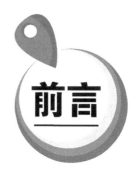

前言

随着我国社会主义市场经济和社会事业的协调发展、人民生活水平的不断提高，全社会成员均对医疗服务的质量和水平提出了越来越高的要求。医务人员除了要具备全面的医疗理论知识储备、熟练的技术操作能力、丰富的临床实践经验，更要不断更新知识和技术、提高临床诊疗水平，才能胜任临床工作。在诊疗患者的过程中，医务人员通过对每一个患者进行连续、严密的观察，从而及时准确地作出分析、判断和处理，提供规范化服务。

临床内科学的诊断与治疗具有很强的实践性，伴随着基础医学和分子生物学的飞速发展，常见内科疾病的诊断方法与治疗手段也得到了不断的改善和提高。鉴于此，我们特组织具有丰富临床实践经验的医务人员编写了《临床内科疾病综合治疗》一本。

本书重点介绍了呼吸内科、消化内科、心内科、神经内科等常见内科疾病的病因病机、临床表现、诊断方法、治疗技术等内容。本书内容丰富，语言精炼，理论与实际紧密结合，并融入了当前国内外临床内科学发展的新理论、新方法和新技术，集实用性、科学性和先进性于一体。本书可作为临床内科医师科学、规范、合理地进行临床诊疗操作的参考用书。

由于编者的理论知识和实践经验有限，尽管大家尽心尽力，书中仍难免有很多疏漏和不足之处，恳请广大读者批评指正，以便再版时予以改正。

《临床内科疾病综合治疗》编委会

2022 年 6 月

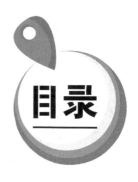

目录

第一章

内科疾病常见临床表现

第一节 头 痛

狭义的头痛只是指颅顶部疼痛而言,广义的头痛可包括面、咽、颈部疼痛。对头痛的处理首先应找到产生头痛的原因。急性剧烈头痛与既往头痛无关,且以暴发起病或不断加重为特征者,提示有严重疾病存在,可带来不良后果。慢性或复发性头痛,成年累月久治不愈,多半属血管性或精神性头痛。临床上绝大部分患者是慢性或复发性头痛。

一、病因

(一)全身性疾病伴发的头痛

(1)高血压:头痛位于枕部或全头,跳痛性质,晨醒最重为高血压性头痛的特征,舒张压在17.3 kPa(130 mmHg)以上者较常见。

(2)肾上腺皮质功能亢进、原发性醛固酮增多症、嗜铬细胞瘤等,常引起持续性或发作性剧烈头痛,头痛与伴随儿茶酚胺释放时阵发性血压升高有关。

(3)颞动脉炎:50岁以上,女性居多,头痛剧烈,常突然发作,并呈持续跳动性,一般限于一侧颞部,常伴有皮肤感觉过敏;受累的颞动脉发硬增粗,如管壁病变严重,颞动脉搏动消失,常有触痛,头颅其他血管也可发生类似病变。其可怕的并发症是单眼或双眼失明。本病不少患者伴有原因不明的"风湿性肌肉-关节痛",可有夜汗、发热、血沉加速、白细胞增多。

(4)甲状腺功能减退或亢进。

(5)低血糖,当发生低血糖时通常有不同程度的头痛,尤其是儿童。

(6)慢性充血性心力衰竭、肺气肿。

(7)贫血和红细胞增多症。

(8)心脏瓣膜病变:如二尖瓣脱垂。

(9)传染性单核细胞增多症、亚急性细菌性心内膜炎、艾滋病所致的中枢神经系统感染或继发的机会性感染。

(10)头痛型癫痫:脑电图有癫痫样放电,抗癫痫治疗有效,多见于儿童的发作性剧烈头痛。

(11)绝经期头痛:头痛是妇女绝经期常见的症状,常伴有情绪不稳、心悸、失眠、周身不适等症状。

(12)变态反应性疾病引起的头痛常从额部开始,呈弥漫性,双侧或一侧,每次发作都是接触变应原后而发生,伴有过敏症状。头痛持续几小时甚至几天。

(13)急慢性中毒后头痛。①慢性铅、汞、苯中毒:其特点类似功能性头痛,多伴有头昏、眩晕、乏力、食欲减退、情绪不稳以及有自主神经功能紊乱。慢性铅中毒可出现牙龈边缘之蓝色铅线,慢性汞中毒可伴有口腔炎,牙龈边缘出现棕色汞线。慢性苯中毒伴有白细胞减少,血小板和红细胞也相继减少。②一氧化碳中毒。③有机磷农药中毒。④酒精中毒,宿醉头痛是在大量饮酒后隔天早晨出现的持续性头痛,由于血管扩张所致。⑤颠茄碱类中毒,由于阿托品、东莨菪碱过量引起头痛。

(14)脑寄生虫病引起的头痛:如脑囊虫病通常是全头胀痛、跳痛,可伴恶心、呕吐,但无明显定位意义。脑室系统囊虫病头痛的显著特征为:由于头位改变突然出现剧烈头痛发作,呈强迫头位伴眩晕及喷射性呕吐,称为 Bruns 征。流行病学史可以协助诊断。

(二)五官疾病伴发的头痛

1.眼

(1)眼疲劳如隐斜视、屈光不正尤其是未纠正的老视等。

(2)青光眼:眼深部疼痛,放射至前额。急性青光眼可有眼部剧烈疼痛,瞳孔常不对称,病侧角膜周围充血。

(3)视神经炎:除视力模糊外并有眼内、眼后或眼周疼痛,眼过分活动时产生疼痛,眼球有压痛。

2.耳、鼻、喉

(1)鼻源性头痛:指鼻腔、鼻窦病变引起的头痛,多为前额深部头痛,呈钝痛和隐痛,无搏动性,上午痛较重,下午痛减轻,一般都有鼻病症状,如鼻塞、流脓涕等。

(2)鼻咽癌:除头痛外常有耳鼻症状如鼻衄、耳鸣、听力减退、鼻塞以及脑神经损害(第Ⅴ、Ⅵ、Ⅸ、Ⅻ较常见),及颈淋巴结转移等。

3.齿

(1)龋病或牙根炎感染可引起第2、3支三叉神经痛。

(2)Costen综合征:即颞颌关节功能紊乱,患侧耳前疼痛,放射至颞、面或颈部,伴耳阻塞感。

(三)头面部神经痛

1.三叉神经痛

疼痛不超出三叉神经分布范围,常位于口-耳区(自下犬齿向后扩展至耳深部)或鼻-眶区(自鼻孔向上放射至眼眶内或外),疼痛剧烈,来去急骤,约数秒钟即过。可伴面肌抽搐,流涎流泪,结膜充血,发作常越来越频繁,间歇期正常。咀嚼、刷牙、说话、风吹颜面均可触发。须区别系原发性或症状性三叉神经痛,后者检查时往往有神经损害体征,如颜面感觉障碍、角膜反射消失、颞肌咬肌萎缩等。病因有小脑脑桥角病变、鼻咽癌侵蚀颅底等。

2.眶上神经痛

位于一侧眼眶上部,眶上切迹处有持续性疼痛并有压痛,局部皮肤有感觉过敏或减退,常见于感冒后。

3.舌咽神经痛

累及舌咽神经和迷走神经的耳、咽支的感觉分布区域,疼痛剧烈并呈阵发性,但也可呈持续性,疼痛限于咽喉,或波及耳、腭甚至颈部,吞咽、伸舌均可促发。

4.枕神经痛

病变侵犯上颈神经感觉根或枕大神经或耳后神经,疼痛自枕部放射至头顶,也可放射至肩或同侧颞、额、眶后区域,疼痛剧烈,活动、咳嗽、喷嚏使疼痛加重,常为持续性痛,但可有阵发性痛,常有头皮感觉过敏,梳头时觉两侧头皮感觉不一样。病因不一,可见于受凉、感染、外伤、上颈椎类风湿病、寰枢椎畸形、Arnoid-Chiari 畸形(小脑扁桃体下疝畸形)、小脑或脊髓上部肿瘤。

5.其他

Tolosa-Hunt 综合征,带状疱疹性眼炎等。

(四)颈椎病伤引起的头痛

1.颈椎关节强硬及椎间盘病

头痛位于枕部或下枕部,多钝痛,单侧或双侧,严重时波及前额、眼或颞部,甚至同侧上臂,起初间歇发作,后呈持续性,多发生在早晨,颈转动以及咳嗽和用力时头痛加重。除由于颈神经根病变或脊髓受压引起者外神经体征少见,头和颈可呈异常姿势,颈活动受限,几乎总有枕下部压痛和肌痉挛,头顶加压可再现头痛。

2.类风湿关节炎和关节强硬性脊椎炎

枕骨下深部的间歇或持续疼痛,头前屈时成锐痛和刀割样痛,头后仰或固定于两手间可暂时缓解,疼痛可放射至颜面部或眼。

3.枕颈部病变

寰枢椎脱位、寰枢关节脱位、寰椎枕化及颅底压迹均可产生枕骨下疼痛,屈颈或向前弯腰促发疼痛,平卧时减轻。小脑扁桃体疝、枕大孔脑膜瘤、上颈部神经纤维瘤、室管膜瘤、转移性瘤可牵拉神经根而产生枕骨下疼痛,向额部放射。头颅和脊柱本身病变诸如骨髓瘤、转移瘤、骨髓炎、脊椎结核、Paget 病(变形性骨炎)引起骨膜痛,并产生反射性肌痉挛。

4.颈部外伤后

头痛剧烈,有时枕部一侧较重,持续性,颈活动时加重,运动受限,颈肌痉挛。

(五)颅内疾病所致头痛

1.脑膜刺激性头痛

自发性蛛网膜下腔出血,起病突然,多为全头痛,扩展至头、颈后部,呈"裂开样"痛,常有颈项强直。脑炎、脑膜炎时也为全面性头痛,伴有发热及颈项强直,脑脊液检查有助诊断。

2.牵引性头痛

由于脑膜与血管或脑神经的移位或过牵引产生。见于颅内占位病变、颅内高压症和颅内低压症。各种颅内占位病变如硬膜下血肿、脑瘤、脑脓肿等均可产生头痛。脑瘤头痛,起初常是阵发性,早晨最剧,其后变为持续性,可并发呕吐。阻塞性脑积水引起颅内压增高,头痛为主要症状,用力、咳嗽、排便时头痛加重,常并发喷射性呕吐、脉缓、血压高、呼吸不规则、意识模糊、癫痫、视盘水肿等。颅内低压症见于腰穿后、颅脑损伤、脱水等,腰穿后头痛于腰穿后 48 小时内出现,于卧位坐起或站立后发生头痛,伴恶心、呕吐,平卧后头痛缓解,腰穿压力在 70 mmH$_2$O 以下,严重时无脑脊液流出,可伴有颈部僵直感。良性高颅压性头痛具有颅压增高的症状,急性或发作性全头痛,有呕吐、眼底视盘水肿,腰穿压力增高,头颅 CT 或 MRI 无异常。

(六)偏头痛

偏头痛可有遗传因素,以反复发作性头痛为特征,头痛程度、频度及持续时间可有很大差别,多为单侧,常有厌食、恶心和呕吐,有些病例伴有情绪障碍。又可分为以下几种。

3

1.有先兆的偏头痛

占 10%～20%,青春期发病,有家族史,劳累、情绪因素、月经期等易发。发作前常有先兆,如闪光、暗点、偏盲以及面、舌、肢体麻木等。继之以一侧或双侧头部剧烈搏动性跳痛或胀痛,多伴有恶心、呕吐、面色苍白、畏光或畏声。持续 2～72 小时恢复。间歇期自数天至十余年不等。

2.没有先兆的偏头痛

最常见,无先兆或有不清楚的先兆,见于发作前数小时或数天,包括精神障碍、胃肠道症状和体液平衡变化,面色苍白、头昏、出汗、兴奋、局部或全身水肿则与典型偏头痛相同,头痛可双侧,持续时间较长,自十多小时至数天不等,随年龄增长头痛强度变轻。

3.眼肌瘫痪型偏头痛

少见,头痛伴有动眼神经麻痹,常在持续性头痛 3～5 天后,头痛强度减轻时麻痹变得明显,睑下垂最常见。若发作频繁动眼神经偶可永久损害。颅内动脉瘤可引起单侧头痛和动眼神经麻痹。

4.基底偏头痛

少见。见于年轻妇女和女孩,与月经周期明显有关。先兆症状包括失明、意识障碍和各种脑干症状如眩晕、共济失调、构音障碍和感觉异常,历时 20～40 分钟,继之剧烈搏动性枕部头痛和呕吐。

5.偏瘫型偏头痛

以出现偏瘫为特征,头痛消失后神经体征可保留一段时期。

(七)丛集性头痛

为与偏头痛密切相关的单侧型头痛,男多于女,常在 30～60 岁起病,其特点是一连串紧密发作后间歇数月甚至数年。发作突然,强烈头痛位于面上部、眶周和前额,常在夜间发作,密集的短阵头痛每次15～90 分钟;有明显的并发症状,包括球结膜充血、流泪、鼻充血,约 20%患者同侧有 Horner 综合征(瞳孔缩小,但对光及调节反射正常,轻度上睑下垂,眼球内陷,患侧头面颈部无汗,颜面潮红,温度增高,系交感神经损害所致),发作通常持续 3～16 周。

(八)紧张型头痛

紧张型头痛包括发作性及慢性肌肉收缩性头痛或非肌肉收缩性痛(焦虑、抑郁)。患者叙述含糊的弥漫性钝痛和重压感、箍紧感,几乎总是双侧性。偏头痛的特征样单侧搏动性疼痛少见,无明显恶心、呕吐等伴随症状。慢性头痛可以持续数十年,导致焦虑、抑郁状态,失眠、噩梦、厌食、疲乏、便秘、体重减轻等。镇痛剂短时有效,但长期服用反而可能造成药物依赖性头痛,生物反馈是较好的治疗方法。

(九)脑外伤后头痛

脑外伤后头痛指外伤恢复期后的慢性头痛,主要起源于颅外因素,如头皮局部疤痕。可表现肌肉收缩性痛、偏头痛、功能性头痛。有时并发转头时眩晕、恶心、过敏和失眠。

二、诊断

(一)问诊

不少头痛病例的诊断(如偏头痛、精神性头痛等),主要是以病史为依据,特别要注意下列各点。

1.头痛的特点

(1)起病方式及病程:急、慢、长、短,发作性、持续性或在持续性基础上有发作性加重,注意发作时间长短及次数,以及头痛发作前后情况。

(2)头痛的性质及程度:压榨样痛、胀痛、钝痛、跳痛、闪电样痛、爆裂样痛、针刺样痛,加重或减轻因素,与体位的关系。

(3)头痛的部位:局部、弥散、固定、多变。

2.伴随症状

有无先兆(眼前闪光、黑蒙、口唇麻木及偏身麻木、无力),恶心、呕吐、头昏、眩晕、出汗、排便,五官症状(眼痛、视力减退、畏光、流泪、流涕、鼻塞、鼻出血、耳鸣、耳聋),神经症状(抽搐、瘫痪、感觉障碍),精神症状(失眠、多梦、记忆力减退、注意力不集中、淡漠、忧郁等),以及发热等。

3.常见病因

有无外伤、感染、中毒或精神因素、肿瘤病史。

(二)系统和重点检查

在一般检查、神经检查及精神检查中应着重以下几点。

(1)体温、脉搏、呼吸、血压的测量。

(2)眼、耳、鼻、鼻窦、咽、齿、下颌关节有无病变,特别注意有无鼻咽癌迹象。

(3)头、颈部检查:注意有无强迫头位,颈椎活动幅度如何。观察体位改变(直立、平卧、转头)对头痛的影响。头颈部有无损伤、肿块、压痛、肌肉紧张、淋巴结肿大,有无血管怒张、发硬、杂音、搏动消失等。有无脑膜刺激征。

(4)神经检查:注意瞳孔大小、视力、视野,视盘有无水肿,头面部及肢体有无瘫痪和感觉障碍。

(三)分析方法

根据病史和体检的发现,对照前述病因分类中各种头痛的临床特点,进行细致考虑。一般而论,首先考虑是官能性还是器质性头痛。若属后者,分析是全身性疾病,还是颅内占位性病变或非占位性病变引起的头痛,或颅外涉及眼、耳、鼻、喉、齿部疾病和头面部神经痛性头痛。对一时诊断不清者,应严密观察,定期复查,切忌"头痛医头",以免误诊。

(四)选择辅助检查

根据前述设想,推断头痛患者可能的病因,依照拟诊,选作针对性的辅助检查,如怀疑蛛网膜下腔出血,可检查脑脊液;怀疑脑瘤,可作头颅 CT 或 MRI;怀疑颅内感染,可行脑电图检查。

(臧学清)

第二节　眩　　晕

一、概述

(一)眩晕的病理生理学基础

人体维持平衡主要依赖于由前庭系统、视觉、本体感觉组成的平衡三联,前庭系统是维持平衡、感知机体与周围环境相关的主要器官,其末梢部分的 3 个半规管壶腹嵴及 2 个囊斑,分别感受直线及角加速度刺激,冲动通过前庭一级神经元 Scarpa's 神经节传到二级神经元即位于延髓的前庭神经核,再通过前庭脊髓束、网状脊髓束、内侧纵束、小脑和动眼神经诸核,产生姿势调节反射和眼球震颤。大脑前庭的代表区为颞上回听区的后上半部、颞顶交界岛叶的上部。从末梢感受器到大脑前庭中枢的整个神经通路称为前庭或静动系统,将头部加速度运动驱使内淋巴流动机械力转换成控制体位、姿势或眼球运动的神经冲动,故每个前庭毛细胞等于一个小型换能器。本系统病变或受非生理性刺激不能履行运动能转换时则引起眩晕。

视觉、本体觉是平衡三联的组成部分,不仅本身负有传送平衡信息的作用,而且与前庭系统在解剖和生理上有密切联系,此两系统引起眩晕的程度轻、时间短,常被本系统其他症状所掩盖。3 种定位感觉之一受损,发出异常冲动可引起眩晕,最常见的是前庭功能紊乱,所输入的信息不代表其真实的空间位置,与另两个平衡感受器输入信息矛盾,平衡皮层下中枢一般认为在脑干,当其综合的空间定位信息与原先印入中枢的信息迥异,又无能自动调节便反映到大脑,大脑则感到自身空间定位失误便产生眩晕。自身运动误认为周围物体运动,或周围物体运动误认为自身运动,随着时间的推移及前庭中枢的代偿,尽管两侧前庭功能仍不对称,这种"不成熟"的信息逐渐被接纳,转变为"熟悉"的信息,则眩晕消失,平衡功能恢复,此即前庭习服的生理基础。

(二)眩晕与平衡功能

1.平衡功能

平衡功能指人体维持静息状态和正常空间活动的能力,各种姿势坐、卧、立、跑、跳及旋转等活动,依赖于视觉、本体觉、前庭系统各不相同感受,经网状结构联结、整合,最后统一完成人体在空间的定位觉,当感受到平衡失调时,将"情报"向中枢神经系统传入经过大脑皮层和皮层下中枢的整合,再由运动系统传出适当的动作,纠正偏差,稳定躯体达到新的平衡。这是一连串复杂的反射过程,可归纳为 3 个重要环节。

(1)接受与传递信息:平衡信息来自"平衡三联"的基本器官,由视觉得知周围物体的方位,自身与外界物体的关系;本体觉使人时刻了解自身姿势、躯体位置;前庭感受辨别肢体运动方向,判别身体所在空间位置。

(2)效应或反应:躯体重心一旦发生位移,平衡状态立即发生变化,平衡三联立即将变化"情报"传入中枢,由运动系统传出适当的动作,使伸肌、屈肌、内收、外展肌的协调弛张及眼肌反位性移动达新的平衡。

(3)协调与控制:初级中枢在脑干前庭神经核和小脑,高级中枢在颞叶其对末梢反应起调节抑制作用。维持平衡既靠潜意识的协调反射,也靠有意识的协调运动。任何参与平衡末梢感受器病变,中枢与末梢之间的联系破坏,都可造成平衡失调。

2.眩晕与平衡的关系

眩晕是主观症状,平衡失调是客观表现,眩晕可诱发平衡失调,平衡失调又加重眩晕,两者的关系有几种可能性。

(1)眩晕与平衡障碍两者在程度上一致:前庭末梢性病变,如梅尼埃病急性期,眩晕与平衡障碍的程度相符合,随着病情的好转,眩晕与平衡障碍都恢复,两者的进度相一致。

(2)眩晕轻而平衡障碍重:见于中枢性眩晕,桥小脑角之听神经瘤及脑膜瘤,枕骨大孔区畸形如颅底凹陷症、Arnold Chiari 畸形平衡功能障碍明显,而眩晕不重。如脊髓小脑变性,走路蹒跚,闭眼无法站立,但眩晕不明显,许多学者总结"病变越接近前庭终器,眩晕越重"。

（3）眩晕重而平衡功能正常：官能症或精神因素为主的疾病往往表现有明显眩晕而平衡功能正常。诊断精神性眩晕应持慎重态度，Brain 曾强调，所有眩晕患者，不论其精神因素多大，应检查前庭功能；所有眩晕患者不论其器质因素有多大，勿忘记精神性反应。

（三）眩晕的分类

为了明确诊断和有效治疗，对眩晕症进行分类，实有必要，几种不同分类法各有一定价值。

1.根据眩晕性质分类

Hojt-Thomas（1980）分为真性和假性眩晕，真性眩晕是由眼、本体觉和前庭系统疾病引起，有明显的外物或自身旋转感，由于受损部位不同又可分为眼性、本体感觉障碍性和前庭性眩晕。眼性眩晕可以是生理现象，也可以是病理性的，例在高桥上俯视脚下急逝的流水，会感自身反向移动及眩晕；在山区仰视蓝天流云觉自身在移动；在列车上可出现眩晕及铁路性眼震，眼震快相与列车前进方向一致，这些都是视觉和视动刺激诱发生理性眩晕，脱离其境症状就消失。眼视动系统疾病，如急性眼肌麻痹因复视而眩晕，遮蔽患眼眩晕可消失。本体感觉障碍引起之眩晕称姿势感觉性眩晕，见于后索病变，如脊髓小脑变性、脊髓痨，有深部感觉障碍和共济失调而引起眩晕。由于视觉和本体觉对位向感受只起辅助作用，故此两系统疾病引起之眩晕都不明显，临床上有视觉和本体觉病变者，其本系统症状远远大于眩晕，即眩晕是第二位乃至第三位的症状，很少以眩晕主诉就医。

假性眩晕多由全身系统性疾病引起，如心、脑血管疾病、贫血、尿毒症、药物中毒、内分泌疾病及神经官能症等，几乎都有轻重不等的头晕症状，患者感"漂漂荡荡"，没有明确转动感，前庭中枢性眩晕也属假性眩晕范畴。

2.根据疾病解剖部位或系统分类

DeWeese 分前庭系统性眩晕和非前庭系统性眩晕；Edward 将眩晕分为颅内和颅外两大类，这两种分类只说明眩晕起始部位，未述及原因对治疗无帮助。

3.眩晕症之定位、定性分类法

既有解剖部位，又有疾病性质的分类，符合神经耳科学诊断原则，有临床实用价值，分为前庭末梢性眩晕，包括从外耳、中耳、内耳到前庭神经核以下之炎症、缺血、肿瘤等病变；前庭中枢性眩晕，包括前庭核（含神经核）以上至小脑、大脑皮层病变所致眩晕症。

（四）眩晕症治疗原则

1.一般治疗

卧床休息，避免声光刺激。

2.心理治疗

应消除眩晕患者恐惧心理，解除顾虑，告知眩晕并非致命疾病，轻者可痊愈，眩晕重者经代偿后可减轻或消除。

3.病因治疗

根据具体情况施治，梅尼埃病因脱水剂、前庭神经炎用抗病毒治疗、迷路卒中用血管扩张剂等。

4.对症治疗

应掌握原则的合理选择药物，根据病情轻重、药作用强弱、不良反应大小选药，避免多种同类药物同时应用，如氟桂利嗪和尼莫地平同用，可引起药物作用超量，导致头晕、嗜睡。恢复期或慢性期少用地芬尼多等前庭神经镇静剂，有碍前庭功能的代偿，使眩晕及平衡障碍恢复延迟。老年患者应注意全身系统疾病及药物不良反应。

二、几种常见眩晕症

(一)梅尼埃病

1.病因

病因众说纷纭,目前一致认为内淋巴分泌过多或吸收障碍可形成积水,出现吸收与分泌障碍病因不清,将常论的几种学说简述如下。

(1)自主神经功能紊乱及内耳微循环障碍学说:Emlie(1880)早就提出梅尼埃病(Meniere's disease,MD)与血管痉挛有关,Cheathe(1897)认为内耳和眼球循环相似,包含在密闭有一定容量的结构内均为终末动脉,很容易造成区域性微循环障碍,Pansius(1924)观察 MD 与青光眼患者唇和甲床毛细血管功能障碍。正常状态下交感、副交感神经互相协调维持内耳的血管之舒缩功能,若交感神经占优势,小血管痉挛易产生膜迷路积水。Lermoyez(1927)认为用血管痉挛学说解释眩晕频繁发作比用膜迷路破裂和钾离子中毒学说更合理。

(2)免疫性损害学说:Quinke(1893)提出 MD 症状与血管神经性水肿有关,McCabe(1979)提出该病为自身免疫性疾病,Derebery(1991)认为免疫复合体沉淀在内淋巴囊可产生膜迷路积水,循环免疫复合物(CIC)介导的Ⅲ型变态反应可能是该病的原因;Yoo 用Ⅱ型胶原,诱发动物内淋巴积水,称其为自身免疫性耳病,并发现患者抗Ⅱ型胶原抗体明显增高,提出细胞和体液免疫介导的免疫性内淋巴积水约占病因的 10%。Andersen(1991)观察人的内淋巴囊(ES)有不同数量白细胞,其对清洁内耳的外来微生物是很重要的,ES 有引起免疫反应的细胞基础,其免疫活性紊乱,可导致 MD 发作。Tomoda 认为免疫反应的中间产物,可改变血管通透性引起膜迷路积水。

(3)变态反应:Duke(1923)已认为Ⅰ型变态反应与该病有直接因果关系。由抗原刺激体液免疫系统,产生特异性 IgE 附着于肥大细胞,机体处于致敏状态,再接触抗原即可发病。据称来自食物变应原占多数,呼吸道变应原次之,此类患者有明显季节性,常伴其他过敏性疾病。

(4)解剖因素:Clemis(1968)提出前庭水管(VA)狭窄是 MD 的特征之一。Shea(1993)认为 VA 狭窄及周围骨质气化不良是临床症状出现前就隐匿存在,一旦被病毒感染、外伤、免疫反应等因素触发,即表现出临床症状。Arenberg(1980)病理证明 MD 者内淋巴囊上皮血管成分减少,吸收上皮蜕变,ES 周围组织纤维化,使内淋巴吸收障碍。

(5)精神因素及其他:House 等提出该病与精神因素有关,Fowler 提出身心紊乱可引发该病;但 Grary 认为 MD 本身可以引起情绪不稳定,情绪并不是发病诱因;Power 认为机体代谢障碍可能是内淋巴积水的原因,如甲状腺功能低下可产生积水,补充甲状腺素可使症状缓解;颅脑外伤后内耳出血,血块堵塞内淋巴管可形成膜迷路积水,颞骨横行或微型骨折,最容易堵塞内淋巴管而产生积水。中耳炎、耳硬化症,先天性梅毒的患者,可合并膜迷路积水,产生 MD 症状。

2.发病机制

真正发病机制尚不清楚,目前尚停留在动物试验及理论推测阶段,能被接受学说有以下 3 种。

(1)内淋巴高压学说:Portmann 提出内淋巴高压可引起眩晕及耳聋,后 McCabe 将人工内淋巴液注入蜗管,出现耳蜗微音电位下降,压力去除后微音电位恢复正常,更进一步证明内淋巴高压引起听力下降。Portmann 就根据"高压学说"进行内淋巴囊减压术获得良好效果,此手术沿用至今已有很多类型,Kitahara(2001)在行 ES 手术时,在囊内外放置大量类固醇可提高疗效。

(2)膜迷路破裂学说:内外淋巴离子浓度各异,内淋巴为高钾,对神经组织有毒害作用;外淋巴离子浓度与脑脊液相似钾低钠高,给神经细胞提供适宜介质环境,膜迷路是内外淋巴之间存在的离子弥散屏障,互不相通。Lawrence(1959)提出"膜破裂及中毒论",Schuknecht 对这一理论进行补充认为 MD 发作与膜迷路破裂有关,用膜迷路破裂学说解释发作性眩晕及波动性耳聋。

(3)钙离子超载学说:Meyer、Zum、Gottesberge(1986)等揭示积水动物模型电化学方面的变化,内淋巴积水后,蜗管之 K^+、Na^+、Cl^- 均无变化,但内淋巴电位(EP)下降,Ca^{2+} 浓度增高10倍以上,提高了蜗管之渗透压,加重内淋巴积水。

3.组织病理学改变

MD 组织病理学方面有 3 个突破性进展:①Meniere(1861)提出内耳病变可诱发眩晕、耳聋、耳鸣;②Hallpike及Cairn(1938)提出 MD 的病理改变为膜迷路积水,同时发现内淋巴囊周围有纤维性变;③Schuknecht(1962)首先观察到扩张的膜迷路破裂,膜迷路有很强的自愈能力,破裂后可愈合,并以此解释症状的缓解与复发,具体的病理学改变为:膜迷路膨胀,MD 最显著病理特点为内淋巴系统扩张,主要变化是下迷路(蜗管及球囊)膨胀,球囊可扩大 4~5 倍,术前耳道加压时出现眩晕和眼震,即 Hennebert 征阳性,MD 有此症者约占 35%;膜迷路破裂可能与症状的缓解或加重有关,Lindsay 认为球囊、椭圆囊与 3 个半规管衔接处是膜迷路最薄弱点易于破裂,如果裂孔小很快愈合,破裂范围广泛,在球囊或前庭膜形成永久性瘘管。

4.临床表现

(1)临床症状:MD 临床表现多种多样,对患者威胁最大的是发作性眩晕,其次为耳聋、耳鸣、耳闷。

眩晕:2/3 患者以眩晕为首发症状,常在睡梦中发作,起病急,有自身或环境旋转、滚翻、摇摆或颠簸感,剧烈眩晕持续数分或数小时不等,很少超过 1~2 天。眩晕发作时,常伴有自发眼震及面色苍白、出汗、呕吐等自主神经症状,眩晕发作后多数慢慢恢复,少数患者眩晕瞬间即逝或一觉醒后即愈。发作频率无一定之规律,个别患者可间隔 1~5 年,一般规律为首次犯病以后犯病次数逐渐增多,达高潮后渐减轻减少发作次数,直到听觉严重损失后眩晕减轻或消失。眩晕的剧烈程度因人而异,同一患者每次犯病的轻重不一,有的患者发作前有耳聋、耳闷、耳鸣加重的先兆,有些与精神、情绪、疲劳有关,有些无任何先兆及诱因。

耳鸣:耳鸣是一主观症状,可以是 MD 最早期症状,有时比其他症状早几年,而未引起人们重视。Mawson 报道 80% 患者有此症状,病程早期常为嗡嗡声或吹风样属低频性耳鸣,患者常能耐受,后期蝉鸣属高频性耳鸣,诉说整天存在,在安静环境耳鸣加重,患者常不能耐受,但尚能入睡,说明大脑皮层抑制时耳鸣减轻或消失,发病前耳鸣加重,眩晕缓解后耳鸣减轻。可根据耳鸣确定病变侧别,耳鸣的消长反映病变的转归。

耳聋:急性发作时耳聋被眩晕掩盖,早期低频感音神经性耳聋,常呈可逆性的,有明显波动性听力减退者只 1/4,虽然患耳听力下降,但又惧怕强声,此种现象表明有重震,听力损失可在 1~2 年内发病数次后即达 60 dB,也可能多次波动后听力仍正常,也可能某次严重发病后达全聋。

内耳闷胀感:以前认为耳聋、耳鸣、眩晕为 MD 典型三征。1946 年后发现 1/3 的患者有患耳胀满感,常出现于眩晕发作之前,反复发作此症不明显或消失,将其归之于 MD 的第四征。

自主神经症状:恶心、呕吐、出汗及面色苍白等自主神经症状是 MD 的客观体征,William 认为这是一种诱发症状,是由于前庭神经核与迷走神经核位置较近,前庭神经核受刺激后,兴奋扩散到迷走神经核所致。

(2)体征:MD发作高潮期不敢活动,患者有恶心、呕吐、平衡障碍、自发性眼震,高潮过后患者亦是疲惫不堪,面色苍白,双目紧闭,神情不安。

纯音测听:早期即可逆期为低频(0.25~1 kHz)听力下降,呈上升型听力曲线,多次检查有10~30 dB的波动;中期高频(4~8 kHz)下降,2 kHz听力正常呈"峰"型曲线;后期2 kHz亦下降或高频进一步下降,呈平坦型或下坡型曲线。

重振试验:正常情况下,人耳对声音主观判断的响度随刺激声音强度变化而增减,MD病变在耳蜗,出现声音强度与响度不成比例变化,强度略有增加而响度增加明显,此种现象称重振。通常双耳响度平衡试验阳性,若双耳阈差超过35 dB,患耳接受80 dB纯音刺激时,可被健耳45 dB纯音响度所平衡称重震现象。阻抗测听镫肌反射阈降低,正常人阈上70 dB才出现镫肌反射,有重振者两者差≤60 dB就出现反射,可作为MD诊断根据。

电反应测听:可客观地测出从蜗神经到脑干下丘核的电位,MD病变在耳蜗,用耳蜗电图(EcochG)可测得总和电位(SP)与蜗神经动作电位(AP)幅度的比值,国内多家报道-SP/AP比值≥37%作为耳蜗病变的诊断根据。

甘油试验:此试验有特异性,利用甘油的高渗作用,改变膜迷路的渗透压,促进内耳水分重新吸收,按1.2 g/kg体重计算甘油量加50%生理盐水稀释后服用,为减少胃肠道刺激可加入橙汁、柠檬调味,空腹服用,服前及服后1、2、3小时纯音测听,0.25~1.00 kHz连续2个频率听阈下降10 dB者、为甘油试验阳性,该试验阳性具有诊断价值,阴性亦不能排除本病,据国内外报道本病阳性率为50%~60%。

前庭功能检查:发作早期少数患者前庭功能处于激惹状态,可见到向患侧水平眼震,称刺激性眼震;几小时后前庭处于抑制状态,可看到向健侧水平或水平旋转型眼震,称麻痹型眼震,若借助Frenzel眼镜或眼震仪,可提高自发眼震的检出率,眼震方向对确定病变侧别有重要价值,患侧半规管功能低下,Stahle(1976)报道95%冷热反应低下,4%正常,1%敏感。前庭脊髓反射检查,眩晕发作后可原地踏步试验,走直线试验,书写,指鼻及跟膝胫试验及Rombcrg试验,患者均向前庭功能损害侧偏斜。现用静态姿势图定量检查Romberg试验,可定量测试晃动轨迹的长度和速度,MD者晃动的轨迹较正常人长,速度大,重心后移。

5.诊断要点

(1)诊断根据:①典型三联征发作史,即发作性旋转性眩晕,伴耳聋、耳鸣,约1/3患者有耳堵塞感号称四联征。多数是三联征同时出现,少数是单以耳聋或眩晕为首发症状,若干年后才出现典型三联征,每次发作时间在20分钟以上,至少发作2次以上方能确诊为MD。②听功能检查,纯音测听早期低频下降呈上升型曲线,听力波动以低频为主,波动范围在10~30 dB;中期高频下降,唯2 kHz听力较好,呈"峰形"曲线;晚期呈下坡型曲线或听力全丧失。③重振试验,EcochG负SP占优势,阻抗测听镫肌反射阈<60 dB,均提示病变在耳蜗。空腹服甘油后,低频听阈可降低10~30 dB;-SP/AP较服甘油前比值下降15%为阳性。

(2)鉴别诊断:除MD病外,其他内耳疾病和第Ⅷ颅神经病变亦可出现眩晕、耳聋、耳鸣,应在排除其他疾病基础上诊断本病。应除外之疾病:①突发性耳聋;②脑桥小脑角肿瘤;③良性阵发性位置性眩晕;④前庭神经病变;⑤后循环缺血常称椎-基底动脉供血不足;⑥氨基糖甙类药物中毒性眩晕;⑦外伤性眩晕;⑧枕骨大孔区畸形。

6.治疗

因机制不清,MD病因及对症治疗方法繁多,治疗目的是消除眩晕,保存听力。急性发作期主要痛苦为眩晕及恶心、呕吐,间歇期以耳聋、耳鸣为主,故 MD 治疗分急性发作期及间歇期阐述。

(1)急性发作期治疗。

一般治疗:绝对卧床休息,嘱其躺在舒适体位,闭目,头固定不动,避免声光刺激,耐心解释病情,说明本病为内耳疾病,并非脑血管意外无生命危险,通过治疗可缓解、消除恐惧及焦虑心里。控制食盐和水分的摄取,水分控制在 1 天 1 000~1 500 mL 以下,食盐控制在 1.5 g/d 左右,MD 最原始的治疗方法就是控制水分及食盐的摄取。

前庭神经镇静剂:①安定是 γ-氨基丁酸拮抗剂,主要作用为镇静、安眠,使精神和肌肉松弛,可抑制前庭神经核的活性,减轻外周前庭性眩晕,适用于 MD 患者的恐惧、烦躁心理。安定镇静作用部位在边缘系统海马区和杏仁核;肌松系由于抑制脊髓中间神经元活动,从而减弱多种肌肉反射。口服 2 小时后血药浓度达峰值,半衰期 20~40 小时,缓慢由尿中排泄。每天 5~30 mg,分 3 次口服;呕吐持续不减者可静脉注射 10~20 mg,每隔 3~4 小时注射 1 次,24 小时总量不超过 100 mg,应缓慢静脉注射,防止呼吸抑制。不良反应轻,有嗜睡、乏力、便秘、心悸等,静脉注射可发生血栓性静脉炎,肌内注射刺激性大。青光眼及重症肌无力患者禁用,眩晕症状缓解后即可停用。同类药物中还有艾司唑仑,为新型安定类药物,高效镇静催眠作用,有抗焦虑及弱的骨骼肌松弛和抗胆碱作用,作用温和入睡自然而快,作用时间长,醒后无不适感,每次 1~2 mg,抗眩晕可每次 2~4 mg。②利多卡因静脉滴注能阻滞各种神经冲动,作用于脑干前庭神经核及前庭终器。Gerjot 以 1%利多卡因 1~2 mg/kg 加入 5%葡萄糖 100~200 mL 静脉滴注或缓推,很快使眩晕、恶心、呕吐消失,若症状不缓解可继续应用或加大剂量,既可减轻眩晕使患者安静入睡,也可减轻耳鸣。据一般报道,本品对眩晕、呕吐耳鸣控制良好,有效率可达 80%。24 小时最大量不超过 5 mg/kg,对心动过缓或心肌传导障碍者不能应用。

抗胆碱能制剂:抗胆碱药能阻滞胆碱能受体,使乙酰胆碱不能与受体结合,抑制腺体分泌,适用于眩晕、胃肠自主神经反应严重,恶心、呕吐胃肠症状明显者。还能解除平滑肌痉挛,使血管扩张,改善内耳微循环。①氢溴东莨菪碱:属副交感神经阻滞剂,0.3~0.5 mg 口服、皮注或稀释于5%葡萄糖溶液 10 mL 静脉注射;②东莨菪碱透皮治疗系统(TTS-S):东莨菪碱口服或注射半衰期短,需频繁给药,血液药物浓度曲线有"峰谷"现象,很难掌握用量。20 世纪 70 年代后期制成 TTS-S,贴剂疗效快且可持续给药,据观察疗效优于茶苯海明、安慰剂,McCauley(1979)用双盲法比较 TTS-S、茶苯海明、安慰剂,眩晕控制率分别为 84%、68%、41%,TTS-S 明显优于茶苯海明及安慰剂,其对 MD 眩晕控制率达 81.5%。不良反应为口干但较口服及注射本剂轻,TTS-S 对恶心、呕吐严重者尤为实用;③硫酸阿托品:0.5 mg 皮下注射或稀释后静脉滴注,症状消失或缓解后可停药;④山莨菪注射液 10 mg 肌内注射或静脉滴注,症状未完全消失 30~60 分钟后可重复注射 1 次。注意:青光眼患者忌用抗胆碱能药,因该药有扩大瞳孔增高眼压之患。

抗组胺药及其各种合成剂:此类药物对前庭神经元有抑制作用,许多镇静和抗抑郁药物都被证明是抗组胺类药,它们是 H_1、H_2 受体阻断剂,H_1 受体阻断型抗组胺药尚有抗胆碱能作用,故有止吐功能。氟桂利嗪、桂利嗪、异丙嗪、苯海拉明、吩噻嗪等经典抗组胺剂,都有前庭镇静和止吐作用。临床常用药有以下 4 种。异丙嗪(非那根):眩晕发作时口服,能阻断平滑肌、毛细血管内皮、神经组织上的 H_1 受体,与组胺起竞争性拮抗作用,抗组胺作用强,兼有中枢镇静和抗胆碱作用,口服后迅速吸收30~60分血浓度达高峰,有效浓度维持3~6小时,大多在肝内代谢破坏,24小时内主要肾脏排泄。不良反应有口干、嗜睡,静脉注射可使血压下降,成人每次25 mg口服每天2次,小儿可12.5 mg口服;针剂25 mg加入100 mL生理盐水中静脉滴注,因有刺激性不作皮下注射。地芬尼多(眩晕停):主要作用是缓解血管痉挛,在前庭系二级神经元(前庭神经核)上,阻断来自前庭终器的刺激,有轻度抗胆碱作用,减轻眩晕发作。通过抑制化学感受器,发挥止吐作用,控制眩晕有效率达80%,眩晕消失后即停药。茶苯海明(晕海宁):属乙醇胺类H_1受体阻断剂,抗组胺作用强,尚有较强的中枢抑制和抗胆碱能作用。口服后易吸收,2~3小时血液浓度达峰值,可维持4~6小时,代谢产物由尿中排出,半衰期约8小时,眩晕发作时口服50 mg,每天3次,不良反应有口干、嗜睡。晕动片:主要成分为抗胆碱药,每片含东莨菪碱0.2 mg,巴比妥钠0.03 mg,阿托品0.15 mg。抗胆碱药能阻断胆碱能受体,使神经介质乙酰胆碱不能与受体结合而呈现与拟胆碱药相反的作用,可抑制腺体分泌,松弛胃肠道平滑肌,阻断骨骼肌运动终板内N-胆碱能受体,使其松弛,对大脑皮层有镇静作用,治疗与预防眩晕有一定效果。不良反应有口干、嗜睡、扩瞳。青光眼患者禁用。

血管扩张剂:内耳微血管障碍是本病原因,故改善微循环,对控制眩晕、耳聋、耳鸣效果良好。

倍他司汀:其结构与磷酸组胺相似,商品名为倍他定,有毛细血管扩张作用,改善脑及内耳循环,可抑制组胺的负反馈调节,产生抗过敏作用,控制内耳性眩晕效果较好。口服:4~8 mg,每天3次,1个月后可停药观察疗效;静脉用倍他司汀氯化钠液500 mL,含倍他司汀20 mg,10~15天为1个疗程。不良反应有口干,胃不适,心悸,但很少发生。

氟桂利嗪:新型选择性Ca^{2+}通道阻滞剂,WHO将其归入第四类钙通道阻滞剂,可阻滞缺氧条件下Ca^{2+}跨膜进入胞内,造成细胞死亡。保护脑及迷路血管内皮细胞完整性,减少血小板释放之5-羟色胺及前列腺素对细胞破坏。另可抑制血管收缩降低血管阻力,降低血管通透性减轻膜迷路积水,增加耳蜗内辐射小动脉血流量,改善内耳微循环,对中枢及末梢性眩晕均有疗效,该药由肠道吸收,2~4小时血浓度达峰值,血中90%药与血浆蛋白结合,主要代谢器官为肝脏,80%经粪便排除。10 mg口服,每天1次,持续服药1个月。

碳酸氢钠($NaHCO_3$):动物试验证明,中、小动脉痉挛时,静脉滴注$NaHCO_3$后血管扩张,常用浓度有4%~7%,7%可按2 mL/kg给药;通常用4%$NaHCO_3$ 200~400 mL静脉滴注。用药机制为药物吸收后中和病变区的酸性代谢产物,释放CO_2,局部CO_2分压增加,可扩张毛细血管,改善微循环;提高机体碱储备,促进营养过程正常化。

磷酸组胺:该药静脉注射前作皮试,观察无反应方可静脉滴注,皮试方法:1 mg磷酸组胺稀释10倍,作皮丘试验,红晕不明显方可静脉滴注,1~2 mg加入5%葡萄糖溶液200 mL中静脉滴注,每分钟10~20滴,至患者面部开始潮红为止,每天1次,7次为1个疗程。滴注时须定期测心率及血压,皮肤微红、轻度瘙痒为适宜量,若皮肤明显发红、心慌、胸闷,应减量或停药。以后每周用组胺1 mg作皮下注射1次。

盐酸罂粟碱:对血管平滑肌有松弛作用,使脑血管阻力降低,用于脑血管痉挛及栓塞,能控制MD引起之眩晕,每次30~60 mg口服每天3次;皮下、肌肉及静脉注射量每次30~60 mg,每天不宜超过300 mg。

5%CO_2混合氧吸入:CO_2吸入使内耳微循环改善,还可影响血管纹中碳酸酐酶,将氢离子吸入蜗管,降低内淋巴pH,可减轻症状,每次吸入15分钟每天3次。

灯盏花黄酮注射剂:可使内耳微血管扩张,增加血流量降低外周血管阻力,5 mg/mL,用

12～20 mg 加入 5％葡萄糖静脉滴注,每天 1 次,14 次为 1 个疗程,休息 7 天作第二疗程,病情轻可只作 1 个疗程。

降低血液黏稠度:①川芎嗪有抗血小板聚集作用,对已聚集血小板有解聚作用,抑制平滑肌痉挛,扩张小血管,改善微循环,能通过血-脑屏障,有抗血栓和溶血栓作用。口服 100 mg,每天 3 次;肌内注射 40～80 mg,每天 1～2 次,可静脉滴注 40～80 mg 加入 5％～10％葡萄糖250～500 mg 中,每天 1 次,7～10 次为 1 个疗程;②复方丹参制剂能活血化瘀,具有扩张小血管、抑制凝血,促进组织修复作用,实验证明复方丹参针剂能增强缺氧耐受力,使脑及冠状动脉血流量增加,聚集的红细胞有不同程度解聚,降低血液黏稠度,减少纤维蛋白原含量。口服每次 3 片,每天 3 次;肌内注射 2 mL,每天 2 次;以本品 8～16 mL 加入低分子右旋糖苷或 5％葡萄糖液 100～500 mL 静脉滴注,每天 1 次,2 周为 1 个疗程。

利尿剂:病理证实 MD 病理改变为膜迷路积水,故可采用利尿剂脱水治疗。依他尼酸、呋塞米对内耳有损害,可引起感音神经性聋,不适用于治疗 MD。常用之利尿剂有以下 3 种。乙酰唑胺:为常用利尿剂,已有许多医师用其治疗 MD,为碳酸酐酶抑制剂,使肾小球 H＋与 Na^+ 交换减慢,水分排泄增快,消除内耳水肿。250 mg 口服,每天 1～2 次,早餐后服药疗效最高,服药后作用可持续 6～8 小时,急性发作疗效较好,长期服用,可同时用氯化钾缓释片 0.5 g 每天 3 次,连服 10 天,也可用 500 mg 乙酰唑胺加入 10％葡萄糖 250 mL 静脉滴注,每天 2 次。动物试验证明静脉注射乙酰唑胺后外淋巴渗透压明显降低,血清渗透压无改变。此药主要用于眩晕发作之急性发作期,不可长期应用。氢氯噻嗪(双氢克尿塞):直接作用肾髓袢升支和远曲小管,抑制 Na^+ 的再吸收,促进氯化钠和水分排泄,也增加钾的排泄,口服 1 小时出现利尿作用,2 小时达高峰持续 12 小时;每天量25～75 mg,每天 2～3 次,口服 1 周后停药或减量,长服此药可引起低血钾故应补钾,可同时服氯化钾缓释片 0.5 g,每天 3 次。50％甘油溶液:口服 50～60 mL 每天 2 次,连续服用 7 天,能增加外淋巴渗透压,以减轻膜迷路积水,为减轻甘油对胃肠刺激可加入少许橙汁或柠檬汁调味。

其他辅助治疗:①低分子右旋糖苷能降低血液黏稠度,防止凝血,本品输入血管内,能吸附在损伤的血管内膜、红细胞、血小板表面,改变其表面负电荷,根据"同性相斥"原理,起到防止血小板向血管壁贴附,红细胞相斥不易凝聚,阻止血栓形成,能提高血浆胶体渗透压,其平均分子量约 4 万的多糖体,因分子量较小使组织液进入血管,增加血容量,降低血液黏稠度,有血液稀释作用,在体内停留时间较短,易从尿中排出,有渗透性利尿作用,还可改善耳蜗微循环。用于眩晕早期有一定疗效,250～500 mL/d 静脉滴注,10～14 次为 1 个疗程。③三磷腺苷及代谢产物腺苷,可直接使血管平滑肌舒张,降低血压,参与体内脂肪、蛋白、糖核苷酸代谢,并在体内释放能量,供细胞利用。10～20 mg 肌内注射或加入低分子右旋糖苷静脉滴注每天 1 次,1～2 周为 1 个疗程。③类固醇治疗,若拟诊与自身免疫或变态反应因素有关的 MD,可口服或静脉滴注类固醇,如地塞米松片 0.75 mg 口服每天 3 次,1 周后递减;或地塞米松 5～10 mg 静脉滴注,3 天后可递减。Ariyasu(1990)观察 20 例前庭性眩晕患者,10 例服类固醇,10 例服安慰剂,服类固醇组,9 例明显减轻,安慰剂组仅 3 例缓解,7 例改服类固醇后 6 例缓解,证明类固醇有减轻内淋巴积水作用,其疗效明显优于安慰组。

(2)间歇期的治疗:若无症状无须任何治疗,有平衡障碍、耳聋、耳鸣者,可根据症状特点进行相应治疗,目的是防止眩晕发作及听力进一步下降。

防止眩晕急性发作:生活规律,减少精神、情绪刺激,低盐饮食,每天限定盐在 1.5 g 以下,建议患者避免 CATS(咖啡、酒、烟和紧张),可防止眩晕发作。对耳聋、耳鸣等耳蜗症状的治疗常选用神经营养剂及血管扩张剂,改善内耳微循环,当拟诊内淋巴高压者可加服利尿剂可以按上述方法进行。

(3)氨基糖苷类抗生素(AmAn)在 MD 的应用:半个世纪以来 MD 内外科治疗不尽如人意,为了寻找疗效佳操作简单方法,现纷纷利用 AmAn 的不良反应破坏前庭终器,消除顽固眩晕之目的。Fowler(1948)首先肌内注射链霉素治疗双侧 MD;Schuknecht(1957)改用该药鼓室内注射治疗单侧致残性梅尼埃病,Beck(1978)改用庆大霉素鼓室内注射取得良好效果;此种方法简单、安全,创伤小,可在门诊进行,是控制眩晕较好的治疗方法。现统称为"化学性迷路切除术",庆大霉素治疗的另一优点是多数患者感耳鸣减轻。

治疗机制:Kimura(1988)认为庆大霉素能同时损害前庭和耳蜗毛细胞,对前庭的损害重于耳蜗,从生物性质看,庆大霉素含氨基和胍基带正电荷,与带负电荷的前庭毛细胞相吸,与带正电的耳蜗毛细胞相斥,即对前庭毛细胞有亲和力易受损害。Hayashida(1985)认为 Ⅰ 型前庭毛细胞是庆大霉素靶细胞,该细胞受损后不向中枢传递病理性兴奋,达到消除眩晕目的;Pender 认为庆大霉素除破坏毛细胞外,还损害前庭系暗细胞分泌功能,且暗细胞破坏发生在毛细胞之前,鼓室注射庆大霉素经过圆窗膜、前庭窗环韧带、微小血管淋巴管、中耳及内耳间骨缝进入外淋巴液,再渗透到内淋巴及毛细胞,历时 48～72 小时,而内淋巴液及毛细胞向外排泄药物很缓慢,很少剂量就足以破坏前庭功能。

治疗方法:AmAn 药物中,庆大霉素较链霉素安全系数大,即有较大治疗窗,治疗量与中毒量差别较大,该药 1964 年问世,以其良好的危险/疗效比而成为主要的 AmAn 类药,耳聋的出现率低于链霉素,又因本身就是水剂,注射入中耳腔疼痛轻等优点,现多数采用庆大霉素鼓室注射。它是一种酸性药物 pH 为 5,使用前用碳酸氢钠中和,配制方法为 $4×10^4$ 相当于 40 mg/mL 庆大霉素加入 5%碳酸氢钠 0.5 mL 缓冲至 1.5 mL,安瓿庆大霉素终末浓度为 30 mg/mL,pH=6.8。患者取仰卧位,头向健侧转 15°,在手术显微镜下,表麻鼓膜后下或前下象限,用细腰穿针将配制好的庆大霉素溶液注射入鼓室内 0.3～0.5 mL,尽可能保证液平面超过圆窗和前庭窗,保持头位30～60 分钟,治疗过程中告诫患者避免吞咽动作。一般分为急性与慢性两种给药模式,急性给药为每天鼓室注射 1 次,连续 3～5 次为 1 个疗程。为保存听力 Toth 和 parnes 提出慢性给药法,每周注射 1 次可减少听力损害,2～4 周后若出现振动性幻觉、眩晕、共济失调,眼震、耳聋、耳鸣等症状之一则停药。Guaranta 及 Lon grid(2000)提出小剂量给药法,庆大霉素为20 mg/mL,治疗前及治疗后 1～3 个月每月进行听及前庭功能检查,治疗结果按 1995 年制订标准评价。Blakley(1997)综合 11 篇公开发表关于鼓室注射庆大霉素的文章,认为眩晕控制率达 90%,高于内淋巴囊手术,听力损失率约 30%。

化学性迷路切除术的适应证、禁忌证及并发症。

适应证:①MD 正规药物治疗及低盐饮食 6 个月仍频繁发作眩晕,纯音测听言语频率下降＞60 dB,对侧为正常耳者;②接受手术治疗包括内淋引流术,前庭神经切断术后仍残留眩晕症状,可用庆大霉素鼓室注射作为补救性治疗;③药物保守治疗未能奏效,因全身情况不能耐受手术者;④MD 后期,源于耳石器兴奋,产生 Tumarkin 耳石危象,发作猝倒者。

禁忌证:①双侧 MD 以保守治疗为主;②老年患者,Odkivist(1997)认为超过 70 岁者,外周前庭功能损伤后很难代偿,易引起慢性前庭功能低下。若眩晕发作频繁,易倾倒,对患者生命有威胁,亦可小剂量,长间隔庆大霉素鼓室注射,故年老属相对禁忌证;③患耳进行客观检查:对冷热无反应者列为相对禁忌证;④外耳道有炎症存在,待治愈后再进行鼓室庆大霉素注射。

并发症:①听力下降是最主要的并发症,Murofushi(1997)认为都有不同程度听力下降,一般为轻、中度,很少严重听力损害;②耳膜穿孔,各家报道的鼓膜穿孔不一,若仅鼓膜注射不作切口或置管,可降低穿孔率;③慢性前庭功能低下,有的患者出现共济失调和振动幻觉,靠中枢及健侧代偿,2～4周后症状可消失,长期平衡功能障碍者可行前庭习服治疗;④急性前庭功能低下,在治疗过程中出现眩晕、恶心、呕吐、失衡等症状,一般在末次注射后2～10天内发生,停止注射后症状可消失;⑤眩晕症状加重或消失后又复发。化学性迷路切除是近年来采用较多的治疗方法,亟待解决问题是如何保存听力及停药指征。

(二)良性阵发性位置性眩晕

良性阵发性位置性眩晕(benign paroxysmal positional vertigo,BPPV),是指某一特定头位诱发的短暂性眩晕,Dix和Hallpike(1952)首先描述了BPPV的特征,包括典型病史及临界头位试验方法,向患侧卧出现旋转性眼震,直立头位时有反向眼震;多见于中年患者。本病为自限性疾病,大多于数天至数月后渐愈,故称之为"良性",但亦有长期不愈,超出3个月者称为顽固性位置性眩晕。本病常为特发性,但也可继发于其他疾病,如头部外伤、病毒性迷路炎、镫骨手术或化脓性中耳炎及内耳供血不足等。Froehling(1991)报道BPPV发病率,每年64/100 000,临床很常见,约占眩晕患者的1/3。

1.病因

病因不详,原发或持发占50%～70%,也可继发于其他疾病

(1)外伤:轻度头颅外伤后如挥鞭样损伤可诱发本病,镫骨手术后亦可有耳石脱落进入半规管,诱发体位性眩晕。

(2)耳部疾病:中耳乳突感染如病毒性迷路炎、化脓性中耳炎,梅尼埃病缓解期,外淋巴瘘等。

(3)内耳供血不足:因动脉硬化、高血压致内耳供血不足,囊斑之胶质膜变薄,耳石脱落进入半规管;老年迷路发生退行性变时,椭圆囊斑之耳石进入半规管常沉积于后半规管壶腹嵴处,若找不出原因则称特发性BPPV。

2.发病机制

特发性BPPV发病有多种学说,多数倾向Schuknecht(1969)提出的嵴顶结石症和Hall(1979)提出的管结石症学说,头位改变时重力作用于耳石牵引壶腹嵴而产生眩晕和眼震。

半规管及嵴顶上存在的物质是耳石还是其他物质尚有不同看法,Welling(1997)及Parnes(1992)在进行后半规管阻塞时,发现管中飘浮颗粒是嗜碱性的,认为是移位的耳石;Mariarty(1992)观察566例颞骨切片,22%嵴顶有嗜碱性颗粒沉积,后半规管较外、上半规管多见,认为其除耳石外,可能还有细胞碎片、迷路微小出血发展为碎片,其中白细胞、吞噬细胞聚积于半规管可形成与移位耳石相同作用。

3.临床表现及诊断

(1)后半规管性BPPV:发病突然,通常发生于在床上头部突然向一侧活动或作伸颈动作时出现眩晕和眼震,改变头位后眩晕可减轻或消失。在坐位迅速改变至激发头位时,3～6秒潜伏期后出现旋转性眼震,易疲劳,病程可为数小时或数天,可伴恶心、呕吐,但一般无听力障碍、耳鸣等症状,无中枢神经症状及体征,缓解期可无任何不适。

(2)水平半规管性BPPV:眩晕发作亦较短暂,常在床上向患侧翻身时发作眩晕及眼震,垂直运动如抬头或弯腰后不引起眩晕。与后半规管性眼震相比,其潜伏期稍短,2～3秒,持续时间则

可能略长。眼震与头转动方向一致,称为向地性变位水平性眼震,而少部分眼震向健侧,即背离地面,称为向天性变位水平性眼震。

4.治疗

虽多数学者认为BPPV是自限性疾病,自愈率很高,但自愈时间可达数月或数年,严重者丧失工作能力,应尽早查出患病原因,对原发病进行病因及对症治疗。

(1)药物治疗。改善内耳微循环常用药:都可喜(甲磺酸阿米三嗪+萝巴新)能增加动脉血氧分压及血氧饱和度,1片,每天2次,服1个月后可停药观察;银杏叶制剂为自由基清除剂,血小板活化因子抑制剂,故可抑制血管壁通透性,抑制血小板聚集,可防止脑组织细胞破坏,增加缺血组织血流量,降低血液黏稠度,银可络、金纳多40~80 mg,每天3次,服1个月后停药观察,根据眩晕情况决定是否继续服药,最长不超过2个月;倍他司汀为组胺类药,可抑制前庭神经核的多突触神经元活动,使血管扩张,改善脑及内耳微循环,且可减少膜迷路之内淋巴量,对控制眩晕效果较好,用量为6~12 mg,口服每天3次,一般口服1~2个月为1个疗程。抗眩晕药及抗胆碱能药:可抑制前庭神经减轻眩晕及恶心呕吐等伴发自主神经症状。同梅尼埃病治疗中所述。

(2)耳石症体位治疗:患者闭目坐立,向一侧卧至枕部接触检查床,保持该位置直至眩晕消失后坐起,30秒后再向另一侧侧卧,两侧交替进行直至眩晕症状消失。此法可由患者自己每3小时进行1次,患者的症状多在1~2天内减轻,通常于7~14天内消失。此法系依据嵴顶结石症学说而提出,体位变换的机械力有助于分散、溶解半规管嵴顶处的微粒,使半规管耳石复位,从而加快恢复。

(3)前庭习服治疗:通过前庭体操增强前庭系对抗眩晕的耐力,常用Cawthore前庭训练操,疗效可达80%以上。

(三)前庭神经炎或前庭神经元炎

前庭神经炎又称前庭神经元炎。首先由Ruttin(1909)报道,为突然眩晕发作而无耳蜗及其他神经系统症状的疾病。Nylen(1924)称此病为前庭神经炎。Dix及Hallpike(1952)总结本病临床表现后改名为前庭神经元炎。直到1981年Schuknecht对4名患者进行组织病理学研究,发现前庭神经和外周感受器同时受损,又定名为前庭神经炎,目前两种命名均被沿用。

(1)发病机制:前庭神经炎的病因现仍不够明确,可能与病毒感染或病灶感染性疾病有关,80%患者发病时有上感、扁桃体炎、副鼻窦炎史,亦有学者认为与血管因素有关,前庭神经小动脉的循环紊乱可能为本病的另一病因,Magnusson(1993)对24例符合本病患者的观察结果,发现其中6例有小脑动脉梗死,故考虑血管因素亦可能为本病的病因。Matsuo(1989)认为身体其他部位病毒感染后,血-脑屏障受损,病毒直接侵犯前庭神经或神经节而使其受损;或病毒感染后的免疫性神经损害。

(2)临床表现:前庭神经炎多发于中年人,无性别差异多见于单侧。表现为突发性眩晕及平衡失调,多为摇摆不稳感,偶有旋转性眩晕,常伴有恶心,呕吐。向健侧自发性眼震,患侧半规管功能低下。通常持续数天后逐渐减轻,3~4周后转为位置性眩晕,6个月后症状全消失。诊断本病需除外梅尼埃病及中枢性眩晕。

(3)治疗:发作时可服用或注射前庭神经抑制剂,如地西泮、地芬尼多等;自主神经症状重者服用抗胆碱能制剂东莨菪碱等,同时用血管扩张剂、神经营养剂,用法用量同MD治疗所述。拟诊前庭神经炎者,可用抗病毒制剂,吗啉胍(病毒灵)抗病毒谱较广,100 mg或200 mg,口服,每天3次,至病毒感染症状消除;阿昔洛伟(ACV)对5种疱疹病毒有选择性抑制作用,对细胞毒性小,适用于单纯疱疹病毒感染、带状疱疹、EB病毒感染。口服或静脉滴注均可达抑制病毒的复制,静脉注射后可分布于肾、脑、皮肤、心、肺,大部以原形从肾排泄,静脉滴注 $5\sim20$ mg/kg,每天 3 次,$5\sim10$ 天为 1 个疗程;口服 $200\sim600$ mg,每天 $4\sim6$ 次,7 天为 1 个疗程。静脉滴注过快,或量过大可引起肾功能损伤,故对肾功不全、老年人、婴幼儿及孕妇慎用。恢复期可进行前庭功能训练。

(4)预后:以往认为本病预后良好,$3\sim6$ 个月不治可自愈,但 Takeda(1995)曾对 10 例发病后两年有半规管麻痹患者进行随诊,4 例恢复 6 例持续位置性眩晕。Okinaka(1993)对 60 例患者随访 8 周~18 年,发现起病后 1 个月仍有漂浮感者占 70%,随时间推移百分比下降,1 年后为 51%,3 年后仍有者占 33%,5 年后占 27%,10 年后仍残留有主观症状者 2 人。患者年龄越小,恢复越快、越完全。

(四)颈源性眩晕

本病也称 Barre-Lieou 综合征,Barre(1926)、Lieou(1928)首先报告颈椎关节病变可引起眩晕,Gray(1956)报告颈椎病、肌肉韧带损伤可引起眩晕,眩晕患者有颈椎病者,并非皆为颈源性眩晕,其发病率各家报道不一,20%~50%,当头突然转动或处于一定头位可诱发出短暂眩晕,数秒至数十分钟不等,常为旋转性眩晕,可伴或不伴耳聋、耳鸣。

1.发病机制

Biesinger 提出颈源性眩晕的机制如下。

(1)颈交感神经受刺激:颈关节病可刺激交感神经,使内耳动脉痉挛,可引起眩晕、头痛、耳鸣,切断交感神经可消除眩晕。

(2)颈椎骨质损害:如颈椎退行性改变,骨质增生横突孔压迫椎动脉,炎症、外伤使颈椎节段出现异常活动,称颈椎节段性不稳,Hensinger(1991)提出寰枢关节不稳随年龄增长而加重,是产生颈源性眩晕的重要因素。颈部软组织病变,如颈肌损伤、风湿性颈肌炎、椎间盘突出,使有关肌群痉挛,压迫血管或导致相应关节段不稳。

(3)椎动脉本身病变:动脉粥样硬化性狭窄、畸形等,症状更易发生。

(4)神经反射机制:颈椎 $1\sim3$ 节段本体觉功能紊乱,向前庭神经脊髓核发出异常冲动,而诱发眩晕。

2.临床表现及检查

(1)眩晕的形式:可为运动错觉性眩晕,发病年龄多在 40 岁以上,也可为头昏、晃动、站立不稳、沉浮感等多种感觉,亦可有两种以上的眩晕感同时存在。眩晕反复发作,其发生与头部突然转动有明显关系。一般发作时间短暂,数秒至数分钟不等,亦有持续时间较长者。部分患者有自发性和位置性眼震,为水平型或水平旋转型。出现率高达 90% 以上,多数呈反复发作性且和头颈活动关系密切。有 50% 以上伴耳鸣,约 1/3 病例有渐进性耳聋。部分病例有自发及位置性眼震。

(2)头痛:出现率 60%~80%,呈发作性跳痛,多局限于项枕部,重者伴以恶心呕吐、出汗、流涎等自主神经症状,易误诊为偏头痛。

(3)视觉症状:可有视觉先兆,眼前一过性黑蒙或闪光,40% 病例可有视力减退、复视、一过性视野缺损及不成形幻视。

(4)颈神经根症:约 30% 病例可有颈神经根压迫症状,上肢串行性麻木或感觉异常,无力持物不自主坠落,枕小或耳大神经压痛;部分病例有颈部活动受限,晨起颈项痛。

(5)意识障碍:发作性意识障碍占 25%～30%,常于头颈转动时突发;可伴肢体张力低下,口周麻木、耳鸣、眼前火花、猝倒发作;意识障碍可持续 10～15 分钟,但少数病例可达 2～3 小时。

检查:①颈部触诊可发现棘突、横突、棘旁项肌、枕外隆凸下方,肩胛上区有压痛、僵硬感。个别患者在按压某一部位时可出现眩晕及眼震或扪诊颈部时眩晕明显减轻。②颈扭曲试验可呈阳性,但应再作位置试验以排除耳石器病变及良性位置性眼震。有严重颈椎病者应慎用或禁用此法。③其他的激发性眼震电图检查可无异常,或出现头位性眼震,少数可有冷热试验增强。④颈椎 X 线检查有助于了解颈椎病变。⑤超声多普勒颈椎血流检查,可有血管受压、血流减少征象。⑥脑血管数字减影或磁共振血管造影(MRA),可清楚观察颈、椎-基底动脉及其分支的走行及血管粗细改变。

3.诊断

眩晕与颈部运动有关,表现出椎-基底动脉供血不全的症状,前庭功能检查、X 线检查及超声多普勒检查有异常表现,并排除引起眩晕的其他疾病。

4.治疗

(1)病因治疗主要以颈椎的外科治疗为主,包括颈石膏固定,颈牵引,必要时手术治疗。

(2)理疗、普鲁卡因椎旁注射、按摩等。

(3)嘱患者避免诱发眩晕的头位,进行适当的体育锻炼。睡眠时枕头不能过高或过低,且应使肩上部也着枕。

(4)可适当使用抗眩晕药及钙通道阻滞剂或血管扩张剂,维生素类等药物治疗。

(五)血管性眩晕

血管性眩晕是老年人常见疾病,指前庭系统(核或终器)血液灌注不足而引发眩晕,供血情况取决于血管状态、血液成分及血液灌注压三因素。内耳及前庭神经主要由椎-基底动脉(VBA)供血,常见疾病有:①内听动脉综合征,又称迷路卒中,发病可能有情绪因素,表现为突发严重眩晕、恶心、呕吐,10～20 天后表现为位置性眩晕,伴或不伴耳聋或耳鸣,检查有自发性眼震及平衡障碍。②椎-基底动脉短暂缺血性眩晕(VBTIV)是眩晕门诊中最常见疾病,Caplan(1981)称为椎-基底动脉供血不足(VBI),Millikam(1955)已清楚将 VBI 定为"无梗死的短暂的脑血液减少所致短暂的不能满足脑代谢所需血运的结果"。1990 年 Toole 才将 VBTIA 与脑血管疾病分开成单独疾病,其原因可能是单一的也可能是多方面的,微栓子致动脉栓塞,血流动力学改变;当侧支循环健全时能维持脑局部供血,一时性血压下降、心排血量减少、体位改变等血流动力学改变,造成脑灌注不足,体位改变时可突然出现眩晕。

1.临床表现

与受累部位、血流量减少程度、个体耐受能力有关。

(1)眩晕与平衡障碍为常见症状,且可长时间内为唯一症状,孤立症状出现率为 10%～62%,作为首发症状约 48%,常于 2～5 分钟内达高峰,持续 30 分钟至数小时。

(2)视觉障碍:视力模糊、水平或垂直复视、黑蒙、眼前闪光样发作。

(3)肢体麻木、构音困难(呐吃)。

(4)经颅多普勒(TCD)可了解脑血流情况,单光子发射断层扫描(SPECT)测定脑局部血流量,敏感度为 88%。

(5)脑 CT 及 MRI,常显示有腔隙性梗死。根据临床症状及客观检查在排除其他疾病基础上,诊断本病。

2.治疗

(1)治疗原发病:如高血压、糖尿病、高脂血症、心脑综合征等应积极处理。

(2)钙离子拮抗剂:常用药物尼莫地平,口服20～40 mg,每天3次。可选择性阻断病理状态下细胞膜的钙通道,减少平滑肌痉挛,增加脑血管血流量,服2～3周后停药观察。

(3)抗血小板聚集剂:病理状态下血小板可相互黏着,聚集形成微栓。

阿司匹林:对血小板凝聚有强大抑制作用,抑制血小板的前列腺素合成酶,减少血小板凝聚,阻止血栓形成,75 mg,口服,每天1次。以肠溶片为佳,减少胃黏膜刺激症状,在长期应用治疗期间注意观察脑及内脏出血情况。

双嘧达莫(潘生丁):可抑制磷酸二酯酶,以阻止环磷酸腺苷(cAMP)的降解,抑制肾上腺素、低浓度凝血酶诱导的血小板凝聚,防止血栓形成。25 mg,口服,每天3次,长期服用,可和阿司匹林合用。

阿司匹林和双嘧达莫(潘生丁)缓释剂(阿司潘)的联合应用比单独使用其中一种药物的预防效果更好,且不增加出血等不良反应。常用量为12.5/100～25/200 mg,口服,每天2次服用。

改善脑组织代谢剂。

甲磺酸阿米三嗪+萝巴新(都可喜)可增加脑组织血氧含量及血氧饱和度,可再建有氧代谢。常用量1片,口服,每天2次。

复方麦角异碱口服溶液(活血素)是二氢麦角隐亭与咖啡因的合剂,可同时阻断肾上腺素 α_1 和 α_2 受体,改善微循环增加脑血流量,促进脑组织对葡萄糖的摄取,防止血小板及红细胞聚集,口服吸收快半小时达第一高峰,血浆半衰期长达7.56～18小时。2～4 mL,饭前或饭后口服,每天2次,据临床观察有效率达80%～90%,不良反应有消化道不适、头痛等。本药应用方便、安全,对心功能不全慎用静脉滴注者尤为适用。服用15～30天后可停药观察。

巴曲酶注射液(东菱迪芙)是单一成分巴曲酶,不含任何可能有药理作用的杂质。其作用有以下几种。①系统调节凝血-纤溶两大系统的失衡:迅速分解纤维蛋白原,降低血纤维蛋白原浓度,抑制血栓形成,迅速诱发组织纤溶酶原激活剂(tPA)的释放,增加纤溶系统活性,促进血栓溶解,对其他凝血因子及血小板数无影响。②显著改善血液流变学诸因素:降低全血黏度,抑制红细胞的聚集,增强红细胞的变形能力,降低灌注状态下的血管压力(如脑、心及耳蜗的),显著改善微循环。③抑制缺血和缺血再灌注导致的系列细胞损伤:保护神经细胞(减少死亡及凋亡)及其他脏器细胞减少死亡以及血管内皮细胞(减少梗死后的出血发生率)。实验证实:通过降低缺血及缺血再灌注后自由基、兴奋性氨基酸和神经源性一氧化氮(NO)及内皮素的生成,降低乳酸及减轻水肿,增加成纤维细胞生长因子(bFGF)的生成起到神经细胞的保护及修复作用。还通过封闭白细胞表面的CD11a/CD18,CD11b/CD18黏附分子显著增加缺血脑组织的血流量,起到神经保护作用,降低红细胞与血管内皮细胞的黏附。也通过改善红细胞的变形能力,降低红细胞的聚集力,降低血浆纤维蛋白原浓度,使红细胞与内皮细胞黏附所需的连接作用减弱,并且抑制其表面黏附因子而实现其神经保护作用。用法及用量:5 BU溶于100～200 mL的生理盐水,静脉点滴1小时以上,隔天1次,每次5 BU,共10次为1个疗程。用药期间,观察血纤维蛋白原,如有出血倾向立即停药,一般很安全。

(臧学清)

第三节 腹 痛

一、急性腹痛

(一)病因

1.腹腔脏器疾病引起的急性腹痛

(1)炎症性:急性胃炎、急性胃肠炎、急性胆囊炎、急性胰腺炎、急性阑尾炎、急性出血坏死性肠炎、急性局限性肠炎、急性末端回肠憩室炎(Meckel 憩室炎)、急性结肠憩室炎、急性肠系膜淋巴结炎、急性原发性腹膜炎、急性继发性腹膜炎、急性盆腔炎、急性肾盂肾炎。

(2)穿孔性:胃或十二指肠急性穿孔、急性肠穿孔。

(3)梗阻(或扭转)性:胃黏膜脱垂症、急性胃扭转、急性肠梗阻、胆道蛔虫病、胆石症、急性胆囊扭转、肾与输尿管结石、大网膜扭转、急性脾扭转、卵巢囊肿扭转、妊娠子宫扭转。

(4)内出血性:肝癌破裂、脾破裂、肝破裂、腹主动脉瘤破裂、肝动脉瘤破裂、脾动脉瘤破裂、异位妊娠破裂、卵巢破裂(滤泡破裂或黄体破裂)。痛经为常见病因。

(5)缺血性:较少见,如由于心脏内血栓脱落,或动脉粥样硬化血栓形成所引起的肠系膜动脉急性闭塞、腹腔手术后或盆腔炎并发的肠系膜静脉血栓形成。

2.腹腔外疾病引起的急性腹痛

(1)胸部疾病:大叶性肺炎、急性心肌梗死、急性心包炎、急性右心衰竭、膈胸膜炎、肋间神经痛。

(2)神经源性疾病:神经根炎、带状疱疹、腹型癫痫。脊髓肿瘤、脊髓痨亦常有腹痛。

(3)中毒及代谢性疾病:铅中毒、急性铊中毒、糖尿病酮中毒、尿毒症、血紫质病、低血糖状态、原发性高脂血症、低钙血症、低钠血症。细菌(破伤风)毒素可致剧烈腹痛。

(4)变态反应及结缔组织疾病:腹型过敏性紫癜、腹型荨麻疹、腹型风湿热、结节性多动脉炎、系统性红斑狼疮。

(5)急性溶血:可由药物、感染、食物(如蚕豆)、或误输异型血引起。

(二)诊断

(1)首先区别急性腹痛起源于腹腔内疾病或腹腔外疾病,腹腔外病变造成的急性腹痛属于内科范畴,常在其他部位可发现阳性体征。不能误认为外科急性腹痛而盲目进行手术。

(2)如已肯定病变在腹腔脏器,应区别属外科(包括妇科)抑或内科疾患。外科性急腹痛一般具有下列特点:①起病急骤,多无先驱症状。②如腹痛为主症,常先有腹痛,后出现发热等全身性中毒症状。③有腹膜激惹体征(压痛、反跳痛、腹肌抵抗)。造成内科性急腹痛的腹部脏器病变主要是炎症,其特点:①急性腹痛常是各种临床表现中的一个症状,或在整个病程的某一阶段构成主症。②全身中毒症状常出现在腹痛之前。③腹部有压痛,偶有轻度腹肌抵抗,但无反跳痛。

(3)进一步确定腹部病变脏器的部位与病因。①详尽的病史和细致的体检仍然是最重要、最基本的诊断手段。一般应询问最初痛在何处及发展经过怎样,阵发性或是持续性痛,轻重程度如何,痛与排便有无关系,痛时有无呕吐,呕吐物性质如何,有无放射痛,痛与体位、呼吸的关系等。腹痛性质的分析,常与确定诊断有很大帮助。阵发性绞痛是空腔脏器发生梗阻或痉挛,如胆管绞痛,肾、输尿管绞痛,肠绞痛。阵发性钻顶样痛是胆道、胰管或阑尾蛔虫梗阻的特征。持续性腹痛多是腹内炎症性疾病,如急性阑尾炎、腹膜炎等。结肠与小肠急性炎症时也常发生绞痛,但常伴有腹泻。持续性疼痛伴阵发性加剧,多表明炎症同时伴有梗阻,如胆石症伴发感染。腹痛部位一般即病变部位,但也有例外,如急性阑尾炎初期疼痛在中上腹部或脐周。膈胸膜炎、急性心肌梗死等腹外病变也可能以腹痛为首发症状。中上腹痛伴右肩背部放射痛者,常为胆囊炎、胆石症。上腹痛伴腰背部放射痛者,常为胰腺炎。②体检重点在腹部,同时也必须注意全身检查,如面容表情、体位、心、肺有无过敏性皮疹及紫癜等。肛门、直肠指检应列为常规体检内容,检查时注意有无压痛、膨隆、波动及肿块等,并注意指套上有无血和黏液。一般根据病史和体检查已能作出初步诊断。③辅助检查应视病情需要与许可,有目的地选用。检验:炎症性疾病白细胞计数常增加。急性胰腺炎患者血与尿淀粉酶增高。排除糖尿病酮中毒须查尿糖和尿酮体。X线检查:胸片可以明确或排除肺部和胸膜病变。腹部平片可观察有无气液面和游离气体,有助于肠梗阻和消化道穿孔的诊断。右上腹出现结石阴影提示胆结石或肾结石。下腹部出现结石阴影可能是输尿管结石。腹主动脉瘤的周围可有钙化壳。CT、MRI 检查:较 X 线检查有更高的分辨力,所显示的影像更为清晰。超声波检查:有助于提示腹腔内积液,并可鉴别肿块为实质性或含有液体的囊性。腹腔穿刺和腹腔灌洗:在疑有腹膜炎及血腹时,可做腹腔穿刺。必要时可通过穿刺将透析用导管插入腹腔,用生理盐水灌洗,抽出液体检查可提高阳性率。穿刺液如为血性,说明腹内脏器有破裂出血。化脓性腹膜炎为混浊黄色脓液,含大量中性多核白细胞,有时可镜检和(或)培养得细菌。急性胰腺炎为血清样或血性液体,淀粉酶含量早期升高,超过血清淀粉酶。胆囊穿孔时,可抽得感染性胆汁。急性腹痛的病因较复杂,病情大多危重,且时有变化,诊断时必须掌握全面的临床资料,细致分析。少数难以及时确定诊断的病例,应严密观察,同时采取相应的治疗措施,但忌用镇痛剂,以免掩盖病情,贻误正确的诊断与治疗。

二、慢性腹痛

(一)病因

慢性腹痛是指起病缓慢、病程较长或急性发作后时发时愈者,其病因常与急性腹痛相仿。

1.慢性上腹痛

(1)食管疾病:如返流性食管炎、食管裂孔疝、食管炎、食管溃疡、食管贲门失弛缓症、贲门部癌等。

(2)胃十二指肠疾病:如胃或十二指肠溃疡、慢性胃炎、胃癌、胃黏膜脱垂、胃下垂、胃神经官能症、非溃疡性消化不良、十二指肠炎、十二指肠壅滞症、十二指肠憩室炎等。

(3)肝、胆疾病:如慢性病毒性肝炎、肝脓肿、肝癌、肝片形吸虫病、血吸虫病、华支睾吸虫病、慢性胆囊炎、胆囊结石、胆囊息肉、胆囊切除后综合征、胆道运动功能障碍、原发性胆囊癌、胆系贾第虫病等。

(4)其他:如慢性胰腺炎、胰腺癌、胰腺结核、肝(脾)曲综合征、脾周围炎、结肠癌等。

2.慢性中下腹痛

(1)肠道寄生虫病:如蛔虫、姜片虫、鞭虫、绦虫等以及其他较少见的肠道寄生虫病。

(2)回盲部疾病:如慢性阑尾炎、局限性回肠炎、肠阿米巴病、肠结核、盲肠癌等。

(3)小肠疾病:如肠结核、局限性肠炎、空肠回肠憩室炎、原发性小肠肿瘤等。

（4）结肠、直肠疾病：如慢性结肠炎、结肠癌、直肠癌、结肠憩室炎等。

（5）其他：如慢性盆腔炎、慢性前列腺炎、肾下垂、游离肾、肾盂肾炎、泌尿系统结石、前列腺炎、精囊炎、肠系膜淋巴结结核等。

3.慢性广泛性或不定位性腹痛

如结核性腹膜炎、腹腔内或腹膜后肿瘤、腹型肺吸虫病、血吸虫病、腹膜粘连、血紫质病、腹型过敏性紫癜、神经官能性腹痛等。

（二）诊断

应注意询问过去病史，并根据腹痛部位和特点，结合伴随症状、体征，以及有关的检验结果，综合分析，作出判断。

1.过去史

注意有无急性阑尾炎、急性胰腺炎、急性胆囊炎等急性腹痛病史，以及腹部手术史等。

2.腹痛的部位

常是病变脏器的所在位置，有助于及早明确诊断。

3.腹痛的性质

如消化性溃疡多为节律性上腹痛，呈周期性发作；肠道寄生虫病呈发作性隐痛或绞痛，可自行缓解；慢性结肠病变多为阵发性痉挛性胀痛，大便后常缓解；癌肿的疼痛常呈进行性加重。

4.腹痛与伴随症状、体征的关系

如伴有发热者，提示有炎症、脓肿或恶性肿瘤；伴有吞咽困难、反食者，多见于食管疾病；伴有呕吐者，见于胃十二指肠梗阻性病变；伴有腹泻者，多见于慢性肠道疾病或胰腺疾病；伴有腹块者，应注意是肿大的脏器或炎性包块或肿瘤。

5.辅助检查

如胃液分析对胃癌和消化性溃疡的鉴别诊断有一定价值；十二指肠引流检查、胆囊及胆道造影可了解胆囊结石及胆道病变；疑有食管、胃、小肠疾病可做 X 线钡餐检查，结肠病变则须钡剂灌肠检查，消化道 X 线气钡双重造影可提高诊断率；各种内镜检查除可直接观察消化道内腔、腹腔和盆腔病变外，并可采取活组织检查；超声波检查可显示肝、脾、胆囊、胰等脏器及腹块的大小和轮廓等；CT、MRI 具有较高的分辨力，并可自不同角度和不同方向对病变部位进行扫描，获得清晰影像，对鉴别诊断有很大帮助。

（张　伟）

第四节　发　　热

一、概述

正常人体的体温在体温调节中枢的控制下，人体的产热和散热处于动态平衡之中，维持人体的体温在相对恒定的范围之内，腋窝下所测的体温为 36～37 ℃；口腔中舌下所测的体温为 36.3～37.2 ℃；肛门内所测的体温为 36.50～37.7 ℃。在生理状态下，不同的个体、不同的时间和不同的环境，人体体温会有所不同。①不同个体间的体温有差异：儿童由于代谢率较高，体温可比成年人高;老年人代谢率低,体温比成年人低。②同一个体体温在不同时间有差异:正常情况下,人体体温在早晨较低,下午较高;妇女体温在排卵期和妊娠期较高,月经期较低。③不同环境下的体温亦有差异:运动、进餐、情绪激动和高温环境下工作时体温较高,低温环境下工作时体温较低。在病理状态下,人体产热增多,散热减少,体温超过正常时,就称为发热。发热持续时间在2周以内为急性发热,超过2周为慢性发热。

(一)病因

引起发热的病因很多,按有无病原体侵入人体分为感染性发热和非感染性发热两大类。

1.感染性发热

各种病原体侵入人体后引起的发热称为感染性发热。引起感染性发热的病原体有细菌、病毒、支原体、立克次体、真菌、螺旋体及寄生虫。病原体侵入机体后可引起相应的疾病,不论急性还是慢性、局限性还是全身性均可引起发热。病原体及其代谢产物或炎性渗出物等外源性致热原,在体内作用致热原细胞如中性粒细胞、单核细胞及巨噬细胞等,使其产生并释放白细胞介素-1、干扰素、肿瘤坏死因子和炎症蛋白-1等而引起发热。感染性发热占发热病因的50%~60%。

2.非感染性发热

由病原体以外的其他病因引起的发热称为非感染性发热。常见于以下原因。

(1)吸收热:由于组织坏死,组织蛋白分解和坏死组织吸收引起的发热称为吸收热。①物理和机械因素损伤:大面积烧伤、内脏出血、创伤、大手术后,骨折和热射病等。②血液系统疾病:白血病、恶性淋巴瘤、恶性组织细胞病、骨髓增生异常综合征、多发性骨髓瘤、急性溶血和血型不合输血等。③肿瘤性疾病:各种恶性肿瘤。④血栓栓塞性疾病:静脉血栓形成,如静脉、股静脉和髂静脉血栓形成。动脉血栓形成,如心肌梗死、脑动脉栓塞、肠系膜动脉栓塞和四肢动脉栓塞等。微循环血栓形成,如溶血性尿毒综合征和血栓性血小板减少性紫癜。

(2)变态反应性发热:变态反应产生时形成外源性致热原抗原抗体复合物,激活了致热原细胞,使其产生并释放白细胞介素-1、干扰素、肿瘤坏死因子和炎症蛋白-1等引起的发热。如风湿热、药物热、血清病和结缔组织病等。

(3)中枢性发热:有些致热因素不通过内源性致热原而直接损害体温调节中枢,使体温调定点上移后发出调节冲动,造成产热大于散热,体温升高,称为中枢性发热。①物理因素:如中暑等。②化学因素:如重度安眠药中毒等。③机械因素:如颅内出血和颅内肿瘤细胞浸润等。④功能性因素:如自主神经功能紊乱和感染后低热。

(4)其他:如甲状腺功能亢进,脱水等。

发热都是由于致热因素的作用使人体产生的热量超过散发的热量,引起体温升高超过正常范围。

(二)发生机制

1.外源性致热原的摄入

各种致病的微生物或它们的毒素、抗原抗体复合物、淋巴因子、某些致炎物质(如尿酸盐结晶和硅酸盐结晶)、某些类固醇、肽聚糖和多核苷酸等外源性致热原多数是大分子物质,侵入人体后不能通过血脑屏障作用于体温调节中枢,但可通过激活血液中的致热原细胞产生白细胞介素-1等。白细胞介素-1等的产生:在各种外源性致热原侵入人体内后,能激活血液中的中性粒细胞、单核-巨噬细胞和嗜酸性粒细胞等,产生白细胞介素-1,干扰素、肿瘤坏死因子和炎症蛋白-1。其中研究最多的是白细胞介素-1。

2.白细胞介素-1 的作用部位

(1)脑组织:白细胞介素-1 可能通过下丘脑终板血管器(此处血管为有孔毛细血管)的毛细血管进入脑组织。

(2)POAH 神经元:白细胞介素-1 亦有可能通过下丘脑终板血管器毛细血管到达血管外间隙(即血脑屏腌外侧)的 POAH 神经元。

3.发热的产生

白细胞介素-1 作用于 POAH 神经元或在脑组织内再通过中枢介质引起体温调定点上移,体温调节中枢再对体温重新调节,发出调节命令,一方面可能通过垂体内分泌系统使代谢增加和域通过运动神经系统使骨骼肌阵缩(即寒战),引起产热增加;另一方面通过交感神经系统使皮肤血管和立毛肌收缩,排汗停止,散热减少。这几方面作用使人体产生的热量超过散发的热量,体温升高,引起发热,一直达到体温调定点的新的平衡点。

二、发热的诊断

(一)发热的程度诊断

(1)低热:人体的体温超过正常,但低于 38 ℃。

(2)中度热:人体的体温为 38.1～39 ℃。

(3)高热:人体的体温为 39.1～41 ℃。

(4)过高热:人体的体温超过 41 ℃。

(二)发热的分期诊断

1.体温上升期

此期为白细胞介素-1 作用于 POAH 神经元或在脑组织内再通过中枢介质引起体温调定点上移,体温调节中枢对体温重新调节,发出调节命令,可通过代谢增加,骨骼肌阵缩(寒战),使产热增加;皮肤血管和立毛肌收缩,使散热减少。因此产热超过散热使体温升高。体温升高的方式有骤升和缓升两种。

(1)骤升型:人体的体温在数小时内达到高热或以上,常伴有寒战。

(2)缓升型:人体的体温逐渐上升在几天内达高峰。

2.高热期

此期为人体的体温达到高峰后的时期,体温调定点已达到新的平衡。

3.体温下降期

此期由于病因已被清除,体温调定点逐渐降到正常,散热超过产热,体温逐渐恢复正常。与体温升高的方式相对应的有两种体温降低的方式。

(1)骤降型:人体的体温在数小时内降到正常,常伴有大汗。

(2)缓降型:人体的体温在几天内逐渐下降到正常。体温骤升和骤降的发热常见疟疾、大叶性肺炎、急性肾盂肾炎和输液反应。体温缓升缓降的发热常见于伤寒和结核。

(三)发热的分类诊断

1.急性发热

发热的时间在两周以内为急性发热。

2.慢性发热

发热的时间超过两周为慢性发热。

(四)发热的热型诊断

把不同时间测得的体温数值分别记录在体温单上,将不同时间测得的体温数值按顺序连接起来,形成体温曲线,这些曲线的形态称热型。

1.稽留热

人体的体温维持在高热和以上水平达几天或几周。常见大叶性肺炎和伤寒高热期。

2.弛张热

人体的体温在一天内都在正常水平以上,但波动范围在 2 ℃以上。常见化脓性感染,风湿热,败血症等。

3.间歇热

人体的体温骤升到高峰后维持几小时,再迅速降到正常,无热的间歇时间持续一到数天,反复出现。常见于疟疾和急性肾盂肾炎等。

4.波状热

人体的体温缓升到高热后持续几天后,再缓降到正常,持续几天后再缓升到高热,反复多次。常见于布鲁杆菌病。

5.回归热

人体的体温骤升到高热后持续几天后,再骤降到正常,持续几天后在骤升到高热,反复数次。常见恶性淋巴瘤和部分恶性组织细胞病等。

6.不规则热

人体的体温可高可低,无规律性。常见于结核病,风湿热等。

三、发热的诊断方法

(一)详细询问病史

1.现病史

(1)起病情况和患病时间:发热的急骤和缓慢,发热持续时间。急性发热常见细菌、病毒、肺炎支原体、立克次体、真菌、螺旋体及寄生虫感染。其他有结缔组织病、急性白血病、药物热等。长期发热的原因,除中枢性原因外,还可包括以下四大类:①感染是长期发热最常见的原因,常见于伤寒、副伤寒、亚急性感染性心内膜炎、败血症、结核病、阿米巴肝病、黑热病、急性血吸虫病等。在各种感染中,结核病是主要原因之一,特别是某些肺外结核,如深部淋巴结结核、肝结核。②造血系统的新陈代谢率较高,有病理改变时易引起发热,如非白血性白血病、深部恶性淋巴瘤、恶性组织细胞病等。③结缔组织疾病如播散性红斑狼疮、结节性多动脉炎、风湿热等疾病,可成为长期发热的疾病。④恶性肿瘤增长迅速,当肿瘤组织崩溃或附加感染时则可引起长期发热,如肝癌、结肠癌等早期常易漏诊。

(2)病因和诱因:常见的有流行性感冒、其他病毒性上呼吸道感染、急性病毒性肝炎、流行性乙型脑炎、脊髓灰质炎、传染性单核细胞增多症、流行性出血热、森林脑炎、传染性淋巴细胞增多症、麻疹、风疹、流行性腮腺炎、水痘、肺炎支原体肺炎、肾盂肾炎、胸膜炎、心包炎、腹膜炎、血栓性静脉炎、丹毒、伤寒、副伤寒、亚急性感染性心内膜炎、败血症、结核病、阿米巴肝病、黑热病、急性血吸虫病、钩端螺旋体病、疟疾、阿米巴肝病、急性血吸虫病、丝虫病、旋毛虫病、风湿热。药热、血清病、系统性红斑狼疮、皮肌炎、结节性多动脉炎、急性胰腺炎、急性溶血、急性心肌梗死、脏器梗死或血栓形成,体腔积血或血肿形成,大面积烧伤,白血病、恶性淋巴瘤、癌、肉瘤、恶性组织细胞病、痛风发作、甲状腺危象、重度脱水、热射病、脑出血、白塞病、高温下工作等。

(3)伴随症状:有寒战、结膜充血、口唇疱疹、肝脾大、淋巴结肿大、出血、关节肿痛、皮疹和昏迷等。发热的伴随症状越多,越有利于诊断或鉴别诊断,所以应尽量询问和采集发热的全部伴随症状。寒战常见于大叶肺炎、败血症、急性胆囊炎、急性肾盂肾炎、流行性脑脊髓膜炎、疟疾、钩端螺旋体病、药物热、急性溶血或输血反应等。结膜充血多见于麻疹、咽结膜热、流行性出血热、斑疹伤寒、钩端螺旋体病等。口唇单纯疱疹多出现于急性发热性疾病,如大叶肺炎、流行性脑脊髓膜炎、间日疟、流行性感冒等。淋巴结肿大见于传染性单核细胞增多症、风疹、淋巴结结核、局灶性化脓性感染、丝虫病、白血病、淋巴瘤、转移癌等。

肝脾大常见于传染性单核细胞增多症、病毒性肝炎、肝及胆管感染、布鲁杆菌病、疟疾、结缔组织病、白血病、淋巴瘤及黑热病、急性血吸虫病等。出血可见于重症感染及某些急性传染病,如流行性出血热、病毒性肝炎、斑疹伤寒、败血症等。也可见于某些血液病,如急性白血病、重型再生障碍性贫血、恶性组织细胞病等。关节肿痛常见于败血症、猩红热、布鲁杆菌病、风湿热、结缔组织病、痛风等。皮疹常见于麻疹、猩红热、风疹、水痘、斑疹伤寒、风湿热、结缔组织病、药物热等。昏迷发生在发热之后者常见于流行性乙型脑炎、斑疹伤寒、流行性脑脊髓膜炎、中毒性菌痢、中暑等;昏迷发生在发热前者见于脑出血、巴比妥类中毒等。

2.既往史和个人史

如过去曾患的疾病、有无外伤、做过何种手术、预防接种史和过敏史等。个人经历:如居住地、职业、旅游史和接触感染史等。职业:如工种、劳动环境等。发病地区及季节,对传染病与寄生虫病特别重要。某些寄生虫病如血吸虫病、黑热病、丝虫病等有严格的地区性。斑疹伤寒、回归热、白喉、流行性脑脊髓膜炎等流行于冬春季节;伤寒、乙型脑炎、脊髓灰质炎则流行于夏秋;钩端螺旋体病的流行常见于夏收与秋收季节。麻疹、猩红热、伤寒等急性传染病病愈后常有较牢固的免疫力,第二次发病的可能性甚少。中毒型菌痢、食物中毒的患者发病前多有进食不洁饮食史;疟疾、病毒性肝炎可通过输血传染。阿米巴肝病可有慢性痢疾病史。

(二)仔细全面体检

(1)记录体温曲线:每天记录4次体温以此判断热型。

(2)细致、精确、规范、全面和有重点的体格检查。

(三)准确的实验室检查

1.常规检查

包括三大常规(即血常规、尿常规和大便常规)、血沉和肺部X线片。

2.细菌学检查

可根据病情取血、骨髓、尿、胆汁、大便和脓液进行培养。

(四)针对性的特殊检查

1.骨髓穿刺和骨髓活检

对血液系统的肿瘤和骨髓转移癌有诊断意义。

2.免疫学检查

免疫球蛋白电泳、类风湿因子、抗核抗体、抗双链DNA抗体等。

3.影像学检查

如超声波、电子计算机 X 线体层扫描(CT)和磁共振成像(MRI)下摄像仪检查。

4.淋巴结活检

对淋巴组织增生性疾病的确诊有诊断价值。

5.诊断性探查术

对经过以上检查仍不能诊断的腹腔内肿块可慎重采用。

四、鉴别诊断

(一)急性发热

急性发热指发热在 2 周以内者。病因主要是感染,其局部定位症状常出现在发热之后。准确的实验室检查和针对性的特殊检查对鉴别诊断有很大的价值。如果发热缺乏定位,白细胞计数不高或减低难以确定诊断的大多为病毒感染。

(二)慢性发热

1.长期发热

长期发热指中高度发热超过 2 周以上者。常见的病因有四类:即感染、结缔组织疾病、肿瘤和恶性血液病。其中以感染多见。

(1)感染:常见的原因有伤寒、副伤寒、结核、败血症、肝脓肿、慢性胆囊炎、感染性心内膜炎、急性血吸虫病、传染性单核细胞增多症、黑热病等。

感染所致发热的特点:①常伴畏寒和寒战。②白细胞数>$10×10^9$/L、中性粒细胞>80%、杆状核粒细胞>5%,常为非结核感染。③病原学和血清学的检查可获得阳性结果。④抗生素治疗有效。

(2)结缔组织疾病:常见的原因有系统性红斑狼疮、风湿热、皮肌炎、贝赫切特综合征、结节性多动脉炎等。

结缔组织疾病所致发热的特点:①多发于生育期的妇女。②多器官受累、表现多样。③血清中有高滴度的自身抗体。④抗生素治疗无效且易过敏。⑤水杨酸或肾上腺皮质激素治疗有效。

(3)肿瘤:常见各种恶性肿瘤和转移性肿瘤。肿瘤所致发热的特点:无寒战、抗生素治疗无效、伴进行性消瘦和贫血。

(4)恶性血液病:常见于恶性淋巴瘤和恶性组织细胞病。恶性血液病所致发热的特点:常伴于肝脾大、全血细胞计数减少和进行性衰竭,抗生素治疗无效。

2.慢性低热

慢性低热指低度发热超过 3 周以上者,常见的病因有器质性和功能性低热。

(1)器质性低热:①感染,常见的病因有结核、慢性泌尿系统感染、牙周脓肿、鼻旁窦炎、前列腺炎和盆腔炎等。注意进行有关的实验室检查和针对性的特殊检查对鉴别诊断有很大的价值。②非感染性发热,常见的病因有结缔组织疾病和甲亢,凭借自身抗体和毛、爪的检查有助于诊断。

(2)功能性低热:①感染后低热,急性传染病等引起高热在治愈后,由于体温调节中枢的功能未恢复正常,低热可持续数周,反复的体检和实验室检查未见异常。②自主神经功能紊乱,多见于年轻女性,一天内体温波动不超过 0.5 ℃,体力活动后体温不升反降,常伴颜面潮红、心悸、手颤、失眠等。并排除其他原因引起的低热后才能诊断。

(张 伟)

第五节　呼　吸　困　难

正常人平静呼吸时,其呼吸运动无须费力,也不易察觉。呼吸困难尚无公认的明确定义,通常是指伴随呼吸运动所出现的主观不适感,如感到空气不足、呼吸费劲等。体格检查时可见患者用力呼吸,辅助呼吸肌参加呼吸运动,如张口抬肩,并可出现呼吸频率、深度和节律的改变。严重呼吸困难时,可出现鼻翼翕动、发绀,患者被迫采取端坐位。许多疾病可引起呼吸困难,如呼吸系统疾病、心血管疾病、神经肌肉疾病、肾脏疾病、内分泌疾病(包括妊娠)、血液系统疾病、类风湿疾病以及精神情绪改变等。正常人运动量大时也会出现呼吸困难。

一、呼吸困难的临床类型

(一)肺源性呼吸困难

肺源性呼吸困难的两个主要原因是肺或胸壁顺应性降低引起的限制性缺陷和气流阻力增加引起的阻塞性缺陷。限制性呼吸困难的患者(如肺纤维化或胸廓变形)在休息时可无呼吸困难,但当活动使肺通气接近其最大受限的呼吸能力时,就有明显的呼吸困难。阻塞性呼吸困难的患者(如阻塞性肺气肿或哮喘),即使在休息时,也可因努力增加通气而致呼吸困难.且呼吸费力而缓慢,尤其是在呼气时。尽管详细询问呼吸困难感觉的特性和类型有助于鉴别限制性和阻塞性呼吸困难,然而这些肺功能缺陷常是混合的,呼吸困难可显示出混合和过渡的特征。体格检查和肺功能测定可补充得之于病史的详细信息。体格检查有助于显示某些限制性呼吸困难的原因(如胸腔积液、气胸),肺气肿和哮喘的体征有助于确定其基础的阻塞性肺病的性质和严重程度。肺功能检查可提供限制性或气流阻塞存在的数据,可与正常值或同一患者不同时期的数据做比较。

(二)心源性呼吸困难

在心力衰竭早期,心排血量不能满足活动期间的代谢增加,因而组织和大脑酸中毒使呼吸运动大大增强,患者过度通气。各种反射因素,包括肺内牵张感受器,也可促成过度通气,患者气短,常伴有乏力、窒息感或胸骨压迫感。其特征是"劳力性呼吸困难",即在体力运动时发生或加重,休息或安静状态时缓解或减轻。

在心力衰竭后期,肺充血水肿,僵硬的肺脏通气量降低,通气用力增加。反射因素,特别是肺泡-毛细血管间隔内毛细血管旁感受器,有助于肺通气的过度增加。心力衰竭时,循环缓慢是主要原因,呼吸中枢酸中毒和低氧起重要作用。端坐呼吸是在患者卧位时发生的呼吸不舒畅,迫使患者取坐位。其原因是卧位时回流入左心的静脉血增加,而衰竭的左心不能承受这种增加的前负荷,其次是卧位时呼吸用力增加。端坐呼吸有时发生于其他心血管疾病,如心包积液。急性左心功能不全,患者常表现为阵发性呼吸困难。其特点是多在夜间熟睡时,因呼吸困难而突然憋醒,胸部有压迫感,被迫坐起,用力呼吸。轻者短时间后症状消失,称为夜间阵发性呼吸困难。病情严重者,除端坐呼吸外,尚可有冷汗、发绀、咳嗽、咳粉红色泡沫样痰,心率加快,两肺出现哮鸣音、湿性啰音,称为心源性哮喘。它是由于各种心脏病发生急性左心功能不全,导致急性肺水肿所致。

(三)中毒性呼吸困难

糖尿病酸中毒产生一种特殊的深大呼吸类型,然而,由于呼吸能力储存完好,故患者很少主诉呼吸困难。尿毒症患者由于酸中毒、心力衰竭、肺水肿和贫血联合作用造成严重气喘,患者可主诉呼吸困难。急性感染时呼吸加快,是由于体温增高及血中毒性代谢产物刺激呼吸中枢引起的。吗啡、巴比妥类药物急性中毒时,呼吸中枢受抑制,使呼吸缓慢,严重时出现潮式呼吸或间停呼吸。

(四)血源性呼吸困难

由于红细胞携氧量减少,血含氧量减低,引起呼吸加快,常伴有心率加快。发生于大出血时的急性呼吸困难是一个需立即输血的严重指征。呼吸困难也可发生于慢性贫血,除非极度贫血,否则呼吸困难仅发生于活动期间。

(五)中枢性呼吸困难

颅脑疾病或损伤时,呼吸中枢受到压迫或供血减少,功能降低,可出现呼吸频率和节律的改变。如病损位于间脑及中脑上部时出现潮式呼吸;中脑下部与脑桥上部受累时出现深快均匀的中枢型呼吸;脑桥下部与延髓上部病损时出现间停呼吸;累及延髓时出现缓慢不规则的延髓型呼吸,这是中枢呼吸功能不全的晚期表现;叹气样呼吸或抽泣样呼吸常为呼吸停止的先兆。

(六)精神性呼吸困难

癔症时,其呼吸困难主要特征为呼吸浅表频速,患者常因过度通气而发生胸痛、呼吸性碱中毒。易出现手足搐搦症。

二、呼吸困难的诊断思维

根据呼吸困难多种多样的临床表现可引导出对某些疾病的诊断思维。以下可供参考。

(一)呼吸频率

每分钟呼吸超过 24 次称为呼吸频率加快,见于呼吸系统疾病、心血管疾病、贫血、发热等。每分钟呼吸少于 10 次称为呼吸频率减慢,是呼吸中枢受抑制的表现,见于麻醉安眠药物中毒、颅内压增高、尿毒症、肝性脑病等。

(二)呼吸深度

呼吸加深见于糖尿病及尿毒症酸中毒;呼吸变浅见于肺气肿、呼吸肌麻痹及镇静剂过量。

(三)呼吸节律

潮式呼吸和间停呼吸见于中枢神经系统疾病和脑部血液循环障碍如颅内压增高、脑炎、脑膜炎、颅脑损伤、尿毒症、糖尿病昏迷、心力衰竭、高山病等。

(四)年龄性别

儿童呼吸困难应多注意呼吸道异物、先天性疾病、急性感染等;青壮年则应想到胸膜疾病、风湿性心脏病、结核;老年人应多考虑冠心病、肺气肿、肿瘤等。癔症性呼吸困难较多见于年青女性。

(五)呼吸时限

吸气性呼吸困难多见于上呼吸道不完全阻塞如异物、喉水肿、喉癌等,也见于肺顺应性降低的疾病如肺间质纤维化、广泛炎症、肺水肿等。呼气性呼吸困难多见于下呼吸道不完全阻塞,如慢性支气管炎、支气管哮喘、肺气肿等。大量胸腔积液、大量气胸、呼吸肌麻痹、胸廓限制性疾病则呼气、吸气均感困难。

(六)起病缓急

呼吸困难缓起者包括心肺慢性疾病,如肺结核、尘肺、肺气肿、肺肿瘤、肺纤维化、冠心病、先心病等。呼吸困难发生较急者有肺水肿、肺不张、呼吸系统急性感染、迅速增长的大量胸腔积液等。突然发生严重呼吸困难者有呼吸道异物、张力性气胸、大块肺梗死、成人呼吸窘迫综合征等。

(七)患者姿势

端坐呼吸见于充血性心力衰竭患者;一侧大量胸腔积液患者常喜卧向患侧;重度肺气肿患者常静坐而缓缓吹气;心肌梗死患者常叩胸作痛苦貌。

(八)劳力活动

劳力性呼吸困难是左心衰竭的早期症状,肺尘埃沉着症、肺气肿、肺间质纤维化、先天性心脏病往往也以劳力性呼吸困难为早期表现。

(九)职业环境

接触各类粉尘的职业是诊断尘肺的基础;饲鸽者、种蘑菇者发生呼吸困难时应考虑外源性过敏性肺泡炎。

(十)伴随症状

伴咳嗽、发热者考虑支气管-肺部感染;伴神经系统症状者注意脑及脑膜疾病或转移性肿瘤;伴何纳综合征者考虑肺尖瘤;伴上腔静脉综合征者考虑纵隔肿块;触及颈部皮下气肿时立即想到纵隔气肿。

(王霄山)

第六节　咳嗽与咳痰

咳嗽是一种保护性反射动作,借以将呼吸道的异物或分泌物排出。但长期、频繁、剧烈的咳嗽影响工作与休息,则失去其保护性意义,属于病理现象。咳痰是凭借咳嗽动作将呼吸道内病理性分泌物或渗出物排出口腔外的病态现象。

一、咳嗽常见病因

主要为呼吸道与胸膜疾病。

(一)呼吸道疾病

从鼻咽部到小支气管整个呼吸道黏膜受到刺激时均可引起咳嗽,而刺激效应以喉部杓状间腔和气管分叉部的黏膜最敏感。呼吸道各部位受到刺激性气体、烟雾、粉尘、异物、炎症、出血、肿瘤等刺激时均可引起咳嗽。

(二)胸膜疾病

胸膜炎、胸膜间皮瘤、胸膜受到损伤或刺激(如自发性或外伤性气胸、血胸、胸膜腔穿刺)等均可引起咳嗽。

(三)心血管疾病

如二尖瓣狭窄或其他原因所致左心功能不全引起的肺淤血与肺水肿,或因右心或体循环静脉栓子脱落引起肺栓塞时,肺泡及支气管内有漏出物或渗出物,刺激肺泡壁及支气管黏膜,出现咳嗽。

（四）胃食管反流病

胃反流物对食管黏膜的刺激和损伤,少数患者以咳嗽与哮喘为首发或主要症状。

（五）神经精神因素

呼吸系统以外器官的刺激经迷走、舌咽和三叉神经与皮肤的感觉神经纤维传入,经喉下、膈神经与脊神经分别传到咽、声门、膈等,引起咳嗽;神经官能症,如习惯性咳嗽、癔症等。

二、咳痰的常见病因

主要见于呼吸系统疾病。如急慢性支气管炎、支气管哮喘、支气管肺癌、支气管扩张、肺部感染（包括肺炎、肺脓肿等）、肺结核、过敏性肺炎等。另外,心功能不全所致肺淤血、肺水肿以及白血病、风湿热等所致的肺浸润等。

三、咳嗽的临床表现

为判断其临床意义,应注意详细了解下述内容。

（一）咳嗽的性质

咳嗽无痰或痰量甚少,称为干性咳嗽,常见于急性咽喉炎、支气管炎的初期、胸膜炎、轻症肺结核等。咳嗽伴有痰液时,称为湿性咳嗽,常见于肺炎、慢性支气管炎、支气管扩张、肺脓肿及空洞型肺结核等疾病。

（二）咳嗽出现的时间与规律

突然出现的发作性咳嗽,常见于吸入刺激性气体所致急性咽喉炎与气管-支气管炎、气管与支气管异物、百日咳、支气管内膜结核、气管或气管分叉部受压迫刺激等。长期慢性咳嗽,多见于呼吸道慢性病,如慢性支气管炎、支气管扩张、肺脓肿和肺结核等。

周期性咳嗽可见于慢性支气管炎或支气管扩张,且往往于清晨起床或夜晚卧下时（即体位改变时）咳嗽加剧;卧位咳嗽比较明显的可见于慢性左心功能不全;肺结核患者常有夜间咳嗽。

（三）咳嗽的音色

音色指咳嗽声音的性质和特点。

(1)咳嗽声音嘶哑:多见于喉炎、喉结核、喉癌和喉返神经麻痹等。

(2)金属音调咳嗽:见于纵隔肿瘤、主动脉瘤或支气管癌、淋巴瘤、结节病压迫气管等。

(3)阵发性连续剧咳伴有高调吸气回声（犬吠样咳嗽）:见于百日咳、会厌、喉部疾病和气管受压等。

(4)咳嗽无声或声音低微:可见于极度衰弱的患者或声带麻痹。

四、痰的性状及临床意义

痰的性质可分为黏液性、浆液性、脓性、黏液脓性、血性等。急性呼吸道炎症时痰量较少,多呈黏液性或黏液脓性;慢性阻塞性肺疾病时,多为黏液泡沫痰,当痰量增多且转为脓性,常提示急性加重;支气管扩张、肺脓肿、支气管胸膜瘘时痰量较多,清晨与晚睡前增多,且排痰与体位有关,痰量多时静置后出现分层现象:上层为泡沫、中层为浆液或浆液脓性、底层为坏死组织碎屑;肺炎链球菌肺炎可咳铁锈色痰;肺厌氧菌感染,脓痰有恶臭味;阿米巴性肺脓肿咳巧克力色痰;肺水肿为咳粉红色泡沫痰;肺结核、肺癌常咳血痰;黄绿色或翠绿色痰,提示铜绿假单胞菌(绿脓杆菌)感染;痰白黏稠、牵拉成丝难以咳出,提示有白色念珠菌感染。

五、咳嗽与咳痰的伴随症状

(1)咳嗽伴发热:见于呼吸道(上、下呼吸道)感染、胸膜炎、肺结核等。

(2)咳嗽伴胸痛:多见于肺炎、胸膜炎、自发性气胸、肺梗死和支气管肺癌。

(3)咳嗽伴呼吸困难:见于喉炎、喉水肿、喉肿瘤、支气管哮喘、重度慢性阻塞性肺疾病、重症肺炎和肺结核、大量胸腔积液、气胸、肺淤血、肺水肿、气管与支气管异物等。呼吸困难严重时引起动脉血氧分压降低(缺氧)出现发绀。

(4)咳嗽伴大量脓痰:见于支气管扩张症、肺脓肿、肺囊肿合并感染和支气管胸膜瘘等。

(5)咳嗽伴咯血:多见于肺结核、支气管扩张、支气管肺癌、二尖瓣狭窄、肺含铁血黄素沉着症、肺出血肾炎综合征等。

(6)慢性咳嗽伴杵状指(趾):主要见于支气管扩张、肺脓肿、支气管肺癌和脓胸等。

(7)咳嗽伴哮鸣音:见于支气管哮喘、慢性支气管炎喘息型、弥漫性支气管炎、心源性哮喘、气管与支气管异物、支气管肺癌引起气管与大气管不完全阻塞等。

(8)咳嗽伴剑突下烧灼感、反酸、饭后咳嗽明显:提示为胃-食管反流性咳嗽。

(赵　建)

第七节　恶心与呕吐

一、概述

恶心、呕吐是临床上最常见的症状之一。恶心是一种特殊的主观感觉,表现为胃部不适和胀满感,常为呕吐的前奏,多伴有流涎与反复的吞咽动作。呕吐是一种胃的反射性强力收缩,通过胃、食管、口腔、膈肌和腹肌等部位的协同作用,能迫使胃内容物由胃食管经口腔急速排出体外。恶心、呕吐可由多种迥然不同的疾病和病理生理机制引起。两者可或不相互伴随。

二、病因

引起恶心、呕吐的病因很广泛,包括多方面因素,几乎涉及各个系统。

(一)感染

急性病毒性胃肠炎、急性细菌性胃肠炎、急性病毒性肝炎、急性阑尾炎、胆囊炎、腹膜炎、急性输卵管炎、盆腔炎等。

(二)腹腔其他脏器疾病

1.脏器疼痛

胰腺炎、胆石症、肾结石、肠缺血、卵巢扭转。

2.胃肠道梗阻

幽门梗阻。

3.溃疡病、胃癌、腔外肿物压迫

胃及十二指肠溃疡、十二指肠梗阻、十二指肠癌、胰腺癌、肠粘连、肠套叠、克罗恩病、肠结核、肠道肿瘤、肠蛔虫、肠扭转、肠系膜上动脉压迫综合征、输出袢综合征;胃肠动力障碍(糖尿病胃轻瘫、非糖尿病胃轻瘫)、假性肠梗阻(结缔组织病、糖尿病性肠神经病、肿瘤性肠神经病、淀粉样变等)。

(三)内分泌代谢性疾病

低钠血症、代谢性酸中毒、营养不良、维生素缺乏症、糖尿病酸中毒、甲状腺功能亢进、甲状腺功能低下、甲状旁腺功能亢进症、垂体功能低下、肾上腺功能低下、各种内分泌危象、尿毒症等。

(四)神经系统疾病

中枢神经系统感染(脑炎、脑膜炎)、脑瘤、脑供血不足、脑出血、颅脑外伤。

(五)药物等理化因素

麻醉剂、洋地黄类、化学治疗(以下简称化疗)药物、抗生素、多巴胺受体激动剂、非甾体消炎药、茶碱、乙醇、放射线等。

(六)精神性呕吐

神经性多食、神经性厌食。

(七)前庭疾病

晕动症、梅尼埃病、内耳迷路炎。

(八)妊娠呕吐

妊娠剧吐、妊娠期急性脂肪肝。

(九)其他

心肺疾病(心肌梗死、肺梗死、高血压、急性肺部感染、肺源性心脏病)、泌尿系统疾病(急性肾炎、急性肾盂肾炎、尿毒症)、周期性呕吐、术后恶心呕吐、青光眼等。

三、发病机制

恶心是人体一种神经精神活动,多种因素可引起恶心,如内脏器官疼痛、颅内高压、迷路刺激、某些精神因素等。恶心发生时,胃蠕动减弱或消失,排空延缓,十二指肠及近端空肠紧张性增加,出现逆蠕动,导致十二指肠内容物反流至胃内。恶心常是呕吐的前兆。

呕吐是一种复杂的病理生理反射过程。反射通路包括以下几个。

(一)信息传入

由自主神经传导(其中迷走神经纤维较交感神经纤维起的作用大)。

(二)呕吐反射中枢

目前认为中枢神经系统的两个区域与呕吐反射密切相关。一是延髓呕吐中枢,二是化学感受器触发区(CTZ)。通常把内脏神经末梢传来的冲动,引起的呕吐称为反射性呕吐,把CTZ受刺激后引起的呕吐称为中枢性呕吐。延髓呕吐中枢位于延髓外侧网状结构背外侧,迷走神经核附近。主要接受来自消化道和内脏神经、大脑皮质、前庭器官、视神经、痛觉感受器和CTZ的传入冲动。化学感受器触发区(CTZ)位于第四脑室底部的后极区,为双侧性区域,有密集多巴胺受体。多巴按受体在CTZ对呕吐介导过程中起重要作用,因为应用阿扑吗啡、左旋多巴、澳隐停等多巴胺受体激动剂可引起呕吐,而其拮抗剂、甲氧氯普胺、吗丁啉等药物有止呕作用。化学感受器触发区的5-羟色胺、去甲肾上腺素、神经胺物质和一氨基丁酸等神经递质也可能参与呕吐反射过程。CTZ 主要接受来自血液循环中的化学等方面的呕吐刺激信号,并发出引起呕吐反应的神经冲动。但 CTZ 本身不能直接引起呕吐,必须在延髓呕吐中枢完整及其介导下才能引起呕吐,但两者的关系尚不明了。CTZ 位于血-脑屏障之外,许多药物或代谢紊乱均可作用于 CTZ。麻醉剂类药物麦角衍生物类药物、吐根糖浆等及体内某些多肽物质如甲状腺激素释放激素、P 物质、血管紧张素、促胃液素、加压素、血管肠肽等均作用于 CTZ 引起恶心呕吐。此外,某些疾病如尿毒症、低氧血症、酮症酸中毒、放射病、晕动症等引起的恶心呕吐也与 CTZ 有关。

(三)传出神经

包括迷走神经、交感神经、体神经和脑神经。上述传出神经将呕吐信号传至各效应器官,引起恶心呕吐过程,呕吐开始时,幽门口关闭,胃内容物不能排到十二指肠。同时,贲门口松弛,贲门部上升,腹肌、膈肌和肋间肌收缩,胃内压及腹内压增高,下食管括约肌松弛,导致胃内容排出体外。

四、诊断

恶心呕吐的病因广泛,正确的诊断有赖于详尽的病史以及全面的体检和有针对性的实验室检查。

(一)病史

1.呕吐的伴随症状

呕吐伴发热者,须注意急性感染。呕吐伴有不洁饮食或同食者集体发病者,应考虑食物或药物中毒。呕吐伴胸痛,常见于急性心肌梗死或急性肺梗死等。呕吐伴有腹痛者,常见于腹腔脏器炎症、梗阻和破裂。腹痛于呕吐后暂时缓解者,提示消化性溃疡、急性胃炎及胃肠道梗阻疾病。呕吐后腹痛不能缓解者,常见于胆管疾病、泌尿系统疾病、急性胰腺炎等。呕吐伴头痛,除考虑颅内高压的疾病外,还应考虑偏头痛、鼻炎、青光眼及屈光不正等疾病。呕吐伴眩晕,应考虑前庭、迷路疾病、基底-椎动脉供血不足、小脑后下动脉供血不足以及某些药物(如氨基糖苷类抗生素)引起的颅神经损伤。

2.呕吐的方式和特征

喷射性呕吐多见于颅内炎症、水肿出血、占位性病变、脑膜炎症粘连等所致颅内压增高,通常不伴有恶心。此外,青光眼和第Ⅷ对颅神经病变也可出现喷射性呕吐。呕吐不费力,餐后即发生,呕吐物量少,见于精神性呕吐。

应注意呕吐物的量、性状和气味等。呕吐物量大,且含有腐烂食物提示幽门梗阻、胃潴留、胃轻瘫及回肠上段梗阻等。呕吐物为咖啡样或血性,见于上消化道出血;含有未完全消化的食物则提示食管性呕吐(贲门失弛缓症、食管憩室、食管癌等)和神经性呕吐;含有胆汁者,常见于频繁剧烈呕吐、十二指肠乳头以下的十二指肠或小肠梗阻、胆囊炎、胆石症及胃大部切除术后等,有时见于妊娠剧吐、晕动症。呕吐物有酸臭味者,说明为胃内容物。有粪臭味提示小肠低位梗阻、麻痹性肠梗阻、结肠梗阻、回盲瓣关闭不全或胃结肠瘘等。

3.呕吐和进食的时相关系

进食过程或进食后早期发生呕吐常见于幽门管溃疡或精神性呕吐;进食后期或积数餐后呕吐,见于幽门梗阻、肠梗阻、胃轻瘫或肠系膜上动脉压迫导致十二指肠淤积。晨间呕吐多见于妊娠呕吐,有时亦见于尿毒症、慢性酒精中毒和颅内高压症等。

4.药物或放射线接触史

易引起呕吐的常用药物有抗生素、洋地黄、茶碱、化疗药物、麻醉剂、乙醇等。深部射线治疗,镭照射治疗和^{60}Co照射治疗亦常引起恶心呕吐。

5.其他

呕吐可为许多系统性疾病的表现之一,包括糖尿病、甲状腺功能亢进或减退、肾上腺功能减退等内分泌疾病;硬皮病等结缔组织病;脑供血不足、脑出血、脑瘤、脑膜炎、脑外伤等中枢神经疾病;尿毒症等肾脏疾病。

(二)体格检查

1.一般情况

应注意神志、营养状态、脱水、循环衰竭、贫血及发热等。

2.腹部伴症

应注意胃型、胃蠕动波、振水声等幽门梗阻表现;肠鸣音亢进、肠型等急性肠梗阻表现;腹肌紧张、压痛、反跳痛等急腹症表现,此外,还应注意有无腹部肿块、疝气等。

3.其他

眼部检查注意眼球震颤、眼压测定、眼底有无视盘水肿等;有无病理反射及腹膜刺激征等。

(三)辅助检查

主要包括与炎症、内分泌代谢及水盐电解质代谢紊乱等有关的实验室检查。必要时可做CT、磁共振、B超、胃镜等特殊检查以确定诊断。

五、鉴别诊断

(一)急性感染

急性胃肠炎有许多病因,常见有细菌感染、病毒感染,化学性和物理性刺激,过敏因素和应激因素作用等,其中急性非伤寒性沙门菌感染是呕吐的常见原因。急性胃肠炎所引起的呕吐常伴有发热、头痛、肌痛、腹痛、腹泻等。另外,恶心呕吐也是急性病毒性肝炎的前驱症状。某些病毒感染可引起流行性呕吐。其主要的临床特征有:突然出现频繁的恶心呕吐,多见于早晨发生,常伴有头晕、头痛、肌肉酸痛、出汗等。该病恢复较快,通常10天左右呕吐停止,但3周后有可能复发。

(二)脏器疼痛所致恶心呕吐

脏器疼痛所致恶心呕吐属反射性呕吐。如急性肠梗阻、胆管结石、输尿管结石、肠扭转、卵巢囊肿扭转等。急性内脏炎症(阑尾炎、胰腺炎、胆囊炎、憩室炎、腹膜炎、重症克罗恩病及溃疡性结肠炎等)常伴有恶心呕吐。患者多有相应的体征,如腹肌紧张、压痛、反跳痛、肠鸣音变化等。实验室检查可见白细胞计数升高,有的患者血清淀粉酶升高(胰腺炎)或胆红素升高(胆石症)。

(三)机械性梗阻

1.幽门梗阻

急性幽门管或十二指肠球部溃疡可使幽门充血水肿、括约肌痉挛引起幽门梗阻,表现为恶心、呕吐、腹痛。呕吐于进食早期(餐后3~4小时后)发生,呕吐后腹痛缓解。经抗溃疡治疗及控制饮食后,恶心、呕吐症状可消失。慢性十二指肠溃疡瘢痕引起的幽门梗阻表现为进食后上腹部饱胀感,迟发性呕吐,呕吐物量大、酸臭、可含隔夜食物。上腹部可见扩张的胃型和蠕动波并可闻及振水声。胃窦幽门区晚期肿瘤也可引起幽门梗阻,表现为恶心呕吐、食欲缺乏、贫血、消瘦、乏力、上腹疼痛等。

2.十二指肠压迫或狭窄

引起十二指肠狭窄的病变有十二指肠癌、克罗恩病、肠结核等,引起腔外压迫的疾病有胰头、胰体癌及肠系膜上动脉压迫综合征。这类呕吐的特点是餐后迟发性呕吐,伴有上腹部饱胀不适,有时伴有上腹部痉挛性疼痛,呕吐物中常含胆汁,呕吐后腹部症状迅速缓解。肠系膜上动脉压迫综合征,多发生于近期消瘦、卧床、脊柱前凸患者,前倾位或胸膝位时呕吐可消失;胃肠造影示十二指肠水平部中线右侧呈垂直性锐性截断,胃及近端十二指肠扩张,患者有时需做松解或短路手术。

3.肠梗阻

肠腔的肿瘤、结核及克罗恩病等,或肠外粘连压迫均可引起肠道排空障碍,导致肠梗阻。常表现为:腹痛、腹胀、恶心呕吐和肛门停止排便排气。呕吐反复发作,较剧烈。早期呕吐为食物、胃液或胆汁,之后呕吐物呈棕色或浅绿色,晚期呈粪质样,带恶臭味。呕吐后腹痛常无明显减轻。检查可见肠型,压痛明显,可扪及包块,肠鸣音亢进。结合腹部 X 线平片等检查,可作出诊断。

(四)内分泌或代谢性疾病

许多内分泌疾病可出现恶心呕吐,如胃轻瘫,结缔组织病性甲亢危象、甲低危象、垂体肾上腺危象、糖尿病酸中毒等。低钠血症可以反射性地引起恶心呕吐。另外,恶心呕吐常出现于尿毒症的早期,伴有食欲缺乏、嗳气、腹泻等消化道症状。根据各种疾病的临床特征及辅助检查,可明确恶心呕吐的病因。

(五)药物性呕吐

药物是引起恶心、呕吐的最常见原因之一,药物或及其代谢产物,一方面可通过刺激 CTZ 受体(如多巴胺受体),由此产生冲动并传导至呕吐中枢而引起恶心呕吐。如化疗药物、麻醉药物、洋地黄类药物等;另一方面药物可刺激胃肠道,使胃肠道神经兴奋并发出冲动传入呕吐中枢,引起呕吐中枢兴奋,出现恶心呕吐。如部分化疗药物、非甾体消炎药及某些抗生素等。

(六)中枢神经系统疾病

脑血管病、颈椎病及各种原因所致的颅内压增高均可引起恶心、呕吐。

1.脑血管病

常见疾病有偏头痛和基底、椎动脉供血不足。偏头痛可能与 5-羟色胺、缓激肽等血管活性物质引起血管运动障碍有关。常见的诱因有情绪激动、失眠、饮酒及过量吸烟等。主要临床表现为阵发性单侧头痛,呕吐常呈喷射状,呕吐胃内容物,呕吐后头痛可减轻,还伴有面色苍白、出冷汗、视觉改变及嗜睡等症状,应用麦角衍生物制剂可迅速缓解症状。椎-基底动脉供血不足也可出现恶心呕吐,且有眩晕、视力障碍、共济失调、头痛、意识障碍等表现。

2.颅内压增高

脑血管破裂或阻塞,中枢神经系统感染(如急性脑炎、脑膜炎)和颅内肿瘤均可引起颅内压增高而出现呕吐,其特点为呕吐前常无恶心或仅有轻微恶心,呕吐呈喷射状且与饮食无关,呕吐物多为胃内容物,常伴有剧烈头痛和不同程度的意识障碍,呕吐后头痛减轻不明显。脑血管病变常出现剧烈头痛、呕吐、意识障碍、偏瘫等;颅内感染者除头痛、呕吐外,还伴有畏寒、发热,严重可出现神志、意识障碍。脑肿瘤的呕吐常在头痛剧烈时发生,呕吐后头痛可暂时减轻,常伴有不同程度颅神经损害的症状。

(七)妊娠呕吐

恶心呕吐是妊娠期最常见的临床表现之一,50%～90%的妊娠妇女有恶心,25%～55%的孕妇出现呕吐。恶心呕吐常发生于妊娠的早期,于妊娠 15 周后消失。呕吐多见于早晨空腹时,常因睡眠紊乱、疲劳、情绪激动等情况而诱发。孕妇若为第一次怀孕时,更易出现呕吐。妊娠呕吐一般不引起水电解质平衡或营养障碍,也不危及孕妇和胎儿的安全和健康。约3.5%的妊娠妇女有妊娠剧吐,可引起严重的水电解质紊乱和酮症酸中毒。妊娠剧吐较易发生于多胎妊娠、葡萄胎及年轻而精神状态欠稳定的妇女。关于妊娠呕吐的发生机制目前尚不清楚,可能与内分泌因素和精神因素有关。

(八)精神性呕吐

精神性呕吐常见于年轻女性,有较明显的精神心理障碍,包括神经性呕吐、神经性厌食和神经性多食。其特点为呕吐发作与精神受刺激密切相关。呕吐常发生于进食开始或进食结束时,无恶心,呕吐不费力,呕吐物不多,常为食物或黏液,吐毕又可进食,患者可自我控制或诱发呕吐。除少数神经性厌食者因惧怕或拒绝进食可有极度消瘦和营养不良、闭经外,许多神经性呕吐患者食欲及营养状态基本正常。有时患者甚至多食导致营养过剩。

(九)内耳前庭疾病

内耳前庭疾病所致恶心呕吐的特点是呕吐突然发作,较剧烈,有时呈喷射状,多伴眩晕、头痛、耳鸣、听力下降等。常见疾病有晕动症、迷路炎和梅尼埃病等。

晕动症主要临床表现为头晕、恶心呕吐等。恶心常较明显,呕吐常于头晕后发生,多呈喷射状,并伴上腹部不适,出冷汗,面色苍白、流涎等。晕动症的发生机制尚不清楚,可能是由于某些因素刺激内耳前庭部,反射性引起呕吐中枢兴奋所致。迷路炎是急慢性中耳炎的常见并发症,主要临床表现除了恶心呕吐外,还伴有发作性眩晕,眼球震颤等。梅尼埃病最突出的临床表现为发作性旋转性眩晕,伴恶心呕吐,耳鸣、耳聋、眼球震颤等。呕吐常于眩晕后发生,可呈喷射状,伴恶心、呕吐后眩晕无明显减轻。团块样堵塞感,但往往不能明确指出具体部位,且进食流质或固体食物均无困难,这类患者常伴有神经官能症的其他症状。

(薛 坤)

第八节 共 济 失 调

共济失调是指主动肌、协同肌与拮抗肌在随意运动时收缩不协调、不平衡,引起动作笨拙、不正确、不平稳、不灵活,但无瘫痪。根据受损结构与临床表现,一般分深感觉障碍性共济失调、前庭迷路性共济失调、小脑性共济失调和大脑性共济失调。

一、病因

(一)深感觉传导径路损害

1.脊髓痨

神经梅毒的一种。病变主要在脊髓后索及后根。

2.多发性神经炎

病毒感染(如急性和慢性感染性多发性神经根神经炎)、细菌感染(如白喉)、中毒(如酒精、铅、汞、砷等)、代谢紊乱(如糖尿病)都可引起所谓"假性脊髓痨性共济失调"。病变主要在后根和周围神经,脊髓后索及延髓楔核、薄核也可受累。

3.脊髓肿瘤

后索受到肿瘤或血管瘤直接压迫引起后索缺血时均可发生。

4.癌性神经病

肿瘤可引起脊髓后索脱髓鞘,出现类似脊髓痨的共济失调症状。

5.变性

营养不良、贫血、胃癌、酒精中毒、多发性硬化都可引起脊髓后索及侧索联合变性,产生共济失调。

6.脑血管病

侵犯内囊后肢、丘脑、顶叶的深感觉传导径路时,都可能出现共济失调。

7.遗传性疾病

少年脊髓型共济失调症(Friedreich 共济失调)、腓骨肌萎缩症(Charcot-Marie 病)、肥大性间质性神经炎(Dejerine-Sottas 病)和 Roussy-Levy 综合征都可伴有深感觉障碍性共济失调。

8.脊髓外伤

后索离断或半切损伤(Brown-Sequard 综合征)时均可引起共济失调。

(二)前庭神经传导径路及内耳前庭器官损伤

常见于急性迷路炎、内耳出血、梅尼埃病、前庭神经元炎、颈源性短暂缺血发作、脑干肿瘤、听神经瘤、药物(如链霉素、新霉素、卡那霉素、庆大霉素、蟾酥、避孕药物等)中毒或过敏、早期妊娠反应、晕车、晕船、晕机等病伤或中毒。

(三)小脑或其传出、传入径路损害

1.肿瘤

髓母细胞瘤、室管膜瘤、星形细胞瘤、转移瘤、结核瘤和脓肿都常侵犯小脑,引起共济失调。

2.血管病

椎-基底动脉的小脑各分支缺血时都可引起,以椎动脉缺血与小脑后下动脉血栓形成(延髓外侧综合征)最常见。

3.遗传性共济失调

遗传性共济失调是一组以脊髓小脑束慢性变性为主,以小脑性共济失调为特征的遗传性疾病,包括 Marie 型共济失调、Sanger-Brown 型共济失调、Louis-Bar 综合征等。

4.变性

包括原发性实质性小脑变性、橄榄桥小脑变性、橄榄桥小脑萎缩症、晚发小脑皮质萎缩症四种病,合称为进行性小脑变性。

5.先天畸形

延髓空洞症、颅底凹入症、Arnold-Chiari 畸形等,都可累及小脑或其出入径路。

6.感染

菌痢、斑疹伤寒、水痘、麻疹等传染病的重症患者可引起小脑共济失调。

7.中毒

多见于酒精、苯妥英钠中毒。

8.脱髓鞘疾病

多发性硬化最常见。

9.物理因素

中暑高热昏迷清醒后有时可见。

10.内分泌紊乱及代谢病

少数黏液性水肿及低血糖患者可以见到。

11.其他罕见疾病

Refsum 病、Marinesco-Sjogren-Garland 综合征、Leyden 型急性共济失调等也可有小脑共济失调。

12.癌性神经病

癌症偶可并发非转移性亚急性小脑变性。

(四)大脑损害

1.肿瘤

多见于额叶、颞叶及胼胝体肿瘤。

2.血管病

少数脑卒中及蛛网膜下腔出血后的正常颅压脑积水患者可有共济失调。

3.感染

急性病毒性脑炎、麻痹性痴呆等脑部急慢性感染都可有共济失调症状。

二、诊断

(一)是否为共济失调

尽管共济失调的概念很明确,但不典型的病例,仍有可能错诊。最易混淆的是以运动失常为主的官能性疾病及其他有运动系统损害的器质性疾病。

1.癔症

可有类似共济失调的运动症状;大多伴有其他癔症表现,而无任何器质性神经系统疾病的体征。患肢(或患部)常伴有感觉缺失,因而只在闭眼时出现共济失调。有时呈现戏剧性变化,即忽而正常,忽而复发,转变往往与接受暗示有关。注意发现其矛盾(与产生共济失调的机理不符)和多变(时好时坏,变幻莫测),不难识别。

2.不随意运动

锥体外系病变引起的舞蹈或手足徐动症可能被误认为是共济失调,区别点是:①不随意运动多在无指令时自发地出现。②随意运动过程中若不遭遇不随意运动,则运动可得到正常的贯彻。③可伴有姿势性震颤,见于静止状态,或在已完成随意运动后出现,而不像共济失调是在接近目的(如指鼻试验时在将要到达鼻尖前)时出现明显的意向性震颤,一旦达到目的,震颤即消失。

3.肌张力增高

锥体系或锥体外系疾病伴有肌张力增高时,妨碍运动进行,也可与共济失调相混淆。鉴别要点在于共济失调无瘫痪、锥体束征或不随意运动,也无肌张力增高;有的在静息状态下检查可发现肌张力减低。

4.肌阵挛

当其与小脑共济失调并存时(如 Ramsay-Hunt 综合征,又称肌阵挛性小脑协调障碍)可能先出现肌阵挛,以后再出现共济失调,两者伴随时应按基本症状的特点仔细鉴别;需要可借助脑电图、肌电图和诱发电位鉴别。

5.眼肌麻痹

因复视而错认物象使随意运动产生明显偏斜时,可与共济失调混淆,称为"假性共济失调"。患者闭目指鼻,能准确完成,即可分清。

(二)共济失调的定位诊断

1.深感觉障碍性共济失调

患者深感觉缺失,不能意识到肢体所处位置与运动方向,因而无法正确完成随意运动;常借视觉来纠正运动的正确性。临床特点是站立不稳、闭目难立、着地过重、跟膝胫试验阳性等。

2.前庭迷路性共济失调

患者平衡失调,难以维持正常体位,立时两足分开,头颈、身体倾斜,行走容易倾倒;伴有眩晕和眼球震颤。也常借助视觉维持平衡,但无深感觉障碍。

3.小脑性共济失调

患者无感觉缺失及前庭功能障碍,Romberg 征阴性。运动障碍广泛庞杂,特点是坐立不稳、步态蹒跚、辨距不良、协调不能、意向性震颤、快复及轮替运动困难、呐吃、书写过大、肌张力低及反跳现象等。

4.大脑性共济失调

顶叶病变引起者实质上属于感觉性共济失调,额叶、颞叶病变引起的则和大脑-脑桥-小脑传导束受损有关,其表现类似小脑性共济失调,但兼有大脑的症候,如精神症状、欣快、淡漠、肌张力增高、腱反射亢进、病理反射等。一侧大脑半球病变,共济失调表现在病变的对侧。

(三)共济失调的病因诊断

根据病史和体征所的印象,选择必要的辅助检查,以查明病因。

(1)疑为感染、脱髓鞘疾病、出血或脊髓压迫症者,需查脑脊液常规和生化;必要时可查华氏和康氏反应、胶金试验、免疫球蛋白和寡克隆区带。

(2)疑为颅内占位、正常颅压脑积水和脑萎缩者须摄头颅平片和头颅 CT 或 MRI 扫描;脑血管病变可作颈动脉或椎动脉 DSA 造影。

(3)疑为转移瘤、癌性小脑变性或非转移性神经病者,需摄胸片,腹部 B 超,作前列腺按摩,查免疫功能,帮助发现原发病灶,了解机体免疫状态。

(4)疑为中毒者需查肝肾功能及致病毒物、药物的血清浓度;疑为内分泌代谢紊乱者,可查血糖尿糖、糖耐量试验、血 T_3 和 T_4、血 FT_3 和 FT_4、血 TSH;疑为染色体畸变或恶性肿瘤者可作染色体核型及 G 带分析。

(臧学清)

第二章

内科疾病常见治疗技术

第一节 非静脉曲张性上消化道出血的内镜治疗

非静脉曲张性上消化道出血是临床上常见的类型,原因众多,常见的有溃疡、炎症、黏膜病变、黏膜撕裂、肿瘤及内镜治疗后出血,其中以消化性溃疡最常见。

分类:根据临床表现分为活动性出血、自限性出血和慢性出血。内镜下表现分类,目前世界范围内较为广泛应用的是改良 Forrest 分类法,具体如下。

Forrest Ⅰ:活动性出血。①Ⅰa:喷射性活动性出血(动脉性)。②Ⅰb:渗出性活动性出血(静脉性或微小动脉性)。

Forrest Ⅱ:近期出血性病灶(黑色基底血块附着,突起血管)。①Ⅱa:有"可见血管残端"。②Ⅱb:无"可见血管残端"。

Forrest Ⅲ:单发病灶但无近期出血迹象。

对于消化道出血,传统的方法是药物或急诊手术止血,药物止血失败者也转为手术治疗。随着内镜技术的发展,内镜止血已成为目前消化道出血治疗的首选方法。

一、药物喷洒止血

(一)适应证及禁忌证

(1)适应证:①局限性的较表浅的黏膜面糜烂或溃疡面出血。②贲门黏膜撕裂。③内镜下黏膜活检术后及息肉切除术后出血。

(2)禁忌证:①弥漫性黏膜病变。②巨大血管瘤出血。③应激性溃疡。④食管、胃、肠滋养动脉破裂出血。

(二)术前药物准备

(1)去甲肾上腺素溶液:可收缩局部血管,浓度为 8 mg/100 mL,每次用量 20～40 mL,最多100～200 mL。可用冰盐水来配制,收缩血管效果更好。

(2)凝血酶:直接作用于局部出血部位中的纤维蛋白原,使其成为纤维蛋白,加速血液的凝固达到止血。浓度以 400 U/mL 为宜,临用时新鲜配制。

(3)孟氏液(Monsell):即碱式硫酸亚铁溶液,系硫酸亚铁经硫酸和硝酸处理后加热制成,是一种强烈的表面收敛剂,遇血后使血液发生凝固,在出血创面形成一层棕黑色、牢固黏附在表面的收敛膜,5%～10%浓度最适宜,用量 20～40 mL。动物实验结果表明,Monsell 溶液能收缩出血灶周围组织的血管,甚至使血管痉挛使出血减少或停止,并有促使血液凝固的作用。本品主要用于溃疡边缘渗血、出血、糜烂性胃炎、息肉摘除术后表面渗血等,对动脉喷射性出血效果较差。本药可使胃肠道平滑肌强烈收缩,剂量过大时患者可有腹痛和呕吐等不良反应,个别患者由于食管和喉头痉挛,以致胃镜拔出困难。

(三)操作方法

(1)常规急诊内镜检查。

(2)先清除血凝块和胃肠内潴留液,暴露出血部位,自活检孔道插入冲洗管,直视下向出血病灶喷洒止血药,出血停止后退镜。

二、局部注射止血

20世纪70年代初期Soehendra首次将内镜注射止血技术应用于临床,目前已成为治疗内镜的基本技术之一。

(一)适应证

(1)溃疡面显露的小血管出血。

(2)贲门黏膜撕裂综合征。

(3)Dieulafoy病变出血。

(4)局限性血管畸形出血。

(5)胃肠道早期癌或息肉内镜下切除术后出血。

(二)禁忌证

(1)广泛损伤性出血,如弥漫出血性胃炎、广泛的血管畸形、结肠血管发育不良。

(2)大而深的十二指肠球部和胃溃疡并出血。

(三)操作方法

1.器械

内镜注射针,主要有金属和塑料注射针两种,塑料注射针较金属注射针更为实用,且易清洗消毒,目前还有一次性塑料注射针,实用更方便、安全。塑料注射针有外径5F(1.59 mm)和7F(2.23 mm)两种,分别适合于工作通道为2.8 mm和3.7 mm的内镜。注射针的外径为0.5 mm,长度应小于7 mm,以防发生穿孔,针尖的斜坡面(马蹄面)应小。注射针管应可选用1 mL、2 mL或5 mL注射器,使用前应常规检查注射针头是否通畅。如注射油性或高黏度药液时,可用高压注射手枪。

2.药物准备

(1)高渗盐水-肾上腺素溶液(hypertonic saline-epinephrine,HS-E):该溶液止血机制为肾上腺素有强力的血管收缩作用,而高渗钠可延长作用时间。肾上腺素使黏膜下组织肿胀,使血管发生纤维化变性及血管内血栓形成。局部注射HS-E液后,胃壁局部血流缓慢,有利于止血。为预防溃疡形成,该溶液配制为1.5%NaCl溶液20 mL加0.1%肾上腺素1 mL,为了减少疼痛还可酌情加入2%利多卡因。

(2)1:10 000肾上腺素:为1 mL(含1 mg)肾上腺素加生理盐水至10 mL。

(3)95%～100%无水乙醇:注射于出血的周围或基底部,可使其脱水、固定,引起血管收缩、管壁坏死或血栓形成达到止血目的,同时尚有刺激局部组织修复的作用。

(4)1%乙氧硬化醇,可使局部组织水肿,出血灶周围压力增高,压迫血管,血管内血栓形成。

(5)高渗盐水或生理盐水:注射于出血血管的周围或基底部,使黏膜下组织肿胀,压迫血管,达到止血的目的。高渗盐水浓度多为 15%～20%,总量 3～5 mL,生理盐水量为 10～20 mL。

3.操作方法

(1)根据出血部位选择使用前视或前斜视治疗内镜,有抬举器更好。

(2)常规插入内镜,行消化道急诊内镜检查,发现活动性出血灶后用蒸馏水冲去渗血。

(3)从活检管道插入注射针,注射针伸出内镜前端约 3 cm,以免伸出过长使操作失控,伸出过短使刺入部位发生裂伤。

(4)注射针头刺入出血灶应保持 45°角,以免角度过大使针头刺入太深,过小使针头刺入太浅,针头刺入出血灶的深度一般是 3～5 mm,使针头刺入黏膜层、黏膜下层而不会进入肌层引起坏死、溃疡、穿孔。

(5)在距离出血病灶 1～2 mm 处分为 3 点～4 点注射,每点注射的量依止血药物的种类不同而不同。1∶20 000 去甲肾上腺素和 HS-E 每点注射 1～2 mL,总量 5～10 mL。1∶20 000 肾上腺素每点注射0.5 mL,总量不超过 10 mL,无水酒精每点注射 0.1～0.2 mL(最好使用皮试注射器),注射速度应小于0.2 mL/s,总量不超过 1.2 mL,以免引起黏膜坏死。凝血酶注射总量10～15 mL,1%乙氧硬化醇注射总量不超过 5 mL。

4.注射技术

(1)溃疡性出血:采用三种方式。①溃疡基底部直接注射。②出血血管周围注射。③可见血管直接注射。首先推荐单纯去甲肾上腺素注射,次选去甲肾上腺素+乙氧硬化醇联合注射,即在溃疡基底部黏膜下层环绕血管直接注射 5～10 天肾上腺素稀溶液,在上述部位待出血停止后,视野清楚情况下,再注射乙氧硬化醇,以加强止血作用。

(2)贲门黏膜撕裂综合征:沿撕裂黏膜的边缘逐点注射,如见出血点或有血管残端,应直接进行出血点部位注射止血,最常使用的止血剂是 1∶20 000 肾上腺素。

(3)内镜治疗术后出血:最常见的是息肉切除术后及十二指肠乳头切开术后出血,息肉切除术后出血常发生在粗蒂、广蒂或无蒂大息肉,可在电凝切除术前预防性注射 1∶20 000 肾上腺素于息肉蒂基底部中央 3～5 mL,注射量不宜过多,以免影响息肉切除术。息肉切除后基底部少量渗血,注射方法同溃疡出血,环形局部黏膜下注射 1∶20 000 肾上腺素,如基底部动脉性出血或可见血管残端则不宜采用注射止血术,应选用止血夹钳夹止血。

5.退镜

注射后观察数分钟,也可在内镜直视下用冰盐水冲洗血凝块以判断止血效果,必要时可补充注射,确认无新鲜出血后退镜。

6.并发症及处理

可能发生的并发症如下。

(1)局部并发症:注射高渗盐水、酒精及乙氧硬化醇时,可发生注射后疼痛,而且过量、过深注射时将导致注射局部黏膜坏死,如超过正常量大剂量,坏死将扩大,最终发生穿孔。坏死面如并发活动性出血常需手术。

(2)全身不良反应:肾上腺素吸收可导致心动过速或血压明显升高,但发生率很低,预防措施是降低注射浓度和减少注射量。对原有心血管疾病的患者慎用去甲肾上腺素及肾上腺素稀释液注射。

三、金属钛夹止血术

金属钛夹止血术是近年来国外开展的一种有效的内镜止血方法,其基本原理是利用特制金属夹止血,经内镜活检孔插入内镜,对准出血部位,直接将出血的血管或撕裂的黏膜夹持住起到机械压迫止血及"缝合"的作用,特别是对非静脉曲张性急性活动性出血及可见血管残端者是一种简便有效的立即止血和预防再出血发生的方法。

(一)适应证及禁忌证

1.适应证

(1)急慢性消化性溃疡出血,直肠孤立性溃疡出血。

(2)贲门黏膜撕裂综合征。

(3)Dieulafoy病。

(4)非门脉高压性胃底静脉瘤并急性大出血。

(5)肿瘤出血——血管残端可见性出血。

(6)内镜治疗术后出血,如组织活检后出血、息肉切除术后出血、黏膜切除术后出血。

(7)带蒂息肉切除前预防出血。

(8)直径小于 0.5 cm 的穿孔并出血。

2.禁忌证

(1)大于 2 mm 直径的动脉性出血。

(2)溃疡大穿孔合并出血。

(3)弥漫性黏膜出血。

(二)术前准备

器械准备如下。

1.持夹钳

由操作部、外管、内管及金属夹钩三部分组成。且均有旋转装置,用于钳夹前调整金属夹方向。根据所需内镜的长度及活检孔道不一样,其长度和外径亦不一样。

2.金属夹

根据夹臂的长度不同分为标准型、长夹子及短夹子 3 种类型。又根据夹子臂之间的夹角分为 90°、135°两种类型。根据用途又分为止血夹子和病变标记夹子。

(三)方法

(1)常规插入胃镜,寻找出血灶,并明确部位,暴露清晰血管断端。

(2)从内镜工作钳道插入安装好的止血夹系统,在术者指导下,助手持止血夹持放器,向后移动手柄部的塑料管关节,使止血夹伸出显示视野中。若出血部位特殊,如胃底部,首先伸直内镜前端使止血夹伸出镜端,再反转或较大角度弯曲内镜前端。

(3)适当向后移动手柄部内芯线滑动柄,止血夹张开度将达到最大(1.2 cm),继续向后移动,止血夹将逐渐缩小张开度,缩小的程度与向后移动的距离成正比。根据病灶的大小决定选择止血夹的张开度,如夹子张开度过小,则不能适应钳夹止血。

(4)助手通过顺时针方向旋转止血夹手柄部的方法调节钮或新型持放器的旋转齿轮,以调整前端止血夹方向。

(5)当止血夹的张开度和方向恰好与钳夹目标相适应时,术者推进止血夹,使张开的止血夹尽量垂直接触出血部及部分周围组织,此时助手用力使内芯线滑动柄向后滑动,套锁止血夹,当听到"喀嗒"声说明夹子已完全合拢。

(6)推动内芯线滑动柄,使内芯线前端小钩脱离止血夹连接柄,退出止血夹持放器,操作完成后认真观察结扎是否牢固,是否确实有效止血。结扎止血的数量,可根据病灶大小,长度而定,一次可使用一至数个止血夹。

四、电凝止血术

高频电流通过人体会产生热效应,使组织凝固,坏死达到止血目的。

(一)适应证及禁忌证

1.适应证

溃疡病出血、局限的胃黏膜糜烂出血、胃肠息肉切除术后出血、贲门黏膜撕裂综合征、小血管畸形出血。

2.禁忌证

弥漫性胃黏膜糜烂出血、深溃疡底部出血。

(二)术前准备

电凝止血术的术前准备同常规内镜检查,并于术前肌内注射安定 10 mg 及丁溴东莨菪碱 20 mg,以减少胃肠蠕动及恶心、呕吐等反应。对出血量较大的患者,先纠正低血容量状态,如胃内有大量积血,应插入较粗的胃管将积血抽净并冲洗,以便易于暴露出血病灶。

(三)操作方法

(1)常规插入内镜,发现出血病灶后,用生理盐水冲洗病灶表面血凝块,充分暴露病灶,尤其是出血血管更应暴露清晰。

(2)检查高频电发生器及各种电极连接有无故障。

(3)插入相应的电凝电极探头,探头正面对准出血病灶,轻轻按压在出血病灶中心部位,运用单纯凝固波形电流,电流指数为 3～4,通电时间为 2～3 秒,确认出血停止后退出内镜。

(4)轻轻撤离电凝器,对病灶适量注水,观察 1～2 分钟,确认出血停止后退出内镜。

(四)疗效判断

一般来说,高频电凝止血的疗效可达 80%～90%,单极电凝止血较多极电凝止血成功率更高,首次止血成功率为 97%,第二次电凝的成功率为 94%。多极电凝止血取消了对极板,电流的热能仅作用于每对电极间组织,凝固坏死的范围小,局限于表层,对深层组织影响不大,首次止血率可达 94%,但再出血率较高,达 19%,但 Laine 证实,在无隆起血管溃疡组,MPEC 治疗使再出血率、急诊手术率、住院时间及医疗费用都明显降低。

(五)并发症

1.穿孔

穿孔的发生率为 1.8%,多发生于单极电凝止血,因其通电时难以预测管壁损伤程度及深度,一旦发生即按急性胃肠穿孔常规处理。

2.出血

单极电凝探头可能与凝固组织粘连,导致黏膜撕裂,引起继发性出血。为预防并发症的发生,电凝强度不能过高,通电时间不能太长,电凝创面不要过大,术后还要给予口服肠道抗生素、止血剂、黏膜保护剂,并给予半流质饮食,以促使电凝创面愈合。

五、微波止血术

微波止血术也是一种温热凝固疗法,它是利用电磁波产热来达到治疗目的,微波治疗可使组织的极性正负离子在瞬间产生局部高速震荡,从而产生高温,使蛋白凝固,达到止血目的。微波所引起的局部组织升温程度远不如高频电凝所引起的那么高,一般不超过100 ℃,与高频电凝止血术相比更加安全,其适应证同电凝止血术。

操作方法:常规插入内镜明确出血部位及性质,将微波电极经内镜活检孔插入,针头电极伸出内镜前端2～3 mm,瞄准出血病灶,将电极插入出血灶黏膜内1～2 mm,选择辐射功率30～50 W,通电时间10～15秒进行辐射,辐射后病变表面即刻出现白色凝固斑或呈棕黑色。病变范围大者,可更换部位,反复辐射凝固,直至出血停止。内镜直视观察数分钟,确定未再出血后推出内镜。注意电极拔除前通过离解电流,使电极与组织分离,缓慢将电极拔出,以免撕伤组织再致出血。

该方法可使直径3 mm的血管凝固,其疗效评价不一,Tabuse等报告虽然微波治疗的首次止血率为100％,但有21％的患者发生再出血。

六、热探头止血术

热探头(heater probe,HP)是一种接触性探头,可以压迫出血的血管阻断血流,然后供热闭塞血管,起到压迫和凝固血管的双重止血作用。热探头为一中空的铝制圆锥体,内有线圈,顶端表面涂有聚四氟乙烯层,探头将电极能转变为热能,温度可达150 ℃,传导到组织表面,使组织脱水,蛋白凝固,血管萎缩而止血。探头上带有间歇水喷头,可同时灌洗,以清除血液和其他组织碎屑。

方法:常规插入内镜,发现出血灶或出血血管后,清洗病变表面的血凝块,在内镜直视下,将热探头对准出血灶,热探头轻轻压在出血灶或出血血管表面,加压要适中,切勿重压以免损伤组织太深而致穿孔。热探头与出血病灶接触要紧密,否则影响止血效果。然后通电进行热凝固,待病变组织颜色变苍白后注水使探头冷却,并与凝固组织分离,如仍有出血,可再重复几次,直至出血停止,观察数分钟,确认无出血后退镜。注意在热凝固止血后,热探头脱离凝固组织前应充分喷水,使探头冷却,确认与组织分离后再退出探头,否则因探头与组织粘连而撕脱组织导致再出血。

七、氩离子电凝止血术

氩离子电凝止血术又称氩离子束凝固术(argon plasma coagulation,APC)是一种非接触性电凝固技术,其原理是利用特殊装置将氩气离子化,将能量传递至组织起到凝固作用。APC术不仅用于治疗消化道出血,而且对早期癌肿、良恶性狭窄、息肉、血管畸形、Barrett食管、糜烂性出血性胃炎等的治疗也有较好的疗效。

方法:在内镜直视下,先进镜观察出血病灶,然后经内镜钳道插入氩离子束凝固器导管,导管伸出内镜头端,直至病灶上方0.3～0.5 cm,以每次1～3秒的时间施以氩离子凝固治疗后病灶表面泛白、泛黄甚至出现黝黑样变,氩离子凝固止血次数视出血病灶大小而定。APC主要并发症有穿孔,发生率为4％,胃肠胀气也较常见,少见的有局限肉芽肿性炎性息肉形成。治疗食管疾病时可发生吞咽疼痛、咽下困难、食管狭窄、食管出血、胸骨后疼痛及发热等。

（韩岩智）

第二节　静脉曲张性上消化道出血的内镜治疗

食管胃底静脉曲张破裂出血是门脉高压症的并发症,各种原因导致的门脉高压皆可造成食管胃底静脉曲张,其中95%因各种原因的肝硬化所致,其他可见于肝癌、门静脉闭塞、脾静脉血栓及肿瘤压迫、各部位的动-门静脉瘘、Budd-Chiar综合征、缩窄性心包炎等。

静脉曲张破裂出血病情凶险,急性大量出血死亡率高,短期内可再发出血,造成肝功能迅速衰竭,对手术耐受性小,所以急性出血很少考虑外科手术止血,传统的内科药物治疗和三腔二囊压迫止血仅能暂时控制出血,早期再出血率高,目前内镜治疗是最合适的选择。

一、静脉曲张分类

(一)食管静脉曲张(elsophageal varices,EV)

EV位于贲门齿状线以上的食管黏膜下的静脉曲张。

(二)胃底静脉曲张(fundal vareces)

胃底静脉曲张指反转内镜所观察到的贲门周围、胃底部黏膜下的静脉曲张。

(三)接合部静脉曲张(unctional or cardia varices)

接合部静脉曲张位于贲门齿状线以下即胃-食管黏膜移行接合部黏膜下的静脉曲张。

二、静脉曲张分度

(1)根据静脉曲张的严重程度,Soehendra将曲张静脉分为三度,此分类法较简单明了,便于掌握(表2-1)。

表2-1　Soehendra食管、胃底曲张静脉分度法

分度	食管	胃底
一度	扩张的静脉直径<5 mm,直径延伸,且局限于食管下段	扩张的静脉直径<5 mm,与黏膜皱襞几乎无法区别
二度	扩张的静脉直径5~10 mm,蛇行状稠密分布,延伸至食管中段	扩张的静脉直径5~10 mm,呈单发状或片状
三度	扩大的静脉直径>10 mm,丰满、密集、并排、簇状,伴有薄壁红色征(樱桃红征)	扩大的静脉直径>10 mm,多为大而多的薄壁串珠样混合物

(2)国内将EV采用较简单并实用的分度方法为轻、中、重三度。轻度指曲张静脉直径<3 mm,局限于食管下段,呈蛇行扩张。中度为曲张静脉直径3~6 mm,范围不超过食管中段,呈扭曲的结节状隆起。重度是曲张静脉直径>6 mm,范围延伸至食管上段,呈明显的结节状隆起以致阻塞部分食管腔。

(3)胃静脉曲张(gastric varices,GV)大多伴有食管静脉曲张,少数不伴有食管静脉曲张,称为孤立性胃静脉曲张(IGV),内镜下GV的分类方法尚无一致意见。

三、结扎治疗术

1986年Stiegmann等首次报道了对食管静脉曲张患者成功地实施了经内镜结扎治疗(endoscopic variceal ligation,EVL),这一方法日益受到各国学者的注意。

(一)适应证

原则上各种原因所致肝硬化门静脉高压症引起的 EV 出血和可能发生出血的病例均为内镜结扎术的对象。

(1)食管静脉曲张急性出血时的紧急止血,即内镜结扎距离出血发作时间在 8～72 小时,在积极复苏、输血、输液、应用加压素等治疗的同时,尽早予以 EVL 术。

(2)食管静脉曲张急性出血时的延迟止血,即非手术方法使出血得以暂时停止,病情初步稳定,此后逐渐恢复稳态水平,约需 3 个月,这段时间往往为时甚短而复发出血,因而在这个相对稳定的时间内施行延迟性 EVL 术很有必要。

(3)应用 EVL 术行 EV 根治性治疗后,为预防静脉曲张复发,可重复行 EVL 术。因为在结扎根治性治疗的终结时,总有部分静脉太小,以致不能被结扎器所抽吸,因而有小的静脉曲张复发出血率 5.6%,强调根治后定期强制性复查内镜,若发现静脉曲张复发即同时再予以结扎,这样始终维持患者为根治状态。

(4)外科手术再出血,因首次出血的死亡率是 30%～50%,EVL 术由于并发症发生率低,疗效肯定,在对预防 EV 首次出血中的作用和地位受到越来越多学者的重视。尤其对出血高危患者预防首次出血时,可采用 EVL 术。对肝硬化食管静脉曲张首次出血的高危人群,一般先给予药物治疗,如普萘洛尔、硝酸异山梨醇,但在下列情况下应及时进行 EVL 术。①对 β-受体阻滞剂有反指征或有明显不良反应者。②对药物治疗不能耐受者。③对药物疗法反应不佳,用药品 HVPG≥1.6 kPa(12 mmHg)者。目前 EVL 术主要应用于未经内镜硬化治疗的食管静脉曲张曾有出血史或正在出血的患者。

(二)禁忌证

(1)以往曾经进行过栓塞、硬化治疗的急性再发出血和再发曲张静脉形成,由于食管壁纤维化使结扎难以完成者。

(2)食管狭窄扭曲,食管憩室者。

(3)二度以上胃底静脉曲张(出血或无出血)者。

(4)凝血功能严重障碍,结扎 4 天橡皮圈脱落后,有早期再发大出血的可能者。

(5)循环不稳定的患者。

(6)对乳胶过敏的患者。

(三)结扎器的使用方法

结扎器分单环发和多环发两大类。由于单环发在使用过程中需提前在食管内插入直径为 2 cm 外套管,患者不易耐受,故临床已很少应用。目前多使用连发结扎器,连发结扎器套柱上备有结扎橡胶圈 4～8 个,由于橡胶圈太多,外套柱加长,给操作带来不便,常用五连发或六连发结扎器。

1.连发结扎器的组成

透明外套柱:使用时插入胃镜前端,其上备有多个橡胶圈。牵拉线:有丝线和金属线两种。操作手柄:安放在胃镜活检插孔内。旋转手柄,通过牵拉线作用于外套柱上的橡胶圈使其释放。

2.操作方法

将安装好结扎器的胃镜送入食管齿状线附近,确定结扎部位,将内镜对准曲张静脉持续负压吸引,将曲张静脉吸入外套柱内,待视野一片红时旋转手柄释放圈套。套圈脱落后牢牢地将曲张静脉结扎为饱满球形,旋转退镜,重复上述操作,完成对所有曲张静脉的结扎治疗。

3.EVL 治疗注意事项

(1)结扎区域以齿状线上 1～5 cm 区域为宜。

(2)结扎力求完全、彻底,结扎时一定要持续吸引待视野完全红时释放套圈。套扎不完全会导致橡胶圈早脱,影响疗效,甚至会导致出血。

(3)每条曲张静脉结扎 1～2 点即可。

(4)如遇到红色征或黏膜表面有糜烂,尽量避开,在其远端结扎,否则宜导致术后出血。

(5)如遇到吸引不利,视野不能变红往往是由于外套柱贴黏膜壁过紧,此时适当退镜或调整内镜前端方向可见视野突然变红,便于理想结扎。

(6)密集结扎术:即在每条曲张静脉套扎 3～4 点以获得较高的曲张静脉消失率。采用密集结扎术溃疡发生率增多,但曲张静脉消失率有所提高。

(7)低蛋白血症及血糖持续居高不下者,应择期治疗,否则术后近期出血率高。

(8)伴有重度胃底曲张静脉破裂出血者,不宜单纯进行食管静脉曲张结扎治疗,应采用联合治疗。

(9)硬化治疗术后患者及残存细小静脉曲张者,不宜首选结扎治疗。

(四)疗效判断

1.活动性出血控制的判断

内镜结扎术后,吸尽食管腔内的血液,见无持续出血,术后 72 小时内无新的上消化道出血证据,表示活动性出血已控制。

2.食管静脉曲张根治的判断

食管末端 5 cm 内及胃近端 1～2 cm 内无曲张静脉残留者,可判断为根治。

3.远期疗效

采用内镜结扎治疗食管静脉曲张出血需进行较长期的追踪。对再出血的频率、静脉曲张的复发和存活率进行研究已受到重视。EVL 术后静脉曲张复发率较高,达 35％～47％,故往往需要2～3 次结扎治疗方才可达到试曲张静脉消失的目的。有少数患者即使连续 3～5 次治疗,亦很难达到使曲张静脉消失之目的。

曲张静脉回缩情况以术后第 3 周最佳,侧支循环于术后 4 周开始建立,12 周时程度最重。所有 EVL 术后静脉消失不理想或术后复发率高的患者,大多是由于食管壁内深层静脉扩张或交通支的缘故。

术后单纯用胃镜复查食管静脉曲张的变化,判断治疗效果及预后有一定的局限性。看不到食管壁内深层静脉曲张的情况。对伴有食管壁深层静脉扩张或伴有交通支形成的患者单纯结扎治疗效果不理想。应改用食管静脉曲张硬化疗法或硬化与结扎联合治疗可收到良好的效果。微探头超声胃镜的应用,对选择食管静脉曲张的治疗方案及判断预后有一定的指导意义。

(五)并发症

动物实验及临床研究表明,由于结扎术后食管肌层是完整的,因而该治疗是安全的,并发症发生率较低。

1.会咽-食管保护管置放相关并发症

此并发症主要包括食管撕裂伤及出血、挤压伤、食管静脉破裂出血以及食管穿孔。导致食管静脉破裂出血的原因有两种:①保护管置入过程中直接损伤。②咽道管插入食管上段后,压迫曲张静脉使食管中段曲张静脉回流受阻,压力升高,导致破裂出血。使用扩张器置放保护管,较经内镜置放可以降低上述并发症的发生率,使用多连发结扎器则无此类并发症。一旦发生食管黏膜下损伤和食管穿孔,应终止进行内镜结扎治疗,必要时进行对比剂的食管造影,进一步证实有无黏膜下损伤,有无对比剂渗入纵隔现象,以及有无纵隔气肿和颈部皮下组织积气。否则,应立即禁食、输液、抗生素治疗,并严密观察,必要时请胸科会诊,以便及时进行手术处理。

2.结扎治疗相关并发症

此并发症主要包括:①胸痛,发生于术后 2～3 天,持续 2～3 天后自行缓解,一般不需特殊处理。②急性食管梗阻或出血,因结扎的曲张静脉阻塞食管腔而致狭窄,过早进非流质食物使结扎球过早脱落致出血。③食管瘢痕狭窄,因反复结扎脱落形成溃疡,愈合后瘢痕形成,导致食管狭窄。

(六)术后处理

(1)术后严密检测患者血压、脉搏及一般情况。术后不用鼻胃导管。

(2)术后禁食 72 小时,以防结扎圈因进食过早脱落致大出血,禁食期间予以补液静脉营养支持。72 小时后可进流食,逐渐过渡到软食。

(3)结扎术后患者可出现短时间的胸骨后疼痛和吞咽不适,持续 2～3 天可自行缓解,一般不需特殊处理。

(4)并发曲张静脉破裂出血,应改行硬化止血或栓塞止血。

(5)食管撕裂及出血可试用金属夹子钳夹止血。

(6)食管狭窄采用"内镜扩张术"或"Savary-Gilliard 扩张器扩张"。

(7)食管穿孔可采用手术或保守治疗。

(8)结扎团块 4～10 天开始坏死,随后坏死组织腐脱、橡皮圈脱落,遗留基底部白色深 1～2 mm,直径为 10～12 mm 的圆或椭圆的浅溃疡,2～3 周后覆盖上皮组织修复。故结扎后应休息 12～14 天再行下一次结扎,直至曲张静脉根治,如经过 4 次结扎治疗仍见到二度曲张静脉,则应改换或联合使用硬化术。曲张静脉根治 1～2 年内应每 3 个月复查一次内镜,若有静脉曲张复发,即予以再结扎直至根治,随后 6～12 个月内镜随访一次,3 年后终生内镜随访,每年一次,只要发现食管曲张静脉就进行根治性结扎治疗。

四、硬化治疗

内镜下静脉曲张硬化疗法(endoscopic variceal sclerosis,EVS)的原理是使用注射局部黏膜和曲张的静脉使之发生化学性炎症,曲张的静脉内血栓形成,2 周后肉芽组织逐渐取代血栓,3 个月后肉芽组织逐渐机化,静脉周围黏膜凝固坏死形成纤维化,增强静脉的覆盖层,从而防止曲张静脉破裂出血,同时可以消除已经出现的曲张静脉。

(一)适应证

(1)急性食管及结合部曲张静脉出血,须立即止血。

(2)食管静脉曲张出血的间歇期。

(3)既往曾接受分流术或脾切除术后再出血。

(4)重度食管静脉曲张,有出血史者,全身情况不能耐受外科手术。

(5)结扎治疗术中并发大出血,可以快速盲目的再结扎,但成功率低,如再结扎失败,应立即改为硬化治疗。

(6)既往无曲张静脉出血史的患者,预防性内镜硬化治疗是相对适应证。

(二)禁忌证

(1)二度以上胃底静脉曲张。

(2)长期用三腔二囊管压迫可能造成较广泛的溃疡及坏死,EVS疗效常不满意。

(三)手术方法

1.硬化剂

有关硬化剂的选择和用量目前尚无统一规范,理想的硬化剂应是组织反应轻,黏度小并能迅速形成血栓,能收缩血管,引起无菌性组织坏死。常用的有:①1%乙氧硬化醇,本品较为理想,其特点是硬化剂效果可靠,局部及系统不良反应小,本品每点注射 1~2 mL,一次总量为每点 4~6 mL,一次总量不超过20 mL。②5%鱼肝油酸钠,使用也较为普遍,注射量为每点 4~6 mL,一次总量不超过 20 mL。③5%油酸氨基乙醇,本品刺激性较小,目前也较广泛采用,注射量每点2~3 mL,一次总量不超过 25 mL。④0.5%~1.5%硫酸(sodium teradecyl sulfate,STD),每点注射 5 mL 左右,本品注射 5 mL 左右,本品组织损伤较大,已较少使用。

2.注射方法

注射方法有三种,即曲张静脉内注射、曲张静脉旁注射和联合注射。对小的曲张静脉做血管内注射,对大的曲张静脉采取联合注射法,即先注射在曲张静脉旁,以压迫曲张静脉使其管腔缩小,随后再行静脉腔内直接注射使之闭塞,因为纯静脉内较大量注入硬化剂可能导致系统不良反应,而只产生有限的局部作用。具体操作方法根据曲张静脉程度选择。

(1)曲张静脉硬化法:①常规内镜检查上消化道,排除其他病灶出血,记录食管静脉曲张的程度及范围,内镜对准食管-胃接合部以上 2 cm 的食管下段曲张静脉。②插入内镜注射针(针头处于套管内)并伸出镜端约 1.0 cm,使其前端对准待硬化的曲张静脉。③伸出注射针头,直接穿刺静脉,采用“运动注射法”,即在注射过程中不断做注射针的小幅度出入运动,目的是使硬化剂能够渗入静脉周围,高压快速推入2~3 mL。

(2)二度~三度曲张静脉硬化法:①前两步同一度曲张静脉硬化法。②使食管腔足够充气,直视下伸出针头并迅速穿刺入曲张静脉旁的黏膜下。③采用“进针注射法”,即针头浅刺黏膜后即同时注射硬化剂,一边穿刺进针,一边缓慢推注硬化剂,注射量以使局部在镜下出现灰白色黏膜隆起为准,一般每点注射1~2 mL,以同样手法注射曲张静脉的另一侧。④在已被硬化的曲张静脉两旁注射针眼之间,直接穿刺曲张的静脉,在静脉腔内注入 1%乙氧硬化醇。

(3)食管壁硬化法:每次曲张静脉硬化治疗后,对可见的食管下段静脉柱之间的黏膜采用“进针注射法”硬化食管壁。使镜下见灰色隆起。此法对提高治疗的长期效果、预防新生曲张静脉的形成和出血是十分必要的。

(4)镜下柱状出血硬化止血法:首先从出血点的远侧(胃腔侧)开始,环绕出血点静脉内、静脉旁注射止血是十分必要的。

(5)择期重复内镜硬化治疗:重复 EVS 治疗操作简单,损伤较小,且不影响肝功能,虽不一定能改善远期生存率,但确能根除食管曲张静脉。是出血间歇期预防再出血的唯一有效途径。曲张静脉是通过连续多次的注射才能完全消失。重复治疗应在 1~2 周后施行,直至曲张的静脉完全消失或只留白色硬索状血管为止,这一点至关重要。有研究证明,多次注射者,病理性炎症及血栓明显,但不宜过频(<1 周),间期过短止血效果不佳,不良反应发生的频度和严重不良反应的发生都要多。多数病例施行 3~5 次治疗可以使可见曲张静脉根除,第一次复查胃镜应在根除

后4周,此后1~2年内每3个月内镜随访一次,随后6~12个月内镜随访一次,3年后终生内镜随访每年一次,每次随访内镜只要有可见的曲张静脉消失,长期系统内镜随访是硬化治疗的基本环节,其目的在于通过反复注射完全消除可见的曲张静脉,使食管黏膜下层组织纤维化,从而降低晚期再发出血率。

(四)疗效判断

近10年来的前瞻性对照观察发现,EVS急诊止血疗效为75%~94%。经过重复治疗的病例,再出血率明显减少,硬化组再出血率为8%~43%,对照组为27%~75%。大约10%的患者曲张静脉未根除之前持续出血,对于这些EVS无效的患者应及时采取其他的治疗方法,通常推荐外科分流或断流手术。

影响疗效的因素:①硬化剂注射次数,多数认为注射4次以上疗效好。②硬化治疗的时机,食管静脉曲张出血尤其是大出血的患者择期EVS术较紧急EVS术效果好,且较安全。③肝病的严重程度,Sauerbruch报道96例EVS术前瞻性研究证明预后与肝病严重程度密切相关,硬化剂治疗后1年生存率Child A级患者100%,B级82%,而C级38%。

EVS术存在的主要问题是门脉高压症持续存在,曲张静脉终将复发或再出血,患者需终生随访,重复内镜检查或硬化治疗。

(五)并发症

并发症的发生率为10%~33%。其中1/3为严重并发症,死亡率为0~2.3%。

1.出血

对穿刺点渗血,可用镜身或肾上腺素棉球压迫,一般就可止血,注射后几日再出血,主要是由穿刺痂皮脱落,黏膜糜烂溃疡所致,溃疡引起出血大部分为渗血,用热凝、电凝等方法有时难以控制,常用止血夹子来控制出血。持续较大的出血来源于破裂的曲张静脉,最好的办法是使用组织黏合剂栓塞静脉,或再次行EVS术以控制出血。气囊压迫止血可使穿孔危险增大,应尽量减少使用。

2.溃疡

溃疡的发生率为22%~78%,有浅溃疡和深溃疡两类,一般多无症状,可在3~4周内自愈。发生原因与硬化剂的刺激性、注射次数、硬化剂黏膜下泄漏程度有关,大而深的溃疡可能并发出血,可予抗溃疡及止血药物治疗。

3.穿孔

穿孔的发生率通常很低,约<1%,可因注射针头过粗或过长、过深注射使硬化剂引起食管肌层广泛坏死而穿孔。一旦发生,应立即胃肠引流,必要时行胸腔引流,全胃肠外营养和抗生素联合保守治疗,小穿孔可以愈合,大穿孔死亡率高达75%~100%,操作中应高度重视。

4.狭窄

狭窄的发生率为3%,主要见于长期重复注射治疗的患者,血管旁注射法更易发生,是食管壁坏死过深的结果。早期在坏死愈合后,狭窄形成前,采用每周两次的单纯内镜扩张术,可以防止狭窄发生,后期对于已形成的狭窄可使用Savary-Gilliard扩张器进行扩张治疗,但最大扩张不宜超过12.8 mm,无须外科治疗。

5.其他

如胸骨后疼痛、吞咽哽噎感、发热等较为常见,一般在术后2~3天自行消失,无须处理。此外尚可发生菌血症、吸入性肺炎、胸腔积液、脓胸、颈部气肿、纵隔炎、食管旁脓肿等,尽量用短的注射针(<5 mm),尽量采用血管内注射法、及时应用抗生素可预防此类并发症的发生。

(六)术后处理

(1)密切检测患者的血压、脉搏及一般情况。

(2)禁食,补液1天,此后温流质饮食2天,一周内半流食,8～10天逐渐过渡到软食。

(3)术后卧床休息1～2天,然后可起床进行轻微的活动,原则上还是多卧床少活动,更忌做下蹲、屈身弯腰等活动。

(4)酌情使用抗生素。特别是对一般状况差,有重要全身疾病和/或有吸入可能者。

(5)口服黏膜保护剂。

五、栓塞治疗术

1981年Gotlib首先使用了组织黏合剂(Histoacryl)行内镜下栓塞治疗术。组织黏合剂即N-J基-α-腈基丙烯酸酯(N-buutyl-2,cyanoacrylate),其是一种快速固化的水溶性制剂,静脉注射后与血液接触能在几秒钟内发生聚合反应、硬化,迅速堵住出血的食管曲张静脉或胃曲张静脉。目前有学者认为栓塞疗法为治疗食管静脉曲张活动性出血首选方法,也是胃静脉曲张出血内镜治疗唯一可选择的有效措施。

(一)适应证

组织黏合剂注射法的原理与硬化疗法是相似的,因而其适应证也基本相同,且可用于胃底静脉曲张的治疗,故较硬化治疗适应证更为广泛。

(1)急性活动性食管和胃底曲张静脉出血期,有人主张作为首选。

(2)三度红色征(＋)的食管静脉曲张。

(3)二度以上的胃底静脉曲张。

(4)结扎治疗和硬化治疗术中并发大出血者。

(二)禁忌证

同一般内镜检查的禁忌证。

(三)术前器械准备

1.内镜

选择同硬化治疗,为了预防黏合剂与内镜前端黏合造成内镜损害,使用硅油涂抹内镜前端蛇骨管部位及镜面,形成硅油保护层。工作通道也应吸入硅油,使工作通道腔面内面形成硅油保护膜。

2.注射针

不同于硬化治疗,适用于栓塞治疗的注射针头工作长度为7 mm,直径0.7 mm,注射针内芯塑料管长度为180 cm,直径为4 F,过长的内芯导管将明显增加栓塞剂注射过程的难度。胃底曲张静脉栓塞时,针头可略长出1～2 mm。注射前先用蒸馏水检查注射针是否通畅,同时计量注射针内芯容量,通常长180 cm,外径为4 F的塑料导管内芯容量为0.7 mL。检查注射针确实通畅后向内注入少许脂溶性碘剂(Lipiodol),然后将其排出,目的是使Liplodol在针芯内层管壁形成一层膜,以防止组织黏合剂过快凝固。

3.栓塞剂

目前广泛使用的栓塞剂为组织黏合剂——组织丙烯酸酯,其是氰基丙烯酸类高分子化合物的一种,由于其具有长烷基链的特点,因而组织毒性低,少量使用不会造成人体中毒反应。其为水溶性液体,空气中生理盐水环境下,20s 完全固化,遇血则立即发生固化,因此限量情况下,将其直接注射到局部曲张静脉栓塞,不至于产生系统静脉栓塞的不良反应。为防止 Histoacryl 在注射针内芯导管内很快固化,而黏堵住管腔,无法注射到曲张的静脉腔内,临床应用时主要采用两种方法:①稀释法,将 Histoacryl 与 Lipiodol 以 0.5 mL:0.8 mL 的比例于注射器内混合备用,总量为 1.3 mL,其聚合时间可延长至 20 秒。②"三明治夹心法",即生理盐水 1 mL,Histoacry 10.5 mL,生理盐水 0.5 mL,稀释的目的在于可以减缓组织黏合剂过快凝固,混合脂溶性碘剂可便于进行 X 线透视及拍片。与 Histoacryl 不同的是 D-TH 液采用"原液法"(即不作任何稀释注射),操作方便。目前临床上多采用稀释法。

4.其他准备

装有混合液的注射器和备好的注射针分别放置于工作台备用,另备数个 2 mL 注射器,抽满蒸馏水,用于冲刷掉注射针管内残余的黏合剂及冲洗注射针。由于组织黏合剂的黏合性很强,每个操作者都应戴上保护眼镜,以防高压推注时不慎溅入眼睛。

(四)术前患者准备

患者的眼睛应采取保护措施,余同结扎治疗术。

(五)操作方法

(1)常规内镜检查确定排除其他原因出血,寻找合适的注射部位,出血间歇期选曲张静脉最隆起点为注射部位,出血活动期注射部位以曲张静脉的部位不同而不同,食管曲张静脉尽可能于出血点或其近侧(近贲门侧)注射,结合部曲张静脉接近贲门出血点注射,当出血点直接注射困难时,可在出血点旁最容易注射处进针,胃底曲张静脉尽可能接近出血点注射,如不可能,可在出血点旁穿刺破裂出血的血管。

(2)插入备好内镜注射针(此时针头退入外管内)用注射针外管前端触探静脉,以判定确实为曲张静脉,并最后确定针头穿刺部位。

(3)将备好黏合剂混合液的注射器与注射针尾相连。

(4)注射针外管前端恰好接触注射部位,伸出针头并使之穿刺入血管腔内,应尽可能避免静脉旁过深注射至食管肌层,因为静脉旁组织黏合剂注射将会导致严重的局部黏膜深溃疡。

(5)快速、强力推入黏合剂混合液。三度食管曲张静脉从贲门到食管中段,每点注射 0.5 mL,最大量不超过 1.0 mL,一度胃底曲张静脉每点注射 0.5 mL,二度~三度胃底曲张静脉每点注射 1.0 mL,每根曲张静脉注射 2~3 点。于选择的被穿刺部位准确地进行静脉腔内注射组织黏合剂是栓塞技术的关键,如静脉旁黏膜下注射则出现蓝灰色黏膜隆起,而准确注入静脉腔内则无此现象,应尽可能绝对避免静脉旁注射,以免导致严重的局部黏膜深溃疡。

(6)快速更换注射器,注入 0.7~1.0 mL 蒸馏水(内镜注射针内芯容量),以确保所有黏合剂完全注入曲张静脉内,随即可见活动性出血立即停止。

(7)然后迅速将注射针头退入注射针外管内,并使整个注射针前端于食管腔中央向前插入,使针端远离镜面,以确保内镜镜面不被粘住。一次注射后至少 20 秒内避免吸引,以防从充血点注射部位漏出的未凝固的黏合剂被吸入内镜工作通道造成管腔阻塞。已经凝固的黏膜如被吸入工作通道,需要立即退出内镜,使用内镜刷清除。

(8)20 秒之后再以相同的方法进行其他部位的栓塞治疗。

(9)制定栓塞治疗计划:①食管曲张静脉出血急性期栓塞止血后,对其他可见的曲张静脉同时进行硬化治疗或结扎治疗,并进入根除治疗计划。三度红色征时,局部栓塞后,小的曲张静脉同时进入根除治疗计划。②接合部曲张静脉出血急性期栓塞治疗止血后,第 4 天随访,如有曲张静脉,可进行再次栓塞或配合硬化治疗。③胃底曲张静脉出血急性期栓塞止血后,对其他的曲张静脉也同时进行栓塞,术后第 4 天进行第一次内镜随访,确保是否有未被栓塞硬化的曲张静脉,如有则再次栓塞治疗,此后每周复查内镜一次,并视情况决定是否进行栓塞治疗,直到所有曲张静脉被完全栓塞。

(六)并发症

1.大出血、食管狭窄、溃疡及穿孔

导致大出血、食管狭窄、溃疡及穿孔的主要原因是栓塞技术错误和用量过大,技术的关键是掌握快速准确的静脉腔内阻塞,静脉旁、黏膜下或过深食管肌层注射以及过量注射,是造成上述并发症的根本原因。一旦发生,同硬化剂并发症的治疗。

2.异位栓塞

如单次注射组织黏合剂混合液的量不超过 1.0 mL,则无造成系统栓塞的危险。

(七)术后处理

(1)术后常规处理同硬化剂治疗。

(2)栓塞治疗期间应停止使用所有制酸剂,因为胃内低酸环境易诱发感染。

(3)注入的组织黏合剂本是一种异物,但在食管或胃壁内存在一至数天不会造成任何出血或其他不良反应,以后逐渐被排入食管、胃腔内,必要时可以通过内镜异物取出方法取除。

(韩岩智)

第三节 上消化道狭窄的内镜治疗

上消化管狭窄是消化道病变后期的常见并发症,严重影响患者的生活质量,并可导致营养不良等并发症,加速原有疾病的发展,内镜下的扩张,对解除梗阻、提高生活质量是一种简便有效的治疗方法。而临床上以食管、贲门病变引起狭窄为主。

食管、贲门狭窄常见病因包括食管、贲门肿瘤、食管动力障碍、食管胃吻合术后狭窄、食管炎瘢痕狭窄等。临床表现为不同程度的吞咽困难。1977 年 Stooler 按症状轻重将吞咽困难分为 5 级:0 级,无症状,能进各种食物;1 级,能吞咽大部分固体食物;2 级,能吞咽半固体食;3 级,仅能进流质食物;4 级,不能吞咽液体食物。食管狭窄的治疗包括药物治疗、内镜下治疗和外科手术治疗等。内镜下治疗对解除梗阻、提高生活质量是一种简便有效的方法,主要方法有扩张术(探条扩张术、气囊或水囊扩张术)、切开术(圈套器切开术、电刀切开术)、支架置放术、凝固疗法(微波凝固疗法、电凝固疗法、激光凝固疗法)、注射疗法、光动力学治疗、冷冻疗法等。本节将就最常见的探条和球囊扩张术、金属支架置入术加以阐述。

一、探条扩张术

目前国内常用探条控制器是 Savary 扩张器,一般由聚乙烯或聚乙烯化合物、可曲性硅胶等制成,有多种不同的外径可供选择,分别为 5、7、9、11、13、15 和 16 mm 等。该控制器前端呈锥形,可通导丝,有不透 X 线标志,可以在内镜和/或 X 线透视下进行。

(一)适应证与禁忌证

1.适应证

(1)食管炎性狭窄。

(2)食管术后吻合口狭窄。

(3)先天性食管狭窄,如食管环、食管蹼。

(4)功能性食管狭窄,如贲门失弛缓症等。

(5)晚期食管癌或贲门癌梗阻。

(6)瘢痕性食管狭窄。

2.禁忌证

(1)上消化道内镜检查禁忌者。

(2)食管化学性灼伤后两周内。

(3)食管病变疑为穿孔者。

(二)术前准备

1.患者准备

(1)了解食管狭窄的病因、部位、特点及手术方式。

(2)常规行食管钡餐(或碘油)、内镜检查及病理学检查。

(3)其他术前准备同常规上消化道内镜检查。术前 15 分钟肌内注射安定 5~10 mg,溴化东莨宕碱20 mg,必要时肌内注射哌替啶 50 mg。

2.器械准备

(1)前视式上消化道内镜。

(2)Savary 探条扩张器。

(3)专用或其他导丝。

(三)操作方法

(1)内镜直视及 X 线监视下将导丝通过食管狭窄段。

(2)保留导丝退出胃镜。

(3)根据食管狭窄程度确定选用适宜的探条扩张器。使患者头稍后仰,使咽与食管稍成直线位,助手拉紧导丝,术者左手用涂有润滑剂的纱布擦扩张器,右手按执笔式或在 X 线监视下徐徐推进探条,通过狭窄区,将探条停留 30 秒左右,退出探条时,助手不断推进导丝,以免导丝脱出。

(4)逐级更换探条,尽可能将狭窄段扩至最大程度,然后将探条与导丝一并退出。

(5)再次通过胃镜观察扩张后情况。

(四)注意事项

(1)操作应在导丝引导下及 X 线监视下进行,以确保安全。

(2)探条扩张原则:探条号码由小到大,动作轻柔,切勿粗暴,当阻力较大时,不可强行用暴力通过。

(3)术后检查有无颈、前胸皮下气肿,并禁食 2~4 小时,无特殊不适可进流食。

(4)扩张术后,常规胸腹部 X 线透视检查或吞碘油造影以除外穿孔并发症。

(5)贲门切除患者,扩张后常引起胃反流,平卧及睡眠时应抬高床头 15°~30°,并给予制酸剂。

(6)部分患者术后常有胸骨后疼痛,可对症处理。

(五)并发症及处理

1.穿孔

患者可感剧烈胸痛,出冷汗及发热,继发纵隔及胸腔感染,口服液体造影剂 X 线透视,可见漏出食管外及纵隔气影。一旦证实应立即禁食、输液、胃肠减压、应用抗生素,保守治疗无效者应行手术治疗。

2.出血

可再行内镜检查,明确原因,镜下止血。

3.感染

感染发生机会较少,但不可忽视扩张创面引起局部感染及反流误吸导致的呼吸道感染,一旦发生应积极处理。

4.反流性食管炎

反流性食管炎发生率较高,治疗后常规抗反流治疗。避免暴饮暴食,少进油腻食物,常规服用制酸剂及黏膜保护剂。

5.狭窄复发及再狭窄

食管狭窄探条扩张后部分患者会近期复发,可再次扩张,恶性狭窄可在扩张后置入金属支架,难治性食管良性狭窄可在反复扩张无效后尝试置入可取出全覆膜金属支架。

二、气囊扩张术

(一)适应证与禁忌证

同探条扩张术法。

(二)术前准备

1.患者准备

同探条扩张术法。

2.器械准备

(1)气囊扩张器:对食管狭窄可经内镜活检钳道通过气囊(through the scopy,TTS),或先经内镜通过导丝,退出内镜后再沿导丝通过气囊(over the wire,OTW),气囊直径因使用目的不同而异,食管气囊为6~20 mm,贲门失弛缓扩张气囊为30、35 和 40 mm。

(2)前视内镜。

(3)专用或其他导丝。

(三)操作方法

1.经内镜气囊技术(TTS)

(1)按常规插入胃镜,胃镜头端置于食管狭窄处上方。将涂布润滑剂的气囊导管从活检孔道中插入,在内镜监视下气囊通过狭窄部位。

(2)气囊充气,通过外接压力泵控制气囊压力(5~15 psi),根据患者耐受情况持续扩张30~60 秒,放气后休息几分钟,再重复操作,直至注气时阻力明显减少为止。

2.经导丝气囊扩张术(OTW)

(1)插入内镜至狭窄部近端,在 X 线监视下,将导丝通过狭窄部,退出内镜,保留导丝。

(2)沿导丝将气囊通过狭窄部。

(3)在 X 线监视下,将气囊正确定位,注气,使压力至 6~8 psi,持续1~3分钟。

(4)放气后休息,重新充气,可反复操作 1～2 次,可见狭窄的"凹腰征"逐渐消失。

(5)抽尽气囊中的气体或液体,退出导丝和气囊导管。

(四)并发症及预防

并发症及预防基本上类同探条扩张术,但气囊扩张是助手注气,术者并无手感,因而并发穿孔的概率远较探条扩张者多,尤其是 OTW 气囊扩张法,通常发生的是深度撕裂而不是一种贯穿的裂伤,内科保守治疗多治愈,对膈下有游离气体的穿孔患者必须立即施行外科手术。

三、食管金属支架置留术

(一)适应证与禁忌证

本术主要适用于食管、贲门部肿瘤所致狭窄或癌肿复发所致的狭窄,一般认为良性病变不用此法,但近年来有报道采用全覆膜可取出支架治疗食管难治性良性狭窄,取得较好效果。

(二)支架类型

金属支架由推送器及支架二部分组成,推送器是金属支架重要的组成部分,其主要功能是将套在端部的支架安放到狭窄部位。各公司生产的金属支架推送器其外径、塑料的成分均不完全相同。支架的类型大致可分成以下三类。

1.Wallstent 支架

由不锈钢合金丝构成,网眼管状结构。完全扩张时直径 14～20 mm,可用长度为 53～106 mm。压缩时内径减小,长度增加;扩张时内径增大,长度减小。改进型有哑铃状、体部涂硅胶的带膜支架。这是最早用于食管的金属支架。

2.Ultraflex 或 Strecker 支架

由 0.15 mm 镍钛合金编成管状,最大直径 18 mm;近端增大至直径 20 mm。可用长度 7～15 cm。镍钛合金具有记忆特性,随温度增加可以使其成形。其是较有前途的食管支架。

3.Gianturco 支架

由 0.3～0.5 mm 不锈钢钢丝编成多角 Z 型圆柱状,单个支架完全膨胀时直径为 14～20 mm,长度为 2.0 cm。多个支架体相连可使支架长度增至 8～14 cm。中间或次节支架装有"倒钩"以防滑脱。现有多种改进型,其中以涂硅胶的带膜支架较多见。此支架临床应用较多。

(三)术前准备

1.患者准备

术前患者应做内镜及胃肠钡餐检查,以了解狭窄病变的部位、长度、狭窄程度、有无食管支气管瘘。常规检查出凝血时间、血小板计数、凝血酶原时间,术前肌内注射安定 5～10 mg,溴化东莨菪碱 20 mg 及哌替啶 50 mg。

2.器械准备

(1)前视式内镜、导丝、扩张探条或气囊扩张器等。

(2)支架选择:食管支架品种较多,带膜支架适用于癌性狭窄,或并有食管支气管瘘患者;病变累及贲门者,应尽量选用防反流支架,该型支架末端装有防反流膜瓣,可减轻胃食管反流的发生。选用支架的长度应超过狭窄段上下端各 1～2 cm。

(四)操作方法

(1)内镜下将导丝通过狭窄部。

(2)用 Savary 探条或气囊扩张器(TTS)对狭窄部进行扩张至所需的最大直径。撤出探条或气囊保留导丝。

（3）定位：用内镜观察狭窄部位黏膜情况，结合 X 线，确定狭窄部位，以确定放置支架的位置与长度，一般支架应超过病变两端各 1～2 cm，对于吻合口支架和贲门支架，其远端不应留置过长，一般不超过 1 cm 为宜。

（4）退出内镜，沿导线插入支架推送器，务必使支架两端标记与定位相一致。

（5）拔除支架外套管，使支架扩张。

（6）再次插入内镜观察支架安放情况。

（五）注意事项及术后处理

（1）食管支架安放关键是要定位正确，应提倡在内镜及 X 线下正确定位，在插入推送器及拔除支架外套管时，应保持正确位置。

（2）术后至少观察 4～6 小时。48 小时吞咽液体食物，随后逐渐增加半固体、固体食物。

（3）术后患者常有胸痛及胃食管反流症状，可应用止痛药、抑酸药及抬高床头等处理。

（4）常规应用抗生素，防止食管黏膜破损所致的感染。

（5）对使用镍钛合金支架患者，应避免吞咽过冷食物或饮料，以防支架变形滑入胃内。

（6）术后 24 小时、1 周、2 个月、6 个月进行随访钡餐检查或内镜检查；以后一般 6 个月或一年复查一次。

（六）并发症及处理

1.出血

早期主要为扩张及支架损伤所致，应进行相应处理。

2.穿孔或食管支气管瘘

穿孔或食管支气管瘘较少见，可再置入一带膜支架。

3.呼吸系统感染

呼吸系统感染主要是反流误吸引起。

4.反流性食管炎

反流性食管炎较常见，主要发生于贲门切除患者或贲门部置放支架患者，易引起反流，而致严重的反流性食管炎及并发出血。置入防反流支架可减轻反流性食管炎的发生。大多数患者使用药物即可控制，有些患者需服用抗酸药物。

5.支架移位及脱落

其原因是狭窄部位扩张过大及狭窄段太短。脱落后应在内镜下取出，移位严重者应取出原支架，重新置入。

6.再狭窄

支架上下端因受刺激，组织过度增生而致狭窄，也可经支架网孔向腔内生长致狭窄。虽带膜支架可以减少食管腔内再狭窄发生率，但对肿瘤组织还不能起到很好的阻碍作用。发生狭窄后可用探条或气囊扩张治疗，也可在内镜下用氩气刀、微波或激光烧灼治疗，无效者，可再行置入一支架。

7.食物嵌顿

食物嵌顿多为患者吞咽大块食物或未咀嚼、咀嚼不全的食物所致。少数为支架入口没有增宽或位置不正所致。金属支架置入后，对固体和半固体食物应充分咀嚼后方可吞咽。嵌顿食物用内镜取出或探条推入即可恢复正常吞咽。

（韩岩智）

第四节 上消化道异物的内镜治疗

一、内镜取异物的适应证与禁忌证

(一)异物处理原则

1.紧急内镜取异物

尽管有学者认为消化道异物自然排出率较高,成人和儿童分别达 90%～95% 和 60%～80%。但近年来,众多学者认为大多数消化道异物可经内镜安全取出,故主张凡是误吞或故意吞入异物的患者,在确定没有穿孔的情况下,均应进行紧急内镜检查,并积极试取。尤其是对较大而锐利的异物、不规则硬性异物及有毒的异物,这些异物一般不易自行排出,而且久留易引起消化道损伤和中毒导致严重后果。

2.择期内镜取异物

对小而光滑的异物,估计能自行排出而不会引起严重后果者,可先让其自行排出,待不能自行排出时,可择期内镜取出。对吻合口残留缝线、吻合钉者,不管有无明显的临床症状,也应择期内镜拆除。

3.口服药物溶解异物

对于小的植物性、动物性及药物性胃内结块,可先给患者口服药物溶解(如 α-糜蛋白酶、胰酶片、食醋等),使结块自行消化溶解,若药物治疗无效,再择期行内镜下取出或碎石。

(二)适应证

上消化道内任何异物,凡自然排出有困难,无外科手术指征和内镜检查绝对禁忌证者均可在内镜下试取,尤其是对锐利异物及有毒性的异物更应积极试取。取异物的时间越早越好,尖锐异物,如缝针、发夹、骨刺或直径大于 2 cm 以上的非尖锐异物、含毒性异物,在确定没有穿孔的情况下,均要行急诊胃镜检查,将其取出,以免异物损伤消化道黏膜、中毒、出血引起严重后果。对于不能确保安全排出消化道的小的异物和胃内结石、食物团块也应尽早行胃镜取出,以免进入小肠失去胃镜取出机会。对于吻合口残留缝线、吻合钉,不管有无明显症状,发现后应尽早内镜拆除。

(三)禁忌证

对已经引起消化道穿孔,需外科手术者不可内镜试取,合并有心、脑、肺等重要器官疾病不能耐受和配合胃镜检查者,属于胃镜取异物禁忌证。对严重食管静脉曲张,食管病理性狭窄,贲门失弛缓症,根据异物大小、质地、部位,估计取出不可避免损坏食管者也属禁忌。对估计可能已全部或部分穿出消化管外的异物,不宜行内镜试取,对一些胃内巨大异物(如胃石),估计不能通过贲门取出者不宜勉强用器械取,以免在食管和部分狭窄部位发生梗阻、嵌顿及黏膜损伤,对内镜检查有禁忌的患者,亦不能经内镜取异物。

二、内镜取出异物术前准备

(一)器械准备

各种胃镜均可选用,以前视镜为宜,双管胃镜更好,10岁以下儿童选用直径在 9 mm 以下胃镜或气管镜。钳取器件的选择根据异物的性质和状态酌情选用。对于长形异物可选用圈套器或三钉、五钉型把持钳,对于已刺入消化道黏膜的尖状物,如缝针、大头针选用鼠齿状异物钳,对于球状异物或扁平异物,如钢球、纽扣用篮式取物器、网兜型取物器。手术吻合口残留缝线、橡胶等采用外科剪刀和缝合线剪切器,细小金属异物用磁性取出钳。

(二)患者准备

(1)患者行 X 线检查,颈、胸、腹拍片或胸、腹透视,确定异物的位置、性质、形态、大小及有无穿孔,禁忌钡餐检查。

(2)患者应禁食、空腹,如已进食,则让患者左侧卧位或臀高平卧位,以免异物继续向下推进。

(3)咽部充分麻醉,根据情况术前可肌内注射丁溴东莨菪碱 20 mg 抑制胃肠蠕动,精神紧张者可肌内注射安定 10 mg,估计异物易取出也可不用,患慢性心、肺疾病者给予吸氧。

(4)婴幼儿或不合作者,可协同小儿科、麻醉科医师予以监护和麻醉。

三、操作方法与步骤

根据病史提供的异物形状、大小及 X 线检查观察到异物位置,首先行内镜常规检查,观察消化道有无损伤,寻找异物,一般在食管中的异物较易发现,胃内异物往往位于胃大弯侧的黏液湖中,较难发现,如胃内还有食物残渣则更难发现。黏液湖中胃液较多者可边抽吸胃液边寻找。发现异物后,根据异物形状与性质采用不同的方法,选用不同的器械取出。

(一)长务形棒状异物

如体温表、牙刷、竹筷、硅胶管、药匙、汤勺、钢笔等,对此类异物可用圈套器取出。对外径较细、表面光滑的棒状物,可用三爪钳、鼠齿钳、鳄嘴钳、"V"字钳、扁平钳钳取较为方便,如异物一端直径大而锐利,另一端小而光滑,光滑的一端常先吞入,进入胃内后光滑端常在远侧,而取出时最好要将光滑端先引出,因此,需要将异物在胃内调转方向,这类异物用圈套器套取的位置一端不要超过 1 cm,否则退出贲门常有困难。

(二)球形异物

如果核、胃石、玻璃球等,此类异物表面光滑,钳取时较困难,套取又易脱落,因此选用篮形取物器或网兜型取物器取出较适宜。

(三)长形锐利异物

如张开型安全别针、缝针、刀片等异物。在大多数情况下,吞服的安全别针为关闭状态,很容易通过食管进入胃肠道排出体外。但有时安全别针张开嵌顿在食管,易引起食管穿孔等严重并发症。其内镜取出的原则为变开口向上为开口向下,然后连同内镜一起退回。另一种方法为先将开口向上的别针退入胃腔内,使之转开口向上为开口向下,再取出。缝针、刀片等异物往往在取出过程中易继发损伤贲门及食管黏膜,甚至造成严重裂形损伤、穿孔,或使异物进入纵隔等脏器,此时应在内镜头部固定一个橡皮保护套管,插入胃镜后,张开异物钳夹住异物一端,使异物的长轴与食管平行一致,提起抓取钳,使之进入橡皮保护套管内,慢慢退出胃镜。

对张开型安全别针,带有铁托的义齿也可用这种改良的胃镜试取。

对于薄片状圆形金属异物,如各种硬币,一般用活检钳或异物钳取出较为方便。对小的金属异物,可用磁棒吸住后随内镜退出。

(四)食物团块及胃内巨大结石

食道内的食物团块应让患者呕出或设法让食物团块进入胃内,以免引起窒息。对食道完全性阻塞或食管原有病变的患者往往需要内镜取出,可采用内镜下咬钳将食物咬碎,然后用圈套器或三爪钳取出,胃内直径 40 mm 以上的结石难以用内镜直接取出,可通过内镜用活检钳直接捣碎后成糊状物随胃肠道蠕动自然排出体外。较硬难以击碎的结石,可用圈套器分割成 20 mm 左右的结石,也可用机械碎石器绞碎,让其自然排出体外或再用其他器械取出。

(五)吻合口及胃内缝线和吻合钉残留

胃切除术后,可见有未脱落丝线和吻合钉残留,残留的丝线和吻合钉作为异物刺激组织引起炎症、出血或吻合口溃疡,需在内镜下拆除取出。拆取前先用生理盐水将周围清洗干净。

胃镜拆除缝线残留,用拆线剪刀或拆线器,对于手术时间不长,线结比较牢固,用拆线剪刀经内镜活检孔插入,将残留缝线剪断,剪断后用活检钳夹紧断线一头,上提拉出,拉出时用力要适中,一次不能拔出可反复多次,以免强拉引起组织撕裂。如残留缝线腐烂,残线周围组织炎症糜烂较重,取出后用胃黏膜保护剂和止血药。残留的吻合钉,要用吻合钉取出器取出。胃内止血钳夹用活检钳或圈套器取出。

(六)其他异物

胆道蛔虫症是常见的急腹症之一,蛔虫进入胆道常嵌顿在壶腹部,虫体部分在十二指肠腔,内镜下可用三爪钳靠近壶腹部开口处抓住虫体,收回三爪钳,使虫体靠近镜头,将内镜向十二指肠降部下方缓慢推入,就可以拉出一段虫体,如此反复,直至把虫体全部拖出胆道。也可用圈套器靠近壶腹开口处套住虫体,收紧圈套器随内镜缓慢拉出。如果虫体嵌顿过紧,可静脉注射阿托品再取出,可把虫体轻轻拉回胃内。用钳夹拉出时,用力适中以免夹断或拉断虫体。蛔虫已死,可随肠道排出。胃内蛔虫用圈套器套住与胃镜一同退出。记忆合金食管支架掉入胃内,先嘱患者喝一些冷水,用塑料套管法,用异物钳夹住支架一端,收入套管内取出。

四、并发症及处理

内镜下取消化道异物是安全有效的,伤残率为 0.08%,主要是较大而锐利的异物取出时可造成消化道黏膜损伤、感染、出血、穿孔等并发症。轻度黏膜损伤、出血,给予抑酸、胃黏膜保护剂治疗,数天内可痊愈。出血较多者需内镜下喷洒或注射止血药,用 1:10 000 肾上腺素局部注射,8 mg 去甲肾上腺素或凝血酶 50×10^5 U 用生理盐水 10 mL 稀释后镜下喷洒,可反复数次,同时需禁食、补液、抑酸治疗,并检测血压、心率,防止再出血发生。有穿孔者紧急外科手术治疗。异物刺伤消化道黏膜、滞留时间超过 24 小时者可引起局部糜烂、溃疡、细菌感染,形成局部化脓性炎症或引起菌血症,出现高热、疼痛,治疗需禁食、抑酸,并选用广谱抗生素及支持对症治疗。治疗后病情不能改善或局部感染有穿孔体征者需行外科手术治疗。圆形球状异物取出时在咽喉部偶有脱落误入呼吸道,急需气管镜取出,必要时需行外科手术。

(韩岩智)

第五节 上消化道息肉的切除术

消化道息肉是临床常见的疾病,早在 1952 年,就有人把息肉归入癌前状态,并以此为依据,对息肉患者行胃大部切除术、结肠切除术等。自内镜问世以来,对息肉有了全新的认识,使其得以早期发现、早期诊断、早期治疗,不仅可以对息肉进行全瘤活检,治疗其出血等症状,而且可以阻断癌的发生。消化道息肉摘除已成为内镜下最基本、开展最为普遍的微创治疗。与手术相比,本术式痛苦少,费用低,已越来越多地为消化科医师所掌握,患者所接受。随着内镜技术的发展和新技术的不断开发,内镜下息肉切除适应证和禁忌证也在变化,原来属于禁忌范围的现已变为适应证,临床上应根据患者具体情况来分析决定。

一、息肉切除适应证和禁忌证

(一)适应证

(1)各种大小的有蒂息肉和腺瘤。

(2)直径小于 2 cm 的无蒂息肉和腺瘤。

(3)多发性腺瘤和息肉,分布散在,数目较少。

(二)禁忌证

(1)有内镜检查禁忌证者,如严重的心肺疾病。

(2)直径大于 2 cm 无蒂息肉和腺瘤。

(3)多发性腺瘤和息肉,局限于某部位密集分布,数目较多者。

(4)家族性腺瘤病。

(5)内镜下形态已有明显恶变者。

(6)有心脏起搏器者,因高频电可能对起搏器产生干扰,故对于放置有心脏起搏器者,不宜行高频电息肉摘除。

二、息肉切除方法

(一)高频电息肉切除术

1.器械准备

(1)高频电发生器:高频电发生器是利于高频电流通过人体时产生的热效应,使组织凝固、坏死来到达息肉切除、止血等治疗目的。其电流频率大于 300 kHz,无神经效应,对心肌无影响,对人体绝对安全。目前临床上应用于内镜治疗的高频电发生器有日本欧林巴斯公司生产的 UES-10 型、PSD-10 型、ERBE-ICC200 型、ICC-300E 等。各种类型的高频电发生器均可产生电凝、电切和电凝电切混合电流。切开波是连续等高的正弦波,通电单位面积电流密度大,在短时间内局部组织达到很高温度,使组织水分蒸发、坏死而达切开效果,凝固波是间歇减幅正弦波,通电时局部组织温度低,不引起组织气化,仅使蛋白变性凝固,达到止血目的。电切波组织损伤小,但凝血作用弱,易引起出血。电凝波有止血作用,但组织损伤大,易引起穿孔。混合波是根据需要可选择一定比例同时发生电凝、电切波。息肉切除时选择何种波形电流并无严格规定,要根据操作者习惯和息肉具体情况而定。ERBE 专为内镜手术设计的 ENDO-CUT 功能将切割过程分为自动电切和电凝两部分交替进行,切割速度由仪器自动控制,这样可避免因切割速度太快导致出血及切割速度过慢凝固过度而导致组织穿孔的危险。

(2)圈套器:按圈套钢丝张开的形状分为六角形、新月形和椭圆形三种。适用于有蒂息肉和直径大于 0.5 cm 的无蒂息肉。

(3)热活检钳:与普通活检钳相似,能咬取组织并通电灼除息肉。钳取中央组织不会灼伤,可做病理学检查。

（4）电凝器：前端呈球形，与热活检钳相似，通电后可灼除息肉，适用于直径小于0.5 cm的息肉。与热活检钳不同的是不能取活检。

2.术前准备

术前应了解患者的全身脏器功能，检测凝血机制，如有凝血机制障碍，应纠正后才能施行。停用抗凝药物1周以上。内镜下息肉切除一般可门诊施行，但对无蒂较大息肉或多发性者，估计出血、穿孔危险发生可能性较大者，以住院治疗更为稳妥。小儿尤其是学龄前儿童一般需要在麻醉下施行。向患者交待病情，签署知情同意书。

患者需禁食6小时以上，咽部局部麻醉，解痉剂和镇静、麻醉药可酌情应用。电极板敷以湿纱布，捆绑于患右侧大腿或小腿部位。取掉患者身上所有金属物品，以免导电造成损伤。仔细检查高频电发生器与患者、内镜及电源连接情况，确保连接无误。取左侧卧位，并可依息肉生长部位调整体位，以易于观察，易于圈套电切为原则。

3.操作方法

首先在内镜下做完整的检查，一旦发现息肉，观察其部位大小、形态和数目。套持息肉时要利用调节镜端的弯角、旋转镜身、改变患者体位方向等，使息肉置于视野中央，充分暴露，息肉与镜端的距离一般保持2 cm为宜，若体积巨大，可适当远些。插入圈套器，令助手打开圈套拌，最好套拌面与息肉相垂直，套持息肉。依息肉形状不同选择套持点，有蒂息肉套在蒂的息肉侧，无蒂息肉套在基底稍上方，选择好位置后助手缓慢地关闭和收紧圈套拌，动作要轻柔，切忌用暴力，套住息肉后即可通电。一般采用先电凝，后电切，反复间断多次通电，也可以用混合电流，每次通电时间为数秒钟，逐渐割断。在通电时要注意有无胃肠蠕动，一旦有蠕动出现即要停止通电，避免灼伤邻近黏膜成出血。切下后，可采用抓持器或网篮将息肉抓持，随镜身退出，送病理学检查。

各种形态息肉的切除方法如下。

（1）直径小于0.5 cm无蒂息肉：该型息肉一般采用电凝灼除或热活检灼除法。热活检灼除法适用于相对体积较大的无蒂息肉，用热活检钳咬持息肉头部，然后向上轻轻提拉息肉，使基底形成天幕状假蒂，通凝固电流后基底黏膜发白，即行拔取。电凝器灼除术适用于更小息肉，插入电凝器，轻轻接触息肉即通电，息肉发白，即可灼除。因该法不能取活组织，可先用活检钳咬取部分息肉后再电凝以免漏掉早期癌。

（2）直径小于2 cm的无蒂息肉：圈套钢丝打开后，用塑料管头端顶住息肉的基底部，回收圈套器，在收紧圈套器之前，稍上抬圈套器，在息肉基后较稍上方将息肉套住，这是圈套最佳部位，不可过深或将邻近正常黏膜套入。轻轻关闭拌套，稍收紧轻轻提拉，将息肉提起，基底呈天幕状时通电切割。先电凝后电切或采用混合电流，逐渐切下。注意电流选择要合适，避免造成出血或穿孔。

（3）有蒂息肉：长蒂息肉圈套位置选择蒂的中央，尽可能保留残蒂1 cm左右，并提起悬在腔中，与周围没有接触，再通电。不要怕残蒂留得过长，因为息肉蒂柄是正常的黏膜，由于息肉重力和蠕动将黏膜牵拉而形成，并非是肿瘤性组织。一旦息肉摘除后重力作用消失，残蒂3～5个月自然消失，恢复平坦。而残留较长蒂柄可保证电凝安全，避免穿孔，如摘除后发生即刻出血时，可立即于残蒂再圈套凝固止血。短蒂息肉的圈套位置尽可能选择在蒂的息肉侧，当圈拌套入息肉后先不紧收钢丝，提高圈套器放置在蒂与息肉交界颈部再收紧钢丝，将息肉悬在肠腔中，与周围组织无接触再通电。细蒂息肉要注意关闭套拌钢丝时一定轻而慢，稍有阻力即停止收勒，如关闭圈套器用力稍猛即可造成机械性切割而出血然后通电，一般可只用凝固电流。

粗蒂息肉供血的血管较粗,位于蒂中央,电切时电凝不充分易造成中央血管出血,因此需要反复交替使用电凝电切电流,逐渐割向中央,特别是快要切断的时候,一定要先凝固再切断。为预防粗蒂息肉出血可采用尼龙绳结扎加电切法,本方法为首先用尼龙绳套在蒂的基底部,收紧尼龙绳,观察息肉的颜色变为暗紫色,说明尼龙绳阻断了息肉的血流,然后用圈套器在结扎上方的蒂部做息肉高频电切除,这样可有效地预防出血的发生。1995 年日本 Hasachi 开创了内镜下金属止血夹的应用,也可预防和治疗粗蒂大息肉电凝切除所引起出血的并发症。本方法是在内镜下先用金属夹夹住蒂的基底部,一般夹 3 个左右,以夹住后息肉表面颜色变暗红或紫色为标准。然后在金属夹上方做息肉电凝切除术。操作成功的关键是夹子尽量靠近息肉的基底部,为随后电凝圈套切除术留出足够的蒂长度。金属夹方向应与管腔平行,便于圈套器的操作。圈套器套持的切割点尽量与金属夹保持一定距离,避免接触产生异常电流灼伤肠壁,或造成金属夹当即脱落引起出血。当然金属夹最适用于息肉切除后,在电凝不足以造成即刻出血时,立即插入金属夹在残端夹持止血治疗。

头部大的有蒂息肉圈套后要悬于肠腔中与周围黏膜不接触有一定困难,可采用密接法切除,抽吸管腔内气体,使息肉与周围黏膜接触面积足够大,使单位面积中通电量减少,则接触面的温度降低不至于灼伤接触部管壁造成穿孔。较大的息肉一次不能圈套入,可采用分块切除,先切除部分息肉头部,使头部体积变小,再套入摘除。息肉圈套选择位置太近肠壁,如将邻近正常黏膜一起套入,或息肉未悬在肠腔中,而与周围或对侧肠壁有接触会引起异常电流,或圈套钢丝未收紧,钢丝接触周围黏膜,均属不正确圈套法,容易引起穿孔。

(4)直径大于 2 cm 的无蒂息肉:该形态息肉属相对禁忌范围,因为在内镜下摘除易引起出血和穿孔。故术前准备应按剖腹手术肠道准备方案施行,一旦出现并发症可立即行手术处理。如基底较窄仍可按上述方法圈套摘除。宽基底者需采用黏膜切除法(EMR)。先用注射针,在息肉底部注射高渗盐水或 1:10 000 肾上腺素盐水 1~2 点,每点 1 mL,然后用上述方法做圈套摘除。胃镜头端可加装透明帽,如果有双活检管道治疗镜,可先伸入抓持钳,咬持并提起息肉头部使基底形成假蒂,再圈套电凝摘除。如为更大的息肉可用分块分期切除法。需注意的是,该方法每次摘除息肉宁少勿多,每次切除后表面残留溃疡,再间隔 2~3 周待溃疡面愈合后做第二次切除。

4.并发症的防治

并发症的种类以出血多见,穿孔次之。大部分出血者经保守治疗而痊愈。而穿孔相反,穿孔比出血所引起的后果严重。并发症发生后不及时诊断和处理会引起死亡。内镜下息肉电凝摘除术引起的并发症,肯定要较内镜诊断为多,故对息肉摘除的操作要求较高,因此主张必须取得了一定诊断操作经验者,才能开展息肉摘除。为了减少和避免并发症的发生,全面了解息肉切除的基本原理,了解并发症发生的原因,掌握并发症的防治方法,给予开始工作者全面的培训,掌握扎实的基本功,都是必不可少的。

(二)高频电息肉切除术并发症

1.出血

根据发现的时间和不同原因可分为即刻或早期出血和迟发性出血。即刻出血即是在术中或息肉刚摘除后在内镜下见残端出血,早期出血是息肉摘除后 24 小时内出血,它们的发生原因相同。迟发性出血是指息肉摘除结束的 24 小时后发生,常见是 3~7 天,最长的有 10 余天才发生。

(1)即刻或早期出血。①未通电即勒断造成机械性切割:主要是手术者和助手配合不默契,助手套圈收紧过快用力过度,手术者尚未踏电凝发生器的开关即切下息肉,或刚圈套住息肉,即发生较强的蠕动波,致使息肉移位,尤其发生在细蒂息肉。②电流功率选择过小,凝固不足:实际是通过机械性切割力切下息肉,或功率选择过大,未起到凝固作用很快切下息肉,均会造成早期出血。③电流类型选择不当:电切电流因凝固作用极小,故在切割息肉时用单纯电切电流会引起即刻出血,故应采用电凝电流或混合电流。④粗蒂和无蒂息肉:一般中心有较粗血管,如切割时未交替使用先电凝后电切反复通电逐渐切割的方法,会造成中心血管未凝固而出现即刻或早期出血。⑤圈套位置不佳时就收紧,重新松开圈套器再选择,结果黏膜部分机械性切割或钢丝黏着息肉撕裂而出血。

(2)迟发性出血,由于息肉电凝摘除后残端有灼伤的焦痂形成,焦痂在日后脱落时形成溃疡,此时凝血不全会引起出血。①电流功率选择过弱,电凝时间过长造成电凝过度,使残端创面溃疡过大、过深。②高血压、动脉硬化或有凝血机制障碍者,在焦痂脱落时血管内血栓形成不全,引起迟发性出血。③术后活动过度,饮食不当导致焦痂脱落过早,引起创面损伤而出血。

(3)防治。①预防:术前认真校试器械,圈套收紧关闭要缓慢,用力要适当,整个操作过程中,视野要清晰,术者与助手配合默契。高频电发生器的电流强度类型选择要合适,严格按照先电凝后电切逐渐切割的原则,粗蒂或无蒂息肉需交替使用电凝、电切电流,术后要注意休息及饮食,避免重体力活动1~2周。②治疗:对于摘除后有少量的渗血,可不作处理,随访观察。如果出血量多,则应立即进行止血。即刻出血可立即施行内镜下止血的各种措施,包括药物喷洒、黏膜下药物注射、止血夹、电凝、氩气刀、激光、微波等。对于有蒂息肉,如残留有较大残蒂时可立即圈套电凝止血。Shinya主张在圈套收紧钢丝后无须电凝持续保持15分钟,使残蒂肿胀压迫血管止血,可避免因再圈套电凝位置太靠近肠壁造成穿孔的危险。动脉喷射性出血止血夹夹闭血管止血疗效最确切,黏膜下注射配合止血夹治疗。

对于早期或迟发性出血,一般先行积极保守治疗,如补充血容量,应用止血药物和垂体后叶素、善得定等,大多数可以治愈,尤其是迟发性出血。如果保守治疗失败即做内镜下止血,如再失败则应行剖腹手术止血。

2.穿孔

穿孔可发生于摘除术时的即刻,也可发生在术后数天。迟发性穿孔的原因是由于焦痂深达浆膜,当时因焦痂遮盖无穿孔症状,一旦焦痂在术后脱落即出现穿孔的症状。

(1)原因:①圈套切割部位距管壁太近。②通电时未将息肉向上提拉,形成天幕状假蒂。③邻近正常黏膜一起被套入误切,或圈套钢丝与周围管壁接触,这大部分是在操作时视野不清,未看清完整的息肉及圈套钢丝,勉强施行引起。④电流强度选择过弱,通电时间长,使残端灼伤过深至管壁多层,往往引起数天内穿孔。⑤圈套钢丝未收紧通电,致使通电时间过长,灼伤过深。⑥通电时胃肠蠕动,使圈套钢丝损伤管壁造成穿孔。

(2)诊断:发生穿孔会因为不同的部位引起不同的症状。食管穿孔,引起颈部及胸部皮下气肿、胸痛、吞咽困难及梗阻感伴发热等纵隔炎的症状。明确诊断可依靠胸片有纵隔气肿征象,吞水溶性造影剂做食管X线检查可明确穿孔部位。胃及十二指肠穿孔均引起腹膜炎症状。在穿孔瞬间剧烈腹痛,以后主要腹胀,数小时后出现严重腹痛、反跳痛、腹部板样强直、肝浊音消失等弥漫性腹膜炎的症状和体征。为了能早期诊断和及时治疗,对疑有穿孔者应做腹部X线透视,如膈下有游离气体则可确诊。

(3)防治:术前认真调试器械,圈套时切割点选择要稍远离肠壁,有蒂息肉在蒂的息肉侧,无蒂者在基底上方。套取后钢丝收紧要得到确认,然后自腔内提拉,形成天幕状,避免将周围黏膜套入。电流功率要选择适当、避免通电时间过长。术中通电时要避免肠蠕动,一旦有蠕动要立即停止通电。术后尽可能吸净肠腔内气体。以上要点多加注意,穿孔一般是可以避免的。一旦发生穿孔,在食管或腹腔内,应该尽早手术治疗,否则会因感染、败血症、休克导致死亡或造成术后其他后遗症。手术方式,可根据具体情况,选择修补、局部切除或造瘘等方式,腹腔外穿孔可采取保守治疗、禁食、补液、胃肠减压,一般不需要手术治疗均能治愈。

3.灼伤、浆膜炎

这种并发症程度往往较轻,一部分患者无临床症状,只是内镜下见到邻近黏膜灼伤,呈白色浅灼伤溃疡,一般无须处理。如灼伤过深或息肉摘除时残端创面过大、过深可引起浆膜炎,但未穿孔,临床表现为术后数天内出现腹痛,腹部检查有局部反跳痛,少部分可有肌紧张。但腹部X线透视无膈下游离气体可与穿孔鉴别。

(1)原因:①摘除时由于通电时间过长,电流过大等致灼伤过深。②摘除时息肉与周围黏膜有接触,而且未按密接法摘除息肉,接触面积小引起异常电流,造成接触处管壁灼伤、浆膜炎,严重者甚至会穿孔。

(2)防治:其预防与穿孔相同,因二者发生的原因,机制基本相同,只是程度稍有不同而已。治疗上经对症处理,随访观察几天后即自愈。部分浆膜炎者也可有腹痛、肌紧张、局部压痛、发热等症状。灼伤、浆膜炎与穿孔相鉴别较为重要,主要依靠反复X线透视或平片检查有无膈下游离气体。

(三)其他切除息肉的方法

1.氩离子凝固术

氩离子凝固术(APC)也是一种热能凝固术,但它不是通过治疗器具与组织接触而起作用,而是通过气体将热能转化致组织凝固起作用,因此其具有特殊性。氩离子凝固术是20世纪90年代初期由德国学者Grund首先应用于内镜治疗,在我国则是上海瑞金医院吴云林教授在内镜治疗中首先引进该项技术。10余年来,国内外学者在该项技术的应用中取得了较好的成绩,同时也积累了一定的经验,并且展示了该项技术在内镜治疗中的特殊作用及发展前景。氩离子凝固术的设备包括一台高频电发生器,一个氩气源,一条可以通过内镜活检管道的氩气喷射管,电极板和脚踏开关。氩气通过喷射管喷出,经过喷射管远端电极与组织产生的电场时,氩气被离子化形成氩离子束,氩离子束将钨丝电极产生的高频电能量传到组织而起到凝固作用。氩离子束可以形成纵向与侧向的电流,所以喷射管不需与组织垂直。通常氩离子对组织凝固的深度在4 mm以内,在控制好高频电输出的功率及每次作用的时间下,凝固深度则会更浅。这是氩离子凝固术的特色之一(作用表浅,对周围组织损伤小)。

氩离子凝固术可用于直径<1.0 cm无蒂息肉的治疗,在内镜观察清楚病灶并确定使用氩离子凝固治疗术时,将喷射管沿着内镜的活检管道插入,插入时要注意勿将喷射管弯折,将喷射管前端伸出内镜先端部约1.0 cm,距病灶0.2~0.5 cm,通常伸出喷射管后先接触病灶,再退回喷射管,主要靠移动内镜来调整喷射管先端和病灶的距离。在确定调整好位置后,抓住时机及时踩踏脚闸开关,应用氩离子凝固治疗,一般每次1~3秒,病灶组织表面变为白色,有时呈焦黑色。每个病灶治疗的次数,要视病灶的大小、性质而定。

APC主要并发症有穿孔,胃肠胀气也较常见。预防措施主要有操作时避免氩离子束导管前端与病灶组织垂直;功率要根据治疗部位而定,避免过大及作用时间过长;凝固止血次数应视出血病灶及息肉大小而定;治疗后应多吸气。

2.微波治疗

微波治疗的本质系加温治疗。将微波通过同轴电缆(天线)经内镜器械管道孔插入,在内镜直视下,对息肉进行治疗,使息肉凝固坏死,以达到治疗目的。适用于广基或难以圈套电凝电切者,亦可治疗多发性息肉。

(1)器械准备。①内镜:可采用各种内镜,包括电子内镜。②内镜微波治疗仪:基本技术参数为微波频率 2 450 MHz,波长 12 cm,微波输出功率 0～200 W(可调),同轴电缆(微波天线)要有隔热塑料包裹,以防损伤内镜,其直径及长短要适合所采用的内镜。亦可用针状电极,其针尖长度为 2～4 mm,以便插入靶组织,再行微波辐射。还应具备时控装置,将连续发射的微波变成脉冲发射,脉冲时间在 2～60 秒内可调。微波产生由脚踏开关控制,最好有自动关闭系统及报警器。

(2)操作方法。①常规插入内镜,调节内镜至适当位置。②从器械孔道插入微波同轴电缆或针状电极。如采用同轴电缆,则可按息肉大小、类型使其接触到息肉的表面或蒂部 2～5 mm 处,如采用针状天线则将其刺入息肉。③微波的辐射功率多选用 40～50 W,脉冲时间选择 3～20 秒,具体需根据操作者的经验而定。脉冲次数根据息肉大小而定,一般为 1～7 次,通常 2～4 次即可烧灼完毕。微波辐射后,可见胃肠蠕动立即明显减弱,组织表面呈现红色凝固斑或呈棕黑色。小息肉可立即消失,有蒂者可立即脱落。较大的息肉产生变形、变性、萎缩。对于大息肉可多次治疗,直至达到治疗目的。多枚息肉,亦可逐个治疗。术中应注意吸引,清除烟雾。④对于有蒂息肉,应力争回收。⑤术后处理同息肉电凝电切术。罕见出血或穿孔。出血可因组织凝固后与同轴电缆粘连,造成撕裂出血,应注意预防。因微波对深层组织无明显损伤,故不易发生穿孔。术后的溃疡按急性溃疡处理,多于 1 个月左右完全愈合。

3.其他方法

除上述方法,还可采用药物注射(如纯酒精)、冷冻法、激光烧灼法等治疗息肉,但这些方法的治疗效果并不满意,目前极少采用。

三、息肉的回收和术后处理

息肉摘除术后,要做全瘤病理学检查,对决定进一步随访和处理有很大价值。小于 0.5 cm 的息肉,一般用热活检钳灼除,故不存在息肉回收问题。如果息肉较小,可通过将其吸引至滤过装置来进行回收。较大息肉可用息肉抓持钳或网篮取出,亦可用圈套器代替。术后处理原则是预防并发症的发生。因摘除息肉的大小、形态不同,所残留溃疡面的大小也不一样,溃疡愈合长短时间不同,故不可生搬硬套,千篇一律,应在一般原则的基础上,具体情况具体对待。

各部位息肉切除的共同处理原则有以下几方面。

(1)术后一周避免剧烈运动,小息肉时间适当缩短,大息肉时间适当延长。

(2)术后禁食、卧床休息 6 小时。

(3)术后需按溃疡病处理,用药 2～4 周。

(4)术后 1～3 个月复查胃镜。

息肉切除术后随访原则:单发性息肉摘除后 1 年随诊检查 1 次,阴性者术后 3 年再随诊 1 次,再阴性者 5 年随诊 1 次即可。多发性息肉开始 6 个月随访检查 1 次,以后 2、3、5 年随访 1 次。凡随访检查时有息肉新生,则再次内镜下摘除,随访计划按上述方案重新开始。

四、各部位息肉切除特点

（一）食管

食管息肉的发病率较低，要注意与黏膜下间质瘤的鉴别，以避免造成穿孔。从解剖特点来看，食管无浆膜层，管壁较薄，如操作不当极易引起穿孔，且穿孔后可引起纵隔炎，后果严重。所以对食管息肉选择行内镜下摘除的适应证掌握要严格。有蒂型息肉各种大小均可，对于亚蒂型或有蒂型体积大于 2 cm 应相对禁忌。

术后禁食时间相对比胃息肉摘除要长，一般为 24 小时，然后进流质饮食 2～3 天，然后进半流质饮食 1 周左右。摘除后开始数天常有胸骨后疼痛或烧灼感，可服用氢氧化铝凝胶等药物。

（二）贲门部息肉

贲门息肉亦较少见，良性的贲门隆起大部分为炎性息肉，如发生在贲门切除术后的吻合口处，或见于反流性食管炎。对炎性息肉的处理不必过于积极，通常在治疗后会自行消失。在治疗时，由于贲门部血管丰富，较易出血，因而电凝要充分。对老龄患者，由于贲门部距心脏较近，要注意心脏并发症，有条件术中要有心电监护。

（三）胃息肉

在上消化道息肉中，以胃息肉最多。治疗前必须明确息肉的部位、数量与形态分型，并行病理检查明确病变的性质。治疗时要注意：①对Ⅰ型与Ⅲ～Ⅳ型息肉，尽量用圈套器械，以彻底摘除息肉。②对Ⅰ～Ⅱ型息肉则以电灼为主，息肉应尽量回收，送大体病理活检。③多发性息肉一次切除不宜太多，一般不超过 5 个息肉，以免黏膜创伤面积过大。

（四）十二指肠息肉

十二指肠的息肉相对少见，在诊断上，避免将十二指肠腺体增生误诊为息肉。更不应该将乳头或副乳头误诊为息肉，以免造成严重后果。由于十二指肠肠壁较薄，因而电切时使用的功率不应太大。

（韩岩智）

第六节　脑血管病的溶栓治疗

一、脑血管病的静脉溶栓治疗

（一）概述

急性缺血性卒中病因复杂，其临床预后主要有以下因素决定：血管闭塞的栓子来源（原位血栓形成、栓塞）及部位、缺血持续时间、神经功能障碍程度、开始治疗时间、血管再通时间、侧支循环的血流状态、缺血组织在细胞及基因水平的代谢改变及患者个体的全身状态和伴发疾病。

1.血管闭塞部位

急性缺血性脑卒中常归因于急性血栓栓塞所导致的血管闭塞，病变的部位各异。据文献报道，在急性缺血性脑卒中发病数小时内行颈部及全脑血管造影时，20%～25%的患者闭塞部位为大脑中动脉 M1 段，15%位于大脑中动脉 M2 段，10%位于颈内动脉的远侧段或颈内动脉"T"形闭塞,15%～20%位于颈内动脉近侧段,闭塞或严重狭窄,后者可发生栓子脱落导致颈内动脉远端闭塞,5%～10%位于椎-基底动脉系统。有20%～30%的急性缺血性卒中患者,虽然在临床上有神经功能缺损症状,但在DSA上却未发现相关血管闭塞。

动脉闭塞是个动态的过程,再通过程中栓子可以部分或完全溶解,也可以碎裂后向远端血管分支迁移。在PROACT Ⅱ研究中,20%的患者行全脑血管造影未发现相应的动脉闭塞病变,而在该研究的对照组,即在急性缺血性卒中起病6小时以内给予肝素治疗的患者中,18%的大脑中动脉M1-M2段闭塞病变部分再通。经颅多普勒证实对于起病6小时内的急性缺血性卒中未作溶栓及再通处理时,血管再通率约为15%。所以,急性全脑血管造影未发现动脉闭塞病变,不能排除之前存在的闭塞或穿支动脉闭塞。EMS及IMS研究中对血管造影未发现闭塞的患者作后期的影像随访时大多有脑梗死,但多为小灶深穿支动脉分布区的病变。

2.静脉内给予r-tPA治疗的血管再通效率

静脉给予r-tPA治疗后可行脑血管造影或经颅多普勒检查评价血管是否再通,但目前文献对再通率报道很不一致。在t-PA(ASSG)研究中,通过血管造影评价急性缺血性卒中患者,对于发现血管闭塞病变的患者在起病8小时内给予不同剂量的度替普酶,在1小时内输注完成后复查血管造影,结果显示大脑中动脉M1段闭塞静脉溶栓后再通率较低,且溶栓药物剂量与再通率无关。

在NINDS的剂量研究中,大脑中动脉闭塞患者接受静脉r-tPA治疗。研究将临床治疗效果作为血管再通的指标,但小剂量与大剂量r-tPA治疗效果无差别。在早期试验的18位患者中,均存在大脑中动脉闭塞,均存在大脑中动脉高密度征,这些患者在卒中发生后2天行脑血管造影,发现均存在大脑中动脉闭塞;这些结果提示静脉给予r-tPA治疗大血管病变的再通率低或者再通后发生血栓再形成。而在19位NIHSS评分低于10分的患者则多血管造影正常或存在血管远端分支的闭塞。这提示r-tPA治疗远端分支血管闭塞再通率高并能改善临床效果。

目前各中心在静脉溶栓治疗急性缺血性卒中后,以经颅多普勒证实的通畅率大约为70%。在输入r-tPA后1小时行脑血管造影报道的血管再通率与治疗后2～3小时以经颅多普勒证实的通畅率之间的差异提示r-tPA虽然半衰期只有5分钟,但却可能有持续的作用,可能的解释是血流动力学改善、结合在血栓中的药物可持续作用及上调内在的溶栓系统。但在起病后6小时,经颅多普勒报道的通畅率与动脉溶栓后血管造影报道的再通率相似。

血管再通是良好预后的基础,但充足的侧支循环同样重要。另一方面血管再通之后的再闭塞也可导致不良预后。NINDS研究中患者的治疗后临床加重率大约13%,与安慰剂组的结果相似。存在大脑中动脉高密度征、早期CT扫描存在低密度改变、高血糖及先前未行抗血小板治疗的患者早期加重更为常见。早期加重的患者中大约34%归因于血管再闭塞。

3.神经功能障碍与动脉闭塞部位的关系

神经功能评分不能完全反映脑动脉闭塞的缺血程度。有研究提示脑缺血范围并不与神经功能障碍程度完全相关。NIHSS评分是目前临床最常用的神经功能评分方法,但影响NIHSS评分的影响因素有很多,其中侧支循环的开放程度是影响结果的重要因素。

无神经功能障碍并不意味着不存在大的血管闭塞病变,如无症状的颈内动脉闭塞,而且存在神经功能障碍也不表示存在明显的大血管闭塞。但在急性血管闭塞时,急性神经功能障碍的存在的确与颅内血管闭塞的程度、范围以及脑血流之间存在相关性。NIHSS评分相对于其他评价手段快捷、可靠、可操作性强。

NINDS 的预试验发现神经功能障碍的程度与大脑中动脉 M1/M2 段闭塞相关,大脑中动脉高密度征提示大脑中动脉闭塞,存在大脑中动脉高密度征的 18 例患者的 NIHSS 评分在 10 分以上。在 PROACT Ⅱ 研究中,87％的 M1/M2 闭塞的患者的 NIHSS 评分超过 10 分。EMS 研究中,11 位无动脉闭塞病变的患者中 45％的患者的 NIHSS 评分低于 10 分,但所有 NIHSS 评分超过 14 分的患者均存在动脉闭塞性病变。另外优势半球梗死时可累及语言中枢,NIHSS 评分常更高。

尽管 NIHSS 评分与血管闭塞病变之间并非完全相关,但仍然具有很好的提示意义。NIHSS 评分超过 10 分的患者更适合溶栓治疗。

4.NIHSS 评分与治疗效果之间的关系

由于神经系统的再生能力差,所以决定神经功能预后的主要因素是原发的神经功能损伤程度。在 NINDS 预试验中,以治疗 3 个月后的 NIHSS 评分表示临床疗效,尤其伴有大脑中动脉高密度征的患者预后较差,其中 18 位患者只有 1 位恢复基线状态,但 NIHSS 评分低于 10 分的患者则临床效果更好,超过 50％的患者 NIHSS 评分恢复到 0～1 分。随后的 NINDS 试验证实了这些发现,NIHSS 评分低于 10 分的患者中 52％恢复正常(NIHSS 评分为 0～1 分),而安慰剂组只有 37％。r-tPA 对所有存在神经功能障碍的患者均有疗效,且神经功能障碍严重者的疗效更显著。NIHSS 评分超过 20 分的患者中,r-tPA 组神经功能评分恢复正常的比例是安慰剂组的 5.3 倍(8％ vs. 1.5％)。但 r-tPA 治疗伴随有死亡率增加,81 岁以下的患者中,NIHSS 评分超过 20 分患者的死亡率为 42％,安慰剂组为 33％;而在 NIHSS 评分低于 10 分的患者中,治疗组死亡率为 1％,而安慰剂组的死亡率为 6％。另外在 STARS 研究中,NIHSS 评分超过 10 分的患者其恢复的可能性减小了 75％,即基线的 NIHSS 评分每增加 5 分,神经功能恢复的可能性降低 22％。

另外 NIHSS 评分也可预测静脉 r-tPA 治疗后血管再通的可能性。在近期的研究中,血管完全再通患者的平均 NIHSS 评分低于未完全再通者。

5.溶栓开始时间与治疗效果之间的关系

缺血持续时间及程度与病变预后的关系已很明确。Zivin 等发现缺血持续 6 小时之后,100％的动物都会出现梗死的神经病理证据,并认为 88 分钟是神经病理损伤的半数致死时限。MRI 研究发现人类脑缺血 6 小时后 33％～75％的患者仍存在可挽救脑组织(DWI/PWI 不匹配)。

NINDS 研究发现溶栓治疗开始的时间与良好预后相关。尽管在起病后 90 分钟内接受治疗的患者的神经功能障碍更重,但与起病 90～180 分钟间接受治疗的患者相比,其获得良好预后的比值更高,分别为 2.11 和 1.69。进一步分析显示在起病最初 90 分钟内,治疗每延迟 20 分钟,获得良好预后的概率降低大约 20％,即每分钟降低 1％;所以早期治疗可获得更好的治疗效果。

(二)静脉溶栓治疗的适应证和禁忌证

急性缺血性脑卒中的急诊评价应基于神经功能评价、定位诊断以及多模态影像技术。由于缺血性脑卒中的基础病变复杂,溶栓前应当尽量完善相关辅助检查。

静脉溶栓的病例选择标准

1.纳入标准

(1)年龄 18～80 岁。

(2)临床明确诊断缺血性卒中,并且造成明确的神经功能障碍(4 分＜NIHSS 评分＜25 分)。

(3)症状开始出现至静脉干预时间＜4.5 小时。

(4)患者或家属对静脉溶栓的收益/风险知情同意。

2.排除标准

(1)CT 有明确的颅内出血证据。

(2)临床上怀疑为 SAH(无论 CT 有无阳性发现)。

(3)神经功能障碍非常轻微或迅速改善。

(4)此次卒中过程中有明确的痫性发作。

(5)既往有颅内出血史、动静脉畸形史或颅内动脉瘤史。

(6)最近 3 个月内有颅内手术史、严重的头部外伤史、卒中史。

(7)最近 21 天有消化道、泌尿系统等内脏器官的活动性出血史。

(8)最近 14 天内有外科手术史。

(9)明确的出血倾向(PLT＜100×10^9/L;48 小时内接受肝素治疗,且 APTT 高于正常上限;最近接受抗凝治疗,并且 INR＞正常的 1.5 倍)。

(10)血糖＜2.7 mmol/L。

(11)血压难以控制在 24.0/13.3 kPa(180/100 mmHg)以下。

(12)CT 显示低密度＞1/3MCA 区域(MCA 区脑梗死)。

(13)严重的心、肝、肾等重要脏器功能障碍。

(三)静脉溶栓治疗的方法和步骤

静脉溶栓前的具体处理方法和步骤如下。

(1)核实静脉溶栓的适应证和禁忌证,对患者进行神经功能评分。

(2)建立静脉通道。

(3)鼻导管吸氧(2～4 L/min)。

(4)床旁监测心电、血压、呼吸、脉搏、血氧饱和度。

(5)急诊头颅 CT 或 CTP/CTA,必要时行 MRI 检查(同时做好准备能随时对溶栓过程中出现头痛、恶心、呕吐、血压急剧增高、神经功能障碍加重者进行紧急头颅 CT 复查。溶栓后患者症状、体征明显改善或相对平稳,无明显恶化,可于溶栓后 24 小时行影像学复查)。

(6)溶栓前行血常规、凝血指标(PT,APTT,INR,TT,FIB)、D-二聚体、血糖、血脂、血小板凝聚功能、超敏 C 反应蛋白检查,必要时检查血型并做血交叉试验。

(7)根据上述标准选择溶栓药物,进行静脉溶栓干预(表 2-2)。溶栓期间,动态监测生命体征、神经功能变化及过敏征象。①持续监测生命体征。②神经功能监测:静脉溶栓最初 2 小时内,每次 15 分钟;随后 6 小时,每次 30 分钟;此后每次/60 分钟,直至 24 小时。③出、凝血指标等实验室指标监测。

表 2-2　目前静脉溶栓常用药物及用法

药物名称	剂量	用法
r-tPA	0.9 mg/kg,最大剂量 90 mg	总量的 10%于 1 分钟内静脉推入,其余剂量于 60 分钟内匀速静脉泵入
尿激酶	(5～15)×10^5 U	5×10^5 U 溶于 50 mL 生理盐水中,于 10 分钟内匀速静脉泵入。根据患者病情,可按上述方案再次追加 5×10^5 U,一般最大剂量为 15×10^5 U

(四)静脉溶栓的并发症和预防

制约静脉溶栓治疗急性缺血性卒中的两大因素是治疗时间窗及溶栓后颅内出血的风险。每个国家的医疗体制及法律体制都会影响医师是否接受某种有风险的治疗。

目前临床报道认为,缺血急性期血压增高可增加溶栓治疗患者颅内出血的风险,溶栓治疗都沿用 NINDS r-tPA 的选择标准:基础收缩压＜24.7 kPa(185 mmHg),舒张压＜14.7 kPa(110 mmHg),若需要严格降压方能达到此标准的患者也排除在外。由于目前主要的溶栓治疗临床试验中溶栓后出血的发病比例较小,而且大多制定血压的纳入标准,血压较高的患者被排除在外,所以很难得出明确的结论以证实血压升高与 r-tPA 治疗后的出血风险相关。NINDS r-tPA研究发现血压升高并非出血的危险因素,ECASS Ⅱ研究则认为血压是导致溶栓治疗出血风险增加的因素。目前通常认为基线或持续血压升高可能会增加溶栓治疗的出血风险;但严格遵守溶栓治疗选择的血压标准时,血压就不再是颅内出血的危险因素。

溶栓后出血是制约临床医师选择静脉溶栓治疗的一个重要因素。NINDS 研究报道的症状性颅内出血发生率为 6.4%,而其他临床报道的症状性颅内出血发生率为 1%～17%。由于不同研究所采用的症状性颅内出血的标准不同,导致出血发生率的统计差异,目前临床判断溶栓后颅内出血的主要依据:神经功能障碍严重程度和 CT 的缺血改变范围(如水肿等缺血性改变超过大脑中动脉供血区的 1/3)。溶栓后出血包括症状性颅内出血和非症状性颅内出血。症状性颅内出血普遍接受的定义是导致死亡和神经功能障碍加重(NIHSS 评分加重 4 分以上)的出血性改变。在影像学上既包括缺血病灶内的出血,也包括病灶远隔部位的出血。临床上发生症状性颅内出血的原因主要与违反 NINDS 的治疗标准和医疗机构不具备静脉溶栓治疗经验有关。

总之,临床工作中应严格遵循静脉溶栓的纳入和排除标准,同时在临床治疗指南基础上,根据具体的临床情况进行个体化治疗。

二、脑血管病的动脉溶栓治疗

(一)概述

动脉溶栓可以提高血栓局部的药物浓度,提高血栓再通率,减少溶栓药物用量,从而降低脑出血的发生率;血管造影可以清楚地观察血栓形成的部位及范围,观察脑侧支循环的状态,即刻评价溶栓治疗后血管再通情况。

1.动脉溶栓的时间窗

(1)前循环:NINDS 研究证实缺血性症状发生后 3 小时内应用 r-tPA 静脉溶栓治疗可获得良好的临床效果。但 ECASS-Ⅰ,ECASS-Ⅱ和 ATLANTIS(应用阿替普酶溶栓)均未发现时间窗延长后进行静脉溶栓治疗,患者仍能获益的现象。不过,最近发表的 ECASS-Ⅲ,证实在缺血性症状发作后 3～4.5 小时内实行静脉溶栓,虽然临床结果改善较小,但仍具有统计学意义,而且症状性颅内出血(ICH)发生率并未高于已报道的发病 3 小时内行静脉溶栓治疗的患者。PRO-ACT-Ⅱ试验证实大脑中动脉闭塞型卒中在症状发生后 6 小时内局部动脉溶栓治疗仍可使患者获益,且有统计学意义,同时与对照组相比,症状性颅内出血的发生率虽有升高,但并无统计学差异。还有研究发现局部动脉溶栓治疗可延长到卒中症状发生后 8 小时内开始同样安全有效。

基于多模式 MRI/CT 影像指导,以症状发作后 3～9 小时为治疗时间窗的去氨普酶剂量研究二期试验(DIAS-Ⅱ)证实脑血管再灌注率明显升高(高达 71.4%,对照组为 19.2%),且治疗组患者发病 90 天的临床预后更好(剂量 62.5 μg/kg 组为 13.3%,125 μg/kg 组为 60%,安慰剂组为

22.2%)。但之后的 DIAS 三期试验结果则让人失望。具体原因尚未分析。但该三期试验入院 NIHSS 评分中位数仅为 9 分而二期试验是 12 分；而 NINDS 试验，入院时 NIH-SS 评分中位数为 14 分；同样 PROACT 二期试验入院时 NIHSS 评分中位数为 17 分，由此提示临床预后较好的外周血管闭塞或腔隙性梗死患者入选的较多，因此安慰剂组的临床恢复也就较好，难以体现治疗组的疗效。

该小样本研究提示动脉溶栓治疗在多模态影像学指导下，通过对缺血半暗带进行个体化评估，对症状出现后 6～9 小时为治疗时间窗的患者进行干预，仍可能获得良好的临床疗效。期待关于应用多模式卒中影像技术来扩大动脉溶栓治疗时间窗的更多试验结果。

(2)后循环：血管造影证实后循环的卒中患者按照严格内科治疗(包括抗凝治疗在内)，仍有接近 90% 的死亡率，如何改善其预后一直是临床研究的重点。因此一般认为后循环治疗时间窗的限制不如前循环要求严格。

动脉溶栓成功治疗后循环缺血性卒中的关键基于多种因素，包括临床状态、血管闭塞原因(动脉血栓形成或栓子脱落)、治疗时间和血管再通成功率。随着早期治疗的积极推动，大多动脉溶栓研究证实血管再通能获得有效的治疗结果。

尽管如此，在卒中症状发生后尽早进行动脉溶栓治疗，仍是急性后循环性缺血性卒中获得成功的最重要因素。如果动脉溶栓在症状发生后 6 小时内开始，死亡率为 52%，预后良好率 36%。症状发作 6 小时后动脉溶栓治疗的死亡率升高至 70%，预后良好率降低至仅为 7%。并且，治疗开始较晚症状性颅内出血的概率也会增加。Cross 等人报道 2 例在症状发作后 72 小时和 79 小时开始治疗的患者得到良好神经功能结局，这些病例可能反映慢性阶段有充足侧支循环代偿维持足够血供。因此良好的侧支循环可以显著延长缺血半暗带的存活时间，为动脉溶栓提供更长的治疗时间窗。同样通过多模式影像学评估缺血半暗带，对动脉溶栓进行个体化指导，是将来发展的方向。

2.动静脉联合溶栓

临床上，静脉溶栓的优势是简单易行，给药迅速，减少时间延迟，但内在的缺点则是该方法为全身给药，局部的血药浓度低，所以局部的治疗效果和全身血药浓度增加的风险难以兼顾。动脉溶栓的优势则是在病变局部可达到更高的血药浓度，而不增加全身循环内的血药浓度，能直接发现闭塞的血管，评估侧支循环状况，可以很方便与机械碎栓及急诊血管内成形等技术联合，提高闭塞血管再通率，从而提高治疗效果。但其在实施上对设备和人员的依赖较大，需要专业的神经介入手术室及全脑血管造影机，因为术前准备及导管到位需更多的时间，从而减少缺血脑组织急救的机会。现在逐渐认识到两种方法的各自优势，因此在临床上可以把两种方式结合应用，一方面不延长溶栓治疗的时间窗，另一方面可以提高闭塞血管的再通率，改善整体的治疗效果。

3.动脉溶栓联合区域性亚低温保护技术

动脉溶栓相对于静脉溶栓虽然血管再通率明显提升，但有研究发现，其远期预后与静脉溶栓相比却并无显著改善。为了进一步提高动脉溶栓疗效，尝试与其他神经保护措施联合应用，降低溶栓后脑出血、脑梗死等并发症的发生率。既往临床试验结果表明，针对单一靶点和环节的保护措施疗效有限。而亚低温对缺血损伤的多个环节都能产生保护作用，显示了对神经血管保护的光明前景。

(二)动脉溶栓的适应证和禁忌证

1.动脉溶栓治疗纳入标准

(1)临床标准:①在临床工作中,年龄因素不作为患者入选的绝对标准。②急性缺血性卒中动脉溶栓治疗时间窗,前循环为 6 小时,后循环为 8～12 小时,后循环进展性卒中机械性取栓的时间窗可控制在 3 天以内。③急性起病,有与病变血管相应的临床症状和局灶神经功能体征。④4 分＜NIHSS 评分＜24 分。⑤CT 排除脑出血。⑥CT 或 MR 提示有缺血半暗带存在。

(2)血管造影标准:证实有与临床神经系统症状体征一致的血管闭塞。

2.动脉溶栓排除标准

(1)临床标准:①溶栓前神经系统症状体征已明显好转。②严重的神经系统损害(NIHSS 25～30 分)。③发病后迅速昏迷的患者(后循环病变除外)。④先前 3 周内有卒中病史。⑤卒中起病时癫痫发作。⑥对颅内动脉瘤或动静脉畸形做介入治疗时发生卒中。⑦已知颅内出血史、肿瘤和/或蛛网膜下腔出血史。⑧已知颅内动脉瘤、动静脉畸形,有或无相关出血。⑨怀疑细菌性栓塞。⑩怀疑近期急性心肌梗死并伴心包炎。⑪近期(10～30 天内)手术、实质脏器活检、外伤。⑫已知活动期炎性肠病、溃疡性结肠炎、憩室炎。⑬任何活动性或近期(10～30 天内)出血;对于年轻女性应询问月经情况。⑭已知伴有遗传性或获得性出血素质,如活化部分凝血活酶时间或凝血酶原时间延长,未治疗的凝血因子缺乏。⑮实验室化验发现,血小板计数低于 $100×10^9$/L,血细胞比容低于 25%,或国际标准化比率(INR)超过 1.7。接受华法林的患者,其凝血活酶时间小于正常上限的 1.5 倍。⑯先前 30 天内有妊娠、哺乳、或分娩。⑰已知对造影剂过敏。⑱其他不宜采用纤溶治疗的情形,如淀粉样变性等。⑲难以控制的高血压:间隔 10 分钟以上的 3 次独立测量,收缩压均超过 24.0 kPa(180 mmHg),或舒张压均超过 13.3 kPa(100 mmHg)。

(2)CT/MRI 的排除标准:①CT 或 MRI 上与临床一致的任何部位、任何程度的出血表现。②大面积脑梗死导致中线移位的明显占位效应。③CT 上脑实质低密度改变或脑沟消失的范围超过大脑中动脉供血区或怀疑梗死区域的 1/3。④在 MRI 弥散和灌注成像显示缺血半暗带消失者。⑤蛛网膜下腔出血。⑥发现颅内肿瘤(偶然发现的小脑膜瘤除外)。

(3)血管造影排除标准:①可疑颈动脉夹层。②其他非动脉粥样硬化性血管病变。

由于动脉溶栓在急性缺血性卒中的急诊治疗中的作用仍未统一,而且该方法仍然伴有脑内出血的并发症,故上述所有病例选择的标准都不是绝对的,在临床应用中应详细、谨慎地评价患者所发作卒中的特点、伴发的全身基础病变、急诊血管检查的结果。即使伴有其他不适宜溶栓治疗时,亦应尽可能在时间窗内重建血流,挽救脑组织。此种棘手情形时,更应积极仔细随病情变化调整动脉溶栓药物的剂量或合用机械碎栓及血管成形术。

(三)术前准备

(1)进一步明确诊断:病史、症状、体征及影像学检查综合评估。

(2)完善相关实验室检查。

(3)再次核实动脉溶栓的适应证和禁忌证,对患者进行神经功能评分。

(4)签订委托书、手术知情同意书等相关文书。

(5)导管室一般准备:双侧腹股沟区备皮、留置导尿管、吸氧、生命体征监测,以及建立静脉通道等。

(6)动脉溶栓相关材料准备 包括常规脑血管造影材料、溶栓及抗血小板等药物、微导管、微导丝以及可能的机械碎栓材料。

(7)躁动不安或意识障碍的患者需全麻,应通知麻醉医师做好麻醉准备。

(四)基本技术

一般取右侧股动脉为穿刺部位,置 6~8F 动脉鞘,在血管穿刺成功后可给予肝素 3 000~5 000 U,并以 1 000 U/h 追加。术中监测凝血功能可增加操作的安全性,通常将激活全血凝血时间(ACT)延长到 250 秒左右,以 5F 造影导管行全脑血管造影检查。

根据术前神经功能检查推断发生闭塞的血管部位,优先行该动脉造影检查。在发现闭塞血管之后应迅速行其余血管的造影检查,以发现其他血管的闭塞并评价侧支循环的状况。应行双侧椎动脉造影,有利于发现单侧发育不良。对于发现血管闭塞应根据狭窄近端或远端的血管直径测量闭塞程度。

发现血管闭塞部位后,选用 6~8F 导引导管,在超滑导丝引导下将其置于颈总动脉或椎动脉内,然后选用微导管(如 FasTracker-10/18)在微导丝引导下小心穿过闭塞血管处,手推造影评价血管闭塞处以远的血管状态。若能通过闭塞处,则通过微导管手推尿激酶,然后将微导管撤至血管闭塞部位近端,再次手推尿激酶,然后以每分钟 $1×10^4$ U 注入。每隔 15 分钟复查造影判断血栓溶解情况,若血栓部分溶解,则向前推进微导管使之接近血栓。若微导管无法通过血栓则在血栓近端尽可能接近血栓处泵入尿激酶。

在出现下列情况时考虑停止溶栓:①血管再通;②血管造影发现造影剂外渗;③溶栓药物达最大用量,如尿激酶的通常最大用量为 $10×10^5$ U;④在溶栓药物的用量已接近最大剂量,但血管闭塞程度无明显改善,可考虑机械碎栓或血管成形治疗。

(五)各部位血管闭塞溶栓方法

1.前循环动脉溶栓操作方法

(1)颈内动脉分支闭塞:大脑中动脉和大脑前动脉闭塞,溶栓治疗的程序和操作基本类似。肝素化状态下,通过导引导丝谨慎将 5F 或 6F 指引导管置于同侧颈内动脉颅底段。采用同轴导管技术,在路图(Road map)下,将微导丝如 Transent-14(Boston Company)和微导管如 Prowler-14(Boston Company)谨慎穿过血栓。使用 1 mL 注射器,手推造影剂造影证实血管闭塞部位、血栓长度和远端血管分支的通畅情况。证实远端分支通畅后,以 1 每分钟 $1×10^4$ U 的速度泵入尿激酶。每泵入 $10×10^4$ U 尿激酶,手推造影剂造影,观察血栓溶解情况。随着血栓逐渐溶解,后退微导管,继续溶栓;重复上述操作,直至血栓全部溶解,血管再通。对于使用 $30×10^4$ U 尿激酶后,造影显示血栓无溶解迹象的患者,提示动脉粥样硬化狭窄基础上的血栓形成或栓塞。将微导管头端置于血栓近端溶栓。当血管造影证实血栓溶解,残留局限性狭窄时,考虑急性球囊扩张血管成形或急诊血管内支架植入治疗。血管主干通畅后,造影观察远端分支通畅情况。重点观察动静脉循环时间,尤其是造影剂静脉排空情况。局部脑组织染色浅淡和动静脉排空时间延迟(>9 秒)的患者,是血栓形成累及小血管所致,如过早停止溶栓可能无法恢复脑组织的正常灌注,需继续在局部以 4 000~10 000 U/h 的速度泵入尿激酶溶栓,直到造影影像恢复正常。通常尿激酶总量控制在 $10×10^5$ U 以内。

大血管内血栓形成患者,随着溶栓进程,血栓脱落随血流造成远端动脉分支的阻塞,需在微导丝导引下,超选择性将微导管置于血栓内溶栓,直至血栓完全溶解。

血管内对溶栓不敏感的局限性不规则充盈缺损常提示栓子(动脉粥样硬化斑块或心源性栓子)的存在。根据闭塞血管的管径,采用 1.25~2 mm 直径微球囊,对栓子进行缓慢挤压,常能获得主干的血流通畅。栓子向血管远端移位，造成 M3 段以远血管分支不完全闭塞时，不强调进一步超选择性溶栓和球囊扩张压迫处理，严格肝素抗凝或抗血小板聚集治疗即可。

（2）颈内动脉近端主干闭塞：颈内动脉近端主干闭塞时，需先对全脑血管造影进行全面分析，观察前、后交通开放和大脑后动脉软膜血管代偿情况，了解局部脑组织缺血程度。对于前或后交通动脉开放，颈内动脉远端分支血流灌注较好患者，通过代偿供血动脉（对侧颈内动脉或椎动脉）灌注（30～50）×10⁴ U 尿激酶，常能改善神经功能症状，不增加颅内出血风险。对于前后交通未开放，且无明显软膜血管代偿患者，由于患侧半球脑组织处于严重缺血状态，临床症状逐渐加重，即为进展性脑梗死，威胁患者生命的可能性很大。此时，应积极干预，尽量恢复缺血脑组织血流，使脑组织的缺血损伤降到最低程度。

由于颈外动脉与颈内动脉存在广泛的血管沟通，单纯颈内动脉近端闭塞时，绝大部分患者通过眼动脉向颈内动脉颅内段供血，造影常发现眼动脉开口以远的颈内动脉显影。单纯颈内动脉近端闭塞常提示发生在颈内动脉高度狭窄基础上的突然闭塞。因此，需将 8F 或 6F 导引导管置于患侧颈总动脉远端，使用 0.035 英寸泥鳅导丝缓慢通过颈内动脉残端，探寻潜在的颈内动脉管腔。探寻成功后，将 5F 单弯导管轻柔通过狭窄段置于颈内动脉中段。缓慢、低压手推造影剂证实中段和远段通畅后，首先使用 10 mL 注射器抽吸未完全凝固的血液，然后以每小时 1×10⁴ U 泵入尿激酶（10～50）×10⁴ U，造影证实管腔通畅后停止溶栓。颈内动脉近端残余重度狭窄的患者，在征得患者或家属同意后急诊行支架血管成形治疗。证实颈动脉通畅后，即刻降低血压至基础血压的 80％。同时，造影观察颅内血管分支闭塞情况。如果残留大脑中动脉或前动脉分支闭塞，将导管置于颈内动脉以每小时 1×10⁴ U 泵入尿激酶（20～30）×10⁴ U。溶栓结束后，入神经科重症监护室继续对症支持治疗。

2.后循环动脉溶栓操作方法

椎-基底动脉血流量占全脑血流的 20％，供应脑干、丘脑和小脑等重要结构，椎-基底动脉急性闭塞保守治疗的重残率和死亡率超过 90％。由于直接供应重要的生命中枢和解剖学（基底动脉直径较椎动脉宽）及血流动力学特点，椎动脉发生心源性栓塞的发生率很低，低于 10％。栓子一旦进入椎动脉，常先栓塞基底动脉尖部，形成基底动脉尖综合征。随着时间延长，栓子周围血栓形成，并逐渐向近端扩展，梗死范围逐渐扩大，直至基底动脉全程不显影。

椎动脉闭塞患者，需要分析血管造影，进行残余血流评价，评估的核心是血管闭塞对远端基底动脉残余血流的影响程度。主要考虑下列问题：是否累及双侧椎动脉？后交通动脉开放代偿情况？颈部动脉肌支代偿性向颅内供血情况？对基底动脉血流影响的程度？是否累及基底动脉，导致闭塞？

椎动脉闭塞累及基底动脉主干患者需溶栓治疗；双侧椎动脉闭塞，但未累及基底动脉，且基底动脉血流代偿良好，神经功能症状轻微患者，可不考虑溶栓治疗。双侧椎动脉闭塞，未累及基底动脉，但基底动脉血流代偿不良，神经功能症状障碍明显患者需要进行溶栓治疗。优势椎动脉闭塞，影响基底动脉血流供应患者需急诊溶栓治疗。非优势侧椎动脉闭塞，合并优势侧椎动脉重度狭窄患者，行急诊血管成形治疗即可，无须溶栓治疗。绝大部分为动脉重度狭窄基础上的血栓形成。因此，将椎动脉造影管置于椎动脉近端以每小时 1×10⁴ U 泵入尿激酶选择性溶栓，通常溶栓效果很好。在灌注尿激酶总量超过 5×10⁴ U，椎动脉仍未开通患者，提示远段动脉狭窄的可能，需使用微导管行接触性溶栓，证实局限性狭窄的患者行急诊血管成形术。

基底动脉血栓累及一侧椎动脉患者，通过置于椎动脉近端的造影导管泵入尿激酶，从血栓近端向远端溶栓。先溶解椎动脉内血栓。一旦椎动脉血栓溶解后,应采用超选择性微导管技术进行血栓远端造影,证实基底动脉远端管腔和分支通畅后,自血栓远端向近端溶栓,直至基底动脉主干通畅。部分残留基底动脉重度狭窄患者,可考虑行急诊血管成形术。

3.造影阴性的 TIA 病例

有 20%～30%的急性缺血性卒中患者,虽然在临床上有神经功能缺损症状,但在 DSA 上却未发现相关血管闭塞(WADO)。

(1)WADO 的原因:临床上 WADO 常有确切的神经功能缺损症状,原因可能主要有以下 2 种。①DSA 无法分辨的微小血管闭塞。②血栓自发溶解,闭塞血管出现自发再通(SR),但脑组织已发生不可逆的缺血损伤。由于分辨率的限制,深穿支等微小血管的闭塞在 DSA 上无法准确判定。深穿支为终末动脉,侧支循环代偿通常较差,闭塞导致的缺血损伤一般出现较早。这些微小动脉的闭塞很可能是 WADO 所致腔隙性脑梗死的常见原因。皮层支小血管闭塞在 DSA 上有时也不易发现,但由于软脑膜血管的丰富代偿,患者症状多较轻微。SR 是一种比较常见的临床现象。一般情况下,脑栓塞比血栓形成更容易发生 SR,而远端血管通常较近端血管的 SR 发生率高。

(2)WADO 与脑梗死:尽管血管造影未见脑动脉闭塞,脑组织仍然可能会出现新的梗死灶,并且这些梗死灶通常较小。Derex 等研究中,起病 4 小时内造影未见动脉闭塞的 10 例急性缺血性卒中患者中,8 例 CT 或 MRI 发现新的梗死灶,发病 72 小时脑梗死体积中位数为 2.4 cm³(范围 10～30 cm³)。Slivka 等也探讨了造影正常脑卒中患者的影像学预后,21 例起病 6 小时内造影正常的急性缺血性卒中患者,在起病 24 小时或更长时间行脑 CT 或 MRI 检查,结果有 15 例(71%)发现新梗死灶,其中皮层梗死 7 例,皮层下梗死 8 例(5 例为直径≤1.5 cm 的单发病灶)。那些皮层下梗死的特点是病灶较小,且常为单发,多为深穿支闭塞所致。Shah 等进行了一项荟萃分析,评价 DSA 上未见血管闭塞的急性缺血性卒中患者的临床和影像学预后。81 例患者均未行静脉或动脉溶栓治疗,平均年龄 63 岁,基线 NIHSS 评分中位数为 8 分(2～25 分),其中有 62 例(76%)患者 24～72 小时 CT 或 MRI 检出脑梗死。统计分析显示,男性、年龄＞65 岁及基线 NIHSS 评分≥10 分的患者有较高的发生脑梗死风险。

(3)WADO 患者的预后:与造影证实有大血管闭塞的急性缺血性卒中患者比较,WADO 患者的自然预后通常相对较好。PROACT Ⅱ试验中,存在动脉闭塞但未予溶栓者仅有 25%患者预后良好(mRS 评分 0～2 分),而造影阴性者则有 59%患者预后良好。Arnold 等研究中,旨在动脉溶栓而行脑血管造影的 283 例患者,其中有 28 例(10%)未见动脉闭塞,基线 NIHSS 评分中位数为 7 分(4～25 分),起病至动脉造影时间 115～315 分钟,平均 226 分钟。这些患者均未行溶栓治疗,结果 21 例(75%)患者预后良好(3 个月后 mRS 评分≤分),6 例(21%)预后差(mRS 评分 3 或 4 分),1 例(4%)死于心肌梗死。

并非所有的学者都对 WADO 患者的自然预后持乐观态度。Qureshi 等对 17 例造影未见动脉闭塞患者未采用溶栓治疗,前循环和后循环相关症状分别占 76%和 18%,余 6%难以定位。结果随访 mRS 评分 0 或 1 分者 11 例,3 分者 1 例,4 分者 2 例,5 分者 2 例,死亡 1 例。4 例脑桥梗死患者中有 3 例死亡或严重致残。研究者认为,尽管报道中血管造影未见闭塞患者的预后似乎好于造影有血管闭塞者,但仍有 1/3 以上的患者死亡或致残,造影未见闭塞患者的预后并不总是"良性的",尤其当脑干受累时预后更差。可以肯定的是,DSA 上难以发现的微小血管的闭塞也常致脑梗死,如果累及关键部位,也将会出现严重的神经功能缺损症状,其远期预后并不比其他非腔隙性脑卒中更好。人们已经尝试使用血小板糖蛋白Ⅱb/Ⅲa抑制剂、亚低温、升高血压促进侧支循环等方法,但是效果差强人意。

(4)WADO与动脉溶栓:目前为止,对WADO患者是否可行动脉溶栓治疗还没有共识。一些学者认为对WADO患者应尽量避免使用动脉溶栓治疗,理由是即使不溶栓,这些患者预后通常也较好,而且溶栓会增加颅内出血风险,而获益较少。

Steinke等研究显示,小血管病变导致腔隙性脑卒中是引起运动功能缺损逐渐进展的主要原因,这可能是小的深穿支动脉逐渐闭塞所致。研究表明,这些微小血管急性闭塞的腔隙性梗死也可能从溶栓中受益。NINDS试验的亚组分析显示,所有卒中亚型均能从溶栓治疗中受益,其中也包括根据TOAST分型标准小动脉闭塞性卒中或腔隙性脑卒中。既然在静脉溶栓试验中并未排除那些微小血管闭塞的患者,并且可以使其受益,那么,对闭塞血管具有更好的针对性、对溶栓药物剂量需求相对较低的动脉溶栓,理论上也适合于小血管闭塞患者,甚至可能更具优势。此外,SR也并不等于组织再灌注,当大血管内栓子自发溶解时,栓子碎片可阻塞远端微小血管,使脑组织缺血进行性加重。此时,溶栓治疗或可有助于及时恢复灌注,避免脑组织发生更严重的梗死。动脉溶栓也许不应该将SR完全排除在外。

问题的关键在于WADO患者是否存在可挽救的缺血脑组织。临床上常使用磁共振弥散加权成像(DWI)、灌注加权成像(PWI)确定可逆性缺血区,即"半暗带"的存在。Schellinger等研究了脑卒中患者起病6小时内DWI、PWI及MRA。MRA显示颅内血管正常的8例患者中仅有1例患者PWI/DWI不相匹配。这一结论并不意味着WADO患者很少有"半暗带"的存在。那些微小血管闭塞所累及的组织范围通常较小,而MRI分辨率有限,加之检查耗时较长、患者有时不能配合或有使用对比剂禁忌证等诸多原因,PWI/DWI作为一种判定"半暗带"存在的技术,在临床实际应用中受到一定限制。

因此,对WADO患者,也许应该有选择地进行溶栓治疗。如何在更准确的影像学指导下,确定哪些患者可能从溶栓中受益,还有很长的路要走。在首都医科大学宣武医院对于这部分患者,也存在较大的争议,常规的做法是给予动脉内少量尿激酶(UK约30×10^4U),一方面是希望能打开造影未见的小血管闭塞,这样可使部分患者获益,另一方面,因为尿激酶用量较小,脑出血等溶栓并发症的发生率也较小。WADO是否需要动脉溶栓治疗有待大样本随机对照研究进一步证实。

4.特殊部位(CTO)的溶栓治疗

这种类型患者常在颈内动脉末端重度狭窄基础上突然闭塞或巨大血栓脱落所致。血栓一直向远端延伸,累及大脑前动脉A1段、大脑中动脉M1段、脉络膜前动脉和后交通动脉;血栓向近端延伸,累及颈内动脉全程,形成所谓的T形闭塞(CTO)。这样大多数的侧支循环通路被阻断,包括Willis环、眼动脉以及软膜的吻合。对于这类患者,单纯药物不论是静脉还是动脉溶栓效果都很差。Jansen等报道了一组32例CTO的患者,经动脉内或静脉内溶栓治疗后疗效不佳,84%的患者预后较差,死亡率53%;Kucinski等报道一组19例患者,47%的患者死亡;Zeumer等报道一组8例接受动脉溶栓的患者全部死亡;Touho等报道6例患者,4例再通,67%的患者预后较差,33%的死亡率;Ernst报道的5例患者通过动脉和静脉溶栓疗效较好,4例再通的患者全部存活,预后良好。分析其结果可能在于溶栓很及时有关,该组患者接受治疗的平均时间是3.3小时。Song等报告2例使用球囊扩张后完全再通,2例存活,但遗留有神经功能障碍。Rabinstein报道1例在早期(3小时之内,25 mg t-PA)接受动脉内溶栓治疗完全再通且预后良好。

5.机械取栓技术

对于某些类型的脑动脉闭塞,如颈动脉的 T 型闭塞、大脑中动脉 M1 段闭塞、后循环常见的粥样硬化斑块导致的血管闭塞,单纯的经动脉内药物溶栓,血管再通率较低。最近几年,研发出来了多种机械取栓装置提高了经动脉内介入溶栓疗法的效果。经动脉机械性血栓清除,治疗急性缺血性卒中具有以下优点:可减少甚至不使用溶栓药,从而降低颅内出血风险;治疗时间窗可能延长;使血栓碎裂,增加溶栓药接触面积,加速溶栓;直接清除血栓,加速血管再通。缺点和风险是:将机械装置置于病变部位有一定的技术难度,需经专门训练;潜在的血管损伤风险(血管痉挛、血管夹层分离、穿孔甚至破裂);破碎后的栓子阻塞远端血管。与患者的获益相比,这些风险尚可接受。目前,美国 FDA 已批准 Merci 取栓器(2004 年)和 Penumbra 系统(2008 年)用于急性缺血性卒中的治疗。

(1)Merci 取栓器:Merci 系统由头端呈螺旋环状的柔软取栓导丝与 Merci 微导管,以及 8～9F 球囊导引导管组成,已有 3 代产品(X、L 和 V 系列)问世。该装置通过 2.4F 微导管

(14X 或 18L)输送,还可配合 4.3F 同轴导管,增强输送和血栓抽吸能力。脑血栓机械取栓(MERCI)试验和 Multi-MERCI 试验显示,该系统的临床疗效良好。Josephson 等对 Merci 取栓试验与动脉溶栓试验进行比较认为,Merci 取栓器与尿激酶原动脉溶栓治疗之间的良好转归率和病死率均无显著差异,两者均为急性缺血性卒中的合理治疗选择。

(2)Penumbra 系统:由不同规格的抽吸微导管、近头端梭形膨大的分离器及抽吸泵构成,不同规格分别适用于不同部位的脑血栓。该装置主要通过以下方式达到血栓清除作用:通过抽吸微导管对血栓挤压和抽吸;分离器捣碎血栓并防止堵塞微导管;应用球囊导引导管阻断血流后,直接拉出血栓。

(3)Solitaire 取栓装置:一种柱状金属网笼,张开后可从多点吸住栓子,便于取出且可降低症状性颅内出血风险。Merci 装置是一种开瓶器样线圈,可有效释放动脉壁压力,"但有松开而吸不住栓子的趋势"。SWIFT(SOLITAIRE-FR 用于血栓切除术)的研究原计划随机入组 200 例缺血性卒中患者,但开展 18 个月后,数据安全性监测委员会叫停了这项已招募 144 例患者的研究,理由是 SOLITAIRE-FR 修复装置与 Merci 装置相比具有压倒性收益优势。

(4)其他机械性血栓清除装置:Neuronet 是一种微导丝连接激光切割镍钛网篮的取栓装置,主要靠远端封闭的自膨式镍钛网篮捕获血栓。Mayer 等应用该装置成功治疗了 1 例急性基底动脉血栓形成患者。Brekenfeld 等在动物模型中比较该装置与 Merci 取栓器的治疗效率,结果发现二者的血管再通率分别为 70% 和 90%。

Phenox 取栓器主要由头端带有呈锥形分布垂直硬质聚酰胺微丝的微导丝构成,与 0.021 或 0.027 英寸微导管配合应用。Henkes 等首次报道了该装置成功应用于颅内血管的临床病例。2006 年,欧洲批准 Phenox 取栓器应用于急性缺血性卒中的治疗。第 2 代 Phenox 在原有基础上加装了镍钛合金网篮,Liebig 等应用该装置治疗 45 例急性缺血性卒中患者,血管再通率为56.3%。

Alligator 取栓装置主要由在头端连接含 4 个金属钩小捕获爪的 0.016 英寸微导丝构成,配合 0.21 英寸微导管使用。最早设计用于捕获移位的弹簧圈。Kerber 等应用该装置成功治疗了 6 例大脑中动脉急性血栓形成,效果良好。

In-time 取栓器由 4～6 个可弓形打开套环和头端 3 cm 可塑性的微导丝组成,配合 3F 微导

管使用。Veznedaroglu 等报道了其在 1 例溶栓和球囊成形疗效不佳的大脑中动脉血栓形成患者中的成功应用。

F.A.S.T.Funnel 导管在远端应用漏斗形阻塞装置配合抽吸装置使用,主要应用于外周血管血栓清除。一种更小的可应用于脑血管的该装置正在研制之中。

血管内光声血管再通导管(EPAR)是一种基于激光技术的机械碎栓装置,主要通过将光能转换为声能,在光纤头端产生微气泡从而达到乳化血栓的作用。Bedis 等应用 EPAR 治疗 34 例患者的初步结果显示,完全血管再通率达 61%,但有 1 例因血管破裂死亡,2 例发生有症状脑出血。

(5)超声促溶栓装置:研究显示,低频超声可增强急性缺血性卒中溶栓药物的溶栓作用。Alexmdrov 等对 126 例患者应用 2 MHz 经颅多普勒(TCD)增强 r-tPA 静脉溶栓的疗效进行了评价,证实持续 2 MHz TCD 检测可提高血管再通率,但不能改善患者的预后。另外,单独应用持续 2 MHz TCD 监测可通过增强内源性 tPA 作用,提高血管自发性再通的概率。EKOS 导管是一种头端可发射超声波的动脉溶栓药物输送导管,在药物输送过程中头端可产生 1.7~2.1 MHz 超声,从而加速血栓溶解。超声微气泡在超声监测下的震动可达到增加血栓与溶栓药物接触以及增强内源性溶栓的作用。

(6)存在的问题与展望:虽然已有机械取栓装置可用于血管再通治疗,但从相关临床试验结果来看,它们并不能显著改善急性缺血性卒中的预后。一个重要原因是,即使颅内大血管能够及时再通,也并不能完全阻止脑微循环内的继发性血栓沉积及血管再通伴随的再灌注损伤等。同时,虽然血管再通是急性缺血性卒中最重要的治疗靶点之一,因为它的确能够改善临床转归。但也应该认识到,必须在特定的时间窗内实现血管再通才能挽救半暗带组织,操作的安全性也必须在能够接受的范围内(既不增加出血性转化,又保证血管的完整性)。因此应当采用更广泛的神经影像学检查以确定是否存在半暗带以及半暗带的范围。很显然,如果不存在可以挽救的半暗带,任何治疗都可能毫无意义。将来需要不断对不同个体患者的动脉和脑组织情况进行全面评价,以便进行个体化的治疗。

因此,机械取栓装置的问世为急性缺血性卒中提供了一种全新的治疗手段,高血管再通率无疑是这种治疗方法的最大优势。在理论上,及时有效地实现血管再通是急性缺血性卒中治疗获得成功的重要前提,但遗憾的是,这种高血管再通率并未转化为神经功能转归的显著改善。实现血管再通未必总能带来再灌注,而缺乏血管再通也未必不能恢复再灌注。因此,主要闭塞动脉的血管再通或许是技术成功的标志,但这种血管再通对临床转归的积极影响始终离不开闭塞动脉下游血管的充分再灌注。根据对血管再通、再灌注与卒中后功能转归之间相关性的理解,应该从工艺水平上完善现有的血管内装置,以避免血管再通后下游血管出现无复流现象。

6.动脉溶栓联合血管成形术

(1)治疗依据:急性缺血性卒中的神经功能障碍基础在于血流中断,所以重建血流是挽救半暗带组织的根本措施。血管成形治疗需要行血管造影检查,导管及其他治疗设备到达病变部位需要时间,所以不可避免的伴有时间延迟,但在急性缺血性卒中急诊治疗中,血管内成形治疗的理论基础在于:①溶栓治疗(静脉内或动脉内)对血管内粥样硬化斑块导致的高度狭窄治疗效果欠佳。血管的直径减小 70% 以上即可导致远端血流减少,在血流动力学改变时,可出现 TIA 或急性缺血性卒中。此类病变可在斑块表面出现少量血栓,尤其是斑块形成溃疡时,药物溶栓后仍残留高度狭窄,此时需行血管成形治疗。②对于栓塞性病变,尤其是慢性钙化的栓子,药物溶栓需时较长,且溶解血栓效果不佳。对于此类病变,应用球囊成形可挤碎血栓,减少血管再通所需时间,此种治疗可视为机械碎栓方式。③血管成形治疗可减少溶栓药物的剂量,从而可减少溶栓后出血的发生率。已知 r-tPA 可增加缺血脑组织基质金属蛋白酶表达,加重血-脑屏障破坏,从而是溶栓治疗后脑出血的危险因素。血管成形治疗可减少溶栓药物的剂量或者单独应用即可重建血流,理论上可减少出血的发生率。④血管成形治疗可改善血管再通的成功率。目前 PROACT Ⅱ研究所报道的动脉内溶栓的血管再通率为 66%,血管成形或支架成形可使再通成功率提高到 79%。⑤理论上血管成形治疗可延长急性缺血性卒中血流重建的时间窗。急性缺血性卒中血流重建的最大风险就是脑出血,目前药物溶栓的时间窗是起病后 3～4.5 小时,动脉溶栓可延长时间窗至病后 6～8 小时,而血管成形治疗减少了溶栓药物的使用,所以其时间窗可至病后 8 小时以上。导致溶栓后出血的风险主要是卒中严重程度,所以急性期内血管成形治疗的适应证与药物溶栓相似,主要基于卒中严重度评价及早期影像学检查;对于治疗时间窗尚无定论。

目前血管内支架成形术已被广泛用于急性心肌梗死的血管再通治疗,但对于急性缺血性卒中尚无远期疗效结果,虽然早期病例报告显示血管成形可提高血管再通的成功率,但应当在严格的患者评价的基础上应用。

(2)推荐的急性缺血性卒中血管成形治疗的适应证与禁忌证:①适应证包括血管造影检查显示血管高度狭窄者(>70%);栓子经药物溶栓改善不明显者;因缺血时间较长、手术等出血风险不宜应用溶栓药物者;颈部放射治疗或肌纤维发育不良导致的血管狭窄。②相对禁忌证包括急诊 CT 检查提示严重的早期缺血征象者,缺血面积超过供血区 1/3;串联性血管病变且远端病变无法再通者;无法长期应用抗血小板药物者。

是否在溶栓同期行血管成形术,总的趋势是支持,尽管尚无大规模临床前瞻性随机对照试验支持。Weaver 等分析了 10 个急性心肌梗死的临床随机对照研究,根据患者出院时或 30 天的临床预后得出结论,在急性心梗的患者直接 PTA 疗效优于溶栓治疗。Mahdi 等也证明了直接的支架植入在预防心脏再缺血的发作方面优于直接溶栓的患者(25%/42%)。Nakano 等报告一组大脑中动脉主干闭塞患者的单纯溶栓和溶栓加血管成形 2 组对照研究,其中一组 36 例患者,单纯动脉内溶栓,另外一组 34 例患者使用直接血管成形技术使血管再通,如果血栓碎裂,进入末梢血管,则继续配合以尿激酶溶栓。2 组的血管再通率分别是 63.9% 和 91.2%,血管成形组的再通率远远高于直接溶栓组。而出血的并发症分别是 29.4% 和 2.9%,血管成形组的出血的比例显著降低,而且预后也好于单独溶栓组。

有学者认为,对于动脉主干闭塞的患者如果侧支循环不好,尿激酶溶栓不理想时,可以直接行球囊扩张成形。另外那些"顽固性"血栓,即微导管插入血栓远段造影远段血管通畅,但尿激酶用量到极限,而且同时配合用微导丝进行机械性碎栓仍未再通,可同步行血管成形术。溶栓后仍存在重度狭窄或球囊扩张后出现血管夹层等情况,需要同步行支架血管成形术。

(3)急诊血管成形治疗:①围术期处理,急性期血管内支架成形的一个关键是了解患者在术前是否接受规范的抗血小板治疗。未接受规范的抗血小板治疗的患者于支架术前 1 小时一次口服(或经胃管)阿司匹林 300 mg＋氯吡格雷 300 mg。②急诊血管成形术后即刻处理,控制与操作相关的低血压,抗胆碱能药物(阿托品);扩容补充液体;预防过度灌注综合征,控制血压 <18.7/12.0 kPa(140/90 mmHg),高危患者则 <16/12 kPa(120/90 mmHg)。③急诊血管成形术后处理(同常规支架成形治疗),氯吡格雷 75 mg/d,持续至少 3 个月或更长时间;阿司匹林

100 mg/d,持续 6 个月,或终身服用;低分子肝素抗凝治疗 3 天;其他控制危险因素的监测和治疗。

7.动脉溶栓的并发症和预防

脑出血是动脉溶栓最严重的并发症之一,严重者可危及生命,极大制约了动脉溶栓技术的开展和推广。

(1)动脉溶栓脑出血并发症的发生率及影响因素:缺血性卒中的继发脑出血也称为出血性转化(HT),包括出血性梗死(HI)和脑实质血肿(PH)。HI 无临床症状加重,在头颅 CT 扫描时才被发现,脑实质血肿常伴临床症状恶化,影响生存率和伤残率。ECASS 研究中将缺血性卒中的继发脑出血分为 4 型:①出血性梗死 1 型,沿着梗死灶边缘有小的斑点状密度增高;②出血性梗死 2 型,梗死区内较大的融合斑点状高密度影,无占位效应;③脑实质血肿 1 型,血肿块不超过梗死区的 30%,伴有轻度占位效应;④脑实质血肿 2 型,血肿块超过梗死区的 30%,伴有明显的占位效应。分析结果表明只有脑实质血肿 2 型,早期神经功能恶化和 3 个月死亡的危险性明显增大,是可能改变缺血性卒中临床过程唯一继发出血类型。

症状性脑出血(SICH)是溶栓的严重并发症,这与高血压和血-脑屏障破坏有关。累计资料显示,颈动脉供血区局部动脉溶栓的 SICH 危险是 8.3%,而椎-基底动脉供血区的出血风险较前循环相对较低。静脉应用 r-tPA 治疗的 SICH 率,NINDS 为 6.4%,ATLANTIS 为 7.2%,ECASS Ⅱ为 8.8%,相对而言 PROACT Ⅱ试验动脉溶栓中可造成神经系统症状恶化的出血发生率高(10.2%)。对此现象的分析,必须考虑到 PROACT Ⅱ试验中患者的基线卒中严重程度较高、距开始治疗的时间较长,但 MCA 再通率高。在一项非对照队列研究中,Gonner 等报告42 例局部动脉溶栓治疗患者中 SICH 为 4.7%,与 PROACT Ⅱ的结果不同,该 42 例中,仅 26 例使用了肝素,其余接受阿司匹林治疗。然而,尽管并发于急性卒中溶栓的脑出血很可能反映坏死组织的再灌注,但一些队列研究发现血管再通和出血危险性之间没有直接联系。缺血性损伤的程度(由闭塞部位、侧支循环决定)是溶栓诱发血管再通后出血的关键因素。主要的早期 CT 改变和最初的神经系统缺失严重程度均为缺血性损伤程度的指征,且为出血转化的两个最佳预测指标。在 NINDS 试验中,SICH 在 NIHSS 评分>20 的患者中为 18%。与 SICH 有关的因素还包括开始治疗时间、再通时间、溶栓药物的剂量、高血压、高龄、既往脑外伤和血糖>8.33 mmol/L。另外,血-脑屏障破坏与基质金属蛋白酶的激活相关,而 r-tPA 可能有这种直接的神经毒性作用。这就需要进一步研究发展低毒的血栓溶解药物。

非症状性脑出血(ASICH)表现为缺血区周围散在的斑点状出血灶,不伴临床症状恶化,对预后影响不大。

(2)药物选择和安全性:当前报道的几种血栓溶解剂包括重组组织型纤溶酶原激活物(r-tPA)、重组前尿激酶(rpro-UK)、尿激酶(UK)、链激酶(SK)等。这些血栓溶解剂在稳定性、半衰期和纤维蛋白选择性方面各不相同。UK 和 SK 为非纤维蛋白选择性,半衰期分别为 14 分钟和 16 分钟,大剂量使用可造成系统性低纤维蛋白原血症;而 r-tPA 和 rpro-UK 为纤维蛋白选择性且仅在血栓形成部位有活性,r-tPA 的半衰期为 3.6~4.6 分钟,而且 r-tPA 价格昂贵。关于 UK 的安全使用剂量目前尚未统一,有学者认为,UK 剂量>10×10^5 U 血管未再通,即使增加剂量闭塞的血管通常也不会再通,而且有引起 SICH 的危险。

(臧学清)

第七节 血液透析治疗

血液透析(HD)即人工肾应用于临床已有半个世纪的历史。随着生物学工程、微电子技术的发展,使透析机功能日臻完善,使用更加安全、方便,疗效更加可靠。HD技术在现代肾衰竭的治疗中具有极为重要的地位,并能治疗中毒、心源性水肿、肺水肿等多种疾病。许多国家已经开展了家庭透析。

一、原理

血液透析时将血液和透析液分别引入一半透膜(常为人工制造的铜仿膜)的两侧,使其反向流动。血液和透析液中的水、电解质和小分子物质可通过半透膜自由移动。根据多南平衡的原理在半透膜的两侧,溶质从浓度高的一侧向浓度低的一侧弥散。水逆着渗透压梯度从渗透浓度低的一侧向高的一侧渗透。经过一定的时间,透析膜的两侧达到动态平衡。根据这个原理,患者血中高浓度的代谢产物,如尿素、肌酐、胍类、经过的电解质可弥散到透析液中。水的清除主要靠压力过滤作用。如果扩大跨膜间压力差(跨膜压),可明显增加体内水的排出(超滤)。在血液透析中渗透、弥散、滤过和过滤作用是同时进行的,所以血液透析可以清除体内代谢废物,纠正水、电解质和酸碱平衡失调,使机体内环境接近正常,从而达到治疗的目的。

二、透析机的结构

目前有各种型号的透析机,其基本构造原理相同。主要结构有透析液供给系统、监护报警系统和透析器。

(一)透析液供给装置

透析液供给装置是保证透析过程中透析液供给的装置。即把配好的透析液通过泵不断地按设定要求送给透析器。

(二)自动监护报警系统

现代透析机为确保HD的正常进行都有良好的监护报警系统。当HD过程中出现异常情况,如温度过高,破膜漏血,静脉压表、负压表、流量表异常,透析液电解质浓度异常等情况,机器可立即报警。如不及时处理,机器可自动切断电源停机,以保证HD患者的安全。

(三)透析器

1.按结构形状分

根据结构分为管型、平板型、空心纤维型。前两种现在已经很少使用,目前被广泛采用的是空心纤维透析器。它是由7 000～12 000根由铜仿膜或醋酸纤维膜等制造的中空纤维组成,固定在透析器两端坚硬的聚氨酯中。透析器一端为动脉血入口,另一端为出口,透析器两端侧方各有一透析液接头。血液从透析器的中空纤维管内通过,透析液从管外通过后废弃。

2.按膜的材料分

(1)再生纤维素膜透析器:目前常用的就是这类透析器。铜仿膜和铜氨纤维透析器。该纤维表面有游离羟基团,血液成分与之接触后,可引起变态反应,故生物相容性差。而以铜氨处理后,纤维表面更光滑,提高了生物相容性。

(2)醋酸纤维膜透析器:纤维在形成膜之前被乙酰化,这种膜的通透性比再生纤维素膜透析器大,有较高的超滤率,生物相容性也得到了改善。

(3)替代纤维素膜透析器:血仿膜是一种替代的铜仿膜,其纤维素中的氢氧基由三级氨基置换后形成。纤维素是带有轻度的阴电荷的聚合物,而血仿纤维素因有氨基而为阳电荷聚合物,故生物相容性好,患者不易引起变态反应。

(4)合成纤维膜透析器:一般合成纤维膜为疏水性,蛋白附着比前几种多,故生物相容性好,此类包括有聚丙烯、聚甲基丙烯酸甲酯、聚砜膜、聚碳酸酯、聚酰胺等。

3.根据滤系数分

(1)低超滤系数透析器:超滤系数常低于 15 mL/(mmHg·h)。它们包括醋酸纤维素膜、铜仿膜、铜氨膜及血仿膜。

(2)高通量及高效透析器:超滤系数超过 15.5 mL/(mmHg·h),对中分子质量物质有相当高的清除率,能清除大量的 β_2-微球蛋白和其他大分子物质。典型的高效透析器包括聚砜膜系列、PAN 膜、PMMA 膜及三醋酸纤维素膜透析器。

三、透析液

(一)透析液的成分及渗透压

透析液的基本成分与人体内间液的成分相似,包括碳酸氢根离子、醋酸根离子、葡萄糖、钠、钾、钙、镁等。其渗透压与血浆的渗透压接近,在 280～300 mOsm/L。

(二)透析液的种类

1.醋酸盐透析液

此种透析液性质较稳定,避免了钙、镁沉淀的出现,易贮存,不易被细菌污染。但由于醋酸盐透析液不能直接供给 HCO_3^-,故血中 HCO_3^- 通过弥散方式进入透析液中而丢失,再加之醋酸盐负荷使血中醋酸浓度升高。因此透析患者血 $PaCO_2$ 和 PaO_2 在透析开始后 15～30 分钟下降,肺通气功能下降,出现低氧血症。血 pH 降低使代谢性酸中毒加重。待几小时后从透析液中跨膜进入血液的醋酸盐才经三羧酸循环代谢生成 HCO_3^-,血中 HCO_3^- 浓度上升达正常范围而逐渐纠正了代谢性酸中毒,因此醋酸盐透析纠酸速度较慢,在高通量透析时,纠酸效果不够充分。此外醋酸盐透析低血压发生率高,原因是醋酸盐对末梢血管有扩张作用,末梢血管阻力下降,使四肢血流量增多。

2.碳酸盐透析液

目前普遍,其纠正代谢性酸中毒效果更充分,并有可能把透析前血中 HCO_3^- 浓度提高到正常范围,且透析过程中 PaO_2 下降较少,低血压的发生率也较低,适用于:①醋酸盐不耐受综合征;②透析中容易发生低血压的患者,特别是伴有自主神经功能障碍者;③严重心肺疾病,特别是伴有低氧血症者;④肝功能受损害者;⑤老年患者,特别是心血管功能不稳定者;⑥严重代谢性酸中毒;⑦低碳酸氢盐血症。

但碳酸氢盐透析液内容易生长细菌,这是高通量透析热原反应或毒血症、菌血症发生率增加的原因之一,对技术要求相对较高。

四、血管通路

血管通路是长期透析患者治疗过程的重要环节,是维持终末期肾衰竭患者的生命线。血管通路泛指体外循环的血液通路而言,即血液自身体引出,再返回体内的出入道。它建立和维持一个可靠的血管通路是进行血液透析的重要条件。不管选择什么样的血管通路,都应具备以下几个基本特征:①容易重复建立体外血液循环,保证一定的血流量;②保持长期血运功能,不影响远端血液供应和患者的生活和工作;③操作使用方便,没有明显并发症。

血管通路通常分为暂时性血管通路和永久性血管通路。

(一)暂时性血管通路

1.动脉穿刺

用 16 号穿刺针在足背动脉或肘动脉穿刺引流血液,再用 16 号针穿刺前臂静脉或下肢静脉,流出的动脉血经血透管道、透析器及血透管路回入静脉,反复循环进行透析。这种动脉穿刺技术要求高,有一定难度,一根动脉如一次正确进针,一般能连续穿刺 2～3 次。透析结束,局部要加压 10 余分钟;如发生血肿,给下次动脉穿刺带来困难。

2.股静脉插管透析

(1)解剖:选腹股沟韧带下方 2.0 cm、股动脉内侧 0.5 cm 处作为穿刺点。

(2)手术适应证:作为临时血液透析的通路。

(3)术前准备:双腔管、穿刺包、缝合包各 1 个。用 250 U/mL 的肝素盐水预充双腔管、扩张器、导丝套管。

(4)麻醉:1%利多卡因局部麻醉。

(5)插管步骤:①患者仰卧,下肢略屈并外展。②常规消毒铺巾。③选腹股沟韧带下方 2.0 cm、股动脉内侧 0.5 cm 处为穿刺点。1%利多卡因局部麻醉,以 45°角进针,边穿边抽,进针 2～4 cm,如见有静脉回血,拔针,并记准进针方向和深度。④更换预充有肝素的套管针,按试穿方向和深度穿刺,穿入到股静脉后左手固定穿刺针,右手插入导丝 10 cm 左右。⑤用刀片扩张穿刺点,然后扩张器扩张皮下隧道后置入双腔管,并用肝素盐水封管。⑥将双腔管缝合固定于皮肤之上,纱布覆盖,贴膜固定。

(6)术后处理:小沙袋压迫穿刺部位 30 分钟。

3.颈内静脉插管透析

(1)解剖:颈内静脉的体表投影自耳垂至锁骨内侧端,该静脉在颈动脉鞘内下行,其内侧是颈内动脉和颈总动脉,浅面被胸锁乳突肌覆盖,末端彭大,形成颈静脉下球,后者位于胸锁乳突肌的胸骨头和锁骨头之间的窝内。

(2)手术适应证:①作为血液透析通路;②肾移植术后多尿期的大剂量输液及监测中心静脉压。

(3)术前准备:准备双腔管及穿刺包 1 套,缝合包 1 个,用 250 U/mL 的肝素盐水预充双腔管、扩张器、导丝套管。

(4)麻醉:局部麻醉。

(5)插管步骤:①患者平卧,颈项过伸,头转向左侧。②常规消毒铺巾。③穿刺点选在胸锁乳突与锁骨头夹角的顶端(平环状软骨水平)。2%利多卡因局部麻醉,用细针试行穿刺右颈内静脉,针尖对准右乳头,针体与冠状面成 30°角。边进针边抽吸,有明显落空感后即可回抽到静脉血,记清针的方向、角度及深度,进针。④更换预充有肝素盐水的套管针,按试管方向穿针,穿入到颈内静脉后左手固定好穿刺针,右手放入导丝约 15 cm。⑤用尖刀在穿刺点上做一小切口,扩张器扩张皮下隧道后直入双腔管,并用肝素盐水封管。⑥将双腔管缝合固定于皮肤之上,纱布覆盖穿刺口,用贴膜固定。

(6)术后处理:冰块或小沙袋压迫穿刺部位30分钟。

4.锁骨下静脉插管透析

(1)解剖:穿刺点为锁骨中点稍外,其上方为锁骨下动脉,内下方为肺尖部。

(2)手术适应证:①同股静脉插管;②长期输液通路;③中心静脉压测定。

(3)术前准备:双腔管、穿刺包、缝合包各1个。用250 U/mL的肝素盐水预充双腔管、扩张器、导丝套管。

(4)麻醉:1%利多卡因局部麻醉。

(5)插管步骤:①患者仰卧,头偏向对侧,肩胛肿部稍垫高。②常规消毒铺巾。③取锁骨中点稍外方为穿刺点,1%利多卡因局部麻醉,与胸骨纵轴45°角,与皮肤成15°角进针,边穿边抽,进针2~4 cm,注意避免穿刺锁骨下动脉,如见有静脉回血,拔针,并记准进针方向和深度。④更换预充有肝素的套管针,按试穿方向和深度穿刺,穿入到锁骨下静脉后左手固定穿刺针,右手插入导丝10 cm左右。⑤用刀片扩张穿刺点,然后扩张器扩张皮下隧道后直入双腔管,并用肝素盐水封管。⑥将双腔管缝合固定于皮肤之上,纱布覆盖,贴膜固定。

(6)术后处理:小沙袋压迫穿刺部位30分钟。

(二)永久性血管通路

1.前臂动-静脉内瘘

(1)解剖:如图2-1所示,前臂外侧桡动脉和头静脉或相邻的静脉血管,可行动-静脉侧侧、端端或静脉侧-动脉端吻合,一般首选同侧的桡动脉和头静脉端端吻合。

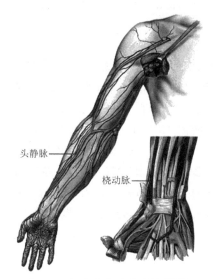

头静脉

桡动脉

图2-1　桡动脉和头静脉位置解剖

(2)手术适应证:需长期透析的尿毒症患者的永久性血管通路。

(3)术前准备:内瘘手术包。有刀片,眼科剪,蚊式钳数把,组织钳数把,哈巴狗血管夹以及显微手术血管钳和血管镊各2把,7-0显微血管缝线,2%利多卡因和肝素各1支。

(4)麻醉:1%利多卡因局部麻醉。

(5)手术步骤:①如图2-1所示选择切口部位,动-静脉游离方法同轮钉法。②桡动脉和头静脉游离完毕,用 7-0 血管缝线端端间断吻合。③吻合完毕,放开动脉端血管夹查看吻合口有无漏血。④吻合口无漏血,放开静脉血管夹,查看动脉搏动和静脉充盈情况。⑤缝合皮肤,并注意不要压迫吻合口,吻合口不能有张力。

(6)术后处理:①切口敷料应较松弛,避免压迫吻合血管,并查看吻合处有无震颤和血管杂音。②手术后 2 个月内瘘成熟,可行穿刺血透。

2.外瘘改内瘘手术

外瘘一般为临时用作血透途径,如要长期血透或外瘘管血栓堵塞,不能进行血液透析,可在外瘘的基础上改做动-静脉内瘘。

(1)切口选择,在原外瘘导管下 3～4 cm 处做一横切口。

(2)切开皮肤、皮下组织,分离桡动脉及头静脉。

(3)切断动、静脉,远端结扎,近断用血管钳阻断,血管腔内用肝素液冲洗。

(4)血管断端开口固定在吻合轮钉上。

(5)固定在轮钉上动、静脉相互紧靠,准备吻合。

(6)应用紧固钳放置在轮钉上,用手加压,紧固轮钉。

(7)外瘘改内瘘血管吻合手术成功。

(8)拔除瘘管,手术成功。

3.轮钉法动-静脉内瘘

(1)轮钉法器械:①普通显微外科器械包括眼科剪、蚊式钳及血管夹。②特殊器械包括轮钉法器械、3 号钛制轮钉(内径 3 mm)、轮钉支架、抱合钳、按压棒、钩针图。

(2)手术适应证:尿毒症患者,前臂无水肿,静脉充盈较好。

(3)术前准备:同一般方法。

(4)麻醉:局部麻醉。

(5)手术步骤:①在前臂外侧离腕关节横纹 2～3 cm 处作 3 cm 长弧形横切口,逐层切开。②分离桡动脉,切开桡动脉鞘并游离桡动脉 1.5 cm 左右,远心端双重结扎,近心端上血管夹,距离结扎线 1 mm 处切断血管,用微血管钳伸入管腔进行扩张,试验桡动脉流量后用肝素盐水冲洗。③分离头静脉,结扎小分支,游离 1.5 cm 左右,远心端双重结扎,近端夹住后切断,用硬膜外导管插入近心端用肝素盐水冲洗。④将桡动脉及头静脉内膜外翻在轮钉上固定。⑤先用两吻合轮钉环抱吻合,再用抱合钳压紧轮钉支架,使轮钉中的动-静脉内膜紧密钉合,取下轮钉支架,开放血流,检查吻合口有无出血、渗血及是否通畅。⑥内瘘吻合成功后缝合切口。

(6)术后处理:①切口敷料包扎应较松弛,避免压迫吻合血管,并用听诊器检查吻合口的血管杂音。②山莨菪碱 10 mL 肌内注射,持续应用 3～5 天。③一般手术 1 周后即可用内瘘做血液透析。

4.前臂高位动-静脉内瘘手术

由于前臂腕关节上桡动脉-头静脉内瘘血透时间较长,易发生栓塞、血肿机化或因头静脉细小,内瘘手术后,静脉不扩张,血流量小,不能进行血透。在这种情况下可选用前臂高位头静脉或贵要静脉与肱动脉建立动-静脉内瘘。术前准备工作与内瘘手术一样,选用局部麻醉,在肘关节皮肤横纹皱线部,找到头静脉或贵要静脉,在肱动脉搏动处,横行切口 3～4 cm,找到皮下头静脉或贵要静脉,尽量向下游离,并用小导管牵引,用湿纱布覆盖保护,以备应用。切开动脉外鞘,游离肱动脉,尽量向下游离,如肱动脉及头静脉直径大致相仿,最好在肘关节弯曲平面以下做动-静脉侧侧吻合,皮下及皮肤切口用可吸收片缝合,3~4周后肘关节以上头静脉扩张明显,可供穿刺透析,也不影响前臂血液回流。如动-静脉直径相差较大,不能作动-静脉侧侧吻合,可选择头静脉远心端结扎,近心端与肱动脉端侧吻合。这样手术常使前臂回心血量受限,大约有半数的患者前臂发生肿胀。为了克服这种并发症,头静脉周围的侧支小血管尽量保留不做切断结扎,以利回流,同时头静脉断端与肱动脉吻合,尽量在肘关节以下。

5.自体血管移植

(1)手术适应证:主要适用于自身血管条件差(如静脉纤细、短缺、闭塞等)和经多次动-静脉内瘘吻合术失败,无法再利用自身血管直接建立动-静脉内瘘(血管通路)的患者,并且拟行吻合的动、静脉端距离相对较近。

(2)麻醉选择:常选用1%利多卡因行局部浸润麻醉,根据手术部位不同也可选用臂丛阻滞麻醉、腰椎麻醉或全身麻醉等。

(3)术前准备:如下所述。

血管选择:自体静脉移植大多采用大隐静脉或颈外静脉,虽然颈内静脉较粗,无瓣膜,分支少,但因其较短,应用机会较少。故目前采用最多和最佳的移植血管是大隐静脉,其优点包括有足够的长度,大隐静脉是人体最粗最长的浅静脉,根据手术需要可以较方便地采取。口径适宜,大隐静脉股段口径5~6 mm,小腿段口径3~5 mm。通畅率高,文献报告其5年通畅率85%,优于人工血管的通畅率。移植容易,操作简单,且并发症少。

血管检查:对血管表浅者临床检查即可确定血管走向、直径有无狭窄及闭塞,困难者可行多普勒超声探查或行血管造影,以选择配对动脉或静脉。

(4)手术步骤:如下所述。

游离血管:以选用大隐静脉为例,根据所需长度选取一段作为自体移植动-静脉内瘘的连接血管。仰卧位,下肢外展,常规备皮、消毒、铺巾,于内踝以上沿大隐静脉走行,1%利多卡因局部浸润麻醉。根据所需血管的长度,切开皮肤,钝性分离皮下组织,游离大隐静脉。分离血管应轻柔、仔细,不要过度牵拉,以防止血管痉挛。切勿损伤血管内膜及血管周围的神经,尽量避免不必要的组织损伤。结扎并切断附近的小静脉分支,游离一段大隐静脉后,上下结扎并离断,标明大隐静脉瓣膜方向。将切下的大隐静脉用含0.2%肝素的生理盐水冲洗后作为自体移植动-静脉内瘘的连接血管备用。仔细止血后,缝合皮下组织及皮肤。

血管移植:①前臂外展,于拟做吻合的动、静脉上肢部位消毒、铺巾。②于桡动脉侧做一2 cm长的切口,分离出桡动脉或桡动脉残断,或分离出肱动脉作动脉端,游离后用血管夹阻断血流,远端结扎离断,断端动脉腔,以0.2%肝素盐水冲洗,也可不予离断行端侧吻合。③同样在预定静脉吻合部位做1~2 cm长切口,游离出头静脉或贵要静脉或正中静脉作为静脉端。④在游离动-静脉间做一皮下隧道时,注意隧道深浅要适中。过深不易穿刺,过浅易发生感染和局部皮肤坏死。⑤取出大隐静脉,按所需长度修剪好,检查有无分支或穿孔,如有予以结扎或缝合,充满肝素生理盐水。⑥将移植的大隐静脉从皮下隧道由动脉端引至静脉处,瓣膜朝向静脉端,必要时可作加压注水实验确定瓣膜方向。移植的大隐静脉穿过隧道时应避免扭曲、成角和受压。⑦将移植大隐静脉与桡动脉采用轮钉吻合或用7-0无损伤线连续或间断行端端吻合。或者在桡动脉上下用血管夹阻断血流,于其壁上作一与移植血管直径相当的纵行切口,行端侧吻合,同样方法吻合静脉。作端侧吻合时,可将移植的大隐静脉剪成斜面,以增加吻合口长度、防止其狭窄。⑧吻合完毕先开放动脉,待移植血管内空气由静脉端排出后再开放静脉。如吻合口有漏血,可先压迫片刻通常可以止血,如有喷射状出血或经压迫止血无效时,再做缝合止血。⑨检查无漏血、触及明显的血管震颤后,间断缝合皮下组织和皮肤,缝合皮肤不宜过紧,以免压迫血管。⑩自体血管移植也可于大腿部行股动-静脉移植,或在前胸壁上部行腋动脉与腋静脉或颈静脉的血管移植。

(5)术后处理:①抬高术侧肢体,局部避免受压或包扎过紧。②肿胀消退后加强手臂锻炼。③禁止在术侧肢体输液、抽血、测血压。④透析使用一般不短于4～6周。⑤手术后常规使用抗生素治疗3～5天,可选用青霉素类或头孢类抗生素。⑥一般不需抗凝治疗,但对有高凝状态的患者,可使用低分子肝素3 000～5 000 U加0.9%氯化钠溶液100 mL静脉滴注,或口服华法林、肠溶阿司匹林抗凝治疗1～2周。如高凝状态仍未纠正,抗凝治疗可延续至1～2个月。

6.同种异体血管移植术

手术适应证:适用于自身动、静脉建立内瘘困难的维持性血液透析患者,以及自身条件差和经多次直接动-静脉内瘘吻合术自身血管无法再利用的患者。

术前准备:对血管表浅者临床检查即可确定血管走向、直径有无狭窄及闭塞,困难者可行多普勒超声探查或血管造影,以选择配对动、静脉。

(1)同种异体血管的制备:来源于健康无传染病、血管疾病及恶性肿瘤的年轻供者或无心跳尸体供者,心脏停搏30分钟内在无菌技术操作下切取髂、股动、静脉和肱动脉,长度10～30 cm。立即浸泡于0.2%肝素生理盐水中,并反复冲洗管腔,彻底冲净残留血和血凝块,剥净血管周围结缔组织,距根部0.5 cm切断所有分支。根据血管口径和长度套入相应的玻璃棒上,放入冰桶中保存带回。

(2)同种异体血管的处理:如下所述。

物理法:将切取的血管置于普通冰箱冷冻室内24～48小时,然后在－70～－80 ℃低温冰箱中速冻24小时,再置入－70 ℃、6.67×10⁻⁴ kPa干燥冷冻箱内6小时作冷冻干燥处理,用包装袋封装后以⁶⁰Co 25 kGy照射消毒,置常温下保存待用,其保存时间约为2年。

化学法:将切取的血管经0.2%肝素生理盐水冲净后,先置于乙醚中脱脂1～2小时,95%乙醇中固定96小时,最后浸泡于75%乙醇中,置4 ℃冰箱内保存备用,其保存时间为1个月。

麻醉:常选用1%利多卡因行局部浸润麻醉,根据手术部位不同也可选用臂丛阻滞麻醉、腰麻和全身麻醉等。

手术步骤:①仰卧位,前臂外展,常规备皮、消毒、铺巾。②1%利多卡因局部浸润麻醉,于桡动脉侧做一2 cm长的切口,分离出桡动脉或桡动脉残断;或分离出肱动脉作动脉端,阻断血流,远端结扎离断,断端动脉腔0.2%肝素生理盐水冲洗,也可不予离断行端侧吻合。③同样在预定静脉吻合部位切开1～2 cm长切口,游离出头静脉、贵要静脉或正中静脉作为静脉端,阻断血流,远端结扎离断,断端静脉腔0.2%肝素生理盐水冲洗,也可不予离断行端侧吻合。④在动脉与预定静脉间用皮下隧道器做袢式(U形)或直桥式(J形)皮下隧道,深浅要适中,过深不易穿刺,过浅可发生感染和局部皮肤坏死。⑤取出尸体血管,浸泡于生理盐水中约10分钟,按所需长度修剪好,检查血管臂有无分支或穿孔。如有予以结扎或缝合,若移植血管较短,可将两根移植血管端端吻合延长后使用。⑥冲满肝素生理盐水后从皮下隧道引至静脉处,移植血管穿过隧道时应避免扭曲、成角和受压。⑦将移植血管分别与动脉静脉采用轮钉吻合或7-0无损伤线端端或端侧吻合。这样就在前臂的皮下建立了一条直的(直桥式)或U形血管通道(袢式)。⑧先开放动脉,待移植血管内空气排尽后再开放静脉,如吻合口有漏血,可先压迫片刻或缝合止血。⑨检查无渗血,触及明显的血管震颤,间断缝合皮下组织和皮肤。

术后处理:基本同前,不需用抗凝及免疫抑制治疗。①抬高术侧肢体,局部避免受压或包扎过紧。②肿胀消退后加强手臂锻炼。③禁止在术侧肢体输液、抽血、测血压。④透析使用一般不短于4～6周。⑤手术后常规使用抗生素治疗3～5天,可选用青霉素类或头孢类抗生素。⑥对有高凝状态的患者,可使用低分子肝素3 000～5 000 U加0.9%氯化钠溶液100 mL静脉滴注,或口服华法林、肠溶阿司匹林抗凝治疗1～2周。如高凝状态仍未纠正,抗凝治疗可延续至1～2个月。

7.人造血管移植

血管通路分为暂时性和永久性血管通路。深静脉插管为暂时性血管通路,动-静脉内瘘为永久性,又分成自体动-静脉内瘘和移植血管建立动-静脉内瘘,移植血管又分为移植自体静脉和人造血管。

建立永久性血液透析通路时,首选非惯用侧腕部桡动脉-头静脉内瘘,称为标准性内瘘,或选鼻-咽窝内瘘,鼻-咽窝内瘘有时血流量较小,术前应做充分评估;内瘘血栓形成时做对侧桡动脉-头静脉内瘘,并可左右前臂依次交替直到肘部血管。随着透析患者寿命延长,自体动-静脉内瘘常不能满足需要,血管移植建立血管通路透析是解决问题重要方法之一。

采用人造血管移植建立血液透析通路,不需取自体静脉,手术创伤较小,操作简单。选择合适患者行人造血管内瘘,即时通畅率可达95%以上。随着人造血管和缝线材料的改进,吻合技术的提高,长期通畅率可达到满意水平。患者低血压和吻合口内膜增生是影响人造血管动-静脉内瘘长期通畅率的主要因素。

(1)手术适应证:①多次动-静脉内瘘阻塞,没有可做吻合的自体血管。②前臂动脉硬化血管条件差,血流量低,肢体远端的动脉达不到建立动-静脉内瘘的条件。③静脉直径小、节段性狭窄闭塞,没有做直接动-静脉吻合的条件。

(2)术前准备包括如下几项。①常规心电图:24小时动态心电图,了解心律变化;心脏超声了解心脏形态学变化以及心功能;术后心脏负担加重,术前纠正患者心功能不全。②常规胸片、肺功能检查,动脉血气分析:吸烟者应戒烟2周以上,术前雾化吸入,怀疑肺部感染时应做痰培养和细菌药物敏感实验,治疗肺部感染。③肝肾功能检查:血常规,尿常规,纠正酸碱平衡和血电解质紊乱等。④凝血功能检查:包括凝血因子Ⅱ(凝血酶原)时间、部分凝血活酶时间和凝血因子Ⅰ(纤维蛋白原)。⑤术前30分钟静脉预防性应用广谱抗生素,如手术时间较长,术中再次应用广谱抗生素。⑥选择口径合适的人造血管:一般选用6 mm人造血管;根据患者年龄和自体血管直径可做适当调整;直径低于4 mm的人造血管通畅率低,直径过大引起血流减慢淤滞、湍流、血栓形成。⑦彩超:术前彩超检查拟做吻合的动脉和静脉直径,动脉直径应不小于3 mm,血流量至少300 mL/min;静脉直径应不小于4 mm,且近心端无节段性狭窄闭塞等病变。术前标记拟做静脉吻合的肘关节浅静脉。

(3)麻醉:①1%利多卡因局部浸润麻醉。②臂丛神经阻滞麻醉。③麻醉过程中注意监测生命体征,控制入水量,维持血压平稳。④下肢人造血管动-静脉内瘘可采用连续硬膜外麻醉。

(4)手术步骤:人造血管移植建立血液透析通路的首选部位是上肢前臂掌侧,其次为上臂、大腿,其他部位应用较少。以下以前臂掌侧为例说明人造血管内瘘手术方法。

前臂人造血管动-静脉内瘘术(U形吻合)。①切口:平卧位上肢外展,前臂肘关节内侧远端1 cm横切口,长约4 cm;切口划刀宜浅,逐层解剖,勿损伤浅静脉。②暴露静脉:依术前标记暴露拟做吻合的肘关节浅静脉;如术中探查浅静脉条件差,无吻合条件,则可暴露与动脉伴行的深静脉。③暴露肱动脉:切开深筋膜,牵开肱二头肌腱膜,向尺侧牵开旋前圆肌,向桡侧牵开肱桡肌,暴露肘关节的肱动脉;如术中探查浅静脉无吻合条件,则可同时暴露肱动脉伴行的深静脉。④隧道:前臂远端长约 2 cm 横切口,用隧道器在前臂皮下建立皮下隧道;选择与人造血管直径相匹配的隧道器,隧道过小压迫人造血管,隧道过大易引起出血和血肿。⑤阻断:修剪拟做血管吻合的动-静脉外膜,以 Bul dog 分别阻断动-静脉血流;血管阻断钳的力度为不出血的最小力度,将血管损伤程度减至最小。⑥吻合:尖头刀挑开动脉壁,血管剪刀纵形剪开动脉壁,肝素盐水冲洗,冲洗的肝素平针头不能插入血管腔。以 7-0 无损伤血管缝线行连续外翻人造血管-自体动脉端侧吻合,无损伤血管镊只能夹血管外膜,不允许夹血管内膜及全层,针距 1 mm,边距 1 mm;把人造血管引入隧道,开放动脉阻断钳,阻断钳阻断吻合口远端的人造血管,观察动脉吻合口有无漏血,针眼漏血以干纱布压迫即可,活动性喷血点应补缝,注意加针时应重新阻断动脉血流,并勿引起吻合口狭窄;人造血管内充满肝素盐水,同法行人造血管-自体静脉端侧吻合。⑦吻合口处切口放置细乳胶管或橡皮片引流,缝合皮下组织和皮肤切口,关闭切口应注意不要过紧,勿损伤位于皮下的人造血管;固定敷料的橡皮膏不要环绕肢体。

前臂人造血管动-静脉内瘘术(J 形吻合)。①切口:前臂远端桡侧直切口暴露桡动脉,肘关节远端直切口暴露前臂浅静脉;②隧道:用隧道器在前臂皮下建立 J 形皮下隧道;③吻合:先以 7-0 无损伤血管缝线行连续外翻人造血管-自体动脉端侧吻合;把人造血管引入隧道,同法行人造血管-自体静脉端侧吻合;④缝合皮肤切口。

人造血管内瘘血栓形成的重建术:静脉吻合口内膜增生、低血压、血液高凝等是人造血管内瘘血栓形成的重要因素,针对不同原因采用相应方法。人造血管取栓:在 U 形人造血管襻的最远端做横切口,暴露人造血管长约 2 cm,绕 2 根塑料带控制血流后,横行切开人造血管,5F Fogarty 取栓导管插入动脉端,充起球囊,取出动脉端的血栓,动脉端喷血佳;取栓导管插入静脉端,取出静脉端血栓,静脉端回血应良好;6-0 无损伤血管缝线连续缝和人造血管切口。荧屏监视下的人造血管取栓术:Fogarty 取栓导管不能通过静脉端吻合口,可在荧屏监视下置入导丝通过静脉端吻合口,沿导丝跟进取栓导管,充起球囊,取出血栓;静脉端吻合口狭窄,可用球囊同时行扩张成形术。静脉吻合口重建:取栓导管不能插过静脉吻合口,人造血管取栓后静脉端回血差,静脉吻合口迂曲狭窄,内膜增生。取肘部横切口暴露人造血管静脉端吻合口,切断靠近吻合口的人造血管,缝合远端人造血管残端,解剖暴露肘关节附近的条件较好的浅静脉,如浅静脉条件差或静脉端吻合口已经做到深静脉上,则解剖游离近心端深静脉,阻断血流后 7-0 无损伤血管缝线行连续外翻人造血管-静脉端侧吻合术。

(5)术后处理:如下所述。①隧道内出血:术中建立皮下隧道时应轻柔,禁忌使用暴力,防止隧道内血管损伤出血;隧道内出血可适当输血和压迫,压迫应不影响人造血管血流为宜。②吻合口出血:完善的吻合技术是防止吻合口出血的关键,血管缝线规格、人造血管吻合口张力影响吻合口出血,必要时及时手术探查。③肢体肿胀:人造血管内瘘术后肢体肿胀较常见,首先排除吻合或人造血管隧道内出血,单纯肢体肿胀可抬高患肢,适当做手指活动,应用促进淋巴回流的药物。④心功能不全:人造血管动-静脉内瘘流量大时,心脏负担加重,引起心功能不全,予强心、利尿、扩血管等措施,必要时可结扎部分人造血管,减少内瘘血流量。⑤内瘘观察:听诊器检查人造血管内瘘杂音响亮程度,并每天比较,动态观察,发现内瘘杂音减弱,及时处理高凝状态、低血压等危险因素。⑥抗生素:应用抗菌谱偏向于革兰氏阳性球菌的抗生素,预防感染。⑦术后抗凝:应用低分子肝素抗凝,并有一定抑制吻合口内膜增生作用。⑧拆线:患者一般情况较差,贫血、低蛋白血症、应用激素等因素使伤口愈合慢,过早拆线伤口裂开,术后 10~14 天拆线,可先采用间断拆线。

五、抗凝剂

在透析过程中,患者血液必须流经体外循环(透析器和血液管路),当血液接触这类材料时,易发生凝血。因此必须使用抗凝剂预防体外凝血。自从 1916 年 Mclean 发现肝素以来,至今一直是血透抗凝的主要药物。肝素为一种酸性蛋白多糖,在体内与循环的抗凝血酶结合,使凝血酶,Ⅸ、Ⅹ、Ⅺ 和 Ⅻ 因子及激肽酶等活性灭活,还可通过激活肝素依赖性抗凝血蛋白,使凝血酶失活。正常人肝素的半衰期为 37 ± 8 分钟,尿毒症时可延长到 60~90 分钟。肝素的主要不良反应有引发出血或血栓栓塞性疾病、血小板减少、变态反应、脱发、高脂血症、骨质疏松等。

常用的抗凝方法有以下几种。

(一)全身肝素化

适用于无出血倾向和无心包炎者。首剂量 0.2~0.8 mg/kg,于透析前静脉推注,以后每小时由肝素泵动脉端推入 5~10 mg,体内凝血时间维持在 45~60 分钟。透析结束前 60 分钟停用。此方法操作简单,主要缺点是有发生出血的可能,不能用于有出血倾向的患者。

(二)小剂量肝素化

适用于一些有出血倾向患者,肝素的剂量仅为常规全身肝素化的半量。透析开始的同时在透析器的动脉侧导管内用肝素泵持续注入 5~10 mg/h 的肝素,使体内凝血时间维持在 20~30 分钟即可。

(三)局部肝素化

适用于创伤、大手术后、有活动性出血或有出血倾向者。在透析器动脉端给予肝素,静脉端给予鱼精蛋白中和,使透析器内凝血时间维持在 20 分钟左右,全身凝血时间保持正常。但此法可有反跳现象和鱼精蛋白不良反应,现已被放弃。

(四)低分子肝素

是肝素的有效片段,它抑制凝血因子 Ⅹa、Ⅻa 和血管舒缓素,对凝血酶、凝血因子 Ⅸ 和 Ⅺ 几乎无影响,从而减少了出血,通常采用一次性静脉注射 50~100 U/kg 即可获得满意的抗凝效果。

(五)枸橼酸盐

在体外循环动脉端输入枸橼酸盐,结合血中的钙,然后在静脉端输入氯化钙补充血循环中的钙离子。枸橼酸盐抗凝优于无肝素的原因主要为血流量不需要很大,透析器凝血发生率很低。但因枸橼酸在体内代谢产生碳酸氢根,故使用枸橼酸盐可引起血浆碳酸氢盐浓度增高,碱中毒患者使用要慎重。

(六)无肝素

适用于脑出血或有严重活动性出血患者,在患者可耐受的情况下,尽可能设置高的血流量,在 250~300 mL/min,以防止凝血;在透析中每 15~30 分钟用生理盐水冲洗管路 1 次;且不宜输血和脂肪乳剂,可增加透析器凝血的危险。

六、治疗时间和频度

血液透析治疗的时间和频度取决于透析器的效率、残余肾功能、体重、尿量、体内分解代谢的高低、全身状况及尿毒症症状等多种因素。肾功能损害严重,尿量少,体重较重,机体分解代谢旺盛,尿毒症症状明显者治疗的时间和频度增加。大多数患者每周透析 3 次,每次 4 小时。也有采用每周 2 次,每次 5 小时,甚至每周 1 次的方法。但如果透析间隔时间过长,使用高效透析器易发生失衡。目前亦有采用短时的透析方法。每周透析 4～7 次,每次 1.5～2.0 小时。通过增加每周透析频度使透析中的代谢变化较小,从而减少了 HD 的并发症。

七、诱导期血液透析的方法

慢性肾衰竭始末期由保守疗法向稳定的维持性透析过渡的一段时间称为诱导期。此时患者还不能完全习惯和适应,容易出现并发症。血液透析时应尽量选择小面积 0.8～1.0 m^2,低效率的透析器,血流量应缓慢增加。第一次透析的时间应限制在 2～3 小时,以后逐渐增加到 4 小时。除非有严重的水肿和心功能不全,超滤量不宜过多,一般不超过 1 kg,应在血液透析前了解患者有无出血倾向和活动性出血灶,必要时采用局部肝素化或小剂量肝素化。

八、适应证

(一)急性肾衰竭时血液透析的指征

目前主张对急性肾衰应进行早期预防性透析,可显著减少感染、出血、昏迷、多脏器衰竭等并发症。预防性透析指在出现急性肾衰各种并发症前进行透析。出现下列情况应及时血液透析。

(1)合并急性肺水肿和脑水肿。

(2)高钾血症,血钾≥6.5 mmol/L。

(3)血肌酐≥442 μmol/L。

(4)尿素氮≥21.4 mmol/L。

(5)肌酐清除率 210 mL/(min·1.73 m^2)。

(6)少尿 2 天以上伴水中毒、尿毒症症状和电解质紊乱。

(7)有明显水肿、恶心、呕吐、嗜睡或意识障碍等。

(8)输血血型错误者,游离血红蛋白≥80 g/L。

(二)慢性肾衰竭时血液透析的指征

慢性肾衰竭患者已丧失一般劳动能力,经饮食调理、药物治疗肾功能无改善,应在适当时机进行血液透析治疗,以提高存活率和生活质量。透析过迟,不仅透析中并发症多、病死率高,而且即使病情得到缓解,也只能依靠透析维持生命。但过早进行透析不利于残余肾功能的保留,也增加了患者身体和精神上的负担和痛苦。慢性肾衰竭患者的一般指征包括以下 10 项。

(1)有明显尿毒症症状。

(2)血尿素氮≥30 mmol/L。

(3)血肌酐≥707 μmol/L。

(4)肌酐清除率(Ccr)<10 mL/(min·1.73 m^2)。

(5)血尿酸升高伴痛风者。

(6)高血钾,酸中毒或神经系统症状。

(7)充血性心力衰竭或尿毒症性心包炎。

(8)严重的消化系统症状如恶心、呕吐者。

(9)有难以控制的高磷血症,X 线检查发现软组织钙化。

(10)施行手术的患者,术前应进行血液透析以减少感染、出血等并发症。

(三)急性药物或毒物中毒时血液透析的指征

某些药物或毒物引起的急性中毒,已知进入人体内的毒物量或测知血液中毒物浓度已达致死量。患者出现了明显的中毒症状,经常规方法处理,病情继续恶化。该毒物或药物分子量较小,不与血液中蛋白质相结合,能透过透析器的滤过膜被清除,如某些镇静剂、安眠药、解热镇痛药、抗癌药、汞、砷等急性中毒时,可进行血液透析并用其他治疗措施,常能取得良好疗效。应在中毒后 8 小时内进行血透,因毒物一旦与蛋白结合后则用一般方法难以将其清除。但血液透析对毒物的清除效果不如血液灌流。

(四)血液透析的其他指征

(1)非尿毒症所致的严重水中毒,电解质紊乱如高钾血症、高钙血症和代谢性酸中毒,经常规治疗,疗效欠佳。

(2)高尿酸血症。

(3)梗阻性黄疸的术前准备。

(五)血液透析

一般无绝对的禁忌证,下列情况视为相对禁忌,应慎重考虑。

(1)休克或低血压。

(2)严重出血倾向。

(3)心功能不全或严重心律失常,不能耐受体外循环。

(4)恶性肿瘤晚期。

(5)脑血管意外。

(6)未控制的严重糖尿病。

(7)精神异常。

九、并发症的监测及防护

(一)血液透析医学并发症

1.失衡综合征

血液透析时血液内代谢产物如果清除过快,而脑实质、脑脊液中尿素及其他物质受血-脑屏障的限制,浓度下降慢,就形成了尿素浓度不均衡的状态,称为失衡综合征。由于脑脊液和脑组织的高渗状态,导致脑脊液压力升高和脑水肿。常发生于急、慢性肾衰,首次血液透析时,尤其是使用高效透析器时。患者常有头痛、乏力、倦怠、烦躁不安、恶心、呕吐、血压升高。严重时可有精神异常、定向力丧失、嗜睡、抽搐、昏迷。

为了预防失衡综合征,首次血液透析应使用低效透析器,透析时间不宜长。可从每次 2 小时开始,逐渐增加时间。使用高钠、高渗透析液有预防作用。轻症不需要特殊治疗,经对症处理,几小时后症状可改善。反复发生失衡综合征应改为碳酸盐透析或血液滤过。

2.低血压

低血压可发生在血液透析开始,血液透析中间及血液透析结束之后,是常见的并发症。引起低血压的主要原因是超滤过多、过快,使用醋酸盐透析液使血管扩张,血液透析后血浆渗透浓度下降及低氧血症和心功能不全等。低血压时患者可伴有恶心、呕吐、胸闷、面色苍白、出汗、头晕、眼前发黑、肌肉痉挛,甚至一过性意识丧失。有脑动脉硬化和冠心病的患者可诱发抽搐和心绞痛发作。

应针对引起低血压的原因给以相应的处理。患者应头低位,停止超滤,静脉快速输入生理盐水、低分子右旋糖苷、清蛋白、血浆或甘露醇。改用碳酸盐透析液。血液透析前停用降压药,症状严重时应静脉滴注升压药物。持续性低血压,无法坚持血液透析者可改为腹透或血液滤过。

3.发热

非感染性发热见于管道内残留甲醛溶液、纤维蛋白和透析器重复使用,变性蛋白所致发热。此外透析液温度过高、血液透析初期超滤过多、变态反应均可致发热。应针对各种病因,给予相应的处理。合并感染性发热,应尽早使用抗生素治疗。

4.其他

还可有高血压、心律失常、急性溶血、头痛、恶心、呕吐、肌肉痉挛、皮疹、瘙痒等并发症。

(二)血管通路方面的并发症

1.深静脉穿刺留置导管的并发症

(1)感染:为最常见的并发症,应给予局部定时消毒,更换敷料,或口服抗菌药物,一般炎症可消退。隧道感染时,皮下隧道肿胀,必须使用有效抗菌药物2周,严重者要拔管。而临床上常见的是患者血他感染灶的前提下,应首先考虑留置导管内细菌繁殖致全身感染的可能,临时导管一般予以拔出,并将留置导管前端剪下做细菌培养,合理应用抗生素。

(2)出血:表现为导管皮肤出口处出血或局部血肿形成,常见于穿刺经过不顺利者,与反复穿刺血管损伤较重有关,使用抗凝剂后,更易出血。一旦发现,应立即通知医师,并予局部压迫止血,同时,调整抗凝剂用法,必要时拔管止血。

(3)血栓形成:留置导管因使用时间长,患者呈高凝状态,肝素用量不足或管路受压扭曲,则易引起血栓形成。此时,应采用尿激酶溶栓法,使90%~95%的血栓得以溶解,具体方法为,25×10^4 U尿激酶加生理盐水3~5 mL分别注入留置导管动静脉腔内,保留30分钟,回抽出被溶解的纤维蛋白或血凝块,若一次无效,可重复进行;如果上述溶栓无效,临时留置导管或长期留置导管时间不到1周,局部皮肤无炎症表现,可以通过导丝进行更换新导管。

(4)导管脱离:临时性深静脉留置导管因保留时间较长,缝线易致使导管滑脱,导管脱出可引起出血,特别是股静脉留置导管;一般情况应予拔除导管并局部压迫止血。对于股静脉留置导管的患者,规劝患者尽量少活动。有留置导管的患者,脱衣服时要特别注意,以免把导管拉出。

2.动静脉内瘘的并发症

(1)出血:出血并发症易发生在术后8小时内,常发生在麻醉穿刺点及手术切口处,这些皆由手术操作所致,也与全身出血情况、尿毒症血小板功能紊乱及肝功受损有关,术前应加以纠正,如改善贫血及充分透析。迟发性出血见于动脉瘤伴发感染破溃,急诊处理应对出血点进行压迫止血并适时手术。

(2)血栓:血栓形成是内瘘失败的常见原因,且常发生在血管狭窄处,应告知患者对血管进行自我监测,透析时观察静脉压上升情况。用多普勒超声可准确测定血栓部位,血管内扩张术进行治疗。血栓形成的另外因素为过度脱水及低血压,不正确的穿刺方法导致局部出血。侵入性的血管内溶栓术已被越来越多的采用,即在X线下将导管插入血栓部位灌注溶栓剂,如链激酶或重组组织纤维蛋白溶酶原激活物,另外的方法即用带气囊的导管取栓。

(3)感染:终末期肾衰患者易发感染特别是术后感染,血管手术应严格无菌,术后应用抗生素,尤其在糖尿病等易感者更是如此。术后的伤口感染应引起足够重视以免引起继发性出血,治疗应在病原微生物监测的基础上进行,化脓性伤口应行清创,尽量引流脓液,用生理盐水及抗生素冲洗,如果血管发生感染应将血管结扎,如为特殊菌的感染应每天换药,视情况结扎接口。

(4)静脉窃血综合征:瘘口的动脉远端往往有低灌注,术后患者常感手部发冷或无力,较重者感手部疼痛及麻木,检查时发现手背水肿或发绀。术中对动静脉进行仔细的吻合可减少窃血综合征的发生率,一般使吻合口口径控制在 8～10 mm,但应仔细操作以免血流量会低于 200 mL/min,精确的方法应在术中及术后用多普勒测定。

(5)血管瘤:在接口及穿刺部位易形成假性血管瘤,可用人造血管做旁路搭桥手术,在血管瘤部位易发生感染,静脉端易发生血管扩张。

(6)肿胀手综合征:由于回流静脉被阻断或者动脉血流压力的影响,造成肢体远端静脉回流障碍,如果血管吻合后静脉流出道梗阻,动脉血流通过侧支循环流经手部静脉或尺侧静脉(贵要静脉)或深静脉,严重影响手部静脉的回流,出现肿胀手。早期可以通过握拳增加回流,减轻水肿,长期肿胀必须重新制作内瘘。

(7)心力衰竭:一个成熟的内瘘血流量可达 400～2 000 mL/min,上臂内瘘和大腿部位内瘘由于血流量大,较易引起心力衰竭,前臂内瘘发生心力衰竭比较少见,一旦发生可采用内瘘包扎压迫,必要时采取外科手术缩小瘘口。

3.透析液方面的并发症

(1)硬水综合征:水软化装置故障,可使透析液中含有较多 Ca^{2+}、Mg^{2+},导致硬水综合征。可出现头痛、恶心、呕吐、全身温热感、皮肤瘙痒、发红,甚至惊厥、昏迷等症状。

血液透析前透析液应常规做软水试验。出现上述情况应中断或终止透析。高钙血症常在 24～48 小时内消退。

(2)其他:使用机外混合,人工搅拌,无电导度监护装置的陈旧设备会由于透析液浓度异常导致电解质紊乱;透析液由于恒温器、加热器故障导致温度过低,可有寒战、血管痉挛、血流量减少。温度过高可致出汗、沿静脉走行疼痛,甚至发生溶血,高钾血症;负压泵故障还可使负压过高、过低。

4.技术性并发症

在血液透析过程中还可出现停电、电路离断、漏血、空气栓塞、凝血等技术性并发症,应注意避免。

5.血液透析中突然死亡

血液透析中突然死亡是少见的但十分严重的并发症。常见原因有急性心肌梗死、严重溶血致高钾、急性肺水肿、出血性心包压塞、低钙所致心肌抑制、休克、内出血(如颅内血肿、脑血管意外)、严重失衡综合征和严重低钠血症等。

(武永胜)

第八节　血液灌流治疗

血液灌流(HP)是通过穿刺等方法将患者的血液从体内引出进行体外循环,利用体外循环灌流器中吸附剂的吸附作用清除外源性和内源性毒物、药物及代谢废物等,从而达到净化血液的目的,是临床抢救危重中毒患者的有效方法。此外 HP 还可与血液透析相结合治疗尿毒症的某些并发症(如周围神经病变等),能够明显提高患者的生活质量;HP 用于肝衰竭的治疗能够提高肝性脑病患者的清醒率;HP 还可用于感染性疾病,有效吸附内毒素。由于 HP 在治疗方面的特殊优点,在临床的很多方面都得到较好的应用。

一、血液灌流的原理

血液灌流所用吸附材料主要为药用炭和树脂。

(1)药用炭的吸附能力主要取决于药用炭的微孔结构。溶质被吸附必须先由液相(血液和红细胞膜)到达药用炭颗粒表面(固相),然后经限速步骤最终被吸附。药用炭的吸附是非特异性的,主要依赖复杂的物理作用,但有些药用炭具有化学吸附作用,这些作用使药用炭对无极性、低极性或疏水性分子的吸附大于有极性或亲水性分子。影响药用炭吸附的因素有以下几方面。①药用炭的比表面积:比表面积越大吸附力越强;②溶质分子量的大小:分子越小吸附率越高;③分子的结构:直链分子结构的溶质比支链分子结构的易被吸附;④温度:温度越高吸附力越强;⑤pH:pH 降低有利于带负电溶质的吸附,反之有利于带正电溶质的吸附。

(2)树脂的吸附原理尚未完全确定,一般认为大孔、中性(非离子交换)树脂的吸附作用可能是由于其本身同被吸附物质分子之间的范德华力而引起的,而有特定交联结构并附带不同功能基的高分子聚合物,其吸附作用是靠与被吸附物质之间以化学键连接而实现的。

二、血液灌流的适应证

(一)急性药物或毒物中毒

对镇静安眠类药物中毒的治疗首选血液灌注;对相对分子质量较大,脂溶性高,在体内易与蛋白质结合的药物或毒物中毒,亦以血液灌注疗效为佳。灌流的指征:①药物或毒物分子结构中有亲脂性基团或带有多芳香环或有较长的烷基碳链者;②毒物水平达到或超过致死水平或剂量;③中毒导致重要脏器功能不全、休克、低血压、低体温,经过抢救无效或继续加重者;④具有严重肝肾功能不全导致毒物排泄不完全者;⑤能够产生代谢障碍或延迟效应的毒物,如甲醇、乙二醇等。

灌流的相对禁忌证:①作用迅速的毒物如氟化物;②毒物代谢清除率超过灌流清除率;③可被常规透析清除而且又可诱导酸中毒者,如阿司匹林、非那西丁、咖啡因等;④毒物作用不可逆期如百草枯;⑤毒物分布容积较大者,如三环类抗抑郁药;⑥没有严重毒性的药物,如对乙酰氨基酚、巯乙胺等;⑦非脂溶性、伴酸中毒的毒物中毒,如醇类(甲醇、乙二醇)、水杨酸、含锂化合物、溴化合物,灌流不如常规血透效果好,如有必要可联合血透进行治疗。

(二)肝性脑病

由于灌流可以有效地清除血氨、假性神经递质(如羟乙苯乙醇胺)、游离脂肪酸、酚、硫醇、芳香族氨基酸,增加脑脊液中 cAMP 水平,达到治疗肝迷的作用。肝性脑病时常有凝血异常,如血小板聚集性增加、血小板释放因子与肝素消耗增加。而灌流本身又可以引起血小板减少与凝血因子缺失。因此,在进行灌流时常需要同时输注血小板与冰冻鲜血浆。

(三)感染性疾病

脓毒症时血液中内毒素水平明显升高,同时内毒素所诱发的炎症性细胞因子水平也明显升高,这些物质很难用常规透析方法有效清除,但灌流技术则可比较有效地清除这些物质。

（四）尿毒症

灌流技术对于尿毒症性心包炎、尿毒症神经损害、瘙痒、嗜睡、胃肠道反应、铁-去铁胺复合物、铁-铝复合物等方面具有明显的效果。

（五）免疫性疾病

在树脂上连接一些物质，如抗 DNA 抗体、苯丙氨酸、色氨酸、硫酸葡聚糖纤维素、多克隆羊抗人免疫球蛋白 Clq 等，制成具有特异性吸附功能的吸附柱，用以治疗一些免疫性疾病。

三、监测及防护

（一）血液灌流中的监测及防护

（1）血液灌注器的冲洗应先用 2 000～5 000 mL 生理盐水冲洗灌流器，以清除脱落的颗粒，使炭颗粒充分湿化、吸水膨胀，同时排出灌流器内空气，再以 5% 葡萄糖 500～2 000 mL 冲洗灌流器，这是由于灌流器可吸附血中葡萄糖，造成低血糖反应。

（2）血液灌流时肝素的需要量与血液透析不同，肝素应持续地用肝素泵在动脉侧注入，同时加强凝血功能的监测。在连接灌流器后，当动脉血进入灌流器前，注射首剂肝素，首次剂量的肝素也相对较大，以 1～2 mg/kg 为宜，每小时追加 8～10 mg 的肝素。及时根据凝血时间调整肝素量，如试管法监测，使体外循环凝血时间保持在 45～60 分钟较为安全，不至于发生凝血。密切监测动脉和静脉压表，及早发现体外循环凝血。

（3）血液灌流的血流量一般设定为 100～200 mL/min 为宜，因为血流速越快，吸附率越低，治疗所需时间越长；反之，流速越慢，吸附率越高，治疗时间越短。在此流速下，一般治疗 60～90 分钟即可。同时密切观察患者血压、心率及呼吸的变化。

（4）一般认为药用炭吸附剂对大多数溶质的吸附在 2～3 小时接近饱和，血浆清除率显著降低。治疗连续 2 个小时后，多数灌流器开始释放已吸附的物质，特别是吸附特性低的树脂灌流器，药用炭灌流器相对好些。如果中毒量较大时，需继续血液灌注治疗，则可在 2 小时后换用第二个灌注器，第一次灌注时间不超过 6 小时。多数患者经过 2～3 次的灌流即可清除全部药物。

（5）治疗结束后，最好应用空气回血法，因为生理盐水回血有可能导致被吸附的药物重新释放入血。由于所应用肝素量较大，治疗结束时可缓慢静脉注射鱼精蛋白 25～50 mg。

（二）并发症的监测及防护

1.血小板减少

这是血液灌注最典型的不良反应。由于使用的药用炭或吸附树脂和包膜材料的不同，血小板被破坏的程度也不同。血小板下降在灌流开始后 0.5～1 小时最显著，减少可达 40%～50%，此后渐回升，灌流结束时，血小板的下降一般在 0～10% 白细胞也会有所下降，但不如血小板明显。

2.生物相容性差或热原反应

多于治疗开始后 0.5～1 小时出现寒战、发热、血小板与白细胞下降，给予静脉注射地塞米松，可不用中止治疗。如果反应过重，出现低血压、休克者，应中止治疗。

3.栓塞并发症

治疗过程中患者出现明显的胸闷、呼吸困难者，需警惕栓塞并发症，一旦确诊，立即中止治疗，并进行吸氧等处理。但目前灌流器多采用了微囊技术，经过预冲后，除非滤网破裂，一般不易出现炭粒栓塞。

4.灌流的反跳现象

治疗后血液中药物浓度明显下降,患者病情可能会明显好转,但经过几个小时或几天后再次加重。这可能是由于某些药物的脂溶性较高,外周脂肪组织中的药物再次分配的结果,因此,在治疗后应密切注意病情的变化,如有反跳现象可再次进行灌流治疗。

5.对氨基酸等生理物质的影响

血液灌注能够吸附氨基酸,尤其对芳香族氨基酸的吸附量最大,占吸附总量的70%左右。虽然机体的代偿功能可以导致肌肉、肝等组织器官释放氨基酸来维持血浆的浓度,但如长期使用应注意检测并及时补充。此外,灌注后甲状腺激素 T_3、T_4 及胰岛素水平也下降,长期使用应及时补充后纠正。

（武永胜）

第九节　血液滤过治疗

血液滤过(HF)于1973年由 Henderson 首次应用于临床,20年来被广泛应用。血液滤过是慢性肾衰竭的重要辅助治疗方法。血液透析虽然对清除体内多余的水分和代谢废物有明显疗效。但血液透析不能清除体内潴留的中分子物质,所以贫血、周围神经病变、继发性甲状旁腺功能亢进的症状及营养障碍等,不能得到有效控制。HF 不用透析液,而使用高效能滤过器、平衡装置及置换液控制体液的平衡,使血液中的溶质,包括中分子物质随水一起滤出。所以 HF 对慢性肾衰竭顽固性心力衰竭、严重代谢紊乱等有明显疗效。

一、原理

HF 装置是模拟肾小球的滤过作用,以对流运转的方式得以清除。使患者的血液通过连接管道与通透性良好、与肾小球滤过面积相当的血液半透膜滤过器相连。血液流经滤过器时,血液中的蛋白和有形成分不被滤过,而水和溶质利用滤过膜的滤过压和对流作用被滤过,从而清除血液中多种有害物质和多余的水分。在滤过的同时,根据滤出量的多少,再输入一定数量和组成成分的置换液。因为流经滤过器的血液量仅有 200～300 mL/min,单靠自身动脉压不能滤出足够的液量,所以在保证滤过面积、筛过分数和血量的同时,要在 A 端用血泵加压,在半透膜的对侧加负压以增强跨膜压。使流经滤过器的血浆液体有 35%～45% 被滤出,滤过率达 60～90 mL/min。每次滤出的总液量达 20 L 左右,才能达到较好的治疗效果。

二、血液滤过装置

(一)透析器

透析器可为多层平板型或中空纤维型,是 HF 的重要组成部件。血滤器的膜用高分子聚合物制成。此膜为非对称双层结构,内层超薄膜厚 1 μm 为选择层,可滤过水及溶质。膜上的孔径大小均一,孔道长度相等,其间无交通支存在,是根据需要制作的。外层厚 100～300 μm,结构疏松为支持层,可保证滤过膜承受较大的跨膜压。

(二)血液滤过机

主要由血泵、超滤泵、输液泵组成,用以保持和调整滤出液和置换液的平衡。血液滤过机还辅有肝素泵及监护器等装置。近年来临床上使用的新型电脑控制的血滤机,具有在线式配制输入系统,自动生成置换液,省去了置换液配制、包装、运输等环节,可减少污染,预防铝中毒和实现碳酸氢盐血液滤过,同时操作简单、安全。

(三)血管通路

血液滤过的血管通路与血液透析相同。一般要求血流量>250 mL/min。

三、置换液

(一)置换液

HF 时需大量补充置换液。置换液的成分及渗透压接近血浆,但不含蛋白质。应用较广泛的基本配方含钠、钾、钙、镁、氯、葡萄糖及碱性物质。其浓度如下:[Na^+]135~143 mmol/L,[K^+]1.0~4.0 mmol/L;[Ca^{2+}]1.62~2.00 mmol/L;[Mg^{2+}]0.5~1.0 mmol/L;[Cl^-]101~117 mmol/L;乳酸盐浓度33.75~45 mmol/L;葡萄糖浓度0~11.1 mg/L。

(二)置换液的输入

1.输入方法

(1)前稀释法:从血滤器的动脉端输入平衡液,血液先被稀释,再经血滤器滤过。前稀释法的优点是血液阻力小,不可滤过物不易在滤过膜上形成蛋白覆盖层,滤过量稳定。停止滤过后滤器内残留血量少。缺点是需使用较多的置换液(每次血液滤过约需置换液50~70 L),清除率较低。

(2)后稀释法:从血滤器的静脉端输入平衡液。血液经血滤器滤过时尚未被稀释。后稀释法的优点是清除率高,使用置换液少(每次需20~35 L)。缺点是膜上易形成覆盖层。

2.换液输入量的计算

血液滤过清除中分子物质是血液透析的2倍,而对尿素、肌酐等小分子物质的清除率还不到血液透析的1/2。所以要滤出足够多的液量才能达到治疗的目的。目前后稀释法基本上是每周3次,每次置换20 L。为了更好改善症状,应当用更适合个体需要的液量。置换量可按下列公式计算。

(1)尿素动力学计算法:此法可使蛋白摄入量不同的患者,在每次治疗前,BUN维持在理想水平。

(2)体重计算法:Baldamus提出要使BUN浓度降低一半,每次需置换液的量为:$V_{1/2}=0.7×BW-3.03$($V_{1/2}$为BUN降低1/2时,每次治疗所需置换液量,BW为患者体重)。

(3)残余肾功能计算法:HF时输入1 mL置换液,相当于1 mL滤过液的尿素清除率,所以要使患者总清除率维持在一定水平,可按下列公式计算需置换液的量。所需平衡液的量(L)=预期达到的总清除率(ml/min)×60(min)×24 例如患者肾功能为0,欲达到总清除率为5 mL/min,所需平衡液=5(mL/min)×60(min)×24=7.2 L。通常每周交换量约60~90 L。

四、血液滤过的适应证

血液滤过的适应证基本上与血液透析相同,但在下列情况下血液滤过比血液透析效果更佳。

(一)高血容量所致心力衰竭

高血容量所致心力衰竭做血液滤过能迅速清除体内过多的水分,血浆蛋白浓度相对增高可减轻水肿。治疗中不需使用醋酸盐,避免了血管扩张和对心肌收缩力的抑制,是治疗心力衰竭的有效方法。

(二)顽固性高血压

血液滤过可清除体内过多的水和钠及血浆中的加压物质。所以对血液透析和药物治疗无效的顽固性高血压有良好的降压作用。

(三)低血压伴严重的水、钠潴留

当患者有低血压伴严重的水、钠潴留时,不能通过血液透析排除体内多余的水分,否则会出现虚脱现象。改为 HF 血浆溶质浓度变动小,去甲肾上腺素分泌增加使外周阻力增加,不引起低血压等不适症状。

(四)慢性肾衰竭

由于心血管功能不稳定,血液透析时易于发生低血压和心功能不全,血液滤过更安全。慢性肾衰竭如合并严重高血压、低血压、高脂血症、高磷血症,易于发生失衡综合征和对血液透析耐受性差的患者常选择血液滤过治疗。由于血液滤过中能有效清除中分子物质,所以治疗与中分子物质潴留有关的各种情况,如尿毒症性心包炎、周围神经病变、代谢紊乱,血液滤过疗效满意。

(五)其他

血液滤过可治疗急性肾衰。对多脏器功能衰竭血液滤过比血液透析更安全。还可用于治疗急进性肾炎、肝性脑病等疾病。

五、并发症的监测及防护

血液滤过并发症较血液透析少,比较常见的有以下并发症。

(一)血压下降、抽搐

主要由于液体进出平衡掌握不好,脱水过快所致。目前采用高精密度电脑控制的平衡装置,可控制超滤量和置换液平衡。在治疗中应严格记录出入水量。对高血容量需减少体液量可滤出一定的液体后再补充置换液。

(二)液体污染

由于置换液输入量大、污染机会多,可能发生败血症导致发热。所以必须严格无菌操作,置换液必须无菌无致热原。

(三)体内生物活性物质的丢失

血液滤过可清除体内各种激素,如胃泌素、胰岛素、PTH、促甲状腺激素、游离 T_3 和 T_4 等,还可清除高分子物质。少数患者可出现丢失综合征。必要时应补充某些激素、微量元素和氨基酸。

(四)其他

血液滤过患者可引起透析性骨病和某些微量元素慢性中毒,如铅中毒。

（武永胜）

第三章

呼吸内科疾病

第一节 流行性感冒

一、概述

流行性感冒(简称流感)是由流行性感冒病毒引起的急性呼吸道传染病,是人类面临的主要公共健康问题之一。1918 年,20 世纪第一次流感世界大流行死亡人数达 2 000 万,比第一次世界大战死亡人数还多,以后陆续在 1957 年(H_2N_2)、1968 年(H_1N_1)、1977 年(H_1N_1)发生大流行。而近年来禽流感病毒 H_5N_1 连续在亚洲多个国家造成人类感染,形成了对公共卫生的严重威胁,同时也一再提醒人们,一次新的流感大流行随时可能发生。

二、病原学与致病性

流感病毒呈多形性,其中球形直径为 80～120 nm,有囊膜。流感病毒属正黏病毒科,流感病毒属,基因组为分节段、单股、负链 RNA。根据病毒颗粒核蛋白(NP)和基质蛋白(M_1)抗原及其基因特性的不同,流感病毒分为甲、乙、丙 3 型。

甲型流感病毒基因组由 8 个节段的单链 RNA 组成,负责编码病毒所有结构蛋白和非结构蛋白。甲型流感病毒囊膜上有 3 种突起:H、N 和 M_2 蛋白,血凝素(H)和神经氨酸酶(N)为 2 种穿膜糖蛋白,它们突出于脂质包膜表面,分别与病毒吸附于敏感细胞和从受染细胞释放有关。第 3 种穿膜蛋白是 M_2 蛋白,这是一种离子通道蛋白,为病毒进入细胞后脱衣壳所必需。根据其表面 H 和 N 抗原的不同,甲型流感病毒又分成许多亚型。甲型流感病毒的血凝素共有 16 个亚型($H_{1\sim16}$)。神经氨酸酶则有 9 个亚型($N_{1\sim9}$)。所有 16 个亚型的血凝素和 9 个亚型的神经氨酸酶都在禽类中检测出,但只有 H_1、H_2、H_3、H_5、H_7、H_9、N_1、N_2、N_3、N_7,可能还有 N_8 亚型引起人类流感流行。

流感病毒表面抗原特别是 H 抗原具有高度易变性,以此逃脱机体免疫系统对它的记忆、识别和清除。流感病毒抗原性变异形式有两种:抗原性飘移和抗原性转变。抗原性飘移主要是由于编码 H 或 N 蛋白基因点突变导致 H 或 N 蛋白分子上抗原位点氨基酸的替换,并由于人群选择压力使得小变异逐步积累。抗原性转变只发生于甲型流感病毒,当 2 种不同的甲型流感病毒同时感染同一宿主细胞时,其基因组的各节段可能会重新分配或组合,导致新的血凝素和/或神经氨酸酶的出现,或者是 H、N 之间新的组合,从而产生一种新的甲型流感的亚型。

流感病毒在进入宿主细胞之后,其血凝素蛋白需先经宿主细胞的蛋白酶消化,成为 2 个由二硫键相连的多肽,这一过程病毒的致病性密切相关。在人类呼吸道和禽类胃肠道中有一种胰酶样的蛋白酶能够酶切流感病毒的血凝素,因此流感病毒往往引起人类呼吸道感染和禽类胃肠道感染。宿主细胞表面对病毒血凝素的受体在人和禽类之间是不同的,因此通常多数禽流感病毒不感染人类,但是已经有越来越多的证据表明,某些禽流感病毒可越过种属界限而感染人类。当两种分别来源于人和禽的流感同时感染同一例患者时,或另一种可能的中间宿主猪(因为猪对禽流感和人流感都敏感,而且与禽类和人都可能有密切接触),2 种病毒就有可能在复制自身的过程中发生基因成分的交换,产生新的"杂交"病毒。由于人类对其缺乏免疫力,因此患者往往病情严重,死亡率极高。

三、流行病学

流感传染源主要为流感患者和隐性感染者。人禽流感主要是患禽流感或携带禽流感病毒的鸡、鸭、鹅等家禽及其排泄物,特别是鸡传播。流感病毒主要是通过空气飞沫和直接接触传播。人禽流感是否还可通过消化道或伤口传播,至今尚缺乏证据。人对流感病毒普遍易感,新生儿对流感及其病毒的敏感性与成年人相同。青少年发病率高,儿童病情较重。流感流行具有一定的季节性。我国北方常发生于冬季,而南方多发生在冬夏两季,然而流感大流行可发生在任何季节。

根据发生特点不同,流感发生可分为散发、暴发、流行和大流行。散发一般在非流行期间,病例在人群中呈散在零星分布,各病例在发病时间及地点上没有明显的联系。暴发是指一个集体或小地区在相当短时间内突然发生很多流感病例。流行是指在较大地区内流感发病率明显超出当地同期发病率水平,流感流行时发病率一般为 5%～20%。大流行的发生是由于新亚型毒株出现,人群普遍缺乏免疫力,疾病传播迅速,流行范围超出国界和洲界,发病率可超过 50%。世界性流感大流行间隔 10 年左右,常有 2～3 个波,通常第一波持续时间短,发病率高,第二波持续时间长,发病率低,有时还有第三波,第一波主要发生在城市和交通便利的地方,第二波主要发生在农村及交通闭塞地区。

四、临床表现

流感的潜伏期一般为 1～3 天。起病多急骤,症状变化较多,主要以全身中毒症状为主,呼吸道症状轻微或不明显。季节性流感多发于青少年,临床表现和轻重程度差异颇大,病死率通常不高,一般恢复快,不留后遗症,死者多为年迈体衰、年幼体弱或合并有慢性疾病的患者。在亚洲国家发生的人感染 H_5N_1 禽流感病毒有别于常见的季节性流感。感染后的临床症状往往比较严重,死亡率高达 50%,并且常常累及多种器官。流感根据临床表现可分为单纯型、肺炎型、中毒型、胃肠型。

(一)单纯型

最为常见,先有畏寒或寒战,发热,继之全身不适、腰背发酸、四肢疼痛,头昏、头痛。大部分患者有轻重不同的打喷嚏、鼻塞、流涕、咽痛、干咳或伴有少量黏液痰,有时有胸骨后烧灼感、紧压感或疼痛。发热可高达 39～40 ℃,一般持续 2～3 天渐降。部分患者可出现食欲缺乏、恶心、便秘等消化道症状。年老体弱的患者,症状消失后体力恢复慢,常感软弱无力、多汗,咳嗽可持续 1～2 周或更长。体格检查:患者可呈重病容,衰弱无力,面部潮红,皮肤上偶有类似麻疹、猩红热、荨麻疹样皮疹,软腭上有时有点状红斑,鼻咽部充血水肿。本型中较轻者病情似一般感冒,全身和呼吸道症状均不显著,病程仅 1～2 天,单从临床表现难以确诊。

(二)肺炎型

本型常发生在 2 岁以下的小儿,或原有慢性基础疾病,如二尖瓣狭窄、肺源性心脏病、免疫力低下以及孕妇、年老体弱者。其特点是:在发病后 24 小时内可出现高热、烦躁、呼吸困难、咳血痰和明显发绀。全肺可有呼吸音减低、湿啰音或哮鸣音,但无肺实变体征。胸部 X 线可见双肺广泛小结节性浸润,近肺门较多,肺周围较少。上述症状可进行性加重,抗生素无效。病程 1 周至2 月余,大部分患者可逐渐恢复,也可因呼吸循环衰竭在 5～10 天内死亡。

(三)中毒型

较少见。肺部体征不明显,具有全身血管系统和神经系统损害,有时可有脑炎或脑膜炎表现。临床表现为高热不退,神志昏迷,成人常有谵妄,儿童可发生抽搐。少数患者由于血管神经系统紊乱或肾上腺出血,导致血压下降或休克。

(四)胃肠型

主要表现为恶心、呕吐和严重腹泻,病程 2～3 天,恢复迅速。

五、诊断

流感的诊断主要依据流行病学资料,并结合典型临床表现确定,但在流行初期,散发或轻型的病例诊断比较困难,确诊往往需要实验室检查。流感常用辅助检查。

(一)一般辅助检查

1.外周血常规

白细胞总数不高或偏低,淋巴细胞相对增加,重症患者多有白细胞总数及淋巴细胞下降。

2.胸部影像学检查

单纯型患者胸部 X 线检查可正常,但重症尤其肺炎型患者胸部 X 线检查可显示单侧或双侧肺炎,少数可伴有胸腔积液等。

(二)流感病毒病原学检测及分型

流感病毒病原学检测及分型对确诊流感及与其他疾病如严重急性呼吸综合征(SARS)等鉴别十分重要,常用病毒学检测方法主要有以下几种。

1.病毒培养分离

病毒培养分离是诊断流感最常用和最可靠的方法之一。目前分离流感病毒主要应用马达犬肾细胞(Madin-Darby canine kidney,MDCK)为宿主系统。培养过程中观察细胞病变效应,并可应用血清学实验来进行鉴定和分型。传统的培养方法对于流感病毒的检测因需要时间较长(一般需要 4～5 天),不利于早期诊断和治疗。近年来新出现了一种快速流感病毒实验室培养技术——离心培养技术(shell vial culure,SVC),在流感病毒的快速培养分离上发挥了很大作用。离心培养法是在标本接种后进行长时间的低速离心,使标本中含病毒的颗粒在外力作用下被挤压吸附于培养细胞上,从而大大缩短了培养时间。

2.血清学诊断

血清学诊断主要是检测患者血清中的抗体水平,即用已知的流感病毒抗原来检测血清中的抗体,此法简便易行、结果可信。血清标本应包括急性期和恢复期双份血清。急性期血样应在发病后 7 天内采集,恢复期血样应在发病后 2～4 周采集。双份血清进行抗体测定,恢复期抗体滴度较急性期有 4 倍或以上升高,有助于确诊和回顾性诊断,单份血清一般不能用作诊断。

3.病毒抗原检测

对于病毒抗原的检测方法主要有两类:直接荧光抗体检测(direct fluorescent antibody test,DFA)和快速酶(光)免法。DFA 用抗流感病毒的单克隆抗体直接检测临床标本中的病毒抗原,应用亚型特异性的单抗能够快速和直接地检测标本中的病毒抗原,并且可以进一步进行病毒的分型,不仅可用于诊断,还可以用于流行病学的调查。目前快速酶免、光免法主要有:Directigen FluA、Directigen Flu A plus B、Binax Now Flu A and B、Biostar FLU OIA、Quidel Quick vue 和 Zstat Flu test等。值得注意的是,上述几种检测方法对于乙型流感病毒的检测效果不如甲型。

4.病毒核酸检测

以聚合酶链反应(polymerase chainreaction,PCR)技术为基础发展出了各种各样的病毒核酸检测方法,在流感病毒鉴定和分型方面发挥着越来越大的作用,不仅可以快速诊断流感,并且可以根据所分离病毒核酸序列的不同对病毒进行准确分型。常用的方法有核酸杂交、逆转录-聚合酶链反应、多重逆转录-聚合酶链反应、酶联免疫 PCR、实时定量 PCR、依赖性核酸序列扩增、荧光 PCR 等方法。

以上述各种检测方法为基础,很多生物制品公司开发出多种试剂盒供临床快速检测应用。近年来,应用基因芯片对流感病毒进行检测和分型是研究的一大热点,基因芯片灵敏度极高,并且可以同时检测多种病毒,尤其适用于流感多亚型、易变异的特点。目前多种基因芯片技术已应用到流感病毒的检测和分型中。

六、鉴别诊断

主要与除流感病毒的多种病毒、细菌等病原体引起的流感样疾病(influenza like illness,ILI)相鉴别。确诊需依据实验室检查,如病原体分离、血清学检查和核酸检测。

(一)普通感冒

普通感冒可由多种呼吸道病毒感染引起。除注意收集流行病学资料以外,通常流感全身症状比普通感冒重,而普通感冒呼吸道局部症状更突出。

(二)严重急性呼吸综合征(SARS)

SARS 是由 SARS 冠状病毒引起的一种具有明显传染性,可累及多个脏器、系统的特殊肺炎,临床上以发热、乏力、头痛、肌肉关节疼痛等全身症状和干咳、胸闷、呼吸困难等呼吸道症状为主要表现。临床表现类似肺炎型流感。根据流行病学史,临床症状和体征,一般实验室检查,胸部 X 线影像学变化,配合 SARS 病原学检测阳性,排除其他疾病,可作出 SARS 的诊断。

(三)肺炎支原体感染

发热、头痛、肌肉疼痛等全身症状较流感轻,呛咳症状较明显,或伴少量黏痰。胸部 X 线检查可见两肺纹理增深,并发肺炎时可见肺部斑片状阴影等间质肺炎表现。痰及咽拭子标本分离肺炎支原体可确诊。血清学检查对诊断有一定帮助,核酸探针或 PCR 有助于早期快速诊断。

(四)衣原体感染

发热、头痛、肌肉疼痛等全身症状较流感轻,可引起鼻旁窦炎、咽喉炎、中耳炎、气管-支气管炎和肺炎。实验室检查可帮助鉴别诊断,包括病原体分离、血清学检查和 PCR 检测。

(五)嗜肺军团菌感染

夏秋季发病较多,并常与空调系统及水源污染有关。起病较急,畏寒、发热、头痛等,全身症状较明显,呼吸道症状表现为咳嗽、黏痰、痰血、胸闷、气促,少数可发展为 ARDS;呼吸道以外的症状也常见,如腹泻、精神症状以及心功能和肾功能障碍,胸部 X 线检查示炎症浸润影。呼吸道分泌物、痰、血培养阳性可确定诊断,但检出率低。对呼吸道分泌物用直接荧光抗体法(DFA)检测抗原或用 PCR 检查核酸,对早期诊断有帮助。血清、尿间接免疫荧光抗体测定也具诊断意义。

七、治疗

隔离患者,流行期间对公共场所加强通风和空气消毒,避免传染他人。

合理应用对症治疗药物,可对症应用解热药、缓解鼻黏膜充血药物、止咳祛痰药物等。

尽早应用抗流感病毒药物治疗:抗流感病毒药物治疗只有早期(起病 1～2 天内)使用才能取得最佳疗效。抗流感病毒化学治疗药物现有离子通道 M_2 阻滞剂(表 3-1)和神经氨酸酶抑制剂两类,前者包括金刚烷胺和金刚乙胺;后者包括奥司他韦和扎那米韦。

表 3-1　金刚烷胺和金刚乙胺用法和剂量

药名	年龄(岁)			
	1～9	10～12	13～16	≥65
金刚烷胺	5 mg/(kg·d) (最高 150 mg/d)分 2 次	100 mg 每天 2 次	100 mg 每天 2 次	≤100 mg/d
金刚乙胺	不推荐使用	不推荐使用	100 mg 每天 2 次	100 mg 或 200 mg/d

(一)离子通道 M_2 阻滞剂

金刚烷胺和金刚乙胺。对甲型流感病毒有活性,抑制其在细胞内的复制。在发病 24～48 小时内使用,可减轻发热和全身症状,减少病毒排出,防止病毒扩散。金刚烷胺在肌酐清除率 ≤50 mL/min 时酌情减少用量,并密切观察其不良反应,必要时停药。血透对金刚烷胺清除的影响不大。肌酐清除率<10 mL/min 时金刚乙胺应减为 100 mg/d;对老年和肾功能减退患者应监测不良反应。不良反应主要有:中枢神经系统有神经质、焦虑、注意力不集中和轻微头痛等,其发生率金刚烷胺高于金刚乙胺;胃肠道反应主要表现为恶心和呕吐。这些不良反应一般较轻,停药后大多可迅速消失。

(二)神经氨酸酶抑制剂

神经氨酸酶抑制剂对甲、乙两型流感病毒都是有效的,目前有 2 个品种,即奥司他韦和扎那米韦,我国临床目前只有奥司他韦。

1.用法和剂量

奥司他韦为成人 75 mg,每天 2 次,连服 5 天,应在症状出现 2 天内开始用药。儿童用法见表 3-2,1 岁以内不推荐使用。扎那米韦为 6 岁以上儿童及成人剂量均为每次吸入 10 mg,每天 2 次,连用 5 天,应在症状出现 2 天内开始用药。6 岁以下儿童不推荐使用。

表 3-2　儿童奥司他韦用量

药名	体重(kg)			
	≤15	16～23	24～40	>40
奥司他韦(mg)	30	45	60	75

2.不良反应

奥司他韦不良反应少,一般为恶心、呕吐等消化道症状,也有腹痛、头痛、头晕、失眠、咳嗽、乏力等不良反应的报道。扎那米韦吸入后最常见的不良反应有头痛、恶心、咽部不适、眩晕、鼻出血等。个别哮喘和慢性阻塞性肺疾病(COPD)患者使用后可出现支气管痉挛和肺功能恶化。

3.其他

肾功能不全的患者无须调整扎那米韦的吸入剂量。对肌酐清除率<30 mL/min 的患者,奥司他韦减量至 75 mg,每天 1 次。

需要注意的是:因神经氨酸酶抑制剂对甲、乙两型流感病毒均有效且耐药发生率低,不会引起支气管痉挛,而 M_2 阻滞剂都只对甲型流感病毒有效且在美国耐药率较高,因此美国目前推荐使用抗流感病毒药物仅有奥司他韦和扎那米韦,只有有证据表明流行的流感病毒对金刚烷胺或金刚乙胺敏感才用于治疗和预防流感。对于那些非卧床的流感患者,早期吸入扎那米韦或口服奥司他韦能够降低发生下呼吸道并发症的可能性。另外自 2004 年以来,绝大多数 H_5N_1 病毒株对神经氨酸酶抑制剂敏感,而对金刚烷胺类耐药,因此确诊为 H_5N_1 禽流感病毒感染的患者或疑似患者推荐用奥司他韦治疗。

(三)并发症治疗

肺炎型流感常见并且最重要的并发症为细菌的二重感染,尤其是细菌性肺炎。肺炎型流感尤其重症患者往往有严重呼吸窘迫、缺氧,严重者可发生急性呼吸窘迫综合征(ARDS),应给予患者氧疗,必要时行无创或有创机械通气治疗。对于中毒型或胃肠型流感患者,应注意纠正患者水电解质平衡,维持血流动力学稳定。

八、预防

隔离患者,流行期间对公共场所加强通风和空气消毒,切断传染链,终止流感流行。流行期间减少大型集会及集体活动,接触者应戴口罩。

接种流感病毒疫苗是当今预防流感疾病发生、流行的最有效手段。当疫苗和流行病毒抗原匹配良好时,流感疫苗在年龄<65 岁的健康人群中可预防 70%～90%的疾病发生。由于免疫系统对接种疫苗需要 6～8 周才起反应,所以疫苗必须在流感季节到来之前接种,最佳时间为 10 月中旬至 11 月中旬。由于流感病毒抗原性变异较快,所以人类无法获得持久的免疫力,进行流感疫苗接种后人体可产生免疫力,但对新的变异病毒株无保护作用。因此,在每年流感疫苗生产之前,都要根据当时所流行病毒的抗原变化来调整疫苗的组成,以求最大的保护效果。

流感疫苗包括减毒活疫苗和灭活疫苗。至今对于病毒快速有效的减毒方法和准确的减毒标准仍存在许多不确定因素,因此减毒疫苗仍不能广泛应用。现在世界范围内广泛使用的流感病毒疫苗以纯化、多价的灭活疫苗为主。

美国疾病预防控制中心制订的流感疫苗和抗病毒剂使用指南推荐,每年接受一次流感疫苗接种的人员包括:学龄儿童;6 个月至 4 岁的儿童;50 岁以上的老年人;6 个月至 18 岁的高危Reye 综合征(因长期使用阿司匹林治疗)患者;将在流感季节怀孕的妇女;慢性肺炎(包括哮喘)患者;心脏血管(高血压除外)疾病患者;肾、肝、血液或代谢疾病(包括糖尿病)患者;免疫抑制人员;在某些条件下危及呼吸功能人员;居住在养老院的人员和其他慢性疾病患者的护理人员;卫生保健人员;接触年龄<5 岁和年龄>50 岁人群的健康人员和爱心志愿者(特别是接触小于 6 个月婴儿的人员);感染流感可引发严重并发症的人员。

流感疫苗接种的不良反应主要为注射部位疼痛,偶见发热和全身不适,大多可自行恢复。

应用抗流感病毒药物。明确或怀疑某部门流感暴发时,对所有非流感者和未进行疫苗接种的医务人员可给予金刚烷胺、金刚乙胺或奥司他韦进行预防性治疗,时间持续 2 周或流感暴发结束后 1 周。

(王霄山)

第二节　急性上呼吸道感染

急性上呼吸道感染(acute upper respiratory tract infection,AURTI),简称上感,是鼻腔、咽或喉部急性炎症的总称。常见病原体为病毒,仅少数由细菌引起。本病患者不分年龄、性别、职业和地区,某些病种具有传染性,有时可引起严重的并发症。

一、流行病学

本病全年均可发病,但冬春季节好发。主要通过含有病毒的飞沫传播,也可通过被污染的手和用具传染。多数为散发性,在气候突然变化时可引起局部或大范围的流行。由于病毒表面抗原易于发生变异,产生新的亚型,不同亚型之间无交叉免疫,因此不仅同一个人可在 1 年内多次罹患本病,而且间隔数年后易于引起较大范围的流行。

二、病因和发病机制

(一)病因

急性上呼吸道感染有 70%～80% 由病毒引起。其中主要包括流感病毒(甲、乙、丙)、副流感病毒、呼吸道合胞病毒、腺病毒、鼻病毒、埃可病毒、柯萨奇病毒、麻疹病毒和风疹病毒等。细菌感染占20%～30%,以溶血性链球菌最为多见,其次为流感嗜血杆菌、肺炎链球菌和葡萄球菌等,偶见革兰氏阴性杆菌。

(二)诱因

各种可导致全身或呼吸道局部防御功能降低的原因,如受凉、淋雨、过度紧张或疲劳等均可诱发本病。

(三)发病机制

当机体或呼吸道局部防御功能降低时,原先存在于上呼吸道或从外界侵入的病毒和细菌迅速繁殖,引起本病。年老体弱者和儿童易患本病。

三、病理

可无明显病理学改变,也可出现上皮细胞破坏和少量单核细胞浸润。鼻腔和咽黏膜充血、水肿,有较多浆液性及黏液性炎性渗出。继发细菌感染后,有中性粒细胞浸润和脓性分泌物。

四、临床表现

(一)普通感冒(common cold)

俗称"伤风",又称急性鼻炎,以鼻咽部卡他症状为主要临床表现。成人多数由鼻病毒引起,也可由副流感病毒、呼吸道合胞病毒、埃可病毒、柯萨奇病毒等引起。

本病起病较急,初期有咽部干、痒或烧灼感,可有喷嚏、鼻塞、流清水样鼻涕等症状。2～3天后,鼻涕变稠,常伴咽痛、流泪、听力减退、味觉迟钝、咳嗽、声音嘶哑和呼吸不畅等上呼吸道症状。通常无全身症状和发热,有时可出现低热、轻度畏寒和头痛。体检时可见鼻黏膜充血、水肿,有分泌物,咽部轻度充血等。

(二)急性病毒性咽炎、喉炎

1.急性病毒性咽炎

多数由鼻病毒、腺病毒、流感病毒、副流感病毒、肠病毒或呼吸道合胞病毒等引起。临床主要表现为咽部发痒和灼热感,咳嗽少见。流感病毒和腺病毒感染时可有发热和乏力,咽部明显充血、水肿,颌下淋巴结肿痛;腺病毒感染时常常合并眼结膜炎;当有吞咽疼痛时,提示链球菌感染。

2.急性病毒性喉炎

常由鼻病毒、甲型流感病毒、副流感病毒或腺病毒等引起。临床特征为声音嘶哑、说话困难、咳嗽伴咽喉疼痛及发热等。体检时可见喉部水肿、充血、局部淋巴结轻度肿大伴触痛,有时可闻及喘鸣音。

(三)疱疹性咽峡炎

主要由柯萨奇病毒引起。临床表现为明显咽痛、发热,体检时可见咽部充血,软腭、悬雍垂、咽部和扁桃体表面有灰白色疱疹和浅表溃疡,周围有红晕。病程为1周左右。夏季好发,儿童多见,偶见于成人。

(四)咽结膜热

主要由腺病毒和柯萨奇病毒等引起。临床表现为发热、咽痛、畏光、流泪等;体检时可见咽部和结膜充血明显。病程为4～6天。夏季好发,儿童多见,游泳者中易于传播。

(五)细菌性咽-扁桃体炎

主要由溶血性链球菌引起,也可由流感嗜血杆菌、肺炎链球菌、葡萄球菌等致病菌引起。临床特点为起病急、咽痛明显、畏寒、发热(体温可达 39 ℃以上)等。体检时可见咽部充血明显,扁桃体肿大、充血、表面有脓性分泌物,颌下淋巴结肿大、压痛,肺部检查无异常发现。

五、并发症

本病如不及时治疗,易于并发急性鼻窦炎、中耳炎、气管-支气管炎或肺炎。少数患者可并发风湿病、肾小球肾炎和病毒性心肌炎等。

六、实验室和辅助检查

(一)外周血象

病毒性感染时白细胞计数正常或偏低,淋巴细胞比例升高;细菌性感染时,白细胞总数和中性粒细胞比例增多,出现核左移现象。

(二)病原学检查

一般情况下可不做。必要时可用免疫荧光法、酶联免疫吸附检测法、血清学诊断法或病毒分离和鉴定方法确定病毒的类型;细菌培养和药物敏感试验有助于细菌感染的诊断和治疗。

七、诊断和鉴别诊断

(一)诊断

1.临床诊断

根据患者的病史、流行情况、鼻咽部的卡他和炎症症状以及体征,结合外周血象和胸部 X 线检查结果等,可作出本病的临床诊断。

2.病因学诊断

借助于病毒分离、细菌培养,或病毒血清学检查、免疫荧光法、酶联免疫吸附检测法和血凝抑制试验等,可确定病因学诊断。

(二)鉴别诊断

本病应与下列疾病相鉴别。

1.过敏性鼻炎(allergic rhinitis)

临床症状与本病相似,易于混淆。过敏性鼻炎与本病不同之处包括:①起病急骤,可在数分钟内突然发生,亦可在数分钟至 2 小时内症状消失。②鼻腔发痒、频繁喷嚏、流出大量清水样鼻涕。③发作与气温突变或与接触周围环境中的变应原有关。④鼻腔黏膜苍白、水肿,鼻分泌物涂片可见大量嗜酸性粒细胞。

2.流行性感冒(influenza)

患者可有上呼吸道感染表现,但具有下列特点:①传染性强,常有较大范围的流行。②起病急,全身症状较重,有高热、全身酸痛和眼结膜炎。③鼻咽部炎症症状和体征较轻。④致病原是流感病毒,患者鼻洗液中黏膜上皮细胞的涂片标本,经过荧光标记的流感病毒免疫血清染色检查、核酸或病毒分离等可明确诊断。

3.急性传染病

麻疹、脊髓灰质炎、脑炎等急性传染病的早期常有上呼吸道症状,易与本病混淆。为了防止误诊和漏诊,对于在上述传染病流行季节和流行地区有上呼吸道感染症状的患者,应密切观察,进行必要的实验室检查。

八、治疗

对于呼吸道病毒感染目前尚无特效抗病毒药物,故本病的治疗以对症和中医治疗为主。

(一)对症治疗

1.休息

发热、病情较重或年老体弱的患者应卧床休息,多饮水,保持室内空气流通,防止受寒。

2.解热镇痛

有头痛、发热、周身肌肉酸痛症状者,可酌情应用解热镇痛药,如对乙酰氨基酚、阿司匹林、布洛芬等。

3.抗鼻塞

有鼻塞,鼻黏膜充血、水肿,咽痛等症状者,可应用盐酸伪麻黄碱等选择性收缩上呼吸道黏膜血管的药物,也可用1%麻黄碱滴鼻。

4.抗过敏

有频繁喷嚏、大量流涕等症状的患者,可酌情选用马来酸氯苯那敏或苯海拉明等抗过敏药物。为了减轻这类药物引起的头晕、嗜睡等不良反应,宜在临睡前服用。

5.镇咳

对于咳嗽症状较为明显者,可给予右美沙芬、喷托维林等镇咳药。

鉴于本病患者常常同时存在上述多种症状,有人主张应用由上述数种药物组成的复方制剂,以方便服用,还可抵消其中有些药物的不良反应。为了避免抗过敏药物引起的嗜睡作用对白天工作和学习的影响,有一些复方抗感冒药物分为白片和夜片,仅在夜片中加入抗过敏药。

(二)病因治疗

1.抗病毒感染

有一定的疗效。金刚烷胺及其衍生物甲基金刚烷胺可用于预防和治疗甲型流感病毒;吗啉胍(moroxidine,ABOB)对流感病毒、腺病毒和鼻病毒等有一定的疗效;广谱抗病毒药利巴韦林和奥司他韦对流感病毒、副流感病毒、呼吸道合胞病毒等 RNA 病毒和 DNA 病毒均有较强的抑制作用,主张早期使用可缩短病程。

2.抗细菌感染

如有细菌感染,可酌情选用适当的抗感染药物,如青霉素类、头孢菌素类、大环内酯类,在高水平青霉素耐药肺炎链球菌感染时可使用呼吸氟喹诺酮类(左氧氟沙星、莫西沙星、吉米沙星)等。对于单纯病毒感染者不应用抗菌药物。

(三)中医治疗

根据中医辨证施治的原则,应用中药治疗本病有一定疗效。正柴胡饮、小柴胡冲剂和板蓝根冲剂等在临床应用较为广泛。

九、预后和预防

(一)预后

多数上呼吸道感染的患者预后良好,但极少数年老体弱、有严重并发症的患者预后不良。

(二)预防

增强机体抵抗力是预防本病的主要方法。

1.避免发病诱因

包括避免与感冒患者的接触;避免受凉、淋雨;避免过度疲劳等。

2.增强体质

坚持有规律的、适度的运动;坚持耐寒锻炼等。

3.免疫调节药物和疫苗

对于经常、反复发生上呼吸道感染的患者,可酌情应用卡介苗素或黄芪口服液,有适应证者可注射呼吸道多价菌苗。

(王霄山)

第三节 急性气管-支气管炎

急性气管-支气管炎是由生物、物理、化学刺激或过敏等因素引起的急性气管-支气管黏膜的急性炎症。多为散发,年老体弱者易感。临床上主要表现为咳嗽、咳痰,一般为自限性,最终痊愈并恢复功能。

一、病因和发病机制

(一)感染

本病常发生于普通感冒或鼻、咽喉及气管、支气管的其他病毒感染之后,常伴有继发性细菌感染。引起急性支气管炎的病毒主要有腺病毒、冠状病毒、副流感病毒、呼吸道合胞病毒和单纯疱疹病毒,常见的细菌有流感嗜血杆菌、肺炎链球菌,支原体和衣原体也可引起急性感染性支气管炎。

(二)理化因素

理化因素如各种粉尘、强酸、氨、某些挥发性有机溶剂、氯、硫化氢、二氧化硫及吸烟等均可刺激气管-支气管黏膜,引起急性损伤和炎症反应。

(三)变态反应

常见的变应原包括花粉、有机粉尘、真菌孢子、动物皮毛等;寄生虫卵在肺内移行也可以引起气管-支气管急性炎症。

二、病理

早期气管、支气管黏膜充血,之后出现黏膜水肿,黏膜下层白细胞浸润,伴有上皮细胞损伤,腺体肥大增生。

三、临床表现

(一)症状

急性起病。开始时表现为干咳,但数小时或数天后出现少量黏痰,随后出现较多的黏液或黏液脓性痰,明显的脓痰则提示合并细菌感染。部分患者有烧灼样胸骨后痛,咳嗽时加重。患者一般全身症状较轻,可有发热。咳嗽、咳痰一般持续 2~3 周。少数患者病情迁延不愈,可演变成慢性支气管炎。

(二)体征

如无合并症,急性支气管炎几乎无肺部体征,少数患者可能闻及散在干、湿性啰音,部位不固定。持续存在的胸部局部体征则提示支气管肺炎的发生。

四、实验室和其他检查

血液白细胞计数多正常。由细菌感染引起者,则白细胞计数及中性粒细胞百分比增高,血沉加快。痰培养可发现致病菌。X 线胸片常有肺纹理增强,也可无异常表现。

五、诊断

通常根据症状和体征,结合血象和X线胸片,可作出诊断。痰病毒和细菌检查有助于病因诊断。应注意与流行性感冒、急性上呼吸道感染鉴别。

六、治疗

(一)一般治疗

多休息,发热期间应鼓励患者饮水,一般应达到3~4 L/d。

(二)对症治疗

1.祛痰镇咳

咳嗽无痰或少痰的患者,可给予右美沙芬、喷托维林(咳必清)等镇咳药。有痰而不易咳出的患者,可选用盐酸氨溴索、溴己新(必嗽平)化痰,也可进行雾化吸入。棕色合剂兼有镇咳和化痰两种作用,在临床上较为常用。也可选用中成药镇咳祛痰。

2.退热

发热可用解热镇痛药,如阿司匹林每次口服0.3~0.6 g,3次/天,必要时每4小时1次。或对乙酰氨基酚每次口服0.5~1.0 g,3~4次/天,1天总量不超过2 g。

3.抗菌药物治疗

抗生素只在有细菌感染时使用,可首选新大环内酯类或青霉素类,也可选用头孢菌素类或喹诺酮类。如症状持续、复发或病情异常严重时,应根据痰培养及药敏试验选择抗生素。

七、健康指导

增强体质,预防上呼吸道感染。治理空气污染,改善生活环境。

八、预后

绝大部分患者预后良好,少数患者可迁延不愈。

(王霄山)

第四节　慢性支气管炎

慢性支气管炎是由于感染或非感染因素引起气管、支气管黏膜及其周围组织的慢性非特异性炎症。临床上以慢性咳嗽、咳痰或气喘为主要症状。疾病不断进展,可并发阻塞性肺气肿、肺源性心脏病,严重影响劳动和健康。

一、病因和发病机制

病因尚未完全清楚,一般认为是多种因素长期相互作用的结果,这些因素可分为外因和内因两个方面。

(一)吸烟

大量研究证明吸烟与慢性支气管炎的发生有密切关系。吸烟时间越长,量越多,患病率也越高。戒烟可使症状减轻或消失,病情缓解,甚至痊愈。

(二)理化因素

理化因素包括刺激性烟雾、粉尘、大气污染(如二氧化硫、二氧化氮、氯气、臭氧等)的慢性刺激。这些有害气体的接触者慢性支气管炎患病率远较不接触者为高。

(三)感染因素

感染是慢性支气管炎发生、发展的重要因素,病毒感染以鼻病毒、黏液病毒、腺病毒和呼吸道合胞病毒为多见。细菌感染常继发于病毒感染之后,如肺炎链球菌、流感嗜血杆菌等。这些感染因素造成气管、支气管黏膜的损伤和慢性炎症。感染虽与慢性支气管炎的发病有密切关系,但目前尚无足够证据说明为首发病因。只认为是慢性支气管炎的继发感染和加剧病变发展的重要因素。

(四)气候

慢性支气管炎发病及急性加重常见于冬天寒冷季节,尤其是在气候突然变化时。寒冷空气可以刺激腺体,增加黏液分泌,使纤毛运动减弱,黏膜血管收缩,有利于继发感染。

(五)过敏因素

主要与喘息性支气管炎的发生有关。在患者痰液中嗜酸性粒细胞数量与组胺含量都有增高倾向,说明部分患者与过敏因素有关。尘埃、尘螨、细菌、真菌、寄生虫、花粉及化学气体等,都可以成为过敏因素而致病。

(六)呼吸道局部免疫功能减低及自主神经功能失调

为慢性支气管炎发病提供内在的条件。老年人常因呼吸道的免疫功能减退,免疫球蛋白的减少,呼吸道防御功能退化等导致患病率较高。副交感神经反应增高时,微弱刺激即可引起支气管收缩痉挛,分泌物增多,而产生咳嗽、咳痰、气喘等症状。

综上所述,当机体抵抗力减弱时,呼吸道在不同程度易感性的基础上,有一种或多种外因的存在,长期反复作用,可发展成为慢性支气管炎。如长期吸烟损害呼吸道黏膜,加上微生物的反复感染,可发生慢性支气管炎。

二、病理

由于炎症反复发作,引起上皮细胞变性、坏死和鳞状上皮化生,纤毛变短,参差不齐或稀疏脱落。黏液腺泡明显增多,腺管扩张,杯状细胞也明显增生。支气管壁有各种炎性细胞浸润、充血、水肿和纤维增生。支气管黏膜发生溃疡,肉芽组织增生,严重者支气管平滑肌和弹性纤维也遭破坏以致机化,引起管腔狭窄。

三、临床表现

(一)症状

起病缓慢,病程长,常反复急性发作而逐渐加重。主要表现为慢性咳嗽、咳痰、喘息。开始症状轻微,气候变冷或感冒时,则引起急性发作,这时患者咳嗽、咳痰、喘息等症状加重。

1.咳嗽

主要由支气管黏膜充血、水肿或分泌物积聚于支气管腔内而引起咳嗽。咳嗽严重程度视病情而定，一般晨间和晚间睡前咳嗽较重，有阵咳或排痰，白天则较轻。

2.咳痰

痰液一般为白色黏液或浆液泡沫性，偶可带血。起床后或体位变动可刺激排痰，因此，常以清晨排痰较多。急性发作伴有细菌感染时，则变为黏液脓性，咳嗽和痰量也随之增加。

3.喘息或气急

喘息性慢性支气管炎可有喘息，常伴有哮鸣音。早期无气急。反复发作数年，并发阻塞性肺气肿时，可伴有轻重程度不等的气急，严重时生活难以自理。

(二)体征

早期可无任何异常体征。急性发作期可有散在的干、湿性啰音，多在背部及肺底部，咳嗽后可减少或消失。喘息型可听到哮鸣音及呼气延长，而且不易完全消失。并发肺气肿时有肺气肿体征。

四、实验室和其他检查

(一)X 线检查

早期可无异常；病变反复发作，可见两肺纹理增粗、紊乱，呈网状或条索状、斑点状阴影，以下肺野较明显。

(二)呼吸功能检查

早期常无异常；如有小呼吸道阻塞时，最大呼气流速-容积曲线在 75% 和 50% 肺容量时，流量明显降低，它比第 1 秒用力呼气容积更为敏感。发展到呼吸道狭窄或有阻塞时，常有阻塞性通气功能障碍的肺功能表现，如第 1 秒用力呼气量占用力肺活量的比值减少(<70%)，最大通气量减少(低于预计值的 80%)；流速-容量曲线减低更为明显。

(三)血液检查

慢支急性发作期或并发肺部感染时，可见白细胞计数及中性粒细胞增多。喘息型者嗜酸性粒细胞可增多。缓解期多无变化。

(四)痰液检查

涂片或培养可见致病菌。涂片中可见大量中性粒细胞，已破坏的杯状细胞，喘息型者常见较多的嗜酸性粒细胞。

五、诊断和鉴别诊断

(一)诊断标准

根据咳嗽、咳痰或伴喘息，每年发病持续 3 个月，连续 2 年或以上，并排除其他引起慢性咳嗽的心、肺疾病，可作出诊断。如每年发病持续不足 3 个月，而有明确的客观检查依据(如 X 线片、呼吸功能等)也可诊断。

(二)分型、分期

1.分型

可分为单纯型和喘息型两型。单纯型的主要表现为咳嗽、咳痰；喘息型者除有咳嗽、咳痰外尚有喘息，伴有哮鸣音，喘鸣在阵咳时加剧，睡眠时明显。

2.分期

按病情进展可分为 3 期。急性发作期是指"咳""痰""喘"等症状任何一项明显加剧，痰量明显增加并出现脓性或黏液脓性痰,或伴有发热等炎症表现 1 周之内。慢性迁延期是指有不同程度的"咳""痰""喘"症状迁延 1 个月以上者。临床缓解期是指经治疗或临床缓解,症状基本消失或偶有轻微咳嗽少量痰液,保持 2 个月以上者。

(三)鉴别诊断

慢性支气管炎需与下列疾病相鉴别。

1.支气管哮喘

常于幼年或青年突然起病,一般无慢性咳嗽、咳痰史,以发作性、呼气性呼吸困难为特征。发作时两肺布满哮鸣音,缓解后可无症状。常有个人或家族过敏性疾病史。喘息型慢性支气管炎多见于中、老年,一般以咳嗽、咳痰伴发喘息及哮鸣音为主要症状,感染控制后症状多可缓解,但肺部可听到哮鸣音。典型病例不难区别,但哮喘并发慢性支气管炎和/或肺气肿则难以区别。

2.咳嗽变异性哮喘

以刺激性咳嗽为特征,常由受到灰尘、油烟、冷空气等刺激而诱发,多有家族史或过敏史。抗生素治疗无效,支气管激发试验阳性。

3.支气管扩张

具有咳嗽、咳痰反复发作的特点,合并感染时有大量脓痰,或反复咯血。肺部以湿啰音为主,可有杵状指(趾)。X 线检查常见下肺纹理粗乱或呈卷发状。支气管造影或 CT 检查可以鉴别。

4.肺结核

多有发热、乏力、盗汗、消瘦等结核中毒症状,咳嗽、咯血等以及局部症状。经 X 线检查和痰结核菌检查可以明确诊断。

5.肺癌

患者年龄常在 40 岁以上,特别是有多年吸烟史,发生刺激性咳嗽,常有反复发生或持续的血痰,或者慢性咳嗽性质发生改变。X 线检查可发现有块状阴影或结节状影或阻塞性肺炎。用抗生素治疗,未能完全消散,应考虑肺癌的可能,痰脱落细胞检查或经纤维支镜活检一般可明确诊断。

6.肺尘埃沉着病(尘肺)

有粉尘等职业接触史。X 线检查肺部可见硅结节,肺门阴影扩大及网状纹理增多,可作出诊断。

六、治疗

在急性发作期和慢性迁延期应以控制感染和祛痰、镇咳为主。伴发喘息时,应予解痉平喘治疗。对临床缓解期宜加强锻炼,增强体质,提高机体抵抗力,预防复发为主。

(一)急性发作期的治疗

1.控制感染

根据致病菌和感染严重程度或药敏试验选择抗生素。轻者可口服,较重患者用肌内注射或静脉滴注抗生素。常用的有喹诺酮类、头孢菌素类、大环内酯类、β 内酰胺类或磺胺类口服,如左氧氟沙星 0.4 g,1 次/天;罗红霉素 0.3 g,2 次/天;阿莫西林 2~4 g/d,分 2~4 次口服;头孢呋辛 1.0 g/d,分 2 次口服;复方磺胺甲噁唑 2 片,2 次/天。能单独应用窄谱抗生素应尽量避免使用广谱抗生素,以免二重感染或产生耐药菌株。

2.祛痰、镇咳

可改善患者症状,迁延期仍应坚持用药。可选用氯化铵合剂 10 mL,3 次/天;也可加用溴己新8~16 mg,3 次/天;盐酸氨溴索 30 mg,3 次/天。干咳则可选用镇咳药,如右美沙芬、那可丁等。中成药镇咳也有一定效果。对年老体弱无力咳痰者或痰量较多者,更应以祛痰为主,协助排痰,畅通呼吸道。应避免应用强的镇咳药,如可卡因等,以免抑制中枢,加重呼吸道阻塞和炎症,导致病情恶化。

3.解痉、平喘

主要用于喘息明显的患者,常选用氨茶碱 0.1 g,3 次/天,或用茶碱控释药;也可用特布他林、沙丁胺醇等 β_2 激动药加糖皮质激素吸入。

4.气雾疗法

对于痰液黏稠不易咳出的患者,雾化吸入可稀释气管内的分泌物,有利排痰。目前主要用超声雾化吸入,吸入液中可加入抗生素及痰液稀释药。

(二)缓解期治疗

(1)加强锻炼,增强体质,提高免疫功能,注意个人卫生,注意预防呼吸道感染,如感冒流行季节避免到拥挤的公共场所,出门戴口罩等。

(2)避免各种诱发因素的接触和吸入,如戒烟、脱离接触有害气体的工作岗位等。

(3)反复呼吸道感染者可试用免疫调节药或中医中药治疗,如卡介苗、多糖核酸、胸腺素等。

(王霄山)

第五节　弥漫性泛细支气管炎

弥漫性泛细支气管炎(diffuse panbronchiolitis,DPB)是以两肺弥漫性呼吸性细支气管及其周围慢性炎症为特征的独立性疾病。目前认为 DPB 是东亚地区所特有的人种特异性疾病。DPB 的病理学特点为以呼吸性细支气管为中心的细支气管炎及细支气管周围炎,因炎症累及呼吸性细支气管壁的全层,故称之为弥漫泛细支气管炎。临床表现主要为慢性咳嗽、咳痰、活动后呼吸困难。胸部听诊可闻及间断性啰音。80%以上的 DPB 患者合并或既往有慢性鼻旁窦炎。胸部 X 线可见两肺弥漫性颗粒样结节状阴影,尤其胸部 CT 扫描显示两肺弥漫性小叶中心性颗粒样结节状阴影对协助诊断具有重要意义。肺功能检查主要为阻塞性通气功能障碍,但早期出现低氧血症,而弥散功能通常在正常范围内。实验室检查血清冷凝集试验效价升高,多在 1∶64以上。本病是一种可治性疾病,治疗首选红霉素等大环内酯类,疗效显著。

一、流行病学

1969 年日本学者山中根据病理学改变首次报道了 DPB。20 世纪 70 年代本间等从临床提出 DPB 为一种独立性疾病。20 世纪 90 年代初欧美教科书对 DPB 加以描述,使其成为世界公认的新疾病。1980 年日本开始 DPB 流行病学调查,80 年代初调查结果推测日本 DPB 的发病率为11.1/10 万,1995 年为3.4/10 万。目前 DPB 最多见于日本,自 1992 年开始在东亚地区如韩国、中国等也有报道,然而欧美报道的病例极少,且其中约 50%是亚洲人种。我国 1996 年首次报道明确诊断的 DPB,以后陆续报道了一些病例,但至今我国仍无流行病学调查资料。最近研究表明 DPB 是东亚地区所特有的人种特异性疾病。

二、病因

DPB 的病因至今不明,但可能与以下因素有关。

(一)遗传因素

近年研究表明 DPB 发病有明显的人种差别,且部分患者有家族发病。此外,84.8%的 DPB 患者合并有慢性鼻旁窦炎或家族内鼻旁窦炎支气管综合征(sino bronchial syndrome,SBS),因此有学者推测遗传因素可能是 DPB 及其与慢性鼻旁窦炎相关性的发病基础。目前认为 DPB 可能是一种具有多基因遗传倾向的呼吸系统疾病。最近研究结果表明,DPB 与人体白细胞抗原(HLA)基因密切相关,日本 DPB 患者与 HLA-B54(尤其是 HLA-B54)基因有高度的相关性;而在韩国 DPB 患者与 HLA-A11,有高度的相关性。有报道我国 DPB 患者可能与 HLA-B54 及 HLA-A11 有一定相关性。2000 年,Keicho 等认为 DPB 的易感基因存在于第 6 染色体短臂上的 HLA-B 位点和 A 位点之间,距离 B 位点 300 kb 为中心的范围内。最近研究推测 DPB 发病可能与 TAP(transporter associated with antIgen processing)基因、白细胞介素-8(IL-8)基因、CETR 基因以及与黏蛋白基因(MUC5B)有关。

(二)慢性气道炎症与免疫系统异常

部分 DPB 患者支气管肺泡灌洗液(BALF)中中性粒细胞、IL-8 及白三烯 B4 等均明显升高,提示本病存在慢性气道炎症病变。此外,以下因素提示本病可能与免疫系统功能障碍有关:①血冷凝集试验效价升高以及部分患者 IgA 增高;②病理检查显示呼吸性细支气管区域主要为淋巴细胞、浆细胞浸润和聚集;③DPB 患者 BALF 中 CD8 淋巴细胞总数增高;④部分 DPB 患者与类风湿关节炎、成人 T 细胞白血病、非霍奇金淋巴瘤等并存。

(三)感染

DPB 患者常合并铜绿假单胞菌感染,但铜绿假单胞菌是 DPB 的病因还是继发感染尚不清楚。有报道应用铜绿假单胞菌接种到动物气道内可成功建立 DPB 动物模型。也有人认为由于细菌停滞于气道黏膜上,引起由铜绿假单胞菌产生的弹性硬蛋白酶和一些炎症介质的生成,可能是造成 DPB 气道上皮细胞的损伤和气道炎症的原因。

三、病理

DPB 的病理学特征为以两肺呼吸性细支气管为中心的细支气管炎及细支气管周围炎。因炎症病变累及两肺呼吸性细支气管的全层,故称之为弥漫性泛细支气管炎。

大体标本肉眼观察肺表面及切面均可见弥漫性分布的浅黄色或灰白色 2~3 mm 的小结节,结节大小较均匀,位于呼吸性细支气管区域,以两肺下叶多见。通常显示肺过度充气。镜下可见在呼吸性细支气管区域有淋巴细胞、浆细胞、组织细胞等圆形细胞的浸润,导致管壁增厚,常伴有淋巴滤泡增生。由于息肉样肉芽组织充填于呼吸性细支气管腔内,导致管壁狭窄或闭塞;呼吸性细支气管壁及周围的肺间质、肺泡隔、肺泡腔内可见吞噬脂肪的泡沫细胞聚集。病情进展部分患者可见支气管及细支气管扩张和末梢气腔的过度膨胀。有日本学者提出以下 DPB 病理诊断标准:①病变为累及两肺的弥漫性慢性气道炎症;②慢性炎症以细支气管及肺小叶中心部为主;③呼吸性细支气管壁、肺泡壁及肺泡间质泡沫细胞聚集和淋巴细胞浸润。

四、临床表现

本病常隐匿缓慢发病。发病可见于任何年龄,但多见于40～50岁的成年人。发病无性别差异。临床表现如下。

(一)症状

主要为慢性咳嗽、咳痰、活动后呼吸困难。首发症状常为咳嗽、咳痰,逐渐出现活动后呼吸困难。患者常在疾病早期反复合并有下呼吸道感染,咳大量脓性痰,而且痰量异常增多,每天咳痰量可达数百毫升。如不能及时治疗,病情呈进行性进展,可发展为继发性支气管扩张、呼吸衰竭、肺动脉高压和肺源性心脏病。

(二)体征

胸部听诊可闻及间断性湿啰音或粗糙的捻发音,有时可闻及干啰音或哮鸣音,尤以两下肺明显。啰音的多少主要取决于支气管扩张及气道感染等病变的程度。祛痰药物或抗生素治疗后,啰音均可减少。部分患者因存在支气管扩张可有杵状指。

(三)合并慢性鼻窦炎

80%以上DPB患者都合并有或既往有慢性鼻旁窦炎,部分患者有鼻塞、流脓涕或嗅觉减退等,但有些患者无症状,仅在进行影像学检查时被发现。如疑诊为DPB患者,应常规拍摄鼻窦X线或鼻窦CT。

五、辅助检查

(一)胸部X线/肺部CT检查

胸部X线可见两肺野弥漫性散在分布的边缘不清的颗粒样结节状阴影,直径在2～5 mm,多在2 mm以下,以两下肺野显著,常伴有肺过度膨胀。随病情进展,常可见肺过度膨胀及支气管扩张的双轨征。

肺部CT或胸部高分辨CT(HRCT)特征:①两肺弥漫性小叶中心性颗粒状结节影;②结节与近端支气管血管束的细线相连形成Y字形树芽征;③病情进展细小支气管扩张呈小环状或管状影,伴有管壁增厚。HRCT的这种特征性改变是诊断DPB非常重要的影像学依据。影像学显示的颗粒样小结节状阴影为呼吸性细支气管区域的炎性病变所致,随着病情加重或经大环内酯类抗生素治疗后,小结节状阴影可扩大或缩小乃至消失。

(二)肺功能检查及血气分析

肺功能主要为阻塞性通气功能障碍,病情进展可伴有肺活量下降,残气量(率)增加,但通常弥散功能在正常范围内。部分患者可伴有轻、中度的限制性通气功能障碍或混合性通气功能障碍。一秒用力呼气容积与用力肺活量比值(FEV_1/FVC)$<70\%$,肺活量占预计值的百分比($VC\%$)$<80\%$。残气量占预计值的百分比($RV\%$)$>150\%$或残气量占肺总量的百分比($RV/TLC\%$)$>45\%$。在日本早期的DPB诊断指标中,曾要求在以上肺功能检查中至少应具备三项,但弥散功能和肺顺应性通常在正常范围内,这对于我国临床诊断DPB患者有一定的参考价值。动脉血氧分压(PaO_2)<10.7 kPa(80 mmHg),发病初期就可以发生低氧血症,进展期可有高碳酸血症。

(三)实验室检查

日本DPB患者90%血清冷凝集试验效价升高,多在1:64以上,但支原体抗体多为阴性。

我国患者冷凝集试验阳性率较低。部分患者可有血清 IgA、IgM 和血 CD4/CD8 比值增高,γ-球蛋白增高,血沉增快,类风湿因子阳性,但非特异性。部分患者可有血清 HLA-B54 或 HLA-A11 阳性。痰细菌学检查可发现起病初期痰中多为流感嗜血杆菌及肺炎链球菌,晚期多为铜绿假单胞菌感染。

(四)慢性鼻旁窦炎的检查

可选择鼻窦 X 线或鼻窦 CT 检查,以确定有无鼻旁窦炎。受累部位可为单侧或双侧上颌窦、筛窦、额窦等。

(五)病理检查

病理检查是确诊 DPB 的"金标准"。如果肺活检能发现典型的 DPB 病理学改变即可确诊。经支气管镜肺活检(TBLB)方法简便且安全,但常因标本取材少,而且不一定能取到呼吸性细支气管肺组织,有一定的局限性。如欲提高检出率,应在 TBLB 检查时,取 3~5 块肺组织,如仍不能确诊,应行胸腔镜下肺活检或开胸肺活检,可提高本病的确诊率。

六、诊断标准

(一)临床诊断标准

日本于 1980 年首次推出 DPB 诊断标准后,厚生省于 1995 年进行了修改,1998 年其再次对 DPB 临床诊断标准进行了修改。目前日本和我国均使用 1998 年修改的临床诊断标准。DPB 临床诊断标准(1998 年日本厚生省)如下。

1.必要条件

(1)持续咳嗽、咳痰、活动后呼吸困难。

(2)影像学确定的慢性鼻旁窦炎或有明确的既往史。

(3)胸部 X 线可见弥漫性分布的两肺颗粒样结节状阴影或胸部 CT 见两肺弥漫性小叶中心性颗粒样结节状阴影。

2.参考条件

(1)胸部间断性湿啰音。

(2)第 1 秒用力呼气容积与用力肺活量比值(FEV$_1$/FVC%)<70% 以及动脉血氧分压(PaO$_2$)<10.7 kPa(80 mmHg)。

(3)血清冷凝集试验效价>1∶64。

3.临床诊断

(1)临床确诊:符合必要条件(1)+(2)+(3)加参考条件中的 2 项以上。

(2)临床拟诊:符合必要条件(1)+(2)+(3)。

(3)临床疑似诊断:符合必要条件(1)+(2)。

(二)病理确诊

肺组织病理学检查是诊断 DPB 的金标准。肺活检如能发现前述典型的 DPB 病理学改变即可确诊。

(三)鉴别诊断

本病应与慢性支气管炎和慢性阻塞性肺气肿、支气管扩张症、阻塞性细支气管炎(BO)、肺间质纤维化、支气管哮喘、囊性纤维化、尘肺、粟粒肺结核、支气管肺泡癌等相鉴别。

1.慢性阻塞性肺疾病

本病主要临床特点为长期咳嗽、咳痰或伴有喘息,晚期有呼吸困难,在冬季症状加重。患者多有长期较大量吸烟史。多见于老年男性。胸部 X 线可出现肺纹理增多、紊乱,呈条索状、斑点状阴影,以双下肺野明显。晚期肺充气过度,肺容积扩大,肋骨平举,肋间隙增宽,横膈低平下移,心影呈垂滴形,部分患者有肺大疱。胸部 CT 检查可确定小叶中心型或全小叶型肺气肿。肺功能检查为阻塞性通气功能障碍,$FEV_1/FVC\%$下降和残气量(RV)增加更为显著,弥散功能可有降低。COPD 的病理改变为终末细支气管远端气腔持续性不均、扩大及肺泡壁的破坏,而 DPB 病理为局灶性肺充气过度,极少有肺泡破坏。DPB 80%以上患者存在慢性副鼻旁窦炎,大部分患者血清冷凝集试验效价增高,而且 DPB 患者的肺弥散功能和顺应性通常在正常范围,此外,DPB 影像学胸部 X 线可见弥漫性分布两肺的颗粒样结节状阴影或胸部 CT 可见两肺弥漫性小叶中心性颗粒样结节状阴影,也与 COPD 不同,可资鉴别。

2.支气管扩张症

本病主要症状为慢性咳嗽、咳痰和反复咯血。肺部可闻及固定性持续不变的湿性啰音。本病胸部 HRCT 可见多发囊状阴影及明确均匀的壁,然而支气管扩张的囊状阴影一般按支气管树分布,位于肺周围者较少,囊壁较厚,同时可见呈轨道征或迂曲扩张的支气管阴影。DPB 患者一般无咯血,晚期患者胸部 X 线可有细支气管扩张改变,但 DPB 影像学主要表现为两肺弥漫性分布的颗粒样结节状阴影。对可疑患者应进一步检查有无慢性副鼻旁窦炎和血清冷凝集试验效价等,以除外在 DPB 的基础上合并继发性支气管扩张症。

3.阻塞性细支气管炎(BO)

本病是一种小气道疾病。临床表现为急速进行性呼吸困难,肺部可闻及高调的吸气中期干鸣音;X 线提示肺过度通气,但无浸润影,也很少有支气管扩张;肺功能显示阻塞性通气功能障碍,而弥散功能正常;肺组织活检显示直径为 $1\sim6$ mm 的小支气管和细支气管的瘢痕狭窄和闭塞,管腔内无肉芽组织息肉,而且肺泡管和肺泡正常。DPB 患者起病缓慢,先有慢性咳嗽、咳痰史,活动时呼吸困难逐渐发生。胸部听诊多为间断性湿啰音。胸部 X 线检查可见弥漫性分布的两肺颗粒样结节状阴影,HRCT 可见两肺弥漫性小叶中心性颗粒样结节阴影,与 BO 不同。此外,病理改变也与阻塞性细支气管炎不同,故可以鉴别。

4.肺间质纤维化

本病最主要的症状是进行性加重的呼吸困难,其次为干咳。体征上本病有半数以上的患者双肺可闻及 Velcro 啰音。胸片主要为间质性改变,早期可有磨玻璃样阴影,此后可出现细结节样或网状结节影,易与 DPB 混淆,但肺间质纤维化有肺容积的缩小和网状、蜂窝状阴影。此外,肺间质纤维化有明显的肺弥散功能降低,而且病理可以与 DPB 不同,可资鉴别。

七、治疗

1987 年,日本工滕翔二等发现红霉素等大环内酯类药物治疗 DPB 具有显著疗效。目前红霉素、克拉霉素及罗红霉素等大环内酯类药物已成为治疗 DPB 的基本用药。大环内酯类药物阿奇霉素可能也有效,但尚需更多病例观察来证实。本病一旦确诊后应尽早开始治疗。2000 年,日本厚生省重新修改了 DPB 的治疗指南。

(一)治疗方案

1.一线治疗

日本方案:红霉素 400～600 mg/d,分 2 次口服。我国红霉素剂型不同于日本,具体方案为红霉素250 mg,每天口服 2 次。用药期间应注意复查肝功能等。如果存在以下情况可选用二线治疗药物:①存在红霉素的不良反应;②药物相互拮抗作用;③使用红霉素治疗 1～3 个月无效者。

2.二线治疗

日本方案:克拉霉素 200～400 mg/d,或服用罗红霉素 150～300 mg/d,每天口服 1～2 次。我国具体方案为:克拉霉素 250～500 mg/d,每天口服 1～2 次;罗红霉素 150～300 mg/d,每天口服 1～2 次。用药期间应监测肝功能等不良反应。

(二)疗效评估及疗程

在用药后 1～3 个月,评估临床症状并行肺功能、动脉血气分析及胸部影像学检查,以确定是否有效。如有效(临床症状、肺功能、血气分析及胸部影像学改善),可继续使用红霉素或克拉霉素或罗红霉素,用药至少需要 6 个月。服药 6 个月后如果仍有临床症状,应继续服用以上药物 2 年。如应用以上药物治疗 3 个月以上仍无效者,应考虑是否为 DPB 患者,应谨慎排除其他疾病的可能。

(三)停药时间

(1)早期 DPB 患者,经 6 个月治疗后病情恢复正常者可考虑停药。

(2)进展期 DPB 患者,经 2 年治疗后病情稳定者可以停药。停药后复发者再用药仍有效。

(3)DPB 伴有严重肺功能障碍或广泛支气管扩张或伴有呼吸衰竭的患者,需长期给药,疗程不少于 2 年。

(四)DPB 急性发作期治疗

如果 DPB 患者出现发热、咳脓痰、痰量增加等急性加重情况时,多为铜绿假单胞菌等细菌导致支气管扩张合并感染,此时应加用其他抗生素,如 β 内酰胺类/酶抑制药或头孢三代或氟喹诺酮类抗生素等,或根据痰培养结果选择抗生素。

(五)其他辅助治疗

其他辅助治疗包括使用祛痰药和支气管扩张药,有低氧血症时进行氧疗。

(王霄山)

第六节 肺 炎

一、葡萄球菌肺炎

(一)定义

葡萄球菌肺炎(staphylococcus pneumonia)是致病性葡萄球菌引起的急性化脓性肺部炎症,主要为原发性(吸入性)金黄色葡萄球菌肺炎和继发性(血源性)金黄色葡萄球菌肺炎。临床上化脓坏死倾向明显,病情严重,细菌耐药率高,预后多较凶险。

（二）易感人群和传播途径

多见于儿童和年老体弱者，尤其是长期应用糖皮质激素、抗肿瘤药物及其他免疫抑制剂者、慢性消耗性疾病患者，如糖尿病、恶性肿瘤、再生障碍性贫血、严重肝病、急性呼吸道感染和长期应用抗生素的患者。金黄色葡萄球菌肺炎的传染源主要有葡萄球菌感染病灶，特别是感染医院内耐药菌株的患者，其次为带菌者。主要通过接触和空气传播，医务人员的手、诊疗器械、患者的生活用品及铺床、换被褥都可能是院内交叉感染的主要途径。细菌可以通过呼吸道吸入或血源播散导致肺炎。目前因介入治疗的广泛开展和各种导管的应用，为表皮葡萄球菌的入侵提供了更多的机会，其在院内感染性肺炎中的比例也在提高。

（三）病因

葡萄球菌为革兰氏阳性球菌，兼性厌氧，分为金黄色葡萄球菌、表皮葡萄球菌、腐生葡萄球菌，其中金黄色葡萄球菌致病性最强。血浆凝固酶可以使纤维蛋白原转变成纤维蛋白，后者包绕于菌体表面，从而逃避白细胞的吞噬，与细菌的致病性密切相关。凝固酶阳性的细菌，如金黄色葡萄球菌，凝固酶阴性的细菌，如表皮葡萄球菌、腐生葡萄球菌。但抗甲氧西林金黄色葡萄球菌（MRSA）和抗甲氧西林凝固酶阴性葡萄球菌（MRSCN）的感染日益增多，同时对多种抗生素耐药，包括喹诺酮类、大环内酯类、四环素类、氨基糖苷类等。近年来，国外还出现了耐万古霉素金黄色葡萄球菌（VRSA）的报道。目前 MRSA 分为两类，分别是医院获得性 MRSA（HA-MRSA）和社区获得性 MRSA（CA-MRSA）。

（四）诊断

1.临床表现

（1）多数急性起病，血行播散者常有皮肤疖痈史，皮肤黏膜烧伤、裂伤、破损，一些患者有金黄色葡萄球菌败血症病史，部分患者找不到原发灶。

（2）通常全身中毒症状突出，衰弱、乏力、大汗、全身关节肌肉酸痛、急起高热、寒战、咳嗽，由咳黄脓痰演变为脓血痰或粉红色乳样痰、无臭味儿，胸痛和呼吸困难进行性加重、发绀，重者甚至出现呼吸窘迫及血压下降、少尿等末梢循环衰竭的表现。少部分患者肺炎症状不典型，可亚急性起病。

（3）血行播散引起者早期以中毒性表现为主，呼吸道症状不明显。有时虽无严重的呼吸系统症状和高热，而患者已发生中毒性休克，出现少尿、血压下降。

（4）早期呼吸道体征轻微与其严重的全身中毒症状不相称是其特点之一，不同病情及病期体征不同，典型大片实变少见，如有则病侧呼吸运动减弱，局部叩诊浊音，可闻及管样呼吸音。有时可闻及湿啰音，双侧或单侧。合并脓胸、脓气胸时，视程度不同可有相应的体征。部分患者可有肺外感染灶、皮疹等。

（5）社区获得性肺炎中，若出现以下情况需要高度怀疑 CA-MRSA 的可能：流感样前驱症状；严重的呼吸道症状伴迅速进展的肺炎，并发展为 ARDS；体温超过 39 ℃；咯血；低血压；白细胞计数降低；X 线显示多叶浸润阴影伴空洞；近期接触 CA-MRSA 的患者；属于 CA-MRSA 寄殖群体；近 6 个月来家庭成员中有皮肤脓肿或疖肿的病史。

2.实验室及辅助检查

外周血白细胞在 $20×10^9/L$ 左右，可高达 $50×10^9/L$，重症者白细胞可低于正常。中性粒细胞数增高，有中毒颗粒、核左移现象。血行播散者血培养阳性率可达 50%。原发吸入者阳性率低。痰涂片革兰染色可见大量成堆的葡萄球菌和脓细胞，白细胞内见到球菌有诊断价值。普通痰培养阳性有助于诊断,但有假阳性,通过保护性毛刷采样定量培养,细菌数量>10^3 cfu/mL 时几乎没有假阳性。

血清胞壁酸抗体测定对早期诊断有帮助,血清滴度≥1:4 为阳性,特异性较高。

3.影像学检查

肺浸润、肺脓肿、肺气囊肿和脓胸、脓气胸是金黄色葡萄球菌感染的四大 X 线征象,在不同类型和不同病期以不同的组合表现。早期病变发展,金黄色葡萄球菌最常见的胸片异常是支气管肺炎伴或不伴脓肿形成或胸腔积液。原发性感染者早期胸部 X 线表现为大片絮状、密度不均的阴影,可呈节段或大叶分布,也呈小叶样浸润,病变短期内变化大,可出现空洞或蜂窝状透亮区,或在阴影周围出现大小不等的气肿大泡。血源性感染者的胸部 X 线表现呈两肺多发斑片状或团块状阴影或多发性小液平空洞。

(五)鉴别诊断

1.其他细菌性肺炎

如流感嗜血杆菌、克雷伯杆菌、肺炎链球菌引起的肺炎,典型者可通过发病年龄、起病急缓、痰的颜色、痰涂片、胸部 X 线等检查加以初步鉴别。各型不典型肺炎的临床鉴别较困难,最终的鉴别均需病原学检查。

2.肺结核

上叶金黄色葡萄球菌肺炎易与肺结核混淆,尤其是干酪性肺炎,也有高热、畏寒、大汗、咳嗽、胸痛,X 线胸片也有相似之处,还应与发生在下叶的不典型肺结核鉴别,通过仔细询问病史及相关的实验室检查大多可以区别,还可以观察治疗反应帮助诊断。

(六)治疗

1.对症治疗

休息、祛痰、吸氧、物理或化学降温、合理饮食、防止脱水和电解质紊乱,保护重要脏器功能。

2.抗菌治疗

(1)经验性治疗:治疗的关键是尽早选用敏感有效的抗生素,防止并发症。可根据金黄色葡萄球菌感染的来源(社区还是医院)和本地区近期药敏资料选择抗生素。社区获得性感染考虑为金黄色葡萄球菌感染,不宜选用青霉素,应选用苯唑西林和头孢唑林等第一代头孢菌素,若效果欠佳,在进一步病原学检查时可换用糖肽类抗生素治疗。怀疑医院获得性金黄色葡萄球菌肺炎,则首选糖肽类抗生素。经验性治疗中,尽可能获得病原学结果,根据药敏结果修改治疗方案。

(2)针对病原菌治疗:治疗应依据痰培养及药物敏感试验结果选择抗生素。对青霉素敏感株,首选大剂量青霉素治疗,过敏者,可选大环内酯类、克林霉素、半合成四环素类、SMZco 或第一代头孢菌素。甲氧西林敏感的产青霉素酶菌仍以耐酶半合成青霉素治疗为主,如甲氧西林、苯唑西林、氯唑西林,也可选头孢菌素(第一代或第二代头孢菌素)。对 MRSA 和 MRSCN 首选糖肽类抗生素。①万古霉素:1~2 g/d,(或去甲万古霉素1.6 g/d),但要将其血药浓度控制在 20 μg/mL 以下,防止其耳、肾毒性的发生。②替考拉宁:0.4 g,首3 剂每12 小时 1 次,以后维持剂量为 0.4 g/d,肾功能不全者应调整剂量。疗程不少于 3 周。MRSA、MRSCN还可选择利奈唑胺,(静脉或口服)一次600 mg,每 12 小时 1 次,疗程 10~14 天。

3.治疗并发症

如并发脓胸或脓气胸时可行闭式引流,抗感染时间可延至8~12 周。合并脑膜炎时,最好选用脂溶性强的抗生素,如头孢他啶、头孢哌酮、万古霉素及阿米卡星等,疗程要长。

4.其他治疗

避免应用可导致白细胞减少的药物和糖皮质激素。

(七)临床路径

(1)详细询问近期有无皮肤感染、中耳炎、进行介入性检查或治疗,有无慢性肝肾疾病、糖尿病病史,是否接受放化疗或免疫抑制剂治疗。了解起病急缓、痰的性状及演变,有无胸痛、呼吸困难、程度及全身中毒症状,尤应注意高热、全身中毒症状明显与呼吸系统症状不匹配者。

(2)体检要注意生命体征,皮肤黏膜有无感染灶和皮疹,肺部是否有实变体征,还要仔细检查心脏有无新的杂音。

(3)进行必要的辅助检查,包括血常规、血培养(发热时)、痰的涂片和培养(用抗生素之前)、胸部 X 线检查,并动态观察胸部影像学变化,必要时可行支气管镜检查及局部灌洗。

(4)处理:应用有效的抗感染治疗,加强对症支持,防止并积极治疗并发症。

(5)预防:增强体质,防止流感,可进行疫苗注射。彻底治疗皮肤及深部组织的感染,加强年老体弱者的营养支持,隔离患者和易感者,严格抗生素的使用规则,规范院内各项操作及消毒制度,减少交叉感染。

二、病毒性肺炎

病毒性肺炎是由不同种类病毒侵犯肺脏引起的肺部炎症,通常是由于上呼吸道病毒感染向下呼吸道蔓延所致。临床主要表现为发热、头痛、全身酸痛、干咳等。本病一年四季均可发生,但冬春季更为多见。肺炎的发生除与病毒的毒力、感染途径及感染数量有关外,还与宿主年龄、呼吸道局部和全身免疫功能状态有关。通常小儿发病率高于成人,婴幼儿发病率高于年长儿童。据报道在非细菌性肺炎中病毒性肺炎占 25％～50％,婴幼儿肺炎中约 60％为病毒性肺炎。

(一)流行病学

罹患各种病毒感染的患者为主要传染源,通常以空气飞沫传播为主,患者和隐性感染者说话、咳嗽、打喷嚏时可将病毒播散到空气中,易感者吸入后即可被感染。其次通过被污染的食具、玩具及与患者直接接触也可引起传播。粪-口传播仅见于肠道病毒。此外,也可以通过输血和器官移植途径传播,在新生儿和婴幼儿中母婴间的垂直传播也是一条重要途径。

病毒性肺炎以婴幼儿和老年人多见,流感病毒性肺炎则好发于原有心肺疾病和慢性消耗性疾病患者。某些免疫功能低下者,如艾滋病患者、器官移植者,肿瘤患者接受大剂量免疫抑制剂、细胞毒药物及放射治疗时,病毒性肺炎的发生率明显升高。据报道骨髓移植患者中约 50％可发生弥漫性间质性肺炎,其中约半数为巨细胞病毒(CMV)所致。肾移植患者中约 30％发生 CMV感染,其中 40％为 CMV 肺炎。

病毒性肺炎一年四季均可发生,但以冬春季节为多,流行方式多表现为散发或暴发。一般认为,在引起肺炎的病毒中以流感病毒最多见。根据近年来我国北京、上海、广州、河北、新疆等地区病原学监测,小儿下呼吸道感染中腺病毒和呼吸道合胞病毒引起者分别占第 1、2 位。北方地区发病率普遍高于南方,病情也比较严重。此外,近年来随着器官移植的广泛开展,CMV 肺炎的发生率有明显增高趋势。

(二)病因

1.流感病毒

流感病毒属正黏液病毒科,系单股 RNA 类病毒,有甲、乙、丙 3 型,流感病毒性肺炎多由甲型流感病毒引起,由乙型和丙型引起者较少。甲型流感病毒抗原变异比较常见,主要是血凝素和神经氨酸酶的变异。当抗原转变产生新的亚型时可引起大流行。

2.腺病毒

腺病毒为无包膜的双链 DNA 病毒,主要在细胞核内繁殖,耐湿、耐酸、耐脂溶剂能力较强。现已分离出 41 个与人类有关的血清型,其中容易引起肺炎的有 3、4、7、11、14 和 21 型。我国以 3、7 型最为多见。

3.呼吸道合胞病毒(RSV)

RSV 系具有包膜的单股 RNA 病毒,属副黏液病毒科肺病毒属,仅 1 个血清型。RSV 极不稳定,室温中两天内效价下降 100 倍,为下呼吸道感染的重要病原体。

4.副流感病毒

副流感病毒属副黏液病毒科,与流感病毒一样表面有血凝素和神经氨酸酶。与人类相关的副流感病毒分为 1、2、3、4 四型,其中 4 型又分为 A、B 两个亚型。在原代猴肾细胞或原代人胚肾细胞培养中可分离出本病毒。近年来,在我国北京和南方一些地区调查结果表明引起婴幼儿病毒性肺炎的病原体排序中副流感病毒仅次于合胞病毒和腺病毒,居第 3 位。

5.麻疹病毒

麻疹病毒属副黏液病毒科,仅有 1 个血清型。电镜下呈球形或多形性。外壳小突起中含血凝素,但无神经氨酸酶,故与其他副黏液病毒不同。该病毒在人胚和猴肾细胞中培养 5～10 天后可出现多核巨细胞和核内包涵体。本病毒经上呼吸道和眼结膜侵入人体引起麻疹。肺炎是麻疹最常见的并发症,也是引起麻疹患儿死亡的主要原因。

6.水痘带状疱疹病毒(VZV)

VZV 为双链 DNA 病毒,属疱疹病毒科,仅对人有传染性。其在外界环境中生存力很弱,可被乙醚灭活。该病毒在被感染的细胞核内增生,存在于患者疱疹的疱浆、血液及口腔分泌物中。接种人胚羊膜等组织内可产生特异性细胞病变,在细胞核内形成包涵体。成人水痘患者发生水痘肺炎的较多。

7.鼻病毒

鼻病毒属微小核糖核酸病毒群,为无包膜单股 RNA 病毒,已发现 100 多个血清型。鼻病毒是人类普通感冒的主要病原,也可引起下呼吸道感染。

8.巨细胞病毒(CMV)

CMV 属疱疹病毒科,系在宿主细胞核内复制的 DNA 病毒。CMV 具有很强的种族特异性。人的 CMV 只感染人。CMV 通常是条件致病源。除可引起肺炎外还可引起全身其他脏器感染。

此外,EB 病毒、冠状病毒及柯萨奇病毒、埃可病毒等也可引起肺炎,只是较少见。

(三)发病机制与病理

病毒性肺炎通常是由于上呼吸道病毒感染向下蔓延累及肺脏的结果。正常人群感染病毒后并不一定发生肺炎,只有在呼吸道局部或全身免疫功能低下时才会发病。上呼吸道发生病毒感染时常损伤上呼吸道黏膜,屏障和防御功能下降,造成下呼吸道感染,甚至引起细菌性肺炎。

单纯病毒性肺炎的主要病理改变为细支气管及其周围炎和间质性肺炎。细支气管病变包括上皮破坏、黏膜下水肿,管壁和管周可见以淋巴细胞为主的炎性细胞浸润,在肺泡壁和肺泡间隔的结缔组织中有单核细胞浸润,肺泡水肿,被覆着含有蛋白和纤维蛋白的透明膜,使肺泡内气体弥散距离增大。严重时出现以细支气管为中心的肺泡组织片状坏死,在坏死组织周边可见包涵体。在由合胞病毒、麻疹病毒、CMV 引起的肺炎患者的肺泡腔内还可见到散在的多核巨细胞。腺病毒性肺炎患者常可出现肺实变,以左下叶最多见,实质以外的肺组织可有明显过度充气。

继发细菌性肺炎时肺泡腔可见大量的以中性粒细胞为主的炎性细胞浸润。严重者可形成小脓肿,或形成纤维条索性、化脓性胸膜炎及广泛性出血。

(四)临床表现

病毒性肺炎通常起病缓慢,绝大部分患者开始时均有咽干、咽痛,其后打喷嚏、鼻塞、流涕、发热、头痛、食欲减退、全身酸痛等上呼吸道感染症状,病变进一步向下发展累及肺脏发生肺炎时则表现为咳嗽,多为阵发性干咳,并有气急、胸痛、持续高热。此时体征尚不明显,有时可在下肺区闻及细湿啰音。病程多为2周左右,病情较轻。婴幼儿及免疫缺陷者罹患病毒性肺炎时病情多比较严重,除肺炎的一般表现外,还多有持续高热、剧烈咳嗽、血痰、气促、呼吸困难,发绀、心悸等。体检可见三凹征和鼻翼翕动。在肺部可闻及广泛的干、湿性啰音和哮鸣音,也可出现急性呼吸窘迫综合征(ARDS)、心力衰竭、急性肾衰竭、休克。胸部 X 线检查主要为间质性肺炎,两肺呈网状阴影,肺纹理增粗、模糊。严重者两肺中下野可见弥漫性结节性浸润,但大叶性实变少见。胸部 X 线改变多在 2 周后逐渐消退,有时可遗留散在的结节状钙化影。

流感病毒性肺炎多见于流感流行时,慢性心肺疾病患者及孕妇为易感人群。起病前流感症状明显,多有高热,呼吸道症状突出,病情多比较严重,病程达 3～4 周,病死率较高。腺病毒感染所致肺炎表现突然高热,体温达 39～40 ℃,呈稽留热,热程较长。约半数以上患者出现呕吐、腹胀、腹泻,可能与腺病毒在肠道内繁殖有关。合胞病毒性肺炎绝大部分为 2 岁以内儿童,多有一过性高热,喘憋症状明显。麻疹病毒性肺炎为麻疹并发症,起病初期多有上呼吸道感染症状,典型者表现为起病 2～3 天后,首先在口腔黏膜出现麻疹斑,大约 1～2 天后从耳后发际开始出皮疹,以后迅速扩展到颜面、颈部、躯干、四肢。麻疹肺炎可发生于麻疹的各个病期,但以出疹后一周内最多见。因此在患儿发疹期,尤其是疹后期发热持续不退,或退热后又发热,同时呼吸道症状加重,肺部出现干湿性啰音,提示继发肺炎。水痘是由水痘带状疱疹病毒引起的一种以全身皮肤水疱疹为主要表现的急性传染病。成人水痘并发肺炎较为常见。原有慢性疾病和/或免疫功能低下者水痘并发肺炎的机会多。水痘肺炎多发生于水痘出疹后 1～6 天,高热、咳嗽、血痰,两肺可闻及湿啰音和哮鸣音,很少有肺实变。

(五)实验室检查

1.血液及痰液检查

病毒性肺炎患者白细胞总数一般多正常,也可降低,血沉往往正常。继发细菌感染时白细胞总数增多和中性粒细胞增高。痰涂片所见的白细胞以单核细胞为主,痰培养多无致病细菌生长。

2.病原学检查

(1)病毒分离:由于合胞病毒、流感病毒、单纯疱疹病毒等对外界温度特别敏感,故发病后应尽早用鼻咽拭子取材,或收集鼻咽部冲洗液、下呼吸道分泌物,取材后放置冰壶内尽快送到实验室。如有可能最好床边接种标本,通过鸡胚接种、人胚气管培养等方法分离病毒。上述方法可靠、重复性好、特异性强,但操作烦琐费时,对急性期诊断意义不大。但对流行病学具有重要作用。

(2)血清学检查:血清学诊断技术包括补体结合试验、中和试验和血凝抑制试验等。比较急性期和恢复期双份血清抗体滴度,效价升高 4 倍或 4 倍以上即可确诊。本法主要为回顾性诊断,不适合早期诊断。采用急性期单份血清检测合胞病毒、副流感病毒的特异性 IgM 抗体,其敏感性和特异性比较高,可作为早期诊断指标。

(3)特异性快速诊断:①电镜技术用于合胞病毒、副流感病毒、单纯疱疹病毒及腺病毒之诊断。由于检查耗时、技术复杂、费用昂贵,难以推广使用。②免疫荧光技术敏感性和特异性均与组织培养相近。其合胞病毒抗原检测的诊断准确率达70%～98.9%,具有快速、简便、敏感、特异性高等特点。③酶联免疫吸附试验及酶标组化法广泛用于检测呼吸道病毒抗原,既快速又简便。

4.包涵体检测

CMV感染时可在呼吸道分泌物,包括支气管肺泡灌洗液和经支气管肺活检标本中发现嗜酸粒细胞核内和胞质内含包涵体的巨细胞,可确诊。

(六)诊断

病毒性肺炎的诊断主要依据是其临床表现及相关实验室检查。由于各型病毒性肺炎缺乏明显的特征,因而最后确诊往往需要凭借病原学检查结果。当然某些病毒原发感染的典型表现,如麻疹早期颊黏膜上的麻疹斑、水痘时典型皮疹均可为诊断提供重要依据。

(七)鉴别诊断

主要需与细菌性肺炎进行鉴别。病毒性肺炎多见于小儿,常有流行,发病前多有上呼吸道感染和全身不适等前驱表现,外周血白细胞总数正常或偏低,分类中性粒细胞不高。而细菌性肺炎以成人多见,无流行性,白细胞总数及中性粒细胞明显增高。X线检查时病毒性肺炎以间质性肺炎为主,肺纹理增粗,而细菌性肺炎多以某一肺叶或肺段病变为主,显示密度均匀的片状阴影。中性粒细胞碱性磷酸酶试验、四唑氮盐还原试验、C反应蛋白水平测定以及疫苗培养和病毒学检查均有助于两种肺炎的鉴别。需要注意的是呼吸道病毒感染基础上容易继发肺部细菌感染,其中以肺炎链球菌、金黄色葡萄球菌、流感嗜血杆菌及溶血性链球菌为多见,通常多发生于原有病毒感染热退1～4天后患者再度畏寒、发热,呼吸道症状加剧,咳嗽、咳黄痰、全身中毒症状明显。

此外病毒性肺炎尚需与病毒性上呼吸道感染、急性支气管炎、支原体肺炎、衣原体肺炎和某些传染病的早期进行鉴别。

(八)治疗

目前缺少特效抗病毒药物,因而仍以对症治疗为主。

1.一般治疗

退热、止咳、祛痰、维持呼吸道通畅、给氧,纠正水和电解质、酸碱失衡。

2.抗病毒药物

金刚烷胺,成人0.1 g,每天2次;小儿酌减,连服3～5天。早期应用对防治甲型流感有一定效果。利巴韦林对合胞病毒、腺病毒及流感病毒性肺炎均有一定疗效,每天用量为10 mg/kg,口服或肌内注射。近来提倡气道内给药。年龄<2岁者每次10 mg,2岁以上的每次20～30 mg,溶于30 mL蒸馏水内雾化吸入,每天2次,连续5～7天。由CMV、疱疹病毒引起的肺炎患者可用阿昔洛韦、阿糖腺苷等治疗。

3.中草药

板蓝根、黄芪、金银花、大青叶、连翘、贯仲、菊花等可能有一定效果。

4.生物制剂

有报道肌内注射γ-干扰素治疗小儿呼吸道病毒感染,退热快、体征恢复迅速、缩短疗程、无明显不良反应。雾化吸入从初乳中提取的SIgA治疗婴幼儿RSV感染也取得良好效果。此外还可试用胸腺素、转移因子等制剂。继发细菌性肺炎时应给予敏感的抗生素。

（九）预后

大多数病毒性肺炎预后良好，无后遗症。但是如系流感后发生重症肺炎，或年老体弱、原有慢性病者感染病毒性肺炎后易继发细菌性肺炎，预后较差。另外 CMV 感染者治疗也颇为棘手。

（十）预防

接种流感疫苗、水痘疫苗和麻疹疫苗对于预防相应病毒感染有一定效果，但免疫功能低下者禁用麻疹减毒活疫苗。口服 3、4、7 型腺病毒减毒活疫苗对预防腺病毒性肺炎有一定效果。早期较大剂量注射丙种球蛋白对于麻疹和水痘的发病有一定预防作用。应用含高滴度 CMV 抗体免疫球蛋白被动免疫对预防 CMV 肺炎也有一定作用。对于流感病毒性肺炎、CMV 肺炎、水痘疱疹病毒性肺炎患者应予隔离，减少交叉感染。

三、肺炎支原体肺炎

（一）定义

肺炎支原体肺炎是由肺炎支原体引起的急性呼吸道感染和肺部炎症，即"原发性非典型肺炎"，占社区获得性肺炎的 $15\%\sim30\%$。

（二）病因

支原体是介于细菌与病毒之间能独立生活的最小微生物，无细胞壁，仅有 3 层膜组成细胞膜，共有 30 余种，部分可寄生于人体，但不致病，至目前为止，仅肯定肺炎支原体能引起呼吸道病变。当其进入下呼吸道后，一般并不侵入肺泡内，当存在超免疫反应时，可导致肺炎和神经系统、心脏损害。

（三）诊断

1.临床表现

（1）病史：本病潜伏期 2～3 周，儿童、青年发病率高，以秋冬季为多发，以散发为主，多由患者急性期飞沫经呼吸道吸入而感染。

（2）症状：起病较细菌性肺炎和病毒性肺炎缓慢，约半数患者并无症状。典型肺炎表现者仅占 10％，还可以咽炎、支气管炎、大泡性耳鼓膜炎形式出现。开始表现为上呼喊道感染症状，咳嗽、头痛、咽痛、低热继之出现中度发热，顽固的刺激性咳嗽常为突出表现，也可有少量黏痰或少量脓性痰。

（3）体征：胸部体检可无胸部体征或仅有少许湿啰音。其临床症状轻，体征轻于胸片 X 线表现是其特点之一。

（4）肺外表现：极少数患者可伴发肺外其他系统的病变，出现胃肠炎、溶血性贫血、心肌炎、心包炎、肝炎。少数还伴发周围神经炎、脑膜炎以及小脑共济失调等神经系统症状。

本病的症状一般较轻，发热持续 1～3 周，咳嗽可延长至 4 周或更久始消失。极少数伴有肺外严重并发症时可能引起死亡。

2.胸部 X 线表现

胸片表现多样化，但无特异性，肺部浸润多呈斑片状或均匀的模糊阴影，中、下肺野明显，有时呈网状、云雾状、粟粒状或间质浸润，严重者中、下肺结节影，少数病例可有胸腔积液。

3.实验室检查

血常规显示白细胞总数正常或轻度增加，以淋巴细胞为主。血沉加快。痰、鼻分泌物和咽拭子培养可获肺炎支原体,但检出率较低。目前诊断主要靠血清学检查。可通过补体结合试验、免疫荧光试验、酶联免疫吸附试验测定血清中特异性抗体。补体结合抗体于起病 10 天后出现,在恢复期滴度高于或>1:64,抗体滴度呈 4 倍增长对诊断有意义。应用免疫荧光技术、核酸探针及 PCR 技术直接检测抗原有更高的敏感性、特异性及快速性。

(四)诊断依据

肺炎支原体肺炎的诊断需结合临床症状、胸部影像学检查和实验室资料确诊。

(五)鉴别诊断

1.病毒性肺炎

发病以冬春季节多见。免疫力低下的儿童和老年人是易感人群。不同病毒可有其特征性表现。麻疹病毒所致口腔黏膜斑,从耳后开始逐渐波及全身的皮疹。疱疹病毒性肺炎可同时伴发有皮肤疱疹。巨细胞病毒所致伴有迁移性关节痛,肌肉痛的发热。本病肺实变体征少见,这种症状重而体征少胸部 X 线表现轻不对称性是病毒性肺炎的特点之一。用抗生素治疗无效。确诊有赖于病原学和血清学检查。

2.肺炎球菌肺炎

起病急骤,先有寒战,继之高热,体温可达 39～41 ℃,多为稽留热,早期有干咳,渐有少量黏痰、脓性痰或典型的铁锈色痰。常有肺实变体征或胸部 X 线改变,痰中可查到肺炎链球菌。

3.军团菌肺炎

本病多发生在夏秋季,中老年发病多,暴发性流行,持续性高热,发热约半数超过 40 ℃,1/3有相对缓脉。呼吸系统症状相对较少,而精神神经系统症状较多,约 1/3 患者出现嗜睡、神志模糊、谵语、昏迷、痴呆、焦虑、惊厥、定向障碍、抑郁、幻觉、失眠、健忘、言语障碍、步态失常等。早期部分患者有早期消化道症状,尤其是水样腹泻。从痰、胸液、血液中可直接分离出军团菌,血清学检查有助于诊断。

4.肺结核

起病缓慢,有结核接触史,病变位于上肺野,短期内不消失,痰中可查到结核杆菌,红霉素治疗无效。

(六)治疗

(1)抗感染治疗:支原体肺炎主要应用大环内酯类抗生素,红霉素为首选,剂量为 1.5～2.0 g/d,分 3～4 次服用,或用交沙霉素 1.2～1.8 g/d,克拉霉素 0.5 g/次,2 次/天,疗程 10～14 天。新型大环内酯类抗生素,如克拉霉素和阿奇霉素对肺炎支原体感染效果良好。克拉霉素0.5 g,2 次/天;阿奇霉素第 1 天 0.5 g 后 4 天每次 0.25 g,1 次/天。也可应用氟喹诺酮类抗菌药物,如氧氟沙星、环丙沙星或左氧氟沙星等;病情重者可静脉给药,但不宜用于 18 岁以下的患者和孕妇。

(2)对症和支持:如镇咳和雾化吸入治疗。

(3)出现严重肺外并发症,应给予相应处理。

四、衣原体肺炎

衣原体是一组专性细胞内寄生物。目前已发现衣原体有 4 个种:沙眼衣原体、鹦鹉热衣原体、肺炎衣原体和牲畜衣原体。其中与肺部感染关系最大的是鹦鹉热衣原体和肺炎衣原体,下面分别介绍由这两种衣原体引起的肺炎。

(一)鹦鹉热肺炎

鹦鹉热是由鹦鹉热衣原体引起的急性传染病。这种衣原体寄生于鹦鹉、鸽、鸡、野鸡、火鸡、鸭、鹅、孔雀等百余种鸟类体内。由于最先是在鹦鹉体内发现的,并且是最常见的宿主,故得此名。

病原体吸入后首先在呼吸道局部的单核、巨噬细胞系统中繁殖,之后经血液循环播散到肺内及其他器官。肺内病变常位于肺门,并向外周扩散引起小叶性和间质性肺炎,以下垂部位的肺叶、肺段为主。早期肺泡内充满中性粒细胞及渗出液,其后为单核细胞。病变部位可发生突变、小量出血,严重时发生肺组织坏死,或者黏稠的明胶样黏液分泌物阻塞支气管引起严重缺氧。此外本病也可累及肝、脾、心、肾、消化道和脑、脑膜。

1.临床表现

本病潜伏期多为 7～15 天。起病多隐袭。少数无症状,起病轻者如流感样,中重度者急性起病,寒战、高热,第一周体温可高达 40 ℃。头痛、乏力、肌肉痛、关节痛、畏光、鼻出血。1 周之后咳嗽、少量黏痰,重症者出现精神症状,如嗜睡、谵妄、木僵、抽搐,并出现缺氧、呼吸窘迫。此外还可出现一些消化道症状,如食欲下降、恶心、呕吐、腹痛。主要体征:轻症者只有咽部充血;中、重度者出现类似伤寒的玫瑰疹,相对缓脉,肺部可闻及湿啰音;重症者可出现肺实变体征,此外还可出现黄疸、肝脾肿大、浅表淋巴结肿大。

2.辅助检查

血白细胞多正常,血沉增快。将患者血及支气管分泌物接种到鸡胚、小白鼠或组织培养液中,可分离到衣原体。特异性补体结合试验或凝集试验呈阳性,急性期与恢复期(发病后 2～3 周)双份血清补体试验滴度增加 4 倍有诊断意义。X 线检查显示从肺门向外周放射状浸润病灶,下叶为多,呈弥漫性支气管肺炎或间质性肺炎表现,偶见粟粒样结节或实变影,偶有少量胸腔积液。

3.诊断与鉴别诊断

参照禽类接触史、症状、体征、辅助检查结果进行诊断。由于本病临床表现、胸部 X 线检查无特异性,故应注意与各种病毒性肺炎、细菌性肺炎、真菌性肺炎以及伤寒、布氏杆菌病、传染性单核细胞增多症区别。

4.治疗

四环素 2～3 g/d,分 4～6 次口服,连服 2 周,或退热后再继续服 10 天。必要时吸氧及其他对症处理,重症者可给予支持疗法。如发生急性呼吸窘迫综合征(ARDS),应迅速采取相应措施。

5.预后

轻者可自愈。重症未经治疗者病死率可达 20％～40％,近年来应用抗生素治疗后病死率明显下降到 1％。

(二)肺炎衣原体肺炎

肺炎衣原体目前已经成为社区获得性肺炎的第 3 或第 4 位最常见的致病菌,在社区获得性肺炎住院患者中由肺炎衣原体致病的占 6％～10％。研究发现肺炎衣原体感染流行未找到鸟类引起传播的证据,提示肺炎衣原体是一种人类致病源,属于人-人传播,可能主要是通过呼吸道的飞沫传播,无症状携带者和长期排菌状态者(有时可长达 1 年)可促进传播。该病潜伏期 10～65 天。年老体弱、营养不良、COPD、免疫功能低下者易被感染。据报道近一半的人一生中感染过肺炎衣原体。肺炎衣原体易感性与年龄有关,儿童抗体检出率较低,5 岁者抗体检出率＜5％,10 岁时＜10％,而青少年时期迅速升高达30％～40％,中老年检出率仍高达 50％。有人报道肺炎衣原体感染分布呈双峰型,第1峰在8~9岁,第2峰从70岁开始。感染的性别差异在儿童时期不明显,但进入成年期则男性高于女性,到老年期更明显。肺炎衣原体感染一年四季均可发生,通常持续5~8个月。感染在热带国家多见,既可散发也可呈暴发流行(社区或家庭内)。感染后免疫力很弱,易于复发,每隔3~4年可有一次流行高峰,持续2年左右。

1.临床表现

肺炎衣原体主要引起急性呼吸道感染,包括肺炎、支气管炎、鼻旁窦炎、咽炎、喉炎、扁桃体炎,临床上以肺炎为主。起病多隐袭,早期表现为上呼吸道感染症状,与支原体肺炎颇为相似,通常症状较轻,发热、寒战、肌痛、咳嗽、肺部可听到湿啰音。发生咽喉炎者表现为咽喉痛、声音嘶哑,有些患者可表现为两阶段病程:开始表现为咽炎,经对症处理好转,1~3周后又发生肺炎或支气管炎,此时咳嗽加重。少数患者可无症状。肺炎衣原体也可使患有其他疾病的老年住院患者、大手术后患者、严重外伤者罹患肺炎,往往为重症感染。原有COPD、心力衰竭患者感染肺炎衣原体时症状较重、咳脓痰、呼吸困难,甚或引起死亡。肺炎衣原体感染时也可伴有肺外表现,如中耳炎、结节性红斑、心内膜炎、急性心肌梗死、关节炎、甲状腺炎、脑炎、格林-巴利综合征等。

2.辅助检查

血白细胞正常或稍高,血沉加快,由于本病临床表现缺乏特异性,所以其诊断主要依据是有关病因的特殊实验室检查,包括病原体分离和血清学检测。

(1)病原体分离培养:可从痰、咽拭子、扁桃体隐窝拭子、咽喉分泌物、支气管肺泡灌洗液中直接分离肺炎衣原体。采集标本后立即置于转运保存液中,在4℃下送到实验室进行分离培养。肺炎衣原体培养较困难,培养基包括鸡胚卵黄囊、HeLa229细胞、HL细胞等。最近认为HEP-2细胞株可以促进肺炎衣原体生长,使临床标本容易分离。

(2)酶联免疫吸附法(ELISA):测定痰标本中肺炎衣原体抗原。其原理是用属特异性脂多糖单克隆抗体对衣原体抗原进行特异性检测,然后用沙眼衣原体种特异性主要外膜蛋白(MOMP)的单克隆抗体对沙眼衣原体进行直接衣原体显像。如果特异性衣原体抗原检测阳性,而沙眼衣原体种特异性检测阴性,则该微生物为肺炎衣原体或鹦鹉热衣原体;如标本对所有检测均呈阳性,则为沙眼衣原体。

(3)应用PCR技术检测肺炎衣原体:按照MOMP基因保守区序列设计的引物可检测各种衣原体,按可变区肺炎衣原体种特异性的核酸序列设计的引物可以特异性地检测肺炎衣原体。PCR检测需要注意质量控制,避免出现较多假阳性。

(4)血清学实验:有两种,即TWAR株原体抗原的微量免疫荧光(MIF)抗体试验和补体结合(CF)抗体试验。前者是一种特异性检查方法,可用于鉴别3种衣原体;后一种试验属于非特异性,对所有衣原体均可发生反应。MIF抗体包括特异性IgG和IgM,可以鉴别新近感染或既往感染,初次感染或再感染。IgG抗体阳性但效价不高,提示为既往感染。因为IgM和CF抗体通常在感染后2~6个月逐渐消失,而IgG抗体可持续存在。所以IgG抗体可用来普查肺炎衣原体感染。急性感染的抗体反应有两种形式:①初次感染或原发感染后免疫反应,多见于年轻人,早期衣原体CF抗体迅速升高,而MIF抗体出现较慢。其中IgM发病后3周才出现,IgG发病后6~8周才出现;②再次感染或重复感染后免疫反应,多见于年龄较大的成年人,IgG抗体常在1~2周出现,效价可以很高,往往没有衣原体CF抗体及IgM抗体出现,或其效价很低。目前制订的血清学阳性反应诊断标准是:MIF抗体急性感染期双份血清效价升高4倍以上,或单次血清标本IgM≥1:16,和(或)单次血清标本IgG≥1:512。既往感染史时IgG<1:512,但是

≥1∶16,衣原体 CF 抗体效价升高 4 倍以上,或≥1∶64。重复感染者多有 CF 抗体和 IgM 抗体。大多数老年人多为再次感染,常无 CF 抗体反应。如果 CF 抗体效价升高,常提示为肺炎支原体感染。

(5)X 线胸片:多显示肺叶或肺部浸润病灶,可见于双肺任何部位,但多见于下叶。

3.诊断和鉴别诊断

当肺炎患者应用 β-内酰胺类抗生素治疗无效,患者仍旧干咳时应警惕肺炎衣原体感染。由于目前临床上缺乏特异性诊断肺炎衣原体感染的方法,所以确诊主要依靠实验室检查。应注意与肺炎支原体肺炎相鉴别。

4.治疗

对于肺炎衣原体有效的抗生素有米诺环素、多西环素(强力霉素)、红霉素。另外,利福平、罗比霉素(RKM)、罗红霉素(RXM)、克拉霉素(CAM)等效果也很好。喹诺酮类如氧氟沙星、妥舒沙星也有效。通常成人首选四环素,孕妇和儿童首选红霉素。剂量稍大,疗程应充分,如四环素或红霉素 2 g/d,10～14 天,或 1 g/d 连用 21 天。

五、军团菌肺炎

(一)定义

军团菌肺炎是由革兰染色阴性的嗜肺军团杆菌引起的一种以肺炎为主的全身感染性疾病,是军团菌病(LD)的一种临床类型。

(二)病因

军团菌是一种无荚膜、不产气、对热耐力强的胞内寄生革兰氏阴性杆菌,广泛存在于人工和天然水环境中。菌株有 50 个种、70 个血清型,其中 50% 对人有致病性。其中 90% 军团菌肺炎由嗜肺军团杆菌引起。嗜肺军团菌包括 16 个血清型,其中血清Ⅰ型是引起军团菌肺炎最常见的致病菌。

(三)流行病学

在蒸馏水、河水和自来水的存活时间分别为 3～12 个月、3 个月、1 年。静止水源或沉积物浓度高的水源为军团菌生长繁殖的理想场地。可经供水系统、空调或雾化吸入进入呼吸道引起感染。易感人群包括:年老体弱,慢性心、肺、肾病,糖尿病、恶性肿瘤、血液病、艾滋病或接受免疫抑制剂治疗者。军团菌流行高峰为每年夏秋,全年均可发病,传染途径有两种:呼吸道吸入,以及误饮含军团菌的水。潜伏期 2～10 天。军团菌肺炎的危险因素包括近期旅游、接触不洁水流、肝肾衰竭、糖尿病、恶性肿瘤,其他的有高龄、免疫功能下降,特别是 AIDS、血液系统肿瘤,以及终末期肾脏病患者中发病率明显增高。

(四)发病机制、病理

军团菌进入呼吸道后可被单核细胞吞噬,在细胞内增生逃脱宿主免疫。军团菌与宿主的相互作用结果决定是否致病。病理改变为急性纤维蛋白化脓性肺炎。病变多实变或呈小叶分布,严重者形成小脓肿。显微镜下可见肺泡上皮、内皮弥漫急性损伤,透明膜形成。病灶内可见中性粒细胞、巨噬细胞、红细胞和纤维素样渗出。直接免疫荧光或银染可见军团菌,病变可侵犯血管和淋巴管。肺外病变可见间质性肾炎、血管炎、心肌炎、化脓性心包炎、肌溶解等。

(五)临床表现

临床表现差异很大,可无症状至多器官损伤。潜伏期 2～10 天。典型患者常为亚急性起病,发热(>39 ℃,弛张热)、畏寒、寒战、头痛、无力、肌肉疼痛。

1.肺部表现

90%的患者有咳嗽,非刺激性干咳,可有少量非脓性痰;40%的患者胸痛,多呈胸膜样胸痛,较为剧烈;17%的患者可出现咯血,痰中带血丝为主;94%的患者有不同程度的呼吸困难。

2.肺外表现

(1)神经系统:发生率为 50%,常见神经状态改变,意识模糊、额部头痛、嗜睡、定向力障碍,偶见谵妄。神经系统异常严重程度与发热、低氧、代谢紊乱无明显相关性。脑脊液检查多正常,可有淋巴细胞或蛋白轻度增高。脑电图可呈典型弥漫慢波,偶见颈项强直。

(2)消化系统:多在病初发生,25%有恶心、呕吐,30%有腹泻或稀便。多为糊状或水样便,无脓血和黏液便。可有肝功能异常。肝大、腹膜炎、胰腺炎、直肠周围脓肿等和阑尾脓肿罕见。

(3)肾脏:25%～30%的患者可出现镜下血尿和蛋白尿,极少数可偶见肌红蛋白尿、急性间质性肾炎、肾盂肾炎、肾脓肿、肾小球肾炎,近 10%可发生急性肾衰竭。

(4)心脏、血液系统:可出现相对缓脉,偶可出现心肌炎、心包炎、白细胞和血小板计数减少。

3.体征

查体可见呼吸加快,相对性缓脉,可出现低血压。肺部听诊可闻及湿啰音,部分可闻及哮鸣音;随着疾病的进展出现肺部实变体征;1/3 的患者有少量胸腔积液。严重患者有明显呼吸困难和发绀。

4.肺外表现

军团菌病常有明显的肺外症状。早期出现的消化道症状,约半数有腹痛、呕吐、腹泻,多为水样便,无脓血便。神经症状也较常见,如焦虑、神志迟钝、谵妄。患者可有肌肉疼痛及关节疼痛。部分患者有心包炎、心肌炎和心内膜炎,偶可合并急性肾衰竭、休克和 DIC。

(六)实验室检查

1.非特异性检查

白细胞中度升高、血沉增快、低钠血症常见,可有碱性磷酸酶升高、高氮质血症;部分重症患者有肝功能和肾功能损害的表现,出现蛋白尿、显微镜下血尿或转氨酶异常。

2.胸部 X 线

无特异性,常表现为进展迅速的非对称、边缘不清的肺实质性浸润阴影。呈肺叶或肺段分布,下叶多见,部分患者出现心包积液、胸腔积液,免疫低下人群可出现空洞,甚至肺脓肿。胸部病灶吸收缓慢,可达 1～2 个月,有时临床治疗有效的情况下胸部 X 线仍然呈进展表现。

3.特异性检查

(1)分离和培养:痰液、血液、胸腔积液、气管抽取物、肺活检材料均可作为军团菌培养标本。军团菌在普通培养基上不能生长。需要在活性炭酵母浸液琼脂(BCYE)在 2.5%～5% CO_2 环境下培养 1 周。大多数嗜肺军团菌出现阳性结果需 3～7 天,非嗜肺军团菌阳性需要 10 天以上。培养是军团菌诊断的"金标准"。敏感性可达 60%,特异性可达 100%。

(2)直接免疫荧光抗体(DFA):敏感性为 50%～70%,特异性为 96%～99%。该方法与其他细菌包括脆弱杆菌、假单胞菌、产黄杆菌属等有交叉反应。

(3)尿抗原测定:尿抗原主要检测的抗原是军团菌细胞壁脂多糖成分。具有热稳定性及抗胰蛋白酶活性。最早可在出现症状后1天内检测到,可持续到有效抗生素治疗后数天或数周。尿抗原敏感性与疾病严重程度相关。因采用的俘获抗体是嗜肺军团菌血清Ⅰ型特异的,因此对于检测Ⅰ型军团菌敏感性为70%～100%,特异性接近100%。对于非Ⅰ型军团菌阳性率较低,为14%～69%。

(4)血清抗体测定:特异性IgM抗体在感染后1周左右出现。IgG在发病2周开始升高,1个月左右达峰。①间接免疫荧光试验(IFA):双份血清测定,急性期与恢复期血清抗体滴度呈4倍或4倍以上增高,且效价≥1:128,可作为军团菌诊断依据;单份血清测定:抗体滴度≥1:256,提示军团菌感染。②微量凝集试验(MAA)与试管凝集试验(TAT):军团菌全菌为抗原,检测患者血中抗体。起病4周和8周分别采血1次,抗体滴度4倍以上升高为阳性。③酶联免疫吸附试验(ELISA):常用于流行病学调查。

(七)诊断

军团菌肺炎的诊断应结合患者状况综合判断。典型病例有持续高热、寒战、刺激性干咳、胸痛、相对缓脉。胸片表现为下肺为主的非对称性浸润影。病程早期出现腹泻、ALT升高、低磷血症、尿蛋白阳性、少量红细胞,提示军团菌肺炎的诊断。

诊断标准:①临床表现有发热、寒战、咳嗽、胸痛症状。②胸部X线具有浸润性阴影伴胸腔积液。③呼吸道分泌物、痰、血液、胸腔积液BCYE培养基上有军团菌生长。④呼吸道分泌物荧光抗体检查军团菌抗体阳性。⑤血间接免疫荧光法检查急性期和恢复期两次军团菌抗体4倍或4倍以上增高。⑥尿Ⅰ型军团菌抗原阳性。凡是具有①～②条加③～⑥条任何一项可诊断。

(八)鉴别诊断

1.肺炎支原体肺炎

儿童及青年人居多,冷凝集试验阳性。血清支原体IgM抗体阳性。

2.肺炎球菌肺炎

冬季与初春季发病,不引起原发组织坏死或形成空洞,早期抗生素治疗效果好。

3.肺部真菌感染

特有生态史,如潮湿发霉环境。广泛使用抗生素、糖皮质激素、细胞毒药物,痰、咽拭子、胸腔积液涂片发现真菌菌丝或孢子,培养有真菌生长。

4.病毒性肺炎

冬季多见,前驱症状如上呼吸道感染、皮疹。白细胞降低多见,特定病毒抗体有助于诊断,抗生素治疗无效。

(九)治疗

1.针对军团菌治疗

首选大环内酯类抗生素和喹诺酮类。疗程依据临床表现不同而有所不同,大多数患者为7～14天,对于有肺脓肿、脓胸和肺外感染的患者需要适当延长疗程至3周以上。对于合并细菌感染的患者可同时应用覆盖球菌的药物并根据病原学调整用药(表3-3)。

表 3-3　针对军团菌治疗

抗生素	用量	用法
大环内酯类		
红霉素	2～4 g/d	静脉滴注或口服
阿奇霉素	500 mg/d	静脉滴注或口服
氟喹诺酮类		
环丙沙星	400 mg/8～12 h	静脉滴注
加替沙星	200～400 mg/d	静脉滴注或口服
左氧氟沙星	500～750 mg/d	静脉滴注或口服
莫西沙星	400 mg/d	静脉滴注或口服

2.对症支持治疗

止咳、化痰、退热、纠正水电解质紊乱等对症治疗。

(十)预后

对于呼吸衰竭、需要气管插管及高龄、合并恶性肿瘤、合并其他细菌感染的患者预后差。肾脏受累患者预后更差。

六、肺炎球菌肺炎

(一)定义

肺炎球菌肺炎是由肺炎链球菌感染引起的急性肺部炎症,为社区获得性肺炎中最常见的细菌性肺炎。起病急骤,临床以高热、寒战、咳嗽、血痰及胸痛为特征,病理为肺叶或肺段的急性表现。近来,因抗生素的广泛应用,典型临床和病理表现已不多见。

(二)病因

致病菌为肺炎球菌,革兰氏阳性,有荚膜,复合多聚糖荚膜共有 86 个血清型。成人致病菌多为 1 型、5 型。为口咽部定植菌,不产生毒素(除Ⅲ型),主要靠荚膜对组织的侵袭作用而引起组织的炎性反应,通常在机体免疫功能低下时致病。冬春季因带菌率较高(40%～70%)为本病多发季节。青壮年男性或老幼多见。长期卧床、心力衰竭、昏迷和手术后等易发生肺炎球菌性肺炎。常间诱因有病毒性上呼吸道感染史或受寒、酗酒、疲劳等。

(三)诊断

1.临床表现

因患者年龄、基础疾病及有无并发症,就诊是否使用过抗生素等影响因素,临床表现差别较大。

(1)起病:多急骤,短时寒战继之出现高热,呈稽留热型,肌肉酸痛及全身不适,部分患者体温低于正常。

(2)呼吸道症状:起病数小时即可出现,初起为干咳,继之咳嗽,咳黏性痰,典型者痰呈铁锈色,累及胸膜可有针刺样胸痛,下叶肺炎累及膈胸膜时疼痛可放射至上腹部。

(3)其他系统症状:食欲缺乏、恶心、呕吐以及急腹症消化道状。老年人精神萎靡、头痛,意识蒙眬等。部分严重感染的患者可发生周围循环衰竭,甚至早期出现休克。

（4）体检：急性病容，呼吸急促，体温达39～40℃，口唇单纯疱疹，可有发绀及巩膜黄染，肺部听诊为实变体征或可听到啰音，累及胸膜时可有胸膜摩擦音甚至胸腔积液体征。

（5）合并症及肺外感染表现。①脓胸（5％～10％）：治疗过程中又出现体温升高、白细胞计数增高时，要警惕并发脓胸和肺脓肿的可能。②脑膜炎：可出现神经症状或神志改变。③心肌炎或心内膜炎：心率快，出现各种心律失常或心脏杂音，脾大，心力衰竭。

（6）败血症或毒血症（15％～75％）：可出现皮肤、黏膜出血点，巩膜黄染。

（7）感染性休克：表现为周围循环衰竭，如血压降低、四肢厥冷、心动过速等，个别患者起病既表现为休克而呼吸道症状并不明显。

（8）麻痹性肠梗阻。

（9）罕见 DIC、ARDS。

2.实验室检查

（1）血常规：白细胞（10～30）$\times 10^9$/L，中型粒细胞增多80％以上，分类核左移并可见中毒颗粒。酒精中毒、免疫力低下及年老体弱者白细胞总数可正常或减少，提示预后较差。

（2）病原体检查：①痰涂片及荚膜染色镜检，可见革兰染色阳性双球菌，2～3次痰检为同一细菌有意义。②痰培养加药敏可助确定菌属并指导有效抗生素的使用，干咳无痰者可做高渗盐水雾化吸入导痰。③血培养致病菌阳性者可做药敏试验。④脓胸者应做胸腔积液菌培养。⑤对重症或疑难病例，有条件时可采用下呼吸道直接采样法做病原学诊断。如：防污染毛刷采样（PSB）、防污染支气管-肺泡灌洗（PBAL）、经胸壁穿刺肺吸引（LA）、环甲膜穿刺经气管引（TTA）。

3.胸部 X 线

（1）早期病变肺段纹理增粗、稍模糊。

（2）典型表现为大叶性、肺段或亚肺段分布的浸润、实变阴影，可见支气管气道征及肋膈角变钝。

（3）病变吸收较快时可出现浓淡不均假空洞征。

（4）吸收较慢时可出现机化性肺炎。

（5）老年人、婴儿多表现为支气管肺炎。

（四）鉴别诊断

1.干酪样肺炎

常有结枝中毒症状，胸部 X 线表现肺实变、消散慢，病灶多在肺尖或锁骨下、下叶后段或下叶背段，新旧不一、有钙化点、易形成空洞并肺内播散。痰抗酸菌染色可发现结核菌，PPD 试验常阳性，青霉素 G 治疗无效。

2.其他病原体所致肺炎

（1）多为院内感染，金黄色葡萄球菌肺炎和克雷伯杆菌肺炎的病情通常较重。

（2）多有基础疾病。

（3）痰或血的细菌培养阳性可鉴别。

3.急性肺脓肿

早期临床症状相似，病情进展可出现可大量脓臭痰，查痰菌多为金黄色葡萄球菌、克雷伯杆菌、革兰氏阴性杆菌、厌氧菌等。胸部 X 线可见空洞及液平。

4.肺癌伴阻塞性肺炎

常有长期吸烟史、刺激性干咳和痰中带血史，无明显急性感染中毒症状；痰脱落细胞可阳性；

症状反复出现;可发现肺肿块、肺不张或肿大的肺门淋巴结;胸部 CT 及支气管镜检查可帮助鉴别。

5.其他

ARDS、肺梗死、放射性肺炎和胸膜炎等。

(五)治疗

1.抗菌药物治疗

首先应给予经验性抗生素治疗,然后根据细菌培养结果进行调整。经治疗不好转者,应再次复查病原学及药物敏感试验进一步调整治疗方案。

(1)轻症患者:①首选青霉素每天 $24×10^5$ U,分 3 次肌内注射。或普鲁卡因青霉素每天 $12×10^5$ U,分 2 次肌内注射,疗程 5~7 天。②青霉素过敏者可选用大环内酯类。红霉素每天 2 g,分 4 次口服,或红霉素每天 1.5 g 分次静脉滴注;或罗红霉素每天 0.3 g,分 2 次口服或林可霉素每天 2 g,肌内注射或静脉滴注;或克林霉素每天0.6~1.8 g,分 2 次肌内注射,或克林霉素每天 1.8~2.4 g 分次静脉滴注。

(2)较重症患者:青霉素每天 $24×10^5$ U,分 2 次肌内注射,加用丁胺卡那每天 0.4 g 分次肌内注射;或红霉素每天1.0~2.0 g,分 2~3 次静脉滴注;或克林霉素每天 0.6~1.8 g,分 3~4 次静脉滴注;或头孢噻吩钠(先锋霉素Ⅰ)每天 2~4 g,分 3 次静脉注射。

疗程 2 周或体温下降 3 天后改口服。老人、有基础疾病者可适当延长。8%~15%青霉素过敏者对头孢菌素类有交叉过敏应慎用。如为青霉素速发性变态反应则禁用头孢菌素。如青霉素皮试阳性而头孢菌素皮试阴性者可用。

(3)重症或有并发症患者(如胸膜炎):青霉素每天(10~30)×10^6 U,分 4 次静脉滴注;头孢唑啉钠(先锋霉素Ⅴ),每天2~4 g 2 次静脉滴注。

(4)极重症者如并发脑膜炎:头孢曲松每天 1~2 g 分次静脉滴注;碳青霉烯类如亚胺培南-西司他丁(泰能)每天 2 g,分次静脉滴注;或万古霉素每天 1~2 g,分次静脉滴注并加用第 3 代头孢菌素;或亚胺培南加第 3 代头孢菌素。

(5)耐青霉素肺炎链球菌感染者:近来,耐青霉素肺炎链球菌感染不断增多,通常最小抑制浓度(MIC)≥1.0 mg/L 为中度耐药,MIC ≥2.0 mg/L为高度耐药。临床上可选用以下抗生素:克林霉素每天 0.6~1.8 g 分次静脉滴注;或万古霉素每天 1~2 g 分次静脉滴注;或头孢曲松每天 1~2 g 分次静脉滴注;或头孢噻肟每天 2~6 g 分次静脉滴注;或氨苄西林/舒巴坦、替卡西林/棒酸、阿莫西林/棒酸。

2.支持疗法

支持疗法包括卧床休息、维持液体和电解质平衡等。应根据病情及检查结果决定补液种类。给予足够热量以及蛋白和维生素。

3.对症治疗

胸痛者止痛;刺激性咳嗽可给予可待因,止咳祛痰可用氯化铵或棕色合剂,痰多者禁用止咳剂;发热物理降温,不用解热药;呼吸困难者鼻导管吸氧。烦躁、谵妄者服用安定 5 mg 或水合氯醛 1.0~1.5 g 灌肠,慎用巴比妥类。鼓肠者给予缸管排气,胃扩张给予胃肠减压。

4.并发症的处理

(1)呼吸衰竭:机械通气、支持治疗(面罩、气管插管、气管切开)。

(2)脓胸:穿刺抽液必要时肋间引流。

5.感染性休克的治疗

(1)补充血容量:低分子右旋糖苷和平衡盐液静脉滴注,以维持收缩压 12.0~13.3 kPa(90~100 mmHg)。脉压>4.0 kPa(30 mmHg),尿量>30 mL/h,中心静脉压 0.58~0.98 kPa(4.4~7.4 mmHg)。

(2)血管活性药物的应用:输液中加入血管活性药物以维持收缩压 12.0~13.3 kPa(90~100 mmHg)以上。为升高血压的同时保证和调节组织血流灌注,近年来主张血管活性药物为主,配合收缩性药物,常用的有多巴胺、间羟胺、去甲肾上腺素和山莨菪碱等。

(3)控制感染:及时、有效地控制感染是治疗中的关键。要及时选择足量、有效的抗生素静脉并联合给药。

(4)糖皮质激素的应用:病情或中毒症状重及上述治疗血压不恢复者,在使用足量抗生素的基础上可给予氢化可的松 100~200 mg 或地塞米松 5~10 mg 静脉滴注,病情好转立即停药。

(5)纠正水、电解质和酸碱平衡紊乱:严密监测血压、心率、中心静脉压、血气、水、电解质变化,及时纠正。

(6)纠正心力衰竭:严密监测血压、心率、中心静脉压、意识及末梢循环状态,及时给予利尿及强心药物,并改善冠状动脉供血。

七、肺炎克雷白杆菌肺炎

(一)概述

肺炎克雷伯杆菌肺炎(旧称肺炎杆菌肺炎),是最早被认识的 G^- 杆菌肺炎,并且仍居当今社区获得性 G^- 杆菌肺炎的首位,医院获得性 G^- 杆菌肺炎的第二或第三位。肺炎克雷伯杆菌是克雷伯菌属最常见菌种,约占临床分离株的 95%。肺炎克雷伯杆菌又分肺炎、臭鼻和鼻硬结 3 个亚种,其中又以肺炎克雷伯杆菌肺炎亚种最常见。根据荚膜抗原成分的不同,肺炎克雷伯杆菌分 78 个血清型,引起肺炎者以 1~6 型为多。由于抗生素的广泛应用,20 世纪 80 年代以来肺炎克雷伯杆菌耐药率明显增加,特别是它产生超广谱 β-内酰胺酶(ESBLs),能水解所有第 3 代头孢菌素和单酰胺类抗生素。目前不少报道肺炎克雷伯杆菌中产 ESBLs 比率高达 30%~40%,并可引起医院感染暴发流行,正受到密切关注。该病好发于原有慢性肺部疾病、糖尿病、手术后和酒精中毒者,以中老年为多见。

(二)诊断

1.临床表现

多数患者起病突然,部分患者可有上呼吸道感染的前驱症状。主要症状为寒战、高热、咳嗽、咳痰、胸痛、呼吸困难和全身衰弱。痰色如砖红色,被认为是该病的特征性表现,可惜临床上甚为少见;有的患者咳痰呈铁锈色,或痰带血丝,或伴明显咯血。体检患者呈急性病容,常有呼吸困难和发绀,严重者有全身衰竭、休克和黄疸。肺叶实变期可发生相应实变体征,并常闻及湿啰音。

2.辅助检查

(1)一般实验室检查:周围血白细胞总数和中性粒细胞比例增加,核型左移。若白细胞不高或反见减少,提示预后不良。

(2)细菌学检查:经筛选的合格痰标本(鳞状上皮细胞<10 个/低倍视野或白细胞>25 个/低倍视野),或下呼吸道防污染标本培养分离到肺炎克雷伯杆菌,且达到规定浓度(痰培养菌量

≥10^6 cfu/mL、防污染样本毛刷标本菌是≥10^3 cfu/mL),可以确诊。据报道20%～60%病例血培养阳性,更具有诊断价值。

(3)影像学检查:X线征象,包括大叶实变、小叶浸润和脓肿形成。右上叶实变时重而黏稠的炎性渗出物,使叶间裂呈弧形下坠是肺炎克雷伯肺炎具有诊断价值的征象,但是并不常见。在慢性肺部疾病和免疫功能受损患者,患该病时大多表现为支气管肺炎。

(三)鉴别诊断

该病应与各类肺炎包括肺结核相鉴别,主要依据病原体检查,并结合临床作出判别。

(四)治疗

1.一般治疗

与其他细菌性肺炎治疗相同。

2.抗菌治疗

轻、中症患者最初经验性抗菌治疗,应选用β-内酰胺类联合氨基糖苷类抗生素,然后根据药敏试验结果进行调整。若属产ESBL菌株,或既往常应用第3代头孢菌素治疗、或在ESBL流行率高的病区(包括ICU)、或临床重症患者最初经验性治疗应选择碳青霉烯类抗生素(亚胺培南或美罗培南),因为目前仅有该类抗生素对ESBLs保持高度稳定,没有耐药。哌拉西林/三唑巴坦、头孢吡肟对部分ESBLs菌株体外有效,还有待积累更多经验。

八、铜绿假单胞菌肺炎

铜绿假单胞菌是自然界普遍存在的革兰氏阴性需氧菌,分布广泛,几乎在任何有水的环境中均可生长,包括土壤、水的表面、植物、食物等。铜绿假单胞菌无芽孢,菌体一端单毛或多毛,有动力,能产生蓝绿色水溶性色素而形成绿色脓液。通过黏附和定植于宿主细胞,局部侵入及全身扩散而感染机体。其感染途径为皮肤、消化道、呼吸道、泌尿生殖道、骨关节、各种检查等。

(一)易感因素

由于铜绿假单胞菌是人体的正常菌群之一,很少引起健康人的感染,而多发生于有基础疾病的患儿,包括严重心肺疾病、早产儿、烧伤、中性粒细胞缺乏、原发性免疫缺陷病、支气管扩张症、恶性肿瘤等。接受免疫抑制和长期(至少7天以上)广谱抗生素治疗、外科手术和机械通气后的儿童患铜绿假单胞杆菌肺炎的概率增加。故铜绿假单胞菌是院内获得性感染的重要病原菌。最近的研究表明在院内获得性肺炎中铜绿假单胞菌占21%,是继金黄色葡萄球菌之后的第2位常见病原菌。沙特阿拉伯在PICU的一项研究表明,呼吸机相关肺炎中铜绿假单胞菌感染占56.8%。虽然铜绿假单胞菌是院内获得性感染的常见病原菌,但1.5%～5%社区获得性肺炎是铜绿假单胞菌感染引起的。

(二)发病机制

铜绿假单胞菌的主要致病物质为铜绿假单胞菌外毒素A(pseudomonas exotoxin A,PEA)及内毒素,后者包括脂多糖及原内毒素蛋白(original endotoxin protein,OEP),OEP具有神经毒作用。PEA对巨噬细胞吞噬功能有抑制作用。铜绿假单胞菌肺炎的发病机制较复杂,引起感染的原因包括微生物及宿主两方面。而宿主的局部和全身免疫功能低下为主要因素。当人体细胞损伤或出现病毒感染时有利于铜绿假单胞菌的黏附。感染的严重程度依赖于细菌致病因子和宿主的反应。铜绿假单胞菌可以仅仅是定植,存在于碳水化合物的生物被膜中,偶尔有少数具有免疫刺激作用的基因表达。但也可以出现侵袭性感染,附着并损害上皮细胞,注射毒素,快速触发编程性细胞死亡和上皮细胞的完整性。上皮细胞在防御铜绿假单胞菌感染中起重要作用,中性粒细胞是清除细菌的主要吞噬细胞,肺泡巨噬细胞通过激活细胞表面受体产生细胞因子而参与宿主的炎症应答。许多细胞因子在铜绿假单胞菌感染宿主的免疫应答中起重要作用,包括TNF-α、IL-4 和 IL-10。

由于抗生素的广泛应用可以引起铜绿假单胞菌定植,由于机械通气、肿瘤、前驱病毒感染,使患者气道受损,引起定植在气道的铜绿假单胞菌感染,出现肺炎、脓毒症甚至死亡。囊性纤维化(cystic fibrosis,CF)患者存在气道上皮和黏液下腺跨膜传导调节蛋白功能缺陷,因此 CF 患者对铜绿假单胞菌易感,而且可以引起逐渐加重的肺部疾病。美国对 CF 患者的研究数据表明58.7%患者存在铜绿假单胞菌感染。反复铜绿假单胞菌感染引起的慢性气道炎症是 CF 患者死亡的主要原因。在一项对儿童 CF 患者的纵列研究中表明,到 3 岁时 97% CF 儿童气道存在铜绿假单胞菌定植。接受免疫抑制剂治疗、中性粒细胞缺乏和 HIV 患者,由于丧失黏膜屏障、减少细菌的清除而感染。

当健康人暴露于严重污染的烟雾、水源时也可以感染,引起重症社区获得性肺炎。

(三)病理

一些动物实验的研究表明,铜绿假单胞菌感染的家兔肺部早期病理改变为出血、渗出、中性粒细胞浸润、肺小脓肿形成等急性炎症反应。随着细菌反复吸入,逐渐出现较多的慢性炎症及在慢性炎症基础上急性发作的病理改变,如细支气管纤毛倒伏、部分脱落,管腔有脓栓形成,肺泡间隔增宽,炎细胞浸润以淋巴细胞为主。当停止吸入菌液后,这种慢性炎症改变持续存在,长时间不消失。

(四)临床表现

铜绿假单胞杆菌肺炎是一种坏死性支气管肺炎。表现为寒战、中等度发热,早晨比下午高,感染中毒症状重、咳嗽、胸痛、呼吸困难和发绀;咳出大量绿色脓痰,可有咯血;脉搏与体温相对缓慢;肺部无明显大片实变的体征,有弥漫性细湿啰音及喘鸣音;如合并胸腔积液可出现病变侧肺部叩浊音,呼吸音减低或出现胸膜摩擦音;可有低血压、意识障碍、多系统损害表现,出现坏疽性深脓疱病、败血症、感染中毒性休克、DIC。一半患者有吸入病史。

在北京儿童医院收治的铜绿假单胞菌肺炎患儿中部分是社区获得性感染,往往为败血症的一部分。部分患儿存在基础疾病。是否存在感染性休克与肺出血对预测铜绿假单胞菌感染的预后至关重要。根据北京儿童医院对 8 例社区获得性铜绿假单胞菌败血症的研究发现,5 例死亡患儿均死于感染性休克,或合并肺出血。

(五)实验室检查

多数患者白细胞轻-中度增高,但 1/3 患者白细胞计数可减少,并可见贫血、血小板计数减少及黄疸。根据北京儿童医院临床观察铜绿假单胞菌感染患儿外周血白细胞最高可达 $71.9×10^9/L$,最低 $1.0×10^9/L$,血小板最低 $24×10^9/L$。CRP 显著增高,大部分患儿>100 mg/L;痰或胸腔积液中可找到大量革兰氏阴性杆菌,培养阳性。部分患儿血培养阳性。

(六)影像学表现

胸部 X 线和 CT:可见结节状浸润阴影及许多细小脓肿,后可融合成大脓肿;一侧或双侧出现,但以双侧或多叶病变为多,多伴有胸腔积液或脓胸。

Winer-Muram 等对呼吸机相关铜绿假单胞菌肺炎的影像学研究显示:83%有肺内局限性透光度降低,多为多部位或双侧弥漫性病变;89.7%有胸腔积液,其中约 1/4 为脓胸;10.3%出现肺气肿;23％患者出现空洞,可单发或多发,可以是薄壁空洞或厚壁空洞,以大空洞(直径＞3 cm)多见。Shah 等对铜绿假单胞菌肺炎的胸部 CT 研究显示:肺内实变见于所有患者,82％为多叶病变或上叶病变;50％为结节状病变,32％呈小叶中心芽孢状分布,18％为随机分布的大结节;31％可见毛玻璃样改变,57％为支气管周围渗出病变,46％双侧、18％单侧胸腔积液,29％为坏死病变(图 3-1、图 3-2、图 3-3)。

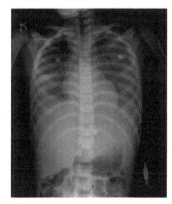

图 3-1　铜绿假单胞菌肺炎胸部 X 线(一)

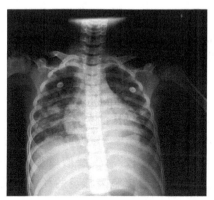

图 3-2　铜绿假单胞菌肺炎胸部 X 线(二)

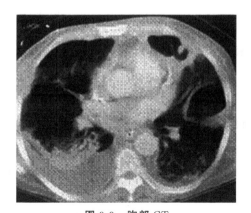

图 3-3　胸部 CT

肺内实变,毛玻璃样改变,左舌、下叶空洞,右侧胸腔积液和右下叶肺不张

(七)鉴别诊断

(1)其他细菌性肺炎:临床和影像学表现与其他细菌性肺炎相似。但如果在高危人群中出现上述表现,应考虑到铜绿假单胞菌肺炎,确诊需要依靠痰、胸腔积液或血培养。

(2)小叶性干酪性肺炎。

(八)治疗

提倡早期、及时应用敏感抗生素联合治疗,保护重要脏器功能和加强支持治疗。

美国胸科学会(ATS)于 2005 年发表的关于《成人医院获得性肺炎经验性治疗指南》,推荐对于有铜绿假单胞菌感染可能的患者使用:氨基糖苷类(阿米卡星、庆大霉素或妥布霉素)或氟喹诺酮类(环丙沙星或左氧氟沙星),联合以下药物中的一种:抗假单胞菌的头孢菌素(头孢吡肟或头孢他啶)或抗假单胞菌的碳青霉烯类(亚胺培南或美罗培南)或 β-内酰胺类加酶抑制剂(哌拉西林/他唑巴坦),作为经验性治疗的抗生素选择。但由于喹诺酮类和氨基糖苷类抗生素不良反应严重或可以引起未成熟动物的软骨发育不良,在儿童患者中慎用或禁用。

由于铜绿假单胞菌在自然界普遍存在,具有天然和获得性耐药性,目前耐药菌株有随抗生素使用频率的增加而逐年增多的趋势,存在较严重的交叉耐药现象,因此常给治疗带来困难。有研究表明静脉使用多黏菌素 E 治疗多重耐药铜绿假单胞菌感染效果良好(有效率 61%)。对铜绿假单胞菌无抗菌活性的罗红霉素与 β-内酰胺类药物联合治疗后疗效明显增强。阿奇霉素也可以在治疗铜绿假单胞菌生物被膜感染中对亚胺培南起到协同作用。

在成人患者中有雾化吸入妥布霉素和多黏菌素 E 预防和治疗多重耐药铜绿假单胞菌感染的研究,但缺乏儿童中安全性和有效性的研究。

对铜绿假单胞菌感染的免疫治疗越来越被重视,静脉注射丙种球蛋白可提高重症患者的治愈率。

(九)预后

本病的预后与机体的免疫状态、是否存在基础疾病、细菌的接种量、对抗生素的敏感性及是否早期使用有效抗生素治疗有关。社区获得性铜绿假单胞菌肺炎病死率相对较低,约 8%,院内获得性感染死亡率较高,铜绿假单胞菌引起的呼吸机相关肺炎的病死率高达 50%~70%。免疫缺陷患者中铜绿假单胞菌肺炎的死亡率高达 40%。

(赵　建)

第七节　慢性阻塞性肺疾病

一、慢性阻塞性肺疾病概述

(一)定义

慢性阻塞性肺疾病(chronic obstructive pulmonary disease,COPD)是一种以气流受限为特征的可以预防和治疗的疾病,气流受限不完全可逆,呈进行性发展,与肺部对香烟烟雾等有害气体或颗粒的异常炎症反应有关,COPD 主要累及肺脏,但也可以引起全身(或称肺外)的不良反应。

COPD 是指具有气流受限的慢性支气管炎(慢支)和/或肺气肿。慢支或肺气肿可单独存在,但在绝大多数情况下是合并存在,无论是单独或合并存在,只要有气流受限,均可以称为 COPD,当其合并存在时,各自所占的比重则因人而异。

慢支的定义为"慢性咳嗽、咳痰,每年至少 3 个月,连续 2 年以上,并能除外其他肺部疾病者"。

肺气肿的定义为"终末细支气管远侧气腔异常而持久的扩大,并伴有气腔壁的破坏,而无明显的纤维化"。

以上慢支和肺气肿的定义中都没有提到气流受限,而 COPD 是以气流受限为特征的疾病,因此现在国内外均逐渐以 COPD 这一名称取代具有气流受限的慢支和/或肺气肿。如果一个患者,具有 COPD 的危险因素,又有长期咳嗽、咳痰的症状,但肺功能检查正常,则只能视为 COPD 的高危对象,其中一部分患者在以后的随访过程中,可出现气流受限,但也有些患者肺功能始终正常,当其出现气流受限时,才能称为 COPD。

以往有些学者认为支气管哮喘,甚至支气管扩张都应包括在 COPD 之内,但支气管哮喘在发病机制上与 COPD 完全不同,虽然也有慢性气流受限,但其程度完全可逆或可逆性比较大,支气管扩张相对来说是一种局限性病变,二者均不应包括在 COPD 之内。

COPD 不仅累及肺,对全身也有影响,COPD 晚期常有体重下降,营养不良,骨骼肌无力,精神抑郁,由于呼吸衰竭,可并发肺源性心脏病,肺性脑病,还可伴发心肌梗死、骨质疏松等。因此 COPD 不仅是一种呼吸系统疾病,还是一种全身性疾病,在评定 COPD 的严重程度时,不仅要看肺功能,还要看全身的状况。

(二)流行病学

COPD 是呼吸系统最常见的疾病之一,据世界卫生组织(World Health Organization,WHO)调查,1990 年全球 COPD 病死率占各种疾病病死率的第 6 位,到 2020 年将上升至第 3 位,据 2003 年文献报道,亚太地区 12 国根据其流行病学调查推算,30 岁以上人群中重度 COPD 的平均患病率为 6.3%,近期对我国 7 个地区 20 245 个成年进行调查,COPD 患病率占 40 岁以上人群的 8.2%,患病率之高,十分惊人。另外流行病学调查还表明 COPD 患病率在吸烟者、戒烟者中比不吸烟者明显高,男性比女性高,40 岁以上者比 40 岁以下者明显高。

二、慢性阻塞性肺疾病的病因病理

(一)病因

COPD 的病因至今仍不十分清楚,但已知与某些危险因素有关,吸烟是最主要的危险因素,但吸烟者中也只有 15%~20% 发生 COPD,因此个体的易感性也是重要原因,环境因素与个体的易感因素相结合导致发病。

1.环境因素

(1)吸烟:已知吸烟为 COPD 最主要的危险因素,大多数患者均有吸烟史,吸烟数量愈大,年限愈长,则发病率愈高。被动吸烟能够增加吸入有害气体和颗粒的总量,也可以导致 COPD 的发生。

(2)职业性粉尘和化学物质:包括有机或无机粉尘,化学物质和烟雾,如二氧化硅、煤尘、棉尘、蔗尘、盐酸、硫酸、氯气。

(3)室内空气污染:用生物燃料如木材、畜粪等或煤炭做饭或取暖,通风不良,在不发达国家,是不吸烟而发生 COPD 的重要原因。

(4)室外空气污染:在城市里汽车、工厂排放的废气,如一氧化氮、二氧化氮、二氧化硫、二氧化碳,其他如臭氧等,在 COPD 的发生上,作为独立的因素,可能起的作用较小,但可以引起 COPD 的急性加重。

2.易感性

易感性包括易感基因和后天获得的易感性。

(1)易感基因:比较明确的是表达先天性 α_1-抗胰蛋白酶缺乏的基因,是 COPD 的一个致病原因,但这种病在我国还未见报道,有报道 COPD 在一个家庭中多发,但迄今尚未发现明确的基因,COPD 的表型较多,很可能是一种多基因疾病,流行病学调查发现吸烟者与早期慢支患者,其 FEV_1 逐年下降率与气道反应性有关,气道反应性高者,其 FEV_1 下降率加速,因此认为气道高反应性也是 COPD 发病的危险因素。某些研究资料表明气道高反应性与基因有关,总之基因与

COPD 的关系,尚待深入研究。

(2)出生低体重:学龄儿童调查发现出生低体重者肺功能较差,这些儿童以后若吸烟,可能是 COPD 的一个易感因素。

(3)儿童时期下呼吸道感染:许多调查报告表明儿童时期下呼吸道感染与成年后 COPD 的发病有关,如果这些患病的儿童以后吸烟,则 COPD 的发病率显著增加,如果不吸烟,则对 COPD 的发生无明显影响,上述结果提示儿童时期下呼吸道感染可能是吸烟者发生 COPD 的易感因素,因儿童时期肺组织尚在发育,下呼吸道感染对肺组织的结构与功能均会发生不利影响,如果再吸烟,气道就更容易受到损害而发生 COPD,这种因果关系尚有待今后更多的研究资料证实。

(4)气道高反应性:气道高反应性是 COPD 的一个危险因素。气道高反应性除与基因有关外也可以是后天获得,继发于环境因素,如氧化应激反应,可使气道反应性增高。

(二)病理

1.病理变化

COPD 特征性的病理变化见于中央气道、周围气道、肺实质和肺血管,存在着慢性炎症,在普通的吸烟者,也可以看到这种慢性炎症,是对吸入的有害物质的正常防御反应,但在 COPD 患者,这种炎症反应被放大而且持久,这种异常的炎症反应可能是由易感基因决定的。COPD 在不同的部位,有不同的炎症细胞,气道腔内中性粒细胞增多,气道腔、气道壁、肺实质巨噬细胞增加,气道壁和肺实质 $CD8^+$ T 淋巴细胞增加,反复的组织损伤和修复导致气道结构的重塑和狭窄。

(1)中央气道(气管和内径>2 mm 的支气管)。①炎症细胞:↑巨噬细胞,↑$CD8^+$(细胞毒)T 淋巴细胞,↑气腔内中性粒细胞。②结构变化:↑杯状细胞,黏膜下腺体增大(二者致黏液分泌增多),上皮鳞状化生。

(2)周围气道(细支气管内径<2 mm)。①炎症细胞:↑巨噬细胞,↑T 淋巴细胞($CD8^+$>$CD4^+$),B 淋巴细胞,淋巴滤泡,↑成纤维细胞,↑气腔内中性粒细胞。②结构变化:气道壁增厚,支气管壁纤维化,腔内炎性渗出,气道狭窄(阻塞性细支气管炎)炎性反应和渗出随病情加重而加重。

(3)肺实质(呼吸性细支气管和肺泡)。①炎症细胞:↑巨噬细胞,↑$CD8^+$ T 淋巴细胞,↑肺泡腔内中性粒细胞。②结构变化:肺泡壁破坏,上皮细胞和内皮细胞凋亡。

(4)肺血管。①炎症细胞:↑巨噬细胞,↑T 淋巴细胞。②结构变化:内膜增厚,内皮细胞功能不全。↑平滑肌→肺动脉高压。

2.病理分类

各类型肺气肿如图 3-4 所示。

(1)小叶中心型肺气肿:呼吸性细支气管的破坏和扩张,常见于吸烟者和肺上部(图 3-4B)。

(2)全小叶型肺气肿:肺泡囊与呼吸性细支气管的破坏和融合,常见于先天性 α_1-抗胰蛋白酶缺乏者,也可见于吸烟者(图 3-4C)。

(3)隔旁肺气肿:为小叶远端肺泡导管、肺泡囊、肺泡的破坏与融合,位于肺内叶间隔或靠近胸壁的胸膜旁,常与以上两种肺气肿并存(图 3-4D)。

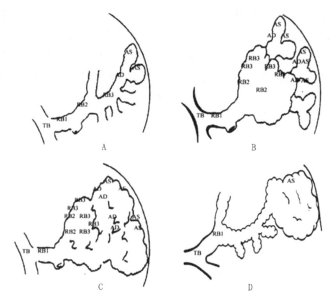

图 3-4　不同类型肺气肿示意图

A.正常肺小叶;B.小叶中心型肺气肿:呼吸性细支气管破坏融合,肺泡导管肺泡囊正常;C.全小叶型肺气肿:终末细支气管远端气腔全部破坏、融合扩大;D.隔旁肺气肿:小叶周围的肺泡腔破坏融合,靠近胸膜。
TB:终末细支气管,RB1~3:呼吸性细支气管,AD:肺泡导管,AS:肺泡囊

(4)肺大疱:肺气肿可伴有肺大疱,为直径>1 cm 的扩张的肺气肿气腔。肺气肿应与其他肺泡过度充气相鉴别,支气管哮喘由于支气管痉挛狭窄,远端肺泡腔残气增加,肺泡扩张,但无肺泡壁的破坏,并非肺气肿。

(5)代偿性肺气肿也是正常的肺泡过度扩张,不同于 COPD 中的肺气肿。

(6)老年性肺气肿,部分老年患者也可见到肺泡腔扩张,肺容量增加,主要是肺泡壁的弹性组织退行性变,肺泡弹性降低所致,并无肺泡壁的破坏,也无明显的症状。

三、慢性阻塞性肺疾病的发病机制

近年来对 COPD 的研究已有了很大进展,但对其发病机制至今尚不完全明了。

(一)气道炎症

香烟的烟雾与大气中的有害物质能激活气道内的肺泡巨噬细胞,巨噬细胞处在 COPD 慢性炎症的关键位置,它被激活后释放各种细胞因子,包括白介素-8(IL-8)、肿瘤坏死因子-α(TNF-α)、干扰素诱导性蛋白-10(IP-10)、单核细胞趋化肽-1(MCP-1)与白三烯 B_4(LTB$_4$)。IL-8 与 LTB$_4$ 是中性粒细胞的趋化因子,MCP-1 是巨噬细胞的趋化因子,IP-10 是 CD8$^+$ T 淋巴细胞的趋化因子,这些炎症细胞被募集至气道后,在其与组织细胞相互作用下,发生了慢性炎症。TNF-α 能上调血管内皮细胞间黏附分子-1(ICAM-1)的表达,使中性粒细胞黏附于血管壁并移行至血管外并向气道内聚集,巨噬细胞与中性粒细胞释放的弹性蛋白酶与 TNF-α 均能损伤气道上皮细胞,使其释放更多的 IL-8,进一步加剧了气道炎症,蛋白酶还可刺激黏液腺增生肥大,使黏液分泌增多,上皮细胞损伤后脱纤毛以及免疫球蛋白受到蛋白酶的破坏,都能削弱气道的防御功能,容易继发感染,气道潜在的腺病毒感染,可以激活上皮细胞内的核因子 NF-κB 的转录,产生 IL-8 与 ICAM-1,吸引更多的中性粒细胞,使炎症持久不愈,这也可以解释为何 COPD 患者在戒烟以

后,病情仍持续进展。CD8$^+$T 淋巴细胞也是重要的炎症细胞,其释放的 TNF-α、穿孔素等能使肺泡细胞溶解和凋亡,导致肺气肿。气道炎症引起的分泌物增多,使气道狭窄,炎症细胞释放的介质可引起气道平滑肌的收缩,使其增生肥厚,上皮细胞与黏膜下组织损伤后的修复过程可导致气道壁的纤维化与气道重塑,以上的病理改变共同导致阻塞性通气障碍。巨噬细胞在 COPD 炎症反应中的枢纽作用见图 3-5,小气道阻塞发生的机制见图 3-6。

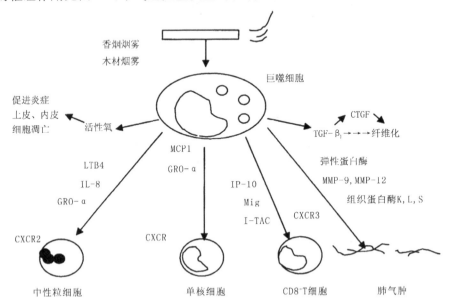

图 3-5 巨噬细胞在 COPD 炎症反应中的枢纽作用

巨噬细胞被香烟烟雾等激活后,可分泌许多炎症因子,促进了 COPD 炎症的发生,IL-8,生长相关性肿瘤基因 α(GRO-α)和白三烯 B$_4$(LTB$_4$)趋化中性粒细胞,巨噬细胞趋化蛋白 1(MCP$_1$)趋化单核细胞,γ-干扰素诱导性蛋白(IP-10),γ-干扰素诱导性单核细胞因子(Mig)与干扰素诱导性 T 细胞 α-趋化因子(I-TAC)趋化 CD8$^+$T 细胞。巨噬细胞释放基质金属蛋白酶(MMP)和组织蛋白酶溶解弹性蛋白并释放转化生长因子(TGF-β)和结缔组织生长因子(CTGF)导致纤维化。巨噬细胞还产生活性氧,放大炎症反应,损伤上皮和内皮细胞。CXCR:CXC 受体

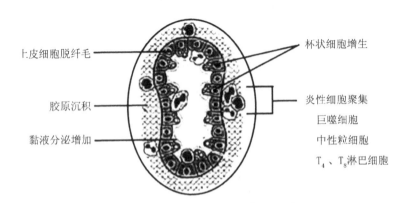

图 3-6 COPD 小气道阻塞发生机制

杯状细胞增生,气道炎症,黏液分泌增多,上皮细胞脱落纤毛,清除能力降低,胶原沉积,气道重塑

(二)蛋白酶与抗蛋白酶的失平衡

香烟等有害气体与颗粒除了引起支气管、细支气管的炎症以外,还可引起肺泡的慢性炎症,肺泡腔内有多量的巨噬细胞与中性粒细胞聚集,前者可产生半胱氨酸蛋白酶与基质金属蛋白酶(matrix metallo proteinase,MMP),后者可产生丝氨酸蛋白酶与基质金属蛋白酶,它们可水解肺泡壁中的弹性蛋白与胶原蛋白,使肺泡壁溶解破裂,许多小的肺泡腔融合成大的肺泡腔,产生肺气肿,在呼吸性细支气管,则可引起呼吸性细支气管的破坏、融合,产生小叶中心型肺气肿。

在正常情况下,由于抗蛋白酶的存在,可与蛋白酶保持平衡,使其不致对组织产生过度的破坏,血浆中的 α_2 巨球蛋白、α_1-抗胰蛋白酶能与中性粒细胞释放的丝氨酸蛋白酶结合而使其失去活性,此外气道的黏液细胞、上皮细胞尚可分泌低分子的分泌型白细胞蛋白酶抑制药(secretory leuco protease inhibitor,SLPI),能够抑制中性粒细胞释放的弹性蛋白酶的活性。许多组织能产生半胱氨酸蛋白酶抑制药与组织基质金属蛋白酶抑制药(tissue inhibitors of matrix metallopro-teinases,TIMPs)使这两种蛋白酶失活,但在 COPD 患者,可能由于基因的多态性,影响了某些抗蛋白酶的产量或功能,使其不足以对抗蛋白酶的破坏作用而发生肺气肿(图 3-7)。

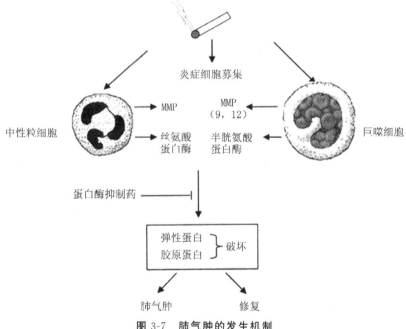

图 3-7　肺气肿的发生机制

香烟等烟雾导致炎症细胞向气道和肺泡聚集,巨噬细胞和中性粒细胞释放多种蛋白酶,而抗蛋白酶的作用减弱,二者失去平衡。细胞外基质包括弹性蛋白、胶原蛋白,受到破坏,发生肺气肿。MMP:基质金属蛋白酶

(三)氧化与抗氧化的不平衡

香烟的烟雾中含有许多活泼的氧化物,包括氮氧化物、氧自由基等,此外炎症细胞如巨噬细胞与中性粒细胞均可产生氧自由基,它们可氧化抗蛋白酶,使其失去活性,氧化物还可激活上皮细胞中的 NF-κB,促使其进入细胞核,加强了某些炎前因子的转录,如 IL-8 与 TNF-α 等,加重了气道的炎症(图 3-8)。中性粒细胞释放的活性氧还可以上调黏附分子的表达和增加气道的反应性,放大慢性炎症。

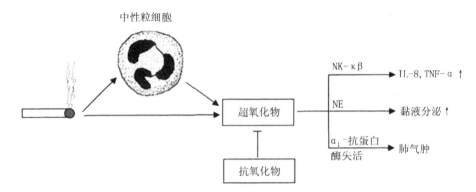

图 3-8 COPD 氧化-抗氧化失平衡

香烟烟雾与炎性细胞产生超氧化物能使上皮细胞中的 NF-κβ 激活,进入细胞核,转录 IL-8、TNF-α,中性粒细胞弹性蛋白酶(NE)可刺激黏液腺分泌,超氧化物可使 α₁-抗蛋白酶失活,有利于肺气肿的形成。

四、慢性阻塞性肺疾病的病理生理

COPD 的主要病理生理变化是气流受限,肺泡过度充气和通气灌注比例(V/Q)不平衡。

(一)气流受限

支气管炎症导致黏膜水肿增厚,分泌物增多,支气管痉挛,平滑肌肥厚和气管壁的纤维化使支气管狭窄,阻力增加,流速变慢。

肺气肿时由于肺泡壁的弹性蛋白减少,弹性压降低,呼气时驱动压降低,故流速变慢,此外由于细支气管壁上,均有许多肺泡附着,肺泡壁的弹力纤维对其有牵拉扩张作用,当弹性蛋白减少时,扩张作用减弱,故细支气管壁萎陷,气流受限(图 3-9)。

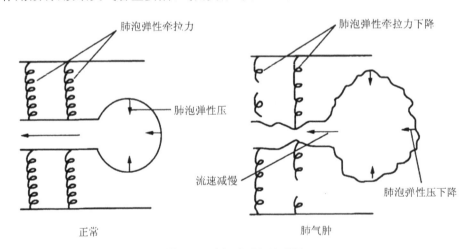

图 3-9 肺气肿时气流受限

左:正常肺泡与气道,气道壁外的弹簧表示附着在肺泡壁上的肺泡组织的弹性压力对气道壁的牵拉;右:肺气肿时,虽然肺泡容积增加,但弹性压低,附着在气道壁外侧的肺泡由于弹性压降低,使其对气道的牵拉作用减弱,气道变窄,以上两种原因使气体流速受限。

在 COPD 患者,由于肺泡弹性压的降低,支气管阻力的增加,最大呼气流速(maximal expiratory flow rates,Vmax)也明显受限(图 3-10)。

图 3-10 为最大呼气流速容积(MEFV)曲线,从肺总量(total lung capacity,TLC)位用力呼

气至残气容积(residual volume,RV)位,纵坐标为流速,横坐标为肺容积,左边线为升支,代表用力呼气的前 1/3,右边线为降支,代表用力呼气的后 2/3,顶点代表用力呼气峰流速,它是用力依赖性的,呼气愈用力,则该点愈高,而在该点以后各点的 Vmax,则是非用力依赖性的,是在该点的肺容积情况下所得到的最大流速,即使再用力呼气,流速也不再增加,其发生的机制可以用在用力呼气时,胸腔内的气道受到的动态压迫解释(图 3-11)。

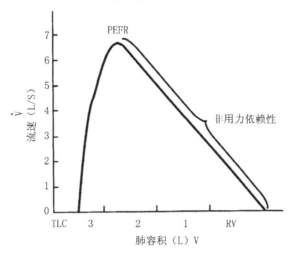

图 3-10 正常人最大呼气流速容积(MEFV)曲线

纵坐标为流速(V),横坐标为肺容积(V),曲线的顶点为呼气峰流速(peak expiratory flow rate,PEFR),是用力依赖性的,曲线下降支各点的流速为非用力依赖性的。

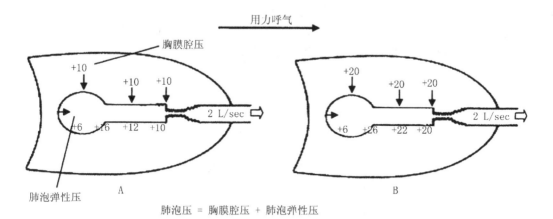

图 3-11 非用力依赖部分的流速受限

A.肺泡弹性压=6 cmH_2O,开始用力呼气时,胸膜腔压=10 cmH_2O,肺泡压=16 cmH_2O。随着呼气的进行,气道内压逐渐降低,等压点为 10 cmH_2O,等压点下游的气道内压<气道外压,动态压迫变窄。B.呼气用力加大,胸膜腔压由 10 cmH_2O 增加到 20 cmH_2O,肺泡压由 16 cmH_2O 增加到 26 cmH_2O,气道内外的压力增加量是一样的,等压点不变,气道受压部位不变,流速没有增加

图 3-11A 显示在某肺容积情况下,用力呼气时的流速受限,设肺泡弹性压(Pel)=0.59 kPa(6 cmH_2O),胸膜腔压(Ppl)=0.98 kPa(10 cmH_2O),肺泡压(Palv)=Pel+Ppl=1.57 kPa(16 cmH_2O),肺泡压为驱动压,驱动肺泡气向口腔侧运动,形成气道内压,在肺泡压驱动流速前

进的过程中,必须不断地克服气道的阻力,消耗能量。因此气道内压从肺泡侧到口腔侧,逐渐地减弱,最后气道内压等于大气压,流速停止,由于气道内压不断地减弱,胸腔内的气道必有一点,气道内外的压力达到平衡,这一点称为等压点(equal pressure point,EPP),在图 3-11A 中,等压点的压力为 0.98 kPa(10 cmH₂O),在等压点的上游(肺泡侧),气道内压大于胸膜腔压,气道不致萎陷,但在等压点的下游(口腔侧),气道内压小于胸膜腔压,因此气道萎陷,阻力增加,流速降低(动态压迫)。在用力呼气时,胸膜腔压增加,一方面增加肺泡压,同时也增加了对胸腔内气道外侧壁的压力,而且这两个压力增加的量是相等的,因此等压点不变,即使再用力,流速也不会增加,如图 3-11B 所示,胸膜腔压由 0.98 kPa(10 cmH₂O)增加到 1.96 kPa(20 cmH₂O),肺泡压由 1.57 kPa(16 cmH₂O)变为 2.55 kPa(26 cmH₂O),气道外压也由 0.98 kPa(10 cmH₂O)变为 1.96 kPa(20 cmH₂O),气道内外增加的压力量是一样的,等压点不变,流速仍然受限,应当注意,肺容积不同,等压点的位置也不同,在高肺容积时,肺泡弹性压也加大,同时对气道壁的牵拉作用也加大,因此胸腔内气道是扩张的,此时等压点在有软骨支撑的气管附近,用力呼气,气管不致萎陷,而只会增加流速,故 Vmax 是用力依赖性的,随着呼气的进行,肺容积越来越小,肺泡弹性压也越来越低,气道的阻力越来越大,为克服气道阻力,气道内压更早地消耗变小,气道内外的压力更早地达到平衡,也就是说,等压点逐渐向肺泡侧移位,气道壁越来越缺少软骨的支撑,容易受到胸膜腔压力的压迫,使流速受限,此时 Vmax 变为非用力依赖性的,等压点的上游,最大流速取决于肺泡弹性压与气道阻力的大小,而与用力的大小无关。正常人在用力呼气时的流速容积曲线,同样也显示,开始 1/3 是用力依赖性的,后 2/3 是非用力依赖性的,但在 COPD 患者,由于肺泡弹性压降低,气道阻力增加,等压点向上游移位,比正常人更靠近肺泡侧,常常在小气道,在用力呼气时,气道容易过早地陷闭,使 RV 加大,而且在相同肺容积情况下,其 Vmax 比正常人为小,在 MEFV 曲线上,表现为降支呈勺状向内凹陷(图3-12)。

图 3-13 为一重度 COPD 患者(左侧)和一正常人(右侧)MEFV 曲线的比较,纵坐标为流速,横坐标为肺容积,COPD 患者的肺容积大,PEFR 明显降低,且降支明显地呈勺状向内凹陷。

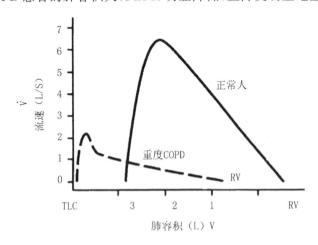

图 3-12 正常人与重度 COPD 患者的流速容积曲线

纵坐标为流速(V̇),横坐标为肺容积(V),COPD 患者 TLC 与 RV 明显增加,呼气峰流速降低,
肺容积<70%FVC 时,流速明显受限,曲线的降支呈勺状凹陷

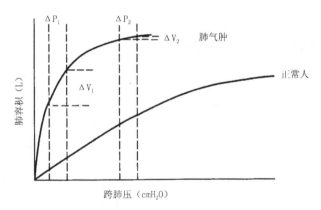

图 3-13 正常人和肺气肿时肺的压力-容积曲线

当肺容积较小时,肺气肿肺比正常人肺的顺应性(顺应性=△V/△P)大,而当肺容积过高时,

其顺应性比正常人减小。△P:压力的改变,△V:容积的变化

(二)肺泡过度充气

在 COPD 患者常有 RV 和功能残气量(functional residual capacity,FRC)的增加,由于肺泡弹性压的降低和气道阻力的增加,呼气时间延长,在用力呼气末,肺泡气往往残留较多,因而 RV 增加,前述用力呼气时,小气道过早地陷闭,也是 RV 增加的原因,FRC 是潮气呼气末的肺容积,此时向外的胸壁弹性压和向内的肺泡弹性压保持平衡,肺气肿时,肺泡弹性压降低,向外扩张的力强,因而 FRC 增加,COPD 患者在潮气呼吸(平静呼吸)时,由于气道阻力的增加和呼吸频率的增快,呼气时间不够长,往往不足以排出过多的肺泡气,就要开始下一次吸气,因此 FRC 越来越高,这种情况称为动态性过度充气,随着 FRC 的增加,肺泡弹性压也增加,在呼气末,肺泡压可大于大气压,所增加的压力称为内源性呼气末正压(intrinsic postive end expiratory pressure,PEEPi),在下一次吸气时,胸膜腔的负压必须先抵消 PEEPi 后,才能有空气吸入,因而增加了呼吸功。

由于肺容积增加,横膈低平,在吸气开始时,横膈肌的肌纤维缩短,不在原始位置,因而收缩力减弱,容易发生呼吸肌疲劳。

由以上的病理生理可见,中重度 COPD 患者由于动态性肺泡过度充气,肺泡内源性 PEEP,吸气时对膈肌不利的几何学位置,在吸气时均会加重呼吸功,因此感到呼吸困难,特别是体力活动时,需要增加通气量,更感呼吸困难,最后导致呼吸肌疲劳和呼吸衰竭。

COPD 患者,呼气的时间常数延长,时间常数=肺顺应性×气道阻力,COPD 患者常有肺顺应性与气道阻力的增加,所以时间常数延长,呼气时间常常不足以排出过多的肺泡气,使肺容积增加,肺容积过高时,肺顺应性反而降低(图 3-13),以致呼吸功增加,肺泡通气量(alveolar ventilation,VA)减少,但若肺泡的血流灌注量更少,肺气肿区仍然是通气大于灌注,存在无效腔通气,无效腔通气是无效通气,徒然增加呼吸功。

(三)通气灌注比例不平衡

COPD 患者的各个肺区肺泡顺应性和气道阻力常有差异,因而时间常数也不一致,造成肺泡通气不均,有的肺泡区通气高于血流灌注(高 V/Q 区),有的肺泡区通气低于血流灌注(低 V/Q 区),高 V/Q 区有部分气体是无效腔通气,低 V/Q 区则流经肺泡的血液得不到充分的氧合,即进入左心,产生低氧血症,这种低氧血症发生的机制是由于 V/Q 比例不平衡所致。慢性低氧血症会引起肺血管收缩,血管内皮、平滑肌增生和管壁重塑与继发性红细胞增多,产生肺动脉高压和肺源性心脏病。

五、慢性阻塞性肺疾病的临床表现

早期患者,即使肺功能持续下降,可毫无症状,及至中晚期,出现咳嗽、咳痰、气短等症状,痰量因人而异,为白色黏液痰,合并细菌感染后则变为黏液脓性。在长期患病过程中,反复急性加重和缓解是本病的特点,病毒或细菌感染常常是急性加重的重要诱因,常发生于冬季,咯血不常见,但痰中可带血丝,如咯血量较多,则应进一步检查,以除外肺癌和支气管扩张,晚期患者气短症状常非常明显,即使是轻微的活动,都不能耐受。进行性的气短,提示肺气肿的存在。

晚期患者可见缩唇呼吸,呼气时嘴唇呈吹口哨状,以增加气道内压,使肺泡气缓慢地呼出,避免小气道过早地萎陷,以减少RV。患者常采取上身前倾,两手支撑在椅上的特殊体位,此种姿势,可固定肩胛带,使胸大肌和背阔肌活动度增加,以协助肋骨的运动。患者胸廓前后径增加,肺底下移,呈桶状胸,呼吸运动减弱,叩诊为过清音,呼吸音减弱,肺底可有少量湿啰音,如湿性啰音较多,则应考虑合并支气管扩张,肺炎,左心衰竭等。COPD在急性加重期,肺部可听到哮鸣音,表示支气管痉挛或黏膜水肿,黏液堵塞,但其程度常不如支气管哮喘那样严重而广泛。患者缺氧时,可出现发绀,如果有杵状指,则应考虑其他原因所致,如合并肺癌或支气管扩张等,因COPD或缺氧本身。并不会发生杵状指。合并肺源性心脏病时,可见颈静脉怒张,伴三尖瓣收缩期反流杂音,肝大、下肢水肿等,但水肿并不一定表示都有肺源性心脏病,因COPD呼吸衰竭伴低氧血症和高碳酸血症时,肾小球滤过率减少也可发生水肿。单纯肺源性心脏病心力衰竭时,很少有胸腔积液,如有胸腔积液则应进一步检查,以除外其他原因所致,如合并左心衰竭或肿瘤等,呼吸衰竭伴膈肌疲劳时可出现胸腹矛盾呼吸运动,即在吸气时,胸廓向外,腹部内陷,呼气时相反。并发肺性脑病时,患者可出现嗜睡,神志障碍,与严重的低氧血症和高碳酸血症有关。

COPD可分两型,即慢支型和肺气肿型。慢支型又称紫肿型(blue bloater,BB),因缺氧发绀较重,常常合并肺源性心脏病,水肿明显;肺气肿型又称红喘型(pink puffer,PP),因缺氧相对较轻,发绀不明显,而呼吸困难、气喘较重。大多数患者,兼具这两型的特点,但临床上以某型的表现为主,确可见到。两型的特点见表3-4。

表3-4 COPD慢支型与肺气肿型临床特点的比较

比较项目	慢支型	肺气肿型
气短	轻	重
咳痰	多	少
支气管感染	频繁	少
呼吸衰竭	反复出现	终末期表现
胸部X线	纹理增重,心脏大	肺透光度增加、肺大疱、心界小
PaO_2(mmHg)	<60	>60
$PaCO_2$(mmHg)	>50	<45
血细胞比容	高	正常
肺源性心脏病	常见	少见或终末期表现
气道阻力	高	正常至轻度
弥散能力	正常	降低

六、慢性阻塞性肺疾病的实验室检查

(一)胸部 X 线与 CT

慢支可见肺纹理增多;如果病变以肺气肿为主,可见肺透光度增加,肺纹理稀少,肋间隙增宽,横膈低平,有时可见肺大疱,普通 X 线对肺气肿的诊断阳性率不高,即使在中重度肺气肿,其阳性率也只有 40%。薄层(1~1.5 mm)高分辨 CT 阳性率比较高,与病理表现高度相关,CT 上可见到低密度的肺泡腔、肺大疱与肺血管减少,并可区别小叶中心型肺气肿,全小叶型肺气肿或隔旁肺气肿。胸部 X 线检查的另一重要功能在于发现其他肺疾病或心脏疾病,有助于 COPD 的鉴别诊断和并发症的诊断。

(二)肺功能

COPD 的特点是慢性气流受限,要证实有无气流受限,只能依靠肺功能检查,最常用的指标是第一秒用力呼气容积(forced expiratory volume in one second,FEV_1)占其预计值的百分比(FEV_1%预计值)和 FEV_1 与其用力肺活量(forced vital capacity,FVC)之比(FEV_1/FVC)。后者是检出早期 COPD 一项敏感的指标,而 FEV_1%预计值对中晚期 COPD 的检查比较可靠,因中晚期 COPD,FVC 的降低比 FEV_1 的降低可相对更多,如果以 FEV_1/FVC 作为检测指标,则其比值可以不低或高。在诊断 COPD 时,必须以使用支气管舒张药以后测定的 FEV_1 为准,FEV_1<80%预计值,和/或 FEV_1/FVC<70%可认为存在气流受限,FEV_1 值要求是使用支气管舒张药以后测定的,是为了去除可逆因素的影响,反映的是基础 FEV_1 值,如果基础值低于正常,则证明该气流受限不完全可逆。因 FEV_1 可反映大小气道功能,且其重复性好,最为常用,呼气峰流速(PEF)的重复性比 FEV_1 差,一般不常用。

中晚期 COPD 患者常有 TLC、FRC、RV 与 RV/TLC 比例的增加,但这些改变均非特异性的,不能区别慢支和肺气肿。

肺气肿时由于肺泡壁破坏,肺血管床面积减少,因此肺一氧化碳弥散量(carbon monooxide diffusing capacity of lung,DLCO)降低,降低的程度与肺气肿的严重程度大致平行,如果有DLCO 的降低,则提示有肺气肿存在,但无 DLCO 的降低,不能排除有肺气肿,因 DLCO 不是一项敏感的指标。

肺顺应性(CL)可以用肺泡弹性压(Pel)与肺容积(V)相对应的变化表示,即 CL = $\triangle V/\triangle Pel(L/cmH_2O)$,肺气肿时,Pel 降低,CL 增加,可作为肺气肿的一个标志,但测定 Pel,需先测定胸膜腔内压,需放置食管气囊,实际工作中不易实行。

中重度 COPD 患者,常常伴有明显的气短和活动耐力的降低,但气短症状与 FEV_1、FVC 的降低常常不平行,因此许多学者认为现在 COPD 轻重程度的分级,仅根据肺功能是不全面的,还应参考呼吸困难程度(分级)、营养状况[体重指数=体重(kg)/身高^2(m^2)]、运动耐力(6 分钟步行试验)等指标,但也应指出,现在的肺功能分级,仅根据 FEV_1、FVC 的改变也是不全面的,COPD 的气短常常与肺泡的动态性过度充气,内源性 PEEP 等有关,而 FEV_1、FVC 并不是反映肺泡动态性过度充气的指标,深吸气量(inspiratory capacity,IC)=TLC-FRC,因 TLC 在短期内变化不大,IC 与 FRC 成反比,IC 能间接反映 FRC 的大小,而 FRC 代表肺泡的充气程度,当肺泡过度充气时,FRC 增加,IC 减少,过度充气改善时,FRC 减少,IC 增加,它是反映气短和活动耐力程度较好的指标,当 IC 降至 40%正常预计值以下时,常有明显的气短和活动耐力的下降,IC 的改变也可作为评价 COPD 治疗反应和预后的重要指标。

(三)动脉血气

测定的指标包括动脉氧分压(arterial oxygen partial pressure,PaO_2)、二氧化碳分压(arterial carbon dioxide partial pressure,$PaCO_2$)、酸碱度(hydrogen ion concentration,pH)。平静时在海平面吸空气情况下,$PaO_2 < 8.0$ kPa(60 mmHg),$PaCO_2 \leqslant 6.0$ kPa(45 mmHg),表示COPD伴有Ⅰ型呼吸衰竭;$PaO_2 < 8.0$ kPa(60 mmHg),$PaCO_2 > 6.7$ kPa(50 mmHg),表示伴有Ⅱ型呼吸衰竭,pH的正常范围为7.35～7.45,其测定可帮助判断有无酸碱失衡。

当 PaO_2 低于正常值时,FEV_1 常在50%预计值以下,肺源性心脏病时,FEV_1 常在30%预计值以下,PaO_2 常在7.3 kPa(55 mmHg)以下,慢性呼吸衰竭可导致肺源性心脏病的发生,当有肺源性心脏病的临床表现时,即使 $FEV_1 > 30\%$ 预计值,也提示属于第Ⅳ级极重度COPD。

(四)血红蛋白

当 $PaO_2 < 7.3$ kPa(55 mmHg)时,常伴有红细胞的增多与血红蛋白浓度的增加,因此血红蛋白浓度高时,提示有慢性缺氧的存在。

七、慢性阻塞性肺疾病的诊断与鉴别诊断

(一)诊断

COPD是一种渐进性疾病,经过多年的发展才发生症状,因此发病年龄多在40岁以后,大多数患者有吸烟史或有害气体粉尘接触史,晚期患者根据其年龄、病史、症状、体征、胸部X线、肺功能、血气检查结果不难作出诊断,但在诊断上应注意以下几点。

(1)COPD患者早期可无任何症状,要做到早期诊断,必须做肺功能检查,正常人自25岁以后,肺功能呈自然下降趋势,FEV_1 每年下降20～30 mL,但COPD患者每年下降40～80 mL,甚至更多,如果一个吸烟者经随访数年(3～4年),FEV_1 逐年下降明显,即应认为是在向COPD发展,应劝患者戒烟。FEV_1/FVC 对早期COPD的诊断是一个较敏感的指标。在20世纪70年代至80年代早期,小气道功能检查曾风靡一时,如闭合容积/N活量%(CV/VC%),50%肺活量时最大呼气流速(V50),25%肺活量时最大呼气流速(V25),Ⅲ相斜率(AN2/L)等,当时认为这些指标的异常是早期COPD的表现,但经多年的观察,这些指标的异常并不能预测COPD的发生,而应以使用支气管舒张药后 FEV_1/FVC,$FEV_1\%$ 预计值异常作为COPD早期诊断的指标,如果 $FEV_1/FVC < 70\%$,而 $FEV_1 \geqslant 80\%$ 预计值,则是早期气流受限的指征。

(2)慢支的诊断标准是每年咳嗽、咳痰时间 >3 个月,连续 2 年以上,并能除外其他心肺疾病,但这个时间标准是为做流行病学调查而人为制订的,对个体患者,要了解有无慢性气流受限及其程度,则必须做肺功能检查,如果已有肺功能异常,虽然咳嗽、咳痰时间未达到上述标准,亦应诊断为COPD,反之,咳嗽、咳痰时间虽然达到了上述标准,但肺功能正常,亦不能诊断为COPD,而应随访观察。

(3)COPD患者中,绝大多数慢支与肺气肿并存,但二者的严重程度各异,肺气肿的诊断实际上是一个解剖学诊断,因根据其定义,必须有广泛的气腔壁的破坏,但在实际工作中,要求解剖诊断是不可能的,而慢支与肺气肿都可引起慢性气流受限,二者在肺功能上较难区别,如果DLCO减少,肺顺应性增加,则有助于肺气肿的诊断,胸部薄层高分辨率CT对肺气肿的诊断也有帮助。但应注意吸烟者中有相当一部分人胸部高分辨率CT可见肺气肿的影像,只有在肺功能检查时出现气流受限,才能诊断为COPD。

(4)COPD轻重程度肺功能的分级(表3-5)。

表 3-5　COPD 轻重程度肺功能的分级(FEV_1:吸入支气管舒张药后值)

级别	肺功能
Ⅰ级(轻度)	$FEV_1/FVC<70\%$,$FEV_1\geq80\%$预计值
Ⅱ级(中度)	$FEV_1/FVC<70\%$,$50\%\leq FEV_1<80\%$预计值
Ⅲ级(重度)	$FEV_1/FVC<70\%$,$30\%\leq FEV_1<50\%$预计值
Ⅳ级(极重度)	$FEV_1/FVC<70\%$,$FEV_1<30\%$预计值或$30\%\leq FEV_1<50\%$预计值,伴有慢性呼吸衰竭

(5)COPD 发展过程中,根据病情可分为急性加重期和稳定期。急性加重期是指患者在其自然病程中咳嗽、咳痰、气短急性加重,超越了平常日与日间的变化,需要改变经常性治疗者。急性加重的诱因,主要是支气管病毒或细菌的感染和空气污染,但也有 1/3 原因不明,急性加重时,痰量增加,变为脓性或黏液脓性,肺部可出现哮鸣音或伴发热等,合并肺炎时,虽然也可诱发急性加重,但肺炎本身并不属于急性加重的范畴;稳定期患者咳嗽、咳痰、气短等症状稳定或症状轻微。(6)晚期支气管哮喘和支气管扩张患者,肺功能可类似 COPD,不应诊断为 COPD,但可合并有COPD。在诊断 COPD 时必须除外其他可能引起气流受限的疾病。

(二)鉴别诊断

COPD 应注意与支气管扩张、肺结核、支气管哮喘、特发性间质性肺炎等鉴别。前二者根据其临床表现和胸部 X 线不难鉴别,而 COPD 与支气管哮喘的鉴别有时比较困难,二者均有 FEV_1的降低,通常是以慢性气流受限的可逆程度协助诊断,具体方法如下。

支气管舒张试验:①试验时患者应处于临床稳定期,无呼吸道感染。试验前 6 小时、12 小时分别停用短效与长效 β_2 受体激动药,试验前 24 小时停用茶碱制剂。②试验前休息 15 分钟,然后测定 FEV_1 共3 次,取其最高值,吸入沙丁胺醇,或特布他林 2~4 喷,10~15 分钟后再测定FEV_1 3 次,取其最高值。③计算 FEV_1 改善值,如果,且 FEV_1 绝对值在吸药后增加 200 mL 以上,为支气管舒张试验阳性,表示气流受限可逆性较大,支持支气管哮喘的诊断;如吸药后 FEV_1改善率<15%则支持 COPD 的诊断。本试验在吸药后 FEV_1 改善率愈大,则对阳性的判断可靠性愈大,如果吸药后 FEV_1 绝对值的改善>400 mL,则更有意义。

因有 10%~20% 的 COPD 患者支气管舒张试验也可出现阳性,故单纯根据这一项检查来鉴别是哮喘或 COPD 是不可取的,还应结合临床表现,综合判断才比较可靠。

在临床工作中经常遇到的是关于慢性喘息型支气管炎(慢喘支)的鉴别诊断问题,慢喘支与支气管哮喘很难区别,所谓慢喘支可能包括两种情况,一种是 COPD 合并了支气管哮喘,另一种是 COPD 急性加重期时,肺部出现了哮鸣音。如果一个 COPD 患者,出现了典型的支气管哮喘症状,如接触某些变应原或刺激性气体后,肺部出现广泛的哮鸣音,过敏性体质,皮肤变应原试验阳性,支气管舒张试验阳性,对皮质激素治疗反应良好,则应诊断为 COPD 合并支气管哮喘。哮鸣音并非支气管哮喘所独有,某些 COPD 患者在急性加重时亦可出现哮鸣音,如果不具备以上哮喘发作的特点,则不应诊断为 COPD 合并哮喘,而应诊断为单纯的 COPD。慢性喘息型支气管炎这一名词以不用为宜,因应用这一名词,容易与 COPD 合并支气管哮喘发生混淆。

COPD 还应与特发性间质性肺炎相鉴别,因二者均有慢性咳嗽,气短等症状,后者胸部 X 线上的网状纹理容易误认为是慢支,但如果注意到其他特点则不难鉴别,COPD 的肺容积增加而特发性间质性肺炎肺容积减小,前者肺功能为阻塞性通气障碍而后者为限制性通气障碍,胸部高分辨率 CT 更容易将二者区别开来。应当注意的是 COPD 合并特发性间质性肺炎或其他限制性肺疾病时,其肺功能则兼具阻塞性通气障碍和限制性通气障碍的特点,因二者 FEV_1、FVC 都可以降低,此时诊断阻塞性通气障碍主要是根据 FEV_1/FVC 的降低,而限制性通气障碍主要是根据 TLC 的减少。

八、慢性阻塞性肺疾病的治疗

其治疗为:①缓解症状;②预防疾病进展;③改善活动的耐受性;④改善全身状况;⑤预防治疗并发症;⑥预防治疗急性加重;⑦降低病死率。

(一)稳定期的治疗

1.戒烟

COPD 与吸烟的关系十分密切,应尽一切努力劝患者戒烟,戒烟以后,咳嗽、咳痰可有很大程度的好转,对已有肺功能损害的患者,即使肺功能不能逆转,但戒烟后也可以明显延缓病情的发展,提高生存率,对每一个 COPD 患者,劝其戒烟是医师应尽的职责,也是一项重要的治疗,据调查经医师 3 分钟的谈话,可使 5%～10% 的患者终身戒烟,其效果是可观的。

2.预防治疗感染

病毒与细菌感染常是病情加重的诱因,因寄生于 COPD 患者下呼吸道的细菌经常为肺炎链球菌与流感嗜血杆菌,如痰色变黄,提示细菌感染,可选用阿莫西林、阿莫西林/棒酸、头孢克洛、头孢呋辛等,重症患者可根据痰培养结果,给予抗生素治疗。为预防流感与肺炎,可行流感疫苗与肺炎链球菌疫苗的预防注射,流感疫苗能减少 COPD 的重症和病死率 50% 左右,效果显著;肺炎链球菌疫苗可减少肺炎的发生,对 65 岁以上的老年人或肺功能较差者推荐应用。

3.排痰

COPD 患者的咳嗽是因痰多引起,因此应助其排痰而不是单纯镇咳,有些患者痰液黏稠,不易咳出,不仅影响通气功能,还会增加感染机会,可口服沐舒坦、氯化铵或中药祛痰药等,也可超声雾化吸入,注意补充液体,入量过少则会使痰液干燥黏稠,不易咳出。

4.抗胆碱能药物

COPD 患者的迷走神经张力较高,而支气管基础口径是由迷走神经张力决定的,迷走神经张力愈高,则支气管基础口径愈窄。此外各种刺激,均能刺激迷走神经末梢,反射性地引起支气管痉挛,抗胆碱能药物可与迷走神经末梢释放的乙酰胆碱竞争性地与平滑肌细胞表面的胆碱能受体相结合,因而可阻断乙酰胆碱所致的支气管平滑肌收缩,对 COPD 患者有舒张支气管的作用,并可与 β_2 受体激动药合用,比单一制剂作用更强。

抗胆碱能药物吸入剂有溴化异丙托品,它是阿托品的四胺衍生物,难溶于脂质,因此与阿托品不同,经呼吸道或胃肠道黏膜吸收的量很少,从而可避免吸入后类似阿托品的一些不良反应。用定量吸入器(MDI)每天喷 3～4 次,每次 2 喷,每喷 20 μg,必要时每次可喷 40～80 μg,水溶液用雾化器雾化吸入,每次剂量可用 0.025% 水溶液 2 mL(0.5 mg),用生理盐水 1 mL 稀释,吸入后起效时间为 5 分钟,30～60 分钟达高峰,维持 4～6 小时,由于此药不良反应较少,可长期吸入,但溴化异丙托品的作用时间短,疗效也不是很理想。

新近研制的长效抗胆碱能药噻托溴铵,一次吸入后,其作用 >24 小时。胆碱能的受体为毒蕈碱受体,在人体主要有 M_1、M_2、M_3 3 种亚型,M_1 存在于副交感神经节,能介导乙酰胆碱的传递,M_3 分布在气道平滑肌细胞上,可能还分布在黏膜下腺体细胞上,能介导乙酰胆碱的作用,故 M_1、M_3 能促进气道平滑肌收缩和黏液腺分泌,M_2 分布在胆碱能神经末梢上,能反馈性地抑制乙酰胆碱的释放,故能部分地抵消 M_1、M_3 的作用。噻托溴铵能够竞争性地阻断乙酰胆碱与以上受体的结合,其对 M_1、M_3 的亲和力,比溴化异丙托晶强 10 倍,而其解离速度则慢 100 倍,对 M_2 的亲和力,虽然噻托溴铵也比溴化异丙托品强 10 倍,但二者与 M_2 的解离速度都比与 M_1、M_3 的解离速度快得多,因此噻托溴铵对 M 受体具有选择性,对乙酰胆碱的阻断作用比溴化异丙托品强而且持久,每天吸入 18 μg,作用持续>24 小时,能够有效地舒张支气管,减少肺泡动态性过度充气,缓解呼吸困难,其治疗作用 6 周达到高峰,能够减少 COPD 的急性加重和住院率。噻托溴铵的缺点是起效时间稍慢,约为 30 分钟,吸入后 3 小时作用达高峰,因此在急性加重期,不宜于单独用药,其口干的不良反应较溴化异丙托品常见,但并不严重,多数患者可以耐受。

5.β_2 受体激动药

其能舒张支气管,并有刺激支气管上皮细胞纤毛运动以利排痰的作用,可以预防各种刺激引起的支气管痉挛。常用的气雾剂有沙丁胺醇、特布他林等。前者每次吸入 100~200 μg(即喷吸 1~2 次),每天 3~4 次,后者每次吸入 250~500 μg,每天 3~4 次,吸入后起效时间为 5 分钟,1 小时作用达高峰,维持 4~6 小时。

6.氨茶碱

其有舒张支气管,加强支气管上皮细胞纤毛运动,改善膈肌收缩力的作用,根据病情缓急,可口服或静脉滴注,但后者可使心率增快,宜慎用,目前有长效茶碱控释片,每天 2 次,一次 1 片,可维持疗效 24 小时。茶碱血浓度监测对估计疗效和不良反应有一定意义,>5 mg/L 即有治疗作用,>15 mg/L时,不良反应明显增加。

7.糖皮质激素

长期吸入皮质激素并不能改变 COPD 患者 FEV_1 下降的趋势,但对 FEV_1<50%预计值并有症状和反复发生急性加重的 COPD 患者,规则地每天吸入布地奈德/福莫特罗,或沙美特罗/氟地卡松联合制剂可减少急性加重的发作。前者干粉每吸的剂量为 160 μg/4.5 μg,后者干粉每吸的剂量为 50 μg/250 μg,每次 1~2 吸,每天 2 次。

8.氧疗

氧疗的指征为:①PaO_2≤7.3 kPa(55 mmHg)或动脉血氧饱和度(SaO_2)≤88%,有或无高碳酸血症;②$PaO_2$7.3~8.0 kPa(55~60 mmHg),或 SaO_2<89%,并有肺动脉高压、心力衰竭水肿或红细胞增多症(血细胞比容>55%)。COPD 呼吸衰竭患者除低氧血症外,常伴有二氧化碳潴留,吸入氧浓度(FiO_2)过高,会加重二氧化碳潴留,对呼吸衰竭患者应控制性给氧,氧流量 1~2 L/min。呼吸衰竭患者最大的威胁为低氧血症,因会造成脑缺氧的不可逆性损害,因此对 COPD 合并明显的低氧血症患者,应首先给氧,但氧疗的目标是在静息状态下,将 PaO_2 提高到 8.0~10.0 kPa(60~75 mmHg),或使 SaO_2 升至90%~92%,如果要求更高,则需加大 FiO_2,容易发生二氧化碳麻醉。

对 COPD 所致的慢性低氧血症患者,使用长期的家庭氧疗,每天吸氧≥15 小时,生存率有所改善。长期吸氧可以缓解患者的呼吸困难,改善生活质量,树立生活信心,对肺源性心脏病患者可以降低肺动脉压,改善心功能,因此应作为一个重要的治疗手段。

9.强心药与血管扩张药

对肺源性心脏病患者除伴有左心衰竭或室上性快速心律失常需用洋地黄外,一般不宜用,因缺氧时容易发生洋地黄中毒,对肺源性心脏病的治疗主要依靠纠正低氧血症和高碳酸血症,改善通气,控制感染,适当利尿等。近年来使用血管扩张药以降低肺动脉压的报道很多,其目的是减少右心室的后负荷,增加心排血量,改善氧合和组织的供氧,但使用血管扩张药后,有些患者的 PaO_2 反而下降,因 COPD 患者缺氧的主要原因,是肺内的 V/Q 比例不平衡,低 V/Q 区因为流经肺泡的血液不能充分氧合,势必降低 PaO_2,出于机体的自我保护机制,低 V/Q 区的供血小动脉发生反射性痉挛,以维持 V/Q 比例的平衡,使用血管扩张药后,低 V/Q 区的供血增加,又恢复了 V/Q 比例的不平衡,故 PaO_2 下降,而这部分增加的供血,则是由正常 V/Q 区或高 V/Q 区转来,使这两个区域的 V>Q,增加了无效腔通气,使 $PaCO_2$ 增加。一氧化碳吸入是选择性肺血管扩张药,但对 COPD 的缺氧治疗同样无效,还会增加 V/Q 比例的不平衡,而对急性呼吸窘迫综合征(ARDS)治疗有效,是因后者的缺氧机制是肺内分流,而前者的缺氧机制是 V/Q 比例不平衡,故吸入一氧化碳对 COPD 不宜。

10.肺减容手术(lung volume reduction surgery,LVRS)

对非均匀性肺气肿,上叶肺气肿较重而活动耐力下降的患者,切除过度扩张的部分,保留较轻的部分,可以减少 TLC、FRC,改善肺的弹性压与呼吸肌功能,改善生活质量,但由于费用昂贵,又是一种姑息手术,只能有选择地用于某些患者。

11.肺移植

对晚期 COPD 患者,经过适当的选择,肺移植可改善肺功能和生活质量,但肺移植的并发症多,成功率低,费用高,目前很难推广。

12.呼吸锻炼

对 COPD 患者应鼓励其做缓慢的深吸气深呼气运动,胸腹动作要协调,深呼气时要缩唇,以增加呼气时的阻力,防止气道萎陷,每天要有适合于自身体力的运动,以增加活动的耐力。

13.营养支持

重度 COPD 患者常有营养不良表现,可影响呼吸肌功能和呼吸道的防御功能,因此饮食中应含足够的热量和营养成分,接受呼吸机治疗的 COPD 患者,如果输入碳水化合物过多,会加重高碳酸血症,但对非呼吸机治疗患者则不必过多地限制碳水化合物,因减少碳水化合物,必然要增加脂肪含量,会引起患者厌食,营养支持是否能减少重症的发作和病死率,尚有待进一步的研究。

总之,稳定期 COPD 的治疗应根据病情而异,其分级治疗,表 3-6 可供参考。

表 3-6　稳定期 COPD 患者的推荐治疗

分期	特征	治疗方案
Ⅰ级(轻度)	$FEV_1/FVC<70\%$,$FEV_1 \geq 80\%$预计值	避免危险因素;接种流感疫苗;按需使用支气管扩张药
Ⅱ级(中度)	$FEV_1/FVC<70\%$,$50\% \leq FEV_1 < 80\%$预计值	在上一级治疗的基础上,规律应用一种或多种长效支气管扩张药,康复治疗
Ⅲ级(重度)	$FEV_1/FVC<70\%$,$30\% \leq FEV_1 < 50\%$预计值	在上一级治疗的基础上,反复急性发作,可吸入糖皮质激素
Ⅳ级(极重度)	$FEV_1/FVC<70\%$,$FEV_1 < 30\%$预计值或 $30\% \leq FEV_1 < 50\%$预计值,伴有慢性呼吸衰竭	在上一级治疗的基础上,如有呼吸衰竭,长期氧疗,可考虑外科治疗

(二)急性加重期的治疗

(1)重症患者应测动脉血气,如果 pH 失代偿,说明患者的病情是近期内加重,肾脏还未来得及代偿。应当详细了解过去急性加重的诱因、频率和治疗情况,稳定期和加重期的血气情况,以作为此次治疗的参考。

(2)去除诱因。COPD急性加重的诱因常见的有呼吸道感染(病毒或细菌)、空气污染,其他如使用镇静药、吸氧浓度过高或其他并发症,也可使病情加重,其中吸氧浓度过高,可抑制呼吸,$PaCO_2$上升,以致发生神志障碍,甚为常见,必须仔细询问病史,当$PaCO_2$在12.0 kPa(90 mmHg)以上,又有吸氧史,常常提示吸氧浓度过高,应采用控制性给氧。肺源性心脏病患者因使用利尿药或皮质激素,均容易造成低钾、低氯性代谢性碱中毒,代谢性碱中毒可抑制呼吸,脑血管收缩和氧解离曲线左移,加重缺氧,去除诱因后,病情自然会有所好转。其他肺炎、肺血栓栓塞、左心衰竭、自发性气胸等所产生的症状也很类似COPD急性加重,必须仔细鉴别,予以相应的治疗。

(3)低流量氧吸入,每分钟氧流量不大于2 L,氧疗的目标是保持PaO_2在8.0~10.0 kPa(60~75 mmHg),或$SaO_2$90%~92%,吸氧后30~60分钟应再测血气,如果PaO_2上升且pH下降不明显,或病情好转,说明给氧适当,如果PaO_2>10.0 kPa(75 mmHg),就有可能加重二氧化碳潴留和酸中毒。

(4)重症患者可经雾化器吸入支气管舒张药,0.025%溴化异丙托品水溶液2 mL(0.5 mg)加生理盐水1 mL和/或0.5%沙丁胺醇0.5 mL加生理盐水2 mL吸入,4~6小时一次,雾化器的气源应使用压缩空气,而避免用氧气,因使用雾化器时,气源的流量近5~7 L/min,可使$PaCO_2$急剧升高,但在用雾化器时,应同时给予低流量氧吸入。在急性加重期也可联合糖皮质激素和β_2受体激动药治疗,或短效支气管舒张药,加用噻托溴铵。

(5)酌情静脉滴注氨茶碱500~750 mg/d,速度宜慢,在可能条件下应动态监测氨茶碱血清浓度,使其保持在10~15 μg/mL。

(6)应用广谱抗生素和祛痰药。

(7)如无糖尿病、溃疡、高血压等禁忌证,可口服泼尼松30~40 mg/d,或静脉滴注其他相当剂量的糖皮质激素,共7~10天。延长疗程并不会增加疗效,反而增加不良反应。

(8)如有肺源性心脏病心力衰竭体征,可适当应用利尿药。

(9)机械通气治疗。目的是通过机械通气,支持生命,降低病死率,缓解症状,同时争取时间,通过药物等其他治疗使病情得到逆转。机械通气包括有创或无创,近年来通过随机对照研究,证明无创通气治疗急性呼吸衰竭的成功率,能达80%~85%,能够降低$PaCO_2$,改善呼吸性酸中毒,减少呼吸频率和呼吸困难,缩短住院时间,因为减少了插管有创通气,避免了并发症,也就降低了病死率,但无创通气并非适合所有患者,其适应证和禁忌证见表3-7。有创性机械通气的适应证见表3-8。

表 3-7　无创性正压通气在 COPD 加重期的应用指征

适应证(至少符合其中两项)
中至重度呼吸困难,伴辅助呼吸肌参与呼吸并出现胸腹矛盾呼吸运动
中至重度酸中毒(pH7.30~7.35)和高碳酸血症($PaCO_2$ 6.0~8.0 kPa/45~60 mmHg)
呼吸频率>25/min
禁忌证(符合下列条件之一)
呼吸抑制或停止
心血管系统功能不稳定(低血压,心律失常,心肌梗死)
嗜睡、意识障碍或不合作者
易误吸者(吞咽反射异常,严重上消化道出血)

适应证(至少符合其中两项)
痰液黏稠或有大量气道分泌物
近期曾行面部或胃食管手术
头面部外伤,固有的鼻咽部异常
极度肥胖
严重的胃肠胀气

表 3-8　有创性机械通气在 COPD 加重期的应用指征

严重呼吸困难,辅助呼吸肌参与呼吸,并出现胸腹矛盾呼吸运动
呼吸频率＞35/min
危及生命的低氧血症(PaO_2＜5.3 kPa/40 mmHg 或 PaO_2/FiO_2＜26.7 kPa/200 mmHg)
严重的呼吸性酸中毒(pH＜7.25)及高碳酸血症
呼吸抑制或停止
嗜睡、意识障碍
严重心血管系统并发症(低血压、休克、心力衰竭)
其他并发症(代谢紊乱、脓毒血症、肺炎、肺血栓栓塞、气压伤、大量胸腔积液)
无创性正压通气治疗失败或存在无创性正压通气的使用禁忌证

机械通气的目标是使 PaO_2 维持在 8.0～10.0 kPa(60～75 mmHg),或 SaO_2 90％～92％,$PaCO_2$ 也不必降至正常范围,而是使其恢复至稳定期水平,pH 保持正常即可,如果要使 $PaCO_2$ 降至正常,则会增加脱机的困难,同时 $PaCO_2$ 下降过快,肾脏没有足够的时间代偿,排出体内过多的 HCO_3 由呼吸性酸中毒转为代谢性碱中毒,对机体极为不利。

(10)呼吸兴奋药。COPD 呼吸衰竭急性加重期患者,是否应使用呼吸兴奋药,尚有不同意见,呼吸衰竭患者大多有呼吸中枢兴奋性增高,对这类患者使用呼吸兴奋药,徒然增加全身的氧耗,弊多利少。

(三)预后

影响预后的因素很多,但据观察,与预后关系最为密切的是患者的年龄与初始 FEV_1 值,年龄愈大、初始 FEV_1 值愈低,则预后愈差,长期家庭氧疗已被证明可改善预后。COPD 的预后,在个体间的差异较大,因此对一个具体患者,预言其生存时间的长短是不明智的。

(铁　涛)

第八节　急性呼吸窘迫综合征

一、诊疗流程

见图 3-14。

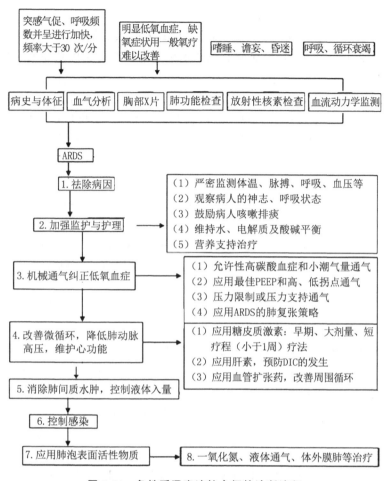

图 3-14 急性呼吸窘迫综合征的诊断流程

二、病因及发病机制

急性呼吸窘迫综合征(acute respiratory distress syndrome,ARDS),是患者原来心肺功能正常,由肺外或肺内造成的急性肺损伤(acute lung injury,ALI)引起的以急性呼吸窘迫和严重低氧血症为主要表现的一种急性呼吸衰竭,是至今发病率、病死率均极高的危重症,共同的病理变化有肺血管内皮和肺泡的损害、透明膜形成、顺应性降低、肺微血管阻塞和栓塞、肺间质水肿及后继其他病变。ALI 为一个急性发作的炎症综合征,ARDS 是病程中最严重的阶段,所有 ARDS 的患者均有 ALI,但 ALI 的患者就不一定是 ARDS。1967 年 Ashbaugh 等首先报道 12 例表现为呼吸窘迫、严重低氧血症为特征的"成人呼吸窘迫综合征(adult respiratory distress syndrome,ARDS)",以后世界各地对 ARDS 进行了大量的实验和临床研究。1992 年,在西班牙巴塞罗那召开的 ARDS 欧美联席专题讨论会上,提出此病症可发生于各年龄组的人群,提出 ARDS 的"A"由成人(adult)改为急性(acute)。本病发病急骤,发展迅猛,病情进展后可危及患者生命,病死率高达 50% 以上,常死于多脏器功能衰竭(MOF),故必须及时处理。

本病的诱发因素很多,发病机制尚未充分了解。

(一)病因

(1)严重感染：包括肺部及肺外的细菌、病毒、真菌等所致的感染，感染灶所产生的各种有害物质，如内毒素、5-羟色胺、溶酶体、凝血酶及激肽系统的激活产物直接破坏毛细血管壁或形成微血栓等，造成肺组织破坏。

(2)严重创伤。①肺内损伤：如肺挫伤、呼吸道烧伤、侵蚀性烟尘有毒气体的吸入、胃内容物的误吸、溺水、肺冲击伤、放射性肺炎、氧中毒等；②肺外损伤：大面积烧伤或创伤，特别是并发休克或(和)感染者可诱发 ARDS；③大手术后：如体外循环术后、大血管手术或其他大手术后可发生 ARDS。

(3)休克：休克时由于肺循环血量不足、酸中毒及产生的血管活性物质，如组织胺、5-羟色胺、缓激肽、儿茶酚胺、细菌毒素等作用于血管壁，可增加其通透性，损伤肺泡Ⅱ型细胞，影响肺泡表面活性物质的形成，从而导致肺顺应性减退、肺泡萎缩和肺不张。

(4)肺循环栓塞：输血中微小凝块、库血中变性血小板、蛋白质沉淀物等易沉积于肺毛细血管中，形成肺栓塞。骨折后易发生肺循环脂肪栓塞，及 DIC 时均可造成肺血管微血栓形成及组织细胞的损伤。

(5)输液过快过量：正常的细胞间质与血浆的水含量之比为 4：1，大量快速补液在血浆被稀释后促使血管内液外渗，产生肺间质水肿。

(6)氧中毒：氧在细胞内代谢产生一种超氧化物阴离子(superoxide anion，即氧自由基)，氧自由基具有很强的毒性，与过氧化氢合成羟基(OH·即羟自由基)，则毒性更甚，它们能破坏细胞膜、改变蛋白质和 DNA 的结构，从而损害细胞，特别是较长时间吸入高浓度氧更易发生。

(7)吸入有毒气体：如吸入 NO_2、NH_3、Cl_2、SO_2、光气醛类、烟雾等；氮氧化物、有机氟、镉等中毒均可导致 ARDS。

(8)误吸：误吸胃内容物、淡水、海水、糖水等，约 1/3 发生 ARDS。

(9)药物过量：巴比妥类、水杨酸、氢氯噻嗪(双氢克尿噻)、秋水仙碱、利托君、阿糖胞苷、海洛因、美沙酮、丙氧酚、硫酸镁、间羟沙丁胺醇、酚丙宁、链激酶、荧光素等应用过量。

(10)代谢紊乱：肝功能衰竭、尿毒症、糖尿病酮症酸中毒、急性胰腺炎。

(11)血液系统疾病：大量输血、体外循环、DIC 等。

(12)其他：子痫早期、隐球菌血症、颅内压增高、淋巴瘤、空气或羊水栓塞、肠梗阻。

(二)发病机制

ARDS 的共同基础是肺泡—毛细血管的急性损伤。其机制迄今未完全阐明，常与多种因素有关，且错综复杂，互为影响。其途径可为通过吸入有害气体或酸性胃内容物(pH＜2.5)直接损害肺泡和毛细血管，使血管通透性增加；严重肺挫伤可使肺泡和肺脏小血管破裂，肺间质和肺内出血；因长骨骨折，脂肪栓塞于肺毛细血管，被肺脂肪蛋白酶转化为游离脂肪酸，可破坏血管内膜，灭活肺表面活性物质。

近年来的研究表明，机体发生创伤、感染、组织坏死和组织缺血灌注时，被激活的效应细胞如巨噬细胞(MΦ)、多核白细胞(PMN)、PCEC、PC-Ⅱ和血小板等一经启动，便失去控制，对细胞因子和炎症介质呈失控性释放，引发全身炎症反应综合征(SIRS)，继而并发多器官功能障碍(MOD)，ARDS 即是多器官功能障碍在肺部的具体体现。ARDS 的发生和发展，与繁多的炎症介质的综合作用密切相关。

(1)前炎症反应细胞因子(PIC)与巨噬细胞(MΦ)：目前认为 PIC 包括 TNF-α、IL-1、IL-2、血小板活化因子(PAF)、IFN-γ和PLA$_2$等,其中主要为TNF-α。TNF-α在感染性休克、多器官功能障碍综合征(MODS)发病机制中起重要的作用,内毒素是诱导TNF-α产生的最强烈的激动剂。MΦ为多功能细胞,主要来自骨髓内单核细胞,在机体的防御中起重要作用。多种炎症介质与MΦ作用,损伤肺泡毛细血管膜,使其通透性增加,发生渗透性肺水肿。

(2)二次打击学说与瀑布效应:1985年Deitch提出严重创伤、烧伤、严重感染、大手术、脓毒败血症休克、肠道细菌移位、失血后再灌注、大量输血、输液等均可构成第1次打击,使机体免疫细胞处于被激活状态,如再出现第2次打击,即使程度并不严重,也可引起失控的过度炎症反应。首先MΦ的被激活,并大量释放PIC,然后又激活MΦ、PMN等效应细胞,并释放大量炎症介质,再激活补体、凝血和纤溶系统,产生瀑布效应,形成恶性循环,引发ARDS,此时机体处于高代谢状态、高动力循环状态及失控的过度炎症反应状态。氧自由基是重要的炎症介质之一,MΦ和PMN等细胞被激活后,可释放大量氧自由基,而氧自由基又可使MΦ和PMN在炎症区聚集、激活,并释放溶酶体酶等,损伤血管内皮细胞,形成恶性循环。PAF是一种与花生四烯酸(AA)代谢密切相关的脂质性介质,可激活PMN并释放氧自由基、AAM和溶酶体酶等炎症介质,并呈逐级放大效应,出现瀑布样连锁反应,引发MODS和ARDS。

(3)氧供(DO$_2$)与氧耗(VO$_2$):DO$_2$表示代谢增强或灌注不足时血液循环的代偿能力,VO$_2$表示组织摄取的氧量,是检测患者高代谢率最可靠的指标。生理条件下,氧动力学呈氧供非依赖性VO$_2$,即血液通过组织时依靠增加氧的摄取以代偿之。但在病理条件下,如严重休克、感染、创伤等,由于血液的再分配,病区的血流量锐减,出现氧供依赖性VO$_2$,由于失代偿而出现组织摄氧障碍发生缺氧,ARDS患者的微循环和细胞线粒体功能损伤,DO$_2$与VO$_2$必然发生障碍;ARDS发生高代谢状态时,VO$_2$随DO$_2$的升高而升高,DO$_2$不能满足需要,导致组织灌注不足、氧运输和氧摄取障碍,此时即使DO$_2$正常或增加,仍然发生氧供依赖性VO$_2$。

(4)肠黏膜屏障衰竭与细菌移位:胃肠黏膜的完整性是分隔机体内外环境,使免受细胞和毒素侵袭的天然免疫学屏障。创伤、休克、应激、缺血再灌注和禁食等均可导致胃肠黏膜损伤,引起炎症反应,形成持续性刺激,造成胃肠黏膜屏障衰竭与细菌移位。其结果内毒素吸收,激活效应细胞与释放大量的炎症介质,引发全身炎症反应综合征和ARDS。

(5)肺表面活性物质减少:高浓度氧、光气、氮氧化物、细菌内毒素及游离脂肪酸等,可直接损伤肺泡Ⅱ型细胞,另肺微栓塞使合成肺表面活性物质(PS)的前体物质和能量供应不足,合成PS减少,大量血浆成分渗入肺泡腔,可使PS乳化,形成不溶性钙皂而失去活性,多种血浆蛋白可抑制PS功能,大量炎症细胞释放糖脂抑制PS功能,弹性蛋白酶与磷脂酶A$_2$破坏PS,故PS明显减少,且失去活性,致使肺泡陷闭、大量血浆渗入肺泡内,出现肺泡水肿和透明膜形成。

三、临床表现及特征

当肺刚受损的数小时内,患者仅有原发病表现而无呼吸系统症状,随后突感气促、呼吸频数并呈进行性加快,呼吸频率大于30次/分,危重者60次/分,缺氧症状明显,患者烦躁不安、心率增快、口唇指甲发绀。由于明显低氧血症,引起过度通气,导致呼吸性碱中毒。缺氧症状用一般氧疗难以改善,亦不能用其他原发心肺疾病解释。伴有肺部感染时,可出现畏寒发热、胸膜反应及少量胸腔积液。早期可无肺部体征,后期可闻及哮鸣音、水泡音或管状呼吸音。病情继续恶化、呼吸肌疲劳导致通气不足、二氧化碳潴留,产生混合性酸中毒,患者出现极度呼吸困难和严重发绀、伴有神经精神症状,如嗜睡、谵妄、昏迷等。最终发生循环障碍、肾功能不全、心脏停搏。

四、辅助检查

(一)血气分析

(1)PaO_2 呈进行性下降,当吸入氧浓度达 60% 时,$PaO_2 < 8.0$ kPa(60 mmHg)。

(2)PaO_2 增大,其正常参考值:$PaO_2 < 2$ kPa(15 mmHg)、年长者 < 4 kPa(30 mmHg)、吸入氧浓度为 30% 时 < 9.3 kPa(70 mmHg)、吸纯氧 < 13.3 kPa(100 mmHg)。

(3)$PaO_2/FiO_2 < 26.7$ kPa(200 mmHg)。

(4)发病早期 $PaCO_2$ 常减低,晚期 $PaCO_2$ 升高。

(二)胸部 X 线检查

肺部的 X 线征象较临床症状出现晚。已有明显的呼吸急促和发绀时,胸片仍常无异常发现,发病12~24 小时后,双肺可见斑片状阴影、边缘模糊。随着病情进展,融合为大片状实变影像,其中可见支气管充气征。疾病后期,X 线表现为双肺弥漫性阴影,呈白肺改变、或有小脓肿影,有时伴气胸或纵隔气肿。应用高分辨 CT 检查,可早期发现淡的肺野浓度增加、点状影、不规则血管影等。病情的严重程度与肺部 X 线所见不平行为其重要特征之一。

(三)肺功能检查

动态测定肺容量和肺活量、残气、功能残气,随病情加重均减少,肺顺应性降低。

(四)放射性核素检查

以放射性核素标记,计算血浆蛋白积聚指数,ARDS 患者明显增高(达 1.5×10^{-3} 次/分),对早期预报有意义。

(五)血流动力学监测

通过置入四腔漂浮导管,测定并计算出平均肺动脉压增高 > 2.67 kPa,肺动脉压与肺毛细血管楔嵌压差(PAP-PCWP)增加 > 0.67 kPa。

(六)支气管肺泡灌洗液检查

肺表面活性物质明显降低、花生四烯酸代谢产物如白三烯 B4、C4 及 PAF 等增高。

五、诊断及鉴别诊断

(一)诊断主要依据

(1)具有可引发 ARDS 的原发疾病:创伤、休克、肺内或肺外严重感染、窒息、误吸、栓塞、库血的大量输入、DIC、肺挫伤、急性重症胰腺炎等。

(2)在基础疾病过程中突然发生进行性呼吸窘迫,呼吸频率多于 35 次/分,鼻导管(或鼻塞)给氧不能缓解。

(3)不易纠正的低氧血症,动脉血气检测:对 ARDS 的诊断和病情判断有重要意义。$PaO_2 < 60$ mmHg(8.0 kPa),早期 $PaCO_2$ 可正常,后期可升高,提示病情加重,鼻导管给氧不能使 PaO_2 纠正至80 mmHg(10.7 kPa)以上,氧合指数 $PaO_2/FiO_2 < 200$。

(4)肺部后前位 X 线胸片征象为两肺纹理增多,边缘模糊,呈毛玻璃状等肺间质或肺泡性病理性改变,并迅速扩展、融合,形成大片实变。

(5)肺动脉楔压(PAWP)< 18 mmHg(2.4 kPa),或临床提示以往无肺部疾病,并排除急性左心衰竭。

（二）鉴别诊断

晚近提出因肺内病变引起者为"原发性 ARDS"，而肺外病变引起者为"继发性 ARDS"。ARDS 主要的临床表现是呼吸困难、肺水肿及呼吸衰竭，故需与下述疾病鉴别。

（1）心源性肺水肿：该病发病较急、发绀较轻、不能平卧、咳粉红色泡沫样痰，严重时咳稀血水样痰，两肺广泛哮鸣音及湿啰音，呈混合性呼吸困难，而 ARDS 发病进程相对缓慢、发绀明显、缺氧严重，但较安静，可以平卧，呈急性进行性吸气型呼吸困难，咳血痰及稀血水样痰，可有管状呼吸音，湿啰音相对较少；心源性肺水肿经强心、利尿、扩血管、吸氧治疗后可明显迅速改善症状，而 ARDS 治疗即刻疗效不明显；心源性肺水肿 X 线表现为肺小叶间隔水肿增宽，形成小叶间隔线，即 KerleryB 线和 A 线，而 ARDS 患者胸部 X 线早期无改变，中晚期呈斑片状阴影并融合，晚期呈"白肺"改变，可见支气管充气征；ARDS 呈进行性低氧血症，难以纠正，而心源性肺水肿者低氧血症较轻，一般氧疗后即可纠正。心源性肺水肿患者 PAWP≥2.6 kPa(20 mmHg)，与 ARDS 可资鉴别。

（2）其他非心源性肺水肿：大量快速输液或胸腔抽液速度过快均可引起肺水肿，但均有相应的病史及体征，血气分析一般无进行性低氧血症，一般氧疗症状可明显改善。

（3）气胸：主要的临床表现为呼吸困难，尤其是张力性气胸更为突出，但及时行胸部 X 线检查，即可作出诊断。若为严重的创伤所致气胸，要注意血气变化，警惕 ARDS 的发生。

（4）特发性肺纤维化：晚期特发性肺纤维化患者肺心功能衰竭时应与 ARDS 鉴别。特发性肺纤维化为原因未明的肺间质性疾病，起病隐袭，呼吸困难进行性加重、干咳、肺底可听见吸气期 Velcro 啰音，出现杵状指等临床表现。胸部 X 线检查有肺间质病变影，以限制性通气功能障碍为主的肺功能改变可供鉴别。

六、急救处理

（一）祛除病因

ARDS 常继发于各种急性原发伤病，及时有效地祛除原发病、阻断致病环节是防治 ARDS 的根本性策略，尤其抗休克、抗感染、抗炎症反应等尤为重要。

（二）监护与护理

严密监测体温、脉搏、呼吸、血压等，特别随时观察患者的神志、呼吸状态，鼓励患者咳嗽排痰，维持水、电解质及酸碱平衡，重视患者的营养支持。

（三）纠正低氧血症

克服进行性肺泡萎缩是抢救成功的关键。随着对 ARDS 病理生理特征的认识，导致近年来 ARDS 通气的重大改变，提出了肺保护与肺复张通气策略。

1.ARDS 的保护性通气策略

在保证基本组织氧合的同时，保护肺组织以尽量减轻肺损伤是 ARDS 患者的通气目标。

（1）"允许性高碳酸血症（PHC）"和小潮气量通气：PHC 是采用小潮气量（4～7 mL/kg），允许动脉血二氧化碳分压一定程度增高，最好控制在 9.3～10.7 kPa(70～80 mmHg)以内。一般认为，如果二氧化碳潴留是逐渐产生的，pH>7.20 时，可通过肾脏部分代偿，患者能较好耐受。当 pH 低于 7.20 时，为避免酸中毒引起的严重不良反应，主张适当补充碳酸氢钠。

PHC 的治疗作用：ARDS 患者实施 PHC 时，血流动力学改变主要表现为心排血量和氧输送量显著增加，体血管阻力显著降低，肺血管阻力降低或不变，肺动脉嵌顿压和中心静脉压增加或无明显改变。心排血量增加是 PHC 最显著的血流动力学特征,因为:①高碳酸血症引起外周血管扩张,使左室后负荷降低;②潮气量降低使胸膜腔内压降低,二氧化碳增加使儿茶酚胺释放增加,引起容量血管收缩,均使静脉回流增加,右心室前负荷增加;③潮气量降低使吸气末肺容积降低,可引起肺血管阻力降低,右心室后负荷降低和心排血量增加。PHC 能降低 ARDS 患者的气道峰值压力、平均气道压、分钟通气量及吸气末平台压,避免肺泡过度膨胀,具有肺保护作用。气压伤的本质是容积伤,与肺泡跨壁压过高有关。

PHC 的禁忌证:高碳酸血症的主要危害是脑水肿、抑制心肌收缩力、舒张血管、增加交感活性和诱发心律失常等。因此,颅内压增高、缺血性心脏病或严重的左心功能不全患者应慎用。

(2)应用最佳 PEEP 和高、低拐点,机械通气时的吸气正压使肺泡扩张,增加肺泡通气量和换气面积,呼气末正压通气(PEEP)可防止肺泡的萎陷,亦可使部分萎陷的肺泡复张,使整个呼吸全过程的气道内压力均为正压,减少动、静脉分流,改善缺氧。

需用多大剂量的 PEEP?理论上讲,足够量的正压($30\sim35$ cmH$_2$O)可使所有萎陷的肺泡复张,但正压对脆弱的肺组织结构(如 ARDS 等)可造成破坏,有研究表明当气道内平均压超过 20 cmH$_2$O 时,循环中促炎介质可增加数 10 倍,且直接干扰循环,一般讲,患者肺能较好地耐受 $15\sim20$ cmH$_2$O 的 PEEP,再高则是危险的。

(3)压力限制或压力支持通气,动物实验表明,气道峰值压力过高会导致急性肺损伤,表现为肺透明膜形成、粒细胞浸润、肺泡—毛细血管屏障受损,通透性增加。使用压力限制通气易于人—机同步,提供的吸气流量为减速波形,有利于气体交换和增加氧合,更重要的是可精确调节肺膨胀所需的压力和吸气时间,控制气道峰值压力,保护 ARDS 患者的气道压不会超过设定的吸气压力,避免高位转折点的出现。最近一组随机前瞻性试验表明,压力限制通气组比容量控制通气组更能增进肺顺应性改善,降低病死率。

(4)肺保护性通气策略的局限性:肺保护性通气策略的提出反映了 ARDS 机械通气的重大变革。但它仍存在不可避免的局限性。Thorens 等在研究中发现,当 ARDS 患者的分钟通气量由(13.5 ± 6.1)L/min 降至(8.2 ± 4.1)L/min 时,动脉血氧饱和度低于 90%,低氧血症明显恶化,二氧化碳分压和肺内分流增加。可见,肺保护性通气策略不利于改善患者的氧合,其主要原因是采用小潮气量和较低压力通气时,塌陷的肺泡难以复张,导致动脉血和肺泡内二氧化碳分压升高和氧分压降低,影响了肺内气体交换,低氧血症加重。因此,要采用有效的方法促进塌陷肺泡复张,增加能参与通气的肺泡数量。

2.ARDS 的肺复张策略

肺复张策略是一种使塌陷肺泡最大限度复张并保持其开放,以增加肺容积,改善氧合和肺顺应性,它是肺保护性通气策略必要的补充。主要有以下几种。

(1)叹息(sigh):叹息即为正常生理情况下的深呼吸,有利于促进塌陷的肺泡复张。机械通气时,早期叹息设置为双倍的潮气量和吸气时间,对于 ARDS 患者,可间断地采用叹息,使气道平台压达到 45 cmH$_2$O,使患者的动脉血氧分压显著增加,二氧化碳分压和肺内分流率显著降低,呼气末肺容积增加。因此,叹息可有效短暂促进塌陷肺泡复张,改善患者的低氧血症。

(2)间断应用高水平 PEEP:在容量控制通气时,间断应用高水平 PEEP 使气道平台压增加,也能促进肺泡复张。有学者在机械通气治疗 ARDS 患者时,每隔断 30 s 应用高水平 PEEP 通气 2 次,可以增加患者的动脉血氧分压,降低肺内分流率。间断应用高水平 PEEP 虽然能使塌陷的肺泡复张,改善患者的氧合,但不能保持肺泡的稳定状态,作用也不持久。

（3）控制性肺膨胀（SI）：SI 是一种促使不张的肺复张和增加肺容积的新方法，由叹息发展而来。即在呼气开始时，给予足够压力（30～45 cmH$_2$O），让塌陷肺泡充分开放，并持续一定时间（20～30 秒），使病变程度不一的肺泡之间达到平衡，气道压力保持在 SI 的压力水平。SI 结束后，恢复到 SI 应用前的通气模式，通过 SI 复张的塌陷肺泡，在相当时间内能够继续维持复张状态，SI 导致的氧合改善也就能够维持较长时间。改善氧合是 SI 对 ARDS 患者最突出的治疗作用。研究表明，给予一次 SI，其疗效可保持 4 小时以上。SI 能显著增加肺容积，改善肺顺应性，减少气压伤的发生。目前的动物实验及临床研究表明，在 SI 的屏气过程中，患者会出现一过性血压和心率下降或增高，中心静脉压和肺动脉嵌顿压增高，心排血量降低，动脉血氧饱和度轻度降低。因此，在实施 SI 时，应充分注意到 SI 可能导致患者血流动力学和低氧血症一过性恶化，对危重患者有可能造成不良影响。

（4）俯卧位通气：传统通气方式为仰卧位，此时肺静水压沿腹至背侧垂直轴逐渐增加，使基底部肺区带发生压迫性不张，另心脏的重力作用，腹腔内脏对膈肌的压迫也加重基底部肺区带的不张，1976 年发现俯卧位通气能改善 ALI 患者的氧合。此法最近用于临床，俯卧位通气是利用翻身床、翻身器或人工徒手操作，使患者在俯卧位进行机械通气。

俯卧位通气的禁忌证为：血流动力学不稳定，颅内压增高，急性出血，脊柱损伤，骨科手术，近期腹部手术，妊娠等不宜采用俯卧位通气。

综上，肺保护与肺复张通气策略联合应用，能改善 ARDS 患者的氧合，提高肺顺应性，对 ARDS 的治疗有重要意义。但需根据患者的具体情况，采用合适的方法，在改善氧合的同时尽量减少肺损伤。

（四）改善微循环，降低肺动脉高压，维护心功能

如出现血管痉挛、微血栓、DIC 等情况时，可选用如下药物。

（1）糖皮质激素：宜采用早期、大剂量、短疗程（小于 1 周）疗法，这类药有以下积极作用。①抗炎，加速肺水肿的吸收；②缓解支气管痉挛；③减轻脂肪栓塞或吸入性肺炎的局部反应；④休克时，防止白细胞附着于肺毛细血管床，防止释放溶蛋白酶，保护肺组织；⑤增加肺表面活性物质的分泌，保持肺泡的稳定性；⑥抑制后期的肺纤维化等。早期大量使用可减少毛细血管膜的损伤，疗程宜短，可用甲泼尼龙，起始量800～1 500 mg，或地塞米松，起始量 60～100 mg，分次静脉注射，连续应用48～72 小时。

（2）肝素：用于治疗有高凝倾向、血流缓慢的病例，可减轻和防止肺微循环内微血栓的形成，以预防 DIC 的发生，对改善局部及全身循环有益，对有出血倾向的病例，包括创伤后 ARDS 应慎重考虑。用药前后应监测血小板和凝血功能等。

（3）血管扩张药：如山莨菪碱、东莨菪碱等的应用可改善周围循环，提高氧的输送及弥散，有利于纠正或减轻组织缺氧，疗效较好。

（五）消除肺间质水肿，限制入水量，控制输液量

由于输液不当，液体可继续渗漏入肺间质、肺泡内，易使肺水肿加重，但需维持体液平衡，保证血容量足够，血压基本稳定，在 ARDS 早期补液应以晶体液为主，每天输液量以不超过1 500 mL为宜。利尿剂的应用可提高动脉血氧分压，减轻肺间质水肿。在病情后期，对于伴有低蛋白血症的患者，利尿后血浆容量不足时可酌情输注血浆清蛋白或血浆，以提高血浆渗透压。

（六）控制感染

脓毒血症是 ARDS 的常见病因，且 ARDS 发生后又易并发肺、泌尿系统等部位的感染，故抗菌治疗是必需的,严重感染时应选用广谱抗生素,根据病情选用强效抗生素。

(七)肺泡表面活性物质(PS)

外源性 PS 治疗新生儿呼吸窘迫综合征已取得较好疗效,用于成人 ARDS 疗效不一,有一定不良反应,鉴于 PS 价格昂贵,目前临床广泛应用有一定困难。超氧化物歧化酶(SOD)、前列腺 E2、γ-干扰素等临床应用尚在探索中。

(八)其他

注意患者血浆渗量变化,防治各种并发症及院内感染的发生等。晚近开展一氧化氮(NO)、液体通气治疗,已取得较好疗效。对体外膜肺(ECMO)、血管腔内氧合器(IVOX)等方法正在进行探索改进。

(铁 涛)

第九节 重症哮喘

支气管哮喘(简称哮喘)是常见的慢性呼吸道疾病之一,近年来其患病率在全球范围内有逐年增加的趋势,参照全球哮喘防治创议(GINA)和我国 2008 年版支气管哮喘防治指南,将定义重新修订为哮喘是由多种细胞包括气道的炎性细胞和结构细胞(如嗜酸性粒细胞、肥大细胞、T 淋巴细胞、中性粒细胞、平滑肌细胞、气道上皮细胞等)和细胞组分参与的气道慢性炎症性疾病。这种慢性炎症导致气道高反应性,通常出现广泛多变的可逆性气流受限,并引起反复发作性的喘息、气急、胸闷或咳嗽等症状,常在夜间和/或清晨发作、加剧,多数患者可自行缓解或经治疗缓解。如果哮喘急性发作,虽经积极吸入糖皮质激素(≤1 000 $\mu g/d$)和应用长效 β_2 受体激动药或茶碱类药物治疗数小时,病情不缓解或继续恶化;或哮喘呈暴发性发作,哮喘发作后短时间内即进入危重状态,则称为重症哮喘。如病情不能得到有效控制,可迅速发展为呼吸衰竭而危及生命,故需住院治疗。

一、病因和发病机制

(一)病因

哮喘的病因还不十分清楚,目前认为同时受遗传因素和环境因素的双重影响。

(二)发病机制

哮喘的发病机制不完全清楚,可能是免疫-炎症反应、神经机制和气道高反应性及其之间的相互作用。重症哮喘目前已经基本明确的发病因素主要有以下几种。

1.诱发因素的持续存在

诱发因素的持续存在使机体持续地产生抗原—抗体反应,发生气道炎症、气道高反应性和支气管痉挛,在此基础上,支气管黏膜充血水肿、大量黏液分泌并形成黏液栓,阻塞气道。

2.呼吸道感染

细菌、病毒及支原体等的感染可引起支气管黏膜充血肿胀及分泌物增加,加重气道阻塞;某些微生物及其代谢产物还可以作为抗原引起免疫—炎症反应,使气道高反应性加重。

3.糖皮质激素使用不当

长期使用糖皮质激素常常伴有下丘脑—垂体—肾上腺皮质轴功能抑制,突然减量或停用,可造成体内糖皮质激素水平的突然降低,造成哮喘的恶化。

4.脱水、痰液黏稠、电解质紊乱

哮喘急性发作时,呼吸道丢失水分增加、多汗造成机体脱水,痰液黏稠不易咳出而阻塞大小气道,加重呼吸困难,同时由于低氧血症可使无氧酵解增加,酸性代谢产物增加,合并代谢性酸中毒,使病情进一步加重。

5.精神心理因素

许多学者提出心理社会因素通过对中枢神经、内分泌和免疫系统的作用而导致哮喘发作,是使支气管哮喘发病率和死亡率升高的一个重要因素。

二、病理生理

重症哮喘的支气管黏膜充血水肿、分泌物增多甚至形成黏液栓以及气道平滑肌的痉挛导致呼吸道阻力在吸气和呼气时均明显升高,小气道阻塞,肺泡过度充气,肺内残气量增加,加重吸气肌肉的负荷,降低肺的顺应性,内源性呼气末正压(PEEPi)增大,导致吸气功耗增大。小气道阻塞,肺泡过度充气,相应区域毛细血管的灌注减低,引起肺泡通气/血流(V/Q)比例的失调,患者常出现低氧血症,多数患者表现为过度通气,通常 $PaCO_2$ 降低,若 $PaCO_2$ 正常或升高,应警惕呼吸衰竭的可能性或是否已经发生了呼吸衰竭。重症哮喘患者,若气道阻塞不迅速解除,潮气量将进行性下降,最终将会发生呼吸衰竭。哮喘发作持续不缓解,也可能出现血液循环的紊乱。

三、临床表现

(一)症状

重症哮喘患者常出现极度严重的呼气性呼吸困难、被迫采取坐位或端坐呼吸,干咳或咳大量白色泡沫痰,不能讲话、紧张、焦虑、恐惧、大汗淋漓。

(二)体征

患者常出现呼吸浅快,呼吸频率>30/min,可有三凹征,呼气期两肺满布哮鸣音,也可哮鸣音不出现,即所谓的"寂静胸",心率增快(>120/min),可有血压下降,部分患者出现奇脉、胸腹反常运动、意识障碍,甚至昏迷。

四、实验室检查和其他检查

(一)痰液检查

哮喘患者痰涂片显微镜下可见到较多嗜酸性粒细胞、脱落的上皮细胞。

(二)呼吸功能检查

哮喘发作时,呼气流速指标均显著下降,第1秒钟用力呼气容积(FEV_1)、第1秒钟用力呼气容积占用力肺活量比值(FEV_1/FVC%,即1秒率)以及呼气峰值流速(PEF)均减少。肺容量指标可见用力肺活量减少、残气量增加、功能残气量和肺总量增加,残气占肺总量百分比增高。大多数成人哮喘患者呼气峰值流速<50%预计值则提示重症发作,呼气峰值流速<33%预计值提示危重或致命性发作,需做血气分析检查以监测病情。

(三)血气分析

由于气道阻塞且通气分布不均,通气/血流比例失衡,大多数重症哮喘患者有低氧血症,PaO_2<8.0 kPa(60 mmHg),少数患者 PaO_2<6.0 kPa(45 mmHg),过度通气可使 $PaCO_2$ 降低,

pH 上升,表现为呼吸性碱中毒;若病情进一步发展,气道阻塞严重,可有缺氧及 CO_2 潴留,$PaCO_2$ 上升,血 pH 下降,出现呼吸性酸中毒;若缺氧明显,可合并代谢性酸中毒。$PaCO_2$ 正常往往是哮喘恶化的指标,高碳酸血症是哮喘危重的表现,需给予足够的重视。

(四)胸部 X 线检查

早期哮喘发作时可见两肺透亮度增强,呈过度充气状态,并发呼吸道感染时可见肺纹理增加及炎性浸润阴影。重症哮喘要注意气胸、纵隔气肿及肺不张等并发症的存在。

(五)心电图检查

重症哮喘患者心电图常表现为窦性心动过速、电轴右偏,偶见肺性 P 波。

五、诊断

(一)哮喘的诊断标准

(1)反复发作喘息、气急、胸闷或咳嗽,多与接触变应原、冷空气、物理、化学性刺激以及病毒性上呼吸道感染、运动等有关。

(2)发作时双肺可闻及散在或弥漫性、以呼气相为主的哮鸣音,呼气相延长。

(3)上述症状和体征可经治疗缓解或自行缓解。

(4)除外其他疾病所引起的喘息、气急、胸闷和咳嗽。

(5)临床表现不典型者(如无明显喘息或体征),应至少具备以下 1 项试验阳性:①支气管激发试验或运动激发试验阳性;②支气管舒张试验阳性,第 1 秒用呼气容积增加≥12%,且第 1 秒用呼气容积增加绝对值≥200 mL;③呼气峰值流速日内(或 2 周)变异率≥20%。

符合(1)~(4)条或(4)~(5)条者,可以诊断为哮喘。

(二)哮喘的分期及分级

根据临床表现哮喘可分为急性发作期、慢性持续期和临床缓解期。急性发作是指喘息、气促、咳嗽、胸闷等症状突然发生,或原有症状急剧加重,常有呼吸困难,以呼气流量降低为其特征,常因接触变应原、刺激物或呼吸道感染诱发。哮喘急性发作时病情严重程度可分为轻度、中度、重度、危重四级(表 3-9)。

表 3-9　哮喘急性发作时病情严重程度的分级

临床特点	轻度	中度	重度	危重
气短	步行、上楼时	稍事活动	休息时	
体位	可平卧	喜坐位	端坐呼吸	
谈话方式	连续成句	常有中断	仅能说出字和词	不能说话
精神状态	可有焦虑或尚安静	时有焦虑或烦躁	常有焦虑、烦躁	嗜睡、意识模糊
出汗	无	有	大汗淋漓	
呼吸频率(/min)	轻度增加	增加	>30	
辅助呼吸肌活动及三凹征	常无	可有	常有	胸腹矛盾运动
哮鸣音	散在,呼气末期	响亮、弥漫	响亮、弥漫	减弱,甚至消失
脉率(/min)	<100	100~120	>120	脉率变慢或不规则

续表

临床特点	轻度	中度	重度	危重
奇脉(深吸气时收缩压下降,mmHg)	无,<10	可有,10~25	常有,>25	无
使用 β_2 受体激动药后呼气峰值流速占预计值或个人最佳值%	>80%	60%~80%	<60%或<100 L/min 或作用时间<2 小时	
PaO_2(吸空气,mmHg)	正常	≥60	<60	<60
$PaCO_2$(mmHg)	<45	≤45	>45	>45
SaO_2(吸空气,%)	>95	91~95	≤90	≤90
pH				降低

注:(mmHg)×0.133=(kPa)

六、鉴别诊断

(一)左侧心力衰竭引起的喘息样呼吸困难

(1)患者多有高血压、冠状动脉粥样硬化性心脏病、风湿性心脏病和二尖瓣狭窄等病史和体征。

(2)阵发性咳嗽,咳大量粉红色泡沫痰,两肺可闻及广泛的湿啰音和哮鸣音,左心界扩大,心率增快,心尖部可闻及奔马律。

(3)胸部 X 线及心电图检查符合左心病变。

(4)鉴别困难时,可雾化吸入 β_2 受体激动药或静脉注射氨茶碱缓解症状后,进一步检查,忌用肾上腺素或吗啡,以免造成危险。

(二)慢性阻塞性肺疾病

(1)中老年人多见,起病缓慢、病程较长,多有长期吸烟或接触有害气体的病史。

(2)慢性咳嗽、咳痰,晨间咳嗽明显,气短或呼吸困难逐渐加重。有肺气肿体征,两肺可闻及湿啰音。

(3)慢性阻塞性肺疾病急性加重期和哮喘区分有时十分困难,用支气管扩张药和口服或吸入激素做治疗性试验可能有所帮助。慢性阻塞性肺疾病也可与哮喘合并同时存在。

(三)上气道阻塞

(1)呼吸道异物者有异物吸入史。

(2)中央型支气管肺癌、气管支气管结核、复发性多软骨炎等气道疾病,多有相应的临床病史。

(3)上气道阻塞一般出现吸气性呼吸困难。

(4)胸部 X 线摄片、CT、痰液细胞学或支气管镜检查有助于诊断。

(5)平喘药物治疗效果不佳。

此外,应和变态反应性肺浸润、自发性气胸等相鉴别。

七、急诊处理

哮喘急性发作的治疗取决于发作的严重程度以及对治疗的反应。对于具有哮喘相关死亡高危因素的患者,应给予高度重视。高危患者包括:①曾经有过气管插管和机械通气的濒于致死性哮喘的病史;②在过去 1 年中因为哮喘而住院或看急诊;③正在使用或最近刚刚停用口服糖皮质激素;④目前未使用吸入糖皮质激素;⑤过分依赖速效 β_2 受体激动药,特别是每月使用沙丁胺醇(或等效药物)超过 1 支的患者;⑥有心理疾病或社会心理问题,包括使用镇静药;⑦有对哮喘治疗不依从的历史。

(一)轻度和部分中度急性发作哮喘患者可在家庭中或社区中治疗

治疗措施主要为重复吸入速效 β_2 受体激动药,在第 1 小时每次吸入沙丁胺醇 $100\sim200\ \mu g$ 或特布他林 $250\sim500\mu g$,必要时每 20 分钟重复 1 次,随后根据治疗反应,轻度调整为 $3\sim4$ 小时再用 $2\sim4$ 喷,中度 $1\sim2$ 小时用 $6\sim10$ 喷。如果对吸入性 β_2 受体激动药反应良好(呼吸困难显著缓解,呼气峰值流速占预计值 $>80\%$ 或个人最佳值,且疗效维持 $3\sim4$ 小时),通常不需要使用其他药物。如果治疗反应不完全,尤其是在控制性治疗的基础上发生的急性发作,应尽早口服糖皮质激素(泼尼松龙 $0.5\sim1\ mg/kg$ 或等效剂量的其他激素),必要时到医院就诊。

(二)部分中度和所有重度急性发作均应到急诊室或医院治疗

1.联合雾化吸入 β_2 受体激动药和抗胆碱能药物

β_2 受体激动药通过对气道平滑肌和肥大细胞等细胞膜表面的 β_2 受体的作用,舒张气道平滑肌、减少肥大细胞脱颗粒和介质的释放等,缓解哮喘症状。重症哮喘时应重复使用速效 β_2 受体激动药,推荐初始治疗时连续雾化给药,随后根据需要间断给药(6 次/天)。雾化吸入抗胆碱药物,如溴化异丙托品(常用剂量为 $50\sim125\ \mu g$,$3\sim4$ 次/天)、溴化氧托品等可阻断节后迷走神经传出支,通过降低迷走神经张力而舒张支气管,与 β_2 受体激动药联合使用具有协同、互补作用,能够取得更好的支气管舒张作用。

2.静脉使用糖皮质激素

糖皮质激素是最有效的控制气道炎症的药物,重度哮喘发作时应尽早静脉使用糖皮质激素,特别是对吸入速效 β_2 受体激动药初始治疗反应不完全或疗效不能维持者。如静脉及时给予琥珀酸氢化可的松($400\sim1\ 000\ mg/d$)或甲泼尼龙($80\sim160\ mg/d$),分次给药,待病情得到控制和缓解后,改为口服给药(如静脉使用激素 $2\sim3$ 天,继之以口服激素 $3\sim5$ 天),静脉给药和口服给药的序贯疗法有可能减少激素用量和不良反应。

3.静脉使用茶碱类药物

茶碱具有舒张支气管平滑肌作用,并具有强心、利尿、扩张冠状动脉、兴奋呼吸中枢和呼吸肌等作用。临床上在治疗重症哮喘时静脉使用茶碱作为症状缓解药,静脉注射氨茶碱[首次剂量为 $4\sim6\ mg/kg$,注射速度不宜超过 $0.25\ mg/(kg \cdot min)$,静脉滴注维持剂量为 $0.6\sim0.8\ mg/(kg \cdot h)$],茶碱可引起心律失常、血压下降、甚至死亡,其有效、安全的血药浓度范围应在 $6\sim15\mu g/mL$,在有条件的情况下应监测其血药浓度,及时调整浓度和滴速。发热、妊娠,抗结核治疗可以降低茶碱的血药浓度;而肝疾病、充血性心力衰竭以及合用西咪替丁(甲氰咪胍)、喹诺酮类、大环内酯类药物等可影响茶碱代谢而使其排泄减慢,增加茶碱的毒性作用,应引起重视,并酌情调整剂量。

4.静脉使用 β_2 受体激动药

平喘作用较为迅速,但因全身不良反应的发生率较高,国内较少使用。

5.氧疗

使 $SaO_2 \geq 90\%$,吸氧浓度一般 30% 左右,必要时增加至 50%,如有严重的呼吸性酸中毒和肺性脑病,吸氧浓度应控制在30％以下。

6.气管插管机械通气

重度和危重哮喘急性发作经过氧疗、全身应用糖皮质激素、β_2受体激动药等治疗,临床症状和肺功能无改善,甚至继续恶化,应及时给予机械通气治疗,其指征主要包括意识改变、呼吸肌疲劳、$PaCO_2 \geqslant 6.0$ kPa(45 mmHg)等。可先采用经鼻(面)罩无创机械通气,若无效应及早行气管插管机械通气。哮喘急性发作机械通气需要较高的吸气压,可使用适当水平的呼气末正压治疗。如果需要过高的气道峰压和平台压才能维持正常通气容积,可试用允许性高碳酸血症通气策略以减少呼吸机相关肺损伤。

(铁 涛)

第十节 呼 吸 衰 竭

一、急性呼吸衰竭

(一)病因和发病机制

急性呼吸衰竭(acute respiratory failure,ARF)简称急性呼衰,是指患者既往无呼吸系统疾病,由于突发因素,在数秒或数小时内迅速发生呼吸抑制或呼吸功能突然衰竭,在海平面大气压、静息状态下呼吸空气时,由于通气和/或换气功能障碍,导致缺氧伴或不伴二氧化碳潴留,产生一系列病理生理改变的紧急综合征。

病情危重时,因机体难以得到代偿,如不及时诊断,尽早抢救,会发生多器官功能损害,乃至危及生命。必须注意在实际临床工作中,经常会遇到在慢性呼吸衰竭的基础上,由于某些诱发因素而发生急性呼吸衰竭。

1.急性呼吸衰竭分类

一般呼吸衰竭分为通气和换气功能衰竭两大类,亦有人分为三类,即再加上一个混合型呼吸衰竭。其标准如下。

换气功能衰竭(Ⅰ型呼吸衰竭)以低氧血症为主,$PaO_2 < 8.0$ kPa(60 mmHg),$PaCO_2 < 6.7$ kPa(50 mmHg),$P(A-a)O_2 > 3.3$ kPa(25 mmHg),$PaO_2/PaO_2 < 0.6$。

通气功能衰竭(Ⅱ型呼吸衰竭)以高碳酸血症为主,$PaCO_2 > 6.7$ kPa(50 mmHg),PaO_2正常,$P(A-a)O_2 < 3.3$ kPa(25 mmHg),$PaO_2/PaO_2 > 0.6$。

混合性呼吸衰竭(Ⅲ型呼吸衰竭):$PaCO_2 < 8.0$ kPa(60 mmHg),$PaCO_2 > 6.7$ kPa(50 mmHg),$P(A-a)O_2 > 3.3$ kPa(25 mmHg)。

急性肺损伤和急性呼吸窘迫综合征属于Ⅰ型呼吸衰竭。

2.急性呼吸衰竭的病因

可以引起急性呼吸衰竭的疾病很多,多数是呼吸系统的疾病。

(1)各种导致气道阻塞的疾病:急性病毒或细菌性感染,或烧伤等物理化学性因子所引起的黏膜充血、水肿,造成上气道(指隆突以上至鼻的呼吸道)急性梗阻。异物阻塞也可以引起急性呼吸衰竭。

（2）引起肺实质病变的疾病：感染性因子引起的肺炎为此类常见疾病，误吸胃内容物，淹溺或化学毒性物质以及某些药物、高浓度长时间吸氧也可引起吸入性肺损伤而发生急性呼吸衰竭。

（3）肺水肿：①各种严重心脏病、心力衰竭引起的心源性肺水肿。②非心源性肺水肿，有人称之为通透性肺水肿，如急性高山病、复张性肺水肿。急性呼吸窘迫综合征（ARDS）为此种肺水肿的代表。此类疾病可造成严重低氧血症。

（4）肺血管疾病：肺血栓栓塞是可引起急性呼吸衰竭的一种重要病因，还包括脂肪栓塞、气体栓塞等。

（5）胸部疾病：如胸壁外伤、连枷胸、自发性气胸或创伤性气胸、大量胸腔积液等影响胸廓运动，从而导致通气减少或吸入气体分布不均，均有可能引起急性呼吸衰竭。

（6）脑损伤：镇静药和对脑有毒性的药物、电解质平衡紊乱及酸、碱中毒、脑和脑膜感染、脑肿瘤、脑外伤等均可导致急性呼吸衰竭。

（7）神经肌肉系统疾病：即便是气体交换的肺本身并无病变，因神经或肌肉系统疾病造成肺泡通气不足也可发生呼吸衰竭。如安眠药物或一氧化碳、有机磷等中毒，颈椎骨折损伤脊髓等直接或间接抑制呼吸中枢。也可因多发性神经炎、脊髓灰质炎等周围神经性病变，多发性肌炎、重症肌无力等肌肉系统疾病，造成肺泡通气不足而呼吸衰竭。

（8）睡眠呼吸障碍：睡眠呼吸障碍表现为睡眠中呼吸暂停，频繁发生并且暂停时间显著延长，可引起肺泡通气量降低，导致乏氧和 CO_2 潴留。

（二）病理生理

1.肺泡通气不足

正常成人在静息时有效通气量约为 4 L/min，若单位时间内到达肺泡的新鲜空气量减少到正常值以下，则为肺泡通气不足。

由于每分钟肺泡通气量（VA）的下降，引起缺氧和 CO_2 潴留，PaO_2 下降，$PaCO_2$ 升高。同时，根据肺泡气公式：$PaO_2＝(PB－PH_2O)·FiO_2－PaCO_2/R$（$PaO_2$，PB 和 PH_2O 分别表示肺泡气氧分压、大气压和水蒸气压力，FiO_2 代表吸入气氧浓度，R 代表呼吸商），由已测得的 $PaCO_2$ 值，就可推算出理论的肺泡气氧分压理论值。如 $PaCO_2$ 为 9.3 kPa(70 mmHg)，PB 为101.1 kPa(760 mmHg)，37 ℃时 PH_2O 为6.3 kPa(47 mmHg)，R 一般为 0.8，则 PaO_2 理论值为 7.2 kPa(54 mmHg)。假若 $PaCO_2$ 的升高单纯因 VA 下降引起，不存在影响气体交换肺实质病变的因素，则说明肺泡气与动脉血的氧分压差（$P(A-a)O_2$）应该在正常范围，一般为 0.4～0.7 kPa(3～5 mmHg)，均在 1.3 kPa(10 mmHg)以内。所以，当 $PaCO_2$ 为 9.3 kPa(70 mmHg)时，PaO_2 为 7.2 kPa(54 mmHg)，动脉血氧分压应当在 6.7 kPa(50 mmHg)左右，则为高碳酸血症型的呼吸衰竭。

通气功能障碍分为阻塞性和限制性功能障碍。阻塞性通气功能障碍多由气道炎症、黏膜充血水肿等因素引起的气道狭窄导致。由于气道阻力与管径大小呈负相关，故管径越小，阻力越大，肺泡通气量越小，此为阻塞性通气功能障碍缺氧和二氧化碳潴留的主要机制。而限制性通气功能障碍主要机制则是胸廓或肺的顺应性降低导致的肺泡通气量不足，进而导致缺氧或合并二氧化碳潴留。

2.通气/血流灌流（V/Q）失调

肺泡的通气与其灌注周围的毛细血管血流的比例必须协调，才能保证有效的气体交换。正常肺泡每分通气量为 4 L，肺毛细血管血流量是 5 L，两者之比是 0.8。如肺泡通气量与血流量的比率＞0.8,示肺泡灌注不足,形成无效腔,此种无效腔效应多见于肺泡通气功能正常或增加,而肺血流减少的疾病(如换气功能障碍或肺血管疾病等),临床以缺氧为主。肺泡通气量与血流量的比率＜0.8,使肺动脉的混合静脉血未经充分氧合进入肺静脉,则形成肺内静脉样分流,多见于通气功能障碍,肺泡通气不足,临床以缺氧或伴二氧化碳潴留为主。通气/血流比例失调,是引起低氧血症最常见的病理生理学改变。

3.肺内分流量增加(右到左的肺内分流)

在肺部疾病如肺水肿、急性呼吸窘迫综合征(ARDS)中,肺泡无气所致肺毛细血管混合静脉血未经气体交换,流入肺静脉引起右至左的分流增加。动-静脉分流使静脉血失去在肺泡内进行气体交换的机会,故 PaO_2 可明显降低,但不伴有 $PaCO_2$ 的升高,甚至因过度通气反而降低,至病程晚期才出现二氧化碳蓄积。另外用提高吸入氧气浓度的办法(氧疗)不能有效地纠正此种低氧血症。

4.弥散功能障碍

肺在肺泡-毛细血管膜完成气体交换。它由六层组织构成,由内向外依次为:肺泡表面活性物质、肺泡上皮细胞、肺泡上皮细胞基膜、肺间质、毛细血管内皮细胞基膜和毛细血管内皮细胞。弥散面积减少(肺气肿、肺实变、肺不张)和弥散膜增厚(肺间质纤维化、肺水肿)是引起弥散量降低的最常见原因。因 O_2 的弥散能力仅为 CO_2 的 1/20,故弥散功能障碍只产生单纯缺氧。由于正常人肺泡毛细血管膜的面积大约为 70 m^2,相当于人体表面积的 40 倍,故人体弥散功能的储备巨大,虽是发生呼吸衰竭病理生理改变的原因之一,但常需与其他三种主要的病理生理学变化同时发生、参与作用使低氧血症出现。吸氧可使 PaO_2 升高,提高肺泡膜两侧的氧分压时,弥散量随之增加,可以改善低氧血症。

5.氧耗量增加

氧耗量增加是加重缺氧的原因之一,发热、寒战、呼吸困难和抽搐均将增加氧耗量。寒战耗氧量可达 500 mL,健康者耗氧量为 250 mL/min。氧耗量增加,肺泡氧分压下降,健康者借助增加肺泡通气量代偿缺氧。氧耗量增加的通气功能障碍患者,肺泡氧分压得不到提高,故缺氧也难以缓解。

总之,不同的疾病发生呼吸衰竭的途径不全相同,经常是一种以上的病理生理学改变的综合作用。

6.缺 O_2 、CO_2 潴留对机体的影响

(1)对中枢神经的影响:脑组织耗氧量占全身耗量的 1/5～1/4。中枢皮质神经原细胞对缺氧最为敏感,缺 O_2 程度和发生的急缓对中枢神经的影响也不同。如突然中断供 O_2,改吸纯氮 20 秒可出现深昏迷和全身抽搐。逐渐降低吸 O_2 的浓度,症状出现缓慢,轻度缺 O_2 可引起注意力不集中、智力减退、定向障碍;随缺 O_2 加重,PaO_2 低于 6.7 kPa(50 mmHg)可致烦躁不安、意识恍惚、谵妄;低于4.0 kPa(30 mmHg)时,会使意识消失、昏迷;低于 2.7 kPa(20 mmHg)则会发生不可逆转的脑细胞损伤。

CO_2 潴留使脑脊液氢离子浓度增加,影响脑细胞代谢,降低脑细胞兴奋性,抑制皮质活动;随着 CO_2 的增加,对皮质下层刺激加强,引起皮质兴奋;若 CO_2 继续升高,皮质下层受抑制,使中枢神经处于麻醉状态。在出现麻醉前的患者,往往有失眠、精神兴奋、烦躁不安的先兆兴奋症状。

缺 O_2 和 CO_2 潴留均会使脑血管扩张,血流阻力减小,血流量增加以代偿之。严重缺 O_2 会

发生脑细胞内水肿,血管通透性增加,引起脑间质水肿,导致颅内压增高,挤压脑组织,压迫血管,进而加重脑组织缺 O_2,形成恶性循环。

(2)对心脏、循环的影响:缺 O_2 可刺激心脏,使心率加快和心搏量增加,血压上升。冠状动脉血流量在缺 O_2 时明显增加,心脏的血流量远超过脑和其他脏器。心肌对缺 O_2 非常敏感,早期轻度缺 O_2 即在心电图上有变化,急性严重缺 O_2 可导致心室颤动或心搏骤停。缺 O_2 和 CO_2 潴留均能引起肺动脉小血管收缩而增加肺循环阻力,导致肺动脉高压和增加右心负荷。

吸入气中 CO_2 浓度增加,可使心率加快,心搏量增加,使脑、冠状血管舒张,皮下浅表毛细血管和静脉扩张,而使脾和肌肉的血管收缩,再加心搏量增加,故血压仍升高。

(3)对呼吸影响:缺 O_2 对呼吸的影响远较 CO_2 潴留的影响为小。缺 O_2 主要通过颈动脉窦和主动脉体化学感受器的反射作用刺激通气,如缺 O_2 程度逐渐加重,这种反射迟钝。

CO_2 是强有力的呼吸中枢兴奋剂,吸入 CO_2 浓度增加,通气量成倍增加,急性 CO_2 潴留出现深大快速的呼吸;但当吸入 CO_2 浓度超过 12% 时,通气量不再增加,呼吸中枢处于被抑制状态。而慢性高碳酸血症,并无通气量相应增加,反而有所下降,这与呼吸中枢反应性迟钝;通过肾脏对碳酸氢盐再吸收和 H^+ 排出,使血 pH 无明显下降;还与患者气道阻力增加、肺组织损害严重、胸廓运动的通气功能减退有关。

(4)对肝、肾和造血系统的影响:缺 O_2 可直接或间接损害肝功能使谷丙转氨酶上升,但随着缺 O_2 的纠正,肝功能逐渐恢复正常。动脉血氧降低时,肾血流量、肾小球滤过量、尿排出量和钠的排出量均有增加;但当 $PaO_2 < 5.3$ kPa(40 mmHg)时,肾血流量减少,肾功能受到抑制。

组织低氧分压可增加红细胞生成素促使红细胞增生。肾脏和肝脏产生一种酶,将血液中非活性红细胞生成素的前身物质激活成生成素,刺激骨髓引起继发性红细胞增多。有利于增加血液携氧量,但亦增加血液黏稠度,加重肺循环和右心负担。

轻度 CO_2 潴留会扩张肾血管,增加肾血流量,尿量增加;当 $PaCO_2$ 超过 8.7 kPa(65 mmHg),血 pH 明显下降,则肾血管痉挛,血流减少,HCO_3^- 和 Na^+ 再吸收增加,尿量减少。

(5)对酸碱平衡和电解质的影响:严重缺 O_2 可抑制细胞能量代谢的中间过程,如三羧酸循环、氧化磷酸化作用和有关酶的活动。这不但降低产生能量效率,还因产生乳酸和无机磷引起代谢性酸中毒。由于能量不足,体内离子转运的钠泵遭损害,使细胞内钾离子转移至血液,而 Na^+ 和 H^+ 进入细胞内,造成细胞内酸中毒和高钾血症。代谢性酸中毒产生的固定酸与缓冲系统中碳酸氢盐起作用,产生碳酸,使组织二氧化碳分压增高。

pH 取决于碳酸氢盐与碳酸的比值,前者靠肾脏调节(1～3 天),而碳酸调节靠肺(数小时)。健康人每天由肺排出碳酸达 15 000 mmol 之多,故急性呼吸衰竭 CO_2 潴留对 pH 影响十分迅速,往往与代谢性酸中毒同时存在时,因严重酸中毒引起血压下降,心律失常,乃至心脏停搏。而慢性呼吸衰竭因 CO_2 潴留发展缓慢,肾碳酸氢根排出减少,不致使 pH 明显降低。因血中主要阴离子 HCO_3^- 和 Cl^- 之和为一常数,当 HCO_3^- 增加,则 Cl^- 相应降低,产生低氯血症。

(三)临床表现

因低氧血症和高碳酸血症所引起的症状和体征是急性呼吸衰竭时最主要的临床表现。由于造成呼吸衰竭的基础病因不同,各种基础疾病的临床表现自然十分重要,需要注意。

1.呼吸困难

呼吸困难是呼吸衰竭最早出现的症状。可表现为频率、节律和幅度的改变。早期表现为呼吸困难,呼吸频率可增加,深大呼吸、鼻翼翕动,进而辅助呼吸肌肉运动增强(三凹征,three depression),呼吸节律紊乱,失去正常规则的节律。呼吸频率增加(30～40 次/分)。中枢性呼吸衰竭,可使呼吸频率改变,如陈-施呼吸(Cheyne-Stokes respiration)、比奥呼吸(Biot's respiration)等。

2.低氧血症

当动脉血氧饱和度低于 90％,PaO_2 低于 6.7 kPa(50 mmHg)时,可在口唇或指甲出现发绀,这是缺氧的典型表现。但患者的发绀程度与体内血红蛋白含量、皮肤色素和心脏功能相关,所以发绀是一项可靠但不特异的诊断体征。因神经与心肌组织对缺氧均十分敏感,在机体出现低氧血症时常出现中枢神经系统和心血管系统功能异常的临床征象。如判断力障碍、运动功能失常、烦躁不安等中枢神经系统症状。缺氧严重时,可表现为谵妄、癫痫样抽搐、意志丧失以致昏迷、死亡。肺泡缺氧时,肺血管收缩,肺动脉压升高,使肺循环阻力增加,右心负荷增加,乃是低氧血症时血流动力学的一项重要变化。在心、血管方面常表现为心率增快、血压升高。缺氧严重时则可出现各种类型的心律失常,进而心率减慢,周围循环衰竭,甚至心搏停止。

3.高碳酸血症

由于急性呼吸衰竭时,二氧化碳蓄积进展很快,因此产生严重的中枢神经系统和心血管功能障碍。高碳酸血症出现中枢抑制之前的兴奋状态,如失眠,躁动,但禁忌给予镇静或安眠药。严重者可出现肺性脑病("CO_2 麻醉"),临床表现为头痛、反应迟钝、嗜睡以至神志不清、昏迷。急性高碳酸血症主要通过降低脑脊液 pH 而抑制中枢神经系统的活动。扑翼样震颤也是二氧化碳蓄积的一项体征。二氧化碳蓄积引起的心血管系统的临床表现因血管扩张或收缩程度而异。如多汗,球结膜充血水肿,颈静脉充盈,周围血压下降等。

4.其他重要脏器的功能障碍

严重的缺氧和二氧化碳蓄积损伤肝、肾功能,出现血清转氨酶增高,碳酸酐酶活性增加,胃壁细胞分泌增多,出现消化道溃疡、出血。当 $PaO_2 < 5.3$(40 mmHg)时,肾血流减少,肾功能抑制,尿中可出现蛋白、血细胞或管型,血液中尿素氮、肌酐含量增高。

5.水、电解质和酸碱平衡的失调

严重低氧血症和高碳酸血症常有酸碱平衡的失调,如缺氧而通气过度可发生急性呼吸性碱中毒;急性二氧化碳潴留可表现为呼吸性酸中毒。严重缺氧时无氧代谢引起乳酸堆积,肾脏功能障碍使酸性物质不能排出体外,二者均可导致代谢性酸中毒。代谢性和呼吸性酸碱失衡又可同时存在,表现为混合性酸碱失衡。

酸碱平衡失调的同时,将会发生体液和电解质的代谢障碍。酸中毒时钾从细胞内逸出,导致高血钾,pH 每降低 0.1 血清钾大约升高 0.7 mmol/L。酸中毒时发生高血钾,如同时伴有肾衰(代谢性酸中毒),易发生致命性高血钾症。在诊断和处理急性呼吸衰竭时均应予以足够的重视。

又如当测得的 PaO_2 的下降明显超过理论上因肺泡通气不足所引起的结果时,则应考虑存着除肺泡通气不足以外的其他病理生理学变化,因在实际临床工作中,单纯因肺泡通气不足引起呼吸衰竭并不多见。

(四)诊断

一般说来,根据急慢性呼吸衰竭基础病史,如胸部外伤或手术后、严重肺部感染或重症革兰氏阴性杆菌败血症等,结合其呼吸、循环和中枢神经系统的有关体征,及时作出呼吸衰竭的诊断是可能的。但对某些急性呼吸衰竭早期的患者或缺氧、二氧化碳蓄积程度不十分严重时,单依据上述临床表现作出诊断有一定困难。动脉血气分析的结果直接提供动脉血氧和二氧化碳分压水平,可作为诊断呼吸衰竭的直接依据。而且,它还有助于我们了解呼吸衰竭的性质和程度,指导氧疗,呼吸兴奋剂和机械通气的参数调节,以及纠正电解质、酸碱平衡失调有重要价值故血气分析在呼吸衰竭诊断和治疗上具有重要地位。

急性呼吸衰竭患者,只要动脉血气证实 $PaO_2 < 8.0$ kPa(60 mmHg),常伴 $PaCO_2$ 正常或 < 4.7 kPa(35 mmHg),则诊断为Ⅰ型呼吸衰竭,若伴 $PaCO_2 > 6.7$ kPa(50 mmHg),即可诊断为Ⅱ型呼吸衰竭。若缺氧程度超过肺泡通气不足所致的高碳酸血症,则诊断为混合型或Ⅲ型呼吸衰竭。

应当强调的是不但要诊断呼吸衰竭的存在与否,尚需要判断呼吸衰竭的性质,是急性呼吸衰竭还是慢性呼吸衰竭基础上的急性加重,更应当判别产生呼吸衰竭的病理生理学过程,明确为Ⅰ型或Ⅱ型呼吸衰竭,以利采取恰当的抢救措施。

此外还应注意在诊治过程中,应当尽快去除产生呼吸衰竭的基础病因,否则患者经氧疗或机械通气后因得到足够的通气量维持氧和二氧化碳分压在相对正常的水平后可再次发生呼吸衰竭。

(五)治疗

急性呼吸衰竭是需要抢救的急症。对它的处理要求迅速、果断。数小时或更短时间的犹豫、观望或拖延,可以造成脑、肾、心、肝等重要脏器因严重缺氧发生不可逆性的损害。同时及时、合宜的抢救和处置才有可能为去除或治疗诱发呼吸衰竭的基础病因争取到必要的时间。治疗措施集中于立即纠正低氧血症,急诊插管或辅助通气、足够的循环支持。

1.氧疗

通过鼻导管或面罩吸氧,提高肺泡氧分压,增加肺泡膜两侧氧分压差,增加氧弥散能力,以提高动脉氧分压和血氧饱和度,是纠正低氧血症的一种有效措施。氧疗作为一种治疗手段使用时,要选择适宜的吸入氧流量,应以脉搏血氧饱和度 $> 90\%$ 为标准,并了解机体对氧的摄取与代谢以及它在体内的分布,注意可能产生的氧毒性作用。

由于高浓度($FiO_2 > 21\%$)氧的吸入可以使肺泡气氧分压提高。若因 PaO_2 降低造成低氧血症或主因通气/血流失调引起的 PaO_2 下降,氧疗可以改善。氧疗可以治疗低氧血症,降低呼吸功和减少心血管系统低氧血症。

根据肺泡通气和 PaO_2 的关系曲线,在低肺泡通气量时,吸入低浓度的氧气,即可显著提高 PaO_2,纠正缺氧。所以通气与血流比例失调的患者吸低浓度氧气就能纠正缺氧。

弥散功能障碍患者,因二氧化碳的弥散能力为氧的弥散能力 20 倍,需要更大的肺泡膜分压差才足以增强氧的弥散能力,所以应吸入更高浓度的氧($> 35\% \sim 45\%$)才能改善缺氧。

由肺内静脉分流增加的疾病导致的缺氧,因肺泡内充满水肿液,肺萎陷,尤在肺炎症血流增多的患者,肺内分流更多,所以需要增加外源性呼气末正压(PEEP),才可使萎陷肺泡复张,增加功能残气量和气体交换面积,提高 PaO_2,SaO_2,改善低氧血症。

2.保持呼吸道通畅

进行各种呼吸支持治疗的首要条件是通畅呼吸道。呼吸道黏膜水肿、充血,以及胃内容物误吸或异物吸入都可使呼吸道梗阻。保证呼吸道的畅通才能保证正常通气,所以是急性呼吸衰竭处理的第一步。

(1)开放呼吸道:首先要注意清除口咽部分泌物或胃内反流物,预防呕吐物反流至气管,使呼吸衰竭加重。口咽部护理和鼓励患者咳痰很重要,可用多孔导管经鼻孔或经口腔负压吸引法,清除口咽部潴留物。吸引前短时间给患者吸高浓度氧,吸引后立即重新通气。无论是直接吸引或是经人工气道(见下节)吸引均需注意操作技术,管径应适当选择,尽量避免损伤气管黏膜,在气道内一次负压吸引时间不宜超过10～15秒,以免引起低氧血症、心律失常或肺不张等因负压吸引造成的并发症。此法亦能刺激咳嗽,有利于气道内痰液的咳出。对于痰多、黏稠难咳出者,要经常鼓励患者咳痰。多翻身拍背,协助痰液排出;给予祛痰药使痰液稀释。对于有严重排痰障碍者可考虑用纤支镜吸痰。同时应重视无菌操作,使用一次性吸引管,或更换灭菌后的吸引管。吸痰时可同时作深部痰培养以分离病原菌。

(2)建立人工气道:当以上措施仍不能使呼吸道通畅时,则需建立人工气道。所谓人工气道就是进行气管插管,于是吸入气体就可通过导管直接抵达下呼吸道,进入肺泡。其目的是为了解除上呼吸道梗阻,保护无正常咽喉反射患者不致误吸,和进行充分有效的气管内吸引,以及为了提供机械通气时必要的通道。临床上常用的人工气道为气管插管和气管造口术后置入气管导管两种。

气管插管有经口和经鼻插管两种。前者借喉镜直视下经声门插入气管,容易成功,较为安全。后者分盲插或借喉镜、纤维支气管镜等的帮助,经鼻沿后鼻道插入气管。与经口插管比较需要一定的技巧,但经鼻插管容易固定,负压吸引较为满意,与机械通气等装置衔接比较可靠,给患者带来的不适也较经口者轻,神志清醒患者常也能耐受。唯需注意勿压伤鼻翼组织或堵塞咽鼓管、鼻窦开口等,造成急性中耳炎或鼻窦炎等并发症。

近年来已有许多组织相容性较理想的高分子材料制成的导管与插管,为密封气道用的气囊也有低压、大容量的气囊问世,鼻插管可保留的时间也在延长。具体对人工气道方法的选择,各单位常有不同意见,应当根据病情的需要,手术医师和护理条件的可能,以及人工气道的材料性能来考虑。肯定在3天(72小时)以内可以拔管时,应选用鼻或口插管,需要超过3周时当行气管造口置入气管导管,3～21天之间的情况则当酌情灵活掌握。

使用人工气道后,气道的正常防御机制被破坏,细菌可直接进入下呼吸道;声门由于插管或因气流根本不通过声门而影响咳嗽动作的完成,不能正常排痰,必须依赖气管负压吸引来清除气道内的分泌物;由于不能发音,失去语言交流的功能,影响患者的心理精神状态;再加上人工气道本身存在着可能发生的并发症。因此人工气道的建立常是抢救急性呼吸衰竭所不可少的,但必须充分认识其弊端,慎重选择,尽力避免可能的并发症,及时撤管。

(3)气道湿化:无论是经过患者自身气道或通过人工气道进行氧化治疗或机械通气,均必须充分注意到呼吸道黏膜的湿化。因为过分干燥的气体长期吸入将损伤呼吸道上皮细胞和支气管表面的黏液层,使黏膜纤毛清除能力下降,痰液不易咳出,肺不张,容易发生呼吸道或肺部感染。

保证患者足够液体摄入是保持呼吸道湿化最有效的措施。目前已有多种提供气道湿化用的温化器或雾化器装置,可以直接使用或与机械通气机连接应用。

湿化是否充分最好的标志,就是观察痰液是否容易咳出或吸出。应用湿化装置后应当记录每天通过湿化器消耗的液体量,以免湿化过量。

3.改善 CO_2 的潴留

高碳酸血症主要是由于肺泡通气不足引起,只有增加通气量才能更好的排出二氧化碳,改善高碳酸血症。现多采用呼吸兴奋剂和机械通气支持,以改善通气功能。

(1)呼吸兴奋剂的合理应用:呼吸兴奋剂能刺激呼吸中枢或周围化学感受器,增强呼吸驱动、呼吸频率,潮气量,改善通气,同时氧耗量和二氧化碳的产出也随之增加。故临床上应用呼吸兴奋剂时要严格掌握适应证。

常用的药物有尼可刹米(可拉明)和洛贝林,用量过大可引起不良反应,近年来在西方国家几乎被淘汰。取而代之的有多沙普仑(doxapram),对末梢化学感受器和延脑呼吸中枢均有作用,增加呼吸驱动和通气,对原发性肺泡低通气、肥胖低通气综合征有良好疗效,可防止 COPD 呼吸衰竭氧疗不当所致的 CO_2 麻醉。其治疗量和中毒量有较大差距故安全性大,一般用 $0.5\sim2\ mg/kg$ 静脉滴注,开始滴速 $1.5\ mg/min$,以后酌情加快,其可致心律失常,长期用有肝毒性及并发消化性溃疡。阿米三嗪通过刺激颈动脉体和主动脉体的化学感受器兴奋呼吸,无中枢兴奋作用,对肺泡通气不良部位的血流重新分配而改善 PaO_2,阿米三嗪不用于哺乳、孕妇和严重肝病,也不主张长期应用以防止发生外周神经病变。

COPD 并意识障碍的呼吸衰竭患者 临床常见大多数 COPD 患者的呼吸衰竭与意识障碍程度呈正相关,患者意识障碍后自主翻身、咳痰动作、对呼吸兴奋剂的反应均迟钝,并易于吸入感染,对此种病情,可明显改善通气外,并有改善中枢神经兴奋和神志作用,因而患者的防御功能增强,呼吸衰竭的病情亦随之好转。

间质性肺疾病、肺水肿、ARDS 等疾病 无气道阻塞但有呼吸中枢驱动增强,这种患者 PaO_2、$PaCO_2$ 常均降低,由于患者呼吸功能已增强,故无应用呼吸兴奋剂的指征,且呼吸兴奋剂可加重呼吸性碱中毒的程度而影响组织获氧,故主要应给予氧疗。

COPD 并膈肌疲劳、无心功能不全、无心律失常,心率≤100 次/分钟的呼吸衰竭 可选用氨茶碱,其有舒张支气管、改善小气道通气、减少闭合气量,抑制炎性介质和增强膈肌、提高潮气量作用,已观察到血药浓度达 13 mg/L 时对膈神经刺激则膈肌力量明显增强,且可加速膈肌疲劳的恢复。以上的茶碱综合作用使呼吸功减少、呼吸困难程度减轻,同时由于呼吸肌能力的提高对咳嗽、排痰等气道清除功能加强,还有助于药物吸入治疗,以及对呼吸机撤离的辅助作用;剂量以 $5\ mg/kg$ 于 30 分钟静脉滴注使达有效血浓度,继以 $0.5\sim0.6\ mg/(kg\cdot h)$ 静脉滴注维持有效剂量,在应用中注意对心率、心律的影响,及时酌情减量和停用。

COPD、肺源性心脏病呼吸衰竭合并左心功能不全、肺水肿的患者,应先用强心利尿剂使肺水肿消退以改善肺顺应性,用抗生素控制感染以改善气道阻力,再使用呼吸兴奋剂才可取得改善呼吸功能的较好疗效。否则,呼吸兴奋剂虽可兴奋呼吸,但增加 PaO_2 有限,且呼吸功耗氧和生成 CO_2 量增多,反使呼吸衰竭加重。此种患者亦应不用增加心率和影响心律的茶碱类和较大剂量的阿米三嗪,小剂量阿米三嗪($<1.5\ mg/kg$)静脉滴注后即可达血药峰值,增强通气不好部位的缺氧性肺血管收缩,和增加通气好的部位肺血流,从而改善换气使 PaO_2 增高,且此种剂量很少发生不良反应,但剂量大于 $1.5\ mg/kg$ 可致全部肺血管收缩,且使肺动脉压增高、右心负荷增大。

不宜使用呼吸兴奋剂的情况:①使用肌肉松弛剂维持机械通气者:如破伤风肌强直时、有意识打掉自主呼吸者。②周围性呼吸肌麻痹者:多发性神经根神经炎、严重重症肌无力、高颈髓损伤所致呼吸肌无力、全脊髓麻痹等。③自主呼吸频率>20 次/分,而潮气量不足者:呼吸频率能够增快,说明呼吸中枢对缺 O_2 或 CO_2 潴留的反应性较强,若使用呼吸兴奋剂不但效果不佳,而且加速呼吸肌疲劳。④中枢性呼吸衰竭的早期:如安眠药中毒早期。⑤患者精神兴奋、癫痫频发者。⑥呼吸兴奋剂慎用于缺血性心脏病、哮喘状态、严重高血压及甲亢患者。

(2)机械通气:符合下述条件应实施机械通气:①经积极治疗后病情仍继续恶化。②意识障碍。③呼吸形式严重异常,如呼吸频率>35~40 次/分或<6~8 次/分,或呼吸节律异常,或自主呼吸微弱或消失。④血气分析提示严重通气和/或氧合障碍:$PaO_2<6.7\ kPa$(50 mmHg),尤其

是充分氧疗后仍<6.7 kPa(50 mmHg)。⑤$PaCO_2$ 进行性升高,pH 动态下降。

机械通气初始阶段,可给高 FiO_2(100%)以迅速纠正严重缺氧,然后依据目标 PaO_2、PEEP 水平、平均动脉压水平和血流动力学状态,酌情降低 FiO_2 至 50% 以下。设法维持 SaO_2>90%,若不能达到上述目标,即可加用 PEEP、增加平均气道压,应用镇静剂或肌松剂。若适当 PEEP 和平均动脉压可以使 SaO_2>90%,应保持最低的 FiO_2。

正压通气相关的并发症包括呼吸机相关肺损伤、呼吸机相关肺炎、氧中毒和呼吸机相关的膈肌功能不全。

4.抗感染治疗

呼吸道感染是呼吸衰竭最常见的诱因。建立人工气道机械通气和免疫功能低下的患者易反复发生感染。如呼吸道分泌物引流通畅,可根据痰细菌培养和药物敏感实验结果,选择有效的抗生素进行治疗。

5.营养支持

呼吸衰竭患者因摄入能量不足、呼吸做功增加、发热等因素,机体处于负代谢,出现低蛋白血症,降低机体的免疫功能,使感染不宜控制,呼吸肌易疲劳不易恢复。可常规给予高蛋白、高脂肪和低糖类,以及多种维生素和微量元素,必要时静脉内高营养治疗。

二、慢性呼吸衰竭

(一)病因

慢性呼吸衰竭最常见的病因是支气管、肺疾病,如 COPD、重症肺结核、肺间质纤维化等,此外还有胸廓、神经肌肉病变及肺血管疾病,如胸廓、脊椎畸形,广泛胸膜肥大粘连、肺血管炎等。

(二)发病机制和病理生理

1.缺氧和二氧化碳潴留的发生机制

(1)肺通气不足:在 COPD 时,细支气管慢性炎症所致管腔狭窄的基础上,感染使气道炎性分泌物增多,阻塞呼吸道造成阻塞性通气不足,肺泡通气量减少,肺泡氧分压下降,二氧化碳排出障碍,最终导致 PaO_2 下降,$PaCO_2$ 升高。

(2)通气/血流比例失调:正常情况下肺泡通气量为 4 L/min,肺血流量 5 L/min,通气/血流比值为0.8。病理状态下,如慢性阻塞性肺气肿,由于肺内病变分布不均,有些区域有通气,但无血流或血流量不足,使通气/血流>0.8,吸入的气体不能与血液进行有效的交换,形成无效腔效应。在另一部分区域,虽有血流灌注,但因气道阻塞,肺泡通气不足,使通气/血流<0.8,静脉血不能充分氧合,形成动脉-静脉样分流。通气/血流比例失调的结果主要是缺氧,而不伴二氧化碳潴留。

(3)弥散障碍:由于氧和二氧化碳通透肺泡膜的能力相差很大,氧的弥散力仅为二氧化碳的1/20。病理状态下,弥散障碍主要影响氧交换产生以缺氧为主的呼吸衰竭。

(4)氧耗量增加:发热、寒战、呼吸困难和抽搐等均增加氧耗,正常人此时借助增加通气量以防止缺氧的发生。而 COPD 患者在通气功能障碍基础上,如出现氧耗量增加的因素时,则可出现严重的缺氧。

2.缺氧对机体的影响

(1)对中枢神经系统的影响:缺氧对中枢神经系统影响的程度随缺氧的程度和急缓而不同。轻度缺氧仅有注意力不集中、智力减退、定向力障碍等。随着缺氧的加重可出现烦躁不安、神志恍惚、谵妄,甚至昏迷。各部分脑组织对缺氧的敏感性不一样,以皮质神经元最为敏感,因此临床上缺氧的最早期表现是精神症状。严重缺氧可使血管通透性增加,引起脑间质和脑细胞水肿,颅内压急剧升高,进而加重脑组织缺氧,形成恶性循环。

(2)对心脏、循环的影响:缺氧可使心率增加,血压升高,冠状动脉血流量增加以维持心肌活动所必需的氧。心肌对缺氧十分敏感,早期轻度缺氧心电图即有变化,急性严重缺氧可导致心室颤动或心搏骤停。长期慢性缺氧可使心肌纤维化、硬化。肺小动脉可因缺氧收缩而增加肺循环阻力,引起肺动脉高压、右心肥大,最终导致肺源性心脏病,右心衰竭。

(3)对呼吸的影响:轻度缺氧可通过颈动脉窦和主动脉体化学感受器的反射作用刺激通气。但缺氧程度缓慢加重时,这种反射变得迟钝。

(4)缺氧对肝、肾功能和造血系统的影响:缺氧直接或间接损害肝细胞,使丙氨酸氨基转移酶升高,缺氧纠正后肝功能可恢复正常。缺氧可使肾血流量减少,肾功能受到抑制。慢性缺氧可引起继发性红细胞增多,在有利于增加血液携氧量的同时,亦增加了血液黏稠度,甚至可加重肺循环阻力和右心负荷。

(5)对细胞代谢、酸碱平衡和电解质的影响:严重缺氧使细胞能量代谢的中间过程受到抑制,同时产生大量乳酸和无机磷的积蓄引起代谢性酸中毒。因能量的不足,体内离子转运钠泵受到损害,使钾离子由细胞内转移到血液和组织间液,钠和氢离子进入细胞内,造成细胞内酸中毒及高钾血症。

3.二氧化碳潴留对人体的影响

(1)对中枢神经的影响:轻度二氧化碳潴留,可间接兴奋皮质,引起失眠、精神兴奋、烦躁不安等兴奋症状;随着二氧化碳潴留的加重,皮质下层受到抑制,使中枢神经处于麻醉状态,表现为嗜睡、昏睡,甚至昏迷。二氧化碳潴留可扩张脑血管,严重时引起脑水肿。

(2)对心脏和循环的影响:二氧化碳潴留可使心率加快,心排血量增加,脑血管、冠状动脉、皮下浅表毛细血管及静脉扩张,而部分内脏血管收缩,早期引起血压升高,严重时导致血压下降。

(3)对呼吸的影响:二氧化碳是强有力的呼吸中枢兴奋剂,随着吸入二氧化碳浓度的增加,通气量逐渐增加。但当其浓度持续升高至 12% 时通气量不再增加,呼吸中枢处于抑制状态。临床上Ⅱ型呼吸衰竭患者并无通气量的增加原因在于存在气道阻力增高、肺组织严重损害和胸廓运动受限等多种因素。

(4)对肾脏的影响:轻度二氧化碳潴留可使肾血管扩张,肾血流量增加,尿量增加。严重二氧化碳潴留时,由于 pH 的下降,使肾血管痉挛,血流量减少,尿量随之减少。

(5)对酸碱平衡的影响:二氧化碳潴留可导致呼吸性酸中毒,血 pH 取决于碳酸氢盐和碳酸的比值,碳酸排出量的调节靠呼吸,故呼吸在维持酸碱平衡中起着十分重要的作用。慢性呼吸衰竭二氧化碳潴留发展较慢,由于肾脏的调节使血 pH 维持正常称为代偿性呼吸性酸中毒。急性呼吸衰竭或慢性呼吸衰竭的失代偿期,肾脏尚未发生代偿或代偿不完全,使 pH 下降称为失代偿性呼吸性酸中毒。若同时有缺氧、摄入不足、感染性休克和肾功能不全等因素使酸性代谢产物增加,pH 下降,则与代谢性酸中毒同时存在,即呼吸性酸中毒合并代谢性酸中毒。如在呼吸性酸中毒的基础上大量应用利尿剂,而氯化钾补充不足,则导致低钾低氯性碱中毒,即呼吸性酸中毒合并代谢性碱中毒,此型在呼吸衰竭中很常见。

(三)临床表现

除引起慢性呼吸衰竭原发病的症状体征外,主要是缺氧和二氧化碳潴留引起的呼吸衰竭和多脏器功能紊乱的表现。

1.呼吸困难

呼吸困难是临床最早出现的症状,主要表现在呼吸节律、频率和幅度的改变。COPD所致的呼吸衰竭,开始只表现为呼吸费力伴呼气延长,严重时则为浅快呼吸,因辅助呼吸肌的参与可表现为点头或提肩样呼吸。并发肺性脑病,二氧化碳麻醉时,则出现呼吸浅表、缓慢甚至呼吸停止。

2.发绀

发绀是缺氧的典型症状。由于缺氧使血红蛋白不能充分氧合,当动脉血氧饱和度<90%时,可在口唇、指端、耳垂、口腔黏膜等血流量较大的部位出现发绀。但因发绀主要取决于血液中还原血红蛋白的含量,故贫血患者即使血氧饱和度明显降低,也可无发绀表现,而COPD患者由于继发红细胞增多,即使血氧饱和度轻度减低也会有发绀出现。此外发绀还受皮肤色素及心功能的影响。

3.神经精神症状

缺氧和二氧化碳潴留均可引起精神症状。但因缺氧及二氧化碳潴留的程度、发生急缓及机体代偿能力的不同而表现不同。慢性缺氧多表现为记忆力减退,智力或定向力的障碍。急性严重缺氧可出现精神错乱、躁狂、昏迷、抽搐等症状。轻度二氧化碳潴留可表现为兴奋症状,如失眠、烦躁、夜间失眠而白天嗜睡,即昼睡夜醒;严重二氧化碳潴留可导致肺性脑病的发生,表现为神志淡漠、肌肉震颤、抽搐、昏睡甚至昏迷。肺性脑病是典型二氧化碳潴留的表现,在肺性脑病前期,即发生二氧化碳麻醉状态之前,切忌使用镇静、催眠药,以免加重二氧化碳潴留,诱发肺性脑病。

4.血液循环系统

严重缺氧、酸中毒可引起心律失常、心肌损害、周围循环衰竭、血压下降。二氧化碳潴留可使外周浅表静脉充盈、皮肤红润、潮湿、多汗、血压升高,因脑血管扩张可产生搏动性头痛。COPD因长期缺氧、二氧化碳潴留,可导致肺动脉高压,右心衰竭。严重缺氧可导致循环淤滞,诱发弥散性血管内凝血(DIC)。

5.消化和泌尿系统

由于缺氧使胃肠道黏膜充血水肿、糜烂渗血,严重者可发生应激性溃疡引起上消化道出血。严重呼吸衰竭可引起肝、肾功能异常,出现丙氨酸氨基转移酶、血尿素氮升高。

(四)诊断

根据患者有慢性肺部疾病史或其他导致呼吸功能障碍的疾病,如COPD、严重肺结核等,新近呼吸道感染史以及缺氧、二氧化碳潴留的临床表现,结合动脉血气分析,不难作出诊断。

血气分析在呼吸衰竭的诊断及治疗中是必不可少的检查项目,不仅可以明确呼吸衰竭的诊断,并有助于了解呼吸衰竭的性质、程度,判断治疗效果,对指导氧疗、机械通气各种参数的调节,纠正酸碱失衡和电解质紊乱均有重要意义。常用血气分析指标如下。

1.动脉血氧分压(PaO_2)

动脉血氧分压(PaO_2)是物理溶解于血液中的氧分子所产生的分压力,是决定血氧饱和度的重要因素,反映机体氧合状态的重要指标。正常值12.7~13.3 kPa(95~100 mmHg)。随着年龄增长PaO_2逐渐降低。当PaO_2<7.98 kPa(60 mmHg)可诊断为呼吸衰竭。

2.动脉血氧饱和度(SaO_2)

动脉血氧饱和度(SaO_2)是动脉血中血红蛋白实际结合的氧量与所能结合的最大氧量之比,即血红蛋白含氧的百分数,正常值为96%±3%。SaO_2作为缺氧指标不如PaO_2灵敏。

3.pH

pH 是反映体液氢离子浓度的指标。动脉血 pH 是酸碱平衡中最重要的指标,它可反映血液的酸碱度,正常值 7.35~7.45。pH 低于 7.35 为失代偿性酸中毒,大于 7.45 为失代偿性碱中毒。但 pH 的异常并不能说明酸碱失衡的性质,即是代谢性还是呼吸性;pH 在正常范围,不能说明没有酸碱失衡。

4.动脉血二氧化碳分压($PaCO_2$)

动脉血二氧化碳分压是物理溶解于血液中的二氧化碳气体的分压力。它是判断呼吸性酸碱失衡的重要指标,亦是衡量肺泡通气的可靠指标。正常值为 4.7~6.0 kPa(35~45 mmHg),平均 5.32 kPa(40 mmHg)。$PaCO_2$>6.0 kPa(45 mmHg),提示通气不足。如是原发性的,为呼吸性酸中毒;如是继发性的,可以是由于代偿代谢性碱中毒而引起的改变。如 $PaCO_2$<4.7 kPa(35 mmHg),提示通气过度,可以是原发性呼吸性碱中毒,也可以是为了代偿代谢性酸中毒而引起的继发性改变。当 $PaCO_2$>6.7 kPa(50 mmHg)时,可结合 PaO_2<8.0 kPa(60 mmHg)诊断为呼吸衰竭(Ⅱ型呼吸衰竭)。

5.碳酸氢离子(HCO_3^-)

HCO_3^- 是反映代谢方面的指标,但也受呼吸因素的影响,$PaCO_2$ 增加时 HCO_3^- 也略有增加。正常值 22~27 mmol/L,平均值 24 mmol/L。

6.剩余碱(BE)

只反映代谢的改变,不受呼吸因素影响。正常值为 -3~+3 mmol/L。血液偏碱时为正值,偏酸时为负值,BE>+3 mmol/L 为代谢性碱中毒,BE<-3 mmol/L 为代谢性酸中毒。

7.缓冲碱(BB)

指 1 升全血(以 BBb 表示)或 1 升血浆(以 BBp 表示)中所有具缓冲作用的阴离子总和,正常值:42(40~44) mmol/L。

(五)治疗

1.保持气道通畅

保持气道通畅是纠正呼吸衰竭的重要措施。

(1)清除气道分泌物:鼓励患者咳嗽,对于无力咳痰或意识障碍者应加强呼吸道护理,帮助翻身拍背。

(2)稀释痰液、化痰祛痰:痰液黏稠不易咳出者给予口服化痰祛痰药(如羧甲司坦片 1.0 每天三次或盐酸氨溴索15 mg,必要时用)或雾化吸入药物治疗。

(3)解痉平喘:对有气道痉挛者,可雾化吸入 β_2 受体激动剂或溴化异丙托品,口服氨茶碱(或静脉滴注)、沙丁胺醇、特布他林等。

(4)建立人工气道:经以上处理无效或病情危重者,应采用气管插管或气管切开,并给予机械通气辅助呼吸。机械通气的适应证:①意识障碍,呼吸不规则。②气道分泌物多而黏稠,不易排出。③严重低氧血症和/或 CO_2 潴留,危及生命[如 PaO_2≤6.0 kPa(45 mmHg),$PaCO_2$≥9.3 kPa(70 mmHg)]。④合并多器官功能障碍。在机械通气治疗过程中应密切观察病情,监测血压、心率,加强护理,随时吸痰,根据血气分析结果随时调整呼吸机治疗参数,预防并发症的发生。

2.氧疗

吸氧是治疗呼吸衰竭必需的措施。

(1)吸氧浓度:对于Ⅰ型呼吸衰竭,以缺氧为主,不伴有 CO_2 潴留,应吸入较高浓度(>35%)

的氧,使 PaO_2 提高到8.0 kPa(60 mmHg)或 SaO_2 在90%以上。对于既有缺氧又有 CO_2 潴留的 Ⅱ型呼吸衰竭,则应持续低浓度吸氧(小于35%)。因慢性呼吸衰竭失代偿者缺氧伴 CO_2 潴留是由通气不足所造成,由于 CO_2 潴留,其呼吸中枢化学感受器对二氧化碳反应性差,呼吸的维持主要靠低氧血症对颈动脉窦、主动脉体化学感受器的驱动作用。若吸入高浓度氧,首先 PaO_2 迅速上升,使外周化学感受器丧失低氧血症的刺激,解除了低氧性呼吸驱动从而抑制呼吸中枢。患者的呼吸变浅变慢, $PaCO_2$ 随之上升,严重时可陷入二氧化碳麻醉状态。

(2)吸氧的装置:一般使用双腔鼻管、鼻导管或鼻塞吸氧,吸氧浓度%=21+4×吸入氧流量(L/min)。对于慢性Ⅱ型呼吸衰竭患者,长期家庭氧疗(1～2 L/min,每天16小时以上),有利于降低肺动脉压,改善呼吸困难和睡眠,增强活动能力和耐力,提高生活质量,延长患者的寿命。

3.增加通气量、减少 CO_2 潴留

除治疗原发病、积极控制感染、通畅气道等治疗外,增加肺泡通气量是有效排出 CO_2 的关键。根据患者的具体情况,若有明显嗜睡,可给予呼吸兴奋剂,常用药物有尼可刹米与洛贝林[如5%或10%葡萄糖液300 mL+尼可刹米 0.375×(3～5)支,静脉滴注,每天1～2次]。通过刺激呼吸中枢和外周化学感受器,增加呼吸频率和潮气量以改善通气。需注意必须在气道通畅的基础上应用,且患者的呼吸肌功能基本正常,否则治疗无效且增加氧耗量和呼吸功,对脑缺氧、脑水肿、有频繁抽搐者慎用。主要适用于以中枢抑制为主、通气量不足引起的呼吸衰竭,对以肺炎、弥散性肺病变等以肺换气障碍为主的呼吸衰竭患者不宜应用。近年来尼可刹米与洛贝林这两种药物在西方国家几乎被多沙普仑取代,此药对镇静催眠药过量引起的呼吸抑制和COPD并发急性呼吸衰竭有显著的呼吸兴奋作用,对于慢性呼吸衰竭患者可口服呼吸兴奋剂,阿米三嗪 50～100 mg,一日二次,该药通过刺激颈动脉体和主动脉体的化学感受器而兴奋呼吸中枢,从而增加通气量。

4.水电解质紊乱和酸碱失衡的处理

多种因素均可导致慢性呼吸衰竭患者发生水、电解质紊乱和酸碱失衡。

(1)应根据患者心功能状态酌情补液。

(2)未经治疗的慢性呼吸衰竭失代偿的患者,常表现为单纯性呼酸或呼酸合并代谢性酸中毒,此时治疗的关键是改善通气,增加通气量,促进 CO_2 的排出,同时积极治疗代酸的病因,补碱不必太积极。如 pH 过低,可适当补碱,先一次给予5%碳酸氢钠 100～150 mL 静脉滴注,使 pH 升至 7.25 左右即可。因补碱过量有可能加重 CO_2 潴留。

(3)如经利尿剂、糖皮质激素等药物治疗,又未及时补钾、补氯,则易发生呼酸合并代谢性碱中毒,此时除积极改善通气外,应注意补氯化钾,必要时(血 pH 明显增高)可补盐酸精氨酸(10%葡萄糖液500 mL+盐酸精氨酸 10～20 g),并根据血气分析结果决定是否重复应用。

5.治疗原发病

呼吸道感染是呼吸衰竭最常见的诱因,故病因治疗首先是根据敏感致病菌选用有效抗生素,积极控制感染。

(六)预防

首先应加强慢性胸肺疾病的防治,防止肺功能逐渐恶化和呼吸衰竭的发生。已有慢性呼吸衰竭的患者应注意预防呼吸道感染。

(七)预后

取决于慢性呼吸衰竭患者原发病的严重程度及肺功能状态。

（王春燕）

第四章

消化内科疾病

第一节 胃食管反流病

一、概说

胃食管反流病（gastroesophageal reflux disease，GERD）是指胃内容物反流入食管，引起不适症状和/或并发症的一种疾病。如酸（碱）反流导致的食管黏膜破损称为反流性食管炎（reflux esophagitis，RE）。常见症状有胸骨后疼痛或烧灼感、反酸、胃灼热、恶心、呕吐、咽下困难，甚至吐血等。

本病经常和慢性胃炎，消化性溃疡或食管裂孔疝等病并存，但也可单独存在。广义上讲，凡能引起胃食管反流的情况，如进行性系统性硬化症、妊娠呕吐，以及任何原因引起的呕吐，或长期放置胃管、三腔管等，均可导致胃食管反流，引起继发性反流性食管炎。长期反复不愈的食管炎可致食管疤痕形成、食管狭窄、或裂孔疝、慢性局限性穿透性溃疡，甚至发生癌变。

2006 年中国胃食管反流病共识意见中提出 GERD 可分为非糜烂性反流病（non-erosive reflux disease，NERD）、糜烂性食管炎（erosive esophagitis，EE）和 Barrett 食管（Barrett′s esopha-gus，BE）三种类型，也可称为 GERD 相关疾病。有人认为 GERD 的三种类型相对独立，相互之间不转化或很少转化，但有些学者则认为这三者之间可能有一定相关性。

NERD 系指存在反流相关的不适症状，但内镜下未见 BE 和食管黏膜破损。

EE 系指内镜下可见食管远段黏膜破损。

BE 系指食管远段的鳞状上皮被柱状上皮所取代。

在 GERD 的三种疾病形式中，NERD 最为常见，EE 可合并食管狭窄、溃疡和消化道出血，BE 有可能发展为食管腺癌。这三种疾病形式之间相互关联和进展的关系需作进一步研究。

蒙特利尔共识意见对 GERD 进行了分类，将 GERD 的表现分为食管综合征和食管外综合征，食管外综合征再分为明确相关和可能相关。食管综合征包括以下两种。①症状综合征：典型反流综合征，反流性胸痛综合征。②伴食管破损的综合征：反流性食管炎，反流性食管狭窄，Barrett 食管，食管腺癌。食管外综合征包括以下两种。①明确相关的：反流性咳嗽综合征，反流性喉炎综合征，反流性哮喘综合征，反流性牙侵蚀综合征。②可能相关的：咽炎，鼻窦炎，特发性肺纤维化，复发性中耳炎。广泛使用 GERD 蒙特利尔定义中公认的名词将会使 GERD 的研究更加全球化。

在正常情况下,食管下端与胃交界线上 3～5 cm 范围内,有一高压带(LES)构成一个压力屏障,能防止胃内容物反流入食管。当食管下端括约肌关闭不全时,或食管黏膜防御功能破坏时,不能防止胃十二指肠内容物反流到食管,以致胃酸、胃蛋白酶、胆盐和胰酶等损伤食管黏膜,均可促使发生胃食管反流病。其中尤以 LES 功能失调引起的反流性食管炎为主要机制。

二、诊断

(一)临床表现

本病初起,可不出现症状,但有胃食管明显反流者,常出现下列自觉症状。

1.胸骨后烧灼感或疼痛

此为最早最常见的症状,表现为在胸骨后感到烧灼样不适,并向胸骨上切迹、肩胛部或颈部放射,在餐后一小时躺卧或增高腹内压时出现,严重者可使患者于夜间醒来,口服抗酸剂后迅速缓解,但一部分长期有反流症状的患者,亦可伴有挤压性疼痛,与体位或进食无关,抗酸剂不能使之缓解,进酸性或热性液体时,则反使疼痛加重。

但胃灼热亦可在食管运动障碍或心、胆囊及胃十二指肠疾病中出现,确诊仍有赖于其他客观检查。

2.胃、食管反流

表现为酸性或苦味液体反流到口腔,偶尔有食物从胃反流到口内,若严重者夜间出现反酸,可将液体或食物吸入肺内,引起阵发性咳嗽、呼吸困难及非季节性哮喘等。

3.咽下困难

初期多因炎症而有咽下轻度疼痛和阻塞不顺之感觉,进而食管痉挛,多有间歇性咽下梗阻,后期食管狭窄则咽下困难,甚至有进食后不能咽下的间断反吐现象,严重病例可呈间歇性咽下困难,伴有咽下疼痛,此时,不一定有食管狭窄,可能为食管远端的运动功能障碍,继发食管痉挛所致。

慢性患者由于持续的咽下困难,饮食减少,摄取营养不足,体重明显下降。

4.出血

严重的活动性炎症,由于黏膜糜烂出血,可出现大便潜血阳性,或吐出物带血,或引起轻度缺铁性贫血,饮酒后,出血更重。

5.消化道外症状

Delahuntg 综合征即发生慢性咽炎,慢性声带炎和气管炎等综合征。这是由于胃食管的经常性反流,对咽部和声带产生损伤性炎症,引起咽部灼酸苦辣感觉;还可以并发 Zenker 憩室和"唇烧灼"综合征,即发生口腔黏膜糜烂和舌、唇、口腔的烧灼感;反流性食管炎还可导致反复发作的咳嗽、哮喘、夜间呼吸暂停、心绞痛样胸痛。

反流性食管炎出现症状的轻重,与反流量,伴发裂孔疝的大小及内镜所见的组织病变程度均无明显的正相关,而与反流物质和食管黏膜接触时间有密切关系。症状严重者,反流时食管 pH 在 4.0 以下,而且酸清除时间明显延长。

(二)辅助检查

1.上消化道内镜检查

上消化道内镜检查有助于确定有无反流性食管炎以及有无合并症和并发症,如食管裂孔疝、食管炎性狭窄、食管癌等,结合病理活检有利于明确病变性质。但内镜下的食管炎不一定均有反流所致,还有其他病因如吞服药物、真菌感染、腐蚀剂等,需除外。一般来说,远端食管炎常常由反流引起。

2.钡餐检查

反流性食管炎患者的食管钡餐检查可显示下段食管黏膜皱襞增粗、不光滑,可见浅龛影或伴有狭窄等,食管蠕动可减弱。有时可显示食管裂孔疝,表现为贲门增宽,胃黏膜疝入食管内,尤其在头低位时,钡剂可向食管反流。卧位时如吞咽小剂量的硫酸钡,则显示多数 GERD 患者的食管体部和 LES 排钡延缓。一般来说,此项检查阳性率不高,有时难以判断病变性质。

3.食管 pH 监测

24 小时食管 pH 监测能详细显示酸反流、昼夜酸反流规律、酸反流与症状的关系以及患者对治疗的反应,使治疗个体化。其对 EE 的阳性率＞80％,对 NERD 的阳性率为 50％～75％。此项检查虽能显示过多的酸反流,也是迄今为止公认的"金标准",但也有假阴性。

4.食管测压

食管测压能显示 LESP 低下,一过性 LES 松弛情况。尤其是松弛后蠕动压低以及食管蠕动收缩波幅低下或消失,这些正是胃食管反流的运动病理基础。在 GERD 的诊断中,食管测压除帮助食管 pH 电极定位、术前评估食管功能和预测手术外,还能预测抗反流治疗的疗效和是否长期维持治疗。

5.食管胆汁反流监测

其方法是将光纤导管的探头放置 LES 上缘之上 5 cm 处,以分光光度法监测食管反流物内的胆红素含量,并将结果输回光电子系统。胆汁是十二指肠内容物的重要成分。其中含有的胆红素是胆汁中的主要的色素成分,在 453 nm 处有特殊的吸收高峰,可间接表明食管暴露于十二指肠内容物的情况。此项检查虽能间接反映十二指肠胃食管的反流情况,但有其局限性,一是胆红素不是唯一的有害物质,二是反流物中的黏液、食物颗粒、血红蛋白等的影响可出现假阳性的结果。

6.其他

对食管黏膜超微结构的研究可了解反流存在的病理生理学基础;无线食管 pH 测定可提供更长时间的酸反流检测;腔内阻抗技术的应用可监测所有反流事件,明确反流物的性质(气体、液体或气体液体混合物),与食管 pH 监测联合应用可明确反流物为酸性或非酸性以及反流物与反流症状的关系。

三、临床诊断

(一)GERD 诊断

1.临床诊断

(1)有典型的胃灼热和反流症状,且无幽门梗阻或消化道梗阻的证据,临床上可考虑为GERD。

(2)有食管外症状,又有反流症状,可考虑是反流相关或可能相关的食管外症状,如反流相关的咳嗽、哮喘。

(3)如仅有食管外症状,但无典型的胃灼热和反流症状,尚不能诊断为 GERD。宜进一步了解食管外症状发生的时间、与进餐和体位的关系以及其他诱因。需注意有无重叠症状(如同时有GERD 和肠易激综合征或功能性消化不良)、焦虑、抑郁状态、睡眠障碍等。

2.上消化道内镜检查

由于我国是胃癌、食管癌的高发国家,内镜检查已广泛开展,因此,对于拟诊患者一般先进行内镜检查,特别是症状发生频繁、程度严重,伴有报警征象、或有肿瘤家族史,或患者很希望内镜检查时。上消化道内镜检查有助于确定有无反流性食管炎及有无合并症和并发症,如食管裂孔疝、食管炎性狭窄以及食管癌等;有助于 NERD 的诊断;先行内镜检查比先行诊断性治疗,能够有效地缩短诊断时间。对食管黏膜破损者,可按 1994 年洛杉矶会议提出的分级标准,将内镜下食管病变严重程度分为 A～D 级。A 级:食管黏膜有一个或几个<5 mm 的黏膜损伤。B 级:同A 级外,连续病变黏膜损伤>5 mm。C 级:非环形的超过两个皱襞以上的黏膜融合性损伤(范围<75％食管周径)。D 级:广泛黏膜损伤,病灶融合,损伤范围>75％食管周径或全周性损伤。

3.诊断性治疗

对拟诊患者或疑有反流相关食管外症状的患者,尤其是上消化道内镜检查阴性时,可采用诊断性治疗。

质子泵抑制剂(PPI)诊断性治疗(PPI 试验)已被证实是行之有效的方法。建议服用标准剂量 PPI 一日 2 次,疗程 1～2 周。服药后如症状明显改善,则支持酸相关 GERD 的诊断;如症状改善不明显,则可能有酸以外的因素参与或不支持诊断。

PPI 试验不仅有助于诊断 GERD,同时还启动了治疗。其本质在于 PPI 阳性与否充分强调了症状与酸之间的关系,是反流相关的检查。PPI 阴性有以下几种可能:①抑酸不充分;②存在酸以外因素诱发的症状;③症状不是反流引起的。

PPI 试验具有方便、可行、无创和敏感性高的优点,缺点是特异性较低。

(二)NERD 诊断

1.临床诊断

NERD 主要依赖症状学特点进行诊断,典型的症状为胃灼热和反流。患者以胃灼热症状为主诉时,如能排除可能引起胃灼热症状的其他疾病,且内镜检查未见食管黏膜破损,可作出 NERD 的诊断。

2.相关检查

内镜检查对 NERD 的诊断价值在于可排除 EE 或 BE 以及其他上消化道疾病,如溃疡或胃癌。

3.诊断性治疗

PPI 试验是目前临床诊断 NERD 最为实用的方法。PPI 治疗后,胃灼热等典型反流症状消失或明显缓解提示症状与酸反流相关,如内镜检查无食管黏膜破损的证据,临床可诊断为NERD。

(三)BE 诊断

1.临床诊断

BE 本身通常不引起症状,临床主要表现为 GERD 的症状,如胃灼热、反流、胸骨后疼痛、吞咽困难等。但约 25％的患者无 GERD 症状,因此在筛选 BE 时不应仅局限于有反流相关症状的人群,行常规胃镜检查时,对无反流症状的患者也应注意有无 BE 存在。

2.内镜诊断

BE 的诊断主要根据内镜检查和食管黏膜活检结果。如内镜检查发现食管远端有明显的柱状上皮化生并得到病理学检查证实时,即可诊断为 BE。其分型有按内镜下表现:如下。①全周型:红色黏膜向食管延伸,累及全周,与胃黏膜无明显界限,游离缘距 LES 在 3 cm 以上。②岛型:齿状线1 cm以上出现斑片状红色黏膜。舌型:与齿状线相连,伸向食管呈火舌状。

按柱状上皮化生长度分为:①长段BE:上皮化生累及食管全周,且长度≥3 cm。②短段BE:柱状上皮化生未累及食管全周,或虽累及全周,但长度<3 cm。

内镜表现:如下。①SCJ内镜标志:食管鳞状上皮表现为淡粉色光滑上皮,胃柱状上皮表现为橘红色,鳞、柱状上皮交界处构成的齿状Z线,即为SCJ。②EGJ内镜标志:为管状食管与囊状胃的交界处,其内镜下定位的标志为最小充气状态下胃黏膜皱襞的近侧缘和/或食管下端纵行栅栏样血管末梢。③明确区分SCJ及EGJ:这对于识别BE十分重要,因为在解剖学上EGJ与内镜观察到的SCJ并不一致,且反流性食管炎黏膜在外观上可与BE混淆,所以确诊BE需病理活检证实。④BE内镜下典型表现:EGJ近端出现橘红色柱状上皮,即SCJ与EGJ分离。BE的长度测量应从EGJ开始向上至SCJ。内镜下亚甲蓝染色有助于对灶状肠化生的定位,并能指导活检。

3.病理学诊断

(1)活检取材。

推荐使用四象限活检法,即常规从EGJ开始向上以2 cm的间隔分别在4个象限取活检;对疑有BE癌变者应向上每隔1 cm在4个象限取活检对有溃疡、糜烂、斑块、小结节狭窄和其他腔内异常者,均应取活检行病理学检查。

(2)组织分型。

贲门腺型:与贲门上皮相似,有胃小凹和黏液腺,但无主细胞和壁细胞。

胃底腺型:与胃底上皮相似,可见主细胞和壁细胞,但BE上皮萎缩较明显,腺体较少且短小,此型多分布于BE远端近贲门处。

特殊肠化生型:又称Ⅲ型肠化生或不完全小肠化生型,分布于鳞状细胞和柱状细胞交界处,化生的柱状上皮中可见杯状细胞为其特征性改变。

(3)BE的异型增生。

低度异型增生(low grade dysplasia,LGD):由较多小而圆的腺管组成,腺上皮细胞拉长,细胞核染色质浓染,核呈假复层排列,黏液分泌很少或不分泌,增生的细胞可扩展至黏膜表面。

高度异型增生(high grade dysplasia,HGD):腺管形态不规则,呈分支或折叠状,有些区域失去极性。与LGD相比,HGD细胞核更大、形态不规则且呈簇状排列,核膜增厚,核仁呈明显双嗜性,间质无浸润。

四、鉴别诊断

(一)反流性食管炎

两病可合并存在,在临床上,两者均可出现反流性症状,如胃灼热感、反酸、咽下困难及出血等。也可因腹内压或胃内压增高而加重症状。但反流性食管炎症状仅限于胃食管反流现象。而食管裂孔疝不但影响食管,也侵及附近神经,甚至影响心肺功能,故其反流症状较重,胸骨后可出现明显疼痛,也可出现咽部异物感和阵发性心律不齐。而在诊断上,食管裂孔疝主要依靠X线钡餐,而反流性食管炎主要依靠内镜。

(二)食管贲门黏膜撕裂综合征

前者最典型的病史是先有干呕或呕吐正常胃内容物一次或多次,随后呕吐新鲜血液,诊断主要靠内镜。由于浅表的撕裂病损,在出血后 48～72 小时内多数已愈合,因此应及时作内镜检查。

(三)食管贲门失弛缓症

这是一种食管的神经肌肉功能障碍性疾病,也可出现如反流性食管炎样的食物反流、吞咽困难及胸骨后疼痛等症状。但本症多见于 20～40 岁的年轻患者,发病常与情绪波动及冷饮有关。X 线钡餐检查,可见鸟嘴状及钡液平面等特征性改变。食管压力测定可观察到食管下端 2/3 无蠕动,吞咽时 LES 压力比静止压升高 1.33 kPa,并松弛不完全,必要时可做内镜检查,以排除其他疾病。

(四)弥漫性食管痉挛

也可伴有吞咽困难和胸骨后疼痛,是一种食管下端 2/3 无蠕动而又强烈收缩的疾病,一般不常见,可发生任何年龄。食管钡餐检查可见"螺旋状食管",即食管收缩时食管外观呈锯齿状。食管测压试验可观察到反复非蠕动性高幅度持久的食管收缩。

(五)食管癌

以进行性咽下困难为典型症状,出现胃灼热和反酸的症状较少,但若由于癌瘤的糜烂及溃疡形成或伴有食管炎症,亦可见到胸骨后烧灼痛,一般进行食管 X 线钡餐检查,或食管镜检查,不难与反流性食管炎作出鉴别。

五、并发症

(一)食管并发症

1.反流性食管炎

反流性食管炎是内镜下可见远段食管黏膜的破损,甚至出现溃疡,是胃食管反流病食管损伤的最常见后果和表现。

2.Barrett 食管

多发生于鳞状上皮与柱状上皮交界处。蒙特利尔定义认为,当内镜疑似食管化生活检发现柱状上皮时,应诊断为 Barrett 食管,并具体说明是否存在肠型化生。

3.食管狭窄和出血

反流性食管狭窄是严重反流性疾病的结果。长期食管炎症由于疤痕形成而致食管狭窄,表现为吞咽困难,反胃和胸骨后疼痛,狭窄多发生于食管下段。GERD 引起的出血罕见,主要见于食管溃疡者。

4.食管腺癌

蒙特利尔共识意见明确指出食管腺癌是 GERD 的并发症,食管腺癌的危险性与胃灼热的频率和时间成正比,慢性 GERD 症状增加食管腺癌的危险性。长节段 Barrett 食管伴化生是食管腺癌最重要的、明确的危险因素。

(二)食管外并发症

反流性食管炎由于反流的胃液侵袭咽部、声带和气管,引起慢性咽炎、声带炎和气管炎,甚至吸入性肺炎。

六、治疗

参照 2006 年"中国胃食管反流病治疗共识意见"进行治疗。

（一）改变生活方式

抬高床头、睡前 3 小时不再进食、避免高脂肪食物、戒烟酒、减少摄入可以降低食管下段括约肌（LES）压力的食物（如巧克力、薄荷、咖啡、洋葱、大蒜等）。减轻体质量可减少 GERD 患者反流症状。

（二）抑制胃酸分泌

抑制胃酸的药物包括 H_2 受体阻滞剂（H_2-RA）和质子泵抑制剂（PPI）等。

1.初始治疗的目的是尽快缓解症状,治愈食管炎

（1）H_2-RA 仅适用于轻至中度 GERD 治疗。H_2-RA（西咪替丁、雷尼替丁、法莫替丁等）治疗反流性 GERD 的食管炎愈合率为 $50\%\sim60\%$,胃灼热症状缓解率为 50%。

（2）PPI 是 GERD 治疗中最常用的药物,伴有食管炎的 GERD 治疗首选。临床奥美拉唑、兰索拉唑、泮托拉唑、雷贝拉唑和埃索美拉唑可供选用。在标准剂量下,新一代 PPI 具有更强的抑酸作用。

PPI 治疗糜烂性食管炎的内镜下 4 周、8 周愈合率分别为 80% 和 90% 左右,PPI 推荐采用标准剂量,疗程 8 周。部分患者症状控制不满意时可加大剂量或换一种 PPI。

（3）非糜烂性反流病（NERD）治疗的主要药物是 PPI。由于 NERD 发病机制复杂,PPI 对其症状疗效不如糜烂性食管炎,但 PPI 是治疗 NERD 的主要药物,治疗的疗程应不少于 8 周。

2.维持治疗是巩固疗效、预防复发的重要措施

GERD 是一种慢性疾病,停药后半年的食管炎与症状复发率分别为 80% 和 90%,故经初始治疗后,为控制症状、预防并发症,通常需采取维持治疗。

目前维持治疗的方法有 3 种:维持原剂量或减量、间歇用药、按需治疗。采取哪一种维持治疗方法,主要根据患者症状及食管炎分级来选择药物与剂量,通常严重的糜烂性食管炎（LAC-D级）需足量维持治疗,NERD 可采用按需治疗。H_2-RA 长期使用会产生耐受性,一般不适合作为长期维持治疗的药物。

（1）原剂量或减量维持。维持原剂量或减量使用 PPI,每天 1 次,长期使用以维持症状持久缓解,预防食管炎复发。

（2）间歇治疗。PPI 剂量不变,但延长用药周期,最常用的是隔天疗法。3 天 1 次或周末疗法因间隔太长,不符合 PPI 的药代动力学,抑酸效果较差,不提倡使用。在维持治疗过程中,若症状出现反复,应增至足量 PPI 维持。

（3）按需治疗。按需治疗仅在出现症状时用药,症状缓解后即停药。按需治疗建议在医师指导下,由患者自己控制用药,没有固定的治疗时间,治疗费用低于维持治疗。

3.Barrett 食管（BE）治疗

虽有文献报道 PPI 能延缓 BE 的进程,尚无足够的循证依据证实其能逆转 BE。BE 伴有糜烂性食管炎及反流症状者,采用大剂量 PPI 治疗,并长期维持治疗。

4.控制夜间酸突破（NAB）

NAB 指在每天早、晚餐前服用 PPI 治疗的情况下,夜间胃内 pH<4 持续时间>1 小时。控制 NAB 是治疗 GERD 的措施之一。治疗方法包括调整 PPI 用量、睡前加用 H_2-RA、应用血浆半衰期更长的 PPI 等。

（三）对 GERD 可选择性使用促动力药物

在 GERD 的治疗中,抑酸药物治疗效果不佳时,考虑联合应用促动力药物,特别是对于伴有

胃排空延迟的患者。

（四）手术与内镜治疗应综合考虑，慎重决定

GERD 手术与内镜治疗的目的是增强 LES 抗反流作用，缓解症状，减少抑酸剂的使用，提高患者的生活质量。

BE 伴高度不典型增生、食管严重狭窄等并发症，可考虑内镜或手术治疗。

（徐永红）

第二节 食管贲门失弛缓症

食管贲门失弛缓症又称贲门痉挛，该症是由食管下端括约肌（LES）高压和吞咽时松弛不良，食物入胃受阻引起的。本病多发生于 20～40 岁，男女发病率相等。病因尚不明确，认为本病属神经源性疾病，食管壁内神经丛损害退行性变，自主神经功能失调，或血管活性肠肽在食管括约肌降低，致食管平滑肌张力增加，引起贲门失弛。

一、病因、发病机制与病理

病因尚不明确。研究发现本病时食管壁肌间神经丛和 LES 内神经节细胞变性、数量减少甚至完全消失，脑干背侧迷走神经核亦呈类似表现，迷走神经干变性。LES 压力明显增高，在吞咽后也不降低。同时，食管蠕动也发生障碍，变得弱而不协调，不能有效地推进食物。LES 对胃泌素的敏感性增强，这可能与 LES 的去神经有关。

病理上，食管扩张，管壁变薄，黏膜常见炎性改变，有时可见溃疡。组织学检查食管壁肌间神经丛变性，神经节细胞减少或缺如。LES 一般并不肥厚。

二、诊断

（一）临床表现

吞咽困难是常见最早出现的症状，早期呈间歇性，时轻时重，后期转为持续性，咽下固体和液体食物同样困难。常因情绪波动，进食过冷、过快或刺激性食物诱发。可出现胸骨后及中上腹隐痛或剧痛，并可放射至胸背部、心前区和上肢，有时酷似心绞痛，常有食物反流，出现呕吐；呕吐物混有大量黏液和唾液，平卧时尤为明显。入睡后反流可并发吸入性肺炎。后期因食管极度扩张可引起干咳、气急、发绀、声嘶等。可继发食管炎症，出现糜烂、溃疡、出血等。

（二）实验室及辅助检查

1.X 线检查

食管扩张明显时，胸部 X 线平片显示纵隔增宽，并可见液平面。吞钡检查时钡剂进入食管后不能顺利通过贲门。食管下端变细，呈漏斗状，亦有称鸟嘴状，边缘光滑。食管体部扩张，严重者因食管弯曲、延长而形成乙字状。X 线钡餐检查为本病的主要检查方法，并可与癌肿、食管裂孔疝、反流性食管炎等其他疾病相鉴别。

2.食管测压

正常人吞咽后，食管体部出现由上向下传导的推进性蠕动波，同时 LES 完全松弛。贲门失弛症患者吞咽后,食管体部出现低幅同步收缩波,而非推进性的蠕动波;LES 压力非但不降低,反而升高。食管内压高于胃内压力。食管测压可以在疾病的早期、X 线检查尚无典型改变之前就出现异常,具有早期诊断价值。

3.内镜检查

内镜检查可见食管体部扩张或弯曲变形,其内可存留有未消化的食物和液体。食管黏膜可有充血、糜烂。LES 持续关闭,但镜身不难通过,以此可与器质性狭窄相鉴别。结合活组织检查,可以排除由食管癌或贲门癌所致者。

三、治疗

(一)内科疗法

1.一般治疗

少食多餐,避免进食过快及食用过冷、过热或刺激性食物,解除精神紧张,必要时可予以镇静剂。

2.药物治疗

发作时舌下含硝酸甘油 0.3～0.6 mg,或口服双环维林 30 mg,可使痉挛缓解;溴丙胺太林(普鲁苯辛)20～40 mg静脉滴注,可促进食物排空;也可试用硝苯地平、肼曲嗪、前列腺素 E。

3.插管吸引

食管极度扩张者应每晚睡前行食管插管吸引。

(二)扩张治疗

用探条或囊式扩张器扩张,可缓解梗阻症状,但常需反复扩张。

(三)内镜下括约肌内注射

在食管下括约肌呈现玫瑰花环处,即鳞状细胞和柱状细胞连接处,用注射硬化剂治疗针注入含 20 U 肉毒杆菌毒素的盐水 1 mL,总量 80 U,术后当天稍候即可进食。

(四)手术治疗

内科治疗无效或食管下段重度收缩者及并发良性狭窄或食管癌时,应采取手术治疗,常用食管贲门黏膜下肌层纵行切开术。

(徐永红)

第三节　Barrett 食管

Barrett 食管(Barrett esophagus,BE)是指食管远端正常的复层鳞状上皮被单层柱状上皮所替代的病理现象。Barrett 溃疡是 Barrett 食管发生类似胃的消化性溃疡称食管消化性溃疡。

1950 年,Norman Barrett 首先观察到此种现象,因此得名,又称 Barrett 病。其确切发病率至今尚不清楚,BE 多见于 45 岁以上成人,男女之比约为 4：1。根据食管远端柱状上皮覆盖的长度可将 BE 分为不短于 3 cm 的长段型和短于 3 cm 的短段型。

近年来,BE 之所以备受人们关注,是因为其与食管腺癌的发生密切相关,Barrett 食管是食管腺癌的主要癌前病变。研究报道 BE 的癌变率为每年 $1/104$,较一般人群高 30～125 倍,80%

的食管腺癌发生于 BE,而 40％的食管-胃交界处腺癌与 BE 有关。

一、病因及发病机制

Barrett 食管的柱状上皮形成可分为先天性和后天获得性两种。前者是由于来源于前肠的胚胎食管柱状上皮未被鳞状上皮全部取代而形成,鳞状化不全可发生于食管的任何部位,以食管中下段常见;后者则主要与胃食管反流(gastro esophageal reflux,GER)有关,多见于食管下段。

目前认为,凡能引起胃食管反流病的原因都可以成为 BE 的病因,包括胃酸、胃蛋白酶、十二指肠液、胆汁反流和食管下端括约肌(lower esophageal sphincter,LES)压力降低等。研究表明,上述反流液的各种成分均可造成食管下段黏膜发生炎症或形成溃疡,在损伤修复过程中,多能干细胞发生分化,以适应局部的环境变化,由耐酸的柱状上皮取代了鳞状上皮,从而形成 BE。然而并非所有胃食管反流患者均发生 BE,一般认为,反流发生得越早,持续时间越长或合并其他并发症(包括食管炎、狭窄、溃疡)者越易发生 BE。

此外,其他一些引起反流的因素如硬皮病、失弛缓症、胃切除术后、吸烟、饮酒等亦与 BE 的发生有关。近年来有学者认为食管幽门螺杆菌(Hp)感染与 BE 的发生也有关系,BE 患者 Hp 感染率可达 51％,而单纯反流组仅 8.3％。但也有研究发现在 BE 部位未能检出 Hp,而且还认为Hp 感染可保护机体不发生 BE。因此 BE 与 Hp 感染的关系尚待进一步研究。

二、病理

BE 的主要病理特点是柱状上皮从胃向上延伸到食管下段 1/3～1/2,多限于食管下段 6 cm以内,而黏膜下层及肌层结构正常,其柱状上皮有 3 种组织学类型。

(一)胃底腺型(完全胃化生)

类似胃底胃体上皮,含有小凹和黏液腺,具有主细胞及壁细胞,能够分泌胃酸和胃蛋白酶原,但与正常黏膜相比,这些腺体稀少且短小。

(二)胃贲门交界型(不完全胃化生)

以贲门黏液腺为特征,表面有小凹和绒毛,小凹及腺体表面由分泌黏液的细胞所覆盖,其中缺乏主细胞和壁细胞。

(三)特殊型柱状上皮(不完全肠化生)

类似于小肠上皮,表面有绒毛及陷窝,由柱状细胞和杯状细胞组成。柱状细胞与正常小肠吸收细胞不同,无明确的刷状缘,胞质顶端含有糖蛋白分泌颗粒,不具备脂肪吸收功能,此型最常见。

Barrett 食管可形成溃疡,称为 Barrett 溃疡,被认为是食管腺癌的癌前病变。BE 溃疡较深陷,故容易穿孔。如溃疡穿透食管壁,可并发胸膜和纵隔化脓感染或纵隔组织纤维化和周围淋巴结炎。

三、临床表现

Barrett 食管本身无症状,当呈现 Barrett 食管炎、溃疡、狭窄、癌变等时,才出现相应的临床症状。主要症状为非心源性胸骨后疼痛、吞咽困难、反酸、胃灼热、嗳气、呕吐,反流物误入呼吸道发生夜间阵发性呛咳、窒息及肺部感染等,当出现食管狭窄时,突出的症状为咽下困难,可并发上消化道出血、穿孔,特殊型 Barrett 上皮易发生癌变。癌变率为 2.5％～41％,平均 10％。癌变与化生上皮本身处于不稳定状态,如细胞动力学表现上皮细胞增殖周期加快;Barrett 上皮与肿瘤组织的酶学特征相同,如鸟氨酸脱羧酶活性处于高水平;上皮细胞黏液组织学的改变;超微结构中其上皮核结构的异型性变化等有关。

四、诊断

本病的诊断主要根据内镜和食管黏膜活检。

(一)内镜检查

内镜检查是诊断本病的可靠手段。内镜下较易确认 Barrett 黏膜,正常食管黏膜为粉红带灰白,而柱状上皮似胃黏膜为橘红色,两者有显著差异。内镜下 BE 可分为 3 型。

1.全周型

红色黏膜向食管延伸累及全周,与胃黏膜无明显界限,其游离缘距食管下括约肌 3 cm 以上。

2.岛型

齿状线 1 cm 处以上出现斑片状红色黏膜。

3.舌型

与齿状线相连,伸向食管呈半岛状。在 Barrett 上皮可以出现充血、水肿、糜烂或溃疡,反复不愈的溃疡可引起食管狭窄。

(二)组织学检查

BE 的确诊要依赖于组织学活检,因此内镜检查时取材的部位和深度非常重要,在食管下端括约肌上方根据 BE 黏膜的特殊色泽取材。对于长段 BE,每隔 2 cm 取材 1 次,短段 BE 则沿周径局部取材几次。近年随着多种辅助手段的应用,使组织取材更为准确和方便,BE 诊断的准确率明显提高。使用普鲁士蓝、复方卢戈液、靛卡红、紫罗兰晶体喷洒局部黏膜,可确定特异性柱状上皮及异型增生,敏感性为70%～95%,而且价廉、方便。

(三)其他检查

采用高分辨率的腔内超声扫描(HRES)检测食管黏膜变化,超声下 BE 表现为黏膜第二低回声层比第一高回声层厚,且与病理诊断相关性好。此外,放大内镜、荧光分光镜及弹性散射分光镜等也都利于 BE 诊断。

五、癌变监测

Barrett 食管 BE 发展成腺癌的机制仍不明确,因此对 BE 患者动态监测十分重要。费用-效果研究推荐,每 2 年复查 1 次内镜。对活检显示轻度异型增生者可继续内科治疗,并每 3～6 个月做 1 次胃镜检查,如活检显示重度异型增生,应在 2 周内复查胃镜,如仍显示为重度异型增生或有黏膜内癌,应及时进行手术治疗。

除了内镜外,还可应用一些酶学或分子生物学指标帮助监测病情变化,以便早期治疗。使用流式细胞技术测定细胞核 DNA 含量变化,若发现细胞染色质显示非整倍体或四倍体时,提示 BE 合并异型增生或腺癌;在轻度异型增生患者中,如 $p53$ 阳性,则可能进一步发生重度异型增生或腺癌;CD95 是细胞膜蛋白神经生长因子家族的一员,免疫组化染色时,BE 黏膜显示在上皮细胞膜上有着色,而腺癌则在细胞质中显色;端粒酶、COX-2、bcl-2 和 fas 表达增加,上皮钙黏蛋白表达降低都与 BE 的发生、发展有关。

六、治疗

BE 治疗的目的是缓解和消除症状,逆转食管柱状上皮为鳞状上皮,预防和治疗并发症,降低食管腺癌的发病率。

(一)一般治疗

宜进食易于消化的食物,避免诱发症状的体位和食用有刺激性食物,超重者应减肥。

(二)药物治疗

1.质子泵抑制剂(PPI)

PPI 为内科治疗首选药物,剂量宜较大,如奥美拉唑(洛赛克)20～40 mg,每天 2 次口服,症状控制后以小剂量维持治疗,疗程半年以上。有证据表明,PPI 长期治疗后可缩短 Barrett 黏膜长度,部分病例BE 黏膜上有鳞状上皮覆盖,提示 PPI 能使 BE 部分逆转,但很难达到完全逆转。PPI 治疗还可使 BE 中肠化生及异型增生消退,表明 PPI 可阻止 BE 病情发展,增加鳞状上皮逆转的机会,减少恶性变的危险。

2.促动力药(多潘立酮,西沙必利等)

此类药物能减少胃食管反流,控制症状,但疗程较长。如多潘立酮 10～20 mg,每天 3～4 次,常与 PPI 同时应用,以增加疗效。

3.其他

如硫糖铝、蒙脱石散(思密达)等黏膜保护剂亦有一定疗效,可改善症状,与 PPI 合用效果更佳。

(三)内镜治疗

随着内镜治疗技术的发展,近年来内镜下消融治疗(endoscopic ablation therapies,EATs)已应用于临床。

EATs 可分为热消融、化学消融和机械消融三大类。热消融又包括多极电凝术(MPEC)、氩光凝固法(APC)和激光(KTP、YAG 等)。化学消融主要指光动力学治疗(PDT),其基本原理为先将光敏剂如血紫质等静脉注射使其定位于食管的化生或异型增生或腺癌上皮,通过非热力的光化学反应而致局部组织坏死。本方法的缺点是可引起皮肤光变态反应。最近有报道应用特异性强的无皮肤光敏的 5-氨基乙酰丙酸(ALA)治疗伴有异型增生或黏膜内癌的病例,可使不典型增生 100%消失,黏膜内癌治愈率为 72%,平均随访 9 个月。机械消融则在内镜下运用萃吸、切除等方法。

EATs 加 PPI 抑酸治疗是目前治疗 BE 及 BE 伴异型增生的有效方法,使 BE 上皮消失或逆转为鳞状上皮,疗效为 70%～100%,并发症发生率较低。但 EATs 使用时间不长,病例数不多,随访时间较短,其疗效还需时间检验,而且对化生上皮逆转后能否降低腺癌发生率尚待进一步评价。

有明显食管狭窄者可进行食管探条或球囊扩张术,但其疗效较短暂,可能需多次扩张。

(四)外科治疗

手术适应证为:①BE 伴严重的症状性反流,内科治疗无效;②食管狭窄经扩张治疗无效;③难治性溃疡;④重度异型增生或癌变。

手术方式有多种,一般选择 Nissen 胃底折叠术,对重度异型增生或癌变者宜作食管切除术。对于抗反流手术的治疗效果目前尚存在争议。一些学者认为,虽然抗反流手术能够缓解反流症状,使溃疡愈合和改善狭窄,但不能逆转 BE 上皮,更不能逆转异型增生进展为腺癌。但另有学者报道,经腹或腹腔镜下抗反流手术不仅可缓解症状,而且可稳定柱状上皮覆盖范围,控制异型增生的发展,甚至可使异型柱状上皮逆转为鳞状上皮,降低 BE 癌变的危险。看来抗反流手术的疗效还有待大量临床研究进一步证实。

(徐永红)

第四节 急 性 胃 炎

急性胃炎是由多种不同的病因引起的急性胃黏膜炎症,包括急性单纯性胃炎、急性糜烂出血性胃炎和吞服腐蚀物引起的急性腐蚀性胃炎与胃壁细菌感染所致的急性化脓性胃炎。其中,临床意义最大和发病率最高的是以胃黏膜糜烂、出血为主要表现的急性糜烂出血性胃炎。

一、流行病学

迄今为止,目前国内外尚缺乏有关急性胃炎的流行病学调查。

二、病因

急性胃炎的病因众多,大致有外源性和内源性两大类,包括急性应激、化学性损伤(如药物、酒精、胆汁、胰液)和急性细菌感染等。

(一)外源性因素

1.药物

各种非甾体类抗炎药(NSAIDs),包括阿司匹林、吲哚美辛、吡罗昔康和多种含有该类成分复方药物。另外,糖皮质激素和某些抗生素及氯化钾等均可导致胃黏膜损伤。

2.酒精

主要是大量酗酒可致急性胃黏膜胃糜烂甚至出血。

3.生物性因素

沙门菌、嗜盐菌和葡萄球菌等细菌或其毒素可使胃黏膜充血水肿和糜烂。Hp 感染可引起急、慢性胃炎,发病机制类似,将在慢性胃炎节中叙述。

4.其他

某些机械性损伤(包括胃内异物或胃柿石等)可损伤胃黏膜。放射疗法可致胃黏膜受损。偶可见因吞服腐蚀性化学物质(强酸或强碱或甲酚及氯化汞、砷、磷等)引起的腐蚀性胃炎。

(二)内源性因素

1.应激因素

多种严重疾病如严重创伤、烧伤或大手术及颅脑病变和重要脏器功能衰竭等可导致胃黏膜缺血、缺氧而损伤。通常称为应激性胃炎,如果是脑血管病变、头颅部外伤和脑手术后引起的胃十二指肠急性溃疡称为 Cushing 溃疡,而大面积烧灼伤所致溃疡称为 Curling 溃疡。

2.局部血供缺乏

局部血供缺乏主要是腹腔动脉栓塞治疗后或少数因动脉硬化致胃动脉的血栓形成或栓塞引起供血不足。另外,还可见于肝硬化门静脉高压并发上消化道出血者。

3.急性蜂窝织炎或化脓性胃炎

此两者甚少见。

三、病理生理学和病理组织学

(一)病理生理学

胃黏膜防御机制包括黏膜屏障、黏液屏障、黏膜上皮修复、黏膜和黏膜下层丰富的血流、前列腺素和肽类物质(表皮生长因子等)和自由基清除系统。上述结果破坏或保护因素减少,使胃腔中的 H^+ 逆弥散至胃壁,肥大细胞释放组胺,则血管充血甚或出血、黏膜水肿及间质液渗出,同时可刺激壁细胞分泌盐酸、主细胞分泌胃蛋白酶原。若致病因子损及腺颈部细胞,则胃黏膜修复延迟、更新受阻而出现糜烂。

严重创伤、大手术、大面积烧伤、脑血管意外和严重脏器功能衰竭及休克或者败血症等所致的急性应激的发生机制为:急性应激→皮质-垂体前叶-肾上腺皮质轴活动亢进、交感-副交感神经系统失衡→机体的代偿功能不足→不能维持胃黏膜微循环的正常运行→黏膜缺血、缺氧→黏液和碳酸氢盐分泌减少及内源性前列腺素合成不足→黏膜屏障破坏和氢离子反弥散→降低黏膜内pH→进一步损伤血管与黏膜→糜烂和出血。

NSAIDs 所引起者则为抑制环加氧酶(COX)致使前列腺素产生减少,黏膜缺血缺氧。氯化钾和某些抗生素或抗肿瘤药等则可直接刺激胃黏膜引起浅表损伤。

乙醇可致上皮细胞损伤和破坏,黏膜水肿、糜烂和出血。另外,幽门关闭不全、胃切除(主要是 Billroth Ⅱ 式)术后可引起十二指肠-胃反流,则此时由胆汁和胰液等组成的碱性肠液中的胆盐、溶血磷脂酰胆碱、磷脂酶 A 和其他胰酶可破坏胃黏膜屏障,引起急性炎症。

门静脉高压可致胃黏膜毛细血管和小静脉扩张及黏膜水肿,组织学表现为只有轻度或无炎症细胞浸润,可有显性或非显性出血。

(二)病理学改变

急性胃炎主要病理和组织学表现以胃黏膜充血、水肿,表面有片状渗出物或黏液覆盖为主。黏膜皱襞上可见局限性或弥漫性陈旧性或新鲜出血与糜烂,糜烂加深可累及胃腺体。

显微镜下则可见黏膜固有层多少不等的中性粒细胞、淋巴细胞、浆细胞和少量嗜酸性粒细胞浸润,可有水肿。表面的单层柱状上皮细胞和固有腺体细胞出现变性与坏死。重者黏膜下层亦有水肿和充血。

对于腐蚀性胃炎若接触了高浓度的腐蚀物质且长时间,则胃黏膜出现凝固性坏死、糜烂和溃疡,重者穿孔或出血甚至腹膜炎。

另外少见的化脓性胃炎可表现为整个胃壁(主要是黏膜下层)炎性增厚,大量中性粒细胞浸润,黏膜坏死。可有胃壁脓性蜂窝织炎或胃壁脓肿。

四、临床表现

(一)症状

部分患者可有上腹痛、腹胀、恶心、呕吐和嗳气及食欲缺乏等。如伴胃黏膜糜烂出血,则有呕血和/或黑便,大量出血可引起出血性休克。有时上腹胀气明显。细菌感染导致者可出现腹泻等。并有疼痛、吞咽困难和呼吸困难(由于喉头水肿)。腐蚀性胃炎可吐出血性黏液,严重者可发生食管或胃穿孔,引起胸膜炎或弥漫性腹膜炎。化脓性胃炎起病常较急,有上腹剧痛、恶心和呕吐、寒战和高热,血压可下降,出现中毒性休克。

(二)体征

上腹部压痛是常见体征,尤其多见于严重疾病引起的急性胃炎出血者。腐蚀性胃炎因口腔黏膜、食管黏膜和胃黏膜都有损害,口腔、咽喉黏膜充血、水肿和糜烂。化脓性胃炎有时体征酷似急腹症。

五、辅助检查

急性糜烂出血性胃炎的确诊有赖于急诊胃镜检查,一般应在出血后 24～48 小时内进行,可见到以多发性糜烂、浅表溃疡和出血灶为特征的急性胃黏膜病损。黏液糊或者可有新鲜或陈旧血液。一般急性应激所致的胃黏膜病损以胃体、胃底部为主,而 NSAIDs 或酒精所致的则以胃窦部为主。注意 X 线钡剂检查并无诊断价值。出血者做呕吐物或大便隐血试验,红细胞计数和血红蛋白测定。感染因素引起者,做白细胞计数和分类检查、大便常规检查和培养。

六、诊断和鉴别诊断

主要由病史和症状作出拟诊,经胃镜检查可得以确诊。但吞服腐蚀物质者禁忌胃镜检查。有长期服用 NSAIDs、酗酒及临床重危患者,均应想到急性胃炎的可能。对于鉴别诊断,腹痛为主者,应通过反复询问病史与急性胰腺炎、胆囊炎和急性阑尾炎等急腹症甚至急性心肌梗死相鉴别。

七、治疗

(一)基础治疗

基础治疗包括给予镇静、禁食、补液、解痉、止吐等对症支持治疗。此后给予流质或半流质饮食。

(二)针对病因治疗

针对病因治疗包括根除 Hp、去除 NSAIDs 或乙醇等诱因。

(三)对症处理

表现为反酸、上腹隐痛、烧灼感和嘈杂者,给予 H_2 受体拮抗药或质子泵抑制剂。以恶心、呕吐或上腹胀闷为主者可选用甲氧氯普胺、多潘立酮或莫沙必利等促动力药。以痉挛性疼痛为主者,可给予莨菪碱等药物进行对症处理。

有胃黏膜糜烂、出血者,可用抑制胃酸分泌的 H_2 受体阻滞剂或质子泵抑制剂外,还可同时应用胃黏膜保护药如硫糖铝或铝碳酸镁等。

对于较大量的出血则应采取综合措施进行抢救。当并发大量出血时,可以冰水洗胃或在冰水中加去甲肾上腺素(每 200 mL 冰水中加 8 mL),或同管内滴注碳酸氢钠,浓度为 1 000 mmol/L,24 小时滴 1 L,使胃内 pH 保持在 5 以上。凝血酶是有效的局部止血药,并有促进创面愈合作用,大剂量时止血作用显著。常规的止血药,如卡巴克络、抗血栓溶芳酸和酚磺乙胺等可静脉应用,但效果一般。内镜下止血往往可收到较好效果。

其他具体的药物请参照"慢性胃炎"和"消化性溃疡"的部分章节。

八、并发症的诊断、预防和治疗

急性胃炎的并发症包括穿孔、腹膜炎、水、电解质紊乱和酸碱失衡等。为预防细菌感染者选用抗生素治疗,因过度呕吐致脱水者及时补充水和电解质,并适时检测血气分析,必要时纠正酸碱平衡紊乱。对于穿孔或腹膜炎者,则必要时行外科治疗。

九、预后

病因去除后,急性胃炎多在短期内恢复正常。相反病因长期持续存在,则可转为慢性胃炎。由于绝大多数慢性胃炎的发生与 Hp 感染有关,而 Hp 自发清除少见,故慢性胃炎可持续存在,但多数患者无症状。流行病学研究显示,部分 Hp 相关性胃窦炎(<20%)可发生十二指肠溃疡。

(韩岩智)

第五节　慢性胃炎

慢性胃炎是由各种病因引起的胃黏膜慢性炎症。根据新悉尼胃炎系统和我国 2006 年颁布的《中国慢性胃炎共识意见》标准,由内镜及病理组织学变化,将慢性胃炎分为非萎缩性(浅表性)胃炎及萎缩性胃炎两大基本类型和一些特殊类型胃炎。

一、流行病学

幽门螺杆菌(Hp)感染为慢性非萎缩性胃炎的主要病因。大致上说来,慢性非萎缩性胃炎发病率与 Hp 感染情况相平行,慢性非萎缩性胃炎流行情况因不同国家、不同地区 Hp 感染情况而异。一般 Hp 感染率发展中国家高于发达国家,感染率随年龄增加而升高。我国属 Hp 高感染率国家,估计人群中 Hp 感染率为 40%~70%。慢性萎缩性胃炎是原因不明的慢性胃炎,在我国是一种常见病、多发病,在慢性胃炎中占 10%~20%。

二、病因

(一)慢性非萎缩性胃炎的常见病因

1.Hp 感染

Hp 感染是慢性非萎缩性胃炎最主要的病因,两者的关系符合 Koch 提出的确定病原体为感染性疾病病因的 4 项基本要求,即该病原体存在于该病的患者中,病原体的分布与体内病变分布一致,清除病原体后疾病可好转,在动物模型中该病原体可诱发与人相似的疾病。

研究表明,80%~95% 的慢性活动性胃炎患者胃黏膜中有 Hp 感染,5%~20% 的 Hp 阴性率反映了慢性胃炎病因的多样性;Hp 相关胃炎者,Hp 胃内分布与炎症分布一致;根除 Hp 可使胃黏膜炎症消退,一般中性粒细胞消退较快,但淋巴细胞、浆细胞消退需要较长时间;志愿者和动物模型中已证实 Hp 感染可引起胃炎。

Hp 感染引起的慢性非萎缩性胃炎中胃窦为主全胃炎患者胃酸分泌可增加,十二指肠溃疡发生的危险度较高;而胃体为主全胃炎患者胃溃疡和胃癌发生的危险性增加。

2.胆汁和其他碱性肠液反流

幽门括约肌功能不全时含胆汁和胰液的十二指肠液反流入胃,可削弱胃黏膜屏障功能,使胃黏膜遭到消化液的刺激作用,产生炎症、糜烂、出血和上皮化生等病变。

3.其他外源性因素

酗酒、服用 NSAIDs 等药物、某些刺激性食物等均可反复损伤胃黏膜。这类因素均可各自或与 Hp 感染协同作用而引起或加重胃黏膜慢性炎症。

(二)慢性萎缩性胃炎的主要病因

1973 年,Strickland 将慢性萎缩性胃炎分为 A、B 两型,A 型是胃体弥漫性萎缩,导致胃酸分泌下降,影响维生素 B_{12} 及内因子的吸收,因此常合并恶性贫血,与自身免疫有关;B 型在胃窦部,少数人可发展成胃癌,与幽门螺杆菌、化学损伤(胆汁反流、非皮质激素消炎药、吸烟、酗酒等)有关,在我国,80% 以上的属于第二类。

胃内攻击因子与防御修复因子失衡是慢性萎缩性胃炎发生的根本原因。具体病因与慢性非萎缩性胃炎相似。包括:Hp 感染;长期饮浓茶、烈酒、咖啡,食用过热、过冷、过于粗糙的食物,可导致胃黏膜的反复损伤;长期大量服用非甾体类抗炎药如阿司匹林、吲哚美辛等可抑制胃黏膜前列腺素的合成,破坏黏膜屏障;烟草中的尼古丁不仅影响胃黏膜的血液循环,还可导致幽门括约肌功能紊乱,造成胆汁反流;各种原因的胆汁反流均可破坏黏膜屏障造成胃黏膜慢性炎症改变。比较特殊的是壁细胞抗原和抗体结合形成免疫复合体在补体参与下,破坏壁细胞;胃黏膜营养因子(如胃泌素、表皮生长因子等)缺乏;心力衰竭、动脉粥样硬化、肝硬化合并门脉高压、糖尿病、甲状腺病、慢性肾上腺皮质功能减退、尿毒症、干燥综合征、胃血流量不足及精神因素等均可导致胃黏膜萎缩。

三、病理生理学和病理学

(一)病理生理学

1.Hp 感染

Hp 感染途径为粪-口或口-口途径,其外壁靠黏附素而紧贴胃上皮细胞。

Hp 感染的持续存在,致使腺体破坏,最终发展成为萎缩性胃炎。而感染 Hp 后胃炎的严重程度则除了与细菌本身有关外,还决定与患者机体情况和外界环境。如带有空泡毒素(VacA)和细胞毒相关基因(CagA)者,胃黏膜损伤明显较重。患者的免疫应答反应强弱、其胃酸的分泌情况、血型、民族和年龄差异等也影响胃黏膜炎症程度。此外,患者饮食情况也有一定作用。

2.自身免疫机制

研究早已证明,以胃体萎缩为主的 A 型萎缩性胃炎患者血清中,存在壁细胞抗体(PCA)和内因子抗体(IFA)。前者的抗原是壁细胞分泌小管微绒毛膜上的质子泵 H^+,K^+-ATP 酶,它破坏壁细胞而使胃酸分泌减少。而 IFA 则对抗内因子(壁细胞分泌的一种糖蛋白),使食物中的维生素 B_{12} 无法与后者结合被末端回肠吸收,最后引起维生素 B_{12} 吸收不良,甚至导致恶性贫血。IFA 具有特异性,几乎仅见于胃萎缩伴恶性贫血者。

造成胃酸和内因子分泌减少或丧失,恶性贫血是 A 型萎缩性胃炎的终末阶段,是自身免疫性胃炎最严重的标志。当泌酸腺完全萎缩时称为胃萎缩。

另外,近年发现 Hp 感染者中也存在着自身免疫反应,其血清抗体能与宿主胃黏膜上皮及黏液起交叉反应,如菌体 LewisX 和 LewisY 抗原。

3.外源性损伤因素破坏胃黏膜屏障

碱性十二指肠液反流等,可减弱胃黏膜屏障功能。致使胃腔内 H^+ 通过损害的屏障,反弥散入胃黏膜内,使炎症不易消散。长期慢性炎症,又加重屏障功能的减退,如此恶性循环使慢性胃炎久治不愈。

4.生理因素和胃黏膜营养因子缺乏

萎缩性变化和肠化生等皆与衰老相关,而炎症细胞浸润程度与年龄关系不大。这主要是老龄者的退行性变-胃黏膜小血管扭曲,小动脉壁玻璃样变性,管腔狭窄导致黏膜营养不良、分泌功能下降引起的。

新近研究证明,某些胃黏膜营养因子(胃泌素、表皮生长因子等)缺乏或胃黏膜感觉神经终器对这些因子不敏感可引起胃黏膜萎缩。如手术后残胃炎原因之一是 G 细胞数量减少,而引起胃泌素营养作用减弱。

5.遗传因素

萎缩性胃炎、维生素 B_{12} 吸收不良的患病率和 PCA、IFA 的阳性率很高,提示可能有遗传因素的影响。

(二)病理学

慢性胃炎病理变化是由胃黏膜损伤和修复过程所引起。病理组织学的描述包括活动性慢性炎症、萎缩和化生及异型增生等。此外,在慢性炎症过程中,胃黏膜也有反应性增生变化,如胃小凹上皮过形成、黏膜肌增厚、淋巴滤泡形成、纤维组织和腺管增生等。

近几年对于慢性胃炎尤其是慢性萎缩性胃炎的病理组织学,有不少新的进展。以下结合2006 年9月中华医学会消化病学分会的“全国第二届慢性胃炎共识会议”中制订的慢性胃炎诊治的共识意见,论述以下关键进展问题。

1.萎缩的定义

1996 年,新悉尼系统把萎缩定义为“腺体的丧失”,这是模糊而易产生歧义的定义,反映了当时肠化是否属于萎缩,病理学家有不同认识。其后国际上一个病理学家的自由组织——萎缩联谊会(Atrophy Club 2 000)进行了 3 次研讨会,并在 2002 年发表了对萎缩的新分类,12 位学者中有 8 位也曾是悉尼系统的执笔者,故此意见可认为是悉尼系统的补充和发展,有很高的权威性。

萎缩联谊会把萎缩新定义为“萎缩是胃固有腺体的丧失”,将萎缩分为 3 种情况:无萎缩、未确定萎缩和萎缩,进而将萎缩分两个类型:非化生性萎缩和化生性萎缩。前者特点是腺体丧失伴有黏膜固有层中的纤维化或纤维肌增生;后者是胃黏膜腺体被化生的腺体所替换。这两类萎缩的程度分级仍用最初悉尼系统标准和新悉尼系统的模拟评分图,分为 4 级,即无、轻度、中度和重度萎缩。国际的萎缩新定义对我国来说不是新的,我国学者早年就认为“肠化或假幽门腺化生不是胃固有腺体,因此尽管胃腺体数量未减少,但也属萎缩”,并在“全国第一届慢性胃炎共识会议”中做了说明。

对于上述第 2 个问题,答案显然是肯定的。这是因为多灶性萎缩性胃炎的胃黏膜萎缩呈灶状分布,即使活检块数少,只要病理活检发现有萎缩,就可诊断为萎缩性胃炎。在此次全国慢性胃炎共识意见中强调,需注意取材于糜烂或溃疡边缘的组织易存在萎缩,但不能简单地视为萎缩性胃炎。此外,活检组织太浅、组织包埋方向不当等因素均可影响萎缩的判断。

“未确定萎缩”是国际新提出的观点,认为黏膜层炎症很明显时,单核细胞密集浸润造成腺体被取代、移置或隐匿,以致难以判断这些“看来似乎丧失”的腺体是否真正丧失,此时暂先诊断为“未确定萎缩”,最后诊断延期到炎症明显消退(大部分在 Hp 根除治疗 3～6 个月后),再取活检时作出。对萎缩的诊断采取了比较谨慎的态度。

目前,我国共识意见并未采用此概念。因为:①炎症明显时腺体被破坏、数量减少,在这个时点上,病理按照萎缩的定义可以诊断为萎缩,非病理不能。②一般临床希望活检后有病理结论,病理如不做诊断,会出现临床难作出诊断、对治疗效果无法评价的情况。尤其是在临床研究上,设立此诊断项会使治疗前或后失去相当一部分统计资料。慢性胃炎是个动态过程,炎症可以有两个结局:完全修复和不完全修复(纤维化和肠化),炎症明显期病理无责任预言今后趋向哪个结局。可以预料对萎缩采用的诊断标准不一,治疗有效率也不一,采用"未确定萎缩"的研究课题,因为事先去除了一部分可逆的萎缩,萎缩的可逆性就低。

2.肠化分型的临床意义与价值

用 AB-PAS 和 HID-AB 黏液染色能区分肠化亚型,然而,肠化分型的意义并未明了。传统观念认为,肠化亚型中的小肠型和完全型肠化无明显癌前病变意义,而大肠型肠化的胃癌发生危险性增高,从而引起临床的重视。支持肠化分型有意义的学者认为化生是细胞表型的一种非肿瘤性改变,通常在长期不利环境作用下出现。这种表型改变可以是干细胞内出现体细胞突变的结果,或是表现遗传修饰的变化导致后代细胞向不同方向分化的结果。胃内肠化生部位发现很多遗传改变,这些改变甚至可出现在异型增生前。他们认为肠化生中不完全型结肠型者,具有大多数遗传学改变,有发生胃癌的危险性。但近年,越来越多的临床资料显示其预测胃癌价值有限而更强调重视肠化范围,肠化分布范围越广,其发生胃癌的危险性越高。10 多年来罕有从大肠型肠化随访发展成癌的报道。另一方面,从病理检测的实际情况看,肠化以混合型多见,大肠型肠化的检出率与活检块数有密切关系,即活检块数越多,大肠型肠化检出率越高。客观地讲,该型肠化生的遗传学改变和胃不典型增生(上皮内瘤)的改变相似。因此,对肠化分型的临床意义和价值的争论仍未有定论。

3.关于异型增生

异型增生(上皮内瘤变)是重要的胃癌癌前病变。分为轻度和重度(或低级别和高级别)两级。异型增生和上皮内瘤变是同义词,后者是 WHO 国际癌症研究协会推荐使用的术语。

4.萎缩和肠化发生过程是否存在不可逆转点

胃黏膜萎缩的产生主要有两种途径:一是干细胞区室和/或腺体被破坏;二是选择性破坏特定的上皮细胞而保留干细胞。这两种途径在慢性 Hp 感染中均可发生。

萎缩与肠化的逆转报道已经不在少数,但是否所有病患均有逆转可能,是否在萎缩的发生与发展过程中存在某一不可逆转点。这一转折点是否可能为肠化生,已明确 Hp 感染可诱发慢性胃炎,经历慢性炎症→萎缩→肠化→异型增生等多个步骤最终发展至胃癌(Correa 模式)。可否通过根除 Hp 来降低胃癌发生危险性始终是近年来关注的热点。多数研究表明,根除 Hp 可防止胃黏膜萎缩和肠化的进一步发展,但萎缩、肠化是否能得到逆转尚待更多研究证实。

Mera 和 Correa 等最新报道了一项长达 12 年的大型前瞻性随机对照研究,纳入 795 例具有胃癌前病变的成人患者,随机给予他们抗 Hp 治疗和/或抗氧化治疗。他们观察到萎缩黏膜在 Hp 根除后持续保持阴性 12 年后可以完全消退,而肠化黏膜也有逐渐消退的趋向,但可能需要随访更长时间。他们认为通过抗 Hp 治疗来进行胃癌的化学预防是可行的策略。

但是,部分学者认为在考虑萎缩的可逆性时,需区分缺失腺体的恢复和腺体内特定细胞的再生。在后一种情况下,干细胞区室被保留,去除有害因素可使壁细胞和主细胞再生,并完全恢复腺体功能。当腺体及干细胞被完全破坏后,腺体的恢复只能由周围未被破坏的腺窝单元来完成。

当萎缩伴有肠化生时,逆转机会进一步减小。如果肠化生是对不利因素的适应性反应,而且不利因素可以被确定和去除,此时肠化生有可能逆转。但是,肠化生还有很多其他原因,如胆汁反流、高盐饮食、乙醇。这意味着即使在 Hp 感染个体,感染以外的其他因素亦可以引发或加速化生的发生。如果肠化生是稳定的干细胞内体细胞突变的结果,则改变黏膜的环境也许不能使肠化生逆转。

1992-2002 年的 34 篇文献里,根治 Hp 后萎缩可逆和无好转的基本各占一半,主要由于萎缩诊断标准、随访时间和间隔长短、活检取材部位和数量不统一所造成。建议今后制订统一随访方案,联合各医疗单位合作研究,使能得到大宗病例的统计资料。根治 Hp 可以产生某些有益效应,如消除炎症,消除活性氧所致的 DNA 损伤,缩短细胞更新周期,提高低胃酸者的泌酸量,并逐步恢复胃液维生素 C 的分泌。在预防胃癌方面,这些已被证实的结果可能比希望萎缩和肠化生逆转重要得多。

实际上,国际著名学者对有否此不可逆转点也有争论。如美国的 Correa 教授并不认同它的存在,而英国 Aberdeen 大学的 Emad Munir El-Omar 教授则强烈认为在异型增生发展至胃癌的过程中有某个节点,越过此则基本处于不可逆转阶段,但至今为止尚未明确此点的确切位置。

四、临床表现

流行病学研究表明,多数慢性非萎缩性胃炎患者无任何症状。少数患者可有上腹痛或不适、上腹胀、早饱、嗳气、恶心等非特异性消化不良症状。某些慢性萎缩性胃炎患者可有上腹部灼痛、胀痛、钝痛或胀闷尤以餐后为著,食欲缺乏、恶心、嗳气、便秘或腹泻等症状。内镜检查和胃黏膜组织学检查结果与慢性胃炎患者症状的相关分析表明,患者的症状缺乏特异性,且症状之有无及严重程度与内镜所见及组织学分级并无肯定的相关性。

伴有胃黏膜糜烂者,可有少量或大量上消化道出血,长期少量出血可引起缺铁性贫血。胃体萎缩性胃炎可出现恶性贫血,常有全身衰弱、疲软、神情淡漠、隐性黄疸,消化道症状一般较少。

体征多不明显,有时上腹轻压痛,胃体胃炎严重时可有舌炎和贫血。

慢性萎缩性胃炎的临床表现不仅缺乏特异性,而且与病变程度并不完全一致。

五、辅助检查

(一)胃镜及活组织检查

1.胃镜检查

随着内镜器械的长足发展,内镜观察更加清晰。内镜下慢性非萎缩性胃炎可见红斑(点状、片状、条状),黏膜粗糙不平,出血点(斑),黏膜水肿及渗出等基本表现,尚可见糜烂及胆汁反流。萎缩性胃炎则主要表现为黏膜色泽白,不同程度的皱襞变平或消失。在不过度充气状态下,可透见血管纹,轻度萎缩时见到模糊的血管,重度时看到明显血管分支。内镜下肠化黏膜呈灰白色颗粒状小隆起,重者贴近观察有绒毛状变化。肠化也可以呈平坦或凹陷外观的。如果喷撒亚甲蓝色素,肠化区可能出现被染上蓝色,非肠化黏膜不着色。

胃黏膜血管脆性增加可致黏膜下出血,谓之壁内出血,表现为水肿或充血胃黏膜上见点状、斑状或线状出血,可多发、新鲜和陈旧性出血相混杂。如观察到黑色附着物常提示糜烂等致出血。

值得注意的是,少数 Hp 感染性胃炎可有胃体部皱襞肥厚,甚至宽度达到 5 mm 以上,且在适当充气后皱襞不能展平,用活检钳将黏膜提起时,可见帐篷征,这是和恶性浸润性病变鉴别点之一。

2.病理组织学检查

萎缩的确诊依赖于病理组织学检查。萎缩的肉眼与病理之符合率仅为38%～78%,这与萎缩或肠化甚至Hp的分布都是非均匀的,或者说多灶性萎缩性胃炎的胃黏膜萎缩呈灶状分布有关。当然,只要病理活检发现有萎缩,就可诊断为萎缩性胃炎。但如果未能发现萎缩,却不能轻易排除之。如果不取足够多的标本或者内镜医师并未在病变最重部位(这也需要内镜医师的经验)活检,则势必可能遗漏病灶。反之,当在糜烂或溃疡边缘的组织活检时,即使病理发现了萎缩,却不能简单地视为萎缩性胃炎,这是因为活检组织太浅、组织包埋方向不当等因素均可影响萎缩的判断。还有,根除Hp可使胃黏膜活动性炎症消退,慢性炎症程度减轻。一些因素可影响结果的判断,如:①活检部位的差异。②Hp感染时胃黏膜大量炎症细胞浸润,形如萎缩;但根除Hp后胃黏膜炎症细胞消退,黏膜萎缩、肠化可望恢复。然而在胃镜活检取材多少问题上,病理学家的要求与内镜医师出现了矛盾。从病理组织学观点来看,5块或更多则有利于组织学的准确判断,然而,就内镜医师而言,考虑到患者的医疗费用,主张2～3块即可。

(二)Hp检测

活组织病理学检查时可同时检测Hp,并可在内镜检查时多取1块组织做快呋塞米素酶检查以增加诊断的可靠性。其他检查Hp的方法包括:①胃黏膜直接涂片或组织切片,然后以Gram或Giemsa或Warthin-Starry染色(经典方法),甚至HE染色,免疫组化染色则有助于检测球形Hp。②细菌培养:为"金标准";需特殊培养基和微需氧环境,培养时间3～7天,阳性率可能不高但特异性高,且可做药物敏感试验。③血清Hp抗体测定:多在流行病学调查时用。④尿素呼吸试验:是一种非侵入性诊断法,口服^{13}C或^{14}C标记的尿素后,检测患者呼气中的$^{13}CO_2$或$^{14}CO_2$量,结果准确。⑤聚合酶联反应法(PCR法):能特异地检出不同来源标本中的Hp。

根除Hp治疗后,可在胃镜复查时重复上述检查,亦可采用非侵入性检查手段,如^{13}C或^{14}C尿素呼气试验、粪便Hp抗原检测及血清学检查。应注意,近期使用抗生素、质子泵抑制剂、铋剂等药物,因有暂时抑制Hp作用,会使上述检查(血清学检查除外)呈假阴性。

(三)X线钡剂检查

主要是很好地显示胃黏膜相的气钡双重造影。对于萎缩性胃炎,常常可见胃皱襞相对平坦和减少。但依靠X线诊断慢性胃炎价值不如胃镜和病理组织学。

(四)实验室检查

1.胃酸分泌功能测定

非萎缩性胃炎胃酸分泌常正常,有时可以增高。萎缩性胃炎病变局限于胃窦时,胃酸可正常或低酸,低酸是由于泌酸细胞数量减少和H^+向胃壁反弥散所致。测定基础胃液分泌量(BAO)及注射组胺或五肽胃泌素后测定最大泌酸量(MAO)和高峰泌酸量(PAO)以判断胃泌酸功能,有助于萎缩性胃炎的诊断及指导临床治疗。A型慢性萎缩性胃炎患者多无酸或低酸,B型慢性萎缩性胃炎患者可正常或低酸,往往在给予酸分泌刺激药后,亦不见胃液和胃酸分泌。

2.胃蛋白酶原(PG)测定

胃体黏膜萎缩时血清PGⅠ水平及PGⅠ/Ⅱ比例下降,严重者可伴餐后血清G-17水平升高;胃窦黏膜萎缩时餐后血清 G-17 水平下降,严重者可伴 PGⅠ水平及 PGⅠ/Ⅱ比例下降。然而,这主要是一种统计学上的差异。

日本学者发现无症状胃癌患者,本法 85％阳性,PGⅠ或比值降低者,推荐进一步胃镜检查,以检出伴有萎缩性胃炎的胃癌。该试剂盒用于诊断萎缩性胃炎和判断胃癌倾向在欧洲国家应用要多于我国。

3.血清胃泌素测定

如果以放射免疫法检测血清胃泌素,则正常值应低于 100 pg/mL。慢性萎缩性胃炎胃体为主者,因壁细胞分泌胃酸缺乏、反馈性地 G 细胞分泌胃泌素增多,致胃泌素中度升高。特别是当伴有恶性贫血时,该值可达 1 000 pg/mL 或更高。注意此时要与胃泌素瘤相鉴别,后者是高胃酸分泌。慢性萎缩性胃炎以胃窦为主时,空腹血清胃泌素正常或降低。

4.自身抗体

血清 PCA 和 IFA 阳性对诊断慢性胃体萎缩性胃炎有帮助,尽管血清 IFA 阳性率较低,但胃液中 IFA 的阳性,则十分有助于恶性贫血的诊断。

5.血清维生素 B_{12} 浓度和维生素 B_{12} 吸收试验

慢性胃体萎缩性胃炎时,维生素 B_{12} 缺乏,常低于 200 ng/L。维生素 B_{12} 吸收试验(Schilling 试验)能检测维生素 B_{12} 在末端回肠吸收情况且可与回盲部疾病和严重肾功能障碍相鉴别。同时服用 ^{58}Co 和 ^{57}Co(加有内因子)标记的氰钴素胶囊。此后收集 24 小时尿液。如两者排出率均 >10％则正常,若尿中 ^{58}Co 排出率低于 10％,而 ^{57}Co 的排出率正常则常提示恶性贫血;而两者均降低的常常是回盲部疾病或者肾衰竭者。

六、诊断和鉴别诊断

(一)诊断

鉴于多数慢性胃炎患者无任何症状,或即使有症状也缺乏特异性体征,因此根据症状和体征难以作出慢性胃炎的正确诊断。慢性胃炎的确诊主要依赖于内镜检查和胃黏膜活检组织学检查,尤其是后者的诊断价值更大。

按照悉尼胃炎标准要求,完整的诊断应包括病因、部位和形态学三方面。例如,诊断为"胃窦为主慢性活动性 Hp 胃炎"和"NSAIDs 相关性胃炎"。当胃窦和胃体炎症程度相差 2 级或以上时,加上"为主"修饰词,如"慢性(活动性)胃炎,胃窦显著"。当然这些诊断结论最好是在病理报告后给出,实际的临床工作中,胃镜医师可根据胃镜下表现给予初步诊断。病理诊断则主要依据新悉尼胃炎系统,如(图 4-1)所示。

对于自身免疫性胃炎诊断,要予以足够的重视。因为胃体活检者甚少,或者很少开展 PCA 和 IFA 的检测,诊断该病者很少。为此,如果遇到以全身衰弱和贫血为主要表现,而上消化道症状往往不明显者,应做血清胃泌素测定和/或胃液分析,异常者进一步做维生素 B_{12} 吸收试验,血清维生素 B_{12} 浓度测定可获确诊。注意不能仅仅凭活检组织学诊断本病,特别标本数少时,这是因为 Hp 感染性胃炎后期,胃窦肠化,Hp 上移,胃体炎症变得显著,可与自身免疫性胃炎表现相重叠,但后者胃窦黏膜的变化很轻微。另外,淋巴细胞性胃炎也可出现类似情况,而其并无泌酸腺萎缩。

A 型、B 型萎缩性胃炎特点如下表(表 4-1)。

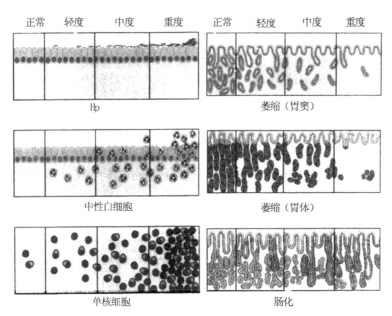

图 4-1　新悉尼胃炎系统

表 4-1　A 型和 B 型慢性萎缩性胃炎的鉴别

项　目		A 型慢性萎缩性胃炎	B 型慢性萎缩性胃炎
部位	胃窦	正常	萎缩
	胃体	弥漫性萎缩	多然性
血清胃泌素		明显升高	不定,可以降低或不变
胃酸分泌		降低	降低或正常
自身免疫抗体(内因子抗体和壁细胞抗体)阳性率		90%	10%
恶性贫血发生率		90%	10%
可能的病因		自身免疫,遗传因素	幽门螺杆菌、化学损伤

(二)鉴别诊断

1.功能性消化不良

2006 年,《中国慢性胃炎共识意见》将消化不良症状与慢性胃炎做了对比:一方面慢性胃炎患者可有消化不良的各种症状;另一方面,一部分有消化不良症状者如果胃镜和病理检查无明显阳性发现,可能仅仅为功能性消化不良。当然,少数功能性消化不良患者可同时伴有慢性胃炎。这样在慢性胃炎与消化不良症状功能性消化不良之间形成较为错综复杂的关系。但一般说来,消化不良症状的有无和严重程度与慢性胃炎的内镜所见或组织学分级并无明显相关性。

2.早期胃癌和胃溃疡

几种疾病的症状有重叠或类似,但胃镜及病理检查可鉴别。重要的是,如遇到黏膜糜烂,尤其是隆起性糜烂,要多取活检和及时复查,以排除早期胃癌。这是因为即使是病理组织学诊断,也有一定局限性。原因主要是:①胃黏膜组织学变化易受胃镜检查前夜的食物(如某些刺激性食物加重黏膜充血)性质、被检查者近日是否吸烟、胃镜操作者手法的熟练程度、患者恶心反应等诸种因素影响。②活检是点的调查,而慢性胃炎病变程度在整个黏膜面上并非一致,要多点活检才能作出全面估计,判断治疗效果时,尽量在黏膜病变较重的区域或部位活检,如系治疗前后比较,则应在相同或相近部位活检。③病理诊断易受病理医师主观经验的影响。

3.慢性胆囊炎与胆石症

其与慢性胃炎症状十分相似,同时并存者亦较多。对于中年女性诊断慢性胃炎时,要仔细询问病史,必要时行胆囊 B 超检查,以了解胆囊情况。

4.其他

慢性肝炎和慢性胰腺疾病等,也可出现与慢性胃炎类似症状,在详询病史后,行必要的影像学检查和特异的实验室检查。

七、预后

慢性萎缩性胃炎常合并肠上皮化生。慢性萎缩性胃炎绝大多数预后良好,少数可癌变,其癌变率为 1%~3%。目前认为慢性萎缩性胃炎若早期发现,及时积极治疗,病变部位萎缩的腺体是可以恢复的,其可转化为非萎缩性胃炎或被治愈,改变了以往人们对慢性萎缩性胃炎不可逆转的认识。根据萎缩性胃炎每年的癌变率为 0.5%~1%,那么,胃镜和病理检查的随访间期定位多长才既提高早期胃癌的诊断率,又方便患者和符合医药经济学要求。这也一直是不同地区和不同学者分歧较大的问题。在我国,城市和乡村由不同胃癌发生率和医疗条件差异。如果纯粹从疾病进展和预防角度考虑,一般认为,不伴有肠化和异型增生的萎缩性胃炎可 1~2 年做内镜和病理随访 1 次;活检中有中重度萎缩伴有肠化的萎缩性胃炎 1 年左右随访 1 次。伴有轻度异型增生并剔除取于癌旁者,根据内镜和临床情况缩短至 6~12 个月随访 1 次;而重度异型增生者需立即复查胃镜和病理,必要时手术治疗或内镜下局部治疗。

八、治疗

慢性非萎缩性胃炎的治疗目的是缓解消化不良症状和改善胃黏膜炎症。治疗应尽可能针对病因,遵循个体化原则。消化不良症状的处理与功能性消化不良相同。无症状、Hp 阴性的非萎缩性胃炎无须特殊治疗。

(一)一般治疗

慢性萎缩性胃炎患者,不论其病因如何,均应戒烟、忌酒,避免使用损害胃黏膜的药物如 NSAIDs 等,及避免对胃黏膜有刺激性的食物和饮品,如过于酸、甜、咸、辛辣和过热、过冷食物、浓茶、咖啡等,饮食宜规律,少吃油炸、烟熏、腌制食物,不食腐烂变质的食物,多吃新鲜蔬菜和水果,所食食品要新鲜并富于营养,保证有足够的蛋白质、维生素(如维生素 C 和叶酸等)及铁质摄入,精神上乐观,生活要规律。

(二)针对病因或发病机制的治疗

1.根除 Hp

慢性非萎缩性胃炎的主要症状为消化不良,其症状应归属于功能性消化不良范畴。目前,国内外均推荐对 Hp 阳性的功能性消化不良行根除治疗。因此,有消化不良症状的 Hp 阳性慢性非萎缩性胃炎患者均应根除 Hp。另外,如果伴有胃黏膜糜烂,也该根除 Hp。大量研究结果表明,根除 Hp 可使胃黏膜组织学得到改善;对预防消化性溃疡和胃癌等有重要意义;对改善或消除消化不良症状具有费用-疗效比优势。

2.保护胃黏膜

关于胃黏膜屏障功能的研究由来已久。1964年,美国密歇根大学 Horace Willard Davenport 博士首次提出"胃黏膜具有阻止 H^+ 自胃腔向黏膜内扩散的屏障作用"。1975年,美国密歇根州 Upjohn 公司的 A.Robert 博士发现前列腺素可明显防止或减轻 NSAIDs 和应激等对胃黏膜的损伤,其效果呈剂量依赖性。从而提出细胞保护的概念。1996年,加拿大的 Wallace 教授较全面阐述胃黏膜屏障,根据解剖和功能将胃黏膜的防御修复分为5个层次——黏液-HCO_3^- 屏障、单层柱状上皮屏障、胃黏膜血流量、免疫细胞-炎症反应和修复重建因子作用等。至关重要的上皮屏障主要包括胃上皮细胞顶膜能抵御高浓度酸、胃上皮细胞之间紧密连接、胃上皮抗原呈递,免疫探及并限制潜在有害物质,并且它们大约每72小时完全更新一次。这说明它起着关键作用。

近年来,有关前列腺素和胃黏膜血流量等成为胃黏膜保护领域的研究热点。这与 NSAIDs 药物的广泛应用带来的不良反应日益引起学者的重视有关。美国加州大学戴维斯分校的 Tarnawski 教授的研究显示,前列腺素保护胃黏膜抵抗致溃疡及致坏死因素损害的机制不仅是抑制胃酸分泌。当然表皮生长因子(EGF)、成纤维生长因子(bFGF)和血管内皮生长因子(VEGF)及热休克蛋白等都是重要的黏膜保护因子,在抵御黏膜损害中起重要作用。

然而,当机体遇到有害因素强烈攻击时,仅依靠自身的防御修复能力是不够的,强化黏膜防卫能力,促进黏膜的修复是治疗胃黏膜损伤的重要环节之一。具有保护和增强胃黏膜防御功能或者防止胃黏膜屏障受到损害的一类药物统称为胃黏膜保护药。包括铝碳酸镁、硫糖铝、胶体铋剂、地诺前列酮(喜克溃)、替普瑞酮(又名施维舒)、吉法酯(又名惠加强-G)、谷氨酰胺类(麦滋林-S)、瑞巴派特(膜固思达)等药物。另外,吉法酯能增加胃黏膜更新,提高细胞再生能力,增强胃黏膜对胃酸的抵抗能力,达到保护胃黏膜作用。

3.抑制胆汁反流

促动力药如多潘立酮可防止或减少胆汁反流;胃黏膜保护药,特别是有结合胆酸作用的铝碳酸镁制剂,可增强胃黏膜屏障、结合胆酸,从而减轻或消除胆汁反流所致的胃黏膜损害。考来烯胺可络合反流至胃内的胆盐,防止胆汁酸破坏胃黏膜屏障,方法为每次3~4 g,每天3~4次。

(三)对症处理

消化不良症状的治疗由于临床症状与慢性非萎缩性胃炎之间并不存在明确关系,因此症状治疗事实上属于功能性消化不良的经验性治疗。慢性胃炎伴胆汁反流者可应用促动力药(如多潘立酮)和/或有结合胆酸作用的胃黏膜保护药(如铝碳酸镁制剂)。

(1)有胃黏膜糜烂和/或以反酸、上腹痛等症状为主者,可根据病情或症状严重程度选用抗酸药、H_2 受体拮抗药或质子泵抑制剂(PPI)。

(2)促动力药如多潘立酮、马来酸曲美布汀、莫沙必利、盐酸伊托必利主要用于上腹饱胀、恶心或呕吐等为主要症状者。

(3)胃黏膜保护药如硫糖铝、瑞巴派特、替普瑞酮、吉法酯、依卡倍特适用于有胆汁反流、胃黏膜损害和/或症状明显者。

(4)抗抑郁药或抗焦虑治疗:可用于有明显精神因素的慢性胃炎伴消化不良症状患者,同时应予耐心解释或心理治疗。

(5)助消化治疗:对于伴有腹胀、食欲缺乏等消化不良症状而无明显上述胃灼热、反酸、上腹饥饿痛症状者,可选用含有胃酶、胰酶和肠酶等复合酶制剂治疗。

（6）其他对症治疗：包括解痉止痛、止吐、改善贫血等。

（7）对于贫血，若为缺铁，应补充铁剂。大细胞贫血者根据维生素 B_{12} 或叶酸缺乏分别给予补充。

（韩岩智）

第六节　消化性溃疡

消化性溃疡（peptic ulcer）主要指发生在胃和十二指肠的慢性溃疡，即胃溃疡（gastric ulcer，GU）和十二指肠溃疡（duodenal ulcer，DU），因溃疡形成与胃酸/胃蛋白酶的消化作用有关而得名。溃疡的黏膜缺损超过黏膜肌层，不同于糜烂。

一、流行病学

消化性溃疡是全球性常见病。西方国家资料显示，自 20 世纪 50 年代以后，消化性溃疡发病率呈下降趋势。我国临床统计资料提示，消化性溃疡患病率在近十多年来亦开始呈下降趋势。本病可发生于任何年龄，但中年最为常见，DU 多见于青壮年，而 GU 多见于中老年，后者发病高峰比前者约迟 10 年。男性患病比女性较多。临床上，DU 比 GU 为多见，两者之比为（2～3）：1，但有地区差异，在胃癌高发区 GU 所占的比例有增加。

二、病因和发病机制

在正常生理情况下，胃十二指肠黏膜经常接触有强侵蚀力的胃酸和在酸性环境下被激活、能水解蛋白质的胃蛋白酶。此外，还经常受摄入的各种有害物质的侵袭，但却能抵御这些侵袭因素的损害，维持黏膜的完整性，这是因为胃十二指肠黏膜具有一系列防御和修复机制。目前认为，胃十二指肠黏膜的这一完善而有效的防御和修复机制，足以抵抗胃酸/胃蛋白酶的侵蚀。一般而言，只有当某些因素损害了这一机制才可能发生胃酸/胃蛋白酶侵蚀黏膜而导致溃疡形成。近年的研究已经明确，幽门螺杆菌和非甾体抗炎药是损害胃十二指肠黏膜屏障从而导致消化性溃疡发病的最常见病因。少见的特殊情况，当过度胃酸分泌远远超过黏膜的防御和修复作用也可能导致消化性溃疡发生。现将这些病因及其导致溃疡发生的机制分述如下。

（一）幽门螺杆菌（Helicobacter pylori，*H.pylori*）

确认幽门螺杆菌为消化性溃疡的重要病因主要基于两方面的证据：①消化性溃疡患者的幽门螺杆菌检出率显著高于对照组的普通人群，在 DU 的检出率约为 90％、GU 为 70％～80％（幽门螺杆菌阴性的消化性溃疡患者往往能找到 NSAIDs 服用史等其他原因）；②大量临床研究肯定，成功根除幽门螺杆菌后溃疡复发率明显下降，用常规抑酸治疗后愈合的溃疡年复发率为 50％～70％，而根除幽门螺杆菌可使溃疡复发率降至 5％以下，这就表明去除病因后消化性溃疡可获治愈。至于何以在感染幽门螺杆菌的人群中仅有少部分人（约 15％）发生消化性溃疡，一般认为，这是幽门螺杆菌、宿主和环境因素三者相互作用的不同结果。

幽门螺杆菌感染导致消化性溃疡发病的确切机制尚未阐明。目前比较普遍接受的一种假说试图将幽门螺杆菌、宿主和环境 3 个因素在 DU 发病中的作用统一起来。该假说认为，胆酸对幽门螺杆菌生长具有强烈的抑制作用,因此正常情况下幽门螺杆菌无法在十二指肠生存,十二指肠球部酸负荷增加是 DU 发病的重要环节,因为酸可使结合胆酸沉淀,从而有利于幽门螺杆菌在十二指肠球部生长。幽门螺杆菌只能在胃上皮组织定植,因此在十二指肠球部存活的幽门螺杆菌只有当十二指肠球部发生胃上皮化生才能定植下来,而据认为十二指肠球部的胃上皮化生是十二指肠对酸负荷的一种代偿反应。十二指肠球部酸负荷增加的原因,一方面与幽门螺杆菌感染引起慢性胃窦炎有关,幽门螺杆菌感染直接或间接作用于胃窦 D、G 细胞,削弱了胃酸分泌的负反馈调节,从而导致餐后胃酸分泌增加;另一方面,吸烟、应激和遗传等因素均与胃酸分泌增加有关。定植在十二指肠球部的幽门螺杆菌引起十二指肠炎症,炎症削弱了十二指肠黏膜的防御和修复功能,在胃酸/胃蛋白酶的侵蚀下最终导致 DU 发生。十二指肠炎症同时导致十二指肠黏膜分泌碳酸氢盐减少,间接增加十二指肠的酸负荷,进一步促进 DU 的发生和发展过程。

对幽门螺杆菌引起 GU 的发病机制研究较少,一般认为是幽门螺杆菌感染引起的胃黏膜炎症削弱了胃黏膜的屏障功能,胃溃疡好发于非泌酸区与泌酸区交界处的非泌酸区侧,反映了胃酸对屏障受损的胃黏膜的侵蚀作用。

(二)非甾体抗炎药(NSAIDs)

NSAIDs 是引起消化性溃疡的另一个常见病因。大量研究资料显示,服用 NSAIDs 患者发生消化性溃疡及其并发症的危险性显著高于普通人群。临床研究报道,在长期服用 NSAIDs 患者中 $10\%\sim25\%$ 可发现胃或十二指肠溃疡,有 $1\%\sim4\%$ 的患者发生出血、穿孔等溃疡并发症。NSAIDs 引起的溃疡以 GU 较 DU 多见。溃疡形成及其并发症发生的危险性除与服用 NSAIDs 种类、剂量、疗程有关外,尚与高龄、同时服用抗凝血药、糖皮质激素等因素有关。

NSAIDs 通过削弱黏膜的防御和修复功能而导致消化性溃疡发病,损害作用包括局部作用和系统作用两方面,系统作用是主要致溃疡机制,主要是通过抑制环加氧酶(COX)而起作用。COX 是花生四烯酸合成前列腺素的关键限速酶,COX 有两种异构体,即结构型 COX-1 和诱生型 COX-2。COX-1 在组织细胞中恒量表达,催化生理性前列腺素合成而参与机体生理功能调节;COX-2 主要在病理情况下由炎症刺激诱导产生,促进炎症部位前列腺素的合成。传统的 NSAIDs 如阿司匹林、吲哚美辛等旨在抑制 COX-2 而减轻炎症反应,但特异性差,同时抑制了 COX-1,导致胃肠黏膜生理性前列腺素 E 合成不足。后者通过增加黏液和碳酸氢盐分泌、促进黏膜血流增加、细胞保护等作用在维持黏膜防御和修复功能中起重要作用。

NSAIDs 和幽门螺杆菌是引起消化性溃疡发病的两个独立因素,至于两者是否有协同作用则尚无定论。

(三)胃酸和胃蛋白酶

消化性溃疡的最终形成是由于胃酸/胃蛋白酶对黏膜自身消化所致。因胃蛋白酶活性是 pH 依赖性的,在 pH>4 时便失去活性,因此,在探讨消化性溃疡发病机制和治疗措施时主要考虑胃酸。无酸情况下罕有溃疡发生及抑制胃酸分泌药物能促进溃疡愈合的事实均确证胃酸在溃疡形成过程中的决定性作用,是溃疡形成的直接原因。胃酸的这一损害作用一般只有在正常黏膜防御和修复功能遭受破坏时才能发生。

DU 患者中约有 1/3 存在五肽胃泌素刺激的最大酸排量(MAO)增高,其余患者 MAO 多在正常高值,DU 患者胃酸分泌增高的可能因素及其在 DU 发病中的间接及直接作用已如前述。GU 患者基础酸排量(BAO)及 MAO 多属正常或偏低。对此,可能解释为 GU 患者多伴多灶萎缩性胃炎,因而胃体壁细胞泌酸功能已受影响,而 DU 患者多为慢性胃窦炎,胃体黏膜未受损或受损轻微因而仍能保持旺盛的泌酸能力。少见的特殊情况如胃泌素瘤患者,极度增加的胃酸分泌的攻击作用远远超过黏膜的防御作用,而成为溃疡形成的起始因素。近年来,非幽门螺杆菌、非 NSAIDs(也非胃泌素瘤)相关的消化性溃疡报道有所增加,这类患者病因未明,是否与高酸分泌有关尚有待研究。

(四)其他因素

下列因素与消化性溃疡发病有不同程度的关系。

(1)吸烟:吸烟者消化性溃疡发生率比不吸烟者高,吸烟影响溃疡愈合和促进溃疡复发。吸烟影响溃疡形成和愈合的确切机制未明,可能与吸烟增加胃酸分泌、减少十二指肠及胰腺碳酸氢盐分泌、影响胃十二指肠协调运动、黏膜损害性氧自由基增加等因素有关。

(2)遗传:遗传因素曾一度被认为是消化性溃疡发病的重要因素,但随着幽门螺杆菌在消化性溃疡发病中的重要作用得到认识,遗传因素的重要性受到挑战。例如,消化性溃疡的家族史可能是幽门螺杆菌感染的“家庭聚集”现象;O 型血胃上皮细胞表面表达更多黏附受体而有利于幽门螺杆菌定植。因此,遗传因素的作用尚有待进一步研究。

(3)急性应激可引起应激性溃疡已是共识。但在慢性溃疡患者,情绪应激和心理障碍的致病作用却无定论。临床观察发现长期精神紧张、过劳,确实易使溃疡发作或加重,但这多在慢性溃疡已经存在时发生,因此情绪应激可能主要起诱因作用,可能通过神经内分泌途径影响胃十二指肠分泌、运动和黏膜血流的调节。

(4)胃十二指肠运动异常:研究发现部分 DU 患者胃排空增快,这可使十二指肠球部酸负荷增大;部分 GU 患者有胃排空延迟,这可增加十二指肠液反流入胃,加重胃黏膜屏障损害。但目前认为,胃肠运动障碍不大可能是原发病因,但可加重幽门螺杆菌或 NSAIDs 对黏膜的损害。

概言之,消化性溃疡是一种多因素疾病,其中幽门螺杆菌感染和服用 NSAIDs 是已知的主要病因,溃疡发生是黏膜侵袭因素和防御因素失平衡的结果,胃酸在溃疡形成中起关键作用。

三、病理

DU 发生在球部,前壁比较常见;GU 多在胃角和胃窦小弯。组织学上,GU 大多发生在幽门腺区(胃窦)与泌酸腺区(胃体)交界处的幽门腺区一侧。幽门腺区黏膜可随年龄增长而扩大[假幽门腺化生和/或肠化生],使其与泌酸腺区之交界线上移,故老年患者 GU 的部位多较高。溃疡一般为单个,也可多个,呈圆形或椭圆形。DU 直径多<10 mm,GU 要比 DU 稍大。亦可见到直径>2 cm 的巨大溃疡。溃疡边缘光整、底部洁净,由肉芽组织构成,上面覆盖有灰白色或灰黄色纤维渗出物。活动性溃疡周围黏膜常有炎症水肿。溃疡浅者累及黏膜肌层,深者达肌层甚至浆膜层,溃破血管时引起出血,穿破浆膜层时引起穿孔。溃疡愈合时周围黏膜炎症、水肿消退,边缘上皮细胞增生覆盖溃疡面,其下的肉芽组织纤维转化,变为瘢痕,瘢痕收缩使周围黏膜皱襞向其集中。

四、临床表现

上腹痛是消化性溃疡的主要症状,但部分患者可无症状或症状较轻以致不为患者所注意,而以出血、穿孔等并发症为首发症状。典型的消化性溃疡有如下临床特点:①慢性过程,病史可达数年至数十年;②周期性发作,发作与自发缓解相交替,发作期可为数周或数月,缓解期亦长短不一,短者数周、长者数年;发作常有季节性,多在秋冬或冬春之交发病,可因精神情绪不良或过劳而诱发;③发作时上腹痛呈节律性,表现为空腹痛即餐后2～4小时或(及)午夜痛,腹痛多为进食或服用抗酸药所缓解,典型节律性表现在DU多见。

(一)症状

上腹痛为主要症状,性质多为灼痛,亦可为钝痛、胀痛、剧痛或饥饿样不适感。多位于中上腹,可偏右或偏左。一般为轻至中度持续性痛。疼痛常有典型的节律性如上述。腹痛多在进食或服用抗酸药后缓解。

部分患者无上述典型表现的疼痛,而仅表现为无规律性的上腹隐痛或不适。具或不具典型疼痛者均可伴有反酸、嗳气、上腹胀等症状。

(二)体征

溃疡活动时上腹部可有局限性轻压痛,缓解期无明显体征。

五、特殊类型的消化性溃疡

(一)复合溃疡

复合溃疡指胃和十二指肠同时发生的溃疡。DU往往先于GU出现。幽门梗阻发生率较高。

(二)幽门管溃疡

幽门管位于胃远端,与十二指肠交界,长约2 cm。幽门管溃疡与DU相似,胃酸分泌一般较高。幽门管溃疡上腹痛的节律性不明显,对药物治疗反应较差,呕吐较多见,较易发生幽门梗阻、出血和穿孔等并发症。

(三)球后溃疡

DU大多发生在十二指肠球部,发生在球部远段十二指肠的溃疡称球后溃疡。多发生在十二指肠乳头的近端。具DU的临床特点,但午夜痛及背部放射痛多见,对药物治疗反应较差,较易并发出血。

(四)巨大溃疡

巨大溃疡指直径＞2 cm的溃疡。对药物治疗反应较差、愈合时间较慢,易发生慢性穿透或穿孔。胃的巨大溃疡注意与恶性溃疡鉴别。

(五)老年人消化性溃疡

近年,老年人发生消化性溃疡的报道增多。临床表现多不典型,GU多位于胃体上部甚至胃底部,溃疡常较大,易误诊为胃癌。

(六)无症状性溃疡

约15%消化性溃疡患者可无症状,而以出血、穿孔等并发症为首发症状。可见于任何年龄,以老年人较多见;NSAIDs引起的溃疡近半数无症状。

六、实验室和其他检查

(一)胃镜检查

胃镜检查是确诊消化性溃疡首选的检查方法。胃镜检查不仅可对胃十二指肠黏膜直接观察、摄像,还可在直视下取活组织作病理学检查及幽门螺杆菌检测,因此胃镜检查对消化性溃疡的诊断及胃良、恶性溃疡鉴别诊断的准确性高于 X 线钡餐检查。例如，在溃疡较小或较浅时钡餐检查有可能漏诊；钡餐检查发现十二指肠球部畸形可有多种解释；活动性上消化道出血是钡餐检查的禁忌证；胃的良、恶性溃疡鉴别必须由活组织检查来确定。

内镜下消化性溃疡多呈圆形或椭圆形，也有呈线形，边缘光整，底部覆有灰黄色或灰白色渗出物，周围黏膜可有充血、水肿，可见皱襞向溃疡集中。内镜下溃疡可分为活动期（A）、愈合期（H）和瘢痕期（S）3 个病期，其中每个病期又可分为 1 和 2 两个阶段。

（二）X 线钡餐检查

X 线钡餐检查适用于对胃镜检查有禁忌或不愿接受胃镜检查者。溃疡的 X 线征象有直接和间接两种：龛影是直接征象，对溃疡有确诊价值；局部压痛、十二指肠球部激惹和球部畸形、胃大弯侧痉挛性切迹均为间接征象，仅提示可能有溃疡。

（三）幽门螺杆菌检测

幽门螺杆菌检测应列为消化性溃疡诊断的常规检查项目，因为有无幽门螺杆菌感染决定治疗方案的选择。检测方法分为侵入性和非侵入性两大类。前者需通过胃镜检查取胃黏膜活组织进行检测，主要包括快呋塞米素酶试验、组织学检查和幽门螺杆菌培养；后者主要有^{13}C 或^{14}C 尿素呼气试验、粪便幽门螺杆菌抗原检测及血清学检查（定性检测血清抗幽门螺杆菌 IgG 抗体）。

快呋塞米素酶试验是侵入性检查的首选方法，操作简便、费用低。组织学检查可直接观察幽门螺杆菌，与快呋塞米素酶试验结合，可提高诊断准确率。幽门螺杆菌培养技术要求高，主要用于科研。^{13}C 或^{14}C 尿素呼气试验检测幽门螺杆菌敏感性及特异性高而无须胃镜检查，可作为根除治疗后复查的首选方法。

应注意，近期应用抗生素、质子泵抑制剂、铋剂等药物，因有暂时抑制幽门螺杆菌作用，会使上述检查（血清学检查除外）呈假阴性。

（四）胃液分析和血清胃泌素测定

一般仅在疑有胃泌素瘤时做鉴别诊断之用。

七、诊断和鉴别诊断

慢性病程、周期性发作的节律性上腹疼痛，且上腹痛可为进食或抗酸药所缓解的临床表现是诊断消化性溃疡的重要临床线索。但应注意，一方面有典型溃疡样上腹痛症状者不一定是消化性溃疡，另一方面部分消化性溃疡患者症状可不典型甚至无症状。因此，单纯依靠病史难以作出可靠诊断。确诊有赖胃镜检查。X 线钡餐检查发现龛影亦有确诊价值。

鉴别诊断本病主要临床表现为慢性上腹痛，当仅有病史和体检资料时，需与其他有上腹痛症状的疾病如肝、胆、胰、肠疾病和胃的其他疾病相鉴别。功能性消化不良临床常见且临床表现与消化性溃疡相似，应注意鉴别。如做胃镜检查，可确定有无胃十二指肠溃疡存在。

胃镜检查如见胃十二指肠溃疡，应注意与引起胃十二指肠溃疡的少见特殊病因或以溃疡为主要表现的胃十二指肠肿瘤鉴别。其中，与胃癌、胃泌素瘤的鉴别要点如下。

（一）胃癌

内镜或 X 线检查见到胃的溃疡，必须进行良性溃疡（胃溃疡）与恶性溃疡（胃癌）的鉴别。Ⅲ型（溃疡型）早期胃癌单凭内镜所见与良性溃疡鉴别有困难，放大内镜和染色内镜对鉴别有帮助，但最终必须依靠直视下取活组织检查鉴别。恶性溃疡的内镜特点为：①溃疡形状不规则，一般较大；②底凹凸不平、苔污秽；③边缘呈结节状隆起；④周围皱襞中断；⑤胃壁僵硬、蠕动减弱（X线钡餐检查亦可见上述相应的 X 线征）。活组织检查可以确诊，但必须强调，对于怀疑胃癌而一次活检阴性者，必须在短期内复查胃镜进行再次活检；即使内镜下诊断为良性溃疡且活检阴性，仍有漏诊胃癌的可能，因此对初诊为胃溃疡者，必须在完成正规治疗的疗程后进行胃镜复查，胃镜复查溃疡缩小或愈合不是鉴别良、恶性溃疡的最终依据，必须重复活检加以证实。

(二)胃泌素瘤

胃泌素瘤亦称 Zollinger-Ellison 综合征，是胰腺非 β 细胞瘤分泌大量胃泌素所致。肿瘤往往很小（直径＜1 cm），生长缓慢，半数为恶性。大量胃泌素可刺激壁细胞增生，分泌大量胃酸，使上消化道经常处于高酸环境，导致胃十二指肠球部和不典型部位（十二指肠降段、横段、甚或空肠近端）发生多发性溃疡。胃泌素瘤与普通消化性溃疡的鉴别要点是该病溃疡发生于不典型部位，具难治性特点，有过高胃酸分泌（BAO 和 MAO 均明显升高，且 BAO/MAO＞60%）及高空腹血清胃泌素（＞200 pg/mL，常＞500 pg/mL）。

八、并发症

(一)出血

溃疡侵蚀周围血管可引起出血。出血是消化性溃疡最常见的并发症，也是上消化道大出血最常见的病因（约占所有病因的 50%）。

(二)穿孔

溃疡病灶向深部发展穿透浆膜层则并发穿孔。溃疡穿孔临床上可分为急性、亚急性和慢性 3 种类型，以第一种常见。急性穿孔的溃疡常位于十二指肠前壁或胃前壁，发生穿孔后胃肠的内容物漏入腹腔而引起急性腹膜炎。十二指肠或胃后壁的溃疡深至浆膜层时已与邻近的组织或器官发生粘连，穿孔时胃肠内容物不流入腹腔，称为慢性穿孔，又称为穿透性溃疡。这种穿透性溃疡改变了腹痛规律，变得顽固而持续，疼痛常放射至背部。邻近后壁的穿孔或游离穿孔较小，只引起局限性腹膜炎时称亚急性穿孔，症状较急性穿孔轻而体征较局限，且易漏诊。

(三)幽门梗阻

幽门梗阻主要是由 DU 或幽门管溃疡引起。溃疡急性发作时可因炎症水肿和幽门部痉挛而引起暂时性梗阻，可随炎症的好转而缓解；慢性梗阻主要由于瘢痕收缩而呈持久性。幽门梗阻临床表现为：餐后上腹饱胀、上腹疼痛加重，伴有恶心、呕吐，大量呕吐后症状可以改善，呕吐物含发酵酸性宿食。严重呕吐可致失水和低氯低钾性碱中毒。可发生营养不良和体重减轻。体检可见胃型和胃蠕动波，清晨空腹时检查胃内有振水声。进一步做胃镜或 X 线钡剂检查可确诊。

(四)癌变

少数 GU 可发生癌变，DU 则否。GU 癌变发生于溃疡边缘，据报道癌变率在 1% 左右。长期慢性 GU 病史、年龄在 45 岁以上、溃疡顽固不愈者应提高警惕。对可疑癌变者，在胃镜下取多点活检做病理检查；在积极治疗后复查胃镜，直到溃疡完全愈合；必要时定期随访复查。

九、治疗

治疗的目的是消除病因、缓解症状、愈合溃疡、防止复发和防治并发症。针对病因的治疗如根除幽门螺杆菌,有可能彻底治愈溃疡病,是近年消化性溃疡治疗的一大进展。

(一)一般治疗

生活要有规律,避免过度劳累和精神紧张。注意饮食规律,戒烟、酒。服用 NSAIDs 者尽可能停用,即使未用亦要告诫患者今后慎用。

(二)治疗消化性溃疡的药物及其应用

治疗消化性溃疡的药物可分为抑制胃酸分泌的药物和保护胃黏膜的药物两大类,主要起缓解症状和促进溃疡愈合的作用,常与根除幽门螺杆菌治疗配合使用。现就这些药物的作用机制及临床应用分别简述如下。

1.抑制胃酸药物

溃疡的愈合与抑酸治疗的强度和时间成正比。抗酸药具中和胃酸作用,可迅速缓解疼痛症状,但一般剂量难以促进溃疡愈合,故目前多作为加强止痛的辅助治疗。H_2 受体阻滞剂(H_2RA)可抑制基础及刺激的胃酸分泌,以前一作用为主,而后一作用不如 PPI 充分。使用推荐剂量各种 H_2RA 溃疡愈合率相近,不良反应发生率均低。西咪替丁可通过血-脑屏障,偶有精神异常不良反应;与雄激素受体结合而影响性功能;经肝细胞色素 P450 代谢而延长华法林、苯妥英钠、茶碱等药物的肝内代谢。雷尼替丁、法莫替丁和尼扎替丁上述不良反应较少。已证明 H_2RA 全日剂量于睡前顿服的疗效与 1 天 2 次分服相仿。由于该类药物价格较 PPI 便宜,临床上特别适用于根除幽门螺杆菌疗程完成后的后续治疗,及某些情况下预防溃疡复发的长程维持治疗。质子泵抑制剂(PPI)作用于壁细胞胃酸分泌终末步骤中的关键酶H^+,K^+-ATP酶,使其不可逆失活,因此抑酸作用比 H_2RA 更强且作用持久。与 H_2RA 相比,PPI 促进溃疡愈合的速度较快、溃疡愈合率较高,因此特别适用于难治性溃疡或 NSAIDs 溃疡患者不能停用 NSAIDs 时的治疗。对根除幽门螺杆菌治疗,PPI 与抗生素的协同作用较 H_2RA 好,因此是根除幽门螺杆菌治疗方案中最常用的基础药物。使用推荐剂量的各种 PPI,对消化性溃疡的疗效相仿,不良反应均少。

2.保护胃黏膜药物

硫糖铝和胶体铋目前已少用作治疗消化性溃疡的一线药物。枸橼酸铋钾(胶体次枸橼酸铋)因兼有较强抑制幽门螺杆菌作用,可作为根除幽门螺杆菌联合治疗方案的组分,但要注意此药不能长期服用,因会过量蓄积而引起神经毒性。米索前列醇具有抑制胃酸分泌、增加胃十二指肠黏膜的黏液及碳酸氢盐分泌和增加黏膜血流等作用,主要用于 NSAIDs 溃疡的预防,腹泻是常见不良反应,因会引起子宫收缩,故孕妇忌服。

(三)根除幽门螺杆菌治疗

对幽门螺杆菌感染引起的消化性溃疡,根除幽门螺杆菌不但可促进溃疡愈合,而且可预防溃疡复发,从而彻底治愈溃疡。因此,凡有幽门螺杆菌感染的消化性溃疡,无论初发或复发、活动或静止、有无并发症,均应予以根除幽门螺杆菌治疗。

1.根除幽门螺杆菌的治疗方案

已证明在体内具有杀灭幽门螺杆菌作用的抗生素有克拉霉素、阿莫西林、甲硝唑(或替硝唑)、四环素、呋喃唑酮、某些喹诺酮类如左氧氟沙星等。PPI 及胶体铋体内能抑制幽门螺杆菌,与上述抗生素有协同杀菌作用。目前尚无单一药物可有效根除幽门螺杆菌,因此必须联合用药。应选择幽门螺杆菌根除率高的治疗方案力求一次根除成功。研究证明以 PPI 或胶体铋为基础加上两种抗生素的三联治疗方案有较高根除率。这些方案中,以 PPI 为基础的方案所含 PPI 能通过抑制胃酸分泌提高口服抗生素的抗菌活性从而提高根除率,再者 PPI 本身具有快速缓解症状和促进溃疡愈合作用,因此是临床中最常用的方案。而其中,又以 PPI 加克拉霉素再加阿莫西林或甲硝唑的方案根除率最高。幽门螺杆菌根除失败的主要原因是患者的服药依从性问题和幽门螺杆菌对治疗方案中抗生素的耐药性。因此,在选择治疗方案时要了解所在地区的耐药情况,近年世界不少国家和我国一些地区幽门螺杆菌对甲硝唑和克拉霉素的耐药率在增加,应引起注意。呋喃唑酮(200 mg/d,分 2 次)耐药性少见、价廉,国内报道用呋喃唑酮代替克拉霉素或甲硝唑的三联疗法亦可取得较高的根除率,但要注意呋喃唑酮引起的周围神经炎和溶血性贫血等不良反应。治疗失败后的再治疗比较困难,可换用另外两种抗生素(阿莫西林原发和继发耐药均极少见,可以不换)如 PPI 加左氧氟沙星(500 mg/d,每天 1 次)和阿莫西林,或采用 PPI 和胶体铋合用再加四环素(1 500 mg/d,每天 2 次)和甲硝唑的四联疗法。

2.根除幽门螺杆菌治疗结束后的抗溃疡治疗

在根除幽门螺杆菌疗程结束后,继续给予一个常规疗程的抗溃疡治疗(如 DU 患者予 PPI 常规剂量、每天 1 次、总疗程 2～4 周,或 H_2RA 常规剂量、疗程 4～6 周;GU 患者 PPI 常规剂量、每天 1 次、总疗程 4～6 周,或 H_2RA 常规剂量、疗程 6～8 周)是最理想的。这在有并发症或溃疡面积大的患者尤为必要,但对无并发症且根除治疗结束时症状已得到完全缓解者,也可考虑停药以节省药物费用。

3.根除幽门螺杆菌治疗后复查

治疗后应常规复查幽门螺杆菌是否已被根除,复查应在根除幽门螺杆菌治疗结束至少 4 周后进行,且在检查前停用 PPI 或铋剂 2 周,否则会出现假阴性。可采用非侵入性的 ^{13}C 或 ^{14}C 尿素呼气试验,也可通过胃镜在检查溃疡是否愈合的同时取活检做尿素酶及(或)组织学检查。对未排除胃恶性溃疡或有并发症的消化性溃疡应常规进行胃镜复查。

(四)NSAIDs 溃疡的治疗、复发预防及初始预防

对服用 NSAIDs 后出现的溃疡,如情况允许应立即停用 NSAIDs,如病情不允许可换用对黏膜损伤少的 NSAIDs 如特异性 COX-2 抑制剂(如塞来昔布)。对停用 NSAIDs 者,可予常规剂量常规疗程的 H_2RA 或 PPI 治疗;对不能停用 NSAIDs 者,应选用 PPI 治疗(H_2RA 疗效差)。因幽门螺杆菌和 NSAIDs 是引起溃疡的两个独立因素,因此应同时检测幽门螺杆菌,如有幽门螺杆菌感染应同时根除幽门螺杆菌。溃疡愈合后,如不能停用 NSAIDs,无论幽门螺杆菌阳性还是阴性都必须继续 PPI 或米索前列醇长程维持治疗以预防溃疡复发。对初始使用 NSAIDs 的患者是否应常规给药预防溃疡的发生仍有争论。已明确的是,对于发生 NSAIDs 溃疡并发症的高危患者,如既往有溃疡病史、高龄、同时应用抗凝血药(包括低剂量的阿司匹林)或糖皮质激素者,应常规予抗溃疡药物预防,目前认为 PPI 或米索前列醇预防效果较好。

(五)溃疡复发的预防

有效根除幽门螺杆菌及彻底停服 NSAIDs,可消除消化性溃疡的两大常见病因,因而能大大减少溃疡复发。对溃疡复发同时伴有幽门螺杆菌感染复发(再感染或复燃)者,可予根除幽门螺杆菌再治疗。下列情况则需用长程维持治疗来预防溃疡复发:①不能停用 NSAIDs 的溃疡患者,无论幽门螺杆菌阳性还是阴性(如前述);②幽门螺杆菌相关溃疡,幽门螺杆菌感染未能被根除;③幽门螺杆菌阴性的溃疡(非幽门螺杆菌、NSAIDs 溃疡);④幽门螺杆菌相关溃疡,幽门螺杆菌虽已被根除,但曾有严重并发症的高龄或有严重伴随病患者。长程维持治疗一般以 H_2RA 或 PPI 常规剂量的半量维持,而 NSAIDs 溃疡复发的预防多用 PPI 或米索前列醇,已如前述。

(六)外科手术指征

由于内科治疗的进展,目前外科手术主要限于少数有并发症者,包括:①大量出血经内科治疗无效;②急性穿孔;③瘢痕性幽门梗阻;④胃溃疡癌变;⑤严格内科治疗无效的顽固性溃疡。

十、预后

由于内科有效治疗的发展,预后远较过去为佳,病死率显著下降。死亡主要见于高龄患者,死亡的主要原因是并发症,特别是大出血和急性穿孔。

(韩岩智)

第七节 应激性溃疡

应激性溃疡(stress ulcer,SU)又称急性胃黏膜病变(acute gastric mucosa lesion,AGML)或急性应激性黏膜病(acute stress mucosal lesion,ASML),是指机体在各类严重创伤或疾病等应激状态下发生的食管、胃或十二指肠等部位黏膜的急性糜烂或溃疡。Curling 最早在 1842 年观察到严重烧伤患者易发急性胃十二指肠溃疡出血。1932 年,Cushing 报告颅脑损伤患者易伴发 SU。现已证实,SU 在重症患者中很常见,75%～100% 的重症患者在进入 ICU 24 小时内发生 SU。0.6%～6% 的 SU 并发消化道大出血,而一旦并发大出血,会导致约 50% 患者死亡。SU 病灶通常较浅,很少侵及黏膜肌层以下,穿孔少见。

一、病因

诱发 SU 的病因较多,常见病因包括严重创伤及大手术后、全身严重感染、多脏器功能障碍综合征和/或多脏器功能衰竭、休克及心肺脑复苏后、心脑血管意外、严重心理应激等。其中由严重烧伤导致者又称 Curling 溃疡,继发于重型颅脑外伤的又称 Cushing 溃疡。

二、病理生理

目前认为 SU 的发生是由于胃运动、分泌、血流、胃肠激素等多种因素的综合作用,使损伤因素增强,胃黏膜防御作用减弱,不足以抵御胃酸和胃蛋白酶的侵袭,最终导致胃黏膜损害和溃疡形成(图 4-2)。

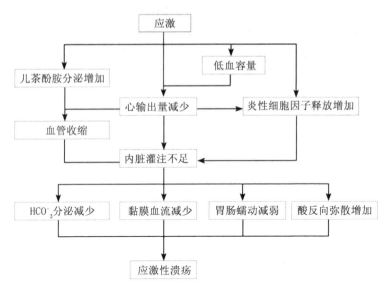

图 4-2　SU 病理生理

正常生理状态下,胃十二指肠黏膜具有一系列防御和修复机制,以抵御各种侵袭因素的损害,维持黏膜的完整性。这些防御因素主要包括上皮前的黏液和碳酸氢盐屏障、上皮细胞及上皮后的微循环。

(一)黏液和碳酸氢盐屏障

胃黏液是由黏膜上皮细胞分泌的一种黏稠、不溶性的冻胶状物,其主要成分为糖蛋白,覆盖在胃黏膜表面形成黏液层,此层将胃腔与黏膜上皮细胞顶面隔开,并与来自血流或细胞内代谢产生的 HCO_3^- 一起构成黏液和碳酸氢盐屏障。黏液层是不流动层,H^+ 在其中扩散极慢,其中的 HCO_3^- 可充分与 H^+ 中和,并造成黏液层的胃腔侧与黏膜侧之间存在 pH 梯度,从而减轻胃酸对黏膜上皮细胞的损伤。

(二)胃黏膜屏障

胃黏膜上皮细胞层是保护胃黏膜的重要组成部分,胃腔面的细胞膜由脂蛋白构成,可阻碍胃腔内 H^+ 顺浓度梯度进入细胞内,避免了细胞内 pH 降低。同时上皮细胞能在黏膜受损后进行快速迁移和增生,加快黏膜修复。

(三)黏膜血流

可为黏膜提供氧、营养物质及胃肠肽类激素等以维持其正常功能,还可及时有效清除代谢产物和逆向弥散至黏膜内的 H^+,维持局部微环境稳定。此外,胃黏膜内存在许多具有细胞保护作用的物质,如胃泌素、前列腺素、生长抑素、表皮生长因子等,有保护细胞,抑制胃酸分泌,促进上皮再生的作用。

在创伤、休克等严重应激情况下,黏膜上皮细胞功能障碍,不能产生足够的 HCO_3^- 和黏液,黏液和碳酸氢盐屏障受损;同时交感神经兴奋,使胃的运动功能减弱,幽门功能紊乱,十二指肠内容物返流入胃,加重对胃黏膜屏障的破坏;应激状态下胃黏膜缺血坏死,微循环障碍使黏膜上皮细胞更新减慢;应激时前列腺素(PGs)水平降低,儿茶酚胺大量释放,可激活并产生大量活性氧,其中的超氧离子可使细胞膜脂质过氧化,破坏细胞完整性,并减少核酸合成,使上皮细胞更新速度减慢,加重胃黏膜损伤。活性氧还可与血小板活化因子(PAF)、白三烯(LTC)、血栓素(TXB_2)

等相互作用,参与多种原因所致的 SU 发病过程。

三、临床表现

消化道出血是 SU 的主要表现,可出现呕血和/或黑便,或仅有胃液或大便潜血阳性。出血的显著特点是具有间歇性,可间隔多天,这种间歇特性可能是由于原有黏膜病灶愈合同时又有新病灶形成所致。消化道出血量大时常有血压下降,心率增快,体位性晕厥,皮肤湿冷,尿少等末梢循环衰竭表现,连续出血可导致血红蛋白下降,血尿素氮增多,甚至出现重要脏器功能衰竭。除出血外,SU 可出现上腹痛、腹胀、恶心、呕吐、反酸等消化道症状,但较一般胃、十二指肠溃疡病轻。由于 SU 常并发于严重疾病或多个器官损伤,其临床表现容易被原有疾病掩盖。

四、辅助检查

(一)胃镜检查

胃镜检查是目前诊断 SU 的主要方法。病变多见于胃体及胃底部,胃窦部少见,仅在病情发展或恶化时才累及胃窦部。胃镜下可见胃黏膜充血、水肿、点片状糜烂、出血,以及大小不一的多发性溃疡,溃疡边缘整齐,可有新鲜出血或血斑。Curling 溃疡多发生在胃和食管,表现为黏膜局灶性糜烂,糜烂局部可有点片状或条索状出血,或呈现大小不等的瘀点及瘀斑,溃疡常为多发,形态不规则,境界清楚,周围黏膜水肿不明显,直径多在 0.5~1 cm。Curling 溃疡内镜下表现与其他类型 SU 相似,但病变形态多样,分布较广,病程后期胃黏膜病变处因细菌感染可见脓苔。

(二)介入血管造影

行选择性胃十二指肠动脉造影,当病灶活动性出血量大于 0.5 mL/min 时,可于出血部位见到造影剂外溢、积聚,有助于出血定位。但阴性结果并不能排除 SU。

(三)其他

X 线钡剂造影不适用于危重患者,诊断价值较小,现已很少应用。

五、诊断

SU 的诊断主要靠病史和临床表现。中枢神经系统病变(颅内肿瘤、外伤、颅内大手术等)、严重烧伤、外科大手术、创伤和休克、脓毒血症和尿毒症等患者出现上腹部疼痛或消化道出血时,要考虑到 SU 可能,确诊有赖于胃镜检查。

六、治疗

(一)抑酸治疗

目标是使胃内 pH>4,并延长 pH>4 的持续时间,从而降低 SU 的严重程度,治疗和预防 SU 并发的出血。目前常用的抑酸药物主要有 H_2 受体阻滞剂和质子泵抑制剂。H_2 受体阻滞剂可拮抗胃壁细胞膜上的 H_2 受体,抑制基础胃酸分泌,也抑制组胺、胰岛素、促胃液素、咖啡因等引起的胃酸分泌,降低胃酸,保护胃黏膜,并通过干扰组胺作用,间接影响垂体激素的分泌和释放,从而达到控制 SU 出血的作用。常用药物有雷尼替丁(100 mg 静脉滴注,2~4 次/天)、法莫替丁(20 mg 静脉滴注,2 次/天)。质子泵抑制剂能特异性作用于胃黏膜壁细胞中的 H^+,K^+-

ATP 酶,使其不可逆性失活,从而减少基础胃酸分泌和各种刺激引起的胃酸分泌,保护胃黏膜,缓解胃肠血管痉挛状态,增加因应激而减少的胃黏膜血流,显著降低出血率和再次出血的发生率。但质子泵抑制剂减少胃酸同时也降低胃肠道的防御功能,利于革兰氏阴性杆菌生长,不利于对肺部感染及肠道菌群的控制,长期应用还可引起萎缩性胃炎等,并可能与社区获得性肺炎或医院获得性肺炎相关。常用药物如奥美拉唑和潘妥拉唑,40 mg 静脉滴注,2 次/天。

(二)保护胃黏膜

前列腺素 E_2 可增加胃十二指肠黏膜的黏液和碳酸氢盐分泌,改善黏膜血流,增强胃黏膜防护作用,同时可抑制胃酸分泌。硫糖铝、氢氧化铝凝胶等可黏附于胃壁起到保护胃黏膜的作用,并可以降低胃内酸度。用法可从胃管反复灌注药物。

(三)其他药物

近年研究认为氧自由基的大量释放是 SU 的重要始动因子之一,别嘌呤醇、维生素 E 及中药复方丹参、小红参等具有拮抗氧自由基的作用,但临床实际效果还需循证医学方法证实。

(四)SU 并发出血的处理

一般先采用非手术疗法,包括输血,留置胃管持续胃肠负压吸引,使用抑酸药物,冰盐水洗胃等。有条件时可行介入治疗,行选择性动脉插管(胃左动脉)后灌注血管升压素。另外,如果患者情况可以耐受,可行内镜下止血,如钛夹止血、套扎止血、局部应用组织粘附剂和药物止血、黏膜内或血管内注射止血剂、高频电和氩离子凝固止血等。若非手术治疗无效,对持续出血或短时间内反复大量出血,范围广泛的严重病变,需及时手术治疗,原则是根据患者全身情况、病变部位、范围大小及合并症等选择最简单有效的术式。病变范围不大或十二指肠出血为主者,多主张行胃大部切除或胃大部切除加选择性迷走神经切断术。若病变范围广泛,弥漫性大量出血,特别是病变波及胃底者,可视情况保留 10% 左右的胃底,或行全胃切除术,但全胃切除创伤大,应谨慎用于 SU 患者。

七、预防

预防 SU 的基本原则是积极治疗原发病,纠正休克和抑制胃酸。具体措施包括:积极治疗原发病和防治并发症;维护心肺等重要器官正常功能;及时纠正休克,维持有效循环容量;控制感染;维持水、电解质及酸碱平衡;预防性应用抑酸药物;避免应用激素及阿司匹林、吲哚美辛(消炎痛)等非甾体抗炎药;对有腹胀及呕吐者留置胃管减压,以降低胃内张力,减轻胃黏膜缺血和十二指肠反流液对胃黏膜的损害。

(韩岩智)

第八节 胃 腺 瘤

胃腺瘤(adenoma of the stomach)是起源于胃黏膜上皮的良性肿瘤。任何年龄皆可发病,而 60~70 岁最多见。男女比为 2:1。胃各部皆可见,以胃窦部好发。胃腺瘤有癌变倾向,平均癌变率为 40%,故视为癌前状态。

一、癌变倾向及其相关因素

(一)组织学类型

胃腺瘤有 3 种组织学类型,癌变率分别为:管状腺瘤 14%～20%,乳头状管状腺瘤 36%～46%,乳头状腺瘤 66%～75%。

(二)瘤体大小

胃腺瘤直径<1 cm 者癌变率为 7.5%,1～2 cm 者为 10%,>2 cm 者为 50% 以上。

(三)瘤细胞结构和核异型性

有学者将胃腺瘤细胞异型性分为 3 级:一级,癌变率 16%;二级为 19%;三级 35%。多数学者报告胃腺瘤旁黏膜常有不完全型肠化,含硫酸黏液。

(四)其他

多发性腺瘤癌变率高于单发,广基高于有蒂。

二、临床表现和诊断

胃腺瘤早期无症状,或被伴随症症状所掩盖,如萎缩性胃炎、溃疡病等。幽门部带蒂腺瘤脱垂至十二指肠可致暂时性或复发性幽门梗阻。肿瘤表面可有糜烂乃至溃疡引起上腹痛或出血。多数患者胃酸缺乏,时有贫血。有报告肿瘤可因供应血管梗死而自行脱落者。偶有胃腺瘤致胃-十二指肠套叠。

X 线钡餐造影可显示以上腺瘤。内镜是诊断胃腺瘤的最佳手段,可呈圆形或卵圆形,有蒂或广基,单发或多发。若表面粗糙、苍白、糜烂或溃疡伴渗血,应警惕已恶变或有炎症。活检组织学检查常可查明其病理特点及异型性等,但以全或部分肿瘤摘除的诊断效果为优。

三、治疗

(一)治疗目的

胃腺瘤治疗最主要目的是预防癌变发生,早期发现、早期治疗已癌变腺瘤。此外,30% 左右的腺瘤与胃癌共存,也是治疗的重点。对于伴随症及合并症,如慢性萎缩性胃炎、消化性溃疡、上消化道出血、幽门梗阻及胃-十二指肠套叠等也应及时治疗。

(二)内科治疗

1.内镜下活检钳咬除

对于<0.5 cm 的胃腺瘤,有时可以经活检钳多次连续咬切清除。但往往不够彻底,仍应注意内镜随访,咬切下来的组织应送检病理。

2.内镜下全肿瘤摘除

0.5～2.0 cm 的腺瘤或有蒂腺瘤蒂径<1 cm 者,以内镜下肿瘤摘除为主。多发性腺瘤也可分批摘除。摘除标本应做组织病理检查以提高诊断效果,发现隐藏小癌变灶时应及时进一步处理。

3.内镜下毁除

对于<0.5 cm 的广基腺瘤,经咬切未能彻底清除也可应用电灼法清除。对于广基腺瘤,或大或小,难以圈套切除者或多发性腺瘤也可采用微波,激光等毁除。无水乙醇注射,冷冻法等常需多次操作,已少采用。各种毁除法的共同缺点是不能回收标本做病理检查,有可能漏诊小癌变

灶。为此毁除法适宜作为全腺瘤摘除或咬除的补充疗法。并应强调术后随访。

4.随访

有些老年患者,腺瘤较大,有手术指征,但因有心、肺、肾等夹杂症而不能施术者,应在积极治疗夹杂症的同时对胃腺瘤进行定期随访;时机成熟时可行手术治疗,或发现腺瘤癌变,可权衡利弊作出恰当治疗选择。腺瘤经内镜咬除、摘除或毁除后也还须继续随访,以防遗漏的异型性病灶癌变或残留癌灶未得及时处理。

5.伴随症及合并症的治疗

多数伴随症或合并症需内科治疗。

(三)胃腺瘤的外科治疗

1.手术适应证

(1)腺瘤已经癌变或高度可疑癌变。

(2)腺瘤与胃癌共存。

(3)多发性腺瘤,有可疑癌者。

(4)腺瘤最大直径大于 2 cm 者。

(5)腺瘤合并内科难以控制的合并症,如难治性溃疡,大出血内科不能止血,反复发作的幽门梗阻,胃-十二指肠套叠。

2.术式选择

(1)肯定未癌变的大腺瘤宜行肿瘤切除或部分胃切除。

(2)已确定癌变者,与胃癌共存者,即使已经内镜摘除也应按胃癌要求进行根治性手术。

(3)可疑癌变者,术中应加强探查,冰冻切片可能有帮助,以便手术中调整治疗方案。

(4)为严重合并症而施术者应根据合并症的需要兼顾腺瘤彻底切除的需要选择术式。

(张　伟)

第九节　胃　　癌

胃癌是我国最常见的恶性肿瘤之一,病死率居恶性肿瘤首位。胃癌多见于男性,男女之比约为 2∶1。平均死亡年龄为 61.6 岁。

一、病因

尚不十分清楚,与以下因素有关。

(一)地域环境

地域环境不同,胃癌的发病率也大不相同,发病率最高的国家和最低的国家之间相差可达数十倍。在世界范围内,日本发病率最高,美国则很低。我国的西北部及东南沿海各省的胃癌发病率远高于南方和西南各省。生活在美国的第二三代日本移民由于地域环境的改变,发病率逐渐降低。而俄罗斯靠近日本海地区的居民胃癌的发病率则是俄罗斯中、西部的 2 倍之多。

(二)饮食因素

饮食因素是胃癌发生的最主要原因。具体因素如下所述。

（1）含有致癌物：如亚硝胺类化合物、真菌毒素、多环烃类等。

（2）含有致癌物前体：如亚硝酸盐，经体内代谢后可转变成强致癌物亚硝胺。

（3）含有促癌物：如长期高盐饮食破坏了胃黏膜的保护层，使致癌物直接与胃黏膜接触。

（三）化学因素

（1）亚硝胺类化合物：多种亚硝胺类化合物均致胃癌。亚硝胺类化合物在自然界存在的不多，但合成亚硝胺的前体物质亚硝酸盐和二级胺却广泛存在。亚硝酸盐及二级胺在 pH 1～3 或细菌的作用下可合成亚硝胺类化合物。

（2）多环芳烃类化合物：最具代表性的致癌物质是 3,4-苯并芘。污染、烘烤及熏制的食品中 3,4-苯并芘含量增高。3,4-苯并芘经过细胞内粗面内质网的功能氧化酶活化成二氢二醇环氧化物，并与细胞的 DNA、RNA 及蛋白质等大分子结合，致基因突变而致癌。

（四）HP

1994 年 WHO 国际癌症研究机构得出"HP 是一种致癌因子，在胃癌的发病中起病因作用"的结论。HP 感染率高的国家和地区常有较高的胃癌发病率，且随着 HP 抗体滴度的升高胃癌的危险性也相应增加。HP 感染后是否发生胃癌与年龄有关，儿童期感染 HP 发生胃癌的危险性增加；而成年后感染多不足以发展成胃癌。HP 致胃癌的机制有如下提法：①促进胃黏膜上皮细胞过度增生。②诱导胃黏膜细胞凋亡。③HP 的代谢产物直接转化胃黏膜。④HP 的 DNA 转换到胃黏膜细胞中致癌变。⑤HP 诱发同种生物毒性炎症反应，这种慢性炎症过程促使细胞增生和增加自由基形成而致癌。

（五）癌前疾病和癌前病变

这是两个不同的概念，胃的癌前疾病指的是一些发生胃癌危险性明显增加的临床情况，如慢性萎缩性胃炎、胃溃疡、胃息肉、胃黏膜巨大皱襞症、残胃等；胃的癌前病变指的是容易发生癌变的胃黏膜病理组织学变化，但其本身尚不具备恶性改变。现阶段得到公认的是不典型增生。不典型增生的病理组织学改变主要是细胞的过度增生和丧失了正常的分化，在结构和功能上部分地丧失了与原组织的相似性。不典型增生分为轻度、中度和重度三级。一般而言重度不典型增生易发生癌变。不典型增生是癌变过程中必经的一个阶段，这一过程是一个谱带式的连续过程，即正常→增生→不典型增生→原位癌→浸润癌。

此外，遗传因素、免疫监视机制失调、癌基因（如 C-met、K-ras 基因等）的过度表达和抑癌基因（如 p53、APC、MCC 基因等）突变、重排、缺失、甲基化等变化都与胃癌的发生有一定的关系。

二、病理

（一）肿瘤位置

1.初发胃癌

将胃大弯、胃小弯各等分为 3 份，连接其对应点，可分为上 1/3（U）、中 1/3（M）和下 1/3（L）。每个原发病变都应记录其二维的最大值。如果一个以上的分区受累，所有的受累分区都要按受累的程度记录，肿瘤主体所在的部位列在最前如 LM 或 UML 等。如果肿瘤侵犯了食管或十二指肠，分别记为 E 或 D。胃癌一般以 L 区最为多见，约占半数，其次为 U 区，M 区较少，广泛分布者更少。

2.残胃癌

肿瘤在吻合口处（A）、胃缝合线处（S）、其他位置（O）、整个残胃（T）、扩散至食管（E）、十二指肠(D)、空肠(J)。

(二)大体类型

1.早期胃癌

早期胃癌指病变仅限于黏膜和黏膜下层,而不论病变的范围和有无淋巴结转移。癌灶直径10 mm 以下称小胃癌,5 mm 以下称微小胃癌。早期胃癌分为 3 型(图 4-3):Ⅰ型,隆起型;Ⅱ型,表浅型,包括3 个亚型,Ⅱa 型,表浅隆起型;Ⅱb 型,表浅平坦型;Ⅱc 型,表浅凹陷型;Ⅲ型,凹陷型。如果合并两种以上亚型时,面积最大的一种写在最前面,其他依次排在后面。如Ⅱc+Ⅲ。Ⅰ型和Ⅱa型鉴别如下:Ⅰ型病变厚度超过正常黏膜的 2 倍,Ⅱa 型的病变厚度不到正常黏膜的 2 倍。

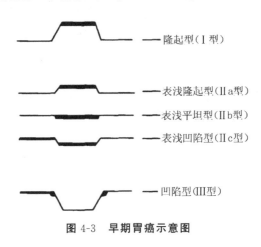

图 4-3　早期胃癌示意图

2.进展期胃癌

进展期胃癌指病变深度已超过黏膜下层的胃癌。按 Borrmann 分型法分为 4 型(图 4-4):Ⅰ型,息肉(肿块)型;Ⅱ型,无浸润溃疡型,癌灶与正常胃界限清楚;Ⅲ型,有浸润溃疡型,癌灶与正常胃界限不清楚;Ⅳ型,弥漫浸润型。

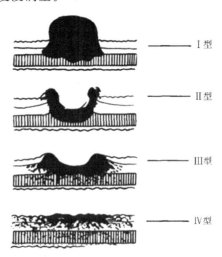

图 4-4　胃癌的 Borrmann 分型

(三)组织类型

(1)WHO(1990 年)将胃癌归类为上皮性肿瘤和类癌两种,其中前者又包括:①腺癌(包括乳头状腺癌、管状腺癌、低分化腺癌、黏液腺癌及印戒细胞癌)。②腺鳞癌。③鳞状细胞癌。④未分化癌。⑤不能分类的癌。

(2)日本胃癌研究会(1999年)将胃癌分为以下3型:①普通型:包括乳头状腺癌、管状腺癌(高分化型、中分化型)、低分化性腺癌(实体型癌和非实体型癌)、印戒细胞癌和黏液细胞癌。②特殊型:包括腺鳞癌、鳞状细胞癌、未分化癌和不能分类的癌。③类癌。

(四)转移扩散途径

1.直接浸润

直接浸润是胃癌的主要扩散方式之一。当胃癌侵犯浆膜层时,可直接浸润腹膜、邻近器官或组织,主要有胰腺、肝脏、横结肠及其系膜等,也可借黏膜下层或浆膜下层向上浸润至食管下端、向下浸润至十二指肠。

2.淋巴转移

淋巴转移是胃癌的主要转移途径,早期胃癌的淋巴转移率近20%,进展期胃癌的淋巴转移率高达70%左右。一般情况下按淋巴流向转移,少数情况也有跳跃式转移。胃周淋巴结分为以下23组(图4-5),具体如下:除了上述胃周淋巴结外,还有2处淋巴结在临床上很有意义,一是左锁骨上淋巴结,如触及肿大为癌细胞沿胸导管转移所致;二是脐周淋巴结,如肿大为癌细胞通过肝圆韧带淋巴管转移所致。淋巴结的转移率＝转移淋巴结数目/受检淋巴结数目。

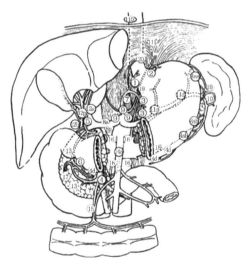

1.贲门右区;2.贲门左区;3.沿胃小弯;4sa.胃短血管旁;4sb.胃网膜左血管旁;4d.胃网膜右血管旁;5.幽门上区;6.幽门下区;7.胃左动脉旁;8a.肝总动脉前;8p.肝总动脉后;9.腹腔动脉旁;10.脾门;11p.近端脾动脉旁;11d.远端脾动脉旁;12a.肝动脉旁;12p.门静脉后;12b.胆总管旁;13.胰头后;14a.肠系膜上动脉旁;15.结肠中血管旁;16.腹主动脉旁(a1.膈肌主动脉裂孔至腹腔干上缘;a2.腹腔干上缘至左肾静脉下缘;b1.左肾静脉下缘至肠系膜下动脉上缘;b2.肠系膜下动脉上缘至腹主动脉分叉处);17.胰头前;18.胰下缘;19.膈下;20.食管裂孔;110.胸下部食管旁;111.膈上

图4-5 胃周淋巴结分组

3.血行转移

胃癌晚期癌细胞经门静脉或体循环向身体其他部位播散,常见的有肝、肺、骨、肾、脑等,其中以肝转移最为常见。

4.种植转移

当胃癌浸透浆膜后,癌细胞可自浆膜脱落并种植于腹膜、大网膜或其他脏器表面,形成转移性结节,黏液腺癌种植转移最为多见。若种植转移至直肠前凹,直肠指诊可能触到肿块。胃癌卵巢转移占全部卵巢转移癌的50%左右,其机制除以上所述外,也可能是经血行转移或淋巴逆流所致。

5.胃癌微转移

胃癌微转移是近几年提出的新概念,定义为治疗时已经存在但目前常规病理学诊断技术还不能确定的转移

(五)临床病理分期

国际抗癌联盟(UICC)1987年公布了胃癌的临床病理分期,尔后经多年来的不断修改已日趋合理。

1.肿瘤浸润深度

用 T 来表示,可以分为以下几种情况:T_1,肿瘤侵及黏膜和/或黏膜肌(M)或黏膜下层(SM),SM 又可分为 SM1 和 SM2,前者是指癌肿越过黏膜肌不足 0.5 mm,而后者则超过了 0.5 mm。T_2,肿瘤侵及肌层(MP)或浆膜下(SS)。T_3,肿瘤浸透浆膜(SE)。T_4,肿瘤侵犯邻近结构或经腔内扩展至食管、十二指肠。

2.淋巴结转移

无淋巴结转移用 N_0 表示,其余根据肿瘤的所在部位,区域淋巴结分为 3 站,即 N_1、N_2、N_3。超出上述范围的淋巴结归为远隔转移(M_1),与此相应的淋巴结清除术分为 D_0、D_1、D_2 和 D_3(表 4-2)。

表 4-2　肿瘤部位与淋巴结分站

肿瘤部位	N_1	N_2	N_3
L/LD	3 4d 5 6	1 7 8a 9 11p 12a 14v	4sb 8p 12b/p 13 16a_2/b_1
LM/M/ML	1 3 4sb 4d 5 6	7 8a 9 11p 12a	2 4sa 8p 10 11d 12b/p 13 14v 16a_2/b_1
MU/UM	1 2 3 4sa 4sb 4d 5 6	7 8a 9 10 11p 11d 12a	8p 12b/p 14v 16a_2/b_1 19 20
U	1 2 3 4sa 4sb	4d 7 8a 9 10 11p 11d	5 6 8p 12a 12b/p 16a_2/b_1 19 20
LMU/MUL/MLU/UML	1 2 3 4sa 4sb 4d 5 6	7 8a 9 10 11p 11d 12a 14v	8p 12b/p 13 16a_2/b_1 19 20

表 4-2 中未注明的淋巴结均为 M_1,如肿瘤位于 L/LD 时 4sa 为 M_1。

考虑到淋巴结转移的个数与患者的 5 年生存率关系更为密切,UICC 在新 TNM 分期中(1997 年第 5 版),对淋巴结的分期强调转移的淋巴结数目而不考虑淋巴结所在的解剖位置,规定如下:N_0 无淋巴结转移(受检淋巴结个数须≥15);N_1 转移的淋巴结数为 1~6 个;N_2 转移的淋巴结数为 7~15 个;N_3 转移的淋巴结数在 16 个以上。

3.远处转移

M_0 表示无远处转移;M_1 表示有远处转移。

4.胃癌分期(表 4-3)

表 4-3　胃癌的分期

	N_0	N_1	N_2	N_3
T_1	I A	I B	II	
T_2	I B	II	III A	
T_3	II	III A	III B	
T_4	III A	III B		
$H_1 P_1 CY_1 M_1$				IV

表 4-3 中 IV 期胃癌包括如下几种情况：N_3 淋巴结有转移、肝脏有转移(H_1)、腹膜有转移(P_1)、腹腔脱落细胞检查阳性(CY_1)和其他远隔转移(M_1)，包括胃周以外的淋巴结、肺脏、胸膜、骨髓、骨、脑、脑脊膜、皮肤等。

三、临床表现

(一)症状

早期患者多无症状，以后逐渐出现上消化道症状，包括上腹部不适、心窝部隐痛、食后饱胀感等。胃窦癌常引起十二指肠功能的改变，可以出现类似十二指肠溃疡的症状。如果上述症状未得到患者或医师的充分注意而按慢性胃炎或十二指肠溃疡病处理，患者可获得暂时性缓解。随着病情的进一步发展，患者可逐渐出现上腹部疼痛加重、食欲缺乏、消瘦、乏力等；若癌灶浸润胃周血管则引起消化道出血，根据患者出血速度的快慢和出血量的大小，可出现呕血或黑便；若幽门被部分或完全梗阻则可致恶心与呕吐，呕吐物多为隔宿食和胃液；贲门癌和高位小弯癌可有进食哽噎感。此时虽诊断容易但已属于晚期，治疗较为困难且效果不佳。因此，外科医师对有上述临床表现的患者，尤其是中年以上的患者应细加分析，合理检查以避免延误诊断。

(二)体征

早期患者多无明显体征，上腹部深压痛可能是唯一值得注意的体征。晚期患者可能出现：上腹部肿块、左锁骨上淋巴结肿大、直肠指诊在直肠前凹触到肿块、腹水等。

四、诊断

胃镜和 X 线钡餐检查仍是目前诊断胃癌的主要方法，胃液脱落细胞学检查现已较少应用。此外，利用连续病理切片、免疫组化、流式细胞分析、RT-PCR 等方法诊断胃癌微转移也取得了一些进展，本节也将做一简单介绍。

(一)纤维胃镜

纤维胃镜优点在于可以直接观察病变部位，且可以对可疑病灶直接钳取小块组织做病理组织学检查。胃镜的观察范围较大，从食管到十二指肠都可以观察及取活检。检查中利用刚果红、亚甲蓝等进行活体染色可提高早期胃癌的检出率。若发现可疑病灶应进行活检，为避免漏诊，应在病灶的四周钳取 4～6 块组织，不要集中一点取材或取材过少。

(二)X 线钡餐检查

X 线钡餐检查通过对胃的形态、黏膜变化、蠕动情况及排空时间的观察确立诊断，痛苦较小。近年随着数字化胃肠造影技术逐渐应用于临床使影像更加清晰，分辨率大为提高，因此 X 线钡餐检查仍是目前胃癌的主要诊断方法之一。其不足是不能取活检,且不如胃镜直观,对早期胃癌诊断较为困难。进展期胃癌 X 线钡餐检查所见与 Borrmann 分型一致,即表现为肿块(充盈缺损)、溃疡(龛影)或弥漫性浸润(胃壁僵硬、胃腔狭窄等)3 种影像。早期胃癌常需借助于气钡双重对比造影。

(三)影像学检查

影像学检查常用的有腹部超声、超声内镜(EUS)、多层螺旋 CT(MSCT)等。这些影像学检查除了能了解胃腔内和胃壁本身(如超声内镜可将胃壁分为 5 层对浸润深度作出判断)的情况外,主要用于判断胃周淋巴结,胃周器官肝、胰及腹膜等部位有无转移或浸润,是目前胃癌术前 TNM 分期的首选方法。分期的准确性普通腹部超声为 50%,EUS 与 MSCT 相近,在 76%左右,但 MSCT 在判断肝转移、腹膜转移和腹膜后淋巴结转移等方面优于 EUS。此外,MSCT 扫描三维立体重建模拟内镜技术近年也开始用于胃癌的诊断与分期,但尚需进一步积累经验。

(四)胃癌微转移的诊断

胃癌微转移的诊断主要采用连续病理切片、免疫组化、反转录聚合酶链反应(RT-PCR)、流式细胞术、细胞遗传学、免疫细胞化学等先进技术,检测淋巴结、骨髓、周围静脉血及腹腔内的微转移灶,阳性率显著高于普通病理检查。胃癌微转移的诊断可为医师判断预后、选择术式、确定淋巴结清扫范围、术后确定分期及建立个体化的化疗方案提供依据。

五、鉴别诊断

大多数胃癌患者经过外科医师初步诊断后,通过 X 线钡餐或胃镜检查都可获得正确诊断。在少数情况下,胃癌需与胃良性溃疡、胃肉瘤、胃良性肿瘤及慢性胃炎相鉴别。

(一)胃良性溃疡

胃良性溃疡与胃癌相比较,胃良性溃疡一般病程较长,曾有典型溃疡疼痛反复发作史,抗酸剂治疗有效,多不伴有食欲缺乏。除非合并出血、幽门梗阻等严重的并发症,多无明显体征,不会出现近期明显消瘦、贫血、腹部包块甚至左锁骨上窝淋巴结肿大等。更为重要的是,X 线钡餐和胃镜检查,良性溃疡常小于 2.5 cm,圆形或椭圆形龛影,边缘整齐,蠕动波可通过病灶;胃镜下可见黏膜基底平坦,有白色或黄白色苔覆盖,周围黏膜水肿、充血,黏膜皱襞向溃疡集中。而癌性溃疡与此有很大的不同,详细特征参见胃癌诊断部分。

(二)胃良性肿瘤

胃良性肿瘤多无明显临床表现,X 线钡餐为圆形或椭圆形的充盈缺损,而非龛影。胃镜则表现为黏膜下包块。

六、治疗

(一)手术治疗

手术治疗是胃癌最有效的治疗方法。胃癌根治术应遵循以下 3 点要求:①充分切除原发癌灶。②彻底清除胃周淋巴结。③完全消灭腹腔游离癌细胞和微小转移灶。胃癌的根治度分为 3 级,A 级:D>N,即手术切除的淋巴结站别大于已有转移的淋巴结站别;切除胃组织切缘 1 cm 内无癌细胞浸润;B 级:D=N,或切缘 1 cm 内有癌细胞浸润,也属于根治性手术;C 级:仅切除原发灶和部分转移灶,有肿瘤残余,属于非根治性手术。

1.早期胃癌

20 世纪 50 至 60 年代曾将胃癌标准根治术定为胃大部切除加 DF 淋巴结清除术,小于这一范围的手术不列入根治术。但是多年来经过多个国家的大宗病例的临床和病理反复实践与验证,发现这一原则有所欠缺,并由此提出对某些胃癌可行缩小手术,包括缩小胃的切除范围、缩小淋巴结的清除范围和保留一定的脏器功能。这样使患者既获得了根治又有效地减小了手术的侵袭、提高了手术的安全性和手术后的生存质量。常用的手术方式有:①内镜或腔镜下黏膜切除术:适用于黏膜分化型癌,隆起型<20 mm、凹陷型(无溃疡形成)<10 mm。该术式创伤小但切缘癌残留率较高,达 10%。②其他手术:根据病情可选择各种缩小手术,常用的有腹腔镜下或开腹胃部分切除术、保留幽门的胃切除术、保留迷走神经的胃部分切除术和 D_1 手术等,病变范围较大的则应行 D_2 手术。早期胃癌经合理治疗后黏膜癌的 5 年生存率为98.0%、黏膜下癌为 88.7%。

2.进展期胃癌

根治术后 5 年生存率一般在 40% 左右。对局限性胃癌未侵犯浆膜或浆膜为反应型、胃周淋巴结无明显转移的患者,以 DF 手术为宜。局限型胃癌已侵犯浆膜、浆膜属于突出结节型,应行 DF 手术或 DF 手术。NF 阳性时,在不增加患者并发症的前提下,选择 DF 手术。一些学者认为扩大胃周淋巴结清除能够提高患者术后 5 年生存率,并且淋巴结的清除及病理学检查对术后的正确分期、正确判断预后、指导术后监测和选择术后治疗方案都有重要的价值。

3.胃癌根治术

胃癌根治术包括根治性远端或近端胃大部切除术和全胃切除术 3 种。根治性胃大部切除术的胃切断线依胃癌类型而定,Borrmann I型和 Borrmann II型可少一些、Borrmann III型则应多一些,一般应距癌外缘 4~6 cm并切除胃的 3/4~4/5;根治性近端胃大部切除术和全胃切除术应在贲门上 3~4 cm 切断食管;根治性远端胃大部切除术和全胃切除术应在幽门下 3~4 cm 切断十二指肠。以 L 区胃癌,D_2 根治术为例说明远端胃癌根治术的切除范围:切除大网膜、小网膜、横结肠系膜前叶和胰腺被膜;清除 N_1 淋巴结 3、4d、5、6 组;N_2 淋巴结 1、7、8a、9、11p、12a、14v 组;幽门下 3~4 cm 处切断十二指肠;距癌边缘 4~6 cm 切断胃。根治性远端胃大部切除术后消化道重建与胃大部切除术后相同。根治性近端胃大部切除术后将残胃与食管直接吻合,要注意的是其远侧胃必须保留全胃的 1/3 以上,否则残胃将无功能。根治性全胃切除术后消化道重建的方法较多,常用的有(图 4-6):①食管空肠 Roux-en-Y 法:应用较广泛并在此基础上演变出多种变法。②食管空肠襻式吻合法:常用 Schlatter 法,也有多种演变方法。全胃切除术后的主要并发症有食管空肠吻合口瘘、食管空肠吻合口狭窄、反流性食管炎、排空障碍、营养性并发症等。

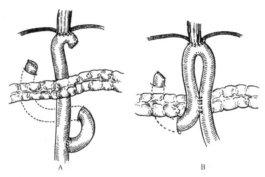

图 4-6 全胃切除术后消化道重建的常用方法

A.Roux-en-Y 法;B.Schlatter 法

4.扩大胃癌根治术与联合脏器切除术

扩大胃癌根治术是指包括胰体、胰尾及脾在内的根治性胃大部切除术或全胃切除术。联合脏器切除术是指联合肝或横结肠等脏器的切除术。联合脏器切除术损伤大、生理干扰重,故不应作为姑息性治疗的手段,也不宜用于年老体弱,心、肺、肝、肾功能不全或营养、免疫状态差的患者。

5.姑息手术

其目的有二:一是减轻患者的癌负荷;二是解除患者的症状,如幽门梗阻、消化道出血、疼痛或营养不良等。术式主要有以下几种:①姑息性切除,即切除主要癌灶的胃切除术。②旁路手术,如胃空肠吻合术。③营养造口,如空肠营养造口术。

6.腹腔游离癌细胞和微小转移灶的处理

术后腹膜转移是术后复发的主要形式之一。已浸出浆膜的进展期胃癌随着受侵面积的增大,癌细胞脱落的可能性也增加,为消灭脱落到腹腔的游离癌细胞,可采取如下措施。

(1)腹腔内化疗:可在门静脉内、肝脏内和腹腔内获得较高的药物浓度,而外周血中的药物浓度则较低,这样药物的毒副作用就随之减少。腹腔内化疗的方法主要有两种:①经皮腹腔内置管。②术中皮下放置植入式腹腔泵或 Tenckhoff 导管。

(2)腹腔内高温灌洗:在完成根治术后应用封闭的循环系统,以 42～45 ℃的蒸馏水恒温下行腹腔内高温灌洗,蒸馏水内可添加各种抗癌药物,如 ADM、DDP、MMC、醋酸氯己定等。一般用 4 000 mL 左右的液体,灌洗 3～10 分钟。早期胃癌无须灌洗。T_2 期胃癌虽未穿透浆膜,但考虑到胃周淋巴结转移在 40% 以上,转移癌可透过淋巴结被膜形成癌细胞的二次脱落、术中医源性脱落以及 T_2 期胃癌患者死于腹膜转移的达 1.2%～1.8%,所以也主张行腹腔内高温灌洗。至于 T_3 期与 T_4 期胃癌,腹腔内高温灌洗则能提高患者的生存期。

(二)化学治疗

胃癌对化疗药物有低度至中度的敏感性。胃癌的化疗可于术前、术中和术后进行,本节主要介绍常用的术后辅助化疗。术后化疗的意义在于在外科手术的基础上杀灭亚临床癌灶或脱落的癌细胞,以达到降低或避免术后复发、转移的目的。目前,对胃癌术后化疗的疗效仍存在较大的争议,一些荟萃分析显示术后化疗患者的生存获益较小。

1.适应证

(1)根治术后患者:早期胃癌根治术后原则上不必辅以化疗,但具有下列一项以上者应辅助化疗:癌灶面积＞5 cm²、病理组织分化差、淋巴结有转移、多发癌灶或年龄＜40 岁。进展期胃癌根治术后无论有无淋巴结转移,术后均需化疗。

(2)非根治术后患者:如姑息性切除术后、旁路术后、造瘘术后、开腹探查未切除以及有癌残留的患者。

(3)不能手术或再发的患者:要求患者全身状态较好、无重要脏器功能不全。4 周内进行过大手术、急性感染期、严重营养不良、胃肠道梗阻、重要脏器功能严重受损、血白细胞计数 ＜$3.5×10^9$/L、血小板计数＜$80×10^9$/L 等不宜化疗。化疗过程中如出现上述情况也应终止化疗。

2.常用化疗方案

已证实胃癌化疗联合用药优于单一用药。临床上常用的化疗方案及疗效如下。

(1)FAM 方案:由 5-FU(氟尿嘧啶)、ADM(多柔比星)和 MMC(丝裂霉素)3 药组成,用法:5-FU(600 mg/m²),静脉滴注,第 1、8、29、36 天;ADM 30 mg/m²,静脉注射,第 1、29 天;MMC 10 mg/m²,静脉注射,第 1 天。每 2 个月重复一次。有效率为 21%～42%。

（2）UFTM 方案：由 UFT（替加氟/尿嘧啶）和 MMC 组成，用法：UFT 600 mg/d，口服；MMC 6～8 mg，静脉注射，1 次/周。以上两药连用 8 周，有效率为 9％～67％。

（3）替吉奥（S-1）方案：由替加氟（FT）、吉莫斯特（CDHP）和奥替拉西钾三药按一定比例组成，前者为 5-FU 前体药物，后两者为生物调节剂。用法为：40 mg/m²，2 次/天，口服；6 周为 1 个疗程，其中用药 4 周，停药 2 周。有效率为 44.6％。

近年，胃癌化疗新药如紫杉醇类（多西他赛，docetaxel）、拓扑异构酶Ⅰ抑制药（伊立替康，irinotecan）、口服氟化嘧啶类（卡培他滨，capecitabine）、第三代铂类（奥沙利铂，oxaliplatin）等备受关注，含新药的化疗方案呈逐年增高趋势，这些新药单药有效率＞20％，联合用药疗效更好，可达 50％以上。此外，分子靶向药物联合化疗也在应用和总结经验中。

（三）放射治疗

胃癌对放射线敏感性较低，因此多数学者不主张术前放疗。因胃癌复发多在癌床和邻近部位，故术中放疗有助于防止胃癌的复发。术中放疗的优点为：①术中单次大剂量（20～30 Gy）放射治疗的生物学效应明显高于手术前、后相同剂量的分次照射。②能更准确地照射到癌复发危险较大的部位，即肿瘤床。③术中可以对周围的正常组织加以保护，减少放射线的不良反应。术后放疗仅用于缓解由狭窄、癌浸润等所引起的疼痛以及对残癌处（非黏液细胞癌）银夹标志后的局部治疗。

（四）免疫治疗

生物治疗在胃癌综合治疗中的地位越来越受到重视。主要包括：①非特异性免疫增强剂：临床上应用较为广泛的主要有：卡介苗、短小棒状杆菌、香菇多糖等。②过继性免疫制剂：属于此类的有淋巴因子激活的杀伤细胞（LAK）、细胞毒性 T 细胞（CTL）等以及一些细胞因子，如白细胞介素-2（IL-2）、肿瘤坏死因子（TNF）、干扰素（IFN）等。

（五）中药治疗

中药治疗是通过"扶正"和"驱邪"来实现的，如人参、黄芪、六味地黄丸等具有促进骨髓有核细胞及造血干细胞的增生、激活非特异性吞噬细胞和自然杀伤细胞、加速 T 细胞的分裂、诱导产生干扰素等"扶正"功能。再如健脾益肾冲剂具有清除氧自由基的"祛邪"功能。此外，一些中药可用于预防和治疗胃癌化疗中的不良反应，如恶心、呕吐、腹胀、食欲缺乏，白细胞、血小板减少和贫血等。

（六）基因治疗

基因治疗主要有抑癌基因治疗、自杀基因治疗、反义基因治疗、核酶基因转染治疗和基因免疫治疗等。虽然这些治疗方法目前多数还仅限于动物实验，但正逐步走向成熟，有望将来成为胃癌治疗的新方法。

（张　伟）

第十节　溃疡性结肠炎

一、病因和发病机制

（一）病因

溃疡性结肠炎的病因尚不十分明确，可能与基因因素、心理因素、自身免疫因素、感染因素等有关。

(二)发病机制

肠道菌群失调后,一些肠道有害菌或致病菌分泌的毒素、脂多糖等激活了肠黏膜免疫和肠道产酪酸菌减少,引起易感患者肠免疫功能紊乱造成的肠黏膜损伤。

二、临床表现

(一)临床症状

本病多发病缓慢,偶有急性发作者,病程多呈迁延发作与缓解期交替发作。

1.消化系统表现

腹泻、腹痛和便血为最常见症状。初期症状较轻,粪便表面有黏液,以后大便次数增多,粪中常混有脓血和黏液,可呈糊状软便。重者腹胀、食欲缺乏、恶心、呕吐,体检可发现左下腹压痛,可有腹肌紧张、反跳痛等。

2.全身表现

全身表现可有发热、贫血、消瘦和低蛋白血症、精神焦虑等。急性暴发型重症患者,出现发热,水、电解质失衡,维生素和蛋白质从肠道丢失,贫血,体重下降等。

3.肠外表现

肠外表现可有关节炎、结节性红斑、口腔黏膜复发性溃疡、巩膜外层炎、前葡萄膜炎等。这些肠外表现在结肠炎控制或结肠切除后可以缓解和恢复;强直性脊柱炎、原发性硬化性胆管炎及少见的淀粉样变性等可与溃疡性结肠炎共存,但与溃疡性结肠炎本身的病情变化无关。

(二)体征

轻型患者除左下腹有轻压痛外,无其他阳性体征。重症和暴发型患者,可有明显鼓肠、腹肌紧张、腹部压痛和反跳痛。有些患者可触及痉挛或肠壁增厚的乙状结肠和降结肠,肠鸣音亢进,肝脏可因脂肪浸润或并发慢性肝炎而肿大。直肠指检常有触痛,肛门括约肌常痉挛,但在急性中毒症状较重的患者可松弛,指套染血。

(三)并发症

并发症主要包括中毒性巨结肠、大出血、穿孔、癌变等。

三、诊断要点

(一)症状

有持续或反复发作的腹痛、腹泻,排黏液血便,伴里急后重,重者伴有恶心、呕吐等症状,病程多在4周以上。可有关节、皮肤、眼、口及肝胆等肠外表现。需再根据全身表现来综合判断。

(二)体征

轻型患者常有左下腹或全腹压痛伴肠鸣音亢进。重型和暴发型患者可有腹肌紧张、反跳痛,或可触及痉挛或肠壁增厚的乙状结肠和降结肠。直肠指检常有压痛。

(三)实验室检查

血常规示小细胞性贫血,中性粒细胞增高。血沉增快。血清蛋白降低,球蛋白升高。严重者可出现电解质紊乱,低血钾。大便外观有黏液脓血,镜下见红细胞、白细胞及脓细胞。

(四)放射学钡剂检查

急性期一般不宜做钡剂检查。特别注意的是重度溃疡性结肠炎在做钡灌肠时,有诱发肠扩张与穿孔的可能性。钡灌肠对本病的诊断和鉴别诊断有重要价值。尤其是对克罗恩病、结肠恶变有意义。临床静止期可做钡灌肠检查,以判断近端结肠病变,排除克罗恩病者宜再做全消化道钡餐检查。钡剂灌肠检查可见黏膜粗糙水肿、多发性细小充盈缺损、肠管短缩、袋囊变浅或消失呈铅管状等。

(五)内镜检查

临床上多数病变在直肠和乙状结肠,采用乙状结肠镜检查很有价值,对于慢性或疑为全结肠患者,宜行纤维结肠镜检查。内镜检查有确诊价值,通过直视下反复观察结肠的肉眼变化及组织学改变,既能了解炎症的性质和动态变化,又可早期发现恶变前病变,能在镜下准确地采集病变组织和分泌物以利排除特异性肠道感染性疾病。检查可见病变,病变多从直肠开始呈连续性、弥漫性分布,黏膜血管纹理模糊、紊乱或消失、充血、水肿、质脆、出血、脓性分泌物附着,亦常见黏膜粗糙,呈细颗粒状等炎症表现。病变明显处可见弥漫性、多发性糜烂或溃疡。重者有多发性糜烂或溃疡,缓解期患者结肠袋囊变浅或消失,可有假息肉或桥形黏膜等。肠镜图片见图 4-7、图 4-8。

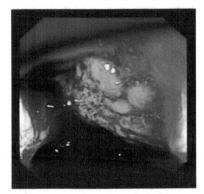

图 4-7 溃疡性结肠炎肠镜所见

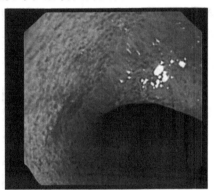

图 4-8 溃疡性结肠炎肠镜所见

(六)黏膜活检和手术取标本

1.黏膜组织学检查

本病活动期和缓解期有不同表现。

(1)活动期表现:①固有膜内有弥漫性慢性炎性细胞、中性粒细胞、嗜酸性粒细胞浸润。②隐窝有急性炎性细胞浸润,尤其是上皮细胞间有中性粒细胞浸润及隐窝炎,甚至形成隐窝脓肿,脓肿可溃入固有膜。③隐窝上皮增生,杯状细胞减少。④可见黏膜表层糜烂、溃疡形成和肉芽组织增生。

(2)缓解期表现:①中性粒细胞消失,慢性炎性细胞减少。②隐窝大小、形态不规则,排列紊乱。③腺上皮与黏膜肌层间隙增宽。④潘氏细胞化生。

2.手术切除标本病理检查

手术切除标本病理检查可根据黏膜组织学特点进行。

(七)诊断方法

在排除细菌性痢疾、阿米巴痢疾、慢性血吸虫病、肠结核等感染性结肠炎及结肠 CD、缺血性结肠炎、放射性结肠炎等疾病基础上,具体诊断方法如下。

(1)具有临床表现、肠镜检查及放射学钡剂检查三者之一者可拟诊。

(2)如果加上黏膜活检或手术取标本做病理者可确诊。

（3）初发病例、临床表现和结肠镜改变均不典型者，暂不诊断为 UC，但须随访 3～6 个月，观察发作情况。

（4）结肠镜检查发现的轻度慢性直、乙状结肠炎不能与 UC 等同，应观察病情变化，认真寻找病因。

四、治疗原则

UC 的治疗应掌握好分级、分期、分段治疗的原则。分级指按疾病的严重度，采用不同药物和不同治疗方法；分期指疾病分为活动期和缓解期，活动期以控制炎症及缓解症状为主要目标，缓解期应继续维持缓解，预防复发；分段治疗指确定病变范围以选择不同给药方法，远段结肠炎可采用局部治疗，广泛性结肠炎或有肠外症状者则以系统性治疗为主。溃疡性直肠炎治疗原则和方法与远段结肠炎相同，局部治疗更为重要，优于口服用药。

（一）一般治疗

休息，进柔软、易消化、富含营养的食物，补充多种维生素。贫血严重者可输血，腹泻严重者应补液，纠正电解质紊乱。

（二）药物治疗

1.活动期的治疗

（1）轻度 UC：可选用柳氮磺吡啶（SASP）制剂，每天 3～4 g，分次口服；或用相当剂量的 5-氨基水杨酸（5-ASA）制剂。病变分布于远端结肠者可酌用 SASP 栓剂 0.5～1.0 g，2 次/天。氢化可的松琥珀酸钠盐100～200 mg保留灌肠，每晚 1 次。亦可用中药保留灌肠治疗。

（2）中度 UC：可用上述剂量水杨酸类制剂治疗，疗效不佳者，适当加量或改口服类固醇皮质激素，常用泼尼松 30～40 mg/d，分次口服。

（3）重度 UC：①如患者尚未用过口服类固醇激素，可用口服泼尼松龙 40～60 mg/d，观察7～10 天。亦可直接静脉给药。已使用者应静脉滴注氢化可的松 300 mg/d 或甲泼尼龙 48 mg/d。②肠外应用广谱抗生素控制肠道继发感染，如氨苄西林、硝基咪唑及喹诺酮类制剂。③应嘱患者卧床休息，适当补液、补充电解质，防止电解质紊乱。便血量大者应考虑输血。营养不良病情较重者进要素饮食，必要时可给予肠外营养。④静脉类固醇激素使用 7～10 天后无效者可考虑应用环孢素静脉滴注，每天 2～4 mg/kg。应注意监测血药浓度。⑤慎用解痉剂及止泻剂，避免诱发中毒性巨结肠。如上述药物治疗效果不佳时，应及时予内外科会诊，确定结肠切除手术的时机与方式。

综上，对于各类型 UC 的药物治疗方案可以总结见表 4-4。

表 4-4　各类型溃疡性结肠炎药物治疗方案

类型	药物治疗方案
轻度 UC	柳氮磺吡啶片 1.0 g，口服，1 次/天或相当 5-美沙拉泰（5-ASA）
中度 UC	柳氮磺吡啶片 1.0 g，口服，1 次/天或相当 5-ASA 醋酸泼尼松片 10 mg，口服，2 次/天
重度 UC	甲泼尼龙 48 mg/d（或者氢化可的松 300 mg/d）静脉滴注广谱抗生素（喹诺酮或头孢类＋硝基咪唑类）

2.缓解期的治疗

症状缓解后，维持治疗的时间至少 1 年，一般认为类固醇类无维持治疗效果，在症状缓解后逐渐减量，应尽可能过渡到用 SASP 维持治疗。维持治疗剂量一般为口服每天 1.0～3.0 g，亦可用相当剂量的 5-氨基水杨酸类药物。6-巯基嘌呤(6-MP)或硫唑嘌呤等用于对上述药物不能维持或对类固醇激素依赖者。

3.手术治疗

大出血、穿孔、明确的或高度怀疑癌变者;重度 UC 伴中毒性巨结肠,静脉用药无效者;内科治疗症状顽固、体能下降、对类固醇类药物耐药或依赖者应考虑手术治疗。

(张 伟)

第十一节 克罗恩病

克罗恩病(Crohn disease,CD)是一种贯穿肠壁各层的慢性增殖性、炎症性疾病,可累及从口腔至肛门的各段消化道,呈节段性或跳跃式分布,但好发于末端回肠、结肠及肛周。临床以腹痛、腹泻、腹部包块、瘘管形成和肠梗阻为主要特征,常伴有发热、营养障碍及关节、皮肤、眼、口腔黏膜、肝脏等的肠外表现。

本病病程迁延,有终身复发倾向,不易治愈。任何年龄均可发病,20～30 岁和 60～70 岁是 2 个高峰发病年龄段。无性别差异。

本病在欧美国家多见。近 10 多年来,日本、韩国、南美本病发病率在逐渐升高。我国虽无以人群为基础的流行病学资料,但病例报道却在不断增加。

一、病因及发病机制

本病病因尚未明了,发病机制亦不甚清楚,推测是由肠道细菌和环境因素作用于遗传易感人群,导致肠黏膜免疫反应过高导致。

(一)遗传因素

传统流行病学研究显示:①不同种族 CD 的发病率有很大的差异。②CD 有家族聚集现象,但不符合简单的孟德尔遗传方式。③单卵双生子中 CD 的同患率高于双卵双生子。④CD 患者亲属的发病率高于普通人群,而患者配偶的发病率几乎为零。⑤CD 与特纳综合征、海-普二氏综合征及糖原贮积病Ⅰb 型等罕见的遗传综合征有密切的联系。

上述资料提示该病的发生可能与遗传因素有关。进一步的全基因组扫描结果显示易感区域分布在 1、3、4、5、6、7、10、12、14、16、19 号及 X 染色体上,其中 16、12、6、14、5、19 及 1 号染色体被分别命名为 IBD1-7,候选基因包括 CARD15、DLG5、SLC22A4 和 SLC22A5、IL-23R 等。

目前,多数学者认为 CD 符合多基因病遗传规律,是许多对等位基因共同作用的结果。具有遗传易感性的个体在一定环境因素作用下发病。

(二)环境因素

在过去的半个世纪里,CD 在世界范围内迅速增长,不仅发病率和流行情况发生了变化,患者群也逐渐呈现低龄化趋势,提示环境因素对 CD 易患性的影响越来越大。研究显示众多的环境因素与 CD 密切相关,有的是诱发因素,有的则起保护作用,如吸烟、药物、饮食、地理和社会状况、应激、微生物、肠道通透性和阑尾切除术。目前只有吸烟被肯定与 CD 病情的加重和复发有关。

(三)微生物因素

肠道菌群是生命所必需,大量微生物和局部免疫系统间的平衡导致黏膜中存在大量的炎症细胞,形成"生理性炎症"现象,有助于机体免受到达肠腔的有害因素的损伤。这种免疫平衡有赖于生命早期免疫耐受的建立,遗传易感性等因素可致黏膜中树突状细胞、Toll样受体(TLRs)、T效应细胞等的改变而参与疾病的发生与发展。小肠腺隐窝潘氏细胞和其分泌产物(主要为防御素)对维持肠道的内环境的稳定起着重要作用,有研究指出CD是一种防御素缺乏综合征。

多项临床研究亦支持肠道菌群在CD的发病机制中的关键环节,如一项研究显示小肠病变的CD患者切除病变肠段后行近端粪便转流可预防复发,而将肠腔内容物再次灌入远端肠腔可诱发炎症。

(四)免疫因素

肠道免疫系统是CD发病机制中的效应因素,介导对病原微生物反应的形式和结果。CD患者的黏膜T细胞对肠道来源和非肠道来源的细菌抗原的反应增强,前炎症细胞因子和趋化因子的产生增多,如IFN-7、IL-12、IL-18等,而最重要的是免疫调节性细胞因子的变化。CD是典型的Th_1反应,黏膜T细胞的增殖和扩张程度远超过溃疡性结肠炎,而且对凋亡的抵抗力更强。

最近有证据表明CD不仅与上述继发免疫反应有关,也可能与天然免疫的严重缺陷有关。如携带NOD2变异的CD患者,其单核细胞对MDP和TNF-α的刺激所产生的IL-1β和IL-8显著减少。这些新发现表明CD患者由于系统性的缺陷导致了天然免疫反应的减弱,提示它们可能同时存在天然免疫和继发性免疫缺陷,但两者是否相互影响或如何影响仍不清楚。

二、诊断步骤

(一)起病情况

大多数病例起病隐袭。在疾病早期症状多为不典型的消化道症状或发热、体重下降等全身症状,从发病至确诊往往需数月至数年的时间。少数急性起病,可表现为急腹症,酷似急性阑尾炎或急性肠梗阻。

(二)主要临床表现

克罗恩病以透壁性黏膜炎症为特点,常导致肠壁纤维化和肠梗阻,穿透浆膜层的窦道造成微小的穿孔和瘘管。

克罗恩病可累及从口至肛周的消化道的任一部位。近80%的患者小肠受累,通常是回肠远端,且1/3的患者仅表现为回肠炎;近50%的患者为回结肠炎;近20%的患者仅累及结肠,尽管这一表型的临床表现与溃疡性结肠炎相似,但大致一半的患者无直肠受累;小部分患者累及口腔或胃十二指肠;个别患者可累及食管和近端小肠。

克罗恩病因其透壁性炎症及病变累及范围广泛的特点,临床表现较溃疡性结肠炎更加多样化。克罗恩病的临床特征包括疲乏、腹痛、慢性腹泻、体重下降、发热、伴或不伴血便。约10%的患者可无腹泻症状。儿童克罗恩病患者常有生长发育障碍,而且可能先于其他各种症状。部分患者可伴有瘘管和腹块,症状取决于病变的部位和严重程度。

许多患者在诊断前多年即表现出各种各样的症状。研究显示,患者在诊断为克罗恩病前平均7.7年即已出现类似于肠易激综合征的各种非特异性消化道症状,而病变局限于结肠者从出现症状到获得诊断的时间最长,平均11.4年。

1.回肠炎和结肠炎

腹泻、腹痛、体重下降、发热是大多数回肠炎、回结肠炎和结肠型克罗恩病患者的典型的临床表现。腹泻可由多种原因引致,包括分泌过多、病变黏膜的吸收功能受损、回肠末端炎症或切除所致胆盐吸收障碍、回肠广泛病变或切除所致脂肪泻。小肠狭窄部位的细菌生长过度、小肠结肠瘘、广泛的空肠病变亦可导致脂肪泻。回肠炎患者常伴有小肠梗阻和右下腹包块;局限于左半结肠的克罗恩病患者可出现大量血便,症状类似溃疡性结肠炎。

2.腹痛

不论病变的部位何在,痉挛性腹痛是克罗恩病的常见症状。黏膜透壁性炎症所致纤维性缩窄导致小肠或结肠梗阻。病变局限于回肠远端的患者在肠腔狭窄并出现便秘、腹痛等早期梗阻征象前可无任何临床症状。

3.血便

尽管克罗恩病患者常有大便潜血阳性,但大量血便者少见。

4.穿孔和瘘管

透壁的炎症形成穿透浆膜层的窦道,致肠壁穿孔,常表现为急性、局限性腹膜炎,患者急起发热、腹痛、腹部压痛及腹块。肠壁的穿透亦可表现为无痛性的瘘管形成。瘘管的临床表现取决于病变肠管所在位置和所累及的邻近组织或器官。胃肠瘘常无症状或有腹部包块;肠膀胱瘘将导致反复的复杂的泌尿道感染,伴有气尿;通向后腹膜腔的瘘管可导致腰大肌脓肿和/或输尿管梗阻、肾盂积水;结肠阴道瘘表现为阴道排气和排便;另外还可出现肠皮肤瘘管。

5.肛周疾病

约1/3的克罗恩病患者出现肛周病变,包括肛周疼痛、皮赘、肛裂、肛周脓肿及肛门直肠瘘。

6.其他部位的肠道炎症

临床表现随病变部位而异。如口腔的阿弗他溃疡或其他损伤致口腔和牙龈疼痛;极少数患者因食管受累而出现吞咽痛和吞咽困难;约5%的患者胃十二指肠受累,表现为溃疡样病损、上腹痛和幽门梗阻的症状;少数近端小肠病变的患者可出现类似口炎样腹泻的症状并伴有脂肪吸收障碍。

7.全身症状

疲乏、体重下降和发热是主要的全身症状。体重下降往往是由于患者害怕进食后的梗阻性疼痛而减少摄入所致,亦与吸收不良有关。克罗恩病患者常出现原因不明的发热,发热可能是由于炎症本身所致,亦可能是由穿孔后并发肠腔周围的感染导致。

8.并发症

克罗恩病的并发症包括局部并发症、肠外并发症及与吸收不良相关的并发症。

(1)局部并发症:与炎症活动性相关的并发症包括肠梗阻、大出血、急性穿孔、瘘管和脓肿的形成、中毒性巨结肠。CT检查是检出和定位脓肿的主要手段,并可在CT的引导下对脓肿进行穿刺引流及抗生素的治疗。

(2)肠外并发症:包括眼葡萄膜炎和巩膜外层炎;皮肤结节性红斑和脓皮坏疽病;大关节炎和强直性脊柱炎;硬化性胆管炎;继发性淀粉样变,可导致肾衰竭;静脉和动脉血栓形成。

(3)吸收不良综合征:胆酸通过肠肝循环在远端回肠吸收,回肠严重病变或已切除将导致胆酸吸收障碍。胆酸吸收不良影响结肠对脂肪及水、电解质的吸收而产生脂肪泻或水样泻;小肠广泛切除后所致短肠综合征亦可引起腹泻。胆酸吸收不良致胆酸和胆固醇比例失调,胆汁更易形成胆石。脂肪泻可致严重的营养不良、凝血功能障碍、低血钙及抽搐、骨软化症、骨质疏松。

克罗恩病患者易发生骨折,且与疾病的严重度相关。骨质的丢失主要与激素的使用及体能活动减少、雌激素不足等所致维生素、钙的吸收不良有关。脂肪泻和腹泻可促进草酸钙和尿酸盐结石的形成。维生素 B_{12} 在远端回肠吸收,严重的回肠病变或回肠广泛切除可导致维生素 B_{12} 吸收不良产生恶性贫血。因此,应定期监测回肠型克罗恩病及回肠切除术后患者的血清维生素 B_{12} 水平,根据维生素 B_{12} 吸收试验的结果决定患者是否需要终身给予维生素 B_{12} 的替代治疗。

(4)恶性肿瘤:与溃疡性结肠炎相似,病程较长的结肠型克罗恩病患者罹患结肠癌的风险增加。克罗恩病患者患小肠癌的概率亦高于普通人群。有报道称,克罗恩病患者肛门鳞状细胞癌、十二指肠肿瘤和淋巴瘤的概率增加,但是 IBD 患者予硫唑嘌呤或巯嘌呤(6-MP)治疗后罹患淋巴瘤的风险是否增加则尚无定论。

(三)体格检查

体格检查可能正常或呈现一些非特异性的症状,如面色苍白、体重下降,抑或提示克罗恩病的特征性改变,如肛周皮赘、窦道、腹部压痛性包块。

(四)辅助检查

1.常规检查

全血细胞计数常提示贫血;活动期白细胞计数增高。血清蛋白常降低。粪便隐血试验常呈阳性。有吸收不良综合征者粪脂含量增加。

2.抗体检测

炎症性肠病患者的血清中可出现多种自身抗体。其中一些可用于克罗恩病的诊断和鉴别诊断。抗 OmpC 抗体阳性提示可能为穿孔型克罗恩病。抗中性粒细胞胞质抗体(P-ANCA)和抗酿酒酵母菌抗体(ASCA)的联合检测用于炎症性肠病的诊断,克罗恩病和溃疡性结肠炎的鉴别诊断。

3.C 反应蛋白(CRP)

克罗恩病患者的 CRP 水平通常升高,且高于溃疡性结肠炎的患者。CRP 的水平与克罗恩病的活动性有关,亦可作为评价炎症程度的指标。

CRP 的血清学水平有助于评价患者的复发风险,高水平的 CRP 提示疾病活动或合并细菌感染,CRP 水平可用于指导治疗和随访。

4.血沉(ESR)

ESR 通过血浆蛋白浓度和血细胞比容来反映克罗恩病肠道炎症,精确度较低。ESR 虽然可随疾病活动而升高,但缺乏特异性,不足以与 UC 和肠道感染鉴别。

5.回结肠镜检查

对于疑诊克罗恩病的患者,应进行回肠结肠镜检查和活检,观察回肠末端和每个结肠段,寻找镜下证据,是建立诊断的第一步。克罗恩病镜下最特异性的表现是节段性改变、肛周病变和卵石征。

6.肠黏膜活检

其目的通常是为进一步证实诊断而不是建立诊断。显微镜下特征为局灶的(不连续的)慢性的(淋巴细胞和浆细胞)炎症和斑片状的慢性炎症,局灶隐窝不规则(不连续的隐窝变形)和肉芽肿(与隐窝损伤无关)。回肠部位病变的病理特点除上述各项外还包括绒毛结构不规则。如果回肠炎和结肠炎是连续性的,诊断应慎重。"重度"定义为:溃疡深达肌层,或出现黏膜分离,或溃疡局限于黏膜下层,但溃疡面超过 1/3 结肠肠段(右半结肠,横结肠,左半结肠)。

近 30％的克罗恩病患者可见特征性肉芽肿样改变,但肉芽肿样改变还可见于耶尔森菌属感染性肠炎、贝赫切特综合征、结核及淋巴瘤。因此,这一表现既不是诊断所必需也不能用于证实诊断是否成立。

7.胃肠道钡餐

胃肠道钡餐有助于全面了解病变在胃、肠道节段性分布的情况、狭窄的部位和长度。气钡双重造影虽然不能发现早期微小的病变,但可显示阿弗他样溃疡,了解病变的分布及范围、肠腔狭窄的程度,发现小的瘘道和穿孔。

典型的小肠克罗恩病的 X 线改变包括:结节样改变、溃疡、肠腔狭窄(肠腔严重狭窄或痉挛时可呈现"线样征")、鹅卵石样改变、脓肿、瘘管、肠襻分离(透壁的炎症和肠壁增厚所致)。胃窦腔的狭窄及十二指肠节段性狭窄提示胃十二指肠克罗恩病。

8.胃十二指肠镜

常规的胃十二指肠镜检查仅在有上消化道症状的患者中推荐使用。累及上消化道的克罗恩病几乎总是伴有小肠和大肠的病变。当患者被诊断为"未定型大肠炎"时,胃黏膜活检可能有助于诊断,局部活动性胃炎可能是克罗恩病特点。

9.胶囊内镜

胶囊内镜为小肠的可视性检查提供了另一手段,可用于有临床症状、疑诊小肠克罗恩病、排除肠道狭窄、回肠末端内镜检查正常或不可行及胃肠道钡餐或 CT 未发现病变的患者。

禁忌证包括胃肠道梗阻、狭窄或瘘管形成、起搏器或其他植入性电子设备及吞咽困难者。

10.其他

当怀疑有肠壁外并发症时,包括瘘管或脓肿,可选用腹部超声、CT 和/或 MRI 进行检查。腹部超声检查是诊断肠壁外并发症的最简单易行的方法,但对于复杂的克罗恩病患者,CT 和 MRI 检查的精确度更高,特别是对于瘘管、脓肿和蜂窝织炎的诊断。

三、诊断对策

(一)诊断要点

克罗恩病的诊断主要根据临床、内镜、组织学、影像学和/或生化检查的综合分析来确立诊断。患者具备上述的临床表现,特别是阳性家族史时应注意是否患克罗恩病。

详细的病史应该包括关于症状始发时各项细节问题,包括近期的旅行、食物不耐受、与肠道疾病患者接触史、用药史(包括抗生素和非甾体抗炎药)、吸烟史、家族史及阑尾切除史;详细询问夜间症状、肠外表现(包括口、皮肤、眼睛、关节、肛周脓肿或肛裂)。

体格检查时应注意各项反映急性和/或慢性炎症反应、贫血、体液丢失、营养不良的体征,包括一般情况、脉搏、血压、体温、腹部压痛或腹胀、可触及的包块、会阴和口腔的检查及直肠指检。测量体重,计算体重指数。

针对感染性腹泻的微生物学检查应包括艰难梭状芽孢杆菌。对有外出旅行史的患者可能要进行其他的粪便检查,而对于病史符合克罗恩病的患者,则不必再进行额外的临床和实验室检查。

完整的诊断应包括临床类型、病变分布范围及疾病行为、疾病严重程度、活动性及并发症。

(二)鉴别诊断要点

克罗恩病因其病变部位多变及疾病的慢性过程,需与多种疾病进行鉴别。许多患者病程早期症状轻微且无特异性,常被误诊为乳糖不耐受或肠易激综合征。

1.结肠型克罗恩病需与溃疡性结肠炎鉴别

克罗恩病通常累及小肠而直肠免于受累,无大量血便,常见肛周病变、肉芽肿或瘘管形成。10%～15%炎症性肠病患者仅累及结肠,如果无法诊断是溃疡性结肠炎还是克罗恩病,可诊断为未定型结肠炎。

2.急性起病的新发病例

应排除志贺氏菌、沙门氏菌、弯曲杆菌、大肠埃希菌及阿米巴等感染性腹泻。近期有使用抗生素的患者应注意排除艰难梭状芽孢杆菌感染,而使用免疫抑制剂的患者则应排除巨细胞病毒感染。应留取患者新鲜大便标本进行致病菌的检查,使用免疫抑制剂的患者需进行内镜下黏膜活检。

3.其他

因克罗恩病有节段性病变的特点,阑尾炎、憩室炎、缺血性肠炎、合并有穿孔或梗阻的结肠癌均可出现与克罗恩病相似的症状。耶尔森菌属感染引起的急性回肠炎与克罗恩病急性回肠炎常常难以鉴别。

肠结核与回结肠型克罗恩病症状相似,常造成诊断上的困难,但以下特征可有助于鉴别。①肠结核多继发于开放性肺结核。②病变主要累及回盲部,有时累及邻近结肠,但病变分布为非节段性。③瘘管少见。④肛周及直肠病变少见。⑤结核菌素试验阳性等。对鉴别困难者,建议先行抗结核治疗并随访观察疗效。

淋巴瘤、慢性缺血性肠炎、子宫内膜异位症、类癌均可表现为与小肠克罗恩病难以分辨的症状及 X 线特征,小肠淋巴瘤通常进展较快,必要时手术探查可获病理确诊。

(三)临床类型

新近颁布的蒙特利尔分型较为完整地描述了克罗恩病的年龄分布、病变部位及疾病行为。详见表4-5。

表 4-5 克罗恩病蒙特利尔分型

诊断年龄(A)		
A1 16 岁或更早		
A2 17～40		
A3 40 以上		
病变部位(L)	上消化道	
L1 末端回肠	L1＋L4	回肠＋上消化道
L2 结肠	L2＋L4	结肠＋上消化道
L3 回结肠	L3＋L4	回结肠＋上消化道
L4 上消化道	—	—
疾病行为(B)	肛周病变(P)	
B1 * 非狭窄,非穿透型	B1p	非狭窄,非穿透型＋肛周病变
B2 狭窄型	B2p	狭窄型＋肛周病变
B3 穿透型	B3p	穿透型＋肛周病变

注:* B1 型应视为一种过渡的分型,直到诊断后再随访观察一段时期。这段时期的长短可能因研究不同而有所变化(如5～10 年),但应该被明确规定以便确定 B1 的分型

(四)CD 疾病临床活动性评估(《ACG 指南》,2001 年)

1.缓解期

无临床症状及炎症后遗症的 CD 患者,也包括内科治疗和外科治疗反应良好的患者;激素维持治疗下持续缓解的患者为激素依赖型缓解。

2.轻至中度

无脱水、全身中毒症状,无中度及中度以上腹痛或压痛,无腹部痛性包块,无肠梗阻,体重下降不超过 10%。

3.中至重度

对诱导轻至中度疾病缓解的标准治疗(5-氨基水杨酸,布地奈德,或泼尼松)无反应,或至少满足下列一项者:中度及中度以上腹痛或压痛,间歇性轻度呕吐(不伴有肠梗阻),脱水/瘘管形成,体温高于37.5 ℃,体重下降超过 10%或血红蛋白＜100 g/L。

4.重度至暴发

对标准剂量激素治疗呈现激素抵抗,症状持续无缓解者或至少满足下列一项者:腹部体征阳性,持续性呕吐,脓肿形成,高热,恶病质,或肠梗阻。

为便于对疾病活动性和治疗反应进行量化评估,临床上常采用较为简便实用的 Harvey 和 Bradshow 标准计算 CD 活动指数(CDAI)。见表4-6。

表 4-6　简化 CDAI 计算法

1.一般情况	0:良好;1:稍差;2:差;3:不良;4:极差
2.腹痛	0:无;1:轻;2:中;3:重
3.腹泻稀便	每天 1 次记 1 分
4.腹块(医师认定)	0:无;1:可疑;2:确定;3:伴触痛
5.并发症(关节痛、虹膜炎、结节性红斑、坏疽性脓皮病、阿弗他溃疡、裂沟、新瘘管及脓肿等)	每个 1 分

低于 4 分为缓解期;5～8 分为中度活动期;高于 9 分为重度活动期

四、治疗对策

(一)治疗原则

克罗恩病治疗方案选择取决于疾病严重程度、部位和并发症。尽管有总体治疗方针可循,但必须建立以患者对治疗的反应和耐受情况为基础的个体化治疗。治疗目标是诱导活动性病变缓解和维持缓解。外科手术在克罗恩病治疗中起着重要的作用,经常为药物治疗失败的患者带来持久和显著的效益。

(二)药物选择

1.糖皮质激素

迄今为止仍是控制病情活动最有效的药物,适用于活动期的治疗,使用时主张初始剂量要足、疗程偏长、减量过程个体化。常规初始剂量为泼尼松 40～60 mg/d,病情缓解后一般以每周 5 mg 的速度将剂量减少至停用。临床研究显示长期使用激素不能减少复发,且不良反应大,因此不主张应用皮质激进行长期维持治疗。

回肠控释剂布地奈德口服后主要在肠道起局部作用,吸收后经肝脏首关效应迅速灭活,故全身不良反应较少。布地奈德剂量为每次 3 mg,每天 3 次,视病情严重程度及治疗反应逐渐减量,一般在治疗 8 周后考虑开始减量,全疗程一般不短于 3 个月。

建议布地奈德适用于轻、中度回结肠型克罗恩病,系统糖皮质激素适用于中重度克罗恩病或对相应治疗无效的轻、中度患者。对于病情严重者可予氢化可的松或地塞米松静脉给药;病变局限于左半结肠者可予糖皮质激素保留灌肠。

2.氨基水杨酸制剂

氨基水杨酸制剂对控制轻、中型活动性克罗恩病患者的病情有一定的疗效。柳氮磺胺吡啶适用于病变局限于结肠者;美沙拉嗪对病变位于回肠和结肠者均有效,可作为缓解期的维持治疗。

3.免疫抑制剂

硫唑嘌呤或硫嘌呤适用于对糖皮质激素治疗效果不佳或对糖皮质激素依赖的慢性活动性病例。加用该类药物后有助于逐渐减少激素的用量乃至停用,并可用于缓解期的维持治疗。剂量为硫唑嘌呤2 mg/(kg·d)或硫嘌呤 1.5 mg/(kg·d),显效时间需 3～6 个月,维持用药一般1～4 年。严重的不良反应主要是白细胞计数减少等骨髓抑制的表现,发生率约为 4%。

硫唑嘌呤或硫嘌呤无效时可选用甲氨蝶呤诱导克罗恩病缓解,有研究显示,甲氨蝶呤每周25 mg肌内注射治疗可降低复发率及减少激素用量。甲氨蝶呤的不良反应有恶心、肝酶异常、机会感染、骨髓抑制及间质性肺炎。长期使用甲氨蝶呤可引起肝损害,肥胖、糖尿病、饮酒是肝损害的危险因素。使用甲氨蝶呤期间必须戒酒。

研究显示静脉使用环孢素治疗克罗恩病疗效不肯定,口服环孢素无效。少数研究显示静脉使用环孢素对促进瘘管闭合有一定的作用。他可莫司和麦考酚吗乙酯在克罗恩病治疗中的疗效尚待进一步研究。

4.生物制剂

英夫利昔单抗是一种抗肿瘤坏死因子-α(TNF-α)的单克隆抗体,其用于治疗克罗恩病的适应证包括:①中、重度活动性克罗恩病患者经充分的传统治疗,即糖皮质激素及免疫抑制剂(硫唑嘌呤、硫嘌呤或氨甲蝶呤)治疗无效或不能耐受者。②克罗恩病合并肛瘘、皮瘘、直肠阴道瘘,经传统治疗(抗生素、免疫抑制剂及外科引流)无效者。

推荐以 5 mg/kg 剂量(静脉给药,滴注时间不短于 2 小时)在第 0、2、6 周作为诱导缓解,随后每隔8 周给予相同剂量以维持缓解。原来对治疗有反应随后又失去治疗反应者可将剂量增加至10 mg/kg。

对初始的 3 个剂量治疗到第 14 周仍无效者不再予英夫利昔单抗治疗。治疗期间原来同时应用糖皮质激素者可在取得临床缓解后将激素减量至停用。已知对英夫利昔单抗过敏、活动性感染、神经脱髓鞘病、中至重度充血性心力衰竭及恶性肿瘤患者禁忌使用。药物的不良反应包括机会感染、输注反应、迟发型超敏反应、药物性红斑狼疮、淋巴瘤等。

其他生物疗法还有骨髓移植、血浆分离置换法等。

5.抗生素

某些抗菌药物,如甲硝唑、环丙沙星等对治疗克罗恩病有一定的疗效,甲硝唑对有肛周瘘管者疗效较好。长期大剂量应用甲硝唑会出现诸如恶心、呕吐、食欲缺乏、金属异味、继发多发性神经系统病变等不良反应,因此,仅用于不能应用或不能耐受糖皮质激素者、不愿使用激素治疗的结肠型或回结肠型克罗恩病患者。

6.益生菌

部分研究报道益生菌治疗可诱导活动性克罗恩病缓解并可用于维持缓解的治疗,但尚需更多设计严谨的临床试验予以证实。

(三)治疗计划及治疗方案的选择

由于克罗恩病病情个体差异很大,疾病过程中病情变化也很大,因此治疗方案必须视疾病的活动性、病变的部位、疾病行为及对治疗的反应及耐受性来制订。

1.营养疗法

高营养低渣饮食,适当给予叶酸、维生素 B_{12} 等多种维生素及微量元素。要素饮食在补充营养的同时还可控制病变的活动,特别适用于无局部并发症的小肠克罗恩病。完全胃肠外营养仅用于严重营养不良、肠瘘及短肠综合征的患者,且应用时间不宜过长。

2.活动性克罗恩病的治疗

(1)局限性回结肠型:轻、中度者首选布地奈德口服每次 3 mg,每天 3 次。轻度者可予美沙拉嗪,每天用量 3~4 g。症状很轻微者可考虑暂不予治疗。中、重度患者首选系统作用糖皮质激素治疗,重症病例可先予静脉用药。有建议对重症初发病例开始即用糖皮质激素加免疫抑制剂(如硫唑嘌呤)的治疗。

(2)结肠型:轻、中度者可选用氨基水杨酸制剂(包括柳氮磺胺吡啶)。中、重度必须予系统作用糖皮质激素治疗。

(3)存在广泛小肠病变:该类患者疾病活动性较强,对中、重度病例首选系统作用糖皮质激素治疗。常需同时加用免疫抑制剂。营养疗法是重要的辅助治疗手段。

(4)根据治疗反应调整治疗方案。轻、中度回结肠型病例对布地奈德无效,或轻、中度结肠型病例对氨基水杨酸制剂无效,应重新评估为中、重度病例,改用系统作用糖皮质激素治疗。激素治疗无效或依赖的病例,宜加用免疫抑制剂。

上述治疗依然无效或激素依赖,或对激素和/或免疫抑制剂不耐受者考虑予以英夫利昔单抗或手术治疗。

3.维持治疗

克罗恩病复发率很高,必须予以维持治疗。推荐方案有以下几点。

(1)所有患者必须戒烟。

(2)氨基水杨酸制剂可用于非激素诱导缓解者,剂量为治疗剂量,疗程一般为 2 年。

(3)由系统激素诱导的缓解宜采用免疫抑制剂作为维持治疗,疗程可达 4 年。

(4)由英夫利昔单抗诱导的缓解目前仍建议予英夫利昔单抗规则维持治疗。

4.外科手术

内科治疗无效或有并发症的病例应考虑手术治疗,但克罗恩病手术后复发率高,故手术的适应证主要针对其并发症,包括完全性纤维狭窄所致机械性肠梗阻、合并脓肿形成或内科治疗无效的瘘管、脓肿形成。

急诊手术指征为暴发性或重度性结肠炎、急性穿孔、大量的危及生命的出血。

5.术后复发的预防

克罗恩病术后复发率相当高,但目前缺乏有效的预防方法。预测术后复发的危险因素包括吸烟、结肠型克罗恩病、病变范围广泛(>100 cm)、因内科治疗无效而接受手术治疗的活动性病例、因穿孔或瘘而接受手术者、再次接受手术治疗者等。

对于术后易复发的高危病例的处理:术前已服用免疫抑制剂者术后继续治疗;术前未用免疫抑制剂者术后应予免疫抑制剂治疗;甲硝唑对预防术后复发可能有效,可以在后与免疫抑制剂合用一段时间。建议术后3个月复查内镜,吻合口的病变程度对术后复发可预测术后复发。对中、重度病变的复发病例,如有活动性症状应予糖皮质激素及免疫抑制剂治疗;对无症状者予免疫抑制剂维持治疗;对无病变或轻度病变者可予美沙拉嗪治疗。

五、病程观察及处理

(一)病情观察要点

在诊治过程中应密切观察患者症状、体征、各项活动性指标和严重度的变化,以便及时修正诊断,或对病变严重程度和活动度作出准确的评估,判断患者对治疗的反应及耐受性,以便于调整治疗方案。

(二)疗效判断标准

临床将克罗恩病活动度分为轻度、中度和重度。大多数临床试验将患者克罗恩病活动指数(CDAI)>220定义为活动性病变。现在更倾向于CDAI联合CRP高于10 mg/L来评价CD的活动。

"缓解"标准为CDAI低于150,"应答"为CDAI指数下降超过100。"复发"定义为:确诊为克罗恩病的患者经过内科治疗取得临床缓解或自发缓解后,再次出现临床症状,建议采用CDAI高于150且比基线升高超过100点。经治疗取得缓解后,3个月内出现复发称为早期复发。复发可分为稀发型(≤1次/年)、频发型(≥2次/年)或持续发作型。

"激素抵抗"指泼尼松龙用量达到0.75 mg/(kg·d),持续4周,疾病仍然活动者。"激素依赖"为下列两项符合一项者:①自开始使用激素起3个月内不能将激素用量减少到相当于泼尼松龙10 mg/d(或布地奈得3 mg/d),同时维持疾病不活动。②停用激素后3个月内复发者。在确定激素抵抗或依赖前应仔细排除疾病本身特殊的并发症。

"再发"定义为外科手术后再次出现病损(复发是指症状的再次出现)。"形态学再发"指手术彻底切除病变后新出现的病损。通常出现在"新"回肠末端和/或吻合口,可通过内镜、影像学检查及外科手术发现。

"镜下再发"目前根据Rutgeerts标准评估和分级,分为:0级,没有病损;1级,阿弗他口疮样病损,少于5处;2级,阿弗他口疮样病损,多于5处,病损间黏膜正常,或跳跃性的大的病损,或病损局限于回结肠吻合口(<1 cm);3级,弥散性阿弗他口疮样回肠炎,并黏膜弥散性炎症;4级,弥散性回肠炎症并大溃疡、结节样病变或狭窄。

"临床再发"指手术完全切除大体病变后,症状再次出现。"局限性病变"指肠道CD病变范围<30 cm,通常是指回盲部病变(<30 cm回肠伴或不伴右半结肠),也可以是指孤立的结肠病变或近端小肠的病变。"广泛性的克罗恩病"肠道克罗恩病受累肠段超过100 cm,无论定位于何处。这一定义是指节段性肠道炎症性病变的累积长度。

六、预后评估

本病以慢性渐进型多见,虽然部分患者可经治疗后好转,部分患者亦可自行缓解,但多数患者反复发作,迁延不愈,相当一部分患者在其病程中因并发症而需进行1次以上的手术治疗,预后不佳。发病15年后约半数尚能生存。急性重症病例常伴有毒血症和并发症,近期病死率达3%～10%。近年来发现克罗恩病癌变的概率增高。

（张　伟）

第十二节 肠易激综合征

一、概说

肠易激综合征(irritable bowel syndrome,IBS)是一种以腹痛或腹部不适伴排便习惯改变和/或粪便形状改变的功能性肠病,常呈慢性间歇发作或在一定时间内持续发作,缺乏形态学和生化学改变,经检查排除器质性疾病。

本病特征是肠的易激性,症状出现或加重常与精神因素或应激状态有关,患者常伴有疲乏、头痛、心悸、尿频、呼吸不畅等胃肠外表现。肠易激综合征临床上相当常见,在西方国家初级医疗和消化专科门诊中,IBS 患者分别占 12% 和 28%。总体看来,IBS 在人群的总体发病率多在 5%~25%,发达国家的发病率要高于发展中国家。1996 年北京的流行病学调查显示人群发病率按 Manning 标准和罗马标准分别为 0.82% 和 7.26%,2001 年广东的调查显示按罗马Ⅱ标准患病率为 5.6%,就诊率 22.4%。近年来的流行病学调查均显示年龄与发病无明显关系,具有 IBS 症状的患者中女性多于男性[男女比例为 1:(1.2~2)]。

二、诊断

临床上迄今无统一的 IBS 诊断标准,临床诊断 IBS 应重视病史采集和体格检查,并有针对性地进行排除器质性疾病的辅助实验室检查。

本病起病缓慢,症状呈间歇性发作,有缓解期。症状出现与精神因素、心理应激有关。

(一)症状

1.腹痛

腹痛为主要症状,多诉中腹或下腹疼痛,常伴排便异常、腹胀。腹痛易在进食后出现,热敷、排便、排气或灌肠后缓解,不会在睡眠中发作。疼痛的特点是在某一具体患者疼痛常是固定不变的,不会进行性加重。

2.腹泻

粪量少,呈糊状,含较多黏液,可有经常或间歇性腹泻,可因进食而诱发,无夜间腹泻;可有腹泻和便秘交替现象。

3.便秘

大便如羊粪,质地坚硬,可带较多黏液,排便费力,排便未尽感明显,可为间歇性或持续性便秘,或间中与短期腹泻交替。

除上述症状外,部分尚有上腹不适、嗳气、恶心等消化不良症状,有的则还有心悸、胸闷、多汗、面红、多尿、尿频、尿急、痛经、性功能障碍、焦虑、失眠、抑郁及皮肤表现如瘙痒、神经性皮炎等胃肠外表现。胃肠外表现较器质性肠病多见。

(二)体征

可触及乙状结肠并有压痛,或结肠广泛压痛,或肛门指诊感觉括约肌张力增高,痛感明显;某些患者可有心动过速、血压高、多汗等征象。

临床上常依据大便特点不同将本病分为三型:便秘为主型、腹泻为主型和腹泻便秘交替型三个亚型。

(三)常见并发症

本病并发症较少,腹泻甚者可出现水、电解质平衡紊乱,病程长者可引起焦虑症。

(四)实验室和其他辅助检查

1.血液检查

血常规、血沉无异常。

2.大便检查

粪便镜检大致正常,可含大量黏液或呈黏液管型;粪隐血、虫卵、细菌培养均呈阴性。

3.胰腺功能检查

疑有胰腺疾病时应作淀粉酶检测,还要做粪便脂肪定量,排除慢性胰腺炎。

4.X线检查

胃肠X线检查示胃肠运动加速,结肠袋减少,袋形加深,张力增强,结肠痉挛显著时,降结肠以下呈线样阴影。

5.内镜检查

结肠镜下见结肠黏膜正常。镜检时易出现肠痉挛等激惹现象。疑有肠黏膜器质性病变时应作肠黏膜活检。本病患者肠黏膜活检无异常。

6.结肠动力学检查

结肠腔内动力学及平滑肌电活动检查示结肠腔内压力波形及肠平滑肌电波异常。

诊断主要包括三方面内容:①IBS临床综合征;②可追溯的心理精神因素;③实验室及辅助检查无器质性疾病的依据。

诊断标准体现的重要原则:①诊断应建立在排除器质性疾病的基础上;②IBS属于肠道功能性疾病;③强调腹痛或腹部不适与排便的关系;④该诊断标准判断的时间为6个月,近3个月有症状,反映了本病慢性、反复发作的特点;⑤该诊断标准在必备条件中没有对排便频率和粪便性状作硬性规定,提高诊断的敏感性。

三、鉴别诊断

首先必须排除肠道器质性疾病,如细菌性痢疾、炎症性肠病、结肠癌、结肠息肉病、结肠憩室、小肠吸收不良综合征。其次必须排除全身性疾病所致的肠道表现,如胃及十二指肠溃疡、胆道及胰腺疾病、妇科病(尤其是盆腔炎)、血卟啉病,以及慢性铅中毒等。

(一)慢性细菌性痢疾

二者均有不同程度的腹痛及黏液便等肠道症状。但慢性细菌性痢疾往往有急性细菌性痢疾病史,对粪便、指肠拭子或内镜检查时所取标本进行培养可分离出痢疾杆菌,必要时可进行诱发试验,即对有痢疾病史或类似症状者,口服泻剂导泻,然后检查大便常规及粪培养,阳性者为痢疾,肠易激综合征粪便常规检查及培养均正常。

(二)溃疡性结肠炎

二者均具反复发作的腹痛、腹泻、黏液便症状。肠易激综合征虽反复发作,但一般不会影响全身情况;而溃疡性结肠炎往往伴有不同程度的消瘦、贫血等全身症状。结肠内镜检查,溃疡性结肠炎镜下可见结肠黏膜粗糙,接触易出血,有黏液血性分泌物附着,多发性糜烂、溃疡,或弥漫性黏膜充血、水肿,甚至形成息肉病。组织活检以黏膜炎性反应为主,同时有糜烂、隐窝脓肿及腺体排列异常和上皮的变化。X线钡剂灌肠显示有肠管变窄、缩短、黏膜粗糙、肠袋消失和假性息肉等改变。而肠易激综合征镜下仅有轻度水肿,但无出血糜烂及溃疡等改变,黏膜活检正常。X线钡剂灌肠无阳性发现,或结肠有激惹征象。

(三)结肠癌

腹痛或腹泻是结肠癌的主要症状,直肠癌除腹痛、腹泻外,常伴有里急后重或排便不畅等症状,这些症状与肠易激综合征很相似。但结肠癌常伴有便血,后期恶性消耗症状明显。肛指检查及内镜检查有助诊断。

(四)慢性胆道疾病

慢性胆囊炎及胆石症可使胆道运动功能障碍,引起发作性、痉挛性右上腹痛,与肠易激综合征结肠痉挛疼痛相似,但慢性胆道疾病疼痛多发生在饱餐之后(尤其是脂肪餐后更明显)。B型超声波、X线胆道造影检查可明确诊断。

四、治疗

肠易激综合征属于一种心身疾病,目前的治疗方法的选择均为经验性的,治疗目的是消除患者顾虑,改善症状,提高生活质量。治疗原则是在建立良好医患关系的基础上,根据主要症状类型进行对症治疗和根据症状严重程度进行分级治疗。注意治疗措施的个体化和综合运用。

(一)建立良好的医患关系

对患者进行健康宣教、安慰和建立良好的医患关系是有效、经济的治疗方法,也是所有治疗方法得以有效实施的基础。

(二)饮食疗法

不良的饮食习惯和膳食结构可以加剧IBS的症状。因此,健康、平衡的饮食可有助于减轻患者的胃肠功能紊乱状态。IBS患者宜避免:①过度饮食;②大量饮酒;③含咖啡因的食品;④高脂饮食;⑤某些具有"产气"作用的蔬菜、豆类;⑥精加工食粮和人工食品,山梨醇及果糖;⑦不耐受的食物(因不同个体而异)。增加膳食纤维化主要用于便秘为主的IBS患者,增加纤维摄入量的方法应个体化。

(三)药物治疗

对症状明显者,可酌情选用以下每类药物中的1~2种控制症状,常用药物有以下几种。

1.解痉剂

(1)抗胆碱能药物,可酌情选用下列一种。①溴丙胺太林,每次15 mg,每天3次。②阿托品,每次0.3 mg,每天3次,或每次0.5 mg,肌内注射,必要时使用。③奥替溴铵(斯巴敏),每次40 mg,每天3次。

(2)选择性肠道平滑肌钙离子通道拮抗剂,可选用匹维溴铵(得舒特)每次50 mg,每天3次。离子通道调节剂马来曲美布汀,均有较好安全性。

2.止泻药

可用于腹泻患者,可选用:①洛哌丁胺(易蒙停),每次2 mg,每天2~3次。②复方地芬诺酯,每次1~2片,每天2~3次。轻症腹泻患者可选吸附剂,如双八面体蒙脱石等,但需注意便秘、腹胀等不良反应。

3.导泻药

便秘使用作用温和的轻泻,容积形成药物如欧车前制剂,甲基纤维素,渗透性轻泻剂如聚乙烯乙二醇、乳果糖或山梨醇。

4.肠道动力感觉调节药

5-HT3受体阻滞剂阿洛司琼可改善IBS-D患者的腹痛情况及减少大便次数,但可引起缺血性结肠炎等严重不良反应,临床使用应注意。

5.益生菌

益生菌是一类具有调整宿主肠道微生物生态平衡而发挥生理作用的微生态制剂,对改善IBS多种症状具有一定疗效,如可选用双歧三联活菌,每次0.42 g,每天2~4次。

6.抗抑郁药物

对腹痛症状重而上述治疗无效,特别是伴有较明显精神症状者,可选用抗抑郁药如氟西汀,有报道氟西汀可显著改善难治性IBS患者的生活状况及临床症状,降低内脏的敏感性,每次20 mg,每天1次;或阿普唑仑,每次0.4 mg,每天3次;黛力新,每次2.5 mg,每天1~2次。

(四)心理行为治疗

症状严重而顽固,经一般治疗和药物治疗无效者应考虑予心理行为治疗。这些疗法包括心理治疗、认知疗法、催眠疗法、生物反馈等。 （张　伟）

第十三节　急性肠梗阻

肠内容物运行由于某些原因发生阻塞,继而引起全身一系列病理生理反应和临床症状。

一、分类

(一)机械性肠梗阻

临床最多见,由于机械性原因使肠内容物不能通过。多见于肠道肿瘤,肠管受压,肠腔狭窄和粘连引起的肠管成角、纠结成团等。肠道粪石梗阻主要见于老年人。

(二)动力性肠梗阻

分为麻痹性肠梗阻和痉挛性肠梗阻,肠道本身无器质性病变,前者由于肠道失去蠕动功能,以至肠内容物不能运行,如低钾血症时;后者则由于肠壁平滑肌过度收缩,造成急性肠管闭塞而发生梗阻,见于急性肠炎和慢性铅中毒等,较为少见。

(三)血运性肠梗阻

肠系膜血管栓塞或血栓形成,引起肠道血液循环障碍,肠管失去蠕动能力,肠内容物停止运行。

二、病因

主要原因依次为肠粘连、疝嵌顿、肠道肿瘤、肠套叠、肠道蛔虫症、肠扭转等(图4-9)。据大宗资料报告,肠粘连引起的肠梗阻占70%~80%。

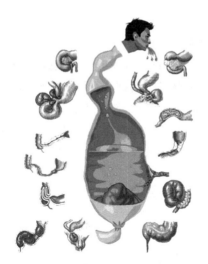

图 4-9　引起急性肠梗阻的常见病因

三、病理生理

急性肠梗阻病因繁多,但肠腔阻塞后的病理生理变化主要概括为以下方面。

(一)肠腔积液积气

正常情况下,人体消化道内的少量气体,随肠蠕动向下推进,部分由肠道吸收,其余最后经肛门排出。消化道气体约 70% 来自经口吞入的空气,约 30% 来自肠腔内细菌的分解发酵。这些气体在肠梗阻时不能被吸收和排除,再加上肠道细菌大量繁殖和发酵作用,肠腔胀气会越来越重。肠梗阻时肠道和其他消化腺分泌的大量消化液正常吸收循环途径被阻断,梗阻近端肠腔内大量积液,病程晚期还有肠壁病变引起的渗出,再加上呕吐丢失,将造成严重的水、电解质平衡紊乱,循环血量不足和休克。严重膨胀扩张的小肠还引起腹腔压力增高,膈肌抬高,影响下腔静脉回流,加重心动过速和呼吸急促。

(二)细菌易位与毒素吸收

急性肠梗阻时肠道细菌迅速繁殖,产生大量有毒物质,并经损伤的肠黏膜屏障和通透性增高的末梢血管进入血液循环,肠腔内细菌也发生易位,进入血液、淋巴循环和腹腔,引起全身中毒反应和感染。

(三)肠壁血运障碍

急性完全性肠梗阻的近端肠管扩张逐渐加重,肠壁逐渐变薄,张力增高,进而引起肠壁血运障碍,即绞窄性肠梗阻,肠黏膜可发生溃疡和坏死,肠壁出现出血点和瘀斑,肠腔和腹腔内均有血性液体渗出。随着时间延长,过度扩张的肠壁会因缺血而坏死,继而肠管破裂,引起急性腹膜炎。

以上病理生理改变持续进展将最终导致 MODS 和死亡。

四、临床表现

急性肠梗阻的症状与梗阻部位和时间有明显关系,位置愈高则呕吐愈明显,容易出现水、电解质平衡紊乱;位置愈低则腹胀愈明显,容易出现中毒和感染;病情随时间逐渐加重。急性肠梗阻的共同症状包括腹痛、腹胀、呕吐和停止排气排便。

(一)腹痛

无血运障碍的单纯性肠梗阻为阵发性腹痛。肠管内容物下行受阻,其近端肠管会加强蠕动,因此出现阵发性绞痛,逐渐加剧。其特点是发作时呈波浪式由轻至重,可自行缓解,有间歇,部位不定。腹痛发作时在有些患者的腹壁可见肠型,听诊可闻及高调肠鸣音。腹痛发作频率随蠕动频率变化,早期较频繁,数分钟至数秒钟一次,至病程晚期肠管严重扩张或绞窄时则转为持续性胀痛。绞窄性肠梗阻腹痛多为持续性钝痛或胀痛,伴阵发性加剧,引起腹膜炎后腹痛最明显处多为绞窄肠管所在部位。麻痹性肠梗阻腹痛较轻,为持续性全腹胀痛,甚至没有明显腹痛,而主要表现为明显腹胀。

腹痛随病情发展而变化,阵发性绞痛转为持续性腹痛伴阵发性加剧提示病情加重,肠梗阻可能由不全性转为完全性,单纯性转为绞窄性。

(二)呕吐

急性肠梗阻时多数患者有呕吐症状,呕吐程度和呕吐物性质与梗阻部位及程度有关。高位小肠梗阻呕吐发生早而频繁,早期为反射性,吐出胃内食物和酸性胃液,随后为碱性胆汁。低位小肠梗阻呕吐发生晚,可吐出粪臭味肠内容物。结肠梗阻少有呕吐。呕吐和腹痛常呈相关性,病程早期呕吐后腹痛可暂时缓解。如呕吐物为棕褐色或血性时应考虑已发生绞窄性肠梗阻。麻痹性肠梗阻的呕吐为溢出性,量较少。

(三)腹胀

腹胀症状与梗阻部位有明显关系,高位梗阻因呕吐频繁,胃肠道积气积液较少,腹胀不明显。低位梗阻时腹胀明显。

(四)停止排气、排便

不完全性肠梗阻时肛门还可排出少量粪便和气体,完全性肠梗阻则完全停止排气排便。在高位完全性肠梗阻病例,梗阻以下肠道内的积气、积便在病程早期仍可排出,故有排气排便并不说明梗阻不存在。绞窄性肠梗阻时,可出现黏液血便。

(五)全身症状

急性肠梗阻早期全身情况变化不大,晚期则出现发热、脱水、水、电解质、酸碱平衡紊乱、休克,并发肠坏死穿孔时则出现腹膜炎体征。

(六)体征

腹部膨隆与梗阻部位有关,低位梗阻较明显,可为全腹均匀膨隆或不对称膨隆,随病程进展加重,在腹壁薄的患者可见肠型。腹部叩诊鼓音。未发生肠绞窄或穿孔时,腹肌软,但因肠道胀气膨隆导致腹壁张力升高,可干扰对腹肌紧张的判断。压痛定位不明确,可为广泛轻压痛。发生肠绞窄或穿孔后,压痛明显,定位在绞窄肠管部位或遍及全腹,并有反跳痛和肌紧张。在病程早期听诊可闻及高调金属声响样肠鸣音,至病程晚期近端肠道严重扩张,发生肠绞窄、穿孔或在麻痹性肠梗阻,肠鸣音消失。应注意在年老体弱患者,即使已发生肠绞窄或穿孔,腹部体征也可能表现不明确。

对肠梗阻患者的体检应注意腹股沟区,特别在肥胖患者,其嵌顿疝可能被掩埋于厚层脂肪中而被忽略。肛门指诊应作为常规检查,可发现直肠肿瘤、手术吻合口狭窄或盆腔肿瘤等。多数肠梗阻患者直肠空虚,若直肠内聚集多量质硬粪块,则梗阻可能为粪块堵塞引起,多见于老年人,勿轻易手术探查。

五、辅助检查

(一)立位 X 线腹平片

立位 X 线腹平片是诊断是否存在肠梗阻最常用亦最有效的检查,急性肠梗阻表现为肠道内多发液气平面,小肠梗阻表现为阶梯状液平面;若见鱼肋征,即扩大的肠管内密集排列线条状或弧线状皱襞影,则为空肠梗阻征象;结肠梗阻表现为扩大的结肠腔和宽大的液气平面,而小肠扩张程度较轻。无法直立的患者可拍侧卧位片,平卧位片可以体现肠腔大量积气,但无法体现液气平面(图 4-10)。

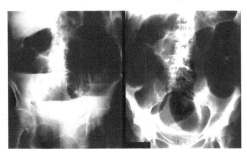

图 4-10　急性肠梗阻时立位腹平片(左)和平卧位片(右)对照

(二)超声检查

简便快捷,可在床边进行。肠梗阻时超声可见梗阻近端肠管扩张伴肠腔内积液,而远端肠管空瘪。小肠梗阻近端肠道内径常大于 3 cm,结肠梗阻近端内径常大于 5 cm。根据扩张肠管的分布可大致判断梗阻部位,小肠高位梗阻时上腹部和左侧腹可见扩张的空肠回声,呈"琴键征";小肠低位梗阻时扩张肠管充满全腹腔,右下腹及盆腔内扩张肠管壁较光滑(回肠);结肠梗阻时形成袋状扩张,位于腹周。严重结肠梗阻时肠管明显扩张,小肠与结肠的形态难以区分,但回盲瓣常可显示。机械性肠梗阻时近端肠管蠕动增强,扩张肠管无回声区内的强回声斑点呈往返或漩涡状流动;而麻痹性肠梗阻时肠壁蠕动减弱或消失,肠管广泛扩张积气;绞窄性肠梗阻时肠管粘连坏死呈团块状,肠壁无血流信号。超声诊断肠梗阻的敏感性可达 89%～96%,而且对引起梗阻的病因,如肿瘤、嵌顿疝等也可提供重要线索。

(三)CT

平卧位 CT 横切面影像可显示肠管扩张和肠腔内多发气液平面。机械性肠梗阻有扩张肠管和塌陷肠管交界的"移行带征";麻痹性肠梗阻常表现为小肠、结肠均有扩张和积气积液,而常以积气为主,无明显"移行带征";血运障碍性肠梗阻除梗死或栓塞血管供血的相应肠管扩张、肠壁水肿增厚外,梗阻肠管对应血管可见高密度血栓,或增强扫描见血管内充盈缺损。CT 还有助于发现引起肠梗阻的病因,如肿瘤、腹腔脓肿、腹膜炎、胰腺炎等。

(四)实验室检查

常规实验室检查常见水电解质酸碱平衡紊乱,低钾低钠血症常见,白细胞升高,中性粒细胞比值升高等。

六、诊断

依据症状体征和影像学检查,急性肠梗阻的诊断不难确立。完整的急性肠梗阻诊断应包括以下要点。

(一)梗阻为完全性或不完全性

不完全性肠梗阻具有腹痛腹胀、呕吐等症状,但病情发展较慢,可有少量排气、排便,立位腹平片见肠道少量积气,可有少数短小液气平面。完全性肠梗阻病情发展快而重,早期可能有少量排气排便,但随病情进展,排气排便完全停止,立位腹平片见肠道扩张明显,可见多个宽大液气平面。

(二)梗阻部位高低

高位小肠梗阻,呕吐出现早而频繁,水、电解质与酸碱平衡紊乱严重,腹胀不明显,立位腹平片见液气面主要位于左上腹。低位小肠梗阻呕吐出现晚,一次呕吐量大,常有粪臭味,腹胀明显,腹痛较重,立位腹平片见宽大液气平面,主要位于右下腹或遍布全腹。

(三)梗阻性质

梗阻性质是机械性还是动力性肠梗阻,性质不同,处理方法也不同。机械性肠梗阻常伴有阵发性绞痛,可见肠型和蠕动波,肠鸣音高亢。而麻痹性肠梗阻则呈持续性腹胀,腹部膨隆均匀对称,无阵发性绞痛,肠鸣音减弱或消失,多有原发病因存在。痉挛性肠梗阻的特点是阵发性腹痛开始快,缓解也快,肠鸣音多不亢进,腹胀也不明显。机械性肠梗阻的立位腹平片见充气扩张肠管仅限于梗阻以上肠道,麻痹性肠梗阻则可见从胃、小肠至结肠普遍胀气,痉挛性肠梗阻时胀气多不明显。

(四)梗阻为单纯性还是绞窄性

绞窄性肠梗阻预后严重,须立即手术治疗,而单纯性肠梗阻可先保守治疗。出现下列临床表现者应考虑有绞窄性肠梗阻存在:①腹痛剧烈,在阵发性疼痛间歇仍有持续性疼痛。②出现难以纠正的休克。③腹膜刺激征明显,体温、脉搏、白细胞逐渐升高。④呕吐物或肠道排泄物中有血性液体,或腹腔穿刺抽出血性液体。⑤腹胀不对称,可触及压痛的肠襻,并有反跳痛。在临床实际中肠绞窄的表现可能并不典型,若延误手术可危及生命,外科医师应提高警惕,急性肠梗阻经积极保守治疗效果不明显,腹痛不减轻,即应考虑手术探查。

(五)梗阻病因

详细询问病史,结合临床资料全面分析。婴幼儿急性肠梗阻多见于肠套叠和腹股沟疝嵌顿,青壮年多见于腹外疝嵌顿,老年人常见于消化道和腹腔原发或转移肿瘤。有腹部损伤或手术史则粘连性肠梗阻可能性大,房颤、风湿性心瓣膜病等可引起肠系膜血管血栓,饱食后运动出现的急性肠梗阻多考虑肠扭转引起。

七、治疗

(一)非手术治疗

为患者入院后的紧急处置措施,可能使部分病例病情得到缓解,为进一步检查和择期手术创造条件,也作为急诊手术探查前的准备措施。

1.禁食和胃肠减压

禁止一切饮食,放置鼻胃管(长度55～65 cm)并持续负压吸引。降低胃肠道积气积液和张力有利于改善肠壁血液循环,减轻腹胀和全身中毒症状,改善呼吸循环。

2.补充血容量和纠正水、电解质、酸碱平衡失调

患者入院后立即建立静脉通道,给予充分的液体支持。对已有休克征象者可先快速输注

5%葡萄糖盐水或林格液 1 000 mL。高位小肠梗阻常有脱水,低钾、低钠、低氯血症和代谢性碱中毒,其中以低钾血症最为突出,可进一步导致肠麻痹,加重梗阻病情。尿量大于 40 mL/h 可静脉滴注补钾。低钾、低钠纠正后代谢性碱中毒多能随之纠正。低位小肠梗阻多表现为脱水、低钠、低钾和代谢性酸中毒,其中以低钠更为突出。轻度低钠血症一般补充 5%葡萄糖盐水 1 000 mL后多可纠正,重度低钠患者则需根据实验室检查结果在补液中加入相应量的 10%氯化钠溶液。对急性肠梗阻患者的补液量应包括已累计丢失量、正常需要量和继续丢失量,其中丢失量还包括因组织水肿而移至组织间隙的循环液体量。应记录尿量、间断复查实验室指标,对重症患者还应监测中心静脉压(CVP),以酌情调整补液量和成分。对绞窄性肠梗阻患者可适当输血浆、清蛋白或其他胶体液,以维持循环胶体渗透压,有利于维持循环血量稳定,减轻组织水肿。

3.应用抗生素防治感染

急性肠梗阻时由于肠内容物瘀滞,肠道细菌大量繁殖,肠壁屏障功能受损容易发生细菌易位,出现绞窄性肠梗阻时感染将更加严重。故应用广谱抗生素为必要措施。

4.营养支持

禁食时间超过48小时应给予全肠外营养支持,经外周静脉输注最好不超过 7 天,而经深静脉导管可长期输注,但应注意防治导管感染等并发症。

5.抑制消化道分泌

应用生长抑素可有效抑制消化液分泌,减少肠道积液,降低梗阻肠段压力。

6.其他

输注血浆或清蛋白同时应用利尿剂,有助于减轻肠壁水肿。

(二)手术治疗

经非手术治疗无效,病情进展者,已出现绞窄性肠梗阻或预计将出现肠绞窄的患者应行急诊手术治疗。需根据梗阻病因、性质、部位及全身情况综合评估,选择术式。手术原则是在最短时间内用最简单有效的方法解除梗阻。若伴有休克,待休克纠正后手术较为安全。若估计肠管已坏死而休克短时间内难以纠正者,应在积极抗休克同时进行手术探查。

手术切口应考虑有利于暴露梗阻部位,多采用经腹正中线切口或经右腹直肌探查切口(图 4-11)。应尽量在估计无粘连处进入腹腔,探查粘连区,锐性加钝性分离粘连,显露梗阻部位。已坏死的肠段、肿瘤、结核和狭窄部位应行肠段切除。若肠道高度膨胀影响手术操作,可先行肠腔减压,在肠壁开小口吸取肠内容物及气体,过程中尽量避免腹腔污染。

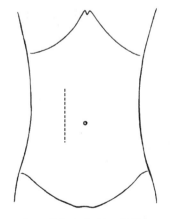

图 4-11　切口选择在有利于显露梗阻的部位

对肠道生机的判断是决定是否切除及切除范围的依据,主要从肠壁色泽、弹性、蠕动、血供、边缘动脉搏动等方面进行判断。遇判断有难度时,可用温热生理盐水湿敷肠襻,或以 $0.5\%\sim1\%$ 的普鲁卡因 $10\sim30$ mL 在相应系膜根部注射,以缓解血管痉挛,并将此段肠管放回腹腔,$15\sim20$ 分钟后再观察。若肠壁颜色转为正常,弹性和蠕动恢复,肠系膜边缘动脉搏动可见,则不必切除,若无好转则应切除。多数小肠部分切除后吻合较为安全。若绞窄肠段过长,患者情况危重,或切除范围涉及结肠,应在切除坏死肠段后做近远端肠造瘘,待病情稳定后二期行肠吻合术。

八、术后处理

手术后对患者应密切监护,老年、体弱及重症患者应进入 ICU 治疗。常见术后并发症包括以下三方面。

(一)腹腔和切口感染

肠管坏死已存在较严重的腹腔感染,肠管切开减压和肠段切除易污染腹腔和切口,故术后发生感染的风险较高。术中应尽量避免肠内容物污染,关腹前应用生理盐水、聚维酮碘溶液或甲硝唑充分清洗腹腔,留置有效的腹盆腔引流,切口建议采用全层减张缝合,以消除无效腔,即使有感染渗出也可向外或向腹腔排除,避免因感染而敞开切口。

(二)腹胀和肠麻痹

术后应继续监测和补充电解质,进行肠外营养支持,继续鼻胃管减压。可用少量生理盐水灌肠,促进肠蠕动,减少肠粘连。若广泛肠粘连在手术中未能完全分离,或机械性肠梗阻存在多个病因,而手术只解决了某个病因,应警惕术后再次出现机械性肠梗阻,必要时需再次手术。

(三)肠漏和吻合口漏

肠漏和吻合口漏是粘连性肠梗阻术后的常见并发症。急性肠梗阻时肠壁水肿变脆,分离粘连时容易损伤,且在术中容易忽略,而在术后出现肠内容物外漏,引起急性腹膜炎。急性肠梗阻手术切除梗阻部位,行肠吻合时,近端肠管扩张变粗,而远端肠管较细,大口对小口吻合有一定难度,加之肠壁的炎性水肿和腹膜炎,容易造成术后吻合口漏。术后肠漏和吻合口漏的预后取决于其部位、流量、类型等,轻者经通畅引流,加强支持治疗后可以愈合,重者需及时再次手术治疗。

(张　伟)

第十四节　慢性假性肠梗阻

慢性假性肠梗阻(chronic intestinal pseudo obstruction,CIPO)是一种以肠道不能推动肠内容物通过未阻塞的肠腔为特征的胃肠动力疾病,常发生于小肠、结肠,可累及整个消化道和所有受自主神经调节的脏器和平滑肌,是一组具有肠梗阻症状和体征,但无肠道机械性梗阻证据的临床综合征。本病常反复发作,虽不是常见病,但如被忽视,患者可能遭受不必要的手术,甚至使病情的诊治更加复杂,其发病机制是因肠道肌电活动功能紊乱造成的肠道动力障碍。

一、病因

慢性假性肠梗阻(CIPO)的病因可分为原发性和继发性 2 类。

原发性 CIPO 是由肠平滑肌异常或肠神经系统异常造成,Howard 报道 30% 的 CIPO 具有家族聚集性,遗传方式主要是常染色体显性遗传,少数为常染色体隐性遗传。

继发性 CIPO 有 5 种病因:①结缔组织病,如系统性红斑狼疮、硬皮病、肌萎缩、淀粉样变性等。②神经系统疾病,如帕金森病、南美锥虫病、内脏神经病、肠道神经节瘤病等。③内分泌疾病,如糖尿病、甲状腺功能亢进或甲状旁腺功能低下等。④药物,如吩噻嗪类、三环类抗抑郁药、抗帕金森病药、神经节阻断药、可乐定、吗啡、哌替啶、白细胞介素-2、长春新碱等。⑤其他,如低钾、低钠、高钙、手术后、副癌综合征、巨细胞病毒或 EB 病毒感染等。

CIPO 的常见病因见表 4-7。

表 4-7 CIPO 常见病因

原发性假性肠梗阻

1.家族性

家族性内脏疾病、家族性内脏神经病

2.非家族性(散发性)

内脏疾病、内脏神经病、正常组织学变异

继发性假性肠梗阻

1.疾病影响肠平滑肌

(1)胶原血管病:硬皮病、SLE、皮肌炎或多发性肌炎

(2)淀粉样变

(3)主要为肌病,如肌营养不良、进行性肌营养不良、Duchenne 肌营养不良

2.内分泌疾病

甲减或黏液性水肿、糖尿病、甲旁减、嗜铬细胞瘤

3.神经疾病

Parkinson 病、Hirchspung 病和 Waardenburg Hirschsprung 病、家族性自身免疫性功能障碍、类癌综合征

4.感染

Chagas 病、病毒(巨细胞病毒、EB 病毒)感染

5.药物

麻醉药、三环抗抑郁药、可乐定(clonidine)、抗帕金森病药、抗胆碱能药或神经节阻滞药、长春新碱

二、临床表现

CIPO 的主要症状有腹胀、腹痛、恶心、呕吐、腹泻、便秘;主要的体征有营养不良、体重下降、腹部膨隆、有压痛而无肌紧张、肠鸣音通常不活跃或很少出现,有胃扩张者可发现振水音。

CIPO 的临床表现与梗阻的部位和范围有关,如梗阻主要在小肠,则以呕吐和脂肪泻为主要表现,同时易继发营养不良、叶酸和维生素 B_{12} 缺乏及低蛋白血症;如梗阻主要在结肠,则以腹胀和便秘为主要表现,常伴有严重的粪便嵌塞。

三、辅助检查

(一)影像学检查

影像学检查用于鉴别机械性肠梗阻,普通腹部平片对诊断价值不大,很多 CIPO 的平片表现与机械性肠梗阻非常类似。此外平片灵敏度低,高达 20% 的患者钡剂造影异常,但之前的普通平片表现正常。平片显示出小肠扩张已多在疾病晚期;之前可能就会存在测压和临床方面诊断

CIPO 的证据。消化道钡餐造影检查可排除机械性肠梗阻,还可对功能紊乱的主要部位提供线索。肌病型 CIPO 有显著的十二指肠扩张、结肠袋消失、收缩减少及结肠直径增加。神经源性 CIPO 表现则多样化,少有特异性表现。

(二)内镜检查

内镜检查用于排除食管、胃十二指肠和结肠机械性梗阻。常规的黏膜组织活检对 CIPO 的诊断没有帮助,除非取样深达肌层和肌间神经丛。

(三)胃肠动力检查

1.胃肠道转运试验

在排除机械性肠梗阻之后,胃肠道转运试验是有效的非侵入性检查。放射性核素(闪烁扫描)可以特异地评价消化道各器官的转运功能。用^{99m}Tc 标记的固体餐测试胃排空是诊断胃排空延迟的金标准。用^{99m}Tc 和^{131}I 记的固体闪烁扫描的可评价小肠和结肠功能。这些检查应有健康人对照,且在禁食状态下进行,以避免由运转新鲜食物所引起的运转时间误差。近来报道胃排空异常和小肠固态食物转运异常可作为诊断 IPO 的依据。小肠转运试验往往被胃排空延迟干扰,Gryback 等使用从胆汁排泄的静脉示踪剂^{99m}Tc-HIDA,这项新技术可直接显示小肠转运,并证实 IPO 小肠运动减慢,与压力检查异常一致。

2.动力检查

测压有助于 IPO 的诊断。如果排除了机械性肠梗阻,胃或小肠转运减慢,胃和上段小肠测压评价可确诊 IPO。测压评价要有禁食和餐后 2 种状况与健康人对照组比较。测压还能区分神经源性和肌病型。在神经源性中,压力波幅正常,但 MMC 结构和相位传播异常,持续不协调的运动活跃,相位波暴发,转化为餐后模式异常。而肌病型受累段波幅减低或压力波消失。小肠丛集性收缩提示远端机械性梗阻,这种情况需要做其他检查。食管测压可提示硬皮病、贲门失弛缓症或 HSD。一些 IPO 的患者与 HSD 类似,肛门直肠测压显示肛门内括约肌不能对直肠膨胀作出反应性的松弛。IPO 胃电图显示餐前胃动过速或餐后 30 分钟的电活动明显异常,也有助于诊断。

(四)肠壁全层组织活检

自剖腹手术或腹腔镜取的结肠全层组织活检可确诊 CIPO。用 Smith 银染色分析纵向的全层组织活检的标本可显示肌间神经丛淋巴细胞和浆细胞浸润、嗜银神经元数目和比例变化、神经元纤维化、核内出现包涵体。免疫组织化学染色则显示表达 c-kit 基因的 Cajal 细胞消失或分布异常。组织学检查还可发现比正常更大的肠神经节或无神经节细胞缺失时,外源性神经分布增加(如 HSD 时),也有人认为是假性梗阻的继发改变。

有报道 CIPO 时特异的神经肽和神经递质(如 P 物质和 ⅥP)缺乏,但对单一神经肽和神经递质特殊染色尚未用于临床。过去认为全层活检是诊断成立的要素,但现在有了特异性的非侵入性动力检查(如转运试验和测压),全层活检不再是诊断 CIPO 必不可少的手段了。

(五)实验室检查

实验室检查主要用于鉴别继发性 CIPO。如提示风湿性或内分泌性疾病,则适当选择相应的实验室检查。如 CIPO 继发于小细胞肺癌的副癌综合征,血清中可查到抗 Hu(抗神经元核抗体)。抗 Hu 并不是恶性肿瘤的特异性抗体,但在未发现原发肿瘤灶却有肠神经节细胞缺失的患者中滴度可以很高。

四、诊断和鉴别诊断

诊断应结合病史、体征(如营养不良表现、腹部振水音与膀胱增大)、实验室检查、X 线表现与食管及小肠测压等(表 4-8)。约 1/3 患者有家族史。部分患者剖腹手术,见不到梗阻征象。继发性患者可查出系统性疾病的症状与体征,及神经系统与自主神经系统功能异常。如患者有神经系统表现,应进一步做检查(包括 MRI),以排除脑干肿瘤。肌电图与神经系统检查可检出系统性肌肉病或周围神经病。

表 4-8　机械性肠梗阻与慢性假性肠梗阻的鉴别

鉴别方法	机械性肠梗阻	慢性假性肠梗阻
病史	患者多为成年人,过去多有腹部外伤、感染或手术史无任何遗传性疾病的症状	10 岁以前已有病症,为突发性病变,无明显诱因患者可能有家族遗传性病症,如手指的拱形指纹、二尖瓣脱垂或关节异常松弛,也可以有硬皮症、肌肉萎缩或恶病质表现
临床症状	便秘或绝对便秘,2 次发作之间基本无病痛	有时腹泻,有时便秘,2 次发作之间仍可能有腹痛、恶心、呕吐或食欲缺乏
胃肠运动功能监测	食管与胃正常,压力测试也无检查异常	食管和胃也可能无蠕动能力或有扩张现象,压力测试也可能发现括约肌无力或无蠕动力
X 线检查	腹部平片上仅见梗阻近端之肠道扩张,钡灌肠也可能发现结肠梗阻	平片上有时可见多处气液平面,但无梗阻现象钡灌肠可能发现有结肠脱垂或大口径结肠憩室
静脉肾盂造影(IVP)	无泌尿道症状,IVP 见肾盂和输尿管多正常	有时有尿潴留和尿路感染,IVP 可能发现肾盂和输尿管扩张
手术所见	手术时可发现肠梗阻原因	手术时不能发现任何肠梗阻原因
病理	扩张肠管之肠壁全层切片无任何神经丛、平滑肌病变	扩张肠管之全层活检多能发现肠壁神经丛、平滑肌有不发育或衰退现象

北京协和医院总结的 CIPO 诊断标准为:临床上有肠梗阻的症状和体征;腹平片证实有肠梗阻的存在;有关检查明确排除了机械性肠梗阻;消化道造影检查发现有肠管的扩张或肠蠕动减慢、消失;消化道压力测定异常,胃肠通过时间明显延长。

五、治疗

目前有关假性肠梗阻的病因尚无法根除,故治疗 CIPO 的目标是缓解临床症状,保持营养与维持电解质平衡,减少并发症,改善和恢复肠动力。

(一)一般治疗

CIPO 的急性发作期,应禁食、禁水,行胃肠减压肛门排气,静脉输液及营养支持,保持水、电解质平衡和消除诱发因素。

因为禁食或吸收障碍 CIPO 常导致营养不良。适当的饮食包括低纤维、低乳糖,要素膳或以多肽为主的食物。流质和浓汤对胃排空延迟的患者有益。

由于摄入少且吸收不良,患者需要肌内注射维生素 B_{12} 或口服叶酸、维生素 A、维生素 D、维生素 E、维生素 K、钙和铁。

完全肠道外营养(TPN)可提供足够的营养,一般适用于家族性 CIPO 和严重肌病型的儿童。长期 TPN 费用昂贵并易导致感染、血栓、胰腺炎和淤胆性肝损害,甚至肝衰竭,故应在 TPN 前尝试胃造口或空肠造口营养。

(二)药物治疗

CIPO 缺乏有效的药物治疗。

1.促动力药

(1)甲氧氯普胺和红霉素可能对一些患者临时有效,但有不良反应。由于快速耐药反应,红霉素在 CIPO 的治疗中作用有限。

(2)新斯的明是胆碱酯酶抑制药,由于其胆碱能不良反应和潜在致心律失常的危险,将其用于 CIPO 的治疗是不恰当的。

(3)多潘立酮、西沙必利也在 CIPO 中使用,西沙必利能改善 MMC 正常且无迷走神经功能紊乱患者的症状。

(4)5-HT 受体部分激动药替加色罗可能对 CIPO 有效,替加色罗是与西沙必利类似的促动力药,且没有心脏毒性。替加色罗能加速蠕动和增加消化道动力,并能加速正常男性的胃排空和促进 IBS 患者小肠和盲肠的转运。

2.奥曲肽

奥曲肽为长效生长抑素的类似物,国外学者用奥曲肽治疗继发于硬皮病的 CIPO 取得了良好效果,对治疗 CIPO 和继发的小肠细菌过度生长也有效。

奥曲肽主要通过抑制肠内源性神经肽,如 VIP、胰岛素、胰高血糖素、肠源胰高血糖素释放起作用。因为奥曲肽能减低胃动力,在治疗 CIPO 时有时与红霉素联合使用。

3.抗生素

抗生素的适应证为继发于细菌过度生长的腹泻。由于 CIPO 肠道转运的延迟,故标准氢呼吸试验对诊断 CIPO 患者细菌过度生长缺乏敏感性,应采用小肠吸出物行微生物分析(培养)。可适当应用广谱抗生素治疗,如环丙沙星、甲硝唑、多西环素、四环素、阿莫西林-双氧青霉素(克菌)等。

(三)电起搏

胃和肠电起搏理论上是可行的,并可能成为难控制的 CIPO 患者的治疗手段之一。目前 CIPO 电起搏研究的焦点是改善胃轻瘫,已获得初步成功。小肠和结肠电起搏仍不能用于临床且难以发展。

(四)手术治疗

本病手术治疗效果不确切,故原则上不行手术治疗。但对于腹部 X 线检查提示病变肠管直径超过9 cm者,若不积极处理,将导致肠穿孔、肠破裂。对病变范围局限的假性肠梗阻,如巨十二指肠和巨结肠,采用节段性切除术,可收到较好效果。但病变较为广泛者,手术效果并不理想。

1.肠切除术

切除无功能肠段或做上、下肠段旁路移植。巨结肠和严重腹泻患者行全结肠切除术与空肠-直肠吻合术。严重的小肠梗阻与大量的小肠分泌导致体液损失严重的患者,可行小肠切除。

2.松解术

孤立巨大十二指肠,可行十二指肠空肠侧-侧吻合术,以减轻十二指肠压力,亦可行十二指肠成形术。

3.肠移植术

近年报道的小肠移植术为手术治疗增加了新的选择。由于目前该手术病例数不多,因此临床经验不足。但对严重小肠受累,需依赖全胃肠外营养的患者,值得尝试使用。

六、诊治程序

具体诊治程序见图 4-12。

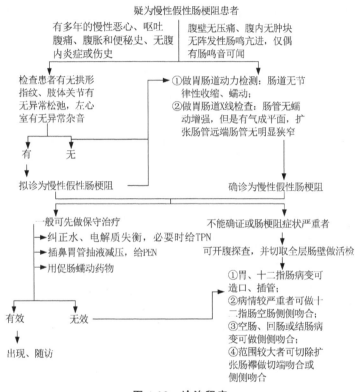

图 4-12　诊治程序

（张　伟）

第十五节　慢性腹泻

腹泻主要是指粪便水分增加,通常伴有大便次数增加。正常人大便次数一般为每周 3 次至每天 3 次,每天粪便量一般少于 200 g,粪便含水量为 60%～80%。当粪便稀薄(含水量超过 85%),且次数增加(如每天超过 3 次)、排粪量增加(如每天超过 200 g),可视为腹泻。

腹泻需与"假性腹泻"及大便失禁区别。前者仅有大便次数增加而大便量及含水量不增加,通常见于胃肠运动功能失调或肛门直肠疾病;后者为不自主排便,一般由神经肌肉性疾病或盆底疾病所致。

腹泻可分为急性和慢性两种,前者病史短于 2～3 周,最长不超过 6～8 周;后者病史至少超过 4 周,超过 6～8 周则更肯定为属于慢性腹泻。急性腹泻常见病因为肠道感染(病毒、细菌、寄生虫)、食物中毒,属传染病范畴,一般依据流行病学资料、临床表现,结合病原学检查,诊断并不困难,部分急性腹泻可由过敏因素,全身性疾病引起。慢性腹泻病因及发病机制较复杂,多属内科范畴,本章只讨论慢性腹泻。

一、发病机制

正常人每天摄入的饮食和分泌到胃肠腔内的液体总量约 9 L,其中 2 L 来自食物,7 L 来自唾液(1 L)、胃液(2 L)、胰液(2 L)、胆汁(1 L)和肠液(1 L)。而每天从空肠吸收水分 5～6 L,回肠约 2 L,到达回盲部时仅剩 1.5 L,经过结肠进一步吸收,到达直肠液体只剩下 0.1 L 左右。肠道有很大吸收容量,肠道灌注试验表明,正常每 24 小时小肠吸收容量可达 12～18 L,结肠可过 4～5 L。在病理状态下,致进入回盲部的液体量超过结肠正常的吸收容量,或(及)结肠的吸收容量减少时,腹泻便会发生。

肠道对水和电解质的分泌和吸收对维持各段肠腔的容量和渗透压起重要作用。水的分泌和吸收一般伴随和继发于电解质的分泌和吸收。肠道对电解质的转运主要通过被动扩散(取决于肠腔内外两边的电化梯度)、主动转运(能量依赖性和载体介导性电解质转运)、溶剂牵拉作用(继发于水运动的溶质转运)3 种机制来完成。而肠道对水和电解质的分泌和吸收又受多种生理因素调节,神经因素包括中枢神经、周围神经和肠道的内源性神经,激素和介质包括血管活性肠肽、神经降压素、生长抑素、阿片肽、醛固酮、皮质激素、前列腺素等。外源性物质或病原体也可通过本身毒素的直接作用或通过激活免疫炎性介质的间接作用而影响肠道对水和电解质的分泌和吸收。因此各段肠腔内水和电解的含量是在综合机制作用下分泌与吸收动态平衡的结果,当这一动态平衡被打破,即使最后到达直肠的水分每天增加数百毫升也会导致腹泻。

胃肠道的正常生理功能主要包括分泌、消化、吸收、运动等,当这些生理功能发生障碍,可打破肠道对水和电解质分泌与吸收的动态平衡,从而导致腹泻。从病理生理的角度,可将腹泻发生的机制分为:①肠腔内存在大量不能吸收、有渗透活性的溶质,使肠腔渗透压增加;②肠腔内水和电解质的过度分泌;③肠蠕动加速;④炎症所致的病理渗出物大量渗出。据此,可将腹泻分为渗透性、分泌性、肠运动功能紊乱性和渗出性 4 大类。应当指出,不少腹泻并非由某种单一机制引起,而是多种因素共同作用下发生的。

(一)渗透性腹泻

渗透性腹泻是由于肠腔内含有大量不能被吸收的溶质,使肠腔内渗透压升高,大量液体被动进入肠腔而引起腹泻。

引起渗透性腹泻的病因可分成两大类。一是服食不能吸收的溶质,包括某些泻药和其他一些药物,如硫酸镁、乙二醇聚乙烯(PEG)、甘露醇、山梨醇、乳果糖等。另一大类为小肠对糖类吸收不良。在糖消化过程,大分子糖最终被分解为小分子的单糖和双糖,在单糖和双糖转运机制缺陷时,小分子糖不能被吸收而积存在肠腔,导致肠腔内渗透压明显升高。糖吸收不良的病因主要见于引起吸收不良综合征的疾病,其中一些疾病是由单一的糖吸收不良所导致的渗透性腹泻,主要是双糖酶缺乏,在我国以成人乳糖酶缺乏最为常见。另一些疾病除因糖吸收不良导致渗透性腹泻外,尚伴有脂肪和蛋白吸收不良,此时脂肪吸收不良通过其他机制也参与腹泻的发病,临床表现为粪便含有大量脂肪(称脂肪泻),常伴有多种物质吸收障碍所致的营养不良综合征。

渗透性腹泻有两大特点:①禁食后腹泻停止或显著减轻;②粪便渗透压差扩大。所谓粪便渗透压差是指粪便渗透压与粪便电解质摩尔浓度之差。由于粪便在排出体外时,渗透压一般与血浆渗透压相等,因此,可用血浆渗透压代替粪便渗透压。计算公式为:粪便渗透压差=血浆渗透压-2×[粪(Na$^+$)+粪(K$^+$)],血浆渗透压取恒数即 290 mOsm/L。正常人的粪便渗透压差在 50～125 mOsm/L 之间,渗透性腹泻患者粪便渗透压主要由不被吸收溶质构成,Na$^+$ 浓度往往少于 60 mmol/L,因此粪便渗透压差>125 mOsm/L。

(二)分泌性腹泻

分泌性腹泻是由于肠黏膜上皮细胞电解质转运机制障碍,导致胃肠道水和电解质分泌过多或(及)吸收受抑制而引起的腹泻。见于下列情况。

1.外源性或内源性促分泌物刺激肠黏膜电解质分泌增加

促分泌物可分为 3 大类。①细菌肠毒素:如霍乱弧菌、大肠埃希菌、沙门菌、金黄色葡萄球菌等细菌外毒素或内毒素,见于急性食物中毒或肠道感染,霍乱是引起急性单纯性分泌性腹泻的典型例子。②内源性促分泌物:肽、胺和前列腺素等物质具有促进肠道分泌的作用。有一类称为胺前体摄取和脱羧(amine precursor uptake and decarboxylation,APUD)细胞肿瘤,可产生大量促分泌物而导致分泌腹泻。典型例子是血管活性肠肽瘤(VIPoma),或称弗-莫综合征,又称胰性霍乱。这是由于 VIP 瘤产生大量 VIP 而引起疾病,临床上以水泻、低血钾、无胃酸(或低胃酸)为特征。胃泌素瘤、粪癌综合征和甲状腺髓样癌也都是伴有分泌性腹泻的 APUD 肿瘤,分别分泌胃泌素、5-羟色胺、降钙素和前列腺素,刺激胃肠道过度分泌。分泌性直肠或结肠绒毛状腺瘤可引起分泌腹泻,其刺激肠黏膜分泌的物质尚未清楚。③内源性或外源性导泻物质:如胆酸、脂肪酸、某些泻药。正常人胆酸在肝内合成后随胆汁进入肠腔,大部分在回肠重吸收回到肝(肠肝循环)。在广泛回肠病变、回肠切除或空肠回肠旁路术治疗时,胆酸重吸收障碍而大量进入结肠,刺激结肠分泌而引起分泌性腹泻。伴有脂肪吸收障碍的吸收不良综合征,肠腔内过量脂肪酸(特别是经肠道细菌作用后形成的羟化脂肪酸)对结肠刺激亦可引起分泌性腹泻。

2.先天性肠黏膜离子吸收缺陷

如先天性氯化物腹泻为 Cl$^-$-HCO$_3^-$ 交换机制缺陷,先天性钠泻为 Na$^+$-H$^+$ 交换机制缺陷。

3.广泛的肠黏膜病变

可以最终导致肠上皮细胞水电解质分泌增多和吸收减少。例如,各种原因引起的肠道炎症,通过炎症介质或细胞因子可促使肠黏膜水电解质分泌增加;伴有微绒毛萎缩的疾病如乳糜泻、小肠淋巴瘤水电解质吸收可发生障碍。因此,不少疾病既有渗透性腹泻机制的参与,又有分泌性腹泻机制的参与。

典型的单纯分泌性腹泻具有两大与渗透性腹泻相反的特点:①禁食后腹泻仍然持续存在;②粪便渗透压差一般<50 mOsm/(kg·H$_2$O)、粪便 Na$^+$>90 mmol/L,这是由于粪便主要来自肠道过度分泌,其电解质组成及渗透压与血浆相当接近。但要注意,在不少情况下可以没有这些特点。一些小肠吸收不良疾病如乳糜泻,有分泌性腹泻和渗透性腹泻机制参与,由于糖吸收不良而引起渗透性腹泻,同时又由于大量未吸收的脂肪酸而引起分泌性腹泻,粪便渗透压差可>50 mOsm/(kg·H$_2$O),禁食后腹泻也可明显减轻。

(三)渗出性腹泻

渗出性腹泻又称炎症性腹泻,是肠黏膜的完整性因炎症、溃疡等病变而受到破坏,造成大量渗出引起的腹泻。此时炎症渗出虽占重要地位,但因肠壁组织炎症及其他改变而导致的肠分泌增加、吸收不良和运动加速等病理生理过程在腹泻发病中亦起很大作用。

渗出性腹泻可分为感染性和非感染性两大类。前者包括细菌、病毒、寄生虫、真菌感染等;后者包括免疫因素、肿瘤、物理化学因素及血管性疾病等引起的肠道炎症病变。

渗出性腹泻的特点是粪便含有渗出液和血。结肠特别是左半结肠病变多有肉眼脓血便。小肠病变渗出物及血均匀地与粪便混在一起,除非有大量渗出或蠕动过快,一般无肉眼脓血,需显微镜检查发现。

(四)肠运动功能异常性腹泻

肠运动功能异常性腹泻是由于肠蠕动加快,以致肠腔内水和电解质与肠黏膜接触时间缩短,而影响水分吸收,导致的腹泻。

引起肠道运动加速的原因有:①肠腔内容量增加引起反射性肠蠕动加快;②某些促动力性激素或介质的释放,如5-羟色胺、P物质、前列腺素等;③支配肠运动的神经系统异常。事实上,渗出性腹泻或分泌性腹泻,由于肠腔内容量增加,均可引起反射性的肠蠕动加快,因此这类腹泻亦必然有肠运动功能异常的机制参与。临床上,在腹泻发病机制中肠运动功能增加起主要作用或重要作用的腹泻见于以下情况。①肠易激综合征的腹泻是一种典型而常见的肠功能紊乱性腹泻。②许多全身性疾病通过神经体液的因素可引起肠功能紊乱性腹泻,如糖尿病性神经病、类癌综合征、甲状腺功能亢进、肾上腺皮质功能减退危象等。③外科手术后如胃大部分切除术、回盲括约肌切除术、肛门括约肌切除术后食物通过胃肠道加快,迷走神经切除术后胃肠运动抑制减弱,均可引起腹泻。④腹腔或盆腔炎症可反射性引起肠蠕动加快而致腹泻。

与渗出性腹泻相反,单纯肠运动功能异常性腹泻的特点是粪便不带渗出物和血。

二、病因分类

慢性腹泻症状按病因可分为以下几种。

(一)肠道感染性炎症

慢性阿米巴痢疾;慢性细菌性痢疾;慢性血吸虫病;肠结核;其他寄生虫病:梨形鞭毛虫、肠道滴虫、钩虫、姜片虫和鞭虫感染;肠道真菌病:肠道念珠菌、胃肠型毛霉菌病。

(二)非感染性炎症

炎症性肠病:克罗恩病和溃疡性结肠炎;放射性肠炎;缺血性结肠炎;憩室炎;嗜酸性粒细胞性胃肠炎;胶原性结肠炎;系统性红斑狼疮;烟酸缺乏病;尿毒症性肠炎。

(三)肿瘤

大肠癌;结肠腺瘤;小肠淋巴瘤;胺前体摄取和脱羧细胞瘤(APUD瘤):胃泌素瘤、类癌、VIP瘤等。

(四)肠运动功能异常性腹泻

肠易激综合征、胃大部切除术后、迷走神经切断后、甲状腺功能亢进症、肾上腺皮质功能减退、糖尿病性神经病等。

(五)药源性腹泻

泻药包括容积形成药、盐类泻药、刺激性泻药等;抗生素如林可霉素、克林霉素、新霉素等;降压药如利血平、胍乙啶等;肝性脑病用药如乳果糖、乳山梨醇等。

(六)其他

先天性氯化物泻、先天性钠泻等。

三、诊断

慢性腹泻的诊断以病史和体格检查为基础,粪便检查(包括病原体检查)作为常规。诊断未明确时进行 X 线钡剂造影检查和/或结肠镜检查。如仍不明确者则视不同情况进行一些特殊检查以求确诊。当高度怀疑一些有特效疗法的疾病(如肠结核、阿米巴肠病等)而各种检查无法确诊时,最后可进行诊断性治疗试验。

(一)病史和体格检查

病史和体格检查重点注意以下方面。

1.病史和一般资料

病史和一般资料包括:①年龄、性别;②接触史、服药史、手术史、家族史和既往病史等;③起病情况、演变过程、患病期限。

2.排便情况

(1)排便规律:注意排便次数、发生时间、诱发因素。如每天排便十多次甚至数十次,量大和水样的粪便常为分泌性腹泻;排便频,但量小甚至只排脓血,常提示结肠的炎症或肿瘤。

半夜或清早为便意扰醒者多属器质性疾病,而肠道易激综合征多在起床排便之后,于早餐后又排便1~2次。腹泻与便秘交替常见于肠结核、肠易激综合征、糖尿病自主神经病变者,亦见于结肠憩室炎、结肠癌。

禁食可止泻的常见于渗透性腹泻,如进食麦类食物加重者见于乳糜泻,进食牛乳发生者可能为乳糖不耐受症。进某些食物诱发者见于变态反应性腹泻。禁食后腹泻仍剧,见于分泌性腹泻。

(2)粪便的量和性质:粪便量以分泌性腹泻量最大,每天达数升至十数升,小肠炎症和渗透性腹泻次之,结肠炎症量最少,每次甚至只排小量脓血而不含粪质。

粪便性质的改变如分泌性腹泻水样、几乎如清水。小肠病变为稀烂液体粪。吸收不良综合征时,酸臭糊状便见于糖吸收不良、有油滴糊状便见于脂肪吸收不良、恶臭大便见于蛋白质吸收不良。结肠病变粪便常是糊状甚至成形,炎症时粪便常带脓血而肿瘤可有血便,肠易惹综合征时可有大量黏液。

3.腹痛和腹块

腹痛轻微或缺如常见于分泌性腹泻;腹痛突出的以炎症性腹泻多见。小肠病变的疼痛和压痛位于脐周或右下腹(回肠病变);左下腹痛多见于结肠病变,直肠受累则多有里急后重感。

腹块常是肿瘤或炎症性病变,其部位和性质可提示受累肠段和病变性质。肛门指检应列为常规,在粪便带血时特别重要,约 50% 结肠癌发生在直肠可被指检发现。

4.其他伴随的腹部及全身症状、体征

肝脾大、肛周脓肿和瘘管,发热、贫血、消瘦,与腹泻有关的一些肠外表现如关节炎、皮疹等,对鉴别诊断大有帮助。此外,不要忽略非腹部疾病所引起的腹泻,并注意作相应检查。

(二)实验室检查

1.血常规和生化检查

可了解有无贫血、白细胞增多和糖尿病、尿毒症等,以及了解水电解质和酸碱平衡情况。

2.粪便检查

(1)粪便常规检查:医师宜亲自观察患者所排的新鲜粪便,肉眼检查其量及性状。粪便常规检查包括显微镜检查红白细胞、原虫、虫卵、脂肪滴,隐血试验。

（2）粪便培养：可发现致病菌，对感染性腹泻诊断尤为重要。

值得指出的是，慢性腹泻的病原体有时不易找到，如有怀疑，应做多次检查。如能视情况采取进一步检测手段，如血吸虫卵孵化、阿米巴的血清学检查、肠道厌氧菌培养、真菌培养等，可望有更多"未明原因"腹泻得到病原学的确诊。

（三）X 线检查

X 线钡餐或（和）钡剂灌肠造影，可观察全胃肠道的功能状态、有无器质性病变。对于克罗恩病、溃疡性结肠炎、肠结核、肠道肿瘤、某些引起吸收不良综合征的小肠病变的诊断很有帮助。对小肠病变，X 线钡餐检查对早期病例的诊断阳性率虽然不高，但目前仍然是小肠疾病确诊的一种最重要手段。对回盲部及结肠病变，钡剂灌肠造影可与肠镜检查互相补充。

（四）结肠镜检查

当怀疑病变在结肠或要排除结肠疾病者可用结肠镜检查，通过直接观察结肠黏膜结合活检以助诊断。检查时宜尽量进入回肠末段，这对炎症性肠病和肠结核诊断颇有价值。怀疑病变在小肠可作小肠镜检查。

（五）特殊检查

1.吸收功能检查

各种不同的吸收功能检查用于吸收不良综合征的不同疾病的诊断。

2.小肠黏膜活检

对吸收不良综合征的某些疾病有诊断价值。

3.血浆激素和介质测定

对分泌性腹泻的诊断有重要参考价值或确诊价值。包括：血管活性肠肽（VIP 瘤）、胃泌素（胃泌素瘤）、降钙素（甲状腺髓样瘤）、5-羟色胺（类癌）。此外，血甲状腺素测定对甲状腺功能亢进引起的腹泻有诊断价值，尿五羟吲哚乙酸对类癌有诊断参考价值。

4.B 超和 CT 检查

可了解肝、胆、胰等内脏病变。

5.ERCP 检查

疑为胆道或胰腺疾病引起的腹泻，必要时可做 ERCP 检查，也可做 MRCP 检查。

慢性腹泻的病因相当广泛，其诊断与鉴别诊断在临床上常以排便情况和粪便检查作为起点，推测腹泻发生的机制分类及腹泻来源于小肠还是大肠，然后按步骤、有重点地进行检查，最终找出病因。

四、治疗

腹泻是症状，根本治疗是病因治疗。在腹泻的疾病过程未得到控制时，需要支持治疗及必要的对症治疗。

（一）对症处理

因腹泻而引起的水、电解质和酸碱平衡失调及营养不良予相应处理。

（二）止泻药

应切记，腹泻主要应针对病因进行治疗，盲目给予止泻药非但无效，反而会影响腹泻对机体保护的一面（如感染性腹泻），甚至引起严重并发症（如重度溃疡性结肠炎时可致中毒性巨结肠）。但由于过度频繁的排便会令患者感到难以忍受的不适，严重腹泻可导致水电解酸碱平衡失调，短期内使用止泻药作为辅助治疗有时是必需的。对于功能性腹泻合理使用止泻药则是治疗中的一个重要环节。

轻症患者选用吸附药如药用炭、碱次碳酸铋、双八面体蒙脱石等。症状明显者,可使用复方地芬诺酯(苯乙哌啶),每次 1～2 片,2～4 次/天,此药有加强中枢抑制作用,不宜与巴比妥类等中枢抑制药同用。洛哌丁胺比复方地芬诺酯安全,药效更强而持久,用法 2 mg/次、每天 1～3 次,视大便次数调整剂量,日量不超过 8 mg。

(三)抗胆碱药

伴痉挛性腹痛者用。必要时可合用镇静药。

(张 伟)

第十六节 自身免疫性肝病

自身免疫性肝炎(autoimmunexepatitis,AIH)是一种以不同程度的血清转氨酶升高、高丙种球蛋白血症和自身抗体阳性为主要临床特征的肝脏疾病,主要表现为慢性肝炎,但亦可以急性肝炎甚至急性肝功能衰竭起病。该病最初描述于 20 世纪 50 年代初,曾被称为狼疮样肝炎、慢性活动性自身免疫性肝炎、自身免疫性活动性肝炎等,1994 年国际胃肠病学大会上被正式定名为"自身免疫性肝炎"。

一、流行病学

AIH 在全世界范围内均有发生,无论性别、年龄、种族均可发病。以女性发病占优势,男女比例约1∶3.6。其发病存在两个年龄高峰:青少年期(10～30 岁)及绝经期。文献报道 AIH 的年发病率为英国(0.1～0.2)/10 万、法国 0.12/10 万、澳大利亚 1.2/10 万、日本(0.015～0.08)/10 万。目前我国尚无 AIH 发病率的流行病学调查资料。

二、病因及发病机制

自身免疫性肝炎的病因及发病机制尚不清楚,可能涉及遗传、病毒感染、药物、毒素及免疫等多种因素。

遗传学研究发现 HLA Ⅱ类分子关键部位的基因多态性是影响 AIH 发生的主要原因。例如,本病多见于 HLA-DR3(DRB1 * 0301)及 DR4(DRB1 * 0401)阳性者,但在不同种族人群中 MHCⅡ类分子对 AIH 的影响有所不同。亦有研究认为,其他免疫分子的基因多态性如肿瘤坏死因子 α(TNF-α)基因、细胞毒 T 细胞抗原 4(CTLA-4)基因的改变会促使 AIH 发生。

虽然在Ⅰ型 AIH 患者中没有明确找到病原体,但 HCV 感染的患者中有 10% LKM1 阳性,有研究提示 HCV 有可能通过分子模拟诱导自身反应性 $CD8^+CTL$,产生病毒相关性 AIH。

在人体内,特异性自身抗原肽被 HLA-2 类分子识别,并被抗原递呈细胞(APC)递呈给 T 细胞从而激活 T 细胞,后者随后分化为 Th_1 和 Th_2 两个亚型,分泌重要的致炎性细胞因子从而引起自身免疫反应。正常情况下,机体的免疫应答受到精细的调节和控制(主要通过免疫细胞的凋亡),因而不会发生自身免疫现象。而一旦免疫细胞的凋亡机制发生障碍,则已激活的免疫细胞可能持续不断地攻击肝细胞从而引发 AIH。最新动物实验研究表明,具有免疫抑制作用的调节性 T 细胞(Treg)活性低下和促进免疫细胞凋亡的分子 PD-1 信号通路受阻,可导致小鼠产生抗核抗体及致死性的肝炎伴肝脏中 CD4$^+$ 和 CD8$^+$ T 细胞浸润。以上证据均说明,负向免疫调节机制障碍是产生自身免疫性肝损伤的重要机制。

三、临床表现

自身免疫性肝炎起病方式多样,约半数患者隐匿起病,可无任何临床症状,仅在常规体检或因其他原因就诊时发现肝功能异常。对于有症状的患者,其临床表现也无特异性,最常见的症状是乏力和肌肉酸痛,其他表现包括食欲缺乏、恶心、呕吐、腹痛、皮肤瘙痒、皮疹、发热及不同程度的黄疸等。大约 30% 的患者就诊时已经进展至肝硬化,8% 的患者表现为呕血和/或黑粪。此外,AIH 亦可呈急性肝炎起病、甚至表现为急性肝功能衰竭。

AIH 可有肝外表现,包括:①关节疼痛,多为对称性、游走性、反复发作,但多无畸形。②皮肤损害:皮疹、皮下淤血、毛细血管炎。③血液系统改变:轻度贫血、白细胞和血小板减少、嗜酸性粒细胞增多。④肺部病变:可有胸膜炎、肺不张、肺间质纤维化、纤维性肺泡炎、肺动脉高压症。⑤肾脏病变:肾小球肾炎、肾小管酸中毒,肾小球内可有免疫复合物沉积。⑥内分泌失调:可出现类似 Cushing 病的症候群、桥本甲状腺炎、黏液性水肿或甲亢、糖尿病。⑦合并有其他风湿病。少数患者伴有溃疡性结肠炎。

体格检查可无异常发现,部分患者有肝大、脾大、黄疸及肝掌、蜘蛛痣等慢性肝病的体征。

四、实验室检查

肝功能异常主要表现为血清转氨酶(ALT、AST)明显升高,可达正常值上限 10 倍以上。胆红素也可有不同程度升高,但碱性磷酸酶、γ 谷氨酰转肽酶多正常或仅轻度升高。比较有特征的生化改变是血清球蛋白、γ-球蛋白或免疫球蛋白 G 明显增高。

血清自身抗体是 AIH 的重要特征之一,有助于 AIH 的诊断和分型。但尚未发现任何自身抗体具有明确的致病性,自身抗体的滴度与 AIH 的肝脏炎症程度之间也无明显的相关性。70%以上患者抗核抗体(ANA)和/或抗平滑肌抗体(SMA)阳性,少数患者抗肝肾微粒体抗体(抗-LKM1)、抗肝细胞胞质抗原 1 型抗体(抗-LC1)、抗可溶性肝抗原抗体/肝胰抗原抗体(抗-SLA/LP)、抗去唾液酸糖蛋白受体抗体(抗-ASGPR)、抗中性粒细胞胞浆抗体(ANCA)阳性。约 10% 的患者血清全部自身抗体均阴性。

五、病理学

AIH 在病理学主要表现为界面性肝炎(以前称为碎屑样坏死),中至重度的淋巴细胞、特别是浆细胞浸润,伴或不伴小叶性肝炎,有些肝细胞呈玫瑰花结样排列,但无明显的胆管损伤、肉芽肿、铁沉积、铜沉积或提示其他病因的组织学变化。汇管区浆细胞浸润是该病的特征但并非诊断所必需;界面性肝炎伴或不伴小叶性肝炎是诊断 AIH 的必要条件,但界面性肝炎也可见于急慢性病毒性肝炎和药物性肝损害,因此需结合临床和其他实验室检查进行鉴别。

六、临床分型

根据血清自身抗体可将 AIH 分为 3 型,亦有学者认为 3 型和 1 型的临床表现相似故应归为 1 型(表 4-9)。

表 4-9 自身免疫性肝炎临床分型

	1 型	2 型	3 型
特征性抗体	ANA/SMA	抗-LKM1	抗-SLA/LP
所占比例	80%	4%~20%	<20%
发病年龄	任何年龄	儿童(2~14 岁)	任何年龄
相关 HLA	B8,DR3,DR4	B14,DR3,C4A-QO	DR3
常见的伴随疾病	甲状腺炎 溃疡性结肠炎 类风湿关节炎	皮肤白斑病 1 型糖尿病 甲状腺炎	甲状腺炎 溃疡性结肠炎 类风湿关节炎
肝硬化发生率	45%	82%	75%

七、诊断标准

2002 年,美国肝病学会发表的 AIH 描述性诊断标准(表 4-10)中的确诊和可疑诊断之间的主要区别是 γ 球蛋白、ANA、SMA、抗-LKM 的水平,还需排除酒精、药物及各种肝炎病毒感染等导致的肝损害。AIH 描述性诊断标准简单易懂,临床上应用较为方便,但诊断的敏感性和特异性难以评价。

表 4-10 AIH 描述性诊断标准

	明确 AIH	可能 AIH
无遗传性肝病	α-抗胰蛋白酶表型正常,血清铜蓝蛋白、铁和铁蛋白水平正常	α-抗胰蛋白酶部分缺乏,非特异性的血清铜、血清铜蓝蛋白、铁和/或铁蛋白异常
无活动性病毒性肝病	HAV、HBV、HCV 现症感染的标志物阴性	HAV、HBV、HCV 现症感染的标志物阴性
无药物或酒精性肝病	每天饮酒低于 25 g/d,近期未使用肝毒性药物	每天饮酒低于 50 g/d,近期未使用肝毒性药物
实验室特征	主要为血清转氨酶异常,球蛋白、γ-球蛋白或免疫球蛋白 G 水平超过正常值上限 1.5 倍	主要为血清转氨酶异常,任何程度的高 γ-球蛋白血症
自身抗体	ANA、SMA 或抗-LKM1 滴度≥1∶80(成人)或≥1∶20(儿童);AMA 阴性	ANA、SMA 或抗-LKM1 滴度≥1∶40(成人)或其他自身抗体阳性
病理学发现	界面性肝炎,无胆管损伤、肉芽肿或提示其他病因的组织学变化	界面性肝炎,无胆管损伤、肉芽肿或提示其他病因的组织学变化

1999 年,国际自身免疫性肝炎工作组(international AIH group,IAIHG)发表了新修订的 AIH 诊断评分系统(表 4-11)。这一诊断评分系统主要根据临床表现、生化和免疫学检查、组织学检查及对治疗的应答等权重进行积分,治疗前积分超过 15 分或治疗后超过 17 分者可确诊为 AIH,积分在 10~15 疑诊为 AIH。其诊断 AIH 的敏感性达 97%~100%,鉴别慢性丙型肝炎的特异性也达到 66%~100%。该评分系统对统一诊断和开展国际临床研究交流很有帮助,但因

其过分繁杂而不便于临床广泛应用。为此,2008年IAIHG提出了简化的AIH评分系统,它仅包括自身抗体、免疫球蛋白、组织学表现及除外病毒性肝炎四个项目(表4-12)。其积分不低于6时诊断AIH的特异性为97%,敏感性为88%;积分不低于7时诊断AIH的特异性为99%,敏感性为81%。

表4-11　AIH诊断评分系统

指标	计分	指标	计分
性别		饮酒	
女	+2	<25 g/d	+2
男	0	>60 g/d	-2
血清 ALP/ALT 比值(升高超过正常上限倍数的比值)		HLA	
>3.0	-2	DR3 或 DR4	+1
<1.5	+2	其他自身抗体	+2
γ-球蛋白或 IgG(正常值上限的倍数)		抗-SLA/LP	
>2.0	+3	抗-LC1 抗-ASGPR	
1.5~2.0	+2	Panca	
1.0~1.5	+1	其他自身免疫性疾病	+2
<1.0	0	组织学特征	
ANA、SMA 或抗-LKM1 滴度		界面性肝炎	+3
>1 : 80	+3	玫瑰花结	+1
1 : 80	+2	浆细胞浸润	+1
1 : 40	+1	无上述改变	-5
<1 : 40	0	胆管变化	-3
AMA		提示其他病因的变化	-3
阳性	-4	对糖皮质激素治疗的反应	1.5~2.0
阴性	0	完全缓解	+2
肝炎病毒标志物		缓解后复发	+3
阳性	-3	治疗前积分	
阴性	+3	确定诊断	>15
用药史		可能诊断	10~15
有	-4	治疗后积分	
无	+1	确定诊断	>17
		可能诊断	12~17

表4-12　简化的AIH评分系统

指标	积分
ANA 或 SMA≥1 : 40	1
ANA 或 SMA≥1 : 80 或 LKM≥1 : 40 或 SLA 阳性	2
IgG:>正常值上限	1
>1.1 倍正常值上限	2
组织学特征:符合 AIH	1

续表

指标	积分
有典型的 AIH 表现	2
无病毒性肝炎的特征	3
确定诊断	≥6 分
可能诊断	≥7 分

回顾性病例分析研究认为,使用原有的评分系统能够提高临床特征较少或不典型的 AIH 的诊断率,而简化的评分系统则能够更好地对具有自身免疫现象的其他疾病进行排除诊断,因而两者各有所长。

八、鉴别诊断

(一)原发性胆汁性肝硬化

原发性胆汁性肝硬化(PBC)女性多见;年龄集中在 30～70 岁,儿童罕见;临床表现主要表现为乏力、皮肤瘙痒;血清转氨酶轻度升高,而 ALP、GGT 升高明显;免疫球蛋白以 IgM 升高为主;组织学特征性改变为小叶间胆管非化脓性炎症、淋巴细胞聚集及非干酪样肉芽肿形成;最具诊断意义的免疫学检查是血清 AMA-M2 阳性。

(二)药物性肝炎

药物性肝炎多有明确的用药史,停药后多数患者的肝功能试验很快恢复正常。但有些药物可导致自身免疫性肝炎样的肝损伤,包括血清球蛋白升高、免疫球蛋白升高甚至自身抗体阳性,临床上不易与 AIH 鉴别。有明确的用药史、典型组织病理学特点和特征性的临床演变过程有助于两者的区别。对于困难病例需要进行长期临床、生化甚至病理学随访才能作出明确诊断。

(三)病毒性肝炎

虽然在多数情况下,病毒性肝炎与 AIH 比较容易区别,但是当病毒感染与自身免疫现象共存时,则鉴别有一定难度。两者的鉴别要点包括以下几点。

(1)在急性病毒感染时,自身抗体的出现常常是短暂的,随病情恢复而消失;慢性感染时,有 20%～40% 的患者多种自身抗体持续阳性,但多数情况下其自身抗体滴度相对较低。

(2)病毒性肝炎诱导的自身免疫反应,抗核抗体和抗平滑肌抗体两者极少同时出现,且很少有 pANCA 及抗肝胞质抗原抗体阳性,而在 AIH 中抗核抗体和抗平滑肌抗体通常滴度较高且通常共同出现。

(3)病毒性肝炎伴发自身免疫反应以男性多见,而 AIH 患者以女性多见。

(4)病毒水平检测是确诊病毒感染的最可靠证据。

九、治疗

(一)治疗指征

血清 AST 长期升高超过正常值上限 10 倍以上或血清 AST 值在正常值上限 5 倍以上伴 γ-球蛋白水平在正常值 2 倍以上者,6 个月内的病死率可达 40%;组织学上出现桥接坏死或多腺泡塌陷者,5 年病死率达 45%。因此,对有以上表现者应当给予积极治疗,目前已有多项随机对照试验证实激素治疗可改善严重 AIH 患者的症状、实验室指标、组织学及生存率（表 4-13）。

表 4-13　自身免疫性肝炎治疗的适应证

绝对适应证	相对适应证
血清 AST 大于正常上限 10 倍	症状（乏力、关节痛、黄疸）
血清 AST 大于正常上限 5 倍伴 γ-球蛋白高于正常 2 倍	血清 AST 和/或 γ-球蛋白小于绝对适应证标准
病理学有桥接样坏死或多小叶坏死	界面炎

病情较轻的 AIH 患者属于相对治疗指征，是否需要给予激素治疗需全面考虑。有研究表明，无症状且血清转氨酶、IgG 水平低，肝脏炎症活动度指数也较低的患者，在随访期间不需接受免疫抑制剂治疗，其预后良好。此外有研究表明实验室指标轻度到中度异常的患者，病情进展亦较缓慢，15 年内肝硬化发生率为 49％，10 年病死率仅为 10％。因此，对于病情较轻的患者是否给予激素治疗应当个体化，需结合患者的症状、疾病进展、潜在的药物不良反应及患者的个人意愿，在充分考虑、权衡利弊后作出决定。

（二）治疗方案

自 20 世纪 70 年代起，国外多项随机对照试验证实单独应用糖皮质激素或小剂量激素联合硫唑嘌呤可使严重 AIH 患者症状缓解，实验室指标和组织学得到改善，并能延长患者生存期。即使已经发展至肝硬化阶段，对于上述治疗也有良好的效果。单用泼尼松疗法适合用于年轻女性已妊娠或准备妊娠者、恶性肿瘤患者、白细胞明显减少者和硫嘌呤甲基转移酶缺陷者。泼尼松与硫唑嘌呤联合疗法适合用于绝经后妇女、肥胖、痤疮、情绪不稳定、糖尿病、不稳定性高血压、骨质疏松症患者。两种治疗方案在疗效上无明显差别，但是联合治疗可以减轻激素的不良反应，一般优先推荐使用（表 4-14）。

表 4-14　美国肝病学会 2002 年推荐的成人 AIH 初始治疗方案

疗程	泼尼松（mg/d）	泼尼松（mg/d）＋硫唑嘌呤（mg/d）	
第 1 周	60	30	50
第 2 周	40	20	50
第 3 周	30	15	50
第 4 周	30	15	50
维持量至治疗终点	20	10	50

（三）治疗终点及对策

成人 AIH 应持续治疗至完全缓解、治疗失败、不完全应答或发生药物毒性等终点（表 4-15）。90％的患者开始治疗 2 周内血清转氨酶、胆红素和 γ-球蛋白水平即有改善，65％的患者在治疗后 18 个月内达到完全缓解，80％的患者在治疗 3 年内达到完全缓解。转氨酶及 γ-球蛋白恢复正常的患者中有 55％仍有界面性肝炎，这些患者停用后不可避免地出现复发。因此，对于治疗中临床及实验室指标达到缓解的患者，建议在停药前行肝穿刺病理学检查以确认是否组织学恢复正常。

表 4-15　初始治疗的终点及对策

治疗终点	标准	对策
完全缓解	症状消失;血清胆红素和 γ-球蛋白恢复正常;血清转氨酶正常或低于 2 倍正常值;肝组织正常或轻微炎症,无界面性肝炎	6 周以上的时间逐渐停用泼尼松、停用硫唑嘌呤;定期监测以防复发
治疗失败	临床、实验室和组织学恶化;血清转氨酶增加 67% 以上;发生黄疸、腹水或肝性脑病	泼尼松 60 mg/d,或泼尼松 30 mg/d 加硫唑嘌呤 150 mg/d,至少 1 个月;临床症状改善时每月泼尼松减量 10 mg、硫唑嘌呤减量 50 mg,直至维持病情处于缓解状态的最低量
不完全应答	治疗期间临床、实验室和组织学特征有改善或无改善;持续治疗超过 3 年,不能达到缓解;状况无恶化。	低剂量维持治疗阻止恶化
药物毒性	发生有症状的骨量较少,情绪不稳定、难以控制的高血压、糖尿病或进行性细胞减少	药物减量,调整剂量后仍不能耐受者停药,能够耐受的维持治疗

(四)复发后的治疗

复发是指经治疗达到完全缓解停药后,转氨酶水平高于正常上限 3 倍以上、γ-球蛋白 >2 g/dL(0.2 g/L)、肝活检再次出现界面性肝炎者。20%～100% 的患者停药后复发,复发率取决于停药前的病理学改变。最理想的治疗终点是组织学恢复正常,因为达到组织学完全缓解的患者复发率为仅为 20%。

对第 1 次复发者可重新选用初治方案,但对第 2 次复发者则需调整治疗方案。有 2 种方案可供选择。

(1)最低剂量泼尼松长期维持治疗:一般在采用泼尼松诱导缓解后每月减量 2.5 mg,直至症状缓解并使转氨酶控制在正常值 5 倍以下的最低剂量(多数患者的最低平均剂量为 7.5 mg/d)。对于泼尼松、硫唑嘌呤联合用药者,首先将泼尼松逐渐减量至能够维持生化水平稳定的最低剂量,然后停用硫唑嘌呤同时调整泼尼松剂量以保持病情稳定。

(2)单用硫唑嘌呤的长期维持治疗:此法最早用于泼尼松联合硫唑嘌呤治疗的患者,病情缓解后硫唑嘌呤加量至 2 mg/(kg·d),然后泼尼松每月减量 2.5 mg 直到完全停用。对于单用泼尼松的患者,可以加用硫唑嘌呤 2 mg/(kg·d),然后泼尼松每月减量 2.5 mg 至停药。

目前尚无两种治疗方案的比较研究,因此无法判断哪种方法疗效更好。回顾性的研究表明维持治疗不需要终身使用,完全停药后 5 年的持续缓解率为 13%。因此对于所有接受治疗的患者均可根据病情变化选择合适的停药时机。

(五)其他治疗药物

虽然单独应用糖皮质激素或联合硫唑嘌呤治疗是目前 AIH 的标准治疗方案,但并非所有人都对激素治疗产生应答;即使激素治疗有效,尚需考虑药物不良反应对患者造成的影响。如无效或出现药物不耐受,可考虑试用环孢素、他克莫司、环磷酰胺、硫基嘌呤、麦考酚酯等药物,它们在一些小型临床试验研究中显示有一定效果。

1.环孢素

常规剂量为 5～6 mg/(kg·d),其作为补救治疗方法曾成功应用于标准化治疗失败的成人 AIH 患者。同时有研究显示,先用环孢素作为一线药物,继之应用糖皮质激素和硫唑嘌呤方案,对儿童 AIH 有效。

2.他克莫司

常规剂量为 4 mg,每天 2 次。在几项小型试验中应用于常规治疗无效的 AIH 患者,结果提示可改善患者的生化指标及组织学炎症活动指数。

3.麦考酚酯

3 个小型临床研究提示其可以在标准治疗中替代硫唑嘌呤,但必须与泼尼松联合应用。其优点是不受患者体内硫代嘌呤甲基转移酶活性的影响。

4.布地奈德

布地奈德是第二代类固醇皮质激素,口服后 90% 的药物在肝脏内首过代谢,在肝脏内被清除前可以高浓度作用于淋巴细胞,因而可减轻或避免激素的全身不良反应。在严重的 AIH 及糖皮质激素依赖的患者中被证实无效,但初步研究认为该药对轻型 AIH 患者可能有应用价值。

5.6-巯基嘌呤

最初给药剂量为 50 mg/d,后逐渐增至 15 mg/(kg・d)。可用于硫唑嘌呤治疗失败的补救治疗。

6.熊去氧胆酸

已被证实在严重 AIH 患者辅助治疗中无效,但可改善实验室指标,故可能对轻微炎症活动的患者治疗有一定价值。

(六)肝脏移植

肝移植是治疗终末期自身免疫性肝炎肝硬化的有效方法,患者移植后 5 年存活率为 80%～90%,10 年存活率为 75%,多数患者于肝移植后 1 年内自身抗体转阴,高 γ-球蛋白血症缓解。有报道称肝移植术后 5 年 AIH 的复发率为 17%,但通过调整免疫抑制药可有效控制病情。

(李再波)

第十七节　药物性肝病

药物性肝病(drug induced liver disease,DILI)是指由于药物或其代谢产物引起的肝损害。药物引起的肝损害主要表现为肝细胞坏死,胆汁淤积,肝细胞内微脂滴沉积,并可演变为慢性肝炎、肝纤维化和肝硬化等。目前发现近 1 000 种药物与肝损伤有关,其中包括中草药。随着药物应用的不断增加,医源性肝毒性已成为中毒性肝损害的一个重要因素。据报道,在因急性肝损害而住院的病例中,药物致病者占 2%～9%,50 岁以上可达 40% 以上。估计每 100 例接受药物治疗的患者中约有 1 例在住院期间发生 DILI。在暴发性肝功能衰竭病例中药物所致者达 25% 以上,其病死率达 50% 以上。目前,虽然药物性肝损害的发病率越来越引起人们的重视,但与其严重性相比较仍处于被低估的状态。

一、病因

(一)药物在肝脏中的代谢

肝脏是药物在体内代谢的最主要场所,药物在肝脏内经过一系列药物代谢酶的作用,经过生物转化后排出体外,因此,肝脏的病理状态可以影响药物在体内的代谢过程,从而影响药物的疗效并可产生不良反应,同时药物及其代谢产物也可造成肝脏损害。药物依赖药物代谢酶的作用经过氧化、还原、水解及结合等途径转化为具有极性的代谢物质,这一过程称为生物转化。药物代谢酶是光面内质网内一组混合功能性氧化酶,包括细胞色素 P450 Ⅰ、Ⅱ、Ⅲ,单氨氧化酶、细胞色素 C 还原酶等及胞质中的辅酶Ⅱ(还原型 NADPH)。药物在肝内进行的生物转化过程分为两个阶段,分别称为Ⅰ相反应和Ⅱ相反应。

1.Ⅰ相反应(phase Ⅰ reaction)

Ⅰ相反应包括氧化、还原和水解 3 种途径,其中以氧化反应最为重要,其次为还原和水解反应。多数药物的第Ⅰ相反应在肝细胞表面内质网进行,经过表面内质网上微粒体内一系列药物代谢酶的作用,使非极化脂溶性化合物产生带氧的极性基团,如羟基(-OH)、羧基(-COOH)、氨基(-NH)等,从而增加其水溶性,羟化不稳定产物,还可进一步分解。一般药物经过第Ⅰ相的氧化、还原或水解后变为极性和水溶性较高而活性较低的中间代谢产物,为第 2 阶段提供可被药酶作用的合适底物。

2.Ⅱ相反应(phase Ⅱ reaction)

通过结合反应途径以Ⅰ相反应所提供的极性代谢物为底物,在转移酶的作用下,底物极性基团分别与极性配体葡萄糖醛酸、谷胱甘肽、谷酰胺甘胺酸、乙酰基甲基等基团结合。结合作用不仅掩盖了某些药物分子上的某些功能基团,而且可改变其理化性质,增加水溶性,形成水溶性的最终产物,通过尿液或胆汁排出体外。因此,Ⅱ相反应为合成生物转化反应,通常是解毒反应,破坏化合物及其产物的生物活性,转化为葡萄糖醛酸、硫醛氨酸衍生物和其他化合物排出体外。

$$药物 \xrightarrow{(第Ⅰ相酶类)} 氧化、还原和/或水解后产物 \xrightarrow{(第Ⅱ相酶类)} 结合产物$$

药物的结合反应分为两种类型,第 1 种类型为药物与活性基团结合,第 2 种类型为被激活的药物与有关化合物结合。Ⅰ相反应的 P450 酶系与Ⅱ相反应的结合作用酶系在分布、功能及诱导性等方面均有差别,提示这两相反应具有不同的生物学定义,谷胱甘肽(GSH)在结合和解毒作用中起重要作用,它能与亲电子基、氧基相作用,可防止肝细胞损害。

(二)肝脏对药物的排泄

肝脏对药物代谢的功能包括生物转化和将药物从胆汁排泄出体外,一般分子量>400 的化合物主要直接从胆汁排泄,而分子量<300 的化合物则进入血液从肾脏排出。大多药物通过Ⅰ相反应和Ⅱ相反应生物转化后形成的结合代谢物从胆汁中排出。肝脏对少数未经过转化或仍呈活性状态的药物的排泄能力直接影响该药在血液中的浓度。经胆汁排入肠道的结合代谢产物呈高度水溶性,不易被肠道吸收而随同肠内容物一起排出体外;但有些代谢产物在肠黏膜或肠内细菌分泌的葡萄糖醛酸苷酶等水解酶的作用下去掉结合酶又转为脂溶性,被肠黏膜吸收进入肝门静脉系统,即形成"肠肝循环",从而延长了药物的作用时间。此外,当肾功能减退时会影响一些药物从肾脏排出,在此状态下肝脏对药物的排泄则成为重要的代偿途径。

(三)影响药物代谢的因素

1.药物代谢的遗传多态性

肝脏药酶系特别是 P450 具有遗传多态性,从而形成药物代谢的个体差异,影响药物的药理作用,产生药物的不良反应、致癌性和易感性。在Ⅰ相反应中药物多态性以异奎胍为例,具有 P450ⅡD 变异。对异奎胍羟化作用有遗传性的个体,在应用抗高血压药、钙通道阻滞剂、β受体拮抗药、膜抑制抗心律失常药等时会出现药物代谢异常,导致药效增强,时间延长,易发生不良反应。在Ⅱ相反应中药物代谢呈多态性,以异烟肼为例,分为乙酰化快型和乙酰化慢型,慢型乙酰化个体长期服用异烟肼可产生红斑狼疮综合征,易发生周围神经病变。P450ⅠA1 和 P450ⅠA2 能激活某些致癌原,其遗传变异与对某些癌的易患性有关。

2.药酶的诱导和抑制

(1)酶诱导作用:一些亲脂药物或外源性物质可使肝内药酶的合成显著增加,导致对其他药物的代谢增加,这种作用称为酶的诱导。目前,已知至少有 200 多种药物和环境中的化学物质具有酶诱导作用,如苯巴比妥、苯妥英钠、螺内酯(安体舒通)、利福平等。药酶的诱导作用有时可造成药物性肝损害或化学性致癌。

(2)酶抑制作用:某些药物可通过抑制药酶而使另一药物代谢延迟,使药物作用增强或延长。由于微粒体药酶专一性少,这种药物可作为同一酶系的底物导致多种药物之间对酶结合部位的竞争,因此某种药物受一种酶催化时,可以影响对其他药物的作用,如氯霉素可抑制苯妥英钠、双香豆素、甲磺丁胺的代谢。

(3)其他因素:年龄、性别、营养状态、饥饿、妊娠、内分泌昼夜调节等,均可导致不同个体的药效和不良反应出现差异。

(四)肝脏疾病对药物代谢的影响

肝脏疾病影响肝脏药酶的结合作用,从而影响药物的代谢。此外,血液浓度、血浆蛋白浓度、肝脏有效血容量、有效肝细胞总数、门-体血液分流等发生改变,也会影响药物代谢和血液浓度。药物从肝门静脉进入肝脏后,被不同程度地清除,其他部分则通过肝脏进入体循环。肝脏清除率表示单位时间内血浆内药物被肝脏所清除的量,提示肝清除和进入肝脏药物浓度的关系。肝脏清除率(CIH)＝Q×ER,Q 代表肝脏血流量,ER 为肝脏摄取率。肝脏对各种药物摄取率不同,高摄取率的药物在肝脏内清除率高,这类药物的清除率受血流量影响大,受血浆蛋白结合影响小,成为流速限定性药物。低摄取率药物在肝脏内清除率低,受药酶和结合酶影响大,同时也受血浆蛋白结合影响,而受血流量影响小,称为能力限定性药物。药物代谢和清除能力与肝病的严重程度成正比,肝病时药物清除能力的改变与药物本身的理化特性也有一定的关系。在急性肝炎时药物清除率改变较短暂,而在肝硬化失代偿期药物清除率的改变显著而持久。例如,在肝硬化时,地西泮、氯霉素、西咪替丁等药物的半衰期延长,肝脏的清除率降低。患严重肝病或慢性肝病时,由于有效血流量降低,使一些口服的高 ER 药物通过受阻,生物利用度增加,药物清除率减低导致血药浓度升高,如吗啡、水杨酸类、氯丙嗪等。严重肝病时由于某些药物如吗啡、地西泮等受体增加或其敏感阈值降低,即使正常剂量的 1/3～1/2 也可能诱发肝性脑病。

二、发病机制

造成药物性肝病的机制基本上分为两类,即可预测性(内源性肝毒性)和不可预知性(特异性反应)。可预测性药物性肝损害主要是药物的直接作用所致。近年来,由于药物性不良反应日益引起人们的重视,对药物的筛选和监测也越来越严格和严密,因此,临床上大多数药物性肝损害是不可预测的。不可预测性的肝损害在发病机制上可分为代谢异常和变态反应。

(一)药物代谢异常的肝损害机制

绝大多数药物被机体摄入或吸收后经过机体代谢处理后排出体外,小部分药物不经过代谢而直接从肾脏或肠道排出。Ⅰ相反应属于细胞色素 P450(CYP)酶系,药物在 CYP 催化下由脂溶性变为水溶性,以利于药物代谢产物从肾脏排泄,因为 CYP 酶系在肝脏中含量最多,因此肝脏是绝大多数药物包括内源性物质在内的最大代谢脏器。CYP 酶系对药物代谢有两重性,既可以解毒也可以增加其毒性,致使肝脏被损害。首先,药物在肝脏 CYP 酶系催化作用下,被氧化或水解或被还原;催化反应后产生的药物代谢产物绝大多数无毒或有低毒性,而少部分代谢产物的毒性大于原药;被活化的毒性代谢产物损害肝脏,甚至有致癌性。其次,某些因素可诱导或抑制 CYP 酶系的功能,从而干扰正常药物的代谢过程,如某种 CYP 酶被超常诱导催化,产生过量的毒性产物而损害肝脏。此外,患急性和慢性肝病的患者,肝脏 CYP 酶的表达受到影响,药物代谢紊乱,导致在肝病状态下使用某些药物更易引起肝脏损害。

Ⅱ相反应药物酶可使一些具有结合作用的酶蛋白如还原性谷胱甘肽、葡萄糖醛酸酶等直接与原药结合,使之失活或灭活,并由 CYP 酶催化毒性代谢物质。如果这些药酶绝对或相对不足会使结合容量降低,导致原药或毒性代谢产物的游离浓度过高而产生肝毒性。

(二)药物损害的免疫机制

药物变态反应是免疫机制介导的肝脏损害,其特点为:①不可预测。②药物剂量和疗程无关。③仅发生于某些个人或人群。④具有免疫异常的指征。⑤可有肝外组织器官的损害。⑥实验动物模型无法复制。

以下肝外变态反应提示药物性肝损害与免疫介导有关:①使用某种药物后出现发热、皮疹、关节痛等。②血液嗜酸性粒细胞增多,血液中免疫复合物阳性,非器官特异性自身免疫抗体阳性,其中可能有与药物相关的自身抗体。③肝组织中嗜酸性粒细胞浸润,肉芽组织形成。

目前,免疫介导肝损害的确切机制尚未明确,但大多研究认为细胞免疫和体液免疫均参与了药物性肝损害的过程,药物或其他代谢产物与肝脏特异蛋白质结合成为抗原,经过巨噬细胞加工后被免疫活性细胞识别,导致了变态反应。一般认为是 T 杀伤细胞或抗体依赖的 K 细胞的攻击作用(ADCC 反应)导致了肝损害,如果有多量的免疫复合物沉积于肝组织内就可能引起重症肝炎。

20 世纪 80 年代,关于药物与机体相互作用的研究结果证实摄入药物后可打破机体的免疫耐受,导致自身免疫反应,可以降低功能性 T 抑制细胞的活性,发生脏器损害,合并单核巨噬细胞的功能改变;当 T 抑制细胞功能全面下降时,则会导致器官非特异性自身抗体的出现。因肝脏是药物代谢的主要场所,因此,绝大多数外来物质进入机体后均要经过肝脏代谢,肝细胞代谢过程中产生具有活性的代谢产物,与肝细胞内的大分子物质相结合,再被转运到细胞膜,形成具有抗原性的靶点,诱导产生抗肝细胞抗体。免疫介导的药物性肝损害具有个体差异性,宿主对某种药物的免疫应答反应是决定药物性肝损害的主要因素。免疫介导的药物性肝损害较少见,往往集中发生于某一个家族成员内部。氟烷肝炎是免疫介导药物性肝损害的典型例子,一般在用药后 28 天内出现肝损害,外周血嗜酸性粒细胞增多,肝脏嗜酸性粒细胞浸润,体内器官非特异性抗体阳性,循环免疫复合物阳性。研究证实氟烷肝炎患者体内产生的抗体可与多种肝脏蛋白质抗原结合,包括 CYP94、CYP2EL、药物代谢相关的酶或蛋白质成分,氟烷代谢过程中代谢物等构成自身抗原,被转运到肝细胞膜,成为免疫系统的攻击目标,产生自身抗体。

对某种药物易发生肝炎的患者可能存在药物代谢、胞内自身抗原向胞膜转运、抗原呈递和抗原识别等多方面异常,该类患者属于特异体质人群。

(三)药物性胆汁淤积机制

胆汁主要在肝细胞内形成,排入毛细胆管再进入叶间胆管、胆管和胆总管。当胆汁不能正常流入胆管,则出现肝内胆汁淤积而引起一系列病理和临床表现。药物引起淤胆主要是肝细胞水平的胆汁流障碍,肝细胞是高度极化的上皮细胞,其基侧膜面向肝窦,顶端膜形成毛细胆管腔,基侧膜面与毛细胆管膜交界处紧密相连,将细胞旁间隙封闭,使毛细胆管与肝窦隔开,结果阻止了胆汁流入血液。肝细胞水平胆汁流形成过程包括将血液内的胆汁酸、卵磷脂、胆红素等有机物质从肝窦摄入肝细胞,并在肝细胞内转运,通过毛细胆管排出,如上述步骤出现障碍将造成肝内细胞淤胆。此外,胆汁是由毛细胆管膜分泌的,该膜的流通性和完整性如果受损对于胆汁淤积的发生也有重要影响。

三、病理

依据临床表现和病变程度的变化,药物性肝病一般分为急性和慢性两大类,急性药物性肝病包括急性肝炎型、肝内胆汁淤积型、急性脂肪肝型和混合型等,临床以肝病表现为主或伴有肝外表现。慢性药物性肝病种类较多,若早期发现,停药后病变可逆转。

(一)急性药物性肝病

1.肝细胞毒损害

(1)肝炎型:多种药物可引起肝细胞损害和坏死,病理学改变轻重不一,轻者仅见点状坏死,重者表现为带状或大块性坏死伴有网状支架塌陷,汇管区和小叶内炎性细胞浸润、淤胆和库普弗细胞增生。不同药物引起的病理改变有所不同,如异烟肼和甲基多巴引起急性弥漫性肝炎,而对乙酰氨基酚过量可引起大块性肝坏死,丙戊酸可引起小叶中心性坏死和微泡性脂肪变性。

(2)脂肪肝型:使用某些药物可发生脂肪肝,如大剂量静脉滴注四环素、门冬酰胺酶、丙戊酸等,可引起肝细胞内大量脂肪小滴沉着,而甲氨蝶呤、硫唑嘌呤等可引起脂肪大滴沉着,电镜显示光面内质网呈蜂窝状变化。患微泡性脂肪肝时,转氨酶升高可达正常的 $5\sim20$ 倍,而患巨泡性脂肪肝时转氨酶为轻中度升高,为正常人的 $1\sim3$ 倍。凝血酶原时间延长,肾功能减退,亦可有代谢性酸中毒,血小板可正常或轻度增高。

2.急性肝内淤胆

(1)毛细胆管型:即为单纯淤胆型,睾酮衍生物可引起此类肝病,在其 C_{17} 的 a 位置均有烷基。通常在服药 $3\sim4$ 月出现黄疸,丙氨酸氨基转移酶(ALT)增高,长期服用均可发生 BPC 滞留。病理变化主要为肝小叶中心区肝内淤胆,毛细胆管内有胆栓,肝细胞和库普弗细胞内有胆色素沉着,一般无肝实质细胞损害,亦无炎症反应。内镜下见毛细胆管扩大,微绒毛变短或消失,高尔基体肥大,毛细胆管周围溶酶体增多。

(2)肝毛细胆管型:以淤胆为主,伴轻度肝细胞损害(炎症),大多数含有卤素的环状化合物可引发肝内淤胆伴炎症。黄疸发生率为 1%,黄疸的发生与药物剂量无关;70% 病例再次服药时再次发生黄疸或肝功能障碍。如果发生脱敏反应,继续服药后黄疸可消退。病理变化表现为毛细胆管肝细胞和星状细胞内有胆汁淤积,小叶中心尤为显著。汇管区有单核细胞、淋巴细胞和中性粒细胞浸润,早期有嗜酸性粒细胞浸润,肝细胞呈球状、羽毛状变性和灶状坏死。电镜可见毛细胆管扩张,微绒毛减少、消失和变性,内质网肿胀和破裂。

(3)胆管型:此型少见,一般见于动脉插管进行滴注和使用氟脱氧尿苷的患者导致的硬化性胆管炎。

3.混合型

在病理和临床兼有淤胆和肝细胞损害的药物性肝炎称为混合性肝损害。此种损害包括两种情况:一种以肝实质损害为主,伴有淤胆,ALT/AST 升高明显,ALP 及胆固醇相对升高,呈现淤胆的临床表现,引起此类混合性肝损害的药物有磺胺类、对氨基水杨酸(PAS)、抗惊厥药等;另一种以淤胆为主,伴有肝实质损害,ALT/AST 亦相对升高,血清 ALP 及胆固醇极度升高,引起此类混合性肝损害的药物有氯丙嗪、红霉素等。

4.变态反应性肝炎

此类药物性肝损害是指药物所致的肝损害不易归类,一般认为此型肝炎与免疫机制有关。病理改变以肝实质损害为主,呈灶状、带状或大块坏死等,有时伴有不同程度的淤胆,同时伴有肝外脏器损害,如淋巴结、皮肤病变、血液骨骼改变、心肌炎、间质性肾炎和关节炎等。

(二)慢性肝损害

见表 4-16。

表 4-16　慢性药物肝损害

类型	类似病症	药物举例
慢性肝炎		
非特异性	慢性病毒性肝炎	阿司匹林、异烟肼、氟烷
活动性	自身免疫性肝炎	甲基多巴、双醋酚汀、丙硫氧嘧啶、磺胺类
脂肪变性		
脂肪肝	酒精性脂肪肝	皮质类固醇、胺碘酮(乙胺碘呋酮)
磷脂蓄积症	酒精性肝病	哌克昔林、胺碘酮
胆汁淤积		
原发性胆汁性肝硬化	肝外梗阻性黄疸	氯丙嗪、赛庚啶、氟氯西林(氟氯青霉素)
硬化性胆管炎	肝外梗阻性黄疸	氟脲苷
肝纤维化/肝硬化	病毒性肝炎、肝硬化	慢性肝炎、脂肪肝性药物、甲氨蝶呤
肝血管病变		
肝静脉血栓形成	非硬化性门脉高压症	口服避孕药、抗癌联合化疗
肝小静脉闭塞病	非硬化性门脉高压病	硫唑嘌呤、千里光、抗肿瘤药
肝紫癜病	肝结节增生	雄激素、口服避孕药、抗肿瘤药
肝肿瘤		
肝腺瘤	肝肿瘤	雄激素、口服避孕药
肝癌	肝肿瘤	雄激素、口服避孕药
肝血管瘤	肝肿瘤	氯化乙烯单体
其他		
肝肉芽肿	肝大＋肝外表现	氟烷、磺胺类、磺吡酮(苯磺保泰松)、奎尼丁

1.慢性肝炎

药物引起的慢性肝损害的临床表现轻重不一,往往无症状或仅有轻度转氨酶升高,肝活检可见轻度非特异局灶性肝炎,伴汇管区和小叶内炎症反应。可有库普弗细胞增生,假小胆管增生和纤维化等,如发生桥状坏死可进一步发展为多小叶性亚急性重型肝炎。临床表现多为缓慢发病,有时可见急性发病,但病理上仍为慢性炎症。症状为乏力、食欲缺乏、上腹不适、肝区痛、黄疸、尿色深等,可见肝掌、蜘蛛痣、肝脾大。可有全身症状如皮肤黏膜病变、关节炎、痤疮、多毛、闭经等。血清转氨酶、胆红素、γ-球蛋白、靛氰绿(ICG)和凝血酶原时间异常等。部分患者血清 IgG、IgM 增高,抗核抗体、抗平滑肌抗体、抗红细胞抗体可呈阳性,可找到狼疮(LE)细胞。如并发亚急性重型肝炎时可出现明显厌食、恶心、呕吐、少尿、腹水和出血倾向;黄疸渐加深,肝浊音界缩小,出现肝性脑病和肝肾综合征,也可演变成肝硬化、门脉高压等。药物肝损害所致慢性肝炎治疗的关键是立即停用有关药物,停药数周后临床症状和生化可明显改善。预后较慢性病毒性肝炎为好。

2.肝硬化

药物可引起肝硬化,病理分为 4 种类型:①大结节性或坏死性肝硬化,由药物导致慢性活动性肝炎或亚急性重型肝炎发展而来。②胆汁性肝硬化。③淤血性肝硬化,继发于肝内小静脉或肝静脉闭塞。④伴脂肪变性的肝硬化,为大结节或小结节性肝硬化,其病理改变与用药剂量、疗程和给药方式密切相关,如甲氨蝶呤可引起小结节性肝硬化,药物累积量超过 4 g 时,肝纤维化和肝硬化发生率增高,肝脏病理学检查可见肝脏脂肪变性,肝细胞气球样变性、坏死和纤维化,最终为肝硬化。

3.慢性肝内胆汁淤积

某些药物可引起急性和慢性肝内胆汁淤积,慢性胆汁淤积表现为皮肤瘙痒、长期黄疸、皮肤黄疣、大便色淡、有出血倾向和脂肪泻等。脾大、血清 ALP 和胆固醇明显升高,转氨酶和结合胆红素增高,凝血酶原时间延长。肝组织学检查可有毛细胆管内胆栓,肝细胞和库普弗细胞内胆色素沉着,小胆管增生和假小胆管形成。停药后,黄疸仍可持续数个月至 1 年以上逐渐消失,仅有极少数患者发展为胆汁性肝硬化。据文献报道,引起慢性肝内胆汁淤积的常见药物有氯丙嗪、格列波脲、磺胺药、甲基睾酮、酮康唑和卡马西平等。

4.肝硬化性胆管炎

卡马西平、动脉注射氟脱氧尿苷(FUDR)等可引起硬化性胆管炎。

5.脂肪肝

药物引起的肝细胞脂肪变,一般无临床症状,但如引起弥漫性脂肪变性则可出现临床症状,如肝大,血转氨酶升高,碱性磷酸酶和胆红素轻至中度增高,清蛋白降低,凝血酶原时间延长等。肝组织学检查见弥漫性脂肪变性,同时可伴有胆汁淤积、肝生化异常。停药后 2 周内可恢复,但病理恢复较慢,须停药后逐渐恢复。

6.肝血管病变

(1)肝静脉血栓形成:据文献报道,某些药物长期服用后可引起肝静脉血栓形成,如长期服用避孕药物可影响凝血机制,导致肝静脉血栓形成和阻塞。肝组织学检查可见肝小叶,中央静脉扩张,肝窦充血、出血,肝小叶中央区坏死,最终致肝纤维化和淤血性肝硬化,并可演变成 Budd-Chiari 综合征。

(2)肝小静脉闭塞症:硫鸟嘌呤、乌拉坦等药偶尔可导致肝小静脉、血管内皮下水肿,胶原形成,使管腔闭塞,肝小叶中央区充血和坏死,继之纤维化和肝硬化,其临床表现类似 Budd-Chjari 综合征。

7.肝磷脂蓄积症

据报道,胺碘酮等药可引起肝磷脂蓄积,20％～40％服用胺碘酮的患者可有轻度 ALT 增高,部分肝大。肝组织学检查可见肝细胞内 Mallory 透明小体伴炎性细胞浸润,小胆管增生,巨泡性脂肪变性,镜下所见雷同于原发性磷脂沉着症,溶酶体内有明显的同心层状磷脂包涵体。

8.肝肿瘤及肝癌

(1)肝肉芽肿:在肝活检、腹部手术或尸检时发现。可见肝细胞损害和胆汁淤积,见于服用奎尼丁、甲基多巴和磺胺类降糖药,亦可见于使用青霉素、肼屈嗪(肼苯达嗪)、别嘌呤等药,一般无肝损害。

(2)良性肿瘤:主要见于口服避孕药,其发生率与服药时间长短及剂量成正比,长期服雄激素也可引起肝肿瘤。

(3)恶性肿瘤:口服避孕药和雄性激素偶尔可致腺瘤癌变为肝细胞癌或胆管细胞癌。此类肝癌特点为甲胎蛋白大致正常。

(4)特发性门脉高压症:长期服用含砷的 Fowler 溶液或长期接触石灰硫酸铜杀虫剂的专业人员因慢性砷中毒可引起本病。病理特点为肝内门静脉末梢分支闭塞,中等门脉分支减少,门脉内血栓形成,汇管区纤维化并延伸至小叶。临床表现为门脉高压、脾大和脾功能亢进。

四、临床表现

肝炎型药物性肝病因损肝药物种类、发病机制不同及肝细胞损害程度、范围不同而呈现不同的临床表现,患者类似病毒性肝炎表现,常有乏力、食欲缺乏、恶心、呕吐、黄疸、尿色深等症状。肝脏可大,伴有压痛,但病程中不发热,生化检查 AST、ALT 明显升高,靛青绿(ICG)滞留和凝血时间延长。重者可呈现肝功能衰竭表现,大块性肝坏死,可并发肝性脑病而死亡,肝损害轻者症状轻微,仅有转氨酶增高,肝轻度大。

急性肝内淤胆型药物性肝炎类似急性病毒性肝炎,经过数天的潜伏期后,常有发热、皮肤瘙痒、尿色加深。黄疸一般持续1~4周。ALT 明显增高,同时有 ALP、胆固醇和磺溴酞钠(BSP)增高。

五、诊断

药物性肝病易漏诊和误诊,造成难及时诊断的原因首先是药物性肝病的临床表现和实验室检查无特异性,易被误诊为其他肝胆系统疾病,其次,药物性肝炎常被原有疾病的表现掩盖而得不到及时的鉴别,此外,轻微和局限的药物性肝病肝功能检查无明显异常。因此,提高对本病的认识和警惕性是作好鉴别诊断提高药物性肝病诊断率的关键。

诊断药物性肝病前应了解以下病史:①用药史,必须了解患者 3 个月以内用过的药物,包括用药途径、剂量、持续时间,有无合并用药,有无中草药、非处方药和保健药用药史。②既往有无药物过敏史、过敏性疾病史及变态反应。③发生肝损害与用药时间之间的关系,绝大多数肝损伤出现在用药第 5~90 天,或停药后 15 天之内。④有无其他致肝损伤的因素,如各种类型的病毒性肝炎、酒精性肝病、自身免疫疾病、胆管疾病、糖尿病、甲状腺病、全身细菌性感染和充血性心力衰竭等。⑤了解患者的职业及工作、生活环境。

药物性肝病的诊断标准:①服药开始后 5~90 天及最后 1 次用药 15 天之内出现肝功能障碍。②临床首发症状为发热、皮疹、皮肤瘙痒和黄疸等。③发病初期外周血嗜酸性粒细胞上升达 6%以上,或白细胞增加。④药物过敏试验如淋巴细胞培养试验、皮肤试验为阳性,血清中有自身抗体。⑤再次用药时,可再次引起肝损伤。具有①④或①⑤者可以确诊,具有①②或①③者可以拟诊。发病早期进行肝活检有助于了解肝损害程度,鉴别病变类型。此外,应用药物致敏的巨噬细胞移动抑制试验和/或淋巴细胞转化试验如获得阳性结果,则有助于对过敏型药物性肝病的诊断。

六、治疗

(1)应立即停用有关或可疑药物。

(2)适当休息,给予高糖、高蛋白、低脂饮食,补充维生素 C、B 族维生素、维生素 E,维持电解质平衡。

(3)根据药物性质给予相应的解毒和保肝药物。①腺苷蛋氨酸(ademetionine,SAME,思美泰):通过转甲基作用,增加膜磷脂的生物合成,增加 Na^+,$-K^+$-ATP 酶活性,加快胆汁运转,同时通过硫基作用增加生成肝细胞内解毒剂即谷胱甘肽和半胱氨酸,增加对自由基的保护作用和解毒作用,生成半磺酸与胆酸结合,可防治肝内胆汁淤积。用药方法:$1\sim2$ g/d,静脉滴注,2 周后改为 1.6 g/d,分为 2 次口服,用药 $4\sim8$ 周。②还原型谷胱甘肽(GSH):补充肝内 SH 基团,以利于药物的生物转化,一般病例肌内注射 300 mg,每天 1 次,病情重者 600 mg/d,静脉滴注,$2\sim4$ 周为 1 个疗程。③熊去氧胆酸(UDCA):可稳定细胞膜,保护线粒体,有免疫抑制作用,用药方法,0.25 g,每天 $2\sim3$ 次,口服。④苯巴比妥:有利于肝细胞内运载蛋白 Y 和 Z 的生成,改善胆红素代谢,淤胆者可试用。⑤考来烯胺(消胆胺):可减少胆酸和药物在胃肠道的再吸收,适用于严重淤胆的患者。用法为 30 mg,早、晚各 1 次。⑥强力宁和糖皮质激素:对于顽固性淤胆者,可短期使用强力宁和糖皮质激素。⑦N-乙酰半胱氨酸:可补充肝内具有解毒作用的谷胱甘肽,用于治疗对乙酰氨基酚(醋氨酚)引起的肝损伤。

(4)人工肝或肝移植:并发暴发性肝功能衰竭者,应按急性重型肝炎(暴发性肝炎)原则处理,对于暴发性肝功能衰竭或重度胆汁淤积者可用人工肝装置或人工肾清除药物及代谢产物。

药物性肝病进展到肝硬化时,亦可考虑做肝移植。

七、预后

绝大多数患者停药后可恢复,临床症状和组织学改善快者仅需数周,而慢者需要数年之久。少数严重广泛肝损伤可导致暴发性肝功能衰竭或进展为肝硬化。

八、预防

(1)患者在用药治疗期间,特别是应用新药治疗时,要注意药物的各种毒性作用,定期监测血象、尿液、肝功能等。

(2)对有药物过敏史或过敏体质者,用药时要格外注意监测。

(3)对有肝、肾疾病、营养障碍、孕妇、新生儿应慎重考虑用药,注意药物剂量。

(4)在用药期间一旦出现肝功能异常,应立即停药。

(5)对有药物性肝损害病史的患者,应避免再度给予相同药物或化学结构相似的药物。

(李再波)

第十八节　酒精性肝病

一、概述

正常人 24 小时内体内可代谢酒精 120 g,而酒精性肝病(ALD)是由于长期大量饮酒,超过机体的代谢能力所导致的疾病。临床上分为轻症酒精性肝病(AML)、酒精性脂肪肝(AFL)、酒精性肝炎(AH)、酒精性肝纤维化(AF)和酒精性肝硬化(AC)不同阶段。严重酗酒时可诱发广泛肝细胞坏死甚至急性肝功能衰竭。因饮酒导致的 ALD 在西方国家已成为常见病、多发病,占中年人死因的第 4 位。我国由酒精所致肝损害的发病率亦呈逐年上升趋势,酒已成为继病毒性肝炎后导致肝损害的第二大病因,严重危害人民健康。

ALD 的发病机制较为复杂,目前尚不完全清楚。可能与酒精及其代谢产物对肝脏的毒性作用、氧化应激、内毒素、细胞因子(TNF-α、TGF-β 等)产生异常、免疫异常、蛋氨酸代谢异常、酒精代谢相关酶类基因多态性、细胞凋亡等多种因素有关。

二、诊断

(一)酒精性肝病临床诊断标准

(1)有长期饮酒史,一般超过 5 年,折合酒精量男性不低于 40 g/d,女性不低于 20 g/d,或 2 周内有大量饮酒史,折合酒精量超过 80 g/d。但应注意性别、遗传易感性等因素的影响。酒精量换算公式为:酒精量(g)=饮酒量(mL)×酒精含量(%)×0.8。

(2)临床症状为非特异性,可无症状,或有右上腹胀痛、食欲缺乏、乏力、体重减轻、黄疸等;随着病情加重,可有神经精神、蜘蛛痣、肝掌等症状和体征。

(3)血清天冬氨酸氨基转移酶(AST)、丙氨酸氨基转移酶(ALT)、γ-谷氨酰转肽酶(GGT)、总胆红素(TBIL)、凝血酶原时间(PT)和平均红细胞容积(MCV)等指标升高,禁酒后这些指标可明显下降,通常4周内基本恢复正常,AST/ALT>2,有助于诊断。

(4)肝脏 B 超或 CT 检查有典型表现。

(5)排除嗜肝病毒的感染、药物和中毒性肝损伤等。

符合第(1)(2)(3)项和第(5)项或第(1)(2)(4)项和第(5)项可诊断酒精性肝病;仅符合第(1)(2)项和第(5)项可疑诊酒精性肝病。

(二)临床分型诊断

1.轻症酒精性肝病

肝脏生物化学、影像学和组织病理学检查基本正常或轻微异常。

2.酒精性脂肪肝

影像学诊断符合脂肪肝标准,血清 ALT、AST 可轻微异常。

3.酒精性肝炎

血清 ALT、AST 或 GGT 升高,可有血清 TBIL 增高。重症酒精性肝炎是指酒精性肝炎中,合并肝性脑病、肺炎、急性肾衰竭、上消化道出血,可伴有内毒素血症。

4.酒精性肝纤维化

症状及影像学无特殊。未做病理检查时,应结合饮酒史、血清纤维化标志物(透明质酸、Ⅲ型胶原、Ⅳ型胶原、层粘连蛋白)、GGT、AST/ALT、胆固醇、载脂蛋白-A1、TBIL、α_2巨球蛋白、铁蛋白、稳态模式胰岛素抵抗等改变,这些指标十分敏感,应联合检测。

5.酒精性肝硬化

有肝硬化的临床表现和血清生物化学指标的改变。

三、鉴别诊断

鉴别诊断见表 4-17。

表 4-17　酒精性肝病的鉴别诊断

	病史	病毒学检查
非酒精性肝病	好发于肥胖、2 型糖尿病患者	肝炎标志物阴性
病毒性肝炎	无长期饮酒史	肝炎标志物阳性
酒精性肝病	有长期饮酒史	肝炎标志物阴性

四、治疗

(一)治疗原则

治疗包括戒酒、改善营养、治疗肝损伤、防治并发存在的其他肝病、阻止或逆转肝纤维化的进展、促进肝再生、减少并发症、提高生活质量、终末期肝病进行肝移植等措施。

1.戒酒

其中戒酒是 ALD 治疗的最关键措施,戒酒或显著减少酒精摄入可显著改善所有阶段患者的组织学改变和生存率;Child's A 级的 ALD 患者戒酒后 5 年生存率可超过 80%;Child's B、C 级患者在戒酒后也能使 5 年生存率从 30%提高至 60%,除戒酒以外尚无 ALD 特异性治疗方法。戒酒过程中应注意戒断综合征(包括酒精依赖者,神经精神症状的出现与戒酒有关,多呈急性发作过程,常有四肢抖动及出汗等症状,严重者有戒酒性抽搐或癫痫样痉挛发作)的发生。

2.营养支持

ALD 患者同时也需良好的营养支持,因其通常并发热量、蛋白质缺乏性营养不良,而营养不良又可加剧酒精性肝损伤。因此,宜给予富含优质蛋白和 B 族维生素、高热量的低脂饮食,必要时适当补充支链氨基酸为主的复方氨基酸制剂。酒精性肝病的饮食治疗可参考表 4-18。

表 4-18　ALD 患者的饮食指导原则

蛋白质＝1.0～1.5/kg 体重
总热量＝1.2～1.4(休息状态下的能量消耗最少)126 kJ/kg 体重
50%～55%为糖类,最好是复合型糖类
30%～35%为脂肪,最好不饱和脂肪酸含量高并含有足量的必须脂肪酸
营养最好是肠内或口服(或)经小孔径喂食给予;部分肠道外营养为次要选择;全肠外营养为最后的选择
水、盐摄入以保持机体水、电解质平衡

蛋白质＝1.0～1.5/kg体重
多种维生素及矿物质
支链氨基酸的补充通常并不需要
许多患者能耐受标准的氨基酸补充
若患者不能耐受标准氨基酸补充仍可补充支链氨基酸
避免仅仅补充支链氨基酸,支链氨基酸并不能保持氮的平衡
有必要补充必需氨基酸,必须氨基酸指正常时可从前体合成而在肝硬化患者不能合成,包括胆碱、胱氨酸、氨基乙磺酸、酪氨酸

3.维生素及微量元素

慢性饮酒者可能因摄入不足、肠道吸收减少、肝内维生素代谢障碍、疾病后期肠道黏膜屏障衰竭等导致维生素(B_1、维生素 B_6、维生素 A、维生素 E、叶酸等)、微量元素(锌、硒)的严重缺乏。因此适量补充上述维生素和微量元素是必需的,尤其是补充维生素 B_1(目前,推荐应用脂溶性维生素 B_1 前体苯磷硫胺)和补锌在预防和治疗 ALD 非常重要。而维生素 E 是临床上使用较早的抗氧化剂,脂溶性的维生素 E 可以在细胞膜上积聚,结合并清除自由基,减轻肝细胞膜及线粒体膜的脂质过氧化。Sokol 等发现维生素 E 能明显减轻胆汁淤积时疏水性胆汁酸所引起的肝细胞膜脂质过氧化,从而减轻肝细胞损伤。

(二)药物治疗

1.非特异性抗感染治疗

(1)糖皮质激素:多项随机对照研究和荟萃分析,使用糖皮质激素治疗 ALD 仍有一些争议,对于严重急性肝炎(AH)患者,糖皮质激素是研究得最多也可能是最有效的药物。然而,接受激素治疗的患者病死率仍较高,特别在伴发肾衰竭的患者。激素是否能延缓肝硬化进展及改善长期生存率尚不明确。并发急性感染、胃肠道出血、胰腺炎、血糖难以控制的糖尿病者为应用皮质激素的禁忌证。

(2)己酮可可碱(PTX):PTX 是一种非选择性磷酸二酯酶抑制剂,具有拮抗炎性细胞因子的作用,可降低 TNF-α 基因下游许多效应细胞因子的表达。研究表明 PTX 可以显著改善重症 AH 患者的短期生存率,但在 PTX 成为 AH 的常规治疗方法之前,还需进行 PTX 与糖皮质激素联合治疗或用于对皮质激素有禁忌证的 AH 患者的临床试验。

2.保肝抗纤维化

(1)还原型谷胱甘肽:还原型谷胱甘肽由谷氨酸、半胱氨酸组成,具有广泛的抗氧化作用,可与酒精的代谢产物乙醛、氧自由基结合,使其失活,并加速自由基的排泄,抑制或减少肝细胞膜及线粒体膜过氧化脂质形成,保护肝细胞。此外,还可以通过 γ-谷氨酸循环,维护肝脏蛋白质合成。目前临床应用比较广泛。

(2)多稀磷脂酰胆碱(易善复):多稀磷脂酰胆碱是由大豆中提取的磷脂精制而成,其主要活性成分是 1,2-二亚油酰磷脂酰胆碱(DLPC)。DLPC 可将人体内源性磷脂替换,结合并进入膜成分中,增加膜流动性,同时还可以维持或促进不同器官及组织的许多膜功能,包括可调节膜结合酶系统的活性;能抑制细胞色素 $P4502E_1(CYP2E_1)$ 的含量及活性,减少自由基;可增强过氧化氢酶活性、超氧化物歧化酶活性和谷胱甘肽还原酶活性。研究表明,多稀磷脂酰胆碱可提高 ALD

患者治疗的有效率,改善患者的症状和体征,并提高生存质量,但不能改善患者病理组织学,只能防止组织学恶化的趋势。常用多稀磷脂酰胆碱500 mg静脉给药。

(3)丙硫氧嘧啶(PTU):多个长期疗效的观察研究提示 PTU 对重度 ALD 有一定效果,而对于轻、中度 ALD 无效。RambaldiA 通过随机、多中心、双盲、安慰剂对照的临床研究,发现 PTU 与安慰剂相比,在降低病死率、减少并发症及改善肝脏组织学等方面没有显著差异。由于 PTU 能引起甲状腺功能减退,因此应用 PTU 治疗 ALD 要慎重选择。

(4)腺苷蛋氨酸:酒精通过改变肠道菌群,使肠道对内毒素的通透性增加,同时对内毒素清除能力下降,导致高内毒素血症,激活库弗细胞释放 TNF-α、TGF-β、IL-1、IL-6、IL-8 等炎症细胞因子,使具有保护作用的 IL-10 水平下调。腺苷蛋氨酸能降低 TNF-α 水平,下调TGF-β的表达,抑制肝细胞凋亡和肝星状细胞的激活,提高细胞内腺苷蛋氨酸/S-腺苷半胱氨酸比值,并能够去除细胞内增加的 S-腺苷半胱氨酸,提高肝微粒体谷胱甘肽贮量从而阻止酒精性肝损发生,延缓肝纤维化的发生和发展的作用。

(5)硫普罗宁:含有巯基,能与自由基可逆性结合成二硫化合物,作为一种自由基清除剂在体内形成一个再循环的抗氧化系统,可有效清除氧自由基,提高机体的抗氧化能力,调节氧代谢平衡,修复乙醇引起的肝损害,对抗酒精性肝纤维化。临床试验显示,硫普罗宁在降酶、改善肝功能方面疗效显著,对抗酒精性肝纤维化有良好的作用。

(6)美他多辛:是由维生素 B_6 和吡咯烷酮羧酸组成的离子对化合物,作为乙醛脱氢酶激活剂,通过增加细胞内乙醇和乙醛脱氢酶活性,加快血浆中乙醇和乙醛的消除,减少乙醇及其代谢产物对肝脏或其他组织的毒性作用时间;在 HepG2 细胞中可预防由乙醇和乙醛引起的谷胱甘肽耗竭和脂质过氧化损害的增加,可预防乙醛引起的胶原增加并减少 TNF-444α 的分泌,可提高肝脏 ATP 浓度,加快细胞内氨基酸转运,拮抗乙醇对色氨酸吡咯酶的抑制作用。研究发现,无论戒酒与否,美他多辛用药 6 周均能显著改善肝脏生化功能,试验组影像学改善的总有效率有高于安慰剂组的趋势,但组间比较并无统计学差异。

(7)二氯醋酸二异丙胺:是维生素 B_{15} 的有效成分,通过抑制合成胆固醇的限速酶-HMG-CoA 还原酶的活性,减少胆固醇的合成;促进肝细胞内线粒体上的脂肪酸与葡萄糖的氧化,抑制糖异生,减少外周血甘油和游离脂肪酸的浓度,有效抑制肝脏甘油三酯的合成;同时还促进胆碱合成,磷脂合成,增加肝细胞膜流动性,加速脂质转运。研究表明二氯醋酸二异丙胺可显著调节血脂代谢,降低血清胆固醇和甘油三酯水平,能明显改善肝功能,对 AFL 有较好的疗效,且具有不良反应少,患者耐受好的特点。

(8)复方甘草酸苷:为含半胱氨酸、甘草酸的甘草酸铵盐制剂,具有保护肝细胞膜、抗感染、调节免疫、预防纤维化和皮质激素样作用。实验结果显示,复方甘草酸苷可降低转氨酶,改善临床症状及体征,对控制 ALD 病情发展、减轻肝纤维化程度有较好的疗效。另外,本实验中治疗组仅 1 例出现轻度水肿,经对症治疗后逐渐恢复正常,无须减药或停药,且不良反应不影响临床疗效。

(9)水飞蓟宾:氧应激是 ALD 发生的重要机制。研究证实,水飞蓟宾为重要的抗氧化剂,具有保护细胞膜及其他生物膜的稳定性、清除自由基、抑制肝纤维化、刺激蛋白质合成和抑制 TNF-α 的产生等作用。可用于酒精性肝纤维化、肝硬化的长期治疗。

(三)肝移植

晚期 ALD 是原位肝移植的最常见指征之一。Child C 级酒精性肝硬化患者的 1 年生存率为

50%～85%,而 Child B 级患者 1 年生存率为 75%～95%。因此,如果不存在其他提示病死率增高的情况如自发性细菌性腹膜炎、反复食管胃底静脉曲张出血或原发性肝细胞癌等,肝移植应限于 Child's C 级肝硬化患者。虽然大多数移植中心需要患者在移植前有一定的戒酒期(一般为 6 个月),但移植后患者再饮酒的问题及其对预后的影响仍值得重视。目前,统计的移植后再饮酒的比例高达 35%。大多数移植中心为戒酒后 Child-Pugh 积分仍较高的患者提供肝移植治疗。多项研究显示,接受肝移植的酒精性肝硬化患者的生存率与其他病因引起的肝硬化患者相似,5 年和 10 年生存率介于胆汁淤积性肝病和病毒性肝病之间。移植后生活质量的改善也与其他移植指征相似。

(李再波)

第十九节　细菌性肝脓肿

一、病因学及细菌学变化和感染途径

(一)病因学

细菌性肝脓肿系指化脓性细菌引起的肝内化脓性感染,故亦称化脓性肝脓肿。其大多继发于体内其他部位的感染,部分细菌性肝脓肿是因肝外伤、肝手术致病菌直接侵入肝脏或继发于内源性细菌感染。有些病例找不到确切的病因,称为隐源性脓肿。近来,隐源性肝脓肿有明显的上升趋势,国外报道占全部病因的 20%～60%,国内报道占 25.9%～53.3%。

一般认为隐源性肝脓肿可能系原发病灶的致病菌通过血流波及肝脏而形成,只是肝脓肿形成时这些原发病灶已治愈或未被发现。其发病原因目前文献报道有所差异,胆系疾病和糖尿病为细菌性肝脓肿的 2 个主要易患因素。对胆源性肝脓肿者,由于胆管感染胆汁排泄不畅,细菌易于生长繁殖,如若治疗不及时,易使病情加重。国内胆管感染主要是由结石、蛔虫、炎症、狭窄等引起,而国外则以胆管肿瘤梗阻因素为主。对合并有糖尿病者,控制血糖应与抗感染并重,高血糖利于革兰氏阳性菌生长繁殖,同时也抑制机体的细胞免疫功能,血糖控制不良时机体处于负氮平衡,致免疫球蛋白和补体等生成减少,淋巴细胞转化明显降低,抗体数量减少,尤其酮症酸中毒者体内代谢紊乱,这些严重削弱了血液的杀菌能力和细胞介导的免疫反应,故极易受到感染。由于右肝管较短,故脓肿多发生于肝右叶,以单发脓肿多见。据报道,胆管肿瘤所致的梗阻性感染占 33%～55%。经门静脉引流的腹内脏器感染导致细菌性肝脓肿发生率近年来有所下降。据报道经这一感染途径导致的病例从 30 年代的 45%下降到 10%～20%,个别国外报道仅占 6%。这是由于自从磺胺及其他抗生素广泛应用以来腹内感染疾病,尤其是阑尾炎能得到及时有效的治疗有关。

(二)细菌学

细菌性肝脓肿常见的致病菌有金黄色葡萄球菌、大肠埃希菌,克雷伯杆菌、变形杆菌、白色葡萄球菌、副大肠埃希菌、铜绿假单胞菌(绿脓杆菌)等。厌氧菌以微需氧链球菌及脆弱类杆菌多见。近年有报道厌氧菌感染达半数以上。

胆管感染和腹内感染引起的肝脓肿致病菌大多是革兰氏阴性杆菌,其中主要是大肠埃希菌,其次为克雷伯杆菌、变形杆菌及铜绿假单孢菌等。败血症、开放性肝外伤引起的肝脓肿及隐源性肝脓肿致病菌多为革兰氏阳性球菌,主要为金黄色葡萄球菌及化脓性链球菌,以金黄色葡萄球菌为主。有报道,细菌性肝脓肿中金黄色葡萄球菌占 45%。肝脓肿的脓液细菌培养的阳性率由既往的 20% 提高到 60% 左右,个别报道达 90% 以上。在培养的阳性病例中,混合感染占 55%~79%。

随着厌氧菌培养技术日趋完善,发现厌氧菌感染的肝脓肿有明显上升。国外报道厌氧菌检出率为 26%~60%。国内报道为 26%~77%。在检出的厌氧菌中主要是脆弱类杆菌及厌氧球菌,并常与需氧菌混合感染。许多学者认为既往一些所谓无菌性肝脓肿实际上是厌氧菌感染。纯厌氧菌感染的肝脓肿常为单发脓肿,预后好。纯需氧菌感染预后较差,而厌氧菌与需氧菌混合感染时预后介于上述两者之间。

(三)感染途径

1.胆管系统

它是引起肝脓肿最主要途径。胆管蛔虫症、胆石症、壶腹部狭窄、胰头癌等各种原因都可使胆总管阻塞,胆汁引流不畅易于并发胆管感染。此时致病菌沿胆管逆行进入肝脏引起肝脏感染,最后形成肝脓肿。在我国胆管蛔虫症为最常见的病因。蛔虫钻入胆管可引起不全梗阻并将细菌带入。进入肝内虫体一方面产生机械性损伤,易于产生上行感染,另一方面蛔虫排出物中含有脂肪酶、抗凝素、溶血素等毒性物质,引起局部肝细胞溶解,坏死形成脓肿。有时在肝脓肿内可发现数目不等的成虫或其残骸。

2.肝动脉系统

机体任何器官的化脓性感染如细菌性心内膜炎、上呼吸道感染、皮肤的疖痈、化脓性骨髓炎、外伤感染、肾周脓肿、中耳炎等疾病引起的菌血症,其致病菌都可经肝动脉进入肝脏,最后导致肝脓肿形成。

3.门静脉系统

凡经门静脉引流的器官的细菌感染或邻近器官的细菌感染都可波及肝脏。胃肠道化脓性病变,如坏疽性阑尾炎、腹腔感染、痔疮感染、憩室炎、肠道感染(如细菌性痢疾、溃疡性结肠炎、结肠瘘)、胃切除术后感染、胰腺炎、盆腔化脓性炎症、腹膜后脓肿及婴儿脐部化脓等均可引起细菌性肝脓肿。在细菌或菌栓脱落经门静脉进入肝脏前,常先引起门静脉属支的化脓性炎症,然后延至肝内门静脉分支损害血管壁,脓液溢至周围肝实质而形成脓肿。

4.淋巴系统

与肝脏相通的器官或组织的化脓性感染,如膈下脓肿、化脓性胆囊炎、肾周脓肿、结肠脓肿等致病菌可以经淋巴管道进入肝脏。

5.其他

肝脏邻近器官或组织的化脓灶直接播散到肝。如胰腺脓肿穿孔、脓胸、肺脓肿、膈下脓肿等致病菌可直接侵入肝脏。原发性或转移性肝癌因肿瘤组织坏死并发感染、肝穿刺损伤或外伤、肝脏手术等亦可使致病菌直接入侵肝脏。闭合性损伤形成肝内血肿则可导致内源性感染而形成肝脓肿。

二、病理及病理生理

脓肿常为多发,也可呈单发。肉眼观见肝脏肿大,肝切面可见多发性散在脓肿。初期脓肿较小,直径为 1 cm 左右,圆形;后期可融合成较大脓肿,圆形或不规则形,周围纤维组织增生而形成包裹性囊壁。脓汁多呈黄白色或黄绿。由胆管阻塞性病变感染所致者,其脓腔可与胆管相通,并伴有胆管扩张、管壁增厚,临床多有黄疸。经门静脉感染者常侵犯右肝叶,门静脉内及脓肿周围血管有血管炎及血栓存在。由肝动脉感染者多为侵及左右两肝叶的多发性脓肿。镜下急性炎症病变,局部肝组织内有大量中性粒细胞浸润,以后浸润的中性粒细胞及该处的肝组织坏死、溶解和液化,形成充满脓液的脓肿腔。脓液包括坏死肝细胞碎屑、变性坏死的中性粒细胞即脓细胞,少量浆液及细菌。脓肿周围肝细胞退行性变,有明显充血、水肿和大量炎性细胞浸润。经过一段时间后,脓肿周围有肉芽组织形成,包围脓肿即脓肿膜。

三、诊断及鉴别诊断

(一)诊断

感染性疾病,尤其是胆管感染、败血症及腹部化脓性感染者,出现寒战、高热、肝区疼痛及叩击痛、肝大并有触痛,应怀疑有细菌性肝脓肿。以下辅助检查有助于诊断。

1.实验室检查

白细胞总数及中性粒细胞计数明显升高,核左移或有中毒颗粒。50%患者有贫血,90%以上患者有血沉增快。肝功能有一定损害,大部分患者碱性磷酸酶、γ-谷氨酰转肽酶明显升高,少数转氨酶、胆红素轻至中度升高,若出现明显的低蛋白血症则提示预后差。

2.细菌学检查

(1)血培养:可有致病菌生长,部分与脓液培养的致病菌相同。血培养阴性可能是细菌不经血行感染或已使用抗生素影响培养结果。

(2)肝脓液培养:致病菌与感染途径有关。经胆管和门静脉入侵的多为大肠埃希菌或其他革兰氏阴性杆菌。经肝动脉入侵的多为球菌特别是金黄色葡萄球菌。链球菌和金黄色葡萄球菌在创伤后及免疫抑制患者的肝脓肿中较为多见;克雷伯杆菌、变形杆菌和铜绿假单孢菌是长期住院和使用抗生素治疗患者发生脓肿的重要致病菌。厌氧菌中常见者为脆弱类杆菌、微需氧链球菌等。

3.X 线检查

右叶肝脓肿常伴有右侧膈肌升高、活动受限。病变位于右肝顶部可致膈肌局限性隆起。并发脓胸或支气管胸膜瘘者肋膈角消失,肺内有阴影。左叶肝脓肿可见胃及十二指肠移位。产气菌感染或已与支气管穿通的脓肿内可见气液平面。

4.B 超检查

B超影像显示肝区呈边缘模糊的液性暗区,偶呈回声增强影,诊断符合率85%~96%。肠腔积液或肝周病变易与肝脓肿混淆。肝脓肿部位、大小及其特征表现常与病程及脓肿的液化程度有关。

(1)初期病变区呈分布不均匀的低至中等回声,与周围组织间有一不规则而较模糊的边界,此时与肝癌常不易区别。

(2)随着病程进展,脓肿区开始坏死液化,超声探查可见蜂窝状结构,当液化范围较广时,可见到较厚脓肿壁的回声增强带。

(3)脓液稀薄者,常呈大片无回声区或间有稀疏低回声。脓液黏稠含有脱落坏死组织时,常呈不规则分布或随机分布的低回声,周围则为纤维组织包裹呈一圈较清晰的回声增强带,易误诊为肝内实质占位性病变。

(4)有时可探及脓肿有分层现象,并出现气液平面。慢性肝脓肿腔壁往往回声较强,犹如囊肿壁包膜样表现,有时可有钙化。

(5)肝脓肿已穿破横膈进入胸腔或位于近膈处,常合并有胸腔反应性积液。

B超检查分辨率高,无损伤,价廉,可重复检查以判断疗效,还可用于脓肿定位和指导穿刺引流,因此超声检查是诊断肝脓肿的主要手段。

5.CT 检查

CT 检查对脓肿的检出率为 90%～97%,其准确性不受肠道气体和体位的影响。CT 影像上还可以标出脓肿空间位置,指导穿刺和导管引流。细菌性肝脓肿的 CT 影像上表现有以下几方面。

(1)呈全部低密度区,偶呈高密度阴影。平扫即能发现,平扫 CT 值在 2～29 Hu。其密度不均匀、形态多样化,单发或多发,单房或多房,外形圆或卵圆,边界较清楚。

(2)可清晰显示脓肿气影。

(3)脓肿壁为致密环影。早期肝脓肿 CT 平扫为均匀或不均匀的低密度影,增强扫描 CT 影像上表现因肝脓肿病变发展阶段不同而异,具体表现如下。①肿块缩小征,增强后肿块有轻-中度的强化,强化不均匀,肿块与正常肝组织密度接近,分界不清,肿块较增强前缩小。②周围充血征,主要见于增强后动态扫描的早期(30 秒),相当于动脉期,表现为脓肿周围肝组织明显强化。③"簇状征",由于病灶不均匀强化,病灶内出现多个较小的环状强化且相互靠近堆积成簇,或呈蜂窝状强化。④"花瓣征",病灶不均匀强化,病灶内分隔出现较明显的强化几个相邻分隔组成花瓣状表现,中间夹杂增强不明显的低密度区。⑤延时强化征。

6.磁共振(MRI)检查

以 B 超等检查方法只能诊断 2 cm 以上的病灶,而 MRI 检查可对<2 cm 小脓肿作出早期诊断。细菌性肝脓肿早期诊断因水肿存在,故在磁共振检查时具有长 T_1 和 T_2 弛豫时特点,在 T_1 加权像上表现为边界不清楚的低信号区,在 T_2 加权像上信号强度增高,其信号强度较均匀,当脓肿形成后,则脓肿在 T_1 加权像上为低强度信号区。

7.选择性肝动脉造影

对直径<2 cm 的多发性小脓肿有诊断价值,有助于确定手术途径。

(二)鉴别诊断

1.阿米巴肝脓肿

细菌性肝脓肿与阿米巴肝脓肿的临床表现有许多相似之处。后者临床表现较缓和,寒战、高热、肝区压痛较轻,黄疸少见,白细胞增加不显著而以嗜酸性粒细胞居多,脓液呈巧克力色,有时粪中可找到阿米巴包囊或阿米巴滋养体。阿米巴血清检查间接血凝法 1:512 阳性(94%)(1:128 为临界值,1:32 为阴性)。目前单纯阿米巴肝脓肿并不多见,常伴有细菌感染,脓液呈黄绿色或土黄色。血培养阳性率为 48%,脓液培养阳性率 90%,可发现致病菌。两者鉴别详见表 4-19。

表 4-19 阿米巴性和细菌性肝脓肿的鉴别

	阿米巴性	细菌性
病史	可有阿米巴病史	近期有胆管感染、败血症或腹部化脓性感染史
起病	多数较缓	多数较急

	阿米巴性	细菌性
毒血症	相对较轻	较重,易发生中毒性休克及其他并发症,并发细菌感染后加重
肝大	多数较显著	明显肿大者少见
肝脓液	棕褐色,激发细菌感染,可呈黄白色,半数左右可查到阿米巴滋养体	黄白色或有臭味
血清学	阳性(阿米巴抗原、抗体)	阴性
治疗反应	抗阿米巴治疗有效	抗生素有效

2.右膈下脓肿

右膈下脓肿常发生于腹腔化脓性感染如急性阑尾炎穿孔、胃十二指肠溃疡穿孔和腹部手术后,与细菌性肝脓肿相同,有明显寒战、高热、右季肋部疼痛和叩痛,常有肩部放射痛但肝不肿大,肝区无明显压痛。脓肿较大时肝脏可下移。B超检查肝内无液性暗区,但于横膈下方做顺序连续切面探查时显示不规则扁球形暗区。X线影像示右膈肌普遍抬高、僵硬、活动受限,心膈角模糊多为肝脓肿,肋膈角模糊多为膈下脓肿。当肝膈面脓肿穿破形成膈下脓肿双重情况时,鉴别比较困难。

3.原发性肝癌

巨块型肝癌中心坏死液化,继发感染时临床表现与细菌性肝脓肿相近,但前者一般情况较差,肿大肝表面不平有结节感或可触及较硬的包块,血清甲胎蛋白及脓肿穿刺病理学检查有重要鉴别意义。

4.结核性肝脓肿

结核性肝脓肿比较少见,临床表现轻重不一、复杂多样,但许多方面类似细菌性肝脓肿。凡长期不明原因发热、肝脾大,伴有上腹胀痛、消瘦、中度贫血、白细胞计数减少,不能解释的 γ 球蛋白增高,有肝外结核病病变,均应考虑有本病存在可能。腹部 X 线平片、CT 检查有助于诊断。结核性肝脓肿在应用抗结核化学药物治疗后 2 个月体温降至正常,6～9 个月病灶可以消散,通过治疗试验也可协助诊断。有时需依靠肝穿刺或腹腔镜直视下肝组织学和/或病原学检查才能确诊。

5.肝内胆管结石合并感染

临床表现似肝脓肿,一般无绞痛,有肝区或剑突下持续性钝痛伴有间歇性发热,发热2～3周可自行下降,1 周后又可再次上升。可有黄疸和肝区叩击痛。肝大及触痛不明显。X 线、B 超、CT 检查有助于诊断。

6.Caroli 病

该病是一种常染色体隐性遗传的先天性异常。特点为肝内胆管节段性囊状扩张,如行穿刺抽出液为胆汁。大多数 Caroli 病往往尚存在其他 2～3 种先天性异常,如多囊肾、肾小管扩张、肝外胆管异常,寻求这些先天改变有助于鉴别诊断。Caroli 病预后不良,并发症高,如反复发作胆管炎可引起细菌性肝脓肿、膈下脓肿等。CT 检查可清晰显示低密度的不规则囊性病灶与胆管相通,诊断准确率可达 100%。单纯细菌性肝脓肿没有 Caroli 病所特有的肝内胆管囊状扩张,有利于鉴别。

四、治疗

细菌性肝脓肿治疗应强调:①尽早清除病灶,经皮肝穿刺引流。②反复送血、脓液等培养,以明确病原菌,并根据药敏结果选择有效抗生素。③治疗基础疾病,如胆源性肝脓肿要尽早手术,合并糖尿病者要积极控制血糖。多发性小肝脓肿因引流困难一般以抗菌药物治疗为主,单个性大脓肿主张引流加抗菌药物治疗,同时也应重视全身支持治疗。

(一)抗菌药物治疗

抗菌药物的应用是治疗细菌性肝脓肿的重要措施。脓肿处于早期浸润阶段或脓肿直径<2 cm的多发性脓肿及部分脓肿直径<5 cm、临床症状不明显的患者,单纯采用抗菌药物治疗可达到治愈目的。必须引流或手术治疗的病例,抗菌药物也是重要辅助治疗措施。

抗菌药物的选择主要根据肝脓肿病因、脓液的细菌培养及药敏试验来选用。一般说来,腹腔内感染、胆管感染引起肝脓肿多为革兰氏阴性杆菌;体表感染通过血行播散引起的脓肿、隐源性脓肿及开放性肝外伤所致肝脓肿多为革兰氏阳性球菌;隐源性单发脓肿以厌氧菌感染常见。病原菌一时难以确定者应尽可能选用广谱抗菌药物。为增加疗效,降低毒性,缓解致病菌的耐药性常采用两种以上抗菌药物联合应用。大肠埃希菌所致肝脓肿用氨苄西林加庆大霉素或卡那霉素;或庆大霉素加氯霉素。近期使用的头孢菌素或喹诺酮类药物与之联用效果更好。葡萄球菌所致肝脓肿,首选青霉素、红霉素或第3代头孢菌素,次选庆大霉素、卡那霉素。

近年来,主张应选用对需氧和厌氧菌均有效的药物。甲硝唑为广谱抗菌药物,有杀菌作用,对厌氧菌作用更强,不良反应小,且易透入脓肿腔,但需同时应用针对需氧菌的抗菌药物。对病情较重,消化道吸收差者多主张静脉给药,症状较轻的病例可肌内注射或口服给药。抗菌药物的疗程视病情而定,常需6~8周。单纯应用抗菌药物治疗时,如选用药物适当且足量,一般在48~72小时后临床症状可得到明显改善,如72小时后效果不显著,应调整用药或考虑是否需要引流。

(二)经皮肝穿抽吸或置管引流

1.经皮肝穿抽吸引流

直径>5 cm单发或多发性肝脓肿,抗生素治疗无效又无禁忌证时可在B超或CT引导下穿刺排脓,脓液送细菌培养。使用抗生素前送检培养标本可提高培养的阳性率,选用敏感抗生素如经7~10天治疗后脓肿腔未见缩小,可反复穿刺抽脓液。对较大的脓肿达10 cm以上或脓液较黏稠,及在抽脓时有胆汁成分出现者应考虑导管或手术切开引流。多采用经腹腔引流,并同时探查腹腔以清除原发灶。抗生素无效的多发性肝脓肿,有学者主张采用血管造影方法于脓肿壁附近的肝动脉内注入抗生素,以促进脓肿消退。源于胆管梗阻,尤其是源于急性梗阻性化脓性胆管炎的多发性肝脓肿应及早手术,解除梗阻减压引流,以防败血症、肝功能衰竭、感染性休克、胆管出血或弥散性血管内凝血等并发症的发生。

2.置管引流

穿刺部位经胸膜、横隔途径,在B超引导下选好部位,先用17号穿刺针,确认已穿至脓腔后,放入金属导线再用扩张器扩张,然后放入引流管即可。放置导管后每天用含有抗生素的生理盐水冲洗脓腔,直至不再排脓,临床症状消失,白细胞恢复正常,影像学检查脓腔明显缩小或基本消失方可将导管拔除。

Kraulis等报道采用Pigtal管或Foleg管建立一个密闭的灌洗系统引流脓液。导管可在CT

引导下经皮刺入脓腔,并可能建立几条导管同时引流数个脓腔,但腹水患者或导管需经过重要脏器时属禁忌。穿刺或导管引流避免了手术、缩短了治疗时间,患者痛苦小,适用于不能耐受手术的病例。应注意的是有时可发生胸腹腔感染、腹腔内出血、胆汁漏及气胸等并发症,对脓液稠厚者有时也难以达到引流的目的,此时宜手术引流。

(三)手术切开引流

由于外科切开引流损伤大、恢复慢、住院时间长,而且容易合并其他细菌感染,多数肝脓肿又可以经皮肝穿刺或置管引流达到彻底引流目的,因此对外科切开引流要求有一定适应证。手术切开引流的指征如下。

(1)肝脓肿合并腹腔内需手术处理的原发病灶。

(2)多发性肝脓肿经抗生素或非手术治疗无效或不适非手术治疗者。

(3)脓肿已穿破至胸、腹或心包腔者。

(4)肝左叶脓肿,抗生素治疗无效或穿刺途径需经过胸腔或心包者。

(5)脓肿黏稠或坏死组织较多,妨碍穿刺引流。

(6)巨大肝脓肿,肝区疼痛剧烈或有明显腹膜刺激征等提示脓肿将要溃破者。

(四)肝切除术适应证

(1)经抗菌药物或引流治疗后经久不愈的慢性厚壁脓肿,尤其是位于左肝的脓肿。

(2)局限于左半肝的肝胆管结石或先天性肝胆管扩张感染所致的肝脓肿。

(3)肝脓肿并发严重的胆管出血,腹内出血,肝、胆管支气管瘘,经其他方法治疗无效。

(4)巨大肝囊肿继发感染,周围肝组织因受压已萎缩或囊肿与肝组织致密粘连无法剥离。

(五)全身支持治疗

感染严重者或病程较长者,多有严重贫血、低蛋白血症、水电解质平衡紊乱、肝功能损害,甚至出现心、肺、肾等重要脏器并发症,即使脓肿得到引流,感染得以控制也难免死于全身衰竭。因此,全身支持治疗十分重要,包括充分营养。对能进食的病例应给予易消化的高糖、高蛋白、高维生素、低脂饮食,保证患者维持正氮平衡。对不能进食的患者每天应补充足够葡萄糖,对有明显低蛋白血症患者及时补给水解蛋白、血浆或清蛋白,贫血严重者宜少量多次输注全血。纠正水电解质平衡紊乱,补充各种维生素,如 B 族维生素、维生素 C、维生素 K 等。

(李再波)

第二十节 肝 硬 化

肝硬化是一种或多种病因长期或反复作用造成的弥漫性肝脏损害。病理组织学上有广泛的肝细胞变性、坏死,纤维组织弥漫性增生,并有再生小结节形成,正常肝小叶结构和血管解剖的破坏,导致肝脏逐渐变形,变硬而形成为肝硬化。临床上早期可无症状,后期可出现肝功能减退、门脉高压和各系统受累的各种表现。

肝硬化原因很多。国内以病毒性肝炎最为常见。本节着重介绍病毒性肝炎肝硬化的发生机制,病理学特点,临床表现,诊断、治疗。

一、发病机制

近年来随着分子生物学及细胞生物学的深入发展,有关肝硬化发病机制的研究不断加深。然而,HBV、HCV 和 HBV/HDV 感染人体后导致肝硬化的机制却远远没有阐明。根据现有研究,可能与下列因素有关。

(一)病毒抗原持续存在

病毒性肝炎,若病毒及时清除,病情就会稳定,不致进展为肝硬化;如果病毒持续或反复复制,病情持续或反复活动,发生肝硬化的可能性极大。众所周知,HBV 在肝细胞内复制并不损伤肝细胞,只有人体对侵入的 HBV 发生免疫反应时才出现肝脏病变。因此,人体感染 HBV 后,肝损伤是否发生及其类型,并非单独由病毒本身所致,而是由病毒、宿主及其相互作用决定的。

1.病毒的作用

感染嗜肝病毒后是否发生慢性化,进而发展为肝硬化,主要与下列因素有关。

(1)病毒类型:已知 HAV、HEV 感染极少慢性化,HBV、HCV 或 HBV/HDV 感染与肝硬化关系密切。

(2)感染类型:急性 HBV 感染大多痊愈,大约 10% 进展为慢性,约 3% 呈进行性。HBeAg 阳性的慢性肝炎较易发生肝硬化,第 5 年时至少有 15% 发生肝硬化,以后每年以 2% 的频率递增;除非发生 HbeAg/抗-HBe 自发性血清转换,即抗-HBe 持续阳性,HBV DNA 持续阴性。抗-HBe 阳性的肝炎,如果 HBV DNA 高水平持续阳性,证实为前 C 区基因突变株感染者,与肝硬化关系更密切。值得注意的是儿童慢性 HBV 感染者一旦出现症状,其中 80% 肝脏组织学有明显改变,半数为慢性肝炎,半数为肝硬化。在亚洲国家,HCV 感染为肝硬化的第二大病因,急性 HCV 感染约 80% 转变为慢性,20%～25% 成为肝硬化。肝硬化出现时间早者丙肝发病后 4 个月～1 年,多数出现于第 2～4 年。

(3)病毒水平:单一病毒株感染时,病毒高水平持续和反复复制是影响病情发展为肝硬化的极重要因素,如 HBV 感染,无论何种类型,HBVDNA 持续或反复高水平阳性者发生肝硬化的可能性极大。

(4)重叠感染:HBV、HCV、HDV 感染均容易慢性化,如果三者出现二重甚至三重感染或合并 HIV 感染均可促使病情活动,加剧发展为肝硬化的倾向。HBV/HDV 同时感染者大多痊愈,2.4% 左右发展为慢性肝炎;HBV/HDV 重叠感染者 90% 慢性化,60% 以上可发展为慢性肝病或肝硬化。

(5)病毒基因型:HBV 基因具有高度异质性,似乎没有遗传学上完全一致的两种病毒分离物。HBV 感染可引起不同临床类型的乙型肝炎,如急性自限性乙型肝炎多为 HBV 野生株感染,而前 C 区基因突变株感染常导致重症乙肝、慢性重度肝炎和肝硬化。HBV 的基因型可能与 HBV 所致疾病谱有关。但临床上也不乏相同变异株(特殊基因型)引起完全不同临床表现者。HBV 基因型是决定临床疾病谱的影响因素,但不是决定因素。

2.宿主免疫功能

临床上 HBV 感染后,在爆发性肝衰竭时,HBV 复制水平可能低下,而肝损害较轻的慢性无症状 HBV 携带者中,其 HBV DNA 水平可能很高。HBV 感染后,决定事态发展和演变的主要因素可能是宿主的免疫反应,宿主免疫功能正常,病毒及时清除,肝损伤不致慢性化,肝硬化也不会发生。反之亦然。病毒不能及时、有效、永久清除的宿主因素主要有:①细胞毒性 T 淋巴细胞

(CTL)功能低下;②肝细胞 HLA 异常表达;③IFN 生成缺陷;④NK 细胞活性降低;⑤抗病毒抗体生成不足。

3.自身免疫反应

自身免疫性肝炎(AIH)和原发性胆汁性肝硬化(PBC)均属典型自身免疫性疾病,具有高度肝硬化倾向;慢性丙肝与 AIH 的表现有许多重叠,有时甚至泾渭难分,而 HCV 所致慢性肝炎的临床表现,血清学及其结局与 AIH 有许多相近相似之处,甚至有时 HCV 感染可作为 AIH 的始动因素;HAV 感染之所以不容易慢性化,是因为 HAV 感染是病毒对肝细胞直接损害而不是一种免疫反应过程,一旦 HAV 启动自身免疫反应也同样可发生 AIH;至于酒精性肝病,血吸虫肝病和药物性肝病的发生,自身免疫反应均可起到举足轻重的作用,因而自身免疫反应是促使感染者的病情活动及肝硬化发生发展的重要影响因素。

肝脏含有两种特异性抗原,即肝特异性脂蛋白(LSP)和肝细胞膜抗原(LMAg),二者均可刺激机体产生相应的抗体,抗-LSP 和 LMA。后二者虽然主要见于 AIH,但在 HBsAg 阳性慢性肝病中也可检出,尤其是抗-LSP。它们不仅对肝细胞有直接损害作用,而且可通过 T 细胞介导的免疫反应和介导抗体依赖性淋巴细胞毒作用(ADCC)导致肝细胞损伤。

(二)肝内胶原纤维合成与降解失衡

肝纤维化是多种慢性肝病共有的组织学变化,既是慢性肝病向肝硬化发展的必经之路,又贯穿于肝硬化始终。

肝纤维化是由于细胞外基质(extracellular matrix,ECM)合成和降解比例失衡所致。该过程由肝细胞损伤启动,炎症反应使之持续存在,多种细胞因子、介导的细胞间相互作用激活星状细胞(HSC),后者是生成 ECM 的主要细胞;库普弗细胞功能受抑,胶原酶合成与分泌减少,在肝纤维化形成中起辅助作用。

1.细胞因子与 ECM 合成

各种细胞因子(包括单核因子和淋巴因子)及各种生长因子,是以往所谓胶原刺激因子和调节因子。对肝纤维化影响最大的是 TGFβ、IL-1 和 TNF。这些因子既由肝炎病毒刺激,激活单核巨噬细胞系统(包括库普弗细胞)和淋巴细胞所释放,也由肝细胞损伤刺激内皮细胞、库普弗细胞、血小板、肝细胞和肌成纤维细胞而分泌;它们既参与病毒清除和肝细胞损伤,也激活 HSC、成纤维细胞和肝细胞,使之合成、分泌 ECM,抑制库普弗细胞合成分泌胶原酶,对抗 HGF,阻止、延缓肝细胞再生,参与肝硬化形成。

(1)TGF-β_1:是启动和调控肝脏胶原代谢的主要因子,由淋巴细胞、单核巨噬细胞、内皮细胞、血小板和肝细胞等合成。它在肝纤维化形成中的作用表现在:①激活 HSC,诱导成纤维细胞的增殖;②促进 HSC,成纤维细胞、肝细胞等合成、分泌 ECM;③调节各种细胞连接蛋白受体的表达及其与 ECM 的结合;④抑制 ECM 的降解;⑤促进 HSC 和肝细胞自分泌大量 TGF-β_1,构成局部正反馈循环。肝纤维化时,TGF-β_1 mRNA 水平显著升高,与胶原蛋白 mRNA 水平呈正相关。临床上,TGF-β_1 明显升高的同时,总是伴随胶原、非胶原糖蛋白和蛋白多糖的增加。

(2)IL-1:主要由单核巨噬细胞产生,从基因水平上调节胶原蛋白的合成,激活并促使 HSC 和成纤维细胞增殖,促进 ECM 合成和分泌。

(3)TNF:机体免疫反应导致组织损伤的重要细胞因子,在肝纤维化过程中,不仅激活各种免疫细胞,促使其释放细胞因子,而且促进 HSC 和成纤维细胞增殖及合成、分泌胶原蛋白。慢性肝病时,侵入肝脏的单核巨噬细胞产生大量 TNFα,其水平与肝脏病变的活动程度相关,而且 TNFα 着色的单核细胞主要集中于门管区,该区域正是肝纤维化形成的好发部位之一。

2.参与 ECM 合成的细胞

HSC 是正常肝脏及肝脏纤维化时的主要产胶原细胞,库普弗细胞与肝纤维化过程关系极为密切。

HSC 位于 Disse 间隙,嵌入相邻细胞之间的隐窝中,树状胞质突起环绕肝窦内皮细胞边缘。类似其他组织的血管周细胞。在正常肝脏,HSC 分裂活性低下,HSC 指数为 $3.6\sim6.0$(HSC/100 个肝细胞之比),主要功能是贮存脂肪和维生素 A,并以旁分泌形式分泌 HGF,促进肝细胞再生。HSC 可被库普弗细胞等多种非实质细胞分泌的 TNFβ 等细胞因子激活,也可被病变肝细胞激活。

活化的 HSC 几乎丧失全部原有功能,表现全新的生物特性:①表达 ECM 基因,合成大量病理性 ECM,如胶原、蛋白多糖及各种非胶原糖蛋白;②表达许多细胞因子和生长因子,如 $TGFβ_1$、TGFα、FGF、单核细胞趋化肽 1(MCP-1)、内皮素 1(ET-1)、胰岛素样生长因子 1(1GF-1)等,其中 $TGFβ_1$ 的分泌释放,可促使 HSC 周而复始地繁殖;③分泌金属蛋白组织抑制物(TIMP-1),TIMP 能与激活的基质金属蛋白酶(MMP)发生可逆性结合而抑制其降解 ECM 的活性。HSC 的活化是启动肝纤维化过程的关键环节。

库普弗细胞与肝纤维化过程关系极为密切。在肝纤维化启动阶段,库普弗细胞在受到刺激后,释放大量细胞因子,如 TGF-α、TGF-β、TNF-α、血小板衍生的生长因子(PDGF)、IL-1 等均可激活 HSC,同时这些毒性细胞因子、氧自由基和蛋白酶又可直接造成肝细胞损害,后者进而激活 HSC,启动肝纤维化。但是,库普弗细胞又可能是肝内唯一既不分泌 ECM 又合成分泌胶原酶的细胞。遗憾的是至肝硬化形成之后,无论何种肝硬化,尽管库普弗细胞的形态没有明显改变,但其数量却显著减少而且库普弗细胞释放的胶原酶还受到 HSC 分泌的 TIMP-1 的抑制,$TGFβ_1$ 对 ECM 的降解也有很强抑制作用。结果,肝脏胶原代谢总是合成大于降解,促使肝纤维化向不可逆性方向发展,最终形成肝硬化。

3.肝细胞再生不良

肝细胞再生不良是肝硬化的重要组织学特征。有研究证实,正常鼠在肝部分切除之后,肝脏酮体生成迅速增加,而肝硬化鼠则无明显改变,说明肝硬化时存在肝细胞再生迟缓。肝细胞再生迟缓是肝硬化发生发展的重要组成部分,其确切机制尚不清楚,可能与下列因素有关。

(1)营养缺乏:肝硬化患者大多有显著营养不良,机体内部存在严重能量代谢障碍,不能为肝细胞再生提供必需的原料和足够的能量。如氨基酸代谢不平衡、有氧代谢障碍、维生素和微量元素的缺乏和失衡均不利于肝细胞再生。

(2)血液循环障碍:肝硬化时不仅有显著全身及门脉血液循环障碍,门-体分流、血栓形成及 Disse 间隙胶原化和肝窦毛细血管化所致的肝内弥散滤过屏障的形成,都将严重破坏局部微环境,影响肝细胞再生。

(3)促肝细胞生长因子和抑肝细胞生长因子比例失衡:肝损伤之后肝脏的修复是肝细胞再生为主还是胶原沉积为主,关键取决于两大系列因子之间的平衡。其中,最为重要的是肝细胞生长因子(HGF)和 TGFβ 之间的平衡。已如前述,HGF 的主要来源是 HSC。在慢性肝病时,HSC 转变为肌成纤维细胞,此时,不仅表达 HGF mRNA 的能力丧失,不再释放 HGF,相反,表达 TGFβ mRNA 增加,大量释放 TGFβ。后者不仅消除了 HGF 对肝细胞的促有丝分裂作用,而且诱导 HSC 及肝细胞生成大量 ECM,促进胶原沉积,抑制胶原降解,形成肝纤维化、肝硬化。

二、病理改变

(一)病理学特点

病理学特点包括 4 个方面:①广泛肝细胞变性坏死,肝小叶纤维支架塌陷;②残存肝细胞不沿原支架排列再生,形成不规则结节状肝细胞团,称为再生结节;③门管区和肝包膜大量结缔组织增生,形成纤维束和纤维隔,进一步改建为假小叶;④肝内血循环紊乱如血管床缩小、闭塞或扭曲,肝内动静脉出现吻合支,导致门脉高压并进一步加重肝细胞的营养障碍。

(二)肝纤维化分期

目前按表 4-20 分期。

表 4-20　肝纤维化分期

分期	病理表现
0	无异常表现
1	门管区扩大,纤维化
2	门管区周围纤维化,纤维隔形成,小叶结构保留
3	纤维隔形成伴小叶结构紊乱
4	早期肝硬化或肯定肝硬化

(三)病理形态分类

1.小结节性肝硬化

特征是结节大小相等,直径<3 mm,纤维间隔较窄,均匀。

2.大结节性肝硬化

结节大小不一,直径>3 mm,也可达数厘米,纤维间隔粗细不等,一般较宽。

3.大小结节混合性肝硬化

为上述两项的混合,严格的说,绝大多数肝硬化都属于这一类。

4.不完全分隔性肝硬化

多数肝小叶被纤维组织包围形成结节,纤维间隔可向小叶延伸,但不完全分隔小叶,再生结节不明显。

三、临床表现

主要包括三方面:①与肝细胞坏死有关的症状和体征,此与急慢性肝炎患者相似,如黄疸、恶心、食欲缺乏、腹胀等;②肝硬化并发症的症状和体征,主要有门脉高压症的相应表现(侧支循环、腹水和脾功能亢进)、肝性脑病、肝肾综合征、肝肺综合征等;③全身表现,如内分泌功能失调的表现,出血征象等。

有些学者将肝硬化的临床表现分为肝功能代偿期和肝功能失代偿期,此种分期对临床分析病情有一定帮助,但因两期分界并不明显或有重叠现象,不应机械地套用。

(一)肝功能代偿期

症状较轻,常缺乏特征性。可有乏力、食欲缺乏、消化不良、恶心、呕吐、右上腹隐痛和腹泻等症状。体征不明显,肝脏常肿大,部分患者伴脾大,并可出现蜘蛛痣和肝掌,肝功能检查多在正常范围内或有轻度异常。

(二)肝功能失代偿期

1.症状

(1)食欲缺乏:为最常见的症状,有时伴有恶心、呕吐,多由于胃肠阻性充血,胃肠道分泌与吸收功能紊乱所致,晚期腹水形成,消化道出血和肝功能衰竭将更加严重。

(2)体重减轻:为多见症状,主要因食欲缺乏,进食不够,胃肠道消化吸收障碍,体内清蛋白合成减少。

(3)疲倦乏力:也为早期症状之一,其程度自轻度疲倦感觉至严重乏力,与肝病的活动程度一致,产生乏力的原因为:①进食热量不足;②碳水化合物、蛋白质、脂肪等中间代谢障碍,致能量产生不足;③肝脏损害或胆汁排泄不畅时,血中胆碱酯酶减少,影响神经、肌肉的正常生理功能;④乳酸转化为肝糖原过程发生障碍,肌肉活动后,乳酸蓄积过多。

(4)腹泻:相当多见,多由肠壁水肿,肠道吸收不良(以脂肪为主),烟酸的缺乏及寄生虫感染等因素所致。

(5)腹痛:引起的原因有脾周围炎、肝细胞进行性坏死、肝周围炎、门静脉血栓形成和/或门静脉炎等。腹痛在大结节性肝硬化中较为多见,占60%～80%。疼痛多在上腹部,常为阵发性,有时呈绞痛性质。腹痛也可因伴发消化性溃疡、胆道疾病、肠道感染等引起。与腹痛同时出现的发热、黄疸和肝区疼痛常与肝病本身有关。

(6)腹胀:为常见症状,可能由低钾血症、胃肠胀气、腹水和肝脾大所致。

(7)出血:肝功能减退影响凝血酶原和其他凝血因子合成,脾功能亢进又引起血小板的减少,故常出现牙龈、鼻腔出血,皮肤和黏膜有紫斑或出血点或有呕血与黑粪,女性常月经过多。

(8)神经精神症状:如出现嗜睡、兴奋和木僵等症状,应考虑肝性脑病的可能。

2.体征

(1)面容:面色多较病前黧黑,可能由于雌激素增加,使体内硫氨基对酪氨酸酶的抑制作用减弱,因而酪氨酸变成黑色之量增多所致;也可能由于继发性肾上腺皮质功能减退和肝脏不能代谢垂体前叶所分泌的黑色素细胞刺激素所致。除面部(尤其是眼周围)外手掌纹理和皮肤皱褶等处也有色素沉着。晚期患者面容消瘦枯萎,面颊有小血管扩张、口唇干燥。

(2)黄疸:出现黄疸表示肝细胞有明显损害,对预后的判断有一定意义。

(3)发热:约1/3活动性肝硬化的患者常有不规则低热,可能由于肝脏不能灭活致热性激素,如还原尿睾酮或称原胆烷醇酮(etiocholanolone)所致。此类发热用抗生素治疗无效,只有在肝病好转时才能消失,如出现持续热,尤其是高热,多数提示并发呼吸道、泌尿道或腹水感染,革兰氏阴性杆菌败血症等,合并结核病的也不少见。

(4)腹壁静脉曲张:由于门静脉高压和侧支循环建立与扩张,在腹壁与下胸壁可见到怒张的皮下静脉,脐周围静脉突起形成的水母头状的静脉曲张,或静脉上有连续的静脉杂音等体征均属罕见。

(5)腹水:腹水的出现常提示肝硬化已属于晚期,在出现前常先有肠胀气。一般病例腹水聚积较慢,而短期内形成腹水者多有明显的诱发因素,如有感染、上消化道出血、门静脉血栓形成和外科手术等诱因时,腹水形成迅速,且不易消退。出现大量腹水而腹内压力显著增高时,脐可突出而形成脐疝。由于膈肌抬高,可出现呼吸困难和心悸。

(6)胸腔积液:腹水患者伴有胸腔积液者不太少见,其中以右侧胸腔积液较多见,双侧者次之,单纯左侧者最少。胸腔积液产生的机制还不明确,可能与下列因素有关:①低清蛋白血症;②奇静脉、半奇静脉系统压力增高;③肝淋巴液外溢量增加以致胸膜淋巴管扩张、淤积和破坏,淋巴液外溢而形成胸腔积液;④腹压增高,膈肌腱索部变薄,并可以形成孔道,腹水即可漏入胸腔。

(7)脾大:脾脏一般为中度肿大,有时可为巨脾,并发上消化道出血时,脾脏可暂时缩小,甚至不能触及。

(8)肝脏情况:肝硬化时,肝脏的大小、硬度与平滑程度不一,与肝内脂肪浸润的多少,以及肝细胞再生、纤维组织增生和收缩的程度有关。早期肝脏肿大,表面光滑,中度硬度,晚期缩小、坚硬,表面呈结节状,一般无压痛,但有进行性肝细胞坏死或并发肝炎和肝周围炎时可有触痛与叩击痛。

(9)内分泌功能失调的表现:当肝硬化促性腺激素分泌减少时可致男性睾丸萎缩,睾丸素分泌减少时可引起男性乳房发育和阴毛稀少。女性患者有月经过少和闭经、不孕,雌激素过多,可使周围毛细血管扩张而产生蜘蛛痣与肝掌。蜘蛛痣可随肝功能的改善而消失,而新的蜘蛛痣出现,则提示肝损害有发展。肝掌是手掌发红,特别在大鱼际、小鱼际和手指末端的肌肉肥厚部,呈斑状发红。

(10)出血征象:皮肤和黏膜(包括口腔、鼻腔及痔核)常出现瘀点、瘀斑、血肿及新鲜出血灶,系由于肝功能减退时,某些凝血因子合成减少和/或脾功能亢进时血小板减少所致。

(11)营养缺乏表现:如消瘦、贫血、皮肤粗糙、水肿,舌光滑、口角炎、指甲苍白或呈匙状,多发性神经炎等。

综上所述,肝硬化早期表现隐匿,晚期则有明显的症状出现:①门静脉梗阻及高压所产生的侧支循环形成,包括脾大、脾功能亢进及腹水等;②肝功能损害所引起的血浆清蛋白降低,水肿、腹水、黄疸和肝性脑病等。

四、并发症

(一)上消化道出血

上消化道出血最常见,多突然发生大量呕血或黑粪,常引起出血性休克或诱发肝性脑病,病死率很高。出血病因除食管胃底静脉曲张破裂外,部分为并发急性胃黏膜糜烂或消化性溃疡所致。

(二)肝性脑病

肝性脑病是本病最为严重的并发症,亦是最常见的死亡原因。

(三)感染

肝硬化患者抵抗力低下,常并发细菌感染,如肺炎、胆道感染、大肠埃希菌败血症和自发性腹膜炎等。自发性腹膜炎的致病菌多为革兰氏阴性杆菌,一般起病较急,表现为腹痛、腹水迅速增长,严重者出现中毒性休克,起病缓慢者多有低热、腹胀或腹水持续不减;体检发现轻重不等的全腹压痛和腹膜刺激征;腹水常规检验白细胞数增加,以中性粒细胞为主,腹水培养常有细菌生长。

(四)肝肾综合征

失代偿期肝硬化出现大量腹水时,由于有效循环血容量不足等因素,可发生功能性肾衰竭,又称肝肾综合征。其特征为自发性少尿或无尿、氮质血症、稀释性低钠血症和低尿钠,但肾却无重要病理改变。引起功能性肾衰竭的关键环节是肾血管收缩,导致肾皮质血流量和肾小球滤过率持续降低。

(五)原发性肝癌

并发原发性肝癌者多在大结节性或大小结节混合性肝硬化基础上发生。如患者短期内出现肝迅速增大、持续性肝区疼痛、肝表面发现肿块或腹水呈血性等,应怀疑并发原发性肝癌,应作进一步检查。

(六)电解质和酸碱平衡紊乱

肝硬化患者在腹水出现前已有电解质紊乱,在出现腹水和并发症后,紊乱更趋明显,常见的如下。①低钠血症:长期钠摄入不足(原发性低钠)、长期利尿或大量放腹水导致钠丢失、抗利尿激素增多致水潴留超过钠潴留(稀释性低钠)。②低钾低氯血症与代谢性碱中毒:摄入不足、呕吐腹泻、长期应用利尿剂或高渗葡萄糖液、继发性醛固酮增多等,均可促使或加重血钾和血氯降低;低钾低氯血症可导致代谢性碱中毒,并诱发肝性脑病。

(七)门静脉血栓形成

约 10%结节性肝硬化可并发门静脉血栓形成。血栓形成与门静脉梗阻时门静脉内血流缓慢、门静脉硬化,门静脉内膜炎等因素有关。如血栓缓慢形成,局限于肝外门静脉,且有机化或侧支循环丰富,则可无明显临床症状。如突然产生完全梗阻,可出现剧烈腹痛、腹胀、便血呕血、休克等。此外,脾脏常迅速增大,腹水加速形成,并常诱发肝性脑病。

五、实验室和其他检查

(一)血常规

在代偿期多正常,失代偿期有轻重不等的贫血。脾亢时白细胞和血小板计数减少。

(二)尿常规

代偿期一般无变化,有黄疸时可出现胆红素,并有尿胆原增加。有时可见到蛋白管型和血尿。

(三)肝功能试验

代偿期大多正常或有轻度异常,失代期患者则多有较全面的损害,重症者血清胆红素有不同程度增高。转氨酶常有轻、中度增高,一般以 ALT 增高较显著,肝细胞严重坏死时则 AST 活力常高于 ALT,胆固醇酯亦常低于正常。血清总蛋白正常、降低或增高,但清蛋白降低、球蛋白增高,在血清蛋白电泳中,清蛋白减少,γ-球蛋白增高。凝血酶原时间在代偿期可正常,失代偿期则有不同程度延长,经注射维生素 K 亦不能纠正。

(四)肝纤维化血清指标

无特异性。联合检测有助于诊断。

1.PⅢP

PⅢP 是细胞内合成的Ⅲ型前胶原分泌至细胞外后受内切肽酶切去的氨基端肽,其浓度升高反映Ⅲ型胶原合成代谢旺盛,故血清 PⅢP 升高主要反映活动性肝纤维化。

2.Ⅳ型胶原

检测指标有血中Ⅳ型前胶原羧基端肽(NCl)及氨基端肽(7S-Ⅳ型胶原)。肝纤维化时Ⅳ型胶原升高,两者相关性较好。

3.层粘连蛋白

层粘连蛋白是基底膜的主要成分,血清层粘连蛋白升高,说明其更新率增加,与肝纤维化有良好的相关性。

4.脯氨酰羟化酶

脯氨酰羟化酶是胶原纤维生物合成的关键酶,肝硬化时增高。

(五)肝炎病毒血清标志物

乙型,丙型或乙型加丁型肝炎病毒血清标记一般呈阳性反应(个别患者也可呈阴性反应,但既往呈阳性)。

(六)免疫功能

肝硬化时可出现以下免疫功能改变:①细胞免疫检查可发现半数以上的患者 T 淋巴细胞数低于正常,CD3、CD4 和 CD8 细胞均有降低;②体液免疫发现免疫球蛋白 IgG、IgA、IgM 均可增高,一般以 IgG 增高最为显著,与 γ-球蛋白的升高相平行;③部分患者还可出现非特异性自身抗体,如抗核抗体、抗平滑肌抗体、抗线粒体抗体等。

(七)腹水检测

一般为漏出液,如并发自发性腹膜炎,则腹水透明度降低,比重介于漏出液和渗出之间,Rivalta 试验阳性,白细胞数增多,常在 $300 \times 10^6/L$ 以上,分类以中性粒细胞为主,并发结核性腹膜炎时,则以淋巴细胞为主;腹水呈血性应高度怀疑癌变,宜作细胞学检查。当疑诊自发性腹膜炎时,须床边作腹水细菌培养,可提高阳性率,并以药物敏感试验作为选用抗生素的参考。

(八)超声波检查

肝硬化的声像图改变无特异性,早期可见肝脏肿大,常因肝内脂肪性及纤维性变,使肝实质内回声致密,回声增强、增粗。晚期肝脏缩小、肝表面凹凸不平,常伴有腹水等改变。大结节性肝硬化可见肝实质为反射不均的弥漫性斑状改变,或呈索条状、结节样光带、光团改变,门脉高压者有脾大,门静脉主干内径>13 mm,脾静脉内径>8 mm,肝圆韧带内副脐静脉重新开放及腹内脏器与后腹壁之间有侧支循环的血管影像。超声多普勒检查能定量检测门脉的血流速度、血流方向和门脉血流量。肝硬化患者空腹及餐后门脉最大血流速度及流量均较正常人显著减少,具有较好的诊断价值。

(九)食管钡餐 X 线检查

食管静脉曲张时,由于曲张的静脉高出黏膜,钡剂在黏膜上分布不均匀而呈现虫蚀状或蚯蚓状充盈缺损以及纵行黏膜皱襞增宽,胃底静脉曲张时,吞钡检查可见菊花样缺损。

(十)内镜检查

可直接看见静脉曲张及其部位和程度,阳性率较 X 线检查为高;在并发消化道出血时,急诊胃镜检查可判明出血部位和病因,并可进行止血治疗。

(十一)CT 及 MRI 检查

对本病有一定的诊断价值,早期肝硬化 CT 图像显示有肝大,晚期肝缩小,肝门扩大和肝纵裂增宽,左右肝叶比例失调,右叶常萎缩,左叶及尾叶代偿性增大,外形因纤维瘢痕组织的收缩,再生结节隆起及病变不均匀的分布而呈不规整,凹凸不平。肝密度降低增强后,可见肝内门静脉、肝静脉、侧支血管和脾大,从而肯定门脉高压的诊断。也可见脾周围和食管周围静脉曲张、腹水、胆囊和胆总管等,对于随诊十分有用。

MRI 与 CT 相似,能看到肝外形不规则,肝左、右叶比例失调、脂肪浸润、腹水及血管是否通畅。如有脂肪浸润则 T_1 值增高可达 $280\sim480$ 毫秒,在图像上呈暗黑色的低信号区。肝硬化门脉压力升高,脾大,脾门处静脉曲张,如有腹水,则在肝脾周围呈带状低信号区。

(十二)肝穿刺活组织检查

病理学诊断是肝纤维化的金标准。但肝组织学活检有创伤,难以反复取材和做到动态观察纤维化的变化,且无可靠的方法确定胶原的含量而使其应用受到限制。目前有人提出形态测量学和半定量计分系统可弥补这一不足。

(十三)腹腔镜检查

可直接观察肝外形、表面、色泽、边缘及脾等改变,亦可用拨棒感触其硬度,直视下对病变明显处作穿刺活组织检查,对鉴别肝硬化、慢性肝炎和原发性肝癌以及明确肝硬化的病因很有帮助。

六、诊断和鉴别诊断

(一)诊断

主要根据为:①有病毒性肝炎病史;②有肝功能减退和门脉高压的临床表现;③肝脏质地坚硬有结节感;④肝功能试验常有阳性发现;⑤肝活体组织检查见假小叶形成。

失代偿期患者有明显上述临床表现及肝功能异常,诊断并不困难,但在代偿期诊断常不容易。因此,对长期迁延不愈的肝炎患者、原因未明的肝脾大等,应随访观察,密切注意肝大小和质地,及肝功能试验的变化,必要时进行肝穿刺活组织病理检查。再对肝硬化程度作出分级,目前临床应用最广泛的是 Child-Pugh 分级,见表 4-21。

表 4-21　Child-Pugh 分级

	1分	2分	3分
肝性脑病	无	Ⅰ~Ⅱ度	Ⅲ~Ⅳ度
腹水	无	易消除	顽固
胆红素(μmol/L)	<34	35~50	>51
清蛋白(g/L)	>35	28~34	<28
凝血酶原时间(s)	<14	14~18	>18

注:5~8分为 A 级,9~11分为 B 级,12~15分为 C 级

(二)鉴别诊断

1.与表现为肝大的疾病鉴别

主要有慢性肝炎、原发性肝癌、华支睾吸虫病、肝包虫病、某些累及肝的代谢疾病和血液病等。

2.与引起腹水和腹部胀大的疾病鉴别

如结核性腹膜炎、缩窄性心包炎、慢性肾炎、腹腔内肿瘤和巨大卵巢囊肿等。

3.与肝硬化并发症的鉴别

(1)上消化道出血:应与消化性溃疡、糜烂出血胃炎、胃癌等鉴别。

(2)肝性脑病:应与低血糖、尿毒症、糖尿病酮症酸中毒等鉴别。

(3)功能性肾衰竭:应与慢性肾炎、急性肾小管坏死等鉴别。

七、预后

取决于患者的营养状况、有无腹水、有无肝性脑病、血清胆红素高低、清蛋白水平以及凝血酶

原时间 Child-PughC 级者预后很差。还与病因、年龄和性别有关。一般说来,病毒性肝炎引起的肝硬化预后较差;年龄大者,男性预后较差,肝性脑病、合并食管静脉大出血、严重感染等则病情危急,预后极差。

八、治疗

(一)一般治疗

1.休息

肝功能代偿期患者可参加一般轻工作,肝功能失代偿期或有并发症者,须绝对卧床休息。

2.饮食

以高热量、高蛋白质、维生素丰富而易消化的食物为宜。严禁饮酒。脂肪尤其是动物脂肪不宜摄入过多。如肝功能显著减退或有肝性脑病先兆时应严格限制蛋白质食物。有腹水者,应予以少钠盐或无钠盐饮食,有食管胃底静脉曲张者,应避免进食坚硬、粗糙的食物。

(二)抗肝纤维化治疗

由于目前对肝纤维化的早期诊断尚有困难,考虑到肝内炎症,细胞变性坏死是肝纤维化的激发因素,故在某些易于慢性化的肝病,如乙型肝炎、丙型肝炎,在积极进行病因治疗的同时,应酌情采取抗肝纤维化治疗措施。目前治疗肝纤维化的药物有以下几种。

1.干扰素

体内外研究表明,γ 干扰素能抑制成纤维细胞的增生及胶原的产生,抑制胶原基因的转录,促进前列腺素 E_2 的生成,有较明显的抗肝纤维化作用。α 干扰素具有较强的抗病毒作用及抗炎症作用,临床研究表明,α 干扰素可能也具有抗肝纤维化作用,对 α 干扰素治疗有反应者其肝纤维化有改善,表明α 干扰素的抗肝纤维化作用与其抗病毒及抗炎症作用有关。目前关于干扰素抗肝纤维化的作用尚无标准方案,现在一般倾向较大剂量及长疗程效果比较好,建议 300 万单位,3 次/周,疗程 12 个月左右。

2.秋水仙碱

秋水仙碱是一种抗微管药物,能抑制微管蛋白聚合,从而抑制胶原生成细胞分泌前胶原。同时促进细胞内前胶原降解,刺激胶原酶,抑制细胞有丝分裂,还有抗炎作用。部分临床应用表明该药具有抗肝纤维化作用,但临床应用有不良反应。每天口服 1 mg,5 次/周,注意复查血常规,监测白细胞,白细胞低于4×10^9/L时停药。

3.中药

鳖甲软肝片、齐墩果酸、丹参滴丸在临床已广泛应用,有一定抗肝纤维作用。

4.其他

据报道 D-青霉胺、马洛替酯、前列腺素 E_2、钙离子阻滞剂等也有抗肝纤维化作用,确切疗效尚未肯定。

(三)保护肝细胞促进肝功恢复

常用药物有门冬氨酸钾镁、易善力、甘利欣、还原型谷胱甘肽、维生素类等。

(四)腹水的治疗

基本措施应着手于改善肝功能,10%～15%的患者在卧床休息、增加营养、加强支持疗法、适当低盐饮食后即能使腹水消退。进水量一般限制在每天 1 000 mL 左右,显著低钠血症者,如上述措施腹水仍不能消退,则加用利尿剂,醛固酮拮抗剂——螺内酯(安体舒通)为首选,亦可用氨苯蝶啶,无效时加用呋塞米或氢氯噻嗪,利尿速度不宜过猛,以每周减轻体重不超过 2 kg 为宜,以免诱发肝昏迷,肝肾综合征等严重并发症。服排钾利尿剂时需补充氯化钾。安体舒通初始剂量为20 mg,每天用 3 次,5 天后疗效不佳,剂量加倍,如效果仍不佳可加用呋塞米,每天 40~60 mg。也可用测定尿中钠/钾比值调整螺内酯(安体舒通)用量,如比值>1,用量 50 mg/d 或加用呋塞米;比值在 0.1~1.0 之间,螺内酯(安体舒通)用量增加至300 mg/d;如比值<0.1,醛固酮显著增加,用量就更大,可达 1.0 g/d。低钠血症者,除适当限水外,可用安体舒通 400 mg/d,或 20%甘露醇 200 mL/d 快速静脉滴注,可使钠恢复正常。患者有酸碱中毒或合并感染时,利尿剂效果明显降低,应迅速控制酸碱中毒及控制感染,不宜盲目加大利尿剂用量而引起不良反应。对顽固性腹水,治疗极为困难,要注意排除以下因素:钠摄入过多,肾灌注不足,血浆清蛋白过低,醛固酮异常增加,水、电解质紊乱,腹水并发感染等,除此之外,在基础治疗和合理使用利尿剂的基础上,可选择性采用如下辅助疗法:①糖皮质激素对部分肝硬化患者有效,可通过抑制醛固酮作用及改善肾功能而发挥作用,常用泼尼松 30 mg/d,持续 2 周。②血浆清蛋白<35 g/L 时输入无盐或低盐人体清蛋白,初始剂量为每天10~15 g,以后每周输 10 g,亦可少量多次输入新鲜血液。③腹水量大造成呼吸困难时,可少量排放腹水,每次 2 000~3 000 mL,每周不超过 2 次为宜。④腹水回输是促进自由水排除,控制顽固性腹水,治疗低钠血症的有效方法。单纯腹水回输方法简便易行,但有造成循环剧增而引起肺水肿之弊。国内常用有国产平板回输机、浓缩腹水回输、腹水冰冻回输、超滤浓缩回输等。腹水回输大多很安全,但有腹水感染和癌变的患者应列为禁忌。近年来日本将腹水回输机加以改进,可清除细菌及癌细胞而扩大了应用范围。⑤腹腔-颈内静脉分流术可用于顽固性腹水和肝肾综合征的病例。也有人采用心钠素、莨菪类药物,口服甘露醇配合利尿剂获得较好疗效。

(五)门脉高压的治疗

主要为手术治疗,旨在降低门脉压力和消除脾功能亢进,掌握适当的手术适应证及把握良好的手术时机选择恰当的手术方式是降低手术病死率和提高远期疗效、降低手术并发症的关键。出现大量腹水、黄疸、肝功能严重损害、血清蛋白<30 g/L、凝血酶原时间明显延长者,应列为手术禁忌证。近年来应用药物治疗门脉高压也起到了一定疗效。

(六)食道静脉曲张破裂出血的治疗

(1)输血应以鲜血为宜,且输入量不宜过大,以免诱发肝昏迷和门脉压增高致使再出血。

(2)加压素能使脾脏及网膜动脉收缩,减少门脉系统及奇静脉的血流量,近年来使用的三甘酰加压素,对心脏无毒副作用,其他不良反应较加压素小。普萘洛尔(心得安)及硝酸甘油也能降低门脉压达到止血目的。

(3)生长抑素(somatostatin)能选择性地作用于内脏平滑肌使内脏循环血流量降低,从而减少门脉血流量降低门静脉压,不良反应少,用法首次静脉注射 250 μg,继之 100~250 μg/h 持续静脉滴注,适用于肝硬化上消化道出血原因不明或合并溃疡病出血。

(4)胃食管气囊填塞法一般用于以上治疗无效者或反复大出血等待手术者或不具备手术指征的患者。

(5)内镜下硬化疗法可用于急诊止血,也可用于预防性治疗,近 10 年来经前瞻性对照观察,急诊止血疗效达 85%~95%,重复治疗的病例,再出血发生率为 36%~43%,并发症也较三腔管压迫止血组低。经内镜透明气囊压迫止血优于旧式三腔管压迫止血。内镜下喷洒止血药物,如去甲肾上腺素,10%~25%孟氏液、凝血酶等,也有一定疗效。

（七）自发性腹膜炎的治疗

对自发性腹膜炎应积极加强支持治疗及使用抗生素。抗生素的使用原则为早期、足量、联合应用，腹水细菌培养未出报告前，一般选用针对革兰氏阴性杆菌并兼顾革兰氏阳性球菌的抗生素。常用的有头孢菌素、庆大霉素、青霉素，选用2～3种联合应用，待细菌培养结果回报后，根据培养结果及治疗反应考虑调整抗生素，如果腹水浓稠，还应进行腹腔冲洗。

（李再波）

第二十一节　肝　性　脑　病

肝性脑病（hepaticenc ephalopathy，HE）过去称肝性昏迷，是由严重肝病引起的以代谢紊乱为基础、中枢神经系统功能失调的综合征。其主要临床表现为意识障碍、行为失常和昏迷。

一、病因和诱因

导致 HE 的原发疾病包括肝硬化、重症肝炎、肝癌、妊娠期急性脂肪肝、严重胆管感染、门腔静脉分流术后或其他弥漫性肝病的终末期。其中肝硬化最为多见，可达70%，其中又以肝炎后肝硬化最多见。肝性脑病的常见诱因有：①低钾性碱中毒，因进食量减少、呕吐、腹泻、排钾利尿、放腹水、继发性醛固酮增多症等引起低钾血症及代谢性碱中毒。②氨摄入过多，如摄入过多的含氮食物、药物或因上消化道出血致大量血浆蛋白在肠内分解产氨。③低血容量与缺氧，如上消化道出血、放腹水、利尿等。④便秘。⑤感染。⑥低血糖。⑦其他，如镇静安眠药、手术和麻醉等。

二、发病机制

肝性脑病的发病机制尚未完全阐明，其病理生理基础是由于肝功能衰竭和门腔静脉间的侧支循环形成，来自肠道的有害物质（主要是含氮物质）未能经肝细胞代谢解毒和/或经侧支循环绕过肝进入体循环。关于 HE 的发病机制目前有如下假说。

（一）氨中毒学说

氨是促发 HE 的主要神经毒素。虽然肾脏、肌肉均可产氨，但肠道是氨产生的主要部位。正常人胃肠道每天可产氨4 g，大部分由尿素经肠道细菌的尿素酶分解产生，小部分由食物中的蛋白质被肠道细菌的氨基酸氧化酶分解产生。氨在肠道的吸收主要以非离子型氨（NH_3）弥散进入肠黏膜，其吸收率比离子型氨（NH_4^+）高得多。游离的 NH_3 有毒性，且能透过血-脑屏障；NH_4^+呈盐类形式存在，相对无毒，不能透过血-脑屏障。NH_3 与 NH_4^+ 的互相转化受 pH 影响。当结肠内 pH＞6 时，NH_3 大量弥散入血；pH＜6 时，则 NH_3 从血液转至肠腔，随粪便排泄。健康的肝脏能将来自门静脉血流的氨转变为尿素和谷氨酰胺，使之极少进入体循环。肝功能衰竭时，肝脏对氨的代谢能力明显减退；当有门体分流存在时，肠道的氨不经肝脏代谢而直接进入体循环，血氨升高。上述多种诱因均可致氨的生成和吸收增加，使血氨进一步升高。

氨对脑功能的影响是多方面的：①干扰脑细胞三羧酸循环，使脑细胞的能量供应不足。②增加脑对芳香氨基酸如酪氨酸、苯丙氨酸、色氨酸的摄取，这些物质对脑功能有抑制作用。③脑星形胶质细胞含有谷氨酰胺合成酶，可促进氨与谷氨酸合成谷氨酰胺，谷氨酰胺是一种很强的细胞内渗透剂,如合成过多可导致星形胶质细胞肿胀,形成脑水肿。④氨还可直接干扰神经细胞的电活动。

(二)假神经递质学说

神经冲动的传导是通过神经递质来完成的。神经递质分兴奋和抑制两类,正常两者保持生理平衡。兴奋性神经递质有儿茶酚胺中的多巴胺和去甲肾上腺素、乙酰胆碱、谷氨酸和门冬氨酸等。食物中的芳香族氨基酸如酪氨酸、苯丙氨酸等经肠菌脱羧酶的作用分别转变为酪胺和苯乙胺。若肝对酪胺和苯乙胺的清除发生障碍,此两种胺可进入脑组织,在脑内经 β 羟化酶的作用分别形成 β-多巴胺和苯酒精胺。后两者的化学结构与正常的神经递质去甲肾上腺素相似,但不能传递神经冲动或作用很弱,因此称为假性神经递质。当假性神经递质被脑细胞摄取并取代了突触中的正常递质,则神经传导发生障碍。

(三)γ-氨基丁酸/苯二氮䓬(GABA/BZ)复合体学说

大脑神经元表面 GABA 受体与 BZ 受体及巴比妥受体紧密相连,组成 GABA/BZ 复合体,共同调节氯离子通道。复合体中任何一个受体被激活均可促使氯离子内流而使神经传导被抑制。研究表明,尽管 HE 脑内抑制性递质 GABA/BZ 未增加,但在氨的作用下,脑星形胶质细胞 BZ 受体表达上调。BZ 受体拮抗剂对部分 HE 患者有苏醒作用,支持这一假说。

(四)色氨酸

正常情况下色氨酸与清蛋白结合不易进入血-脑屏障,肝病时清蛋白合成降低,加之血浆中其他物质对清蛋白的竞争性结合造成游离的色氨酸增多,游离的色氨酸可通过血-脑屏障,在大脑中代谢生成5-羟色胺(5-HT)及 5-羟吲哚乙酸(5-HITT),二者都是抑制性神经递质,参与肝性脑病的发生,与早期睡眠方式及昼夜节律改变有关。

三、临床表现

肝性脑病的临床表现因原有肝病的性质、肝细胞损害的轻重缓急以及诱因的不同而很不一致。急性肝性脑病常见于急性重型肝炎所致的急性肝功能衰竭,诱因不明显,患者在起病数周内即进入昏迷直至死亡,昏迷前可无前驱症状。慢性肝性脑病多是门体分流性脑病,由于大量门体侧支循环和慢性肝功能衰竭所致,以慢性反复发作性木僵与昏迷为突出表现,常有诱因。根据意识障碍程度,神经系统表现和脑电图改变,将肝性脑病分为四期。①一期(前驱期):有轻度性格、行为失常,常表现为欣快激动、焦虑、淡漠少语、健忘等。可有扑翼样震颤(即当患者两臂向前平伸手指分开时,可见两上肢向外偏斜并有急促而不规则扑翼样抖动;让患者紧握医师手一分钟,可感到患者的手在抖动)。此期脑电图一般正常。常因症状不明显被忽视。②二期(昏迷前期):嗜睡、行为异常(衣冠不整或随地便溺)、言语不清、书写障碍及定向力障碍。体检时有健反射亢进、肌张力增高、踝阵挛、锥体束征阳性等。扑翼样震颤阳性,脑电图可见特征性的异常波形。③三期(昏睡期):以昏睡、精神错乱、神志不清为主,大部分时间处于昏睡状态,强烈刺激可唤醒。可有精神错乱和严重幻觉,有扑翼样震颤,各种神经体征持续或加重,脑电图明显异常。④四期(昏迷期):昏迷状态,任何刺激都不能唤醒。由于患者不能合作,扑翼样震颤无法引出。深昏迷时各种反射消失、肌张力下降、瞳孔散大。锥体束征呈阳性,脑电图明显异常。

以上各期界限不十分明显,其临床表现亦有重叠,在病情进展或经治疗好转时分期也随之变化。有少数患者可出现暂时或永久的智能减退、共济失调或截瘫,其原因是肝硬化、慢性肝性脑病并发中枢神经系统器质性损害。

亚临床或隐性肝性脑病是指患者的症状不明显,仅在做精细的智力试验或电生理检测时,可作出诊断的肝性脑病,也称此期为 0 期。

四、辅助检查

(一)血氨

慢性肝性脑病、门体分流性脑病多伴有血氨增高,而急性肝性脑病血氨可正常。

(二)脑电图

脑电图是大脑细胞活动时所发出的电活动,正常人的脑电图呈 α 波,每秒 8～13 次。肝性脑病患者的脑电图表现为节律变慢。Ⅱ～Ⅲ期患者表现为 δ 波或三相波,每秒 4～7 次;昏迷时表现为高波幅的 δ 波,每秒少于 4 次。脑电图的改变特异性不强,尿毒症、呼吸衰竭、低血糖亦可有类似改变。此外,脑电图对亚临床肝性脑病和Ⅰ期肝性脑病的诊断价值较小。

(三)诱发电位

诱发电位是大脑皮质或皮质下层接收到由各种感觉器官受刺激的信息后所产生的电位,其有别于脑电图所记录的大脑自发性电活动。诱发电位检查多用于轻微肝性脑病的诊断和研究。

(四)心理智能测验

心理智能测验的方法有多种,但临床常用数字连接试验和数字符号试验。数字连接试验是让患者将随机印在纸上的 25 个阿拉伯数字从小到大用笔快速连接起来,并记录所用的时间(包括连错后纠正的时间),超过 30 秒即为异常。数字符号试验是将 1～9 的数字与九个不同的符号相对应,让患者在 90 秒内尽快写出与随机排列数字相对应的符号。这两种试验方法简便,结果容易计量,对亚临床肝性脑病的诊断和随访很有帮助。

(五)其他

肝功能检查、B 超及 CT 检查等,对肝性脑病的病因诊断和鉴别诊断有意义。

五、诊断和鉴别诊断

肝性脑病的主要诊断依据为:①有严重肝病和/或广泛门体侧支循环形成的基础。②有诱发肝性脑病的诱因。③有意识障碍、精神失常、昏睡或昏迷的临床表现,体检可见扑翼样震颤。④肝功能异常、血氨升高。⑤脑电图异常。对肝硬化患者进行简易智力测验和/或诱发电位检查可发现亚临床型肝性脑病。

有少部分 HE 患者肝病史不明确,以精神症状为突出表现,易被误诊。因此对精神错乱患者,应警惕肝性脑病的可能性。肝性脑病还应与可引起昏迷的其他疾病,如糖尿病、低血糖、尿毒症、脑血管意外、脑部感染和镇静药过量等相鉴别。进一步追问肝病病史,检查肝脾大小、肝功能、血氨、脑电图等将有助于诊断与鉴别诊断。

六、治疗

根据患者病因和发病机制,采取综合性的治疗措施,总体的原则是去除引起肝性脑病发作的诱因,保护肝功能,治疗氨中毒和调节神经递质。

(一)去除诱因

1.慎用镇静药和对肝细胞有损害的药物

因肝病严重时,肝细胞代谢解毒能力下降,延长了药物在体内的半衰期,同时肝性脑病者大脑对药物的敏感性亦增强,一般不能耐受麻醉、镇痛、镇静等药物,易诱发肝昏迷,应尽量避免使用。如患者出现精神亢奋、烦躁症状可试用小剂量地西泮、异丙嗪、氯苯那敏(扑尔敏)等,而禁用鸦片类、巴比妥类、苯二氮䓬类镇静药。

2.纠正电解质和酸碱平衡紊乱

肝硬化患者由于进食量少,利尿过度,大量排放腹水等造成低钾性碱中毒,诱发或加重肝性脑病。因此利尿药的剂量不宜过大,大量排放腹水时应静脉输入足量的清蛋白以维持有效血容量和防止电解质紊乱。肝性脑病患者应经常检测血清电解质、血气分析等,如有低血钾或碱中毒应及时纠正。

3.止血和清除肠道积血

上消化道出血是肝性脑病的重要诱因。因此,食管静脉曲张破裂出血者应采取各项紧急措施进行止血,并输入血制品以补充血容量。清除肠道积血可采取以下措施:乳果糖、乳梨醇或25％硫酸镁口服或鼻导泻;用生理盐水或弱酸液(如醋酸)进行灌肠。

4.积极防治感染

失代偿期肝硬化患者易并发感染,必要时给予抗生素预防性治疗。一旦发生感染应积极控制,选用对肝损害小的广谱抗生素静脉给药。

5.其他

如患者有缺氧应予吸氧,低血糖者及时纠正,注意防治便秘。

(二)减少肠内有毒物质的生成和吸收

1.限制蛋白质的摄入

起病数天内禁食蛋白质。Ⅰ~Ⅱ期患者应限制蛋白质在 20 g/d 之内,如病情好转,每 3~5 天可增加 10 g 蛋白质,待患者完全恢复后可摄入 0.8~1.0 g/(kg·d)蛋白质。由于植物蛋白质富含支链氨基酸和非吸收纤维,后者可促进肠蠕动,被细菌分解后还可降低结肠的 pH,可以加速毒物排出和减少氨吸收。因此,肝性脑病患者应首选植物蛋白。限制蛋白质的同时应保证热量供给和各种维生素的补充。

2.灌肠或导泻清除肠内积食及积血

方法如前。

3.口服抗生素

可抑制肠道产尿素酶的细菌,减少氨的生成。常用新霉素,口服或鼻饲,1.0~2.0 g,每天4 次。因长期使用新霉素可引起听力和肾功能损害,服用时间一般不超过 1 个月。甲硝唑每次200 mg,口服,每天4 次,疗效与新霉素相似,但对胃肠反应较大,可引起呕吐、恶心等症状,胃肠疾病较重者慎用。利福昔明口服,每天 1.2 g。氨卡西林也可选用。

4.乳果糖或乳梨醇

乳果糖口服到达结肠被细菌分解成乳酸和醋酸,使肠腔内呈酸性,能减少氨的形成和吸收,并有轻度导泻作用。临床常用剂量为每天 30~60 g,分 3 次口服,调整剂量以每天 2~3 次软便为宜。不良反应有腹胀或腹痛、恶心、呕吐等。乳梨醇的疗效与乳果糖相似,但其甜度低,口感好,不良反应亦少。其剂量为每天 30~40 g,分 3 次口服。

(三)促进体内氨的代谢

L-鸟氨酸-L-门冬氨酸是一种鸟氨酸和门冬氨酸的混合制剂,能促进体内的尿素循环(鸟氨酸循环)而降低血氨。每天静脉注射 20 g 可降低血氨,改善症状,不良反应为恶心、呕吐。鸟氨酸-α-酮戊二酸降氨机制与L-鸟氨酸-L-门冬氨酸相同,但其疗效相对较差。谷氨酸钠或钾、精氨酸等药物理论上有降氨的作用,但至今为止无证据肯定其疗效,故近年已较少用于临床。

(四)GABA/BZ复合受体拮抗剂

氟马西尼可以拮抗内源性苯二氮䓬所致的神经抑制。对于Ⅲ～Ⅳ期患者具有促醒作用。静脉注射氟马西尼起效快,往往在数分钟之内,但维持时间很短,通常在 4 小时之内。其用量为0.5～1 mg 静脉注射或 1 mg/h 持续静脉滴注。

(五)减少或拮抗假性神经递质

支链氨基酸制剂是一种以亮氨酸、异亮氨酸、缬氨酸等为主的复合氨基酸。其机制为竞争性抑制芳香族氨基酸进入大脑,减少假神经递质的形成,其疗效尚有争议,但对于不能耐受蛋白质的营养不良者,补充支链氨基酸有助于改善氮平衡。

(六)人工肝

用分子吸附剂再循环系统,血液灌流、血液透析等方法可清除血氨和其他毒性物质,对于急、慢性肝性脑病均有一定疗效。

(七)肝移植

肝移植是治疗各种终末期肝病的一种有效手段,严重和顽固性的肝性脑病有肝移植的指征。

七、预后

肝性脑病的诱因明确且易消除者预后良好。肝功能较好,且门腔静脉分流术后进高蛋白饮食引起的肝性脑病经适当处理恢复者预后较好。如肝功能甚差又出现腹水、黄疸、出血倾向者预后较差。而急性重型肝炎伴肝性脑病患者预后最差。

八、预防

积极防治各种肝病。肝病患者应避免一切诱发肝性脑病的因素。严密观察肝病患者,及时发现肝性脑病的前驱期和昏迷期的表现,并进行适当治疗。

(徐永红)

第二十二节　门静脉高压症

门静脉高压症是由不同原因所致肝硬化及一些非肝硬化病因造成的门静脉系统回流受阻、内脏血流量增加、内脏血管床扩张、血流淤滞使门静脉压力超过正常范围[1.27～2.35 kPa (13～24 cmH$_2$O),一般可为 2.942～4.903 kPa(30～50 cmH$_2$O)]而表现出来的一组综合征,临床上主要表现为门体循环间侧支循环大量开放形成静脉曲张、腹水、脾大、脾功能亢进,最主要的并发症是食管胃底静脉曲张破裂出血,常因此导致患者死亡,这也是目前外科治疗门脉高压症重点要解决的问题。

造成门静脉高压症患者食管胃底静脉曲张破裂出血的因素是多方面的,即与门脉压力升高的程度有关,也与反流性食管炎等因素有关,目前尚不能准确预测哪部分患者将发生曲张静脉破裂出血,但普遍认为门静脉压力低于 2.452 kPa(25 cmH$_2$O)时一般不会发生曲张静脉破裂出血。

另有研究表明,门静脉与腔静脉系统压力梯度低于 1.6 kPa(12 mmHg)时,不会形成食管胃底静脉曲张;即使压力梯度高于1.6 kPa(12 mmHg)时,这种压力梯度与食管胃底静脉曲张的形成和破裂出血之间也没有很强的相关性。

一、肝硬化门静脉高压症

(一)病因及分类

按门静脉血流受阻部位不同,门静脉高压症可分为肝前型、肝内型和肝后型 3 类。肝内型在我国最常见,占 95％以上。在肝内型,按病理形态的不同又可分为窦前阻塞、肝窦和窦后阻塞 3 种。窦前型及窦后型梗阻可以发生在肝内或肝外。这种分类方法的实用价值在于将非肝硬化性门脉高压症(窦前型)与肝细胞损害造成的门脉高压症(窦型和窦后型)区别开来。

1.肝前型

肝前型主要病因是门静脉主干的血栓形成(或同时有脾静脉血栓形成存在),在儿童约占 50％,这种肝前阻塞同样使门静脉系的血流受阻,门静脉压增高。

(1)腹腔内的感染,如阑尾炎、胆囊炎等或门静脉、脾静脉附近的创伤都可引起门静脉主干的血栓形成。门静脉血栓形成后,在肝门区形成大量侧支循环血管丛,加之门静脉主干内的血栓机化、再通,状如海绵,因而称为门静脉海绵样变。

(2)先天性畸形,如门静脉主干的闭锁、狭窄或海绵窦样病变,也是肝前型门静脉高压症的常见病因。

(3)单纯脾静脉血栓形成常继发于胰腺炎症或肿瘤,结果是胃脾区的静脉压力增高,而此时肠系膜上静脉和门静脉压力正常,左侧胃网膜静脉成为主要侧支血管,胃底静脉曲张较食管下段静脉曲张更为显著,单纯脾切除即可消除门静脉高压,这是一种特殊类型的门静脉高压症,称为左侧门静脉高压症。

这种肝外门静脉阻塞的患者,肝功能多正常或轻度损害,预后较肝内型好。在成年人,最常见的原因是恶性肿瘤引起的门静脉内血栓形成,其他引起门静脉内血栓形成的原因有,红细胞增多症、胰腺炎、门脉周围淋巴结病。这种患者直接门静脉压升高,而肝静脉楔压正常,肝实质无损害。另外由于凝血机制未受损害,这种患者如发生食管静脉曲张破裂出血,往往可以通过非手术治疗得到控制。

2.肝后型

肝后型是由于肝静脉和/或其开口及肝后段下腔静脉阻塞性病变引起的,其典型代表就是巴德-吉利亚综合征,这是由肝静脉、下腔静脉直至下腔静脉汇入右心房处任何水平的梗阻引起的一组症候群。其病因不明,但往往与肾上腺和肾肿瘤、创伤、妊娠、口服避孕药、肝细胞瘤、静脉阻塞性疾病、急性酒精性肝炎及肝静脉内膜网状组织形成有关。临床上首先表现为腹水,伴有轻度肝功能异常。由于肝尾叶静脉多独立于肝内其他静脉汇入下腔静脉,病变往往不累及此静脉,所以肝扫描仅见肝尾叶放射性密集。血管造影可以发现肝静脉或下腔静脉内血栓。肝活检表现为特征性的中央静脉扩张伴小叶中心性坏死。

3.肝内型

肝内型包括窦前、肝窦和窦后阻塞 3 种。

(1)肝内窦前型梗阻:①最主要的病因是血吸虫病(世界范围内门脉高压症最常见的病因)。血吸虫病患者血吸虫卵沉积在肝内门静脉,引起门静脉壁肉芽肿性炎症反应,进而发生纤维化及瘢痕化,最终导致终末门静脉梗阻。而患有骨髓增殖性疾病时,原始细胞物质在门静脉区的沉积也可以造成窦前型门脉高压症。也表现为直接门静脉压升高,肝静脉楔压正常,肝实质无损害。食管静脉曲张破裂出血,也往往可以通过非手术治疗得到控制。②造成窦前型门脉高压症的另一个常见原因是先天性肝纤维化,这是由于广泛浓密的纤维索条包绕、压迫门静脉,导致其梗阻造成的。③慢性的氯乙烯和砷化物中毒也可以引起肝内门静脉纤维化、肉芽肿形成,压迫门静脉,导致窦前型梗阻。④原发性胆汁性肝硬化在形成再生结节以前,也是由肝内门静脉纤维化造成的窦前型梗阻。

(2)肝内窦型梗阻:肝内窦型梗阻往往是由乙型、丙型病毒性肝炎和急性酒精中毒引起的肝硬化发展而来,一般不仅仅是窦型梗阻,多表现为窦前型、窦型、窦后型的复合型梗阻,只是为区别于单独的窦前型梗阻和窦后型梗阻而称之为窦型梗阻。主要病变是肝小叶内纤维组织增生和肝细胞再生。由于增生纤维索和再生肝细胞结节(假小叶)的挤压,使肝小叶内肝窦变或闭塞,以致门静脉血不易流入肝小叶的中央静脉或小叶下静脉,血流淤滞,门静脉压就增高。又由于很多肝小叶内的肝窦变窄或闭塞,导致部分压力高的肝动脉血流经肝小叶间汇管区的动静脉交通支而直接反注入压力低的门静脉小分支,使门静脉压增高。由于患者往往表现为不同程度的肝损害及凝血机制障碍,食管静脉曲张破裂出血,故一般较难通过非手术治疗控制。

(3)肝内窦后型梗阻:肝内窦后型梗阻往往不是一个独立的现象,其处理也往往很困难。其病因包括酒精性和坏死后性肝硬化及血红蛋白沉着症。病理表现主要是酒精性肝炎引起中心玻璃样硬化及再生结节压迫肝实质导致小叶内肝小静脉消失。

另外,肝内淋巴管网同样可被增生纤维索和再生肝细胞结节压迫而扭曲、狭窄,导致肝内淋巴回流受阻。肝内淋巴管网的压力显著增高,这对门静脉压的增高也有影响。

(二)病理

门静脉高压症形成后,可以发生下列病理变化。

1.脾大、脾功能亢进

门静脉系压力增高,加之其本身无静脉瓣,血流淤滞,可出现充血性脾大。长期的脾窦充血引起脾内纤维组织增生和脾组织再生继而发生不同程度的脾功能亢进。长期的充血还可引起脾周围炎,发生脾与膈肌间的广泛粘连和侧支血管形成。

2.交通支扩张

由于正常的肝内门静脉通路受阻,门静脉又无瓣膜,为了疏通淤滞的门静脉血到体循环去,门静脉系和腔静脉系间存在的上述 4 个交通支(胃底、食管下段交通支,直肠下端、肛管交通支,前腹壁交通支,腹膜后交通支)大量开放,并扩张、扭曲形成静脉曲张。临床上特别重要的是胃冠状静脉、胃短静脉与奇静脉分支间的交通支,也就是食管胃底静脉丛的曲张。它离门静脉和腔静脉主干最近,压力差最大,因而受门静脉高压的影响也最早、最显著。由于静脉曲张导致黏膜变薄所以易被粗糙食物所损伤;又由于胃液反流入食管,腐蚀已变薄的黏膜;特别在恶心、呕吐、咳嗽等使腹腔内压突然升高,门静脉压也随之突然升高时,就有可能引起曲张静脉的突然破裂,导致急性大出血。其他交通支也可以发生扩张,如直肠上、下静脉丛的扩张可以引起继发性痔;脐旁静脉与腹上、下深静脉交通支的扩张,可以引起腹壁脐周静脉曲张,所谓海蛇头症;腹膜后静脉丛也明显扩张、充血。

3.腹水

门静脉压力升高,使门静脉系统毛细血管床的滤过压增加,组织液吸收减少并漏入腹腔而形成腹水。特别在肝窦和窦后阻塞时，肝内淋巴液产生增多，而输出不畅，因而促使大量肝内淋巴自肝包膜表面漏入腹腔，是形成腹水的另一原因。但造成腹水的主要原因还是肝损害，血浆清蛋白的合成减少，引起血浆胶体渗透压降低，而促使血浆外渗。肝损害时，肾上腺皮质的醛固酮和垂体后叶的血管升压素(抗利尿激素)在肝内分解减少，血内水平升高，促进肾小管对钠和水的再吸收，因而引起水、钠潴留。以上多种因素的综合，就会形成腹水。

4.门静脉高压性胃病

约20%的门静脉高压症患者并发门静脉高压性胃病，并且占门静脉高压症上消化道出血的5%。在门静脉高压时，胃壁淤血、水肿，胃黏膜下层的动-静脉交通支广泛开放，胃黏膜微循环发生障碍，导致胃黏膜防御屏障的破坏，形成门静脉高压性胃病。

5.肝性脑病

门静脉高压症是由于自身门体血流短路或手术分流，造成大量门静脉血流绕过肝细胞或因肝实质细胞功能严重受损，导致有毒物质(如氨、硫醇和 γ-氨基丁酸)不能代谢与解毒而直接进入人体循环，从而对脑产生毒性作用并出现精神神经综合征，称为肝性脑病，或称门体性脑病。门静脉高压症患者自然发展成为肝性脑病的不到10%，常因胃肠道出血、感染、过量摄入蛋白质、镇静药、利尿药而诱发。

(三)临床表现

门静脉高压症多见于中年男子，病情发展缓慢。症状因病因不同而有所差异，但主要是脾大和脾功能亢进、呕血或黑便、腹水。

1.脾大和脾功能亢进

所有患者都有不同程度的脾大，大者脾可达盆腔。巨型脾大在血吸虫病性肝硬化中尤为多见。早期，脾质软、活动；晚期，由于纤维组织增生而脾的质地变硬，如脾周围发生粘连可使其活动度减少。脾大常伴有脾功能亢进，白细胞计数降至 $3\times10^9/L$ 以下，血小板计数减少至 $(70\sim80)\times10^9/L$，逐渐出现贫血。

2.食管静脉曲张、破裂出血

呕血和/或黑便，半数患者有呕血或黑便史，出血量大且急。由于肝损害使凝血酶原合成发生障碍，又由于脾功能亢进使血小板减少，以致出血不易自止。患者耐受出血能力远较正常人差，约25%患者在第1次大出血时可直接因失血引起严重休克或因肝组织严重缺氧引起肝急性衰竭而死亡。由于大出血引起肝组织严重缺氧，容易导致肝性脑病。部分患者出血虽然自止，但常又复发，约半数患者在第1次出血后1~2年可再次大出血。

3.腹水

约1/3患者有腹水，腹水是肝损害的表现。大出血后，往往因缺氧而加重肝组织损害，常引起或加剧腹水的形成。有些"顽固性腹水"很难消退。此外，部分患者还有黄疸、肝大等症状。

体检时如能触及脾，就可能提示有门静脉高压。如有黄疸、腹水和前腹壁静脉曲张等体征，表示门静脉高压严重。如果能触到质地较硬、边缘较钝而不规整的肝脏，肝硬化的诊断即能成立，但有时肝硬化缩小而难以触到。还可有慢性肝病的其他征象，如蜘蛛痣、肝掌、男性乳房发育、睾丸萎缩等。

(四)诊断及鉴别诊断

根据病史(肝炎或血吸虫)和3个主要临床表现：脾大和脾功能亢进，呕血或黑便及腹水，一般诊断并不困难。但由于个体反应的差异和病程的不同，实验室检查和其他辅助检查有助于确定诊断。下列辅助检查有助于诊断。

1.血液学检查

脾功能亢进时,血细胞计数减少,以白细胞和血小板计数减少最为明显。出血、营养不良、溶血或骨髓抑制都可以引起贫血。

2.肝功能检查

肝功能检查结果常为血浆清蛋白降低而球蛋白增高,清蛋白、球蛋白比例倒置。由于许多凝血因子在肝合成,加上慢性肝病患者有原发性纤维蛋白溶解,所以凝血酶原时间可以延长。谷草转氨酶和谷丙转氨酶超过正常值的 3 倍,表示有明显肝细胞坏死。碱性磷酸酶和 γ-谷氨酸转肽酶显著增高,表示有淤胆。在没有输血因素影响的情况下,血清总胆红素超过 51 $\mu mol/L$（3 mg/dL）,血浆清蛋白低于30 g/L,说明肝功能严重失代偿。

肝功能检查并进行分级,可评价肝硬化的程度和肝储备功能,还应做乙型肝炎病原免疫学和甲胎蛋白检查。肝炎后肝硬化患者,HBV 或 HCV 常为阳性。

3.B超检查

B超检查可以帮助了解肝硬化的程度、脾是否增大、有无腹水及门静脉内有无血栓等。门静脉高压时,门静脉内径通常不小于 1.3 cm,半数以上患者肠系膜上静脉和脾静脉内径不小于 1.0 cm。通过彩色多普勒超声测定门静脉血流量是向肝血流还是逆肝血流,对确定手术方案有重要参考价值。Child 肝功能分级 ABC;血清胆红素（$\mu mol/L$）低于 34.2、34.2～51.3、超过 51.3;血浆清蛋白（g/L）高于 35、30～35、低于 30;腹水无、易控制、难控制;肝性脑病无、轻昏迷、重昏迷;营养状态优、良、差。

4.食管钡剂 X 线造影检查

在食管为钡剂充盈时,曲张的静脉使食管的轮廓呈虫蚀状改变;排空时,曲张的静脉表现为蚯蚓样或串珠状负影,阳性发现率为 70％～80％。

5.腹腔动脉造影的静脉相或直接肝静脉造影

腹腔动脉造影的静脉相或直接肝静脉造影可以使门静脉系统和肝静脉显影,确定静脉受阻部位及侧支回流情况,对于预备和选择分流手术术式等有参考价值。

6.胃镜检查

胃镜检查能直接观察到曲张静脉情况及是否有胃黏膜病变或溃疡等,并可拍照或录影。

7.CT、MRI 扫描和门静脉造影

如病情需要,患者经济情况许可,可选择 CT、MRI 和门静脉造影检查。

（1）螺旋 CT 扫描:可用于测定肝的体积,肝硬化时肝体积明显缩小,如小于 750 cm³,分流术后肝性脑病发生率比肝体积大于 750 cm³ 者高 4.5 倍。

（2）MRI 扫描:不仅可以重建门静脉、准确测定门静脉血流方向及血流量,还可将门静脉高压患者的脑生化成分作出曲线并进行分析,为制订手术方案提供依据。

（3）门静脉造影及压力测定:经皮肝穿刺门静脉造影,可以确切地了解门静脉及其分支情况,特别是胃冠状静脉的形态学变化,并可直接测定门静脉压。经颈内静脉或股静脉穿刺,将导管置入肝静脉测定肝静脉楔入压（WHVP）,同时测定下腔静脉压（IVP）,计算肝静脉压力梯度（HVPG）。由于肝窦和门静脉均无瓣膜,因此肝静脉 WHVP 可以较准确地反映门静脉压,而HVPG 则反映门静脉灌注压。

当急性大出血时,应与胃十二指肠溃疡大出血等鉴别。

(五)治疗

治疗门静脉高压症,主要是针对门静脉高压症的并发症进行治疗。

1.非外科治疗

肝硬化患者中仅有 40% 出现食管胃底静脉曲张,而有食管胃底静脉曲张的患者中有 50% ~ 60% 并发大出血。这说明有食管胃底静脉曲张的患者不一定发生大出血。临床上还看到,本来不出血的患者,在经过预防性手术后反而引起大出血。尤其鉴于肝炎后肝硬化患者的肝损害多较严重,任何一种手术对患者来说都有伤害,甚至引起肝衰竭。因此,对有食管胃底静脉曲张但并没有出血的患者,不宜做预防性手术,重点是内科的护肝治疗。外科治疗的主要目的在于紧急制止食管胃底静脉曲张破裂所致的大出血,而决定食管胃底曲张静脉破裂出血的治疗方案,要依据门静脉高压症的病因、肝功能储备、门静脉系统主要血管的可利用情况和医师的操作技能及经验。评价肝功能储备,可预测手术的后果和非手术患者的长期预后。目前常用 Child 肝功能分级来评价肝功能储备。Child A 级、B 级和 C 级患者的手术病死率分别为 0~5%、10%~15% 和超过 25%。

(1)非手术治疗的禁忌证和适应证:①对于有黄疸、大量腹水、肝严重受损的患者发生大出血,如果进行外科手术,病死率可为 60%~70%。对这类患者应尽量采用非手术疗法。②上消化道大出血一时不能明确诊断者,要一边进行积极抢救,一边进行必要的检查,以明确诊断。③作为手术前的准备工作。食管胃底静脉曲张破裂出血,尤其是对肝功能储备 Child C 级的患者,尽可能采用非手术治疗。

(2)初步处理。

输血、输液、防止休克,严密观测血压、脉搏变化。如果收缩压低于 10.7 kPa(80 mmHg),估计失血量已达 800 mL 以上,应立即快速输血。适当地输血是必要的,但切忌过量输血,更不能出多少输多少,绝不能认为输血越多越好,因为过多过快地输血,使血压迅速恢复到出血前水平,常可使因低血压已暂时停止出血的曲张静脉再次出血。必要时可输入新鲜冷冻血浆、血小板,但应避免使用盐溶液,这是因为肝硬化患者多表现为高醛固酮血症,水盐代谢紊乱,盐溶液的输入可以促进腹水的产生。患者如在加强监护病房(ICU)监护及处理,必要时放置 Swan-Ganz 管,以监测患者的循环状态,指导输液。

血管升压素:可使内脏小动脉收缩,血流量减少,从而减少了门静脉血的回流量,短暂降低门静脉压,使曲张静脉破裂处形成血栓,达到止血作用。常用剂量,每分钟 0.2~0.4 U 持续静脉滴注,出血停止后减至每分钟 0.1 U,维持 24 小时。使门静脉压力下降约 35%,一半以上的患者可控制出血。对高血压和有冠状血管供血不足的患者不适用。如必要,可联合应用硝酸甘油以减轻血管升压素的不良反应。特利加压素的不良反应较轻,近年来较多采用。生长抑素能选择性地减少内脏血流量,尤其是门静脉系的血流量,从而降低门静脉压力,有效地控制食管胃底曲张静脉破裂大出血,而对心排血量及血压则无明显影响。首次剂量为 250 μg 静脉冲击注射,以后每小时 250 μg 持续滴注,可连续用药 3~5 天。生长抑素的止血率(80%~90%)远高于血管升压素(40%~50%),不良反应较少,是目前治疗食管胃底静脉破裂出血的首选药物。

三腔管压迫止血:①原理是利用充气的气囊分别压迫胃底和食管下段的曲张静脉,以达止血目的。通常用于对血管升压素或内镜治疗食管胃底曲张静脉出血无效的患者。该管有三腔,一通圆形气囊,充气 150~200 mL 后压迫胃底;一通椭圆形气囊,充气 100~150 mL 后压迫食管下段;一通胃腔,经此腔可行吸引、冲洗和注入止血药。Minnesota 管还有第 4 个腔,用以吸引充气气囊以上口咽部的分泌物。②三腔管压迫止血法:先将 2 个气囊各充气约 150 mL,气囊充盈后,应是膨胀均匀,弹性良好。将气囊置于水下,证实无漏气后,即抽空气囊,涂上液状石蜡,从患者鼻孔缓慢地把管送入胃内;边插边让患者做吞咽动作,直至管已插入 50～60 cm,抽到胃内容物为止。先向胃气囊充气 150～200 mL 后,将管向外提拉,感到管子不能再被拉出并有轻度弹力时予以固定,或利用滑车装置,在管端悬以重量约 0.5 kg 的物品,做牵引压迫。接着观察止血效果,如仍有出血,再向食管气囊注气 100～150 mL[压力 1.3～5.3 kPa(10～40 mmHg)]。放置三腔管后,应抽除胃内容物,并用生理盐水反复灌洗,观察胃内有无鲜血吸出。如能清除胃内积血及血凝块,则可利于早期的内镜检查和采取进一步的止血治疗。如无鲜血,同时脉搏、血压渐趋稳定,说明出血已基本控制。有人认为洗胃时加用冰水或血管收缩药有利于止血,但近来普遍认为这并不能起到止血作用。

三腔管压迫可使 80% 的食管胃底曲张静脉出血得到控制,但约一半的患者排空气囊后又立即再次出血。再者,即使技术熟练的医师使用气囊压迫装置,其并发症的发生率也有 10%～20%,并发症包括吸入性肺炎、食管破裂及窒息。故应用三腔管压迫止血的患者,应放在监护室里监护,要注意下列事项:患者应侧卧或头部侧转,便于吐出唾液,吸尽患者咽喉部分泌物,以防发生吸入性肺炎;要严密观察,谨防气囊上滑堵塞咽喉引起窒息;三腔管一般放置 24 小时,如出血停止,可先排空食管气囊,后排空胃气囊,再观察12～24 小时,如确已止血,才将管慢慢拉出。放置三腔管的时间不宜持续超过 5 天,否则,可使食管或胃底黏膜因受压迫太久而发生溃烂、坏死、食管破裂。因此,每隔 12 小时应将气囊放空 10～20 分钟;如有出血即再充气压迫。

(3)内镜治疗:经纤维内镜将硬化剂(国内多选用鱼肝油酸钠)直接注射到曲张静脉腔内,使曲张静脉闭塞,其黏膜下组织硬化,以治疗食管静脉曲张出血和预防再出血。纤维内镜检查时可以见到不同程度的食管静脉曲张。曲张静脉表面黏膜极薄,有多个糜烂点处极易发生破裂大出血。硬化剂的注射可在急性出血期或在出血停止后 2～3 天内进行。注射后如出血未止,24 小时内可再次注射。注射疗法只有短暂的止血效果,近期效果虽较满意,但再出血率较高,可高达45%,且多发生在治疗后 2 个月内。对于急性出血的疗效与药物治疗相似,长期疗效优于血管升压素和生长抑素。主要并发症是食管溃疡、狭窄或穿孔。食管穿孔是最严重的并发症,虽然发生率仅 1%,但病死率却高达 50%。比硬化剂注射疗法操作相对简单和安全的是经内镜食管曲张静脉套扎术。方法是经内镜将要结扎的曲张静脉吸入到结扎器中,用橡皮圈套扎在曲张静脉基底部。最近发现,此法治疗后近期再出血率也较高。硬化剂注射疗法和套扎术对胃底曲张静脉破裂出血无效。

(4)经颈静脉肝内门体分流术:经颈静脉肝内门体分流术(TIPS)是采用介入放射方法,经颈静脉途径在肝内肝静脉与门静脉主要分支间建立通道,置入支架以实现门体分流,展开后的支架口径通常为7～10 mm。TIPS 实际上与门静脉-下腔静脉侧侧吻合术相似,只是操作较后者更容易、更安全,能显著地降低门静脉压,控制出血,特别对顽固性腹水的消失有较好的效果。TIPS适用于食管胃底曲张静脉破裂出血经药物和内镜治疗无效,肝功能失代偿(Child C 级)不宜行急诊门体分流手术的患者。TIPS 最早用于控制食管胃底曲张静脉破裂出血和防止复发出血。特别适用于出血等待肝移植的患者。

TIPS 的绝对禁忌证包括右心衰竭中心静脉压升高、严重的肝衰竭、没有控制的肝性脑病、全身细菌或真菌感染及多囊肝。TIPS 的相对禁忌证包括肝肿瘤和门静脉血栓。

对于经内镜硬化或结扎治疗效果不满意,肝功能储备较差(Child B 或 C 患者)或不能耐受手术治疗的患者,可采用 TIPS 治疗。TIPS 治疗的目的是:控制出血和作为将来肝移植的过渡治疗。

TIPS 用于控制出血的目的主要是改善患者的生存质量,对于延长生存期并没有帮助。其存在的问题主要是再出血率较高,原因主要是支架管堵塞或严重的狭窄。TIPS 1 年内支架狭窄和闭塞发生率高达 50%。为什么在有些患者支架管可长期保持通畅,而在有些患者很快堵塞?因此,研究方向主要是如何改进支架管及放置技术,保证其长期通畅。

对于适合进行肝移植的患者,作为过渡性治疗方法,TIPS 可以使患者有机会等待供体,同时由于降低了门脉压力可减少肝移植术中出血。但为这部分患者进行 TIPS,技术要求更高,应当保证支架管位于肝实质内,避免其迷走进入肝上下腔静脉、门静脉甚至肠系膜上静脉内,否则将对日后的肝移植带来很大的困难。

2.手术疗法

对于没有黄疸和明显腹水的患者(Child A、B 级)发生大出血,应争取及时手术;或经非手术治疗 24～48 小时无效者即行手术。因为,食管胃底曲张静脉一旦破裂引起出血,就会反复出血,而每次出血必将给肝带来损害。积极采取手术止血,不但可以防止再出血,而且是预防肝性脑病的有效措施。可在食管胃底曲张静脉破裂出血时急诊施行,也可为预防再出血择期手术。手术治疗可分为分流术和断流术,目前仍是国内治疗门静脉高压症最为常用和经典的 2 种手术方法。通过各种不同的分流手术,以降低门静脉压力;通过阻断门奇静脉间的反常血流,从而达到止血目的。

(1)门体分流术:门体分流术可分为非选择性分流、选择性分流和限制性分流 3 类。

非选择性门体分流术:是将入肝的门静脉血完全转流入体循环,代表术式是门静脉与下腔静脉端侧分流术,将门静脉肝端结扎,防止发生离肝门静脉血流;门静脉与下腔静脉侧侧分流术是离肝门静脉血流一并转流入下腔静脉,减低肝窦压力,有利于控制腹水形成。

采用非选择性门体分流术治疗食管胃底曲张静脉破裂出血效果好,但肝性脑病发生率为30%～50%,易形成肝衰竭。由于破坏了第一肝门的结构,为日后肝移植造成了困难。

非选择性门体分流术还包括肠系膜上静脉与下腔静脉"桥式"(H 形)分流术和中心性脾-肾静脉分流术(切除脾,将脾静脉近端与左肾静脉端侧吻合)等,但术后血栓形成发生率高。上述任何一种分流术,虽然一方面降低了门静脉的压力,但另一方面也会影响门静脉血向肝的灌注,术后肝性脑病的发生率仍达 10%左右。现已明确,肝性脑病与血液中氨、硫醇和 γ-氨基丁酸等毒性物质升高有关。例如,分流术后由于肠道内的氨(蛋白质的代谢产物)被吸收后部分或全部不再通过肝进行解毒、转化为尿素,而直接进入血液循环,影响大脑的能量代谢,从而引起肝性脑病,且病死率高。

选择性分流术:选择性门体分流术旨在保存门静脉的入肝血流,同时降低食管胃底曲张静脉的压力,以预防或治疗出血。

以远端脾-肾静脉分流术为代表,即将脾静脉远端与左肾静脉进行端侧吻合,同时离断门-奇静脉侧支,包括胃冠状静脉和胃网膜静脉。但国内外大量临床应用结果表明这种术式的治疗之良好效果难以被重复,故已极少应用。并且有大量腹水及脾静脉口径较小的患者,一般不选择这一术式。

限制性门体分流术:目的是充分降低门静脉压力,制止食管胃底曲张静脉出血,同时保证部分入肝血流。代表术式是限制性门-腔静脉分流(侧侧吻合口控制在 10 mm)和门-腔静脉"桥式"

（H 形）分流（桥式人造血管口径为 8～10 mm）。前者随着时间的延长,吻合口径可扩大,如同非选择性门体分流术;后者,近期可能形成血栓,需要取出血栓或溶栓治疗。

附加限制环、肝动脉强化灌注的限制性门腔静脉侧侧分流术是限制性门体分流术的改进与发展,有保持向肝血流、防止吻合口扩大、降低门静脉压、保肝作用和肝性脑病发生率均较低等多种效果。

（2）断流术:手术阻断门奇静脉间的反常血流,同时切除脾,以达到止血的目的。手术的方式也很多,阻断部位和范围也各不相同,如食管下端横断术、胃底横断术、食管下端胃底切除术及贲门周围血管离断术等。在这些断流术中,食管下端横断术、胃底横断术,阻断门奇静脉间的反常血流不够完全,也不够确切;而食管下端胃底切除术的手术范围大,并发症多,病死率较高。其中以贲门周围血管离断术开展的较为普遍,近期效果不错。这一式式还适合于门静脉循环中没有可供与体静脉吻合的通畅静脉,肝功能差（Child C 级）,既往分流手术和其他非手术疗法失败而又不适合分流手术的患者。在施行此手术时,了解贲门周围血管的局部解剖十分重要。贲门周围血管可分为 4 组。

冠状静脉:包括胃支、食管支及高位食管支。胃支较细,沿着胃小弯行走,伴行着胃右动脉。食管支较粗,伴行着胃左动脉,在腹膜后注入脾静脉;其另一端在贲门下方和胃支汇合而进入胃底和食管下段。高位食管支源自冠状静脉食管支的凸起部,距贲门右侧 3～4 cm 处,沿食管下段右后侧行走,于贲门上方 3～4 cm 或更高处进入食管肌层。特别需要提出的,有时还出现"异位高位食管支",它与高位食管支同时存在,起源于冠状静脉主干,也可直接起源于门静脉左干,距贲门右侧更远,在贲门以上 5 cm 或更高处才进入食管肌层。

胃短静脉:一般胃 3 或 4 支,伴行着胃短动脉,分布于胃底的前后壁,注入脾静脉。

胃后静脉:起始于胃底后壁,伴着同名动脉下行,注入脾静脉。

左膈下静脉:可单支或分支进入胃底或食管下段左侧肌层。

门静脉高压症时,上述静脉都显著扩张,高位食管支的直径常为 0.6～1.0 cm,彻底切断上述静脉,包括高位食管支或同时存在的异位高位食管支,同时结扎、切断与静脉伴行的同名动脉,才能彻底阻断门奇静脉间的反常血流,达到即刻而确切的止血,这种断流术称为"贲门周围血管离断术"。

贲门周围血管离断术后再出血发生率较高,主要原因有二。首先是由于出血性胃黏膜糜烂引起。这种患者,大多有门静脉高压性胃病。手术后患者处于应激状态,导致胃黏膜的缺血、缺氧、胃黏膜屏障破坏,门静脉高压性胃病加重,发生大出血。对于这一类的出血,原则上采用非手术疗法止血。其次是第 1 次手术不彻底,遗漏了高位食管支或异位高位食管支,又引起了食管胃底静脉的曲张破裂。对于这种情况要争取早期手术,重新离断遗漏了的高位食管支或异位高位食管支。最重要的是断流后门静脉高压仍存,但交通支出路已断,没有出路,这就必然发生离断后的再粘连、交通血管再生。另外需要指出的是,在选择手术方式时还要考虑到每个患者的具体情况及手术医师的经验和习惯。

（3）分流加断流的联合术:由于分流术和断流术各有特点,治疗效果因人而异,难以判断孰优孰劣。不同学者各有偏好,也存在着争议。近年来,分流加断流的联合术式,如贲门周围血管离断加肠腔静脉侧侧分流术,脾次全切除腹膜后移位加断流术等,正引起人们的浓厚兴趣。初步的实验研究和临床观察显示,联合术式既能保持一定的门静脉压力及门静脉向肝的血供,又能疏通门静脉系统的高血流状态,是一种较理想的治疗门静脉高压症的手术方法。

既往对于术式的改进一直囿于在确切止血的基础上尽可能地保留门静脉的向肝血流方面，未能取得突破性的进展。近年来，有学者基于"门脉高压症的本在于肝硬化"的认识，并提出应注意增加肝动脉血流，提高肝供氧量以达到保护肝的目的，为门脉高压症术后肝功能保护提供了一种新的思路。而单纯的分流术或断流术很难满足上述要求，故有关单一术式的研究报道已相对减少，而分流加断流的联合术式正引起人们的浓厚兴趣。常见的术式有贲门周围血管离断加肠腔静脉侧侧分流术、脾次全切除腹膜后移位加断流术、门腔静脉侧侧分流加肝动脉强化灌注术等。

附加限制环、肝动脉强化灌注的门腔静脉侧侧分流术就是一个很好的开端。通过附加限制环的门腔静脉侧侧分流，取得理想的门脉减压效果并可防止吻合口扩大；而通过结扎胃左、右动静脉、胃十二指肠动脉和脾动脉（脾切除），使腹腔动脉的全部血流都集中供给肝动脉。这就增加了肝血、氧供给而起到了保肝作用。因此，它在一定程度上克服了传统门腔分流术的不足。它在集分流术和断流术优点的同时，使其对于肝血流动力学的改变趋于合理。通过强化肝动脉血流灌注改善肝血供，益于术后恢复，又不影响肠系膜静脉区向肝血流，相对增加了来自胰腺和胃肠道的营养物质对肝的供给；对肝功能起到一定的维护作用，能明显改善术后肝纤维化的程度。另外，本术式在分流术基础上，结扎胃左、右动静脉、胃十二指肠动脉，没有增加手术难度。

（4）肝移植：上述的各种治疗方法均是针对门静脉高压症食管胃底曲张静脉破裂出血的措施，对导致门静脉高压症的根本原因肝硬化则无能为力，甚至可能导致进一步的肝损害。肝移植手术无疑是治疗门静脉高压症最为彻底的治疗方法，既替换了病肝，又使门静脉系统血流动力学恢复到正常。在过去的20年，肝移植已经极大地改变了门静脉高压症患者的治疗选择。同其他器官移植所面临问题一样，目前影响肝移植发展的主要障碍是供肝严重不足，尽管劈离式肝移植技术可以部分缓解肝供需间的矛盾，但仍难以彻底解决供肝紧张的局面。目前，全球等待肝移植的患者每年增加达15倍之多，而实施肝移植者只增加3倍，供肝严重缺乏。活体肝移植虽然也有较大发展，仅我国自1995年1月至2008年8月，活体肝移植已达925例，但也只是杯水车薪。亲属部分肝移植由于存在危及供者健康和生命的危险，病例选择不得不慎之又慎。利用转基因动物进行异种肝移植的研究虽有希望彻底解决供肝来源的问题，但由于涉及技术和伦理学方面的问题，短时间内难以应用于临床。

影响肝移植术对肝硬化门静脉高压症治疗效果的另一因素是移植肝病毒性肝炎复发。尽管近年来抗病毒药物研究的进展已使病毒性肝炎的复发率明显降低，但其仍是每一个从事肝移植工作的外科医师必须认真对待的问题。

肝移植手术高昂的治疗费用也是影响其广泛应用的因素之一。即使在一些发达国家，肝移植手术的费用亦非普通患者个人所能轻易负担。在我国目前的经济发展水平下，这一因素甚至已成为影响肝移植手术临床应用的首要因素。肝移植手术无疑是治疗门脉高压症最为彻底的治疗方法，是今后发展的方向。但在目前情况下，是否将我们有限的医疗卫生资源用于肝硬化的预防上，值得认真思考。

综上所述，我们不难发现，门静脉高压症的外科治疗取得了很大进展，但仍存在诸多不足之处。保护肝功能、微创外科的应用及肝移植的研究将是门静脉高压症外科在今后相当长的一个时期内研究的难点和重点。必须指出的是，事实上我国人口众多，肝炎患者多乃至肝硬化、门静脉高压症、食管静脉曲张破裂出血的患者也相应的多。相比之下肝源极少，因此今后在相当长的时期内，非肝移植的上述治疗诸法仍然是主要治疗的手段。

（5）严重脾增大，合并明显的脾功能亢进的外科治疗：最多见于晚期血吸虫病，也见于脾静脉栓塞引起的左侧门静脉高压症。对于这类患者单纯行脾切除术效果良好。

（6）肝硬化引起的顽固性腹水的外科治疗：有效的治疗方法是肝移植。其他疗法包括 TIPS 和腹腔-静脉转流术。放置腹腔-静脉转流管，有窗孔的一端插入腹腔，通过一个单向瓣膜，使腹腔内的液体向静脉循环单一方向流动，管的另一端插入上腔静脉。尽管放置腹腔静脉转流管并不复杂，然而有报道手术后的病死率高达 20%。放置腹腔-静脉转流管后腹水再度出现说明分流闭塞。如果出现弥散性血管内凝血、曲张静脉破裂出血或肝衰竭，就应停止转流。

3.食管胃底静脉曲张破裂大出血非手术治疗失败的治疗原则

食管胃底静脉曲张破裂大出血非手术治疗包括狭义的内科药物、物理等方法治疗；广义还包括了内镜下套扎、注射，经股动脉、颈静脉置管介入等治疗。

食管胃底静脉曲张破裂大出血非手术治疗失败，能否手术？手术条件、手术时期和手术方式如何掌握和选择？

食管胃底静脉曲张破裂大出血非手术治疗失败，也就是又发生了无法控制的大出血时就必须实施紧急止血手术或于静止期择期手术。

急诊手术的病死率要高出择期手术数倍，我们在 20 世纪 80 年代经统计发现急诊手术病死率是择期手术的 10 倍。因此，还是尽可能地选择择期手术治疗。

主要手术方式有分流手术、断流术和肝移植。

（1）分流手术：分流手术是采用门静脉系统主干及其主要分支与下腔静脉及其主要分支血管吻合，使较高压力的门静脉血液分流入下腔静脉中去，由于能有效的降低门静脉压力，是防治大出血的较为理想的方法。

分流的方式很多，如较为经典的门腔静脉吻合术、脾肾静脉吻合术、肠系膜上静脉下腔静脉吻合术。目前应该说既有止血效果又有一定保肝作用的"附加限制环及肝动脉强化灌注的门腔静脉侧侧吻合术"的效果最为满意。

（2）断流术：一般包括腔内食管胃底静脉结扎术、贲门周围血管离断术、冠状静脉结扎术。因一般只要能够掌握胃大部切除术的外科医师即使能实施贲门周围血管离断术，故此，目前此种手术的开展最为普及。

（3）肝移植：这是治疗终末期肝病的（不包括晚期肿瘤）好办法，在西方已被普遍采用。但在我国，因乙丙型肝炎后肝硬化、门静脉高压症、食管胃底静脉曲张破裂出血的患者较多，而供肝者少，故不能广泛开展，仍以分流术及断流术为主。

内镜下套扎、注射，经股动脉、颈静脉置管介入等治疗属非手术治疗范畴，这里不予赘述。

二、肝后型门静脉高压症

肝后型门静脉高压症，又称巴德-吉利亚综合征，由先天或后天性原因引起肝静脉和/或其开口以上的下腔静脉段狭窄或阻塞所致。1845 年和 1899 年 Budd 和 Chiari 分别描述了本病，故称 Budd-Chiari 综合征。在欧美国家，多因血液高凝状态导致肝静脉血栓形成所致，常不涉及下腔静脉。在亚洲国家，则以下腔静脉发育异常为多见。其他原因尚有真性红细胞增多症、非特异性血管炎、腔外肿瘤、肥大的肝尾叶压迫等。我国河南、山东两省发病率较高，个别地区高达 6.4/10 万人口。

本病分为 3 种类型：Ⅰ型约占 57%，以下腔静脉隔膜为主的局限性狭窄或阻塞；Ⅱ型约38%，下腔静脉弥漫性狭窄或阻塞；Ⅲ型仅占 5%，主要为肝静脉阻塞。以男性患者多见，男女比例约为 2 ∶ 1。单纯的肝静脉阻塞者,以门静脉高压的症状为主;合并下腔静脉阻塞者,同时可有门静脉高压症和下腔静脉阻塞综合征的临床表现。下腔静脉回流受阻可引起双侧下腔静脉曲张、色素沉着,甚至经久不愈的溃疡;严重者双侧小腿皮肤成树皮样改变。下腔静脉阻塞后,胸、腹壁及腰部静脉扩张扭曲,以部分代偿下腔静脉的回流。晚期患者出现顽固性腹水、食管胃底曲张静脉破裂出血或肝、肾衰竭。

有上述临床表现者,应高度怀疑为布加综合征,并做进一步检查。B 型超声或彩色多普勒检查诊断准确率达 90% 以上。诊断本病的最好方法为下腔静脉造影,可清楚的显示病变部位、梗阻的程度、类型及范围,对治疗具有指导意义。经皮肝穿刺肝静脉造影可显示肝静脉有无梗阻。CT 及 MRI 扫描也可采用,但不如上述方法准确。

关于治疗,如果同时有下腔静脉阻塞的临床表现,原则上应采用同时缓解门静脉和下腔静脉高压的方案。当两者不能兼顾时,则首先治疗门静脉高压症,然后再解决下腔静脉阻塞问题。治疗方法选择上,现在主张首选介入法,或介入与手术联合治疗。例如,对于下腔静脉局限性阻塞或狭窄者,可做经皮球囊导管扩张,如有必要,可同时安装内支撑架。当阻塞不能通过介入法穿破时,不要强行穿破,应联合采用手术方式经右心房破膜。治疗本病常用的手术有贲门周围血管离断术、脾肺固定术、肠系膜上静脉和/或下腔静脉与右心房之间的转流术、局部病变根治性切除术等。

(徐永红)

第二十三节　原发性肝癌

一、流行病学

原发性肝癌是世界上流行率最高的 10 种恶性肿瘤之一。主要发生于温暖、潮湿、居民饮用闭锁水系的地区。其病程短,病死率高。在我国广泛流行,占恶性肿瘤的第 1 位,其发病率为欧美的 5~10 倍,约占全世界肝癌病例的 42.5%。发病年龄可由 2 月婴儿至 80 岁以上老人,而 40~49 岁为发病年龄高峰。男性较女性的发病率显著高,高发地区男女之比为 3.4∶1。1966 年 Doll 收集各地资料亦证实这点;美国为 2.4∶1,英国为 3.1∶1,加拿大为 2∶1,南非为 1.9∶1,新加坡为 3.1∶1,我国为 7.7∶1。女性肝癌发病较少,是否与内分泌系统有关,有待研究。70 年代我国肝癌标化病死率为 10.09/10 万人,每年 9~11 万人死于肝癌,其中男性病死率 14.52/10 万人,为第 3 位恶性肿瘤;女性为 5.61/10 万人,为第 4 位恶性肿瘤,上海地区最高 17.68/10 万人,云南最低 4.41/10 万。据 1987—1990 年部分城市和农村统计肝癌病死率在部分城市中为第 3 位恶性肿瘤,仅次于肺癌(32.89/10 万)和胃癌(21.51/10 万),部分农村中为第 2 位恶性肿瘤,仅次于胃癌(25.94/10 万)。死亡年龄从 20 岁组突然上升,40 岁组达最高峰,70 岁以后有所下降。

我国原发性肝癌的地理分布显示:沿海高于内地;东南和东北高于西北、华北和西南;沿海江河口或岛屿高于沿海其他地区。而且即使在同一高发区,肝癌的分布亦不均匀。启东市是肝癌高发区,近十几年以来肝癌发病率一直在 50/10 万左右,而通兴乡肝癌发病率(47.44/10 万)则比相隔一条马路的西宁乡(15.44/10万)和天汾乡(17.81/10万)为高,这种发病率的显著差异,为肝癌病因的研究提供了线索。

东西沿海地区肝癌病死率大于30/10万的县有4处:广西扶缓、江苏启东,浙江嵊泗、岱山、福建同安。广西扶缓统计年病死率基本稳定在40/10万左右,江苏启东肝癌在恶性肿瘤发病及死亡病例中一直居首位,年平均发病率为55.63/10万,病死率为47.93/10万。在该县周围有一些相对高发县市,如广西隆安、江苏海门、上海崇明、福建东山等。

在江河海口地区肝癌标化病死率亦高:1973—1975年福建九龙江口的同安为42.19/10万,晋江的泉州市28.08/10万,闽江的福州市21.42/40万,木兰缓的莆田28.95/10万。又如长江口上海宝山地区21.35/10万,南汇县22.33/10万,沿海一些岛屿如广东南澳岛27.08/10万,福建东山县38.57/10万,平潭岛29,29/10万,浙江洞头25.1/10万,普陀28.08/10万,上海崇明1974—1985年男性54.85/10万,女性18.03/10万,辽宁长海17.15/10万,我国台湾55.0/10万。

此外,据调查湖南、四川的肝癌病死率亦居当地恶性肿瘤死因的首位。山东、湖北、辽宁、新疆(新源县)、甘肃、内蒙等地的肝癌病死率则占恶性肿瘤死亡的第3位。

世界上肝癌以非洲撒哈拉大沙膜以南和东南亚为高。全世界每年发生约26万肝癌病例,大部分发生在上述二地区。而欧美、前苏联、大洋洲的发病率则较低,非洲莫桑比克的发病率较北欧高达100倍。有人按男性肝癌患者的发病率分为3组;大于5.10/10万者包括莫桑比克、南非、尼日利亚、新加坡、乌干达,(3.1~5.0)/10万者如日本、丹麦。小于3.0/10万者,欧、美、澳、印度北部等很多地区。以此作参考,我国的一些地区属高发范围。

二、病因学

和其他恶性肿瘤一样,原发性肝癌的病因仍不十分清楚。实验证明,很多致癌物质均可诱发动物肝癌,但人类肝癌的病因尚未完全得到证实。根据临床观察,流行病资料和一些实验研究结果表明,肝癌可能主要与肝炎病毒、黄曲霉素、饮水污染有关。

(一)病毒性肝炎

1.乙型肝类病毒(HBV)

HBV与肝细胞癌(HCC)的关系已研究多年,发现乙肝病毒与原发性肝癌有一致的特异性的因果关系,归纳为:①两者全球地理分布接近,乙型肝炎高发区,其肝癌的发病率也高,我国肝癌3个高发区(启东、海门、扶缓)研究结果表明HBsAg阳性者发生肝癌的机会较HBsAg阴性者高6~50倍。②原发性肝癌患者的血清学与病理证实其HBsAg阳性高达89.5%,抗-HBc达96.5%,明显高于对照人群(5%以下);免疫组化亦提示HCC者有明显HBV感染背景;在肝癌流行区及非流行区,男性HBsAg慢性携带者发生原发性肝癌的危险性相对恒定,且前瞻性研究表明,HBsAg阳性肝硬化者发生原发性肝癌的概率比HBsAg阴性肝硬化者高,且标志物项越多(除抗-HBs)患肝癌危险性越高,流行病学调查证明病毒感染发生在肝癌之前。③证实HCC患者中有HBV-DNA整合,我国HCC患者中有HBV-DNA整合者占68.2%。分子生物学研究提示HBV-DNA整合可激活一些癌基因(如N-ras、K-ras等),并使一些抑癌基因突变,已发现HBsAg的表达与P53突变有关。④动物模型(如土拨鼠、地松鼠、鸭等)提示动物肝炎与肝癌有关。

我国约10%人口为HBsAg携带者,每年约有300万人可能从急性肝炎转为慢性肝炎,每年约30万人死于肝病,其中11万死于肝癌。肝炎的垂直传播是肝癌高发的重要因素,表面抗原阳性的孕妇可使 40%～60%婴儿感染乙肝型炎,这些婴儿一旦感染乙型肝炎,约有 1/4 可能发展到慢性肝炎,还有一部分发展到肝硬化和肝癌。国外有学者认为,高发区婴儿接种乙型肝炎疫苗,可减少 80%的肝癌患者。世界各地 HBsAg 与 HCC 关系几乎完全一致,肝癌危险度(RR):启东为 8.8～12.5;日本为 10.4,英国为 12.0,纽约为 9.7。因此,乙型肝炎病毒可能是人类肝细胞癌发病因素中的主要启动因素。

2.丙型肝炎病毒(HCV)

HCV 主要经血传播,亦可由性接触传播,HCV 与 HCC 关系的研究近年受到重视。日本报告提示 HCC 患者中合并 HCV 感染者远高于 HBV 感染者,1990 年鹈浦雅志等报道肝细胞癌 113 例中 HBsAg 阳性 30 例(27%),抗-HCV 阳性 65 例(58%),有输血史 32 例(28%),有饮酒史者 46 例(41%),在与 HCV 有关的肝硬化病例中 30%可检出抗 HCV。在西班牙、希腊 HCC 的抗-HCV 阳性率分别达到 63%和 55%,HBsAg 阳性率为 39%左右,而印度抗-HCV 阳性率为 15.1%,香港地区 7.3%,上海市为 5%～8%,表明该型肝炎病毒与肝癌的关系有地理分布关系。

流行病学的证据说明 HBV 是肝癌发生的重要危险因素,但不是唯一的因素。HCV 与肝癌的关系在部分地区如日本、西班牙、希腊可能是重要的,在中国的作用有待进一步研究。流行病学研究提示了病毒病因参与了肝癌的发病过程,随着分子生物学的发展,进一步从分子水平提示了病毒病因的作用机制。乙肝肝炎病毒(HBV)在人肝癌中以整合型 HBV DNA 和游离型 HBV DNA 两种形式存在。病毒在整合前,首先要通过游离病毒的复制,因此在早期以游离型 HBV DNA 存在于肝癌中,由于整合型 HBV DNA 中,相当部分 X 基因存在断裂,部分或全部缺少,游离型 HBV DNA 可能是 X 基因表达的反式激活因子。不少作者观察到肝癌中存在 HBV X 基因表达,但 X 基因的生物学功能,是否存在有促进原癌基因 c-myc 的表达以及与 ras 基因的协同促肝癌作用,有待进一步研究。目前发现的癌基因 N-ras,C-myc,C-ets-2,胰岛素样生长因子Ⅱ号(IGF-Ⅱ)、IGF-Ⅱ受体,集落刺激因子Ⅰ号受体(CSF$_1$ 即 c-fms)及相关基因有激活及抗癌基因、P53、TTR 失活与肝癌的发生发展有关。

3.黄曲霉素(AF)

黄曲霉素和产生曲霉的产毒菌的代谢产物,动物实验证明有肯定的致癌作用。黄曲霉毒素 B$_1$(AFB$_1$)是肝癌的强烈化学致癌物,能诱发所有实验动物发生肝癌;在人体肝脏中发现有纯代谢黄曲霉素及黄曲霉毒素 B1 的酶。霉变食物是肝癌高发区的主要流行因素之一,肝癌高发区粮食的黄曲霉素及黄曲霉素污染程度高于其他地区。这可能与肝癌高发区多处于温潮湿地带霉菌易于生长有关,非洲和东南亚曾进行过黄曲霉素与肝癌生态学研究,发现男性摄入的黄曲霉毒素高的地方,肝癌发病率亦高;摄入黄曲霉素的剂量与肝癌发病率经呈线性函数关系 Y(肝病发病率)$=0.42\times$AFB1ng/kg$+6.06$(P$<$0.01 d.f$=$5)。分子流行病学的研究,也进一步证实黄曲霉素曲霉毒素 B1(AFB1)与肝癌发生密切相关,近年来上海肿瘤研究所和 AFB1 加成物(AFB1-N7-Gua)及 AFB1 清蛋白加成物的检测方法,从肝癌高危人群或肝癌患者血,尿中检测 AFB1 加成物证明了崇明肝癌高发区人群中 AFB1-清蛋白加成物阳性高达 68.3%,启东地区阳性率为 65%,进一步研究提示过氧化物酶(EPHX)基因 113 位的突变很有可能和 AFB1 暴露引起 AFB1 清蛋白生成物的量有关,提示了 AFB1 与肝癌发生具有密切相关性。

(二)饮水污染

饮水与肝癌的关系已有不少流行病学与实验室证据。早在 70 年代苏德隆教授就提出饮水与肝癌有关,即"饮用沟塘水居民肝癌发病率比一般居民高 2.6 倍;而饮用井水居民比一般居民低 1/3;改饮深水后居民肝癌发病率有下降趋势"。1991 年发现我国沟溏水中有一种兰绿藻产生兰绿藻毒素(mycosistin,MCYST)。通过动物实验发现它是一种强促癌剂,能强烈抑制蛋白磷酸酯酶Ⅰ和 2A 型;它能使肝细胞中毒,坏死。我国武汉东湖、安徽巢湖、上海淀山湖、海门沟塘水中均已找到此类毒素。

(三)其他

微量元素、遗传因素等在原发性肝癌发病中有一定作用。有人认为硒是原发性肝癌发生发展过程中的条件因子,有资料表明血硒水平与原发性癌发病率呈负相关。硒的适量补充可降低原发性肝癌发病率的 1/3～2/3。国内外均有原发性肝癌高发家系的报道,我国启东对原发性肝癌和健康对照组家庭中肝癌的发生情况进行调查,结果表明原发性肝癌高于对照组,统计学检验有显著差异。另外发现肝细胞癌与血色素沉着症(一种罕见的遗传代谢异常)的联系仅仅存在于那些患此病而长期生存以致产生肝硬化的患者。通常情况下遗传的是易患肿瘤的体质而非肿瘤本身。此外,饮酒、吸烟、寄生虫,某些化学致癌物、激素、营养等与人类肝癌的关系尚有不同的看法。迄今认为,原发性肝癌是多因素协同作用的结果,在不同的阶段,不同的地区,其主要因素可能会有所不同。肝炎病毒 HBV、HCV、黄曲霉素、亚硝胺、饮水污染是原发性肝癌的主要病因。因此管水、管粮、防治肝炎是预防肝癌的主要措施。

三、病理

(一)大体分型

肝癌大体分型可分为以下 4 型。

1.巨块型

除单个巨大块型肝癌外,可由多个癌结节密集融合而成的巨大结节。其直径多在 10 cm以上。

2.结节型

肝内发生多个癌结节,散布在肝右叶或左叶,结节与四周分界不甚明确。

3.弥漫型

少见,癌结节一般甚小,弥漫分布于全肝,与增生的肝假小叶有时难以鉴别,但癌结节一般质地较硬,色灰白。

4.小肝癌

单个癌结节直径小于 3 cm,癌结节数不超过 2 个,最大直径总和小于 3 cm。

(二)组织学分型

1.肝细胞癌

最常见,其癌细胞分类似正常肝细胞,但细胞大小不一,为多角,胞质丰富,呈颗粒状,胞核深染,可见多数核分裂,细胞一般排列成索状,在癌细胞索之间有丰富的血窦,无其他间质。

2.胆管细胞癌

为腺癌,癌细胞较小,胞质较清晰,形成大小不一的腺腔,间质较多,血管较小。在癌细胞内无胆汁。

3.混合型肝癌

肝细胞癌与胆管细胞癌混合存在。

4.少见类型

(1)纤维板层型:癌细胞索被平行的板层排列的胶原纤维隔开,因而称为纤维板层肝癌(FCL)。以多边嗜酸肿瘤细胞聚成团块,其周围排列着层状排列的致密纤维束为特征。FCL肉眼观察特征,绝大多数发生在左叶,常为单个,通常无肝硬化和切面呈结节状或分叶状,中央有时可见星状纤维瘢痕,这些有助于区别普通型HCC,电镜下FCL的胞质内以充满大量线粒体为特征,这与光镜下癌细胞呈深嗜酸性颗粒相对应。有人观察到FCL有神经分泌性颗粒,提示此癌有神经内分泌源性。

(2)透明细胞癌:透明细胞癌肉眼所见无明显特征,在光镜下,除胞质呈透明外,其他均与普通HCC相似,胞质内主要成分是糖原或脂质。电镜下透明癌细胞内细胞器较普通HCC为少。透朗细胞癌无特殊临床表现,预后较普通HCC略好。

(三)原发性肝癌分期

1.我国肝癌的临床分期:根据全国肝癌会议拟定的分期标准

Ⅰ期:无明确肝癌症状和体征,又称亚临床期。

Ⅱ期:出现临床症状或体征无Ⅲ期表现者。

Ⅲ期:有明显恶病质、黄疸、腹水或远处转移之一者。

2.国际抗癌联协(UICC)的TNM分期

(1)分期符号说明。

T:原发性肿瘤,N:局部淋巴结,M:远处转移。

T_1:孤立的肿瘤;最大直径在2 cm或以下;无血管浸润。

T_2:T_1中三3条件之一不符合者。

T_3:T_1 3项条件2项不符合者。

T_2:T_3两者包括多发肿瘤但局限于一叶者。

T_4:多发肿瘤分布超过一叶或肿瘤累及门静脉或肝静脉的主要分支(为便于分期划分肝两叶之平面设于胆囊床与下腔静脉之间)。

N:局部淋巴结;N_0,无局部淋巴结转移;N_1,局部淋巴结转移。

M:远处转移;M_0,无远处转移;M_1,远处转移。

(2)分期标准。

Ⅰ期:T_1,N_0,M_0。

Ⅱ期:T_1,N_0,M_0。

Ⅲ期:T_1,N_1,M_0;T_2,N_1,M_0;T_3,N_0,N_1,M_0。

ⅣA期:T_4,N_0,N_1,M_0。

ⅣB期:$T_1 \sim T_4$,N_0,N_1,M_L。

四、临床表现

早期小肝癌因缺乏临床症状和体征被称为"亚临床肝癌"或"Ⅰ期肝癌",常能在普查、慢性肝病患者随访或健康检查时出现甲胎蛋白异常升高或(和)超声异常而发现。一旦出现临床症状和体征已属中晚期。

(一)临床症状

肝区痛,消瘦、乏力、食欲缺乏、腹胀是肝癌常见症状。

1.肝区痛

最常见,多由肿瘤增大致使肝包膜绷紧所致,少数可由肝癌包膜下结节破裂,成肝癌结节破裂内出血所致。可表现为持续钝痛,呼吸时加重的肝区痛或急腹症,肿瘤侵犯膈肌疼痛可放散至右肩和右背,向后生长的肿瘤可引起腰痛。

2.消化道症状

因无特征往往易被忽视,常见症状有食欲缺乏、消化不良、恶心呕吐、腹泻等。

3.消耗体征

乏力、消瘦、全身衰竭,晚期患者可呈恶病质状。

4.黄疸

可因肿瘤压迫肝门,胆管癌栓、肝细胞损害等引起,多为晚期症状。

5.发热

30％～50％患者有发热,一般为低热,偶可达 39 ℃以上,呈持续或午后低热,偶呈弛张型高热。发热可因肿瘤坏死产物吸收、合并感染、肿瘤代谢产物所致。如不伴感染,为癌热,多不伴寒战。

6.转移灶症状

肿瘤转移之处有相应症状,有时成为本病的初始症状。如肺转移可引起咯血、咳嗽、气急等。骨转移可引起局部痛或病理性骨折,椎骨转移可引起腰背痛、截瘫,脑转移多有头痛、呕吐、抽搐、偏瘫等。

7.伴癌综合征

即肿瘤本身代谢异常或癌组织对机体的影响引起内分泌或代谢方面的综合征,可先于肝症状出现。

(1)自发性低血糖症:发生率 10％～30％,肝细胞能异位分泌胰岛素或胰岛素样物质;肿瘤抑制胰岛素酶或分泌一种胰岛 β 细胞刺激因子或糖原储存过多;肝组织糖原储存减少,肝功能障碍影响肝糖原的制备。以上因素造成血糖降低,形成低血糖症,严重者出现昏迷、休克导致死亡。

(2)红细胞增多症:2％～10％患者可发生,肝癌切除后常可恢复正常,可能与肝细胞产生促红细胞生成素有关。肝硬化患者伴红细胞增多症者宜警惕肝癌的发生。

(3)其他:罕见的尚有高钙血症、高脂血症、皮肤卟啉癌、类癌综合征、异常纤维蛋白原血症等。

(二)体征

1.肝、脾大

进行性肝大是其特征性体征之一,肝质地硬,表面及边缘不规则,部分患者肝表面可触及结节状包块。合并肝硬化和门静脉高压者,门静脉或脾静脉内癌栓或肝癌压迫门静脉或脾静脉可出现脾大。

2.腹水

合并肝硬化和门静脉高压或门静脉、肝静脉癌栓所致。为淡黄色或血性腹水。

3.黄疸

常因癌肿压迫或侵入肝门内主要胆管或肝门处转移性肿大淋巴结压迫胆管所致梗阻性黄疸;癌肿广泛破坏肝脏引起肝细胞坏死形成肝细胞性黄疸。无论梗阻性或肝细胞性黄疸,亦无论肿瘤大小,一旦出现黄疸多属晚期。

4.转移灶的体征

肝外转移以肺、淋巴结、骨和脑为最常见。转移灶发展到一定大小时可出现相应的体征,而较小的转移瘤往往无体征。

五、影像学表现

由于电脑技术与超声波、X线、放射性核素、磁共振等的结合,大大提高了肝癌早期诊断的水平。目前常用的影像学诊断方法有超声显像(US),电子计算机断层扫描(CT)、磁共振成像术(MRI)、放射性核素显像(SPECT)和选择性血管造影(PAS)、选择腹腔动脉、肝动脉造影等。

(一)超声显像(ultrasonography,US)

US是肝癌定位诊断中最常用的分辨力高的定位诊断方法,单用二维B型超声对肝癌的确诊率为76%～82.2%。可检出2 cm以内的小肝癌。图像主要特征为肝区内实性回声光团,均质或不均质,或有分叶,与周围组织界限欠清楚,部分有"晕环"。可显示肿瘤位置、大小、并了解局部扩散程度(如有无门静脉、肝静脉、下腔静脉、胆管内癌栓、周围淋巴结有无转移等)。近年,术中B型超声的应用,提高了手术切除率,随着超声波技术的进展,彩色多普勒血流成像(DFI)可分析测量进出肿瘤的血液,以鉴别占位病灶的血供情况,推断肿瘤的性质。另外,以动脉CO_2微泡增强作用对比剂的超声血管造影有助于检出1 cm直径以下的多血管肝细胞癌,并有助于测得常规血管造影不易测出的少血管癌结节。

(二)电子计算机X线体层扫描(CT)

具有较高的分辨率,是一种安全、无创伤的检查方法,诊断符合率达90%。肝癌通常是低密度结节或与等密度、高密度结节混合的肿物。边界清楚或模糊,大肝癌常有中央液化,增强扫描早期病灶密度高于癌周肝,10～30秒后密度下降至低于癌周肝使占位更为清晰,并持续数分钟。近年来,一些新的CT检查技术如动床式动态团注增强CT(dynamic inrrmental bolus ST,DLB-CT),延迟后CT(delayed CT,D-CT)。螺旋CT(Spriral-CT),电子束CT(electric beem-CT)和多层CT(multi-sliceCT)的应用,极大地提高了扫描速度和图像后处理功能,能非常方便、快捷地完成肝脏的分期扫描,动态扫描及癌灶和血管的三维重建。近年来,碘油-CT(lipiodol-CT)颇受重视,此乃CT与动脉造影结合的一种形式,包括肝动脉,肠系膜上动脉内插管直接注射造影剂,增强扫描(即CAT、CATP),先经肝动脉注入碘油,约一周后作CT,常有助检出0.5 cm小肝癌,但亦有假阳性者。

(三)磁共振成像(MRI)

可显示肿瘤包膜的存在,脂肪变性、肿瘤内出血、坏死、肿瘤纤维间隔形成,肿瘤周围水肿,子结节及门静脉和肝静脉受侵犯等现象。肝癌图像为T_1加权像,肿瘤表现为较周围肝组织低信号强度或等信号强度,T_2加权像上均显示高信号强度。肝癌的肿瘤脂肪,肿瘤包膜及血管侵犯是最具特征性的征象,MRI能很好显示HCC伴脂肪变者下弛豫时间短,在T_1加权图产生等信号或高信号强度;而HCC伴纤维化者T_1弛豫时间长则产生低信号强度。MRI证实47%的肝癌病例有脂肪变性,此征象具有较高的特异性,而T_2加权图上HCC表现为不均匀的高信号强度,病灶边缘不清楚;肿瘤包膜在T_1加权图显示最佳,表现为肿瘤周围有一低信号强度环,约0.5～3 mm厚,而MRI不用注射造影剂即可显示门静脉和肝静脉分支,显示血管的受压推移,癌栓形成时T_1加权图为中等信号强度,T_2加权图呈高信号强度。

(四)血管造影

肝血管造影不仅是诊断肝癌的重要手段,而且对估计手术可能性及选择合适的手术方式有较高的价值。尤其是应用电子计算机数字减影血管造影(DSA)行高选择性肝动脉造影,不仅能诊断肝癌,更为肝癌动脉灌注化疗,肝动脉栓塞提供了方便的途径。但近年由于非侵入性定位诊断方法的问世,肝动脉造影趋于少用。目前作为诊断,动脉造影的指征为:①临床疑有肝癌而其他显像阴性,如不伴有肝病活动证据的高浓度 AFP 者。②各种显像结果不同,占位病变性质不能肯定者。③需作 CTA 者。④需同时作肝动脉栓塞者。

肝癌的肝动脉造影主要表现:①早期动脉像出现肿瘤血管。②肝实质相时出现肿瘤染色。③较大肿瘤可见动脉移位,扭曲、拉直等。④如动脉受肿瘤侵犯可呈锯齿状,串珠状或僵硬状。⑤动静脉瘘。⑥"湖状"或"池状"造影剂充盈区。

(五)放射性核素显像

包含 γ 照相,单光子发射计算机断层显像(SPECT)、正电子发射计算机断层(PET)。采用特异性高,亲和力强的放射性药物 ^{99m}Tc-吡多醛五甲基色氨酸(^{99m}Tc-PMT),提高了肝癌、肝腺瘤检出率,适用于小肝癌定位及定性,AFP 阴性肝癌的定性诊断,鉴别原发性抑或继发性肝癌及肝脏外转移灶的诊断。图像表现为肝脏肿大失去正常形态,占位区为放射性稀疏或缺损区。近年来以放射性核素标记 AFP 单抗,抗人肝癌单抗,铁蛋白抗体等做放射性免疫显像,是肝癌阳性显像的另一途径。目前检出低限为 2 cm。

六、实验室检查

肝癌的实验室检查主要包括:肝癌标记物;肝功能检测;肝炎病毒(尤其是乙型与丙型)有关指标,免疫指标,其他细胞因子等。

细胞在癌变过程中常产生或分泌释放出某种物质,存在肿瘤细胞内或宿主体液中,以抗原、酶、激素、代谢产物等方式存在,具有生化或免疫特性可识别或诊断肿瘤者称为肿瘤标记物。理想的肿瘤标记物应具有高特异性,可用于人群普查,有鉴别诊断的价值,能区分良恶性病变;监视肿瘤发展、复发、转移,能确定肿瘤预后和治疗方案。

血清肝癌标记物文献报道达几十种,主要有以下几种。

(一)甲胎蛋白(alpha-fetal protein,AFP)

自 60 年代末用于临床以来,AFP 已成为肝癌最好的标记物,目前已广泛用于肝细胞癌的早期普查、诊断、判断治疗效果、预防复发。全国肝癌防治研究会议确定 AFP 诊断肝癌标准如下。

(1)AFP>400 μg/L,持续 4 周,并排除妊娠,活动性肝病及生殖胚胎源性肿瘤。

(2)AFP 在 200~400 μg/L,持续 8 周。

(3)AFP 由低浓度逐渐升高。

有 10%~30% 的肝细胞癌患者血清 AFP 呈阴性,其原因可能是:肝细胞癌有不同细胞株,有的能合成 AFP,另一些仅能合成清蛋白,后者比例大,AFP 不升高;癌体直径≤3 cm 的小肝癌患者中,AFP 可正常或轻度升高(20~200 μg/L);肿瘤不是肝细胞癌,而是纤维板层癌或胆管细胞癌。

肝癌常发生在慢性肝病基础上,慢性肝炎,肝炎后肝硬化有 19.9%~44.6% AFP 呈低浓度(50~200 μg/L)升高,因此肝癌的鉴别对象主要是良性活动性肝病。良性肝病活动常先有 ALT 升高,AFP 相随或同步升高,随着病情好转 ALT 下降,AFP 亦下降。对于一些 AFP 呈反复波动,持续低浓度者应密切随访。启东地区对 3177 例 AFP 低浓度持续阳性的随访。1 年内肝癌发生率为10.4％,为当地自然人群的 315.2 倍,故 AFP 持续低浓度升高可能是一组高发人群,其中一部分已是亚临床肝癌。

原发性肝癌、继发性肝癌、胚胎细胞癌和良性活动性肝病均可合成 AFP,但糖链结构不同。肝细胞癌患者血清中的岩藻糖苷酶活性明显增高,使 AFP 糖链经历岩藻糖基化过程,在与植物凝集素(扁豆凝集素 LCA、刀豆凝集素 ConA)反应呈现不同亲和性,从而分出不同异质群。扁豆凝集素更能反映肝组织处于再生癌变时 AFP 分子糖基化的差异。应用亲和层析电泳技术将患者血清 AFP 分成 LCA(或 ConA)结合型(AFP-R-L)和非结合型(AFP-N-L),其意义:①鉴别良恶性肝病,癌患者 AFP 结合型明显高于良性肝病。以 LCA 非结合型 AFP＜75％ 为界诊断癌,诊断率为87.2％,假阳性率仅 2.5％。②早期诊断价值,Ⅰ期肝癌及 5 cm 以下的小肝癌阳性率为74.1％和71.4％,故 AFP 异质体对肝癌诊断不受 AFP 浓度,深度肿瘤大小和病期早晚的影响。

AFP 单克隆抗体:AFP 异种血清均难以区别不同来源 AFP,影响低浓度肝癌的诊断。AFP 单克隆抗体能识别不同糖链结构的 AFP,可选用针对 LCA 结合型 AFP 的单克隆抗体建立特异性强,高敏感度的方法,有助于鉴别肝癌和其他肝病,同时有助于早期肝癌的诊断和肝癌高危人群的鉴别,有人报道抗人小扁豆凝集素甲胎蛋白异质体单抗(AFP-R-LCA-McAb)的双位点夹心酶联免疫血清学检测,肝癌阳性率81.7％,良性肝病等假阳性仅 2.1％。

(二)γ-谷氨酰转肽酶同工酶Ⅱ(GGT-Ⅱ)

应用聚丙烯酰胺凝胶(PAG)梯度电泳,可将 GGT 分成 9～13 条区带,阳性率为27％～63％,经改良用 PAG 梯度垂直平板电泳可提高阳性率至90％,特异性达97.1％,非癌肝病和肝外疾病阳性小于 5％,GGT-Ⅱ与 AFP 浓度无关,在 AFP 低浓度和假阴性肝癌中阳性率亦较高,是除 AFP 以外最好的肝癌标志。

(三)γ羧基凝血酶原(DCP)

肝癌患者凝血酶原羧化异常,而产生异常凝血酶原即 DCP。原发性肝癌细胞自身具有合成和释放 DCP 的功能,肝癌时血清 DCP 往往超过 300 μg/L,阳性率为67％,良性肝病也可存在,但一般低于300 μg/L,正常人血清 DCP 一般不能测出。AFP 阳性肝癌病例 DCP 也会升高,两者同时测定具有互补价值。

(四)α-L-岩藻糖苷酶(AFU)

属溶酶体酸性水解酶类,主要功能是参与含岩藻糖基的糖蛋白,糖脂等生物活性大分子的分解代谢。肝细胞癌时血清 AFU 升高的阳性率75％,特异性91％,在 AFP 阴性肝癌和"小肝癌"病例,AFU 阳性率分别为 76.％和70.8％,显示其与 AFP 无相关性,且有早期诊断价值。

(五)碱性磷酸酶(ALP)及其同工酶Ⅰ

在无黄疸和无骨病患者,血清 ALP 超过正常上界的 2.5 倍,应疑为肝内占位性病变,尤其是肝癌存在,但早期小的肝癌病例,ALP 升高不明显。应用 PAG 电泳分离出的 ALP 同工酶Ⅰ(ALP-Ⅰ)对肝细胞癌具有高度特异性,但阳性率仅 25％,且不具有早期诊断意义。但与其他标志物具有互补诊断价值。

(六)醛缩酶(ALD)同工酶

ALD 有 A、B、C 3 种同工酶,ALD-A 主要见于原发性和继发性肝癌及急性重型肝炎。该同工酶对底物 1,6-二磷酸果糖(FDP)和 1-磷酸果糖(FIP)的分解能力不同,因而 FDP/FIP 活力比对肝癌诊断有一定价值,原发性肝癌阳性率为 71.5%。

(七)5′-核苷酸磷酸二酯酶(5′NPD)同工酶 V(5′NPDV)

5′NPDV 常见于肝癌患者,将 V 带迁移系数(Rf)≥0.58 作为阳性标准,在 AFP 阳性肝癌为 84.6%~85.7%,在 AFP 阴性肝癌为 56.4%~91.0%,与 AFP 联用互补诊断率达 94.0%~95.4%,术后此酶转阴,但在转移性肝癌阳性率为 72%~88%,肝炎肝硬化阳性率为 10%,提示肝癌特异性差,而对良恶性肝病有一定鉴别意义。

(八)α_1-抗胰蛋白酶(AAT)

人肝癌细胞具有合成、分泌 AAT 的功能,AAT 是一种急性时相反应物,当肿瘤合并细胞坏死和炎症时 AAT 可升高,对肝癌诊断特异性为 93.6%,敏感性 74.7%,AFP 阴性肝癌的阳性率为 22.7%。而在良性肝病则为 3%~12.9%。

(九)α_1-抗糜蛋白酶(AAC)

产生机制同 AAT,AAC 诊断肝癌的特异性为 92.2%,敏感性为 68.0%。

(十)M_2 型丙酮酸同工酶(M_2-PrK)

PrK 有 R、L、ML、M_2(K)型 4 种同工酶,脂肪肝及肝癌组织中主要是 M_2(K)型可视为一种癌胚蛋白,肝癌患者的 M_2-PrK 阳性率达 93%,良性肝病则在正常范围内[ELISA 夹心法正常值为(575.8±259.5)ng/L]。

(十一)铁蛋白和同功铁蛋白

肝脏含有很丰富的铁蛋白,同时肝脏又是清除循环中铁蛋白的主要场所。当肝脏受损时铁蛋白由肝组织逸出而且受损的肝组织清除循环中铁蛋白能力降低致使血清铁蛋白升高。肝癌患者较良性肝病患者增高更明显,诊断特异性 50.5%,同功铁蛋白在肝癌时由于肝癌细胞合成增多,释放速度加快,故对肝癌诊断意义较大。正常人为 16~210 μg/L,300 μg/L 为诊断界值,肝癌诊断率72.1%,假阳性为 10.3%,AFP 阴性或低 AFP 浓度肝癌阳性率66.6%,<5 cm 的小肝癌阳性率 62.5%。

为提高肝细胞性肝癌诊断率,上述标记物可作以下选择。

(1)临床拟诊或疑似肝癌者,除 AFP 外,比较成熟的可与 AFP 互补的有 CAST-Ⅱ,DCP,AFU,M_2PrK,同功铁蛋白等需临床进一步验证。

(2)AFP 低浓度持续阳性,疑为 AFP 假阳性者,可加作 AFP 分子异质体。

(3)AFP 阴性可选择联合酶谱检查,如 GGT-Ⅱ＋AAT 或/加 ALP-1,AFU＋GGT-Ⅱ＋AAT 等。

七、诊断

根据《中国常见恶性肿瘤诊治规范 第二分册原发性肝癌》(1991)的诊断标准如下。

(一)病理诊断

(1)肝组织学检查证实的原发性肝癌者。

(2)肝外组织的组织学检查证实为肝细胞癌。

(二)临床诊断

(1)如无其他肝癌证据,AFP 对流法阳性或放射免疫法≥400 μg/L,持续 4 周以上,并能排除妊娠,活动性肝病,生殖胚胎源性肿瘤及转移性肝癌者。

(2)影像学检查有明确肝内实质性占位病变,能排除肝血管瘤和转移性肝癌,并具有下列条件之一者:①AFP≥200 μg/L。②典型的原发性肝癌影像学表现。③无黄疸而 ALP 或 GGT 明显增高。④远处有明确的转移性病灶或有血性腹水,或在腹水中找到癌细胞。⑤明确的乙型肝炎标记阳性的肝硬化。

八、鉴别诊断

为了便于临床运用,对原发性肝癌的鉴别诊断可分为 AFP 阳性与 AFP 阴性肝癌两方面。

(一)甲胎蛋白阳性肝癌的鉴别诊断

由于 AFP 存在胚胎期末胚肝、卵黄囊,少量来自胚胎胃肠道,因此有时出现 AFP 假阳性。

(1)分娩后 AFP 仍持续上升者应警惕同时存在肝癌。

(2)生殖腺胚胎性肿瘤,通过仔细的生殖器与妇科检查鉴别。

(3)胃癌、胰腺癌,尤其是伴肝转移者常不易鉴别,其 AFP 异常升高的发生率为 1%。但 AFP 浓度多较低,常无肝病背景。B 型超声可鉴别胰腺癌,继发性肝癌呈"牛眼征",胃肠钡餐、胃镜有助鉴别胃癌。而且胃癌、胰腺癌转移致肝多见,而肝癌转移胃、胰极少见。

(4)肝炎、肝硬化伴 AFP 升高是 AFP 阳性肝癌的最主要鉴别对象,尤其是不伴明显肝功能异常的低中浓度 AFP 升高者。以下几点有助鉴别:①有明确的肝功障碍而无明确肝内占位者。②AFP 与 ALT 绝对值、动态变化呈相随关系。③AFP 单抗、AFP 异质体、异常凝血酶原等测定,B 型超声检查。

(二)AFP 阴性肝癌的鉴别诊断

AFP 阴性而肝内有占位性病变者,常见的鉴别对象如下。

1.肝血管瘤

与肝癌鉴别的最常见疾病,以下几点有助鉴别:①多见女性、病程长,发展慢,一般情况好。②无肝病背景。③肝炎病毒标记常阴性。④超声显示边清而无声晕,彩色多普勒常见血管进入占位区。⑤增强 CT 示填充,并常由周边开始。⑥肿块虽大但常不伴肝功能异常。

2.继发性肝癌

常有原发癌史,多为结直肠癌,胰腺癌,胃癌,无肝病背景;肝炎病毒标记常阴性;癌胚抗原增高,显示散在多发病灶,超声示"牛眼征",动脉造影示血管较少,[99m]Tc-PMT 阴性。

3.肝脓肿

以尚未液化或已部分机化的肝脓肿鉴别,以下几点有助鉴别:①有痢疾或化脓性病史。②无肝炎、肝硬化背景。③肝炎病毒标记多阴性。④有或曾有炎症表现,如发热伴畏寒。⑤影像学检查在未液化或脓稠者颇难鉴别,但边缘多模糊且无声晕等包膜现象;已液化者需与肝癌伴中央坏死相鉴别,增强或造影示无血管。

4.肝囊肿、肝包虫

病程长,无肝病史,包虫病患者常有疫区居住史;一般情况较好;肿块虽大而肝功能障碍不明显;超声波显象示液性占位,囊壁薄,常伴多囊肾;包虫皮试可助包虫诊断。

5.肝腺瘤

较少见,女性多于男性,常有口服避孕药多年历史,常无肝病史,[99m]TC-PMT 扫描呈强阳性,此点鉴别价值高,因腺瘤分化程度较肝癌好,故摄取 PMT 却无排出通道而贮留呈强阳性。

九、治疗

原发性肝癌病情发展迅速,预后不佳,因此治疗方法的选择,应视肿瘤状况,肝功能和全身情况而定。

影响肝癌治疗与预后的因素主要有肿瘤大于或小于 5 cm;局限于一叶抑或累及全肝;是否侵犯门静脉主干;是否有远处转移。肝功能处于代偿或失代偿,血清胆红素高于正常高值上限,白/球蛋白比例倒置,凝血酶原时间为正常值50%以下均属失代偿。γ谷氨酰转肽酶值数倍于正常值者或提示肝功能差,或提示肿瘤巨大,或提示有广泛门、肝静脉癌栓。全身情况则包括心、肺、肾等重要脏器功能以及年龄等。

（一）肝癌的治疗原则

早期、综合、积极是肝癌治疗的 3 个重要原则。

1.早期治疗

一般小肝癌切除五年生存率可达 60%～70%,而大肝癌切除后 5 年生存率仅 20%左右;切除的预后明显优于非切除者。因此"早期"和"有效"的治疗(切除)是达到根治和延长生存期最重要的途径。对亚临床肝癌,应争取在肿瘤长大至 3～5 cm 前加以切除。对临床肝癌,应争取在发生门静脉主干癌栓前进行治疗。

2.综合治疗

迄今肝癌尚无特效疗法,各种疗法包括切除治疗均无法达到 100%根治。因此,采用综合治疗,实验与临床均已反复证明,各种疗法配合得当者"三联"优于"二联","二联"优于"单联"治疗。综合治疗除不同治疗方法同时应用尚可序贯应用。

3.积极治疗

积极治疗突出个"再"字,如切除术后亚临床期复发行再切除者其 5 年生存率可在原先基础上再增加约 20%,此乃化疗、放疗、免疫治疗等任何办法难以达到,同样瘤内无水酒精注射,TAE 等需多次进行,不少可达到长期稳定。

（二）肝癌治疗的选择

1.非手术肝血管栓塞治疗与化疗

由于肝细胞癌结节 90%血供来自肝动脉,10%血供来自门静脉,经皮股动脉穿刺肝动脉栓塞术(transcatheter afterial embolization,TAE)或合并化疗,已成为不适合手术治疗肝癌患者的首选疗法。其原理将供应肿瘤的肝动脉分支加以栓塞,导致肿瘤结节大部坏死,配以化疗药物杀伤更多癌细胞。使用的指征为不能手术切除的肝癌均可用 TAE,但门静脉主干有癌栓,肝硬化严重,肝功能失代偿、有黄疸、腹水,肾功能不佳者不宜应用,目前 TAE 已发展至肝段 TAE(segmental TAE),提高了疗效,2 年生存率达71.6%。但由于癌结节的周边由门静脉供血,故单独TAE 难以达到根治。与 PVE(即在超声引导下经皮穿刺做肝内门静脉支栓塞治疗)合用,可获得较完全的肿瘤结节坏死。栓塞剂主要为碘油与吸收性明胶海绵,化疗药物则常用顺铂、多柔比星或表柔比星、丝裂霉素、5-Fu。3 年生存率为17.6%。为了提高 TAE 疗效,Goldberg等用血管紧张肽Ⅱ(angiotensinⅡ)与化疗微球同用,可使肿瘤中药物浓度提高2.8 倍,TAE 的关键乃反复多次,多次 TAE 能有效延长生存期,TAE 后肿瘤缩小可行 2 期切除。

2.经皮穿刺瘤内无水酒精注射

无水酒精可导致肿瘤凝固坏死,为此治疗的要点为:①力求无水酒精能覆盖整个癌结节。②重复进行:适于 3 cm 以下肝癌以及 5 cm 以下而手术风险较大的肝癌。3 年生存率 60%～80%,由于无水酒精难以达到 100%的癌结节的覆盖,故远期疗效逊于手术切除者。

3.放射治疗

由于控制肝癌所需的放射剂量与正常肝脏所能耐受的剂量差别不大,而且我国肝癌患者大都伴随肝硬化,致使肝脏对放射线耐受量更差,同时不能手术切除者的肝癌全肝放射很难避免放射性肝炎。过去肝癌一般不主张放疗,近年世界上放疗技术的改进,特别适形和适形调强技术的应用,使肝癌的放疗取得很好效果。特别是对不能手术的,先行 TACE 使肿瘤缩小,再行适形放疗,使部分正常肝脏不受损伤,有利于再生,保持正常功能,明显地减少了放射性肝炎,使之成为非手术治疗中的重要方法之一。

(1)适应证:①肝内肿瘤较局限,直径<10 cm,而不能行手术切除者。②肝门区肝癌或门静脉癌栓,难以手术切除,或未能手术切除者。③肿瘤或淋巴结转移所致的梗阻性黄疸,骨转移导致的疼痛,椎管内转移所致的截瘫,以及脑转移时的姑息性放疗,用于解除症状。④作为综合治疗中的手段之一,联合应用手术切除,肝动脉灌注化疗,肝动脉栓塞化疗,局部无水酒精注射等。

(2)禁忌证:①严重的肝硬化,肝功能失代偿,有黄疸腹水,和清蛋白低于 30 g/L。②活动性肝病,丙氨酸氨基转移酶(ALT)和天门冬氨酸氨基转移酶(AST)升高超过正常的 2 倍。③弥漫性肝病。

(3)放射治疗的方法:放射源采用直线加速器产生的高能 X 线或 ^{60}Co产生的 γ,深部 X 线等。放射野应只包括整个肿瘤区,不包括淋巴引流区,适形放疗 CTV 外放 1～2 cm＝PTV,常规放疗 1.5～2 Gy,每天一次,每周 5 天。40～60 Gy/4.5～6.5 周。

4.药物治疗

包含化疗药物及中药两个主要方面。肝癌的化疗始于 50 年代末,至今虽有不少新药出现,但实际疗效进展不大,尤其是全身化疗疗效更差。对于晚期肝癌,肝功能失代偿者,合并肝癌结节破裂或消化道出血,全身情况差,骨髓明显受抑,重要器官功能障碍者应视为禁忌。可供选择的药物有顺氯铵铂、5-Fu 或氟脲苷(FUDR)或替加氟(FT207)、表柔比星或多柔比星、丝裂霉素、氨甲蝶呤等。肝硬化较严重者以前两种较为适宜。给药的途径可采用动脉化疗灌注,腔内或瘤内注射如癌性胸腔积液者,抽液后注入 MMC 可短期控制胸腔积液。由于肝癌中 33％可查出雌激素受体,使用抗雌激素的他莫昔芬治疗肝癌已有报道,Farinati(1992)对 32 例不能切除的肝癌作前瞻性随机分组临床试验,治疗组他莫昔芬30 mg/d,对照组无治疗,结果治疗组 1 年生存率为 38％,40％AFP 下降,对照组 1 年生存率为 0％。认为此药可作为肝癌的姑息治疗。

肝癌的中医治疗是我国的特色。中药治疗的作用:①对不宜手术的患者可延长生存期。②对手术、放疗、化疗为主治疗的患者起辅助作用,如增强机体免疫功能、改善食欲。改善微循环等。③对肝硬化所特有的肝病背景——肝炎,肝硬化,中药有一定疗效,中药治疗的特点为症状改善较显著,不良反应小,全身状况保持较好,病情变化慢,可减轻放疗、化疗的不良反应等。少数呈带瘤生存状态,个别肿瘤可缩小,伴 AFP 下降,中医治疗宜辨证治疗,"攻补兼施",目前较常用的中药成药中,偏攻者如大黄䗪虫丸,人参鳖甲煎丸。偏补扶正者如逍遥丸、杞菊地黄丸。偏用清热解毒,破气破血与泻下之品,易诱发肝性脑病与出血。中西结合的情况下,宜注意攻补兼顾,西医放疗,化疗为"攻",中药宜"补"。健脾理气药可提高机体免疫力,与放疗、化疗同用有增效作用。

5.生物、分子靶向治疗

肝癌应用生物治疗的指征和禁忌证:①在肝癌切除术 2 周后,肝功能恢复正常,免疫抑制已恢复,可以应用生物治疗。用来预防肝癌切除后的复发。②体积较大的肝癌患者,应在各种减瘤性治疗的基础上,应用生物治疗。③肝功能失代偿时,慎用生物反应调节剂治疗。

目前常用的生物调节剂有胸腺素、α 干扰素、γ 干扰素、IL-2、肿瘤坏死因子等。肝癌的基因治疗方法尚在实验研究阶段。分子靶向治疗在肝癌治疗中受到重视,目前常用的有贝伐单抗、厄洛替尼、索拉非尼等。

6.小肝癌的治疗

肝癌的防治包括一级、二级和三级。一级预防即病因预防,为最根本的预防,但由于肝癌的病因尚未完全清楚,且不同病因引起肝癌的潜伏期不一样,故一级预防的效果常需数年,甚至几十年。三级预防即临床治疗,目前虽然进展较大,但大幅度提高疗效尚相距太远,因此二级预防,即早期发现,早期诊断与早期治疗应是其重点,在短期内见效。

肝癌的二级预防实质上是小肝癌的研究。小肝癌的早期发现,早期诊断、早期治疗是肝癌长期生存及提高 5 年生存率的重要途经,小肝癌的发现应从高危人群着手,主要以 HBsAg HCV 阳性者,年龄 35～40 岁以上,65 岁以下为对象的普查,目前较实用者为 AFP 加超声显像。由于小肝癌缺乏临床症状及体征,其诊断与大肝癌有诸多不同,诊断中应注意:①AFP 与 ALT 的关系分析。②AFP 持续阳性虽不伴肝功能异常,最终几乎均证实为肝癌。③敢于对 AFP 较低浓度时作出诊断,因通常小肝癌阶段肿瘤大小与 AFP 高低相关。④对可疑患者严格随访。小肝癌早期治疗要点为:手术切除仍为最好的治疗,因此凡肝功能代偿者宜力争切除;术中未能切除者可作肝动脉结扎、插管、冷冻、无水酒精瘤内注射或其综合应用;术后密切随访即 AFP 与超声,一旦发现复发或肺部单个转移应再切除。肝功能失代偿者可试超声引导下瘤内无水酒精注射,或微波局部高热治疗,合并中药保护肝脏。

7.复发与转移的治疗

对于肝癌复发与转移的治疗,近年来随着诊断技术的进步,已可能早期发现并能发现亚临床期复发与转移,对该部分患者的治疗可行再切除。其要求为:①对根治性切除患者应视为极高危人群,每 2～3 个月用 AFP 与超声显像随访监测,连续 5～10 年,以早期发现亚临床复发,并每半年作胸部 X 线检查以检出肺转移。②对肝内 3 个以内复发灶及肺部 2 个以内转移灶应力求再切除,通常均为局部切除。肺部单个转移灶的切除其远期疗效甚至优于肝内复发再切除者。

十、疗效与预后

原发性肝癌已由"不治"变为"部分可治",随着诊断技术及治疗方法改进,5 年生存率由50 年代末的 3% 提高至 90 年代的 40.2%,这一变化与小肝癌比例增高(2.0%～30.5%),再切除率的增多和 2 期切除的增多相关。

不同治疗方法的 5 年生存率依次为:根治性切除 53.0%,HAL＋HAI＋导向内放射 40.2%;HAL＋HAI＋局部外放射 22.2%;HAL＋HAI18.1%;姑息性切除 12.5%;冷冻治疗 11.6%;HAL 或 HAI 单一治疗仅 7.7%;药物治疗 0%。

影响 5 年生存率的因素:普查优于临床发现者,小肝癌优于大肝癌,单个肿瘤优于多个肿瘤,包膜完整者优于无包膜者,切后 AFP 降至正常胜于未降至正常值者。

(徐永红)

第二十四节　胆　石　症

胆石症是指胆管系统(包括胆囊和胆管)任何部位发生结石的疾病,是世界范围内的常见病。女性好发,患病率随年龄递增,约 2/3 患者无症状。患者可出现胆绞痛、胆囊炎、胆管炎、胰腺炎等临床表现和并发症,严重者可出现胆囊坏疽和穿孔等严重并发症。

一、病因和发病机制

胆结石形成的机制尚未完全明了。胆结石分为胆固醇性结石和色素性结石。西方国家中75％以上的胆结石为胆固醇性,且多发生于胆囊,而在亚洲、非洲国家则以色素性结石常见,且胆结石常伴胆管结石。遗传因素及生活方式,如饮食习惯可能与胆结石的形成有关。胆固醇结石与胆色素结石的发病机制不同。

(一)胆固醇结石与脂质代谢有关

体内总胆固醇池是由自身从乙酰 CoA 合成或饮食中吸收的,多数溶解,且以原形分泌到胆汁中或转化为胆酸,形成肝内胆固醇池,约 20％系肝脏新合成。

1.代谢障碍

各种代谢障碍引起胆固醇池循环平衡失调,导致胆汁胆固醇绝对高分泌或胆汁酸相对低分泌,或两者并存。肝脏合成的胆固醇在胆汁中与胆汁酸、磷脂形成微胶粒后具有水溶性。胆汁中的胆固醇、胆汁酸与磷脂含量的比例对维持胆固醇的溶解状态很重要。肥胖、年老、药物效应、激素治疗均引起胆汁胆固醇分泌过多,而胆汁酸分泌相对减少,如广泛小肠切除或 PSC 等引起胆汁过度饱和,使胆固醇易从胆汁中析出成为胆固醇结晶。除了微胶粒,磷脂大泡也是一种胆固醇载体。大泡主要由磷脂及胆固醇组成,存在于所有胆汁中,是胆固醇从肝脏分泌至胆小管的原始形式。在胆盐浓度很低时,大泡携带肝胆汁中几乎所有的胆固醇,通常,大泡内胆固醇与磷脂的克分子比例为 1:1,可达 5:2,而在微胶粒中胆固醇与磷脂的比例为 1:(2~5),因此大泡比微胶粒能更有效地携带胆固醇。大泡和微胶粒的平衡和两者所含胆固醇的比例与胆盐的浓度有关,在胆盐浓度很低时(如在肝胆汁中),大多数胆固醇由大泡携带,而在胆盐浓度高时(如在胆囊内),部分大泡因微胶粒的作用成为可溶性而转移至微胶粒。在胆固醇与磷脂的比例增高时(如在大泡内比例为 3:2,微胶粒中为 1:3),就超过了携带能力而达到亚稳态浓度,胆固醇就有沉淀的倾向。高胆固醇与磷脂比例缩短了成核时间,而大泡的积聚可能是胆固醇形成结晶的重要步骤,钙的存在可能有促进大泡积聚的作用。

2.胆囊的作用

在胆固醇结石形成过程中,胆囊对成核、晶体形成与结石成长具有重要意义。胆汁在胆囊中浓缩而使黏稠度增高,饥饿时胆汁排空减少而有胆汁潴留,机械或炎症因素使胆汁淤积,妊娠或服用避孕药使胆囊松弛而排空不全,以及胆汁在胆囊中不均匀的分层等都有利于结石的形成。此外,胆囊及胆管中分泌的糖蛋白对胆固醇结晶的形成有重要意义。糖蛋白是高分子蛋白,包括黏液、黏多糖与黏蛋白,黏蛋白是促核形成因子,不仅可增加胆汁的黏稠度,而且使呈饱和状态的胆固醇形成结晶。胆石症患者胆囊黏蛋白分泌亢进。

3.其他

除上述因素外细菌感染、年龄增加、女性、遗传、肥胖、高胆固醇饮食等也与胆结石形成有关。

(二)胆色素结石

胆色素结石又分黑色和棕色。黑色胆色素结石可发生于无诱发因素者,与黑色胆色素结石有关的因素包括慢性溶血、珠蛋白生成障碍性贫血、心瓣膜病、高龄、长期肠外营养及肝硬化,黑色胆色素结石很少与胆固醇性结石共存。亚洲多见胆囊及胆管褐色胆色素结石,与细菌感染有关,如胆石中含大肠埃希杆菌,胆汁分泌性 IgA 减少。

黑色和棕色色素性结石含胆红素钙,故色素性结石的发病机制包含胆红素的非结合和诱导。在慢性溶血患者,肝管分泌结合胆红素的能力增加 10 倍,细菌 βG 葡萄糖苷酸水解酶水解结合胆红素为不可溶胆红素,引起感染相关的褐色胆色素结晶。淤胆能为胆红素二葡萄糖苷酸非酶水解提供机会,而长期肠外营养可加重淤胆。其他胆囊对形成色素性结石也有作用,胆囊上皮可酸化胆汁,增加碳酸钙溶解度,而胆囊炎症不能酸化胆汁有助于形成色素性结石。此外,胆囊上皮分泌一种糖蛋白黏液基质入胆汁,可结合胆红素及其他胆汁成分。

二、临床表现

(一)胆绞痛

约 1/3 胆石症患者有症状,其中 70%～80%诉胆绞痛,系胆石移行至胆囊管引起内脏痉挛痛。胆绞痛时,胆囊黏膜无急性炎症,疼痛由梗阻的胆囊管处功能性痉挛引起。而急性胆囊炎疼痛则由胆囊壁炎症引起。胆绞痛的特征为发作性中上腹剧烈疼痛,可位于右上腹、左上腹或心前区、下腹部。可由进食大量食物,特别是油腻食物引发,也可无诱因发生。典型的疼痛为突然发作,15 分钟内疼痛急剧加重达高峰,持续 3 小时,疼痛缓解较慢。如疼痛持续 6 小时以上,应怀疑胆囊炎。痛可放射至肩胛间区或右肩部,可伴呕吐、出汗。患者常坐卧不安,一次发作后上腹残余压痛可持续。一般一旦发生胆绞痛,则再次发作的危险性很大,两次发作间隔期不定,可能为数周、数月或数年。发作时血常规及生化检查无异常。

真正的胆绞痛应与非特异性消化不良鉴别。有或无胆结石者均常有胀气、胃灼热、吞气症、腹部不适、脂肪性食物不耐受。胆石症引起的胆绞痛行胆囊切除可治愈,而非特异性消化不良伴胆结石患者行胆囊切除后症状依然存在,故在术前予以鉴别很重要。

(二)急性胆囊炎

急性胆囊炎最常见的原因是胆结石阻塞胆囊管,导致胆囊急性炎症。90%的胆囊炎与胆石症有关。梗阻可破坏胆囊黏膜,引起炎症反应。胆汁脂质(如磷脂酰胆碱)水解和胆盐重吸收可能起作用。前列腺素及其他化学介质可能亦参与炎症发展。急性胆囊炎的胆汁中常发现细菌,可能为继发性,细菌感染可进展至胆囊积脓。急性胆囊炎患者既往多有胆绞痛发作。疼痛常持续超过 3 小时,且第 3 小时末,疼痛从上腹部转移到右上腹并出现局部压痛。疼痛的强度可减弱,但压痛越来越明显。常伴呕吐,体温常不超40 ℃,白细胞计数常升高伴核左移。老年患者症状可很轻微,Murphy 征可阳性。30%～40%可扪及胆囊及附着的网膜块物。即使无胆石症和梗阻,15%的急性胆囊炎患者伴黄疸,可能与炎症的胆囊管水肿和压迫有关。

(三)慢性胆囊炎

慢性胆囊炎患者常有胆囊结石、反复胆绞痛发作或急性胆囊炎的病史,这可导致胆囊壁增厚、纤维化。疼痛发作时常不能扪及胆囊,患者与胆囊有关的症状很少,但常有反复胰腺炎、胆管结石和胆管炎等相关并发症。约 15% 的胆结石患者同时有胆总管结石,后者可引起胆管炎、胰腺炎。

(四)胆总管结石和胆管炎

小的胆囊结石可从胆囊经过胆总管进入十二指肠,结石也可留在胆总管引起并发症。大多数胆总管结石与胆囊结石成分一致,但一些因沉积了胆红素钙及其他钙盐而变得更松软,颜色褐色。胆总管结石是引起梗阻性或外科性黄疸的原因之一,应与肝细胞性或内科性黄疸鉴别。胆管梗阻可引起黄疸、瘙痒。瘙痒的机制不清,可能系胆汁潴留刺激感觉神经末梢或内源性阿片激动剂潴留所致,有时瘙痒可为主要症状。胆管梗阻引起大便白色或白陶土样很少见,因为梗阻很少为完全性,而这种大便在胆总管恶性狭窄中更多见。胆总管梗阻引起胆管压力升高,出现肝外及肝内胆管扩张,超声和 CT 检查可发现,可行胆管造影,如 ERCP 或 PTC,以确定梗阻的原因和水平。临床可发现轻度肝大或右上腹压痛。不像恶性胆总管梗阻,胆总管结石常不伴无痛性胆囊肿大。胆管梗阻常不完全,且胆囊本身常因慢性胆囊炎已纤维化瘢痕而不能扩张,但不是绝对的。随着梗阻时间延长,可继发肝实质损伤,常见转氨酶、ALP、淀粉酶升高和出现黄疸。胆管梗阻致纤维化增加可继发胆汁性肝硬化。发生肝硬化的倾向因梗阻的完全性和持续时间而不同。胆管结石引起继发性胆汁性肝硬化的平均时间约 5 年,可出现门静脉高压或肝功能衰竭。不完全性梗阻更常表现为食管静脉曲张破裂出血,而完全性梗阻患者则更常出现肝功能衰竭。即使患者有肝硬化,也应采取各种手段改善梗阻,以逆转或部分逆转门静脉高压和继发性胆汁性肝硬化。

胆总管结石的常见并发症是胆管炎,因为,细菌感染常发生在梗阻或淤胆情况下。70% 的患者出现典型的临床表现,包括腹痛、黄疸、寒战高热(Charcot 三联征),体征无特异性,可有轻度肝大、压痛及反跳痛,随着疾病的发展,可出现肝脏多发脓肿、多器官衰竭或休克。血培养常阳性,反映胆管微生物感染,最常见的病原菌是大肠埃希菌、克雷伯杆菌、假单胞菌和肠球菌,15% 同时感染厌氧菌。

(五)胰腺炎

胆结石或胆泥经过胆总管可引起急性胰腺炎,胆泥或镜下结石引起一部分隐源性胰腺炎。

三、诊断和鉴别诊断

(一)诊断

胆管疾病的临床症状与体征无高度特异性,应仔细根据患者病史、体格检查、实验室检查进行诊断。临床拟诊胆绞痛应经影像学检查证实,其中 B 超、PTC、ERCP 及 mRCP 对胆石症有确诊价值。超声检查

对诊断胆结石具有很高的特异性和敏感性,表现为强回声伴声影。

(二)鉴别诊断

(1)胆结石可能同其他疾病共存,故发现胆结石并不能排除其他引起患者类似胆绞痛临床征象的疾病。对其他内脏器官的疾病,包括上消化道、结肠、肾脏、胰腺疾病等应予排除。腹部以外的疾病也可引起类似的临床征象,如心绞痛、主动脉瘤夹层分离、脊神经痛、胸膜炎、心包炎及少见的代谢性疾病,如遗传性血管性水肿和急性间歇性卟啉病。

(2)除了疼痛,急性胆囊炎患者可表现为局部炎症的症状和体征(如右上腹块物、压痛),以及全身性毒性反应(如发热、白细胞计数升高),鉴别诊断包括引起腹部炎症或感染的其他原因。急

性阑尾炎时,脐周腹痛转移至右下腹,并出现炎性包块。因胆囊部位可较低或阑尾部位可较高位于肝后,因此可与胆绞痛胆囊炎症相混淆。两者均可出现发热、白细胞计数增多。超声或肝胆闪烁显像有助于鉴别。

(3)急性胰腺炎与胆囊炎鉴别较困难,两者压痛部位互相重叠。急性胰腺炎可由胆结石引起,故胆囊炎和胰腺炎可并存。急性胆囊炎可伴高淀粉酶血症,但胰腺炎的淀粉酶水平更高。胆管闪烁显像和影像学检查,如超声和 CT 对诊断有帮助。肝胆闪烁显像可确诊或排除急性胆囊炎的诊断,敏感性和特异性高。禁食 2～4 小时,静脉注射 ^{99m}Tc 标记的亚氨基二乙酸衍生物(iminodiaceticacidderivative,IAD),后者可分泌入胆管,并在 γ 照相机下成像。在正常人,胆囊、胆总管和小肠在 30～45 分钟显像。^{99m}Tc-IAD 正常可排除腹痛患者急性胆囊炎的诊断。

^{99m}Tc 胆囊未显影,而肝脏、胆总管、小肠显影,则强烈提示急性梗阻性疾病。检查前禁食或禁食时间延长可导致假阳性。

(4)溃疡穿孔起更剧烈的疼痛和腹膜炎体征。腹部 X 线平片或 CT 检查可见腹腔内游离气体。如未见游离气体且仍怀疑有溃疡穿孔,应急诊行胃肠道碘油造影检查以证明穿孔。

四、治疗

胆石症的治疗主要包括急性发作期的治疗和排石治疗。急性发作期应禁食脂肪食物,严重者禁食;胆绞痛者给予阿托品肌内注射,必要时与镇痛药,如哌替啶(度冷丁)或吗啡合用;合并感染者给予抗生素治疗(见胆囊炎和急性化脓性胆管炎部分)。发作间歇期仍应注意进清淡饮食,避免过饱。排石治疗有非外科手术治疗和外科手术治疗两大类方法。一般而言,选择排石方法要对有无胆石症状,患者的年龄和身体状况,胆石的部位、性质及数量,胆囊功能是否良好,手术的可能性和并发症以及患者的意愿等因素,进行综合考虑。现就不同部位结石的排石疗法分述如下。

(一)胆囊结石的治疗

胆石症胆囊切除术是有症状的胆囊结石患者的主要治疗方法。适应证为:①临床上有反复发作的胆绞痛。②有胆囊结石并发症,如急性胆囊炎、急性胰腺炎、胆瘘等。③预计有发生胆囊结石并发症的潜在危险,如同时有胆囊腺瘤样息肉、口服胆囊造影剂不显影等。手术方法有常规胆囊切除术和腹腔镜胆囊切除术。后者的优点是创伤小、愈合快、住院期短,但对胆囊萎缩、腹腔广泛粘连,以及急性胆囊炎合并化脓、坏疽或穿孔和出血性疾病的患者为禁忌。对疑为同时有胆管结石者,腹腔镜检查前应做 ERCP 检查;开腹手术时则要做术中胆管探查。

对无症状的胆囊结石是否应做预防性胆囊切除术,一直存在争论。近年通过长期随诊研究发现,这类患者中症状出现率在 5 年、10 年、15 年分别为 10%、15% 和 18%,故认为对这类患者以进行观察为宜。尽管长期胆囊结石可能有 1%～4% 的患者发生胆囊癌,但毕竟是少数,且癌变往往有胆囊炎症状,可提示手术,何况胆囊切除术后右半结肠癌的发生率还高于正常人。对仅表现为消化不良症状的胆囊结石,术后症状常不能缓解或仅有暂时缓解,故手术选择宜慎重。

胆囊结石的非手术疗法包括口服药物溶石和体外震波碎石。口服鹅去氧胆酸 500 mg,每天 2～3 次,或熊去氧胆酸 150～300 mg,每天 2 次,疗程 6～24 个月。每半年复查 B 超及胆囊造影,如结石已消失,继续用药 3 个月复查。停药后约 50% 的患者复发,故多要终身服药。不良反应为腹泻、一过性转氨酶升高,长期服用时少部分患者有肝损害。

熊去氧胆酸比口服鹅去氧胆酸不良反应少,但价格昂贵。口服药物溶石对胆囊内胆固醇结石(一般为透过 X 线的阴性结石)、直径小于 20 mm 且胆囊收缩功能良好者有效;由于需长期服药,且价格较贵,一般仅适于老年患者或因其他原因不能耐受手术者,或作为体外震波碎石后的辅助治疗。体外震波碎石对透过 X 线的阴性结石,直径小于 25 mm 的单个或少于 15 mm 的2~3 个结石,且胆囊收缩功能良好者有效,一般很安全,但妊娠者禁忌。其效果远不如该法对治疗肾结石的效果好,故尚未被普遍推广。应用时可配合熊去氧胆酸或鹅去氧胆酸或其他中西医结合疗法,以加强疗效。如何提高非手术排石治疗的疗效,仍有待进一步研究。

(二)胆总管结石的治疗

凡有胆总管结石者均必须积极治疗。

1.非外科手术治疗

近年来通过十二指肠镜做乳头括约肌切开(EST)取石术治疗胆管结石,尤其适用于胆囊已切除的胆总管复发结石或残余结石,以及年老体弱手术风险大或不愿手术者。对胆总管大结石(直径>20 mm),可通过内镜做机械碎石、液电碎石、激光碎石或药物溶石等方法解决。当发生胆总管结石梗阻,引起化脓性胆管炎、急性胆石性胰腺炎等严重并发症时,可行紧急 EST 并置入内引流或鼻胆引流管减轻胆总管压力,从而迅速控制病情发展。

2.外科手术治疗

当非外科手术治疗不成功或有内镜治疗的禁忌证时,应行外科手术治疗。手术为胆总管探查或切开取石及 T 管引流,手术时要力求将结石取尽,故术中应做胆管造影及胆管镜检查。术后残余结石可通过 T 管窦道处理或 EST 取石。如术后发生残余结石又不能用非手术方式取出时,需再次手术者,或第 1 次手术发现为泥沙样色素性结石者,一般都加做胆管肠道内引流术,以让胆石顺畅地排入肠腔。

3.肝内胆管结石的治疗

肝内胆管结石以手术治疗为主。手术原则如下。

(1)尽量取尽结石和解除胆管梗阻。

(2)在矫正胆管狭窄和解除梗阻的基础上做胆肠内引流术,以扩大胆管流出道。

(3)如病变局限在左侧肝叶,可做肝叶切除以根治病灶。术后对残余结石可通过 T 管窦道放入胆管镜至胆管内,在直视下用取石篮取出结石,也可结合进行各种碎石、溶石术。

由于肝内胆管结石手术治疗很难彻底,故手术后常需长期用中西利胆药物,这对保证胆管引流通畅,促使残余结石的排出和减少结石复发有重要作用。

(韩岩智)

第二十五节　急性胆囊炎

急性胆囊炎是由化学刺激(浓缩的胆汁或反流入胆囊的胰液)和细菌感染引起的急性胆囊壁炎症性疾病,是临床常见的急腹症之一。其临床表现可有发热、右上腹疼痛和压痛、恶心、呕吐、轻度黄疸和白细胞增多等,85%~95%的急性胆囊炎是由结石阻塞胆管并继发感染而引起的,称之为急性结石性胆囊炎。近年来,随着国人的饮食习惯的改变和高龄化,城市居民的胆囊结石发病率明显升高,故急性胆囊炎以城市居民为多,成年人发病率高,老年人发病率更高,肥胖女性发病率高,据统计男女发病率约为 1∶2。本病急性症状反复发作可转为慢性胆囊炎。目前本病外科治疗治愈率高。

一、病因和发病机制

急性胆囊炎的常见病因及发病机制主要有以下几方面。

(一)胆囊出口梗阻

急性胆囊炎患者中 90％以上是由于结石梗阻胆囊管所致,此外尚有蛔虫、梨形鞭毛虫、华支睾吸虫、黏稠炎性渗出物所致梗阻及胆囊管扭曲畸形、胆囊管外肿大淋巴结及肿瘤的压迫等原因所致胆囊管梗阻或胆囊出口梗阻。

(二)细菌感染

常见的致病菌为大肠埃希菌,产气杆菌,铜绿假单胞菌等,细菌的来源主要通过十二指肠上升性途径、经淋巴或血运、经肝肠循环途径以及由邻近脏器细菌感染所波及。细菌在酶的作用下使结合胆汁酸转变成有毒的游离胆汁酸,也可加重组织损伤和炎症。

(三)化学刺激

胆汁成分之一的胆汁酸(尤其是细菌作用后的游离胆汁酸)、逆流的胰液和溶血卵磷脂,对细胞膜有毒性作用和损伤作用,对胆囊黏膜的局部刺激可造成炎症。

(四)胆囊壁血供不足

手术创伤或长期禁食等造成的内脏神经功能紊乱,以及心力衰竭,特别是老年人动脉硬化或服用作用于血管的药物等,可使胆囊局部血供障碍,胆囊的血供减少,胆囊壁缺血,抵抗力下降而导致胆囊炎。

二、临床表现

(一)临床症状

1.腹痛

腹痛是急性胆囊炎的主要症状,发病早期腹痛可发生在中上腹、右上腹部,以后转移至右肋缘下的胆囊区,常于饱餐或高脂饮食后突然发作,或发生于夜间,是因夜间仰卧时胆囊结石易于滑入胆囊管形成嵌顿之故。疼痛呈持续性、膨胀性或绞痛性,可向右肩和右肩胛下区放射。患者中 2/3 可有典型胆绞痛既往史。在老年人中,由于对疼痛的敏感性降低,可无剧烈腹痛,甚至可无腹痛症状。

2.恶心、呕吐和食欲缺乏

患者常有食欲缺乏,反射性恶心和呕吐,呕吐剧烈时可吐出胆汁,可引起水电解质紊乱。呕吐后患者的腹痛不能缓解。

3.全身症状

大多数患者还伴有发热,体温通常在 38.0～38.5 ℃之间,当发生化脓性胆囊炎时,可有寒战、高热等症状。10％的患者可出现轻度黄疸。

(二)体征

患者呈急性痛苦病容,呼吸表浅而不规律。呕吐严重的患者,可有失水和虚脱的征象。少数患者有轻度巩膜和皮肤黄染。右上腹部可见稍膨胀,右肋下胆囊区可有腹肌紧张、压痛及反跳痛,胆囊 Murphy 征阳性,大约在 1/3 的患者中还能摸到肿大的胆囊。胆囊积脓或者胆囊周围脓肿者可在右上腹扪及包块。

(三)并发症

当腹部压痛及腹肌紧张扩展至腹部其他区域或全腹时,则提示已发生胆囊穿孔、急性弥漫性腹膜炎或出血坏死型胰腺炎等并发症。

三、诊断要点

(一)症状

腹痛、恶心、呕吐是急性胆囊炎的主要症状,大多数患者伴有中度发热,少数患者出现轻度黄疸。

(二)体征

腹部检查时可见右上腹部膨胀,腹式呼吸减弱,右肋下胆囊区可有局限性腹肌紧张、压痛及反跳痛,胆囊触痛征和 Murphy 征阳性。有胆囊积脓及胆囊周围脓肿者,可在右上腹部扪及包块。

(三)实验室检查

1.白细胞计数及分类

白细胞计数升高,常在 $10\times10^9\sim15\times10^9$/L,分类见中性粒细胞增加,在无失水情况下外周血白细胞计数超过 20×10^9/L,分类中有显著核左移者,常提示病情严重。

2.血清学检查

严重的急性胆囊炎由于胆道周围的炎症和水肿以及肿大的胆囊直接压迫胆道,可有轻度黄疸。血清胆红素<60 μmol/L。如果血清胆红素>60 μmol/L,则应怀疑有胆总管结石和恶性肿瘤所致的梗阻性黄疸或 Mirizzi 综合征。此外急性胆囊炎患者也可有转氨酶、碱性磷酸酶、γ-谷氨酰转肽酶的升高。当并发急性胰腺炎时,血清淀粉酶>500 Somogyi 单位,伴血清脂肪酶升高。

3.细菌学检查

应在未使用抗生素前,先做血培养和药物敏感试验,作血清内毒素测定,以便鉴定致病菌。如在超声引导下细针穿刺胆囊中胆汁作细菌培养和药物敏感试验是最有价值的确定病菌的方法。

(四)影像学检查

1.超声检查

急性胆囊炎时可见胆囊肿大,囊壁增厚,并伴胆囊明显压痛。当胆囊壁发生坏疽时,可见囊壁呈不规则增厚和破坏,当并发气肿性胆囊炎时,囊壁和囊腔内可见积气征象。

2.胆道造影

一般采用静脉胆道造影检查。可显示胆囊、胆管内结石影像。如胆管显影,而胆囊不显影,则提示有胆囊管阻塞,支持急性胆囊炎诊断。但因注射造影剂有一定不良反应,目前渐少用。

3.CT 和 MRI 检查

对诊断胆囊肿大、囊壁增厚、胆管梗阻、周围淋巴结肿大和胆囊周围积液等征象有一定帮助,尤其对并发穿孔和囊壁内脓肿形成价值最大,但费用较高。

(五)放射性核素扫描

当超声检查结果含糊或阴性时用放射性核素扫描,如羟基亚氨基二乙酸扫描则成为一项金标准检查。患者在注射羟基亚氨基二乙酸,进行腹部扫描显像,急性胆囊炎患者在注射后 1~

2 小时时胆管显影而胆囊不显影,则支持急性胆囊炎。该检查在绝大多数急性非结石性胆囊炎的检查中示阳性结果,如胆囊显影则可排除急性胆囊炎。

四、治疗原则

(一)一般治疗

卧床休息、禁食、吸氧,伴严重呕吐者可安置胃肠减压管,使胆汁分泌减少,有利于胆汁的引流。并应静脉补充水分、电解质和营养等。

(二)手术治疗

行胆囊切除术是急性胆囊炎的根本治疗方法。手术指征为:①有急性胆囊炎并发症者;②经积极内科治疗,病情继续发展并恶化者;③急性胆囊炎反复急性发作者;④无手术禁忌证,能耐受手术者。无并发症的急性胆囊炎也可行腹腔镜下胆囊切除术。

(三)药物治疗

1.解痉、镇痛

可使用阿托品、硝酸甘油、哌替啶、美沙酮等,以解除肝胰壶腹括约肌的痉挛而止痛。

2.抗感染治疗

抗菌药的使用是为了预防菌血症和治疗化脓性并发症,应选择在血和胆汁中浓度较高的药物。常选用氨苄西林钠、克林霉素、氨基苷类、第三代头孢菌素和喹诺酮类等抗生素,并根据药敏试验结果更换药物。若伴有厌氧菌感染,可加用甲硝唑静脉滴注。

3.利胆治疗

硫酸镁有松弛肝胰壶腹括约肌的作用,使滞留的胆汁易于排出,故可用 50％硫酸镁 10 mL 每天 3 次口服治疗。

4.其他药物

吲哚美辛,每天 3 次,每次 25 mg 维持 1 周可以逆转胆囊的炎症和急性胆囊炎早期的收缩功能障碍,改善餐后胆囊的排空。一次肌内注射 75 mg 的双氯芬酸可显著降低胆石症患者急性胆囊炎的发生率。

5.中药治疗

用白术、川朴、木香、乌药、郁金、白芍等做成的止疼膏敷患处,也可用茵陈、毛茛等去黄。

(韩岩智)

第二十六节 慢性胆囊炎

慢性胆囊炎是胆囊慢性炎症性病变。大多数合并胆囊结石,也有少数为非结石性胆囊炎。临床上可表现为慢性反复发作性上腹部隐痛、消化不良等症状。

一、病因和发病机制

(一)病因

慢性胆囊炎多发生于胆石症的基础上,且常为急性胆囊炎的后遗症。其病因主要是细菌感染和胆固醇代谢失常。常见的病因有下面几条：

1.胆囊结石

结石可刺激和损伤胆囊壁,引起胆汁排泌障碍。约70%慢性胆囊炎的患者胆囊内存在结石。

2.感染

感染源常通过血源性、淋巴途径、邻近脏器感染的播散和寄生虫钻入胆道而逆行带入。细菌、病毒、寄生虫等各种病原体均可引起胆囊慢性感染。慢性炎症可引起胆管上皮及纤维组织增生,引起胆管狭窄。

3.急性胆囊炎的延续

急性胆囊炎反复迁延发作,使胆囊纤维组织增生和增厚,病变较轻者,仅有胆囊壁增厚,重者可以显著肥厚,萎缩,囊腔缩小以至功能丧失。

4.化学刺激

当胆总管和胰管的共同通道发生梗阻时,胰液反流进入胆囊,胰酶原被胆盐激活并损伤囊壁的黏膜上皮。另外,胆汁排泌发生障碍,浓缩的胆盐又可刺激囊壁的黏膜上皮造成损害。

5.代谢紊乱

由于胆固醇的代谢发生紊乱,而致胆固醇沉积于胆囊的内壁上,引起慢性炎症。

（二）发病机制

1.胆管嵌顿

胆囊是胆囊管末端的扩大部分,可容胆汁30～60 mL,胆汁进入胆囊或自胆囊排出都要经过胆囊管,胆囊管长3～4 cm,直径2～3 mm,胆囊管内黏膜又形成5～7个螺旋状皱襞,使得管腔较为狭小,这样很容易使胆石、寄生虫嵌入胆囊管。嵌入后,胆囊内的胆汁就排不出来,这样,多余的胆汁在胆囊内积累,长期滞留和过于浓缩,对胆囊黏膜直接刺激而引起发炎。

2.胆囊壁缺血、坏死

供应胆囊营养的血管是终末动脉,当胆囊的出路阻塞时,由于胆囊黏膜仍继续分泌黏液,造成胆囊内压力不断增高使胆囊膨胀、积水。当胆囊缺血时,胆囊抵抗力下降,细菌就容易生长繁殖,趁机活动起来而发生胆囊炎。

3.胆汁蓄积

由于胆囊有储藏胆汁和浓缩胆汁的功能,因此胆囊与胆汁的接触时间比其他胆道长,而且,接触的胆汁浓度亦高,当此时人的胆道内有细菌时,就会发生感染,形成胆囊炎的机会当然也就增多了。

二、临床表现

（一）症状

许多慢性胆囊炎患者可无临床症状,只是在手术、体格检查时发现,称为无痛性胆囊炎。本病的主要症状为反复发作性上腹部疼痛。腹痛多发于右上腹或中上腹部,腹痛常发生于晚上和饱餐后,常呈持续性疼痛。当胆总管或胆囊管发生胆石嵌顿时,则可发生胆绞痛,疼痛一般经过1～6小时可自行缓解。可伴有反射性恶心、呕吐等症状,但发热和黄疸不常见,于发作的间歇期可有右上腹饱胀不适或胃部灼热、嗳气、反酸,厌油腻食物、食欲缺乏等症状。当慢性胆囊炎伴急性发作或胆囊内浓缩的黏液或结石进入胆囊管或胆总管而发生梗阻,呈急性胆囊炎或胆绞痛的典型症状。

(二)体征

体格检查可发现右上腹部压痛,发生急性胆囊炎时可有胆囊触痛或 Murphy 征阳性。当胆囊膨胀增大时,右上腹部可扪及囊性包块。

三、诊断要点

(一)症状和体征

有部分患者可无特殊症状,一般主要症状为反复发作性上腹痛。可伴有恶心呕吐等症状,于间歇期有胃部灼热,反酸等胃肠道症状,但发热黄疸不常见。查体上腹部压痛,当胆囊膨胀增大时,右上腹部可扪及囊性包块。

(二)实验室检查

血常规:白细胞总数升高。

(三)影像学检查

1.超声检查

超声检查是最重要的辅助手段,可测定胆囊和胆总管的大小,胆石的存在及囊壁的厚度,尤其对结石的诊断比较正确可靠。

2.放射学检查

腹部 X 片可显示胆囊膨胀和阳性结石的征象,罕见的胆囊钙化(瓷瓶胆囊)有并发胆囊癌的特殊临床意义。胆囊、胆道造影术可以发现胆石胆囊变形缩小及胆囊浓缩和收缩功能不良等慢性胆囊炎征象,应口服双倍量造影剂有利于胆囊显影及测定胆囊浓缩和收缩功能。

(四)放射性核素扫描

用^{99m}Tc-PMT 静脉注射行肝胆动态显像,如延迟超过 1～4 小时才显示微弱影像,而肠道排泄正常,首先考虑慢性胆囊炎。如静脉注射辛卡利特(sincalide,人工合成缩胆囊素)0.02 mg/kg,或缩胆囊素(cholecystokinin,CCK)后 30 分钟,如胆囊排除率＜40％,支持慢性胆囊炎伴胆囊收缩功能障碍的诊断。

四、治疗原则

(一)内科治疗

非结石性慢性胆囊炎患者以及结石性慢性胆囊炎患者症状较轻无反复发作者,可内科保守治疗。嘱患者平时低脂饮食、可口服消炎利胆片 6 片每天 3 次或 33％～50％硫酸镁 10 ml 每天 3 次,另外可口服一些溶石或排石的中药治疗。腹痛明显者可用抗胆碱能药物解除平滑肌痉挛。经常保持愉快的心情,注意劳逸结合,寒温适宜。劳累、气候突变、悲观忧虑均可诱发慢性胰腺炎急性发作。

(二)外科治疗

对于有症状特别是反复急性发作的慢性胆囊炎,伴有较大结石,胆囊积水或有胆囊壁钙化者以及反复发作胆绞痛、胆囊无功能行胆囊切除术是一个合理的根本治疗方法,但对仅有胆绞痛的胆囊病变较轻的患者,行胆囊切除后症状多不能缓解。

手术适应证有以下几点。

(1)临床症状严重,药物治疗无效,病情继续恶化,非手术治疗不易缓解的患者。

（2）胆囊肿大或逐渐增大，腹部压痛明显，腹肌严重紧张或胆囊坏疽及穿孔，并发弥漫性腹膜炎者。

（3）急性胆囊炎反复发作，诊断明确，经治疗后腹部体征加重，有明显腹膜刺激征者。

（4）化验检查，血中白细胞明显升高，总数在 $20 \times 10^9 / L$ 以上者。

（5）黄疸加深，属总胆管结石梗阻者。

（6）畏寒，寒战，高热并有中毒休克倾向者。

（韩岩智）

第二十七节　急性胰腺炎

急性胰腺炎是多种病因导致胰管内高压，腺泡细胞内酶原提前激活而引起的胰腺组织自身消化所致的胰腺水肿、出血甚至坏死等炎性损伤。临床以急性上腹痛及血淀粉酶或脂肪酶升高为特点。多数患者病情轻，预后良好；少数重症患者可伴发多器官功能障碍及胰腺局部并发症，病死率高。

一、病因

（一）胆道疾病

胆石症、胆道感染、胆道蛔虫病等胆道疾病至今仍是我国急性胰腺炎的主要促发因素。其中胆石症最为常见。由于在解剖上 70%～80% 的胰管与胆总管汇合成共同通道开口于十二指肠壶腹部，一旦结石、蛔虫嵌顿在壶腹部或胆管内炎症、胆石移行时损伤 Oddi 括约肌等，将使胰管流出道不畅，胰管内高压。胆囊炎时细菌毒素、炎症介质通过胆胰间淋巴管交通支扩散到胰腺，活化核因子-KB（nuclearfactor-KB，NF-KB）。

（二）酒精及过度饮食

酒精及过度饮食可促进胰液分泌，当胰管流出道不能充分引流大量胰液时，胰管内压升高，腺泡细胞内酶原提前活化，引发炎性损伤。此外，酒精在胰腺内氧化代谢时产生大量活性氧，也有助于激活 NF-KB 等炎症介质。

（三）胰管阻塞

胰管结石、蛔虫、狭窄、肿瘤（壶腹周围癌、胰腺癌）可引起胰管阻塞和胰管内压升高。胰腺分裂是一种胰腺导管的先天发育异常，即主、副胰管在发育过程中未能融合，当副胰管经狭小的副乳头引流大部分胰腺的胰液，引流不畅导致胰管内高压。

（四）手术与创伤

腹腔手术、腹部钝挫伤等损伤胰腺组织或胰腺严重血液循环障碍可引起急性胰腺炎。经内镜逆行胆胰管造影术（endoscopic retrograde cholangiopancreatography，ERCP）插管时导致的十二指肠乳头水肿、注射造影剂压力过高等也可引发本病。

（五）代谢障碍

高脂血症与急性胰腺炎有病因学关联，但确切机制尚不清楚。可能与脂球微栓影响微循环及胰酶分解三酰甘油致毒性脂肪酸损伤细胞有关。Ⅰ型高脂蛋白血症见于小儿或非肥胖非糖尿病青年,因严重高三酰甘油血症(＞11.3 mmol/L)而反复发生急性胰腺炎。由于高三酰甘油血症也常出现于严重应激、炎症反应时,因此,在急性胰腺炎伴有高三酰甘油血症时,应注意其是因还是果。甲状旁腺肿瘤、维生素 D 过多等所致的高钙血症可致胰管钙化,促进胰酶提前活化而促发本病。

(六)药物

可促发急性胰腺炎的药物有:噻嗪类利尿剂、硫唑嘌呤、糖皮质激素、磺胺类等,多发生在服药的最初 2 个月,与剂量无明确相关。

(七)感染及全身炎症反应

感染及全身炎症反应可继发于急性流行性腮腺炎、甲型流感、肺炎衣原体感染、传染性单核细胞增多症、柯萨奇病毒感染等,常随感染痊愈而自行缓解。在全身炎症反应时,作为受损的靶器官之一,胰腺也可有急性炎性损伤。

(八)其他

十二指肠降段疾病,如球后穿透溃疡、邻近十二指肠乳头的肠憩室炎等炎症可直接波及胰腺。各种自身免疫性的血管炎、胰腺血管栓塞等血管疾病可影响胰腺血供。遗传性急性胰腺炎罕见,是一种有 80% 外显率的常染色体显性遗传病,其发病被认为是阳离子胰蛋白酶原基因突变所致。少数病因不明者称为特发性急性胰腺炎。

二、发病机制

胰管内高压是各种致病因素作用后的主要病理生理环节。腺泡细胞在感受胰管高压后,细胞内 Ca^{2+} 水平显著上升,溶酶体在腺泡细胞内提前激活酶原,大量活化的胰酶消化胰腺自身,激活炎症反应的枢纽分子——NF-KB,它的下游系列炎症介质,如肿瘤坏死因子 α、白介素-1、花生四烯酸代谢产物(前列腺素、血小板活化因子)、活性氧等,均可增加血管通透性,导致大量炎性渗出;促进小血管血栓形成,胰腺出血、坏死。在炎症过程中,参与的众多因素可以正反馈方式相互作用,使炎症逐级放大,当超过机体的抗炎能力时,炎症向全身扩展,出现系统性炎症反应综合征及多器官功能障碍。

胰腺微循环障碍也被认为是急性胰腺炎发病机制中的重要环节之一,新近的研究认为胰腺血供受阻要超过 50% 才可能导致急性胰腺炎,这种病因在临床相对少见。

三、病理

(一)急性胰腺炎病理

可分为急性水肿型及急性出血坏死型胰腺炎两型。急性水肿型可发展为急性出血坏死型,但部分急性出血坏死型在发病开始即发生出血及坏死。

1.急性水肿型

急性水肿型亦称间质型。此型较多见,占 90% 以上。病变可累及部分或整个胰腺,以尾部为多见。胰腺肿大变硬,组织学检查间质中有充血、水肿和炎症细胞浸润,可发生轻微的局部脂肪坏死,但无出血。

2.急性出血坏死型

此型相对较少。胰腺肿大变硬,腺泡及脂肪组织坏死以及血管坏死出血是本型的主要特点。肉眼可见胰腺内有灰白色或黄色斑块的脂肪组织坏死病变,出血严重者,则胰腺呈棕黑色并伴有新鲜出血。脂肪坏死可累及肠系膜、大网膜后组织等。组织学检查见胰腺坏死病变呈间隔性小叶周围分布,坏死灶外周有炎症细胞包绕。常见静脉炎、淋巴管炎和血栓形成。此外尚可有胰腺脓肿、假性囊肿等。

(二)重症急性胰腺炎

由于炎症波及全身,可有其他脏器如小肠、肺、肝、肾等脏器的炎症病理改变;由于胰腺大量炎性渗出,常有腹水、胸腔积液等。

四、临床表现

急性胰腺炎主要分为下列两种临床类型。

(一)轻症急性胰腺炎

急性腹痛,常较剧烈,多位于中左上腹,甚至全腹,部分患者腹痛向背部放射。患者病初可伴有恶心、呕吐,轻度发热。常见体征:中上腹压痛,肠鸣音减少,轻度脱水貌。

(二)重症急性胰腺炎

在上述症状基础上,腹痛持续不缓解、腹胀逐渐加重,可陆续出现部分症状、体征及胰腺局部并发症。

(三)胰腺局部并发症

1.胰腺假性囊肿

胰腺假性囊肿多在重症急性胰腺炎病程 4 周左右出现,初期为液体积聚,无明显囊壁,此后形成的囊壁由肉芽或纤维组织构成,缺乏上皮(与真性囊肿的区别所在),囊内无菌生长,含有胰酶。假性囊肿形态多样、大小不一,容积可波动于 10～5000 mL。假性囊肿可以延伸至横结肠系膜,肾前、肾后间隙以及后腹膜。大囊肿可因影响腹腔容积、压迫而引起腹胀、肠道梗阻等症状,一般假性囊肿<5 cm 时,6 周内自行吸收的概率约 50%。

2.胰腺脓肿

胰腺内、胰周积液或胰腺假性囊肿感染,发展为脓肿。患者常有发热、腹痛、消瘦及营养不良症状。

3.肝前区域性门脉高压

胰腺假性囊肿压迫脾静脉或胰腺炎症波及脾静脉,产生血栓,继而胃底静脉曲张,破裂后可发生致命性大出血。

五、辅助检查

(一)实验室检查

1.血清淀粉酶

血清淀粉酶是目前诊断急性胰腺炎最常用的指标,该值升高对诊断很有意义,但水平高低与病情轻重不呈正性相关。

2.血清脂肪酶

血清脂肪酶活性测定具有重要临床意义,尤其当血清淀粉酶活性已经下降至正常,或其他原因引起血清淀粉酶活性增高,血清脂肪酶活性测定有互补作用。

3.血常规

急性轻型胰腺炎白细胞计数一般在 15×10^9/L 以下,急性重型胰腺炎白细胞计数升高程度与病情有明显关系。

4.血清标志物

推荐使用 C 反应蛋白(CRP)测定,CRP 值有助于评估急性胰腺炎的严重程度,发病 72 小时后 CRP>150 mg/L 提示胰腺组织坏死。

(二)影像学诊断

(1)X 线:胸片检查可有胸腔积液,膈肌抬高及肺实质病变,腹部平片可有肠梗阻的表现。

(2)超声:在发病初期 24～48 小时行 B 超检查,可以初步判断胰腺组织形态学变化,同时有助于判断有无胆道疾病,但受急性胰腺炎时胃肠道积气的影响,对急性胰腺炎不能作出准确判断。

(3)CT、MR、MRI 等:目前临床常用的急性胰腺炎影像检查方法有 CT、MR、MRI 等,对胰腺病变程度的判定、并发症的出现及鉴别诊断均很有意义。

(4)能排除其他类似临床表现的病变。

六、诊断

作为急腹症之一,应在患者就诊后 48 小时内明确诊断,并包括下列内容。

(一)确定急性胰腺炎

一般应具备:①急性、持续性中上腹痛;②血淀粉酶>正常值 3 倍或脂肪酶升高;③胰腺炎症的影像学改变;④排除其他急腹症。部分患者可不具备第 2 条。

(二)确定轻症或重症

当急性胰腺炎具备器官功能障碍、胰腺广泛坏死或胰腺局部并发症中的任何一项时,即可诊断为重症急性胰腺炎。

多数胰腺广泛坏死在起病后 72 小时才能通过 CT 发现,而胰腺局部并发症多在病程 4 周左右才出现,器官功能障碍可在起病的即刻即出现,其发展到衰竭是一个过程,在这两极之间有严重程度的变化。因此病初的病情评估目前广泛采用病理生理及器官衰竭评分。多数重症患者经历了不同时间的轻症阶段,因此,在起病 72 小时内对轻症患者应密切观察病情变化,及时发现重症急性胰腺炎的症状及体征,动态了解相关实验室检测数据及胰腺形态的改变。

(三)寻找病因

住院期间应努力使大部分患者的病因得以明确,尽早解除病因有助于缩短病程、避免日后复发。胆道疾病仍是急性胰腺炎的首要病因。应注意多个病因共同作用的可能。CT 主要用于急性胰腺炎疾病严重程度的评估,在胆胰管病因搜寻方面不及磁共振胰胆管造影(magnetic resonance cholangiopancreatography,MRCP)敏感、准确,故不适于急性胰腺炎的病因诊断。

七、鉴别诊断

急性胰腺炎常需与胆石症、消化性溃疡、心肌梗死、急性肠梗阻等鉴别。

八、治疗

急性胰腺炎治疗的两大任务:①寻找并去除病因;②控制炎症。

多数急性胰腺炎,即使是重症急性胰腺炎,多不需外科干预,应尽可能采用内科及内镜治疗,临床实践表明,重症急性胰腺炎时经历大的手术创伤将加重全身炎症反应,增加病死率。如诊断为胆源性急性胰腺炎,宜在本次住院期间完成内镜治疗或在康复后择期行胆囊切除术,避免今后复发。胰腺局部并发症可通过内镜或外科手术治疗。

(一)监护

从炎症反应到器官功能障碍直至器官衰竭,可经历时间不等的发展过程,病情变化较多,应予细致的监护,根据症状、体征、实验室检测、影像学变化及时了解病情发展。高龄、肥胖（BMI > 25）、妊娠等患者是重症急性胰腺炎的高危人群。

(二)器官支持

1.补液

补液是维持血容量及水、电解质平衡的重要措施。病情发展快的患者与胰周大量渗出有关,因此,如心功能允许,在最初的 48 小时静脉补液速度为 200～250 mL/h,或使尿量维持在 > 0.5 mL/(kg·h)。补液不充分是重症急性胰腺炎常见的原因之一。中心静脉压对指导补液量及速度有一定帮助,但急性胰腺炎时,因腹胀、麻痹性肠梗阻使腹腔压力异常升高而影响中心静脉压的准确性,应予注意。此外,还应根据病情补充清蛋白、血浆或血浆代用品,维持血浆胶体渗透压。

2.吸氧

一般可予鼻导管、面罩给氧,力争使动脉氧饱和度 > 95%。当出现急性肺损伤、呼吸窘迫时,应给予正压机械通气,并根据尿量、血压、动脉血 pH 等参数调整补液量,总液量宜 < 2 000 mL,且适当限制胶体液量。

3.镇痛

严重腹痛可使血液循环不稳定,临床常用哌替啶止痛,每次 50～100 mg,肌内注射。由于吗啡可增加 Oddi 括约肌压力、胆碱能受体拮抗剂如阿托品可诱发或加重肠麻痹,故均不宜使用。胃肠减压有助于减轻腹胀,但部分患者难以忍受插管的痛苦。

(三)急诊内镜或外科手术治疗去除病因

对胆总管结石性梗阻、急性化脓性胆管炎、胆源性败血症等胆源性急性胰腺炎应尽早在内镜下行 Oddi 括约肌切开术,取出结石,放置鼻胆管引流,既有助于降低胰管内高压,又可迅速控制感染。这种微创对因治疗,疗效肯定,创伤小,可迅速缓解症状、改善预后、缩短病程、节省治疗费用,避免急性胰腺炎复发。大部分患者可通过内镜治疗获得成功,少数患者或不具备内镜治疗条件的医院则需外科手术解除梗阻。

适宜于急诊内镜治疗的其他病因包括:胰腺分裂、Oddi 括约肌功能障碍、胆道蛔虫、肝吸虫、胰管先天性狭窄等。由于泥沙样微胆石、Oddi 括约肌功能障碍难以通过影像学检查获得诊断,可用 ERCP 证实,随即进行内镜下治疗。

(四)减少胰液分泌

1.禁食

食物是胰液分泌的天然刺激物,起病后短期禁食,降低胰液分泌,减轻自身消化。

2.抑制胃酸

胃液也可促进胰液分泌,使用质子泵抑制剂可显著减少胰液量,缓解胰管内高压。

(五)预防和抗感染

急性胰腺炎本是化学性炎症,但在病程中极易感染,是病情向重症发展,甚至导致死亡的重要原因之一。其感染源多来自肠道。预防胰腺感染可采取:①导泻清洁肠道,可减少肠腔内细菌过生长,促进肠蠕动,有助于维护肠黏膜屏障。可给予33％硫酸镁,每次30~50 mL或中药(大黄、番泻叶)。在此基础上,口服抗生素,进一步清除肠腔内的致病菌。②尽早恢复肠内营养,有助于受损的肠黏膜修复,减少细菌易位。③预防性静脉给予抗生素(喹诺酮类或头孢菌素类),清除已进入门脉系统的致病菌。

胰腺感染后,应选择针对革兰氏阴性菌和厌氧菌的抗生素,如喹诺酮类或头孢菌素类联合抗厌氧菌的甲硝唑。严重败血症或上述抗生素治疗无效时应使用亚胺培南等。此外,如疑有真菌感染,可经验性应用抗真菌药。

(六)减轻炎症反应

早期避免全身炎症反应的措施主要为:①充分补液,减少缺血再灌注引发的炎性损伤;②生长抑素及其类似物除可抑制胰液分泌外,还可抑制多条炎症反应通路,减轻炎症反应。当全身炎症反应严重,尤其是合并肾功能不全时,应予连续性肾脏替代治疗。

(七)营养支持

对于轻症急性胰腺炎患者,在短期禁食期间可通过静脉补液提供能量。重症急性胰腺炎时,在肠蠕动尚未恢复前,应先予肠外营养。每天补充能量约134 kJ/(kg·d)[32 kcal/(kg·d)],肥胖者和女性减10％。热氮比以418 kJ∶1 g(100 kcal∶1 g)或氨基酸1.2 g/(kg·d)为宜,根据血电解质水平补充钾、钠、氯、钙、镁、磷等离子,注意补充水溶性和脂溶性维生素,采用全营养混合液方式输入。

当病情缓解时,应尽早过渡到肠内营养。恢复饮食应从少量、无脂、低蛋白饮食开始,逐渐增加食量和蛋白质含量,直至恢复正常饮食。

(八)择期内镜、腹腔镜或手术去除病因

胆总管结石、胆囊结石,慢性胰腺炎、壶腹周围癌,胰腺癌等多在急性胰腺炎恢复后择期手术,尽可能选用微创方式。

九、预防与预后

积极治疗胆胰疾病,适度饮酒及进食,部分患者需严格戒酒。

轻症患者常在1周左右康复,不留后遗症。重症患者病死率约15％,经积极抢救幸免于死的患者容易发生胰腺假性囊肿、脓肿和脾静脉栓塞等并发症,遗留不同程度的胰腺功能不全。未去除病因的部分患者可经常复发急性胰腺炎,反复炎症及纤维化可演变为慢性胰腺炎。

(韩岩智)

第二十八节 慢性胰腺炎

慢性胰腺炎(chroni cpancreatitis,CP)是指由于各种原因导致的胰腺局部、节段性或弥漫性的慢性进展性炎症,导致胰腺组织和(或)胰腺功能的不可逆损害。临床上表现为反复发作性或持续性腹痛、腹泻或脂肪泻、消瘦、黄疸、腹部包块和糖尿病。该病在世界分布无规律,我国发病低于西方国家,但呈逐年上升趋势。

一、流行病学

关于 CP 发病和流行病学的文献还很缺乏,世界不同地区的差异很大。20 世纪70 年代在哥本哈根的研究显示,每年 10 万居民中新发病例为 6.9～10 人。西班牙的坎塔布里亚,1981～1991 年慢性胰腺炎发病率为 14/10 万,现患病率为 18.3/10 万。在英国,20 世纪 90 年代比80 年代发病率增长了 1 倍。我国慢性胰腺炎的流行病学调查资料较少,2004 年全国多中心 CP 调查发现,经济较发达地区发病人数较多,经济欠发达的西北地区发病人数相对较少。男女比例为1.86∶1,平均年龄为(48.9±14.8)岁。

二、病因和发病机制

慢性胰腺炎的发病机制尚未阐明。

(一)CP 的主要病因

1.饮酒

酒精及其代谢产物的细胞毒性作用可导致胰腺慢性进行性损伤和纤维化,胰液黏稠及蛋白沉淀可使胰管引流不畅和结石形成。酒精导致这些病变常需要其他致病因素共同存在,因此在饮酒人群中,仅 10％的饮酒者发生慢性胰腺炎。单纯长期饮酒,主要导致胰腺腺泡细胞的脂肪样变性及胰腺外分泌功能降低。

2.胆道系统疾病

胆道系统疾病仍然是我国慢性胰腺炎常见原因之一,各种胆系疾病及胰液流出受阻,引起复发性胰腺炎,在此基础上逐渐发展为慢性胰腺炎。

3.自身免疫性胰腺炎

自身免疫性胰腺炎是慢性胰腺炎的一种特殊类型,所有自身免疫病理机制均可成为自身免疫性胰腺炎的病因,如干燥综合征、硬化性胆管炎等自身免疫性疾病合并胰腺炎。

4.急性复发性胰腺炎

近年来有证据表明,小部分频繁发生的酒精性急性胰腺炎可以很快地转变为慢性胰腺炎。实际上,很多遗传性胰腺炎就是由急性胰腺炎的复发而引起。很多慢性胰腺炎的患者在初期就是复发的急性胰腺炎,表现为多年进展性无痛性的胰腺功能缺失和钙化。

(二)其他病因

它们既可独立存在,又可合并存在,共同参与慢性胰腺炎的发生。

(1)代谢:酒精、高血钙、高血脂。

(2)胆系疾病:胆囊结石、胆囊炎、胆管结石、胆管狭窄等。

(3)炎症与损伤:急性胰腺炎、胰腺创伤。

(4)免疫:热带性胰腺炎、干燥综合征、原发性胆管炎、原发性胆汁性肝硬化。

(5)遗传因素:遗传性胰腺炎。

(6)不明原因的慢性胰腺炎。

三、病理

慢性胰腺炎的病变程度轻重不一。炎症可局限于胰腺小叶,也可累及整个胰腺。基本病变是胰腺腺泡萎缩,弥漫性纤维化或钙化;胰管有多发性狭窄和囊状扩张,管内有结石、钙化和蛋白栓子。胰管阻塞区可见局灶性水肿、炎症和坏死,也可合并假性囊肿。上述改变具有进行性和不可逆性特点。后期胰腺变硬,表面苍白呈不规则结节状,胰腺萎缩和体积缩小。自身免疫性胰腺炎组织学表现为非钙化性胰腺腺管破坏和腺泡组织萎缩,组织病理学显示有淋巴细胞、浆细胞浸润,同时可见纤维化。

四、临床表现

(一)症状

1.腹痛

慢性胰腺炎患者均有反复发作的上腹痛,初为间歇性腹痛,以后可转为持续性上腹痛。腹痛部位常在上腹正中或偏左、偏右。亦可放射至背部及两胁、前胸。腹痛程度轻重不一,严重者常需用麻醉剂方能缓解。腹痛常因饮酒、饱食或高脂食物诱发,发作时上腹痛与急性胰腺炎相似,平卧位时加重,前倾坐位、弯腰、侧卧蜷腿时疼痛可减轻,常伴有发热和血、尿淀粉酶增高。腹痛的发病机制可能主要与胰管梗阻与狭窄等原因所致的胰管高压有关,其次是胰管本身的炎症、胰腺缺血、假性囊状以及合并的神经炎也可以引起疼痛。

2.胰腺外分泌功能不全的表现

慢性胰腺炎后期,由于胰腺外分泌功能障碍可引起食欲减退、食后上腹饱胀、消瘦、营养不良、水肿及维生素 A、维生素 D、维生素 E、维生素 K 缺乏等症状。部分患者由于胰腺外分泌功能明显不足而出现腹泻,大便每天 3~4 次,色淡、量多、有气泡、恶臭,大便内脂肪量增多并含有不消化的肌肉纤维。

3.胰腺内分泌功能不全的表现

由于慢性胰腺炎引起胰腺 β 细胞破坏,半数患者可发生糖尿病。

(二)体征

腹部压痛与腹痛不相称,多数患者仅有腹部轻压痛。当并发胰腺假性囊肿时,腹部可扪及表面光滑的包块。当胰头肿大、胰管结石及胰腺囊肿压迫胆总管时,可出现黄疸。

五、辅助检查

(一)影像学检查

1.X 线腹部平片检查

观察位于第 1~3 腰椎左侧胰腺区钙化或结石,对诊断有意义。胰管结石的主要成分为钙盐,因此无论是结石或钙化,腹部平片均可发现。

2.腹部超声和超声内镜

腹部超声具有无创和经济实惠的优点,可同时显示胰腺周围的组织器官。慢性胰腺炎超声检查可表现为:①胰腺增大或缩小,呈弥漫性或局限性改变;②光点回声增强、增多和不均匀;③胰管扭曲及不规则增粗;④可有胰管结石,为回声增强的光团其后伴声影;⑤胰腺边缘不清、密度异常或有囊肿等改变;超声内镜可避免体表超声诊断胰腺疾病的不足,探头更接近胰腺组织,对慢性胰腺炎和胰腺癌均可提供较为准确的信息。因此,在胰腺炎症与胰腺癌鉴别有困难时,可推荐超声内镜检查。

胰腺回声欠均匀,主胰管增粗,内见数个点串状强回声伴声影,表明胰管内结石。

3.腹部 CT 及 MRI 检查

CT 或 MRI 可以为胰腺疾病提供可靠的诊断信息,成为诊断胰腺疾病的重要方法。CT 诊断慢性胰腺炎的敏感性为 74%～90%,特异性为 85%。MRI 对慢性胰腺炎的诊断价值与 CT 相似,但对胰腺钙化的显示不如 CT 清楚。

4.ERCP 及 MRCP

ERCP 是慢性胰腺炎形态学诊断和分期的"金标准"。胰管侧枝扩张是该疾病最早期的特征。其他表现有主胰管和侧枝胰管的多灶性扩张、狭窄和形态不规则、结石造成的充盈缺损、黏液栓或碎屑等。MRCP 是作为一种精确评价胰腺导管的非侵袭方法出现的,它利用了胰腺分泌物、胆汁或囊性病变的长 T2 弛豫时间来显像。近年来已逐渐取代诊断性 ERCP 在慢性胰腺炎中的作用。

(二)胰腺内分泌功能测定

1.空腹血浆胰岛素水平测定

慢性胰腺炎晚期,如胰岛 β 细胞的分泌功能受损,胰岛素分泌不足时,可导致糖尿病。大多数患者正常,口服葡萄糖、甲苯磺丁脲或静脉注射胰高血糖素后血浆胰岛素不上升者,反映胰腺内胰岛素储备减少。

2.血浆胰多肽测定

胰多肽主要由胰腺胰多肽细胞分泌,正常人空腹血浓度为 8～313 pmol/L,进餐后其水平常迅速上升,而慢性胰腺炎血浆胰多肽常显著降低。

3.血清胆囊收缩素(CCK)水平测定

正常人血清 CCK 水平为 30～300 pg/mL,而慢性胰腺炎时 CCK 显著升高,可达 8 000 pg/mL,与胰腺外分泌减少,对 CCK 的反馈抑制作用减弱有关。

(三)免疫学检测

自身免疫性胰腺炎患者有免疫异常,如 IgG 升高、丙种球蛋白降低、抗碳酸酐酶Ⅱ(ACA-Ⅱ)阳性等。另外,抗核抗体、抗乳铁蛋白抗体及类风湿因子阳性等也有助于诊断。外周血中 CD8+ 和 CD4+ 细胞阳性,提示 Th1 型免疫反应存在。

六、诊断

诊断思路在于首先确定有无 CP,然后寻找其病因。

对有反复发作的急性胰腺炎、胆道疾病及糖尿病患者,出现发作性或持续性上腹痛、慢性腹泻、消瘦应疑诊慢性胰腺炎,如具有下列之一即可建立诊断:①有慢性胰腺炎影像学证据;②胰腺外分泌功能检查功能明显降低;③组织病理学有慢性胰腺炎改变。

七、鉴别诊断

慢性胰腺炎与胰腺癌鉴别尤为重要,且有一定难度,需要超声内镜引导下行细针穿刺活组织检查,甚至剖腹手术探查。

八、治疗

对 CP,治疗所追求的目标是:消除病因,控制疼痛,防止急性发作和避免并发症。20 年前本病疼痛的治疗主要依赖外科手术。自 20 世纪 80 年代以来,内镜治疗取得了长足的进展,使许多患者避免或延缓了手术干预。

(一)腹痛的治疗

腹痛是慢性胰腺炎最常见的症状,也是患者就诊的主要原因。治疗方法包括:药物治疗、内镜治疗和手术治疗。

1.药物治疗

口服足量的胰酶制剂可缓解慢性胰腺炎的疼痛;止痛药物的使用按照 WHO 的癌症止痛 3 阶段给药方法进行。第一阶段适用于轻度至中度疼痛,使用非阿片类止痛药;第二阶段适用于中度至重度疼痛,联合使用非阿片类止痛药和弱阿片类止痛药,使用过程中弱阿片类止痛药可逐渐加量直到疼痛达到满意的缓解;第三阶段适用于重度疼痛,需要使用吗啡等强阿片类止痛药。每一阶段治疗中可辅助使用三环类抗抑郁药。此外,腹腔神经丛麻醉阻滞可控制疼痛,对顽固性疼痛可采用神经阻断止痛。

2.内镜治疗

可在 ERCP 下行胰管括约肌切开、胰管取石术及胰管支架置入术。一般认为,手术治疗对于缓解 CP 疼痛的长期效果好于内镜治疗。但由于内镜治疗创伤相对较小,建议作为一线治疗;当内镜治疗失败或疼痛复发时可考虑手术治疗。

(二)胰腺外分泌功能不全的治疗

慢性胰腺炎所致的胰腺外分泌功能不全,可采用胰酶替代治疗。理想的胰酶制剂应具备以下特点:①含有高浓度的酶;②能耐受酸的灭活;③按适当的比例与营养物质同步排入十二指肠;④在十二指肠的碱性环境中可以快速释放。为了防止胃酸对胰酶活性的影响,可采用肠溶片或肠溶衣微囊的胰酶制剂;也可以同时应用质子泵抑制剂或 H_2-受体拮抗剂抑制胃酸分泌,减少胃酸对胰酶补充剂的破坏,以提高药物疗效。补充胰酶的剂量可根据患者腹泻的减少、腹胀的减轻等症状的改善程度调节。

(三)胰腺内分泌功能不全的治疗

如患者合并糖尿病,可给予胰岛素治疗。

(四)自身免疫性胰腺炎的治疗

糖皮质激素是治疗自身免疫性胰腺炎的有效方法,大多数患者接受治疗后病情可以控制。常用药物为泼尼松口服,初始剂量为 30～40 mg/d,症状缓解后可逐渐减量至 5 mg/d。需要注意的是,尽管激素治疗有效,但不能完全逆转胰腺的形态学改变。因此应综合考虑,MRCP 提示形态学改善及血清 IgG 水平改善可作为停药的指标。

九、预后

积极治疗可缓解症状,但不易根治。晚期患者多死于并发症。

(韩岩智)

第五章

心内科疾病

第一节 二尖瓣关闭不全

一、病因

二尖瓣关闭不全(mitral incompetence,MI)严格来说不是一种原发病而是一种临床综合征。任何引起二尖瓣复合装置包括二尖瓣环、瓣膜、腱索、乳头肌病变的因素都可导致二尖瓣关闭不全,其诊断容易但确定病因难。按病程进展的速度和病程的长短可分为急性和慢性。

(一)慢性病变

慢性二尖瓣关闭不全进展缓慢、病程较长,病因包括以下几点。

(1)风湿性心脏病,在不发达国家风湿性心脏病引起者占首位,其中半数以上合并二尖瓣狭窄。

(2)退行性病变,在发达国家,二尖瓣脱垂为最多见原因;二尖瓣黏液样退行性变、二尖瓣环及环下区钙化等退行性病变也是常见原因。

(3)冠心病,常见于心肌梗死致乳头肌功能不全。

(4)其他少见原因,先天性畸形、系统性红斑狼疮、风湿性关节炎、心内膜心肌纤维化等。

(二)急性病变

急性二尖瓣关闭不全进展快、病情严重、病程短,病因包括以下几点。

(1)腱索断裂,可由感染性心内膜炎、二尖瓣脱垂、急性风湿热及外伤等原因引起。

(2)乳头肌坏死或断裂,常见于急性心肌梗死致乳头肌缺血坏死而牵拉作用减弱。

(3)瓣膜毁损或破裂,多见于感染性心内膜炎。

(4)心瓣膜替换术后人工瓣膜裂开。

二、病理生理

由于风湿性炎症使二尖瓣瓣膜纤维化、增厚、萎缩、僵硬、畸形,甚至累及腱索和乳头肌使之变粗、粘连、融合缩短,致使瓣膜在心室收缩期不能正常关闭,血液由左心室向左心房反流,病程长者尚可见钙质沉着。

(一)慢性病变

慢性二尖瓣关闭不全者,依病程进展可分为左心室代偿期、左心室失代偿期和右心力衰竭期3个阶段(图 5-1)。

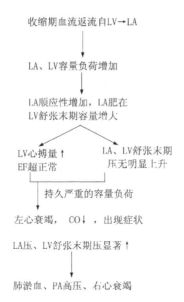

图 5-1 慢性二尖瓣关闭不全血流动力学图解

二尖瓣关闭不全时,在心室收缩期左心室内的血流存在两条去路,即通过主动脉瓣流向主动脉和通过关闭不全的二尖瓣流向左心房。这样,在左心房舒张期,左心房血液来源除通过四条肺静脉回流外,还包括左心室反流的血液而使其容量和压力负荷增加。由于左心房顺应性好,在反流血液的冲击下,左心房肥大,缓解了左心房压力的增加,且在心室舒张期,左心房血液迅速注入左心室而使容量负荷迅速下降,延缓了左心房压力的上升,这实际上是左心房的一种代偿机制,体积增大而压力正常(图 5-2),可使肺静脉与肺毛细血管压长期维持正常。与急性二尖瓣关闭不全相比,肺淤血发生晚、较轻,患者主述乏力而呼吸困难。

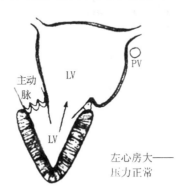

图 5-2 慢性二尖瓣关闭不全

对于左心室,在心室收缩期由于反流,使得在舒张期时由左心房流入左心室的血液除了正常肺循环回流外还包括反流的部分,从而增加了左心室的容量负荷。早期左心室顺应性好,代偿性扩大而使左心室舒张末期压力上升不明显,且收缩时左心室压力迅速下降,减轻了室壁紧张度和能耗而有利于代偿。左心室这种完善的代偿机制,可在相当长时间(大于 20 年)无明显左心房肥大和肺淤血,左心排血量维持正常而无临床症状。但一旦出现临床症状说明病程已到一定阶段,心排血量迅速下降而致头昏、困倦、乏力,迅速出现左心力衰竭、肺水肿、肺动脉高压和右心力衰竭,心功能达Ⅳ级,成为难治性心力衰竭,病死率高,患者出现呼吸困难、体循环淤血症状。

(二)急性病变

急性二尖瓣关闭不全早期反流量大,进展迅速,左心房、左心室容量和压力负荷迅速增加,没有经过充分的代偿即出现急性左心力衰竭,使得心排血量迅速下降,心室压力上升,左心房及肺静脉压迅速上升,导致肺淤血和肺间质水肿。患者早期即出现呼吸困难、咯血等左心力衰竭和肺淤血症状,病程进展迅速,多较快死于急性左心力衰竭。由于来不及代偿,左心房、左心室肥大不明显(图5-3、图5-4),X线检查示左心房、左心室大小正常,反流严重者可见肺淤血和肺间质水肿征象。

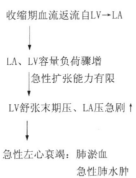

图 5-3　急性二尖瓣关闭不全血流动力学图解

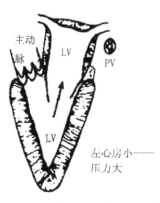

图 5-4　急性二尖瓣关闭不全

三、临床表现

(一)症状

1.慢性病变

患者由于左心良好的代偿功能而使病情有无症状期长,有症状期短的特点。

(1)代偿期:左心代偿功能良好,心排血量维持正常,左心房压力及肺静脉压也无明显上升,患者可多年没有明显症状,偶有因左心室舒张末期容量增加而引起的心悸。

(2)失代偿期:患者无症状期长,通常情况下,从初次感染风湿热到出现明显二尖瓣关闭不全的症状,时间可长达20年之久。但一旦出现临床症状即说明已进入失代偿期。随着左心功能的失代偿,心排血量迅速下降,患者出现疲劳、头昏、乏力等症状。左心室舒张末期压力迅速上升,左心房、肺静脉及肺毛细血管压上升,引起肺淤血及间质水肿,出现劳力性呼吸困难,开始为重体力劳动或剧烈运动时出现,随着左心力衰竭的加重,出现夜间阵发性呼吸困难及端坐呼吸等。

(3)右心力衰竭期:肺淤血及肺水肿使肺小动脉痉挛硬化而出现肺动脉高压,继而引起右心力衰竭,患者出现体循环淤血症状,如肝大、上腹胀痛、下肢浮肿等。

2.急性病变

轻度二尖瓣反流仅有轻度劳力性呼吸困难。严重反流,病情常短期内迅速加重,患者出现呼吸困难,不能平卧,咯粉红色泡沫痰等急性肺水肿症状,随后可出现肺动脉高压及右心力衰竭征象。处理不及时,则心排血量迅速下降出现休克,患者常迅速死亡。

(二)体征

1.慢性病变

(1)代偿期。

心尖冲动:呈高动力型,左心室肥大时向左下移位。

心音:①瓣叶缩短所致的重度关闭不全(如风湿性心脏病),S_1 常减弱。②S_2 分裂,代偿期无肺动脉高压时,由于左心室射血时间缩短,主动脉提前关闭,产生 S_2 分裂,吸气时明显;失代偿产生肺动脉高压后,肺动脉瓣延迟关闭可加重 S_2 分裂。③心尖区可闻及 S_3,大约出现在第二心音后 0.10~0.18 秒,是中重度二尖瓣关闭不全的特征性体征,卧位时明显,其产生是由于血液大量快速流入左心室使之充盈过度,引起肥大的左心室壁振动所致。

心脏杂音:心尖区全收缩期吹风样杂音,是二尖瓣关闭不全的典型体征。其强度取决于瓣膜损害程度、反流量及左心房、室压差,可以是整个收缩期强度均等,也可以是收缩中期最强,然后减弱。杂音在左心力衰竭致反流量小时可减弱,在吸气时由于膈下降,心脏顺时针转位,回左心血流量减少,杂音相应减弱,呼气时相反。

杂音一般音调高、粗糙、呈吹风样、时限长,累及腱索或乳头肌时呈乐音样。其传导与前后瓣的解剖位置结构和血液反流方向有关,在前交界和前瓣损害时,血液反流至左心房的左后方,杂音可向左腋下和左肩胛间区传导;后交界区和后瓣损害时,血液冲击左心房的右前方,杂音可传导至肺动脉瓣区和主动脉瓣区;前后瓣均损害时,血液反流至左心房前方和左右侧,杂音向整个心前区和左肩胛间部传导。

心尖区舒张中期杂音,系由于发生相对性二尖瓣狭窄所致。通过变形的二尖瓣口血液的速度和流量增加,产生一短促、低调的舒张中期杂音,多在 S_3 之后,无舒张晚期增强,S_3 和它的出现提示二尖瓣关闭不全为中至重度。

(2)失代偿期(左心力衰竭期):心前区可触及弥散性搏动,心尖区可闻及舒张期奔马律,全收缩期杂音减弱。

(3)右心力衰竭期:三尖瓣区可闻及收缩期吹风样杂音。由于右心力衰竭,体静脉血回流障碍产生体循环淤血,患者可有颈静脉怒张、搏动,肝大,肝颈静脉回流征阳性,腹水及下垂性水肿等。

2.急性病变

患者迅速出现左心力衰竭,甚至出现肺水肿或心源性休克,常迅速死亡。

四、辅助检查

(一)心电图检查

病情轻者无明显异常,重者 P 波延长,可有双峰,同时左心室肥大、电轴左偏,病程长者心房颤动较常见。急性者,心电图可正常,窦性心动过速常见。

(二)X 线检查

慢性二尖瓣关闭不全早期,左心房、左心室形态正常,晚期左心房、左心室显著增大且与病变严重程度成比例,有不同程度肺淤血及间质水肿,严重者有巨大左心房,肺动脉高压和右心力衰竭征象。偶可见瓣膜瓣环钙化,随心脏上下运动,透视可见收缩时左心房膨胀性扩大。

急性者心脏大小正常,反流严重者可有肺淤血及间质水肿征象,1～2 周内左心房、左心室开始扩大,一年还存活者,其左心房、左心室扩大已达慢性患者程度。

(三)超声心动图检查

(1)M 型 UCC:急性者心脏大小正常,慢性者可见左心房、左心室肥大,左心房后壁与室间隔运动幅度增强。

(2)二维 UCG 检查:可确定左心室容量负荷,评价左心室功能和确定大多数病因,可见瓣膜关闭不全,有裂隙,瓣膜增厚变形、回声增强,左心房、左心室肥厚,肺动脉增宽。

(3)多普勒 UCG 检查:可见收缩期血液反流,并可测定反流速度,估计反流量。

(四)心导管检查

一般没有必要,但可评估心功能和二尖瓣关闭不全的程度,确定大多数病因。

五、并发症

急性者较快出现急性左心力衰竭,慢性者与二尖瓣狭窄相似,以左心力衰竭为主,但出现晚,一旦出现则进展迅速。感染性心内膜炎较常发生(＞20％),体循环栓塞少见,常由感染性心内膜炎引起,心房颤动发生率高达 75％,此时栓塞较常见。

六、诊断与鉴别诊断

(一)诊断

根据典型的心尖区全收缩期吹风样杂音伴有左心房、左心室肥大,诊断应不困难。但应结合起病急缓、患者年龄、病情严重程度、房室肥大情况及相应辅助检查来确定诊断及明确病因。

(二)鉴别诊断

1.相对性二尖瓣关闭不全

由扩大的左心室及二尖瓣环所致,但瓣叶本身活动度好,无增厚、粘连等。杂音柔和,多出现在收缩中晚期。常有高血压、各种原因的主动脉关闭不全或扩张型心肌病、心肌炎、贫血等病因。

2.二尖瓣脱垂

可出现收缩中期喀喇音-收缩晚期杂音综合征。喀喇音是由于收缩中期,拉长的腱索在二尖瓣脱垂到极点时骤然拉紧,瓣膜活动突然停止所致。杂音是由于收缩晚期,瓣叶明显突向左心房,不能正常闭合所致。轻度脱垂时可仅有喀喇音,较重时喀喇音和杂音均有,严重时可只有杂音而无喀喇音。

3.生理性杂音

杂音一般为 1～2 级,柔和、短促,位于心尖和胸骨左缘。二尖瓣关闭不全的临床表现及实验室检查与血流动力学变化密切相关,血流动力学发展的每一阶段,均可引起相应的临床表现及实验室检查结果。

七、治疗

(一)内科治疗

急性者一旦确诊,经药物改善症状后应立即采取人工瓣膜置换术,以防止变为慢性而影响预后,积极的内科治疗仅为手术争取时间。

慢性患者由于长期无症状,一般仅需定期随访,避免过度的体力劳动及剧烈运动,限制钠盐摄入,保护心功能,对风心病患者积极预防链球菌感染与风湿活动及感染性心内膜炎。如出现心功能不全的症状,应合理应用利尿剂、ACE抑制剂、洋地黄、β-受体阻滞剂和醛固酮受体拮抗剂。血管扩张剂,特别是减轻后负荷的血管扩张剂,通过降低左心室射血阻力,可减少反流量,增加前向心排血量,从而产生有益的血流动力学作用。慢性患者可用ACE抑制剂,急性者可用硝普钠、硝酸甘油或酚妥拉明静脉滴注。洋地黄类药物宜用于心功能Ⅱ、Ⅲ、Ⅳ级的患者,对伴有快心室率心房颤动者更有效。晚期的心力衰竭患者可用抗凝药物防止血栓栓塞。心律失常的处理参见相关章节。

(二)外科治疗

人工瓣膜替换术是几乎所有二尖瓣关闭不全病例的首选治疗。对慢性患者,应在左心室功能尚未严重损害和不可逆改变之前考虑手术,过分推迟可增加手术死亡率和并发症。手术指征为:①心功能Ⅲ~Ⅳ级,Ⅲ级为理想指征,Ⅳ级死亡率高,预后差,内科疗法准备后应行手术。②心功能Ⅱ级或以下,缺乏症状者,若心脏进行性肥大,左心功能下降,应行手术。③EF>50%,左心室舒张末期直径<8.0 cm,收缩末期直径<5.0 cm,心排指数>2.0 L/(min·m²),左心室舒张末压<1.6 kPa(12 mmHg),收缩末容积指数<50 mL/m²患者,适于手术,效果好。④中度以上二尖瓣反流。

八、预后

慢性二尖瓣关闭不全患者代偿期较长,可达20年。一旦失代偿,病情进展迅速,心功能恶化,成为难治性心力衰竭。

内科治疗后5年生存率为80%,10年生存率近60%,而心功能Ⅳ级患者,内科治疗5年生存率仅45%。

急性二尖瓣关闭不全患者多较快死于急性左心力衰竭。

(武海玲)

第二节 二尖瓣狭窄

一、病因与病理

(一)风湿热

虽然近几十年来风湿性心脏瓣膜病的发生率逐年降低,但仍是临床上二尖瓣狭窄(mitral stenosis,MS)的常见病因。风湿性心脏病患者中约25%为单纯二尖瓣狭窄,40%为二尖瓣狭窄并二尖瓣关闭不全。其中女性患者占 2/3。一般而言,从急性风湿热发作到形成重度二尖瓣狭窄,至少需 2 年,在温带气候大多数患者能保持十年以上的无症状期。风湿热反复多次发作者易罹患二尖瓣狭窄。

风湿性二尖瓣损害,早期病理变化为瓣膜交界处和基底部发生水肿、炎症及赘生物形成,随后由于纤维蛋白的沉积和纤维性变,发生瓣叶交界处粘连、融合,瓣膜增粗、硬化、钙化,腱索缩短并相互粘连,限制瓣膜的活动与开放,致使瓣口狭窄,与鱼嘴或钮孔相似。一般后瓣病变程度较前瓣重,后瓣显著增厚、变硬、钙化、缩短,甚至完全丧失活动能力,而前瓣仍能上下活动者并不罕见。

(二)二尖瓣环及环下区钙化

常见于老年人退行性变。尸检发现,50 岁以上人群中约 10% 有二尖瓣环钙化,其中糖尿病患者尤为多见,女性比男性多 2～3 倍,超过 90 岁的女性患者二尖瓣环钙化率高达 40% 以上。偶见于年轻人,可能与合并 Maffan 氏综合征或钙代谢异常有关。

瓣环钙化可影响二尖瓣的正常启闭,引起狭窄和/或关闭不全。钙化通常局限于二尖瓣的瓣环处,多累及后瓣。然而,最近研究表明,老年人二尖瓣环钙化,其钙质沉着主要发生于二尖瓣环的前方及后方,而非真正的瓣环处,钙化延伸至膜部室间隔或希氏束及束支时,可引起心脏传导功能障碍。

(三)先天性发育异常

单纯先天性二尖瓣狭窄甚为少见。

(四)其他罕见病因

如结缔组织疾病、恶性类癌瘤、多发性骨髓瘤等。

二、病理生理

正常人二尖瓣开放时瓣口面积为 4～6 cm^2,当瓣口面积小于 2.5 cm^2 时,才会出现不同程度的临床症状。临床上根据瓣口面积缩小程度不同,将二尖瓣狭窄分为轻度(2.5～1.5 cm^2)、中度(1.5～1.0 cm^2)、重度(<1.0 cm^2)狭窄。根据二尖瓣狭窄程度和代偿状态分为如下 3 期(图 5-5)。

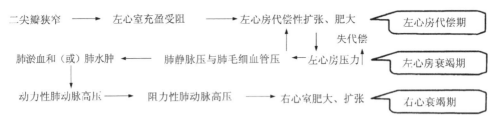

图 5-5 二尖瓣狭窄血流动力学图解

(一)左心房代偿期

轻度二尖瓣狭窄时,只需在心室快速充盈期、心房收缩期存在压力梯度,血液便可由左心房充盈左心室。因此左心房发生代偿性扩张及肥大以增强收缩力,延缓左心房压力的升高。此期内,临床上可在心尖区闻及典型的舒张中、晚期递减型杂音,收缩期前增强(左心房收缩引起)。患者无症状,心功能完全代偿,但有二尖瓣狭窄的体征(心尖区舒张期杂音)和超声心动图改变。

(二)左心房衰竭期

随着二尖瓣狭窄程度的加重,左心房代偿性扩张、肥大及收缩力增强难以克服瓣口狭窄所致血流动力学障碍时,房室压力梯度必须存在于整个心室舒张期,房室压力阶差在 2.7 kPa(20 mmHg)以上,才能维持安静时心排血量,因此左心房压力升高。由于左心房与肺静脉之间无瓣膜存在,当左心房压力升至3.3~4.0 kPa(25~30 mmHg)时,肺静脉与肺毛细血管压力亦升至 3.3~4.0 kPa(25~30 mmHg),超过血液胶体渗透压水平,引起肺毛细血管渗出。若肺毛细血管渗出速度超过肺淋巴管引流速度,可引起肺顺应性下降,发生呼吸功能障碍和低氧血症,同时,血浆及血细胞渗入肺泡内,可引起急性肺水肿,出现急性左心房衰竭表现。本期患者可出现劳力性呼吸困难,甚至端坐呼吸、夜间阵发性呼吸困难,听诊肺底可有湿啰音,胸部 X 线检查常有肺淤血和/或肺水肿征象。

(三)右心力衰竭期

长期肺淤血可使肺顺应性下降。早期,由于肺静脉压力升高,可反射性引起肺小动脉痉挛、收缩,肺动脉被动性充血而致动力性肺动脉高压,尚可逆转。晚期,因肺小动脉长期收缩、缺氧,致内膜增生、中层肥厚,肺血管阻力进一步增高,加重肺动脉高压。肺动脉高压虽然对肺毛细血管起着保护作用,但明显增加了右心负荷,使右心室壁肥大、右心腔扩大,最终引起右心力衰竭。此时,肺淤血和左心房衰竭的症状反而减轻。

三、临床表现

(一)症状

1.呼吸困难和乏力

当二尖瓣狭窄进入左心房衰竭期时,可产生不同程度的呼吸困难和乏力,是二尖瓣狭窄的主要症状。前者为肺淤血所引起,后者是心排血量减少所致。早期仅在劳动、剧烈运动或用力时出现呼吸困难,休息即可缓解,常不引起患者注意。随狭窄程度的加重,日常生活甚至静息时也感气促,夜间喜高枕,甚至不能平卧,须采取半卧位或端坐呼吸,上述症状常因感染(尤其是呼吸道感染)、心动过速、情绪激动、心房颤动诱发或加剧。

2.心悸

心慌和心前区不适是二尖瓣狭窄的常见早期症状。早期与偶发的房性期前收缩有关,后期发生心房颤动时心慌常是患者就诊的主要原因。自律性或折返活动引起的房性期前收缩,可刺激左心房易损期而引起心房颤动,由阵发性逐渐发展为持续性。而心房颤动又可引起心房肌的弥漫性萎缩。导致心房增大及不应期、传导速度的更加不一致,最终导致不可逆心房颤动。快心室率心房颤动时,心室舒张期缩短,左心室充盈减少,左心房压力升高,可诱发急性肺水肿的发生。

3.胸痛

15%的患者主诉胸痛,其产生原因有:①心排血量下降,引起冠状动脉供血不足,或伴冠状动脉粥样硬化和/或冠状动脉栓塞。②右心室压力升高,冠状动脉灌注受阻,致右心室缺血。③肺动脉栓塞,常见于右心力衰竭患者。

4.咯血

咯血发生于10%患者。二尖瓣狭窄并发的咯血有如下几种。

(1)突然出血,出血量大,有时称为肺卒中,却很少危及生命。因为大出血后,静脉压下降,出血可自动停止。此种咯血是由于突然升高的左心房和肺静脉压,传至薄而扩张的支气管静脉壁使其破裂所致,一般发生于病程早期。晚期,因肺动脉压力升高,肺循环血流量有所减少,该出血情况反而少见。

(2)痰中带血,二尖瓣狭窄患者,因支气管水肿罹患支气管炎的机会增多,若支气管黏膜下层微血管破裂,则痰中带有血丝。

(3)粉红色泡沫痰,急性肺水肿的特征性表现,是肺泡毛细血管破裂,血液、血浆与空气互相混合的缘故。

(4)暗红色血液痰,病程晚期,周围静脉血栓脱落引起肺栓塞时的表现。

5.血栓栓塞

左心房附壁血栓脱落引起动脉栓塞,是二尖瓣狭窄常见的并发症。在抗凝治疗和手术治疗时代前,二尖瓣病变患者中,约1/4死亡继发于栓塞,其中80%见于心房颤动患者。若为窦性心律,则应考虑一过性心房颤动及潜在感染性心内膜炎的可能。35岁以上的患者合并心房颤动,尤其伴有心排血量减少和左心耳扩大时是形成栓子的最危险时期,主张接受预防性抗凝治疗。

6.吞咽困难、声嘶

增大的左心房压迫食管,扩张的左肺动脉压迫左喉返神经所致。

7.感染性心内膜炎

增厚、钙化的瓣膜少发。

8.其他

肝大、体静脉压增高、水肿、腹水,均为重度二尖瓣狭窄伴肺血管阻力增高及右心力衰竭的症状。

(二)体征

重度二尖瓣狭窄患者常有"二尖瓣面容":双颧呈绀红色。右心室肥大时,心前区可扪及抬举性搏动。

1.二尖瓣狭窄的心脏体征

(1)心尖冲动正常或不明显。

(2)心尖区 S_1 亢进是二尖瓣狭窄的重要特点之一,二尖瓣狭窄时,左心房压力升高,舒张末期左心房室压力阶差仍较大,且左心室舒张期充盈量减少,二尖瓣前叶处于心室腔较低位置,心室收缩时,瓣叶突然快速关闭,可产生亢进的拍击样 S_1。S_1 亢进且脆,说明二尖瓣前叶活动尚好,若 S_1 亢进且闷,则提示前叶活动受限。

(3)开瓣音,亦称二尖瓣开放拍击音,由二尖瓣瓣尖完成开放动作后瓣叶突然绷紧而引起,发生在二尖瓣穿隆进入左心室的运动突然停止之际。

(4)心尖部舒张中、晚期递减型隆隆样杂音,收缩期前增强,是诊断二尖瓣狭窄的重要体征。心室舒张二尖瓣开放的瞬间,左心房室压力梯度最大,产生杂音最响,随着左心房血液充盈到左心室,房室压力梯度逐渐变小,杂音响度亦逐渐减轻,最后左心房收缩将15%~25%的血液灌注于左心室,产生杂音的收缩期前增强部分。心房颤动患者,杂音收缩期前增强部分消失。但据Criley氏报道,此时若左心房压力超过左心室压力1.3 kPa(10 mmHg)或更高,则可有收缩期前增强部分。

二尖瓣狭窄的舒张期杂音于左侧卧位最易听到,对于杂音较轻者,可嘱运动、咳嗽、用力呼气或吸入亚硝酸异戊酯等方法使杂音增强。拟诊二尖瓣狭窄而又听不到舒张期杂音时,可嘱患者轻微运动(仰卧起坐10次)后左侧卧位,或左侧卧位后再深呼吸或干咳数声,杂音可于最初10个心动周期内出现。杂音响度还与瓣口狭窄程度及通过瓣口的血流量和血流速度有关。在一定限度内,狭窄愈重,杂音愈响,但若狭窄超过某一范围,以致在左心室形成漩涡不明显或不引起漩涡,反而使杂音减轻或消失,后者即所谓的"无声性二尖瓣狭窄"。

2.肺动脉高压和右心室肥大的体征

(1)胸骨左缘扪及抬举性搏动。

(2)P_2 亢进、S_2 分裂,肺动脉高压可引起 S_2 的肺动脉瓣成分亢进,肺动脉压进一步升高时,右心室排血时间延长,S_2 分裂。

(3)肺动脉扩张,于胸骨左上缘可闻及短的收缩期喷射性杂音和递减型高调哈气性舒张早期杂音(Graham Steell 杂音)。

(4)右心室肥大伴三尖瓣关闭不全时,胸骨左缘四五肋间有全收缩期吹风样杂音,吸气时增强。

四、辅助检查

(一)心电图检查

中、重度二尖瓣狭窄,可显示特征性改变。左心房肥大(P 波时限大于 0.12 秒,并呈双峰波形,即所谓"二尖瓣型 P 波",图 5-6),是二尖瓣狭窄的主要心电图特征,可见于 90% 的显著二尖瓣狭窄伴窦性心律者。心房颤动时,V_1 导联颤动波幅超过 0.1 mV,也提示存在心房肥大。

右心室收缩压低于 9.3 kPa(70 mmHg)时右心室肥大少见;介于 9.3~13.3 kPa(70~100 mmHg)之间时,约 50% 患者可有右心室肥大的心电图表现;超过 13.3 kPa(100 mmHg)时,右心室肥大的心电图表现一定出现(图 5-7)。

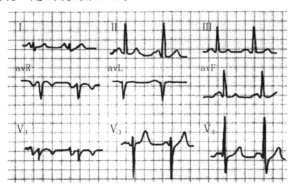

图 5-6　左心房肥大:二尖瓣型 P 波

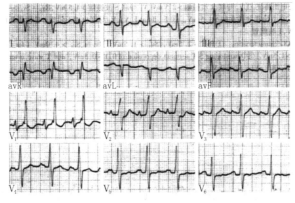

图 5-7　左心房肥大,右心室肥大

心律失常在二尖瓣狭窄患者早期可表现为房性期前收缩,频发和多源房性期前收缩往往是心房颤动的先兆,左心房肥大的患者容易出现心房颤动。

(二)X 线检查

轻度二尖瓣狭窄心影可正常。

左心房肥大时,正位片可见增大的左心房在右心室影后面形成一密度增高的圆形阴影,使右心室心影内有双重影。食管吞钡检查,在正位和侧位分别可见食管向右向后移位。

肺动脉高压和右心室肥大时,正位片示心影呈"梨形",即"二尖瓣型"心,尚可见左主支气管上抬。肺部表现主要为肺淤血,肺门阴影加深。由于肺静脉血流重新分布,常呈肺上部血管阴影增多而下部减少。肺淋巴管扩张,在正位及左前斜位可见右肺外下野及肋膈角附近有水平走向的纹状影,即 Kerley B 线,偶见 Kerley A 线(肺上叶向肺门斜行走行的纹状影)。此外,长期肺淤血尚可引起肺野内含铁血黄素沉积点状影。

严重二尖瓣狭窄和老年性瓣环及环下区钙化者,胸片相应部位可见钙化影。

(三)超声心动图(UCG)检查

UCG 是诊断二尖瓣狭窄较有价值的无创伤性检查方法,有助于了解二尖瓣的解剖和功能情况。

(1)M 型 UCG:①直接征象,二尖瓣前叶活动曲线和 EF 斜率减慢,双峰消失,前后叶同向运动,形成所谓"城墙样"图形。②间接征象,左心房肥大,肺动脉增宽,右心房、右心室肥大。

(2)二维 UCG:①直接征象,二尖瓣叶增厚,回声增强,活动僵硬,甚至钙化,二尖瓣舒张期开放受限,瓣口狭窄,交界处粘连。②间接征象,瓣下结构钙化,左心房附壁血栓。

(3)多普勒 UCG:二尖瓣口可测及舒张期高速射流频谱,左心室内可有湍流频谱,测定跨二尖瓣压力阶差可判定狭窄的严重程度。彩色多普勒检查可显示舒张期二尖瓣口高速射流束及多色镶嵌的反流束。

经食道 UCG:采用高频探头,直接在左心房后方探查,此法在探查左心房血栓方面更敏感,可达 90% 以上。

(四)心导管检查

仅在决定是否行二尖瓣球囊扩张术或外科手术治疗前,需要精确测量二尖瓣口面积及跨瓣压差时才做心导管检查。

(五)其他检查

抗链球菌溶血素 O(ASO)滴度 1∶400 以上、血沉加快、C 反应蛋白阳性等,尤见于风湿活动患者。长期肝淤血患者可有肝功能指标异常。

二尖瓣狭窄的临床表现及实验室检查与血流动力学变化密切相关,血流动力学发展的每一阶段,均可引起相应的临床表现及实验室检查结果。

五、并发症

(一)心房颤动

见于晚期患者,左心房肥大是心房颤动持续存在的解剖学基础。出现心房颤动后,心尖区舒张期隆隆样杂音可减轻,且收缩期前增强消失。心房颤动早期可能是阵发性的,随着病程发展多转为持续性心房颤动。

（二）栓塞

多见于心房颤动患者，以脑梗死多见，栓子也可到达全身其他部位。

（三）急性肺水肿

这是重度二尖瓣狭窄严重而紧急的并发症，病死率高。往往由于剧烈体育活动、情绪激动、感染、妊娠或分娩、快心室率心房颤动等诱发，可导致左心室舒张充盈期缩短，左心房压升高，进一步引起肺毛细血管压升高，致使血浆渗透到组织间隙或肺泡，引起急性肺水肿。患者突发呼吸困难、不能平卧、发绀、大汗、咳嗽及咯粉红色泡沫样浆液痰，双肺布满湿啰音，严重者可昏迷或死亡。

（四）充血性心力衰竭

晚期 $50\%\sim75\%$ 患者发生右心充血性心力衰竭，是此病常见的并发症及主要致死原因。呼吸道感染为心力衰竭常见诱因，年轻女性妊娠、分娩常为主要诱因。临床上主要表现为肝区疼痛、食欲缺乏、黄疸、浮肿、尿少等症状，体检有颈静脉怒张、肝大、腹水及下肢浮肿等。

（五）呼吸道感染

二尖瓣狭窄患者，常有肺静脉高压、肺淤血，因此易合并支气管炎、肺炎。

（六）感染性心内膜炎

单纯二尖瓣狭窄较少发生。风湿性瓣膜病患者在行牙科手术或其他能引起菌血症的手术时，应行抗生素预防治疗。

六、诊断与鉴别诊断

根据临床表现，结合有关实验室检查，尤其是超声心动图检查多能作出诊断。但应与其他引起心尖部舒张期杂音的疾病相鉴别（表 5-1）。

表 5-1　其他疾病引起的心尖部舒张期杂音特点

相对性二尖瓣狭窄	严重的二尖瓣关闭不全左向右分流的先天性心脏病，如 VSD，PDA 等此杂音的产生是由于血容量增加，致二尖瓣相对狭窄所致
Carey-Coombs 杂音	急性风湿热时活动性二尖瓣瓣膜炎征象该杂音柔和，发生于舒张早期，变化较大，比器质性二尖瓣狭窄的音调高可能由严重的二尖瓣反流通过非狭窄的二尖瓣口所致，也可能是一短的紧随 S_3 的杂音
Austin-Flint 杂音	见于主动脉瓣关闭不全等疾病该杂音历时短，性质柔和，吸入亚硝酸异戊酯后杂音减轻应用升压药后杂音可增强
三尖瓣狭窄	慢性肺心病患者，由于右心室肥大，心脏顺时针转位可在心尖部听到三尖瓣相对性狭窄所致的杂音
左心房黏液瘤	左心房黏液瘤部分堵塞二尖瓣口所致，与体位有关

七、治疗

狭窄程度轻无明显临床症状者，无须治疗，应适当避免剧烈运动，风湿热后遗症者应预防风湿热复发。有症状的二尖瓣患者，应予以积极治疗。

（一）内科治疗

1.一般治疗

适当休息，限制钠盐入量（2 g/d），使用利尿剂，通过减轻心脏前负荷改善肺淤血症状。急性肺水肿的处理（详见心力衰竭）；洋地黄的应用需谨慎，因洋地黄可增强右心室收缩力，有可能使右心室射入肺动脉内的血量增多,导致肺水肿的加重,但可应用常规负荷量的1/2～2/3,其目的是减慢心率而非增加心肌收缩力,以延长舒张期,改善左心室充盈,提高左心室搏出量。适合于合并快心室率心房颤动和室上性心动过速者。

栓塞性并发症的处理:有体循环栓塞而不能手术治疗的患者,可口服抗凝剂,如华法林等。对于有栓塞危险的患者,包括心房颤动、40岁以上伴巨大左心房者,也应接受口服抗凝药治疗。

心律失常的处理:快心室率心房颤动应尽快设法减慢心室率,可使用洋地黄类药物,若疗效不满意,可联合应用地尔硫䓬、维拉帕米或β-受体阻滞剂。对于轻度二尖瓣狭窄患者不伴巨大左心房,心房颤动<6个月,可考虑药物复律或电复律治疗。

2.介入治疗

经皮球囊二尖瓣成形术(PBMV)是治疗二尖瓣狭窄划时代的进展,患者无须开胸手术,痛苦小,康复快,且具有成功率高、疗效好的特点。

(1)PBMV的适应证:①中、重度单纯二尖瓣狭窄,瓣叶柔软,无明显钙化,心功能Ⅱ、Ⅲ级是PBMV最理想的适应证;轻度二尖瓣狭窄有症状者亦可考虑;心功能Ⅳ级者需待病情改善,能平卧时才考虑。②瓣叶轻、中度钙化并非禁忌,但若严重钙化且与腱索、乳头肌融合者,易并发二尖瓣关闭不全,因此宜做瓣膜置换手术。③合并慢性心房颤动患者,心腔内必须无血栓。④合并重度肺动脉高压,不宜外科手术者。⑤合并轻度二尖瓣关闭不全,左心室无明显肥大者。⑥合并轻度主动脉瓣狭窄或关闭不全,左心室无明显肥大者。

(2)PBMV禁忌证:①合并中度以上二尖瓣关闭不全。②心腔内有血栓形成。③严重钙化,尤其瓣下装置病变者。④风湿活动。⑤合并感染性心内膜炎。⑥妊娠期,因放射线可影响胎儿,除非心功能Ⅳ级危及母子生命安全。⑦全身情况差或合并其他严重疾病。⑧合并中度以上的主动脉狭窄和/或关闭不全。

(二)外科治疗

目的在于解除瓣口狭窄,增加左心搏出量,改善肺血循环。

(1)手术指征:凡诊断明确,心功能Ⅱ级以上,瓣口面积小于1.2 cm² 而无明显禁忌证者,均适合手术治疗。严重二尖瓣狭窄并发急性肺水肿患者,如内科治疗效果不佳,可行急诊二尖瓣扩张术。

(2)手术方式:包括闭式二尖瓣分离术、直视二尖瓣分离术、瓣膜修补术或人工瓣膜替换术。

八、预后

疾病的进程差异很大,从数年至数十年不等。预后主要取决于狭窄程度及心脏肥大程度,是否多瓣膜损害及介入、手术治疗的可能性等。

一般而言,首次急性风湿热发作后,患者可保持10～20年无症状。然而,出现症状后如不积极进行治疗,其后5年内病情进展非常迅速。研究表明,有症状的二尖瓣狭窄患者5年死亡率为20％,10年死亡率为40％。

(武海玲)

第三节 三尖瓣关闭不全

一、病因

三尖瓣关闭不全多为功能性,常继发于左心瓣膜病变致肺动脉高压和右心室扩张,器质性病变者多见于风湿性心脏病,常为联合瓣膜病变。单纯性三尖瓣关闭不全非常少见,见于先天性三尖瓣发育不良、外伤、右心感染性心内膜炎等。

二、病理生理

先天性三尖瓣关闭不全可有以下病变:①瓣叶发育不全或阙如。②腱索、乳头肌发育不全、阙如或延长。③瓣叶、腱索发育尚可,瓣环过大。

后天性单独的三尖瓣关闭不全可发生于类癌综合征。

三尖瓣关闭不全引起的病理变化与二尖瓣关闭不全相似,但代偿期较长;病情若逐渐进展,最终可导致右心室、右房肥大,右心室衰竭。如肺动脉高压显著,则病情发展较快。

三、临床表现

(一)症状

二尖瓣关闭不全合并肺动脉高压时,才出现心排血量减少和体循环淤血的症状。三尖瓣关闭不全合并二尖瓣疾病者,肺淤血的症状可由于三尖瓣关闭不全的发展而减轻,但乏力和其他心排血量减少的症状可更为加重。

(二)体征

主要体征为胸骨左下缘全收缩期杂音,吸气及压肝后可增强;如不伴肺动脉高压,杂音难以闻及。反流量很大时,有第三心音及三尖瓣区低调舒张中期杂音。颈静脉脉波图 V 波(又称回流波,为右心室收缩时,血液回到右房及大静脉所致)增大;可扪及肝脏搏动。瓣膜脱垂时,在三尖瓣区可闻及非喷射性喀喇音。其淤血体征与右心力衰竭相同。

四、辅助检查

(一)X 线检查

可见右心室、右房增大。右房压升高者,可见奇静脉扩张和胸腔积液;有腹水者,横膈上抬。透视时可看到右房收缩期搏动。

(二)心电图检查

无特征性改变。可示右心室肥厚、劳损右房肥大;并常有右束支阻滞。

(三)超声心动图检查

可见右心室、右房增大,上下腔静脉增宽及搏动;二维超声心动图声学造影可证实反流,多普勒可判断反流程度。

五、诊断及鉴别诊断

根据典型杂音,右心室右房增大及体循环淤血的症状及体征,一般不难作出诊断。应与二尖瓣关闭不全、低位室间隔缺损相鉴别。超声心动图声学造影及多普勒可确诊,并可帮助作出病因诊断。

六、治疗

(1)针对病因的治疗。

(2)由于右心压力低,三尖瓣口血流缓慢,易产生血栓,且三尖瓣置换有较高的手术病死率并且远期存活率低,一般尽量采用三尖瓣成形术来纠正三尖瓣关闭不全。如单纯瓣环扩大、瓣叶病变轻、外伤性乳头肌断裂等可行三尖瓣成形术治疗。成形方法包括瓣环成形术和瓣膜成形术。

(铁 涛)

第四节 三尖瓣狭窄

一、病因

三尖瓣狭窄病变较少见,几乎均由风湿病所致,小部分病因有三尖瓣闭锁、右房肿瘤。临床特征为症状进展迅速,类癌综合征常同时伴有三尖瓣反流;偶尔,右心室流出道梗阻可由心包缩窄、心外肿瘤及赘生物引起。

风湿性三尖瓣狭窄几乎均同时伴有二尖瓣病变,在多数患者中主动脉瓣亦可受累。

二、病理生理

风湿性二尖瓣狭窄的病理变化与二尖瓣狭窄相似,腱索有融合和缩短,瓣叶尖端融合,形成一隔膜样孔隙。

当运动或吸气使三尖瓣血流量增加时及当呼气使三尖瓣血流减少时,右房和右心室的舒张期压力阶差即增大。若平均舒张期压力阶差超过 0.7 kPa(5 mmHg)时,即足以使平均右房压升高而引起体静脉淤血,表现为颈静脉充盈、肝大、腹水和水肿等体征。

三、临床表现

(一)症状

三尖瓣狭窄致低心排血量可引起疲乏,体静脉淤血可引起恶心呕吐、食欲缺乏等消化道症状及全身不适感,由于颈静脉搏动的巨大"a"波,使患者感到颈部有搏动感。

(二)体征

主要体征为胸骨左下缘低调隆隆样舒张中晚期杂音,也可伴舒张期震颤,可有开瓣拍击音。增加体静脉回流方法可使之更明显,呼气及 Valsalva 动作使之减弱。

四、辅助检查

(一)X 线检查
主要表现为右房明显扩大,下腔静脉和奇静脉扩张,但无肺动脉扩张。

(二)心电图检查
示Ⅱ、V₁导电压增高;由于多数二尖瓣狭窄患者同时合并有二尖瓣狭窄,故心电图亦常提示双侧心房肥大。

(三)超声心动图检查
其变化与二尖瓣狭窄时观察到的相似,M 型超声心动图常显示瓣叶增厚,前叶的 EF 斜率减慢,舒张期与隔瓣示矛盾运动、三尖瓣钙化和增厚;二维超声心动图对诊断三尖瓣狭窄较有帮助,其特征为舒张期瓣叶呈圆顶状,增厚、瓣叶活动受限。

五、诊断及鉴别诊断

根据典型杂音、心房扩大及体循环淤血的症状和体征,一般即可作出诊断,对诊断有困难者可行右心导管检查,若三尖瓣平均跨瓣舒张压差低于 0.3 kPa(2 mmHg),即可诊断为三尖瓣狭窄。应注意与右房黏液瘤、缩窄性心包炎等疾病相鉴别。

六、治疗

限制钠盐摄入及应用利尿剂,可改善体循环淤血的症状和体征;如狭窄显著,可行三尖瓣分离术或经皮球囊扩张瓣膜成形术。

(铁 涛)

第五节　主动脉瓣关闭不全

一、病理生理

主动脉瓣关闭不全引起的基本血流动力学障碍是舒张期左心室内压力大大低于主动脉,故大量血液反流回左心室,使左心室舒张期负荷加重,左心室舒张期末容积逐渐增大,容量负荷过度。早期收缩期左心室每搏量增加,射血分数正常,晚期左心室进一步扩张,心肌肥厚,当左心室收缩减弱时,每搏量减少,左心室舒张期末压力升高,最后导致左心房、肺静脉和肺毛细血管压力升高,出现肺淤血。主动脉瓣反流明显时,主动脉舒张压明显下降,冠脉灌注压降低,心肌供血减少,进一步使心肌收缩力减弱。

(一)左心室容量负荷过度
主动脉瓣关闭不全时,左心室在舒张期除接纳从左心房流入的血液外,还接受从主动脉反流的血液,造成左心室舒张期充盈量过大,容量负荷过度。左心室的代偿能力是影响病理生理改变的重要因素,也决定了急、慢性主动脉瓣关闭不全血流动力学障碍的明显差异。

1.急性主动脉瓣关闭不全

左心室顺应性及心腔大小正常,面对舒张期急剧增加的充盈量,左心室来不及发生代偿性扩张和肥大,导致舒张期充盈压显著增高,迫使左心房压、肺静脉和肺毛细血管压力升高,引起呼吸困难和肺水肿,并导致肺动脉高压和右心功能障碍,此时患者表现出体循环静脉压升高和右心力衰竭的症状和体征。

当左心室舒张末期压力超过 4.0～5.3 kPa(30～40 mmHg)时,可使二尖瓣提前关闭,对肺循环有一定的保护作用,但效力有限。由于急性者左心室舒张末容量仅能有限的增加,即使左心室收缩功能正常或增加,并有代偿性心动过速,心排血量仍减少。

2.慢性主动脉瓣关闭不全

主动脉反流量逐渐增大,左心室充分发挥代偿作用,通过 Frank-Starling 定律调节左心室容量-压力关系,使总的左心室心搏量增加。长期左心室舒张期充盈过度,使心肌纤维被动牵张,刺激左心室发生离心性心肌肥大,心脏重量明显增加,心腔明显扩大。

代偿期扩张肥大的心肌收缩力增强,能充分将心腔内血液排出,每搏量明显增加,前向血流量、射血分数及收缩末期容量正常。

由于主动脉反流血量过大及肥大心肌退行性变和纤维化,左心室舒张功能受损。当左心室容量负荷超过心肌的代偿能力时,进入失代偿期。此时,心肌顺应性降低,心室舒张速度减慢,左心室舒张末压升高,左心房压和肺循环压力升高,引起肺淤血和呼吸困难。同时,心肌收缩力减弱,每搏量减少,前向血流量及射血分数降低。左心室收缩末期容量增加是左心收缩功能障碍的敏感指标之一。

(二)脉压增宽

慢性主动脉瓣关闭不全时,因左心室充盈量增加,每搏量增加,主动脉收缩压升高,而舒张期血液向左心室反流又使主动脉舒张压降低,压差增大。当主动脉舒张压＜6.7 kPa(50 mmHg)时,提示有严重的主动脉瓣关闭不全。急性主动脉瓣关闭不全时,因心肌收缩功能受损,主动脉收缩压不高甚至降低,而左心室舒张末压明显升高,主动脉舒张压正常或轻度降低,压差可接近正常。

(三)心肌供血减少

由于主动脉舒张压降低和左心室舒张压升高,冠状动脉灌注压降低;左心室壁张力增加压迫心肌内血管,使心肌供血减少。交感神经兴奋反射性引起心率加快及心肌肥大和室壁张力增加又再次增加心肌耗氧量,故主动脉瓣关闭不全患者可出现心肌缺血和心绞痛,多出现在主动脉瓣关闭不全的晚期。

二、临床表现

(一)症状

主动脉瓣关闭不全患者一旦出现症状(表 5-2),往往有不可逆的左心功能不全。

表 5-2　重度主动脉瓣关闭不全典型体征

视诊及触诊	
de Musset's sign	伴随每次心搏的点头征,由于动脉搏动过强所致
Muller's sign	腭垂的搏动或摆动

续表

视诊及触诊	
Quincke's sign	陷落脉或水冲脉,即血管突然短暂的充盈及塌陷
听诊	
Hill's sign	袖带测压时,上下肢收缩压相差 8.0 kPa(60 mmHg),正常时<2.7 kPa(20 mmHg)
Traube's sign	股动脉收缩音及舒张音增强,即枪击音
Duroziez's sign	用听诊器轻压股动脉产生的杂音
De tambour 杂音	第二心音增强,带有铃声特点,常见于梅毒性主动脉瓣反流

1.心悸和头部搏动

心脏冲动的不适感可能是最早的主诉,由于左心室明显增大,左心室每搏量明显增加,患者常感受到强烈的心悸。情绪激动或体力活动引起心动过速时,每搏量增加明显,此时症状更加突出。由于脉压显著增大,患者常感身体各部有强烈的动脉搏动感,尤以头颈部为甚。

2.呼吸困难

劳力性呼吸困难出现表示心脏储备能力已经降低,以后随着病情进展,可出现端坐呼吸和夜间阵发性呼吸困难,在合并二尖瓣病变时此症状更加明显。

3.胸痛

由于冠脉灌注主要在舒张期,所以主动脉舒张压决定了冠脉流量。重度主动脉瓣关闭不全患者舒张压明显下降,特别是夜间睡眠时心率减慢,舒张压下降进一步加重,冠脉血流更加减少。此外,胸痛发作还可能与左心室射血时引起升主动脉过分牵张或心脏明显增大有关。

4.眩晕

当快速变换体位时,可出现头晕或眩晕,晕厥较少见。

5.其他

如疲乏、过度出汗,尤其在夜间心绞痛发作时出现,可能与自主神经系统改变有关。晚期右心力衰竭时可出现食欲缺乏、腹胀、下肢水肿、胸腔积液、腹水等。

(二)体征

1.视诊

颜面较苍白,头部随心脏搏动频率上下摆动(De-Musset's sign);指(趾)甲床可见毛细血管搏动征;心尖冲动向左下移位,范围较广,且可见有力的抬举样搏动;右心力衰竭时可见颈静脉怒张。

2.触诊

(1)颈动脉搏动明显增强,并呈双重搏动。

(2)主动脉瓣区及心底部可触及收缩期震颤,并向颈部传导。胸骨左下缘可触及舒张期震颤。

(3)颈动脉、桡动脉可触及水冲脉(Corrigan's pulse),即脉搏呈现高容量并迅速下降的特点,尤其是将患者前臂突然高举时更为明显。

(4)肺动脉高压和右心力衰竭时,可触及增大的肝脏,肝颈静脉回流征可阳性,下肢指凹性水肿。

3.叩诊

心界向左下扩大。

4.听诊

(1)主动脉舒张期杂音,为一与第二心音同时开始的高调叹气样递减型舒张早期杂音,坐位并前倾和深呼气时明显。一般主动脉瓣关闭不全越严重,杂音的时间越长,响度越大。轻度反流时,杂音限于舒张早期,音调高。中度或重度反流时,杂音粗糙,为全舒张期。杂音为音乐时,提示瓣叶脱垂、撕裂或穿孔。

(2)心底部及主动脉瓣区常可闻及收缩期喷射性杂音,较粗糙,强度 2/6～4/6 级,可伴有震颤,向颈部及胸骨上凹传导,为极大的每搏量通过畸形的主动脉瓣膜所致,并非由器质性主动脉瓣狭窄所致。

(3)Austin-Flint 杂音:心尖区常可闻及一柔和、低调的隆隆样舒张中期或收缩前期杂音,即Austin-Flint杂音,此乃由于主动脉瓣大量反流,冲击二尖瓣前叶,使其振动和移位,引起相对性二尖瓣狭窄;同时主动脉瓣反流与左心房回流血液发生冲击、混合,产生涡流所致。此杂音在用力握拳时增强,吸入亚硝酸异戊酯时减弱。

(4)当左心室明显扩大时,由于乳头肌外移引起功能性二尖瓣反流,可在心尖区闻及全收缩期吹风样杂音,向左腋下传导。

(5)心音:第一心音减弱,第二心音主动脉瓣成分减弱或阙如,但梅毒性主动脉炎时常亢进。由于舒张早期左心室快速充盈增加,心尖区常有第三心音。

(6)周围血管征听诊:股动脉枪击音(Traube sign);股动脉收缩期和舒张期双重杂音(Duro-ziez sign);脉压增大(Hill sign)。

三、辅助检查

(一)X 线检查

急性期心影多正常,常有肺淤血或肺水肿征。慢性主动脉瓣关闭不全常有以下特点。

(1)左心室明显增大,心脏呈主动脉型。

(2)升主动脉普遍扩张,可以波及主动脉弓。

(3)透视下主动脉搏动明显增强,与左心室搏动配合呈"摇椅样"摆动。

(4)左心房可增大,肺动脉高压或右心力衰竭时,右心室增大并可见肺静脉充血、肺间质水肿。

(二)心电图检查

轻度主动脉瓣关闭不全者心电图可正常。严重者可有左心室肥大和劳损,电轴左偏。Ⅰ、aVL、$V_{5\sim6}$ 导联 Q 波加深,ST 段压低和 T 波倒置;晚期左心房增大,也可有束支阻滞(图 5-8)。

(三)超声心动图检查

对主动脉瓣关闭不全及左心室功能评价很有价值,还可显示二叶式主动脉瓣、瓣膜脱垂、破裂或赘生物形成及升主动脉夹层等,有助于病因的判断。

1.M 型超声检查

显示舒张期二尖瓣前叶和室间隔纤细扑动,为主动脉瓣关闭不全的可靠诊断征象。但敏感度低。

2.二维超声检查

可显示瓣膜和升主动脉根部的形态改变,可见主动脉瓣增厚,舒张期关闭对合不佳,有助于病因确定。

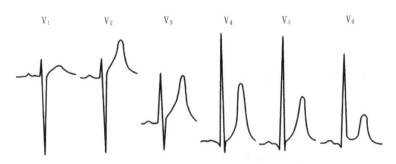

图 5-8　主动脉瓣关闭不全示心电图改变

V_5、V_6 导联出现深 Q 波,R 波增大,S-T 段抬高,T 波增大

3.彩色多普勒超声

由于舒张早期主动脉压和左心室舒张压间的高压差,主动脉瓣反流导致很高流速(超过 4 m/s)的全舒张期湍流。彩色多普勒超声探头在主动脉瓣的心室侧可探及全舒张期高速血流,为最敏感的确定主动脉瓣反流方法,并可通过计算反流量与每搏量的比例,判断其严重程度。

(四)主动脉造影

当无创技术不能确定反流程度并且考虑外科治疗时,可行选择性主动脉造影,可半定量反流程度。

升主动脉造影提示:舒张期造影剂反流至左心室,可以显示左心室扩大。根据造影剂反流量可以估计关闭不全的程度。①Ⅰ度:造影剂反流仅限于主动脉口附近,一次收缩即可排出。②Ⅱ度:造影剂反流于左心室中部,一次收缩即可排出。③Ⅲ度:造影剂反流于左心室全部,一次收缩不能全部排出。

(五)磁共振显像

诊断主动脉疾病如主动脉夹层极准确。可目测主动脉瓣反流射流,可半定量反流程度,并能定量反流量和反流分数。

四、诊断和鉴别诊断

发现典型的主动脉瓣关闭不全的舒张期杂音伴周围血管征即可诊断,超声心动图可明确诊断。主动脉瓣舒张早期杂音应与下列杂音和疾病鉴别。

(一)Graham Steell 杂音

见于严重肺动脉高压伴肺动脉扩张所致肺动脉瓣关闭不全,常有肺动脉高压体征,如胸骨左缘抬举样搏动、第二心音肺动脉瓣成分亢进等。

(二)肺动脉瓣关闭不全

胸骨左缘舒张期杂音吸气时增强,用力握拳时无变化。颈动脉搏动正常,肺动脉瓣区第二心音亢进,心电图示右房和右心室肥大,X 线检查示肺动脉主干突出。多见于二尖瓣狭窄及房间隔缺损。

(三)冠状动静脉瘘

可闻及主动脉瓣区舒张期杂音,但心电图及 X 线检查多正常,主动脉造影可见主动脉与右心房、冠状窦或右心室之间有交通。

(四)主动脉窦瘤破裂

杂音与主动脉瓣关闭不全相似,但有突发性胸痛,进行性右心功能衰竭,主动脉造影及超声心动图检查可确诊。

五、并发症

(1)充血性心力衰竭:为主动脉瓣关闭不全的主要死亡原因。一旦出现心功能不全的症状,往往在2~3年内死亡。

(2)感染性心内膜炎:较常见。

(3)室性心律失常:较常见。

六、治疗

(一)内科治疗

1.预防感染性心内膜炎

避免上呼吸道感染及全身感染,防止发生心内膜炎。

2.控制充血性心力衰竭

避免过度的体力劳动及剧烈运动,限制钠盐摄入。无症状患者出现左心室扩大,特别是 EF 降低时,应给予地高辛。

3.控制高血压

控制高血压至关重要,因为它可加重反流程度。当伴发升主动脉根部扩张时,高血压也可促进主动脉夹层的发生。目前研究证实,应用血管扩张药特别是血管紧张素转换酶抑制药(ACEI)能防止或延缓左心扩大,逆转左心室肥厚,防止心肌重构。

(二)外科治疗

主动脉瓣关闭不全,一旦心脏失去代偿功能,病情将急转直下,多数在出现心力衰竭后 2 年内死亡。主动脉瓣关闭不全的彻底治疗方法是主动脉瓣置换术。最佳的手术时机为左心室功能衰竭刚刚开始即严重心力衰竭发生之前手术,或虽无症状,但左心室射血分数低于正常和左心室舒张末期内径>60 mm 左右,应进行手术治疗。

对于左心室功能正常而无症状的患者,心脏结构改变不明显的应密切随诊,每 6 个月复查超声心动图及时发现手术时机。一旦出现症状或出现左心室功能衰竭或左心室明显增大应及时手术。

1.人工瓣膜置换术

风湿性和绝大多数其他病因引起的主动脉瓣关闭不全均宜施行瓣膜置换术。分机械瓣和生物瓣两种。心脏明显扩大、长期左心功能不全的患者,手术死亡率约为 10%,尽管如此,由于药物治疗的预后较差,即使有左心衰竭也应考虑手术治疗。

2.瓣膜修复术

较少用,通常不能完全消除主动脉瓣反流,仅适用于感染性心内膜炎主动脉瓣赘生物或穿孔、主动脉瓣与其瓣环撕裂。由于升主动脉动脉瘤使瓣环扩张所致的主动脉瓣关闭不全,可行瓣环紧缩成形术。

3.急性主动脉瓣关闭不全的治疗

严重急性主动脉瓣关闭不全迅速发生急性左心功能不全、肺水肿和低血压,极易导致死亡,故应在积极内科治疗的同时,及早采用手术治疗,以挽救患者的生命。术前应静脉滴注正性肌力药物如多巴胺或多巴酚丁胺和血管扩张药如硝普钠,以维持心功能和血压。

(铁 涛)

第六章

神经内科疾病

第一节 脑 出 血

脑出血(intracerebral hemorrhage,ICH)也称脑溢血,是原发性非外伤性脑实质内出血,故又称原发性或自发性脑出血。脑出血是脑内的血管病变破裂而引起的出血,绝大多数是高血压伴发小动脉微动脉瘤在血压骤升时破裂所致,称为高血压性脑出血。主要病理特点为局部脑血流变化、炎症反应,以及脑出血后脑血肿的形成和血肿周边组织受压、水肿、神经细胞凋亡。80%的脑出血发生在大脑半球,20%发生在脑干和小脑。脑出血起病急骤,临床表现为头痛、呕吐、意识障碍、偏瘫、偏身感觉障碍等。在所有脑血管疾病患者中,脑出血占 20%～30%,年发病率为(60～80)/10 万,急性期病死率为30%～40%,是病死率和致残率很高的常见疾病。该病常发生于 40～70 岁,其中＞50 岁的人群发病率最高,达93.6%,但近年来发病年龄有越来越年轻的趋势。

一、病因与发病机制

(一)病因

高血压及高血压合并小动脉硬化是 ICH 的最常见病因,约 95% 的 ICH 患者患有高血压。其他病因有先天性动静脉畸形或动脉瘤破裂、脑动脉炎血管壁坏死、脑瘤出血、血液病并发脑内出血、烟雾病(moyamoya 病)、脑淀粉样血管病变、梗死性脑出血、药物滥用、抗凝或溶栓治疗等。

(二)发病机制

尚不完全清楚,与下列因素相关。

1.高血压

持续性高血压引起脑内小动脉或深穿支动脉壁脂质透明样变性和纤维蛋白样坏死,使小动脉变脆,血压持续升高引起动脉壁疝或内膜破裂,导致微小动脉瘤或微夹层动脉瘤。血压骤然升高时血液自血管壁渗出或动脉瘤壁破裂,血液进入脑组织形成血肿。此外,高血压引起远端血管痉挛,导致小血管缺氧坏死、血栓形成、斑点状出血及脑水肿,继发脑出血,可能是子痫时高血压脑出血的主要机制。脑动脉壁中层肌细胞薄弱,外膜结缔组织少且缺乏外层弹力层,豆纹动脉等穿动脉自大脑中动脉近端呈直角分出,受高血压血流冲击易发生粟粒状动脉瘤,使深穿支动脉成为脑出血的主要好发部位,故豆纹动脉外侧支称为出血动脉。

2.淀粉样脑血管病

它是老年人原发性非高血压性脑出血的常见病因,好发于脑叶,易反复发生,常表现为多发性脑出血。发病机制不清,可能为:血管内皮异常导致渗透性增加,血浆成分包括蛋白酶侵入血管壁,形成纤维蛋白样坏死或变性,导致内膜透明样增厚,淀粉样蛋白沉积,使血管中膜、外膜被淀粉样蛋白取代,弹性膜及中膜平滑肌消失,形成蜘蛛状微血管瘤扩张,当情绪激动或活动诱发血压升高时血管瘤破裂引起出血。

3.其他因素

血液病如血友病、白血病、血小板减少性紫癜、红细胞增多症、镰状细胞病等可因凝血功能障碍引起大片状脑出血。肿瘤内异常新生血管破裂或侵蚀正常脑血管也可导致脑出血。维生素B_1、维生素C缺乏或毒素(如砷)可引起脑血管内皮细胞坏死,导致脑出血,出血灶特点通常为斑点状而非融合成片。结节性多动脉炎、病毒性和立克次体性疾病等可引起血管床炎症,炎症致血管内皮细胞坏死、血管破裂发生脑出血。脑内小动、静脉畸形破裂可引起血肿,脑内静脉循环障碍和静脉破裂亦可导致出血。血液病、肿瘤、血管炎或静脉窦闭塞性疾病等所致脑出血亦常表现为多发性脑出血。

(三)脑出血后脑水肿的发生机制

脑出血后机体和脑组织局部发生一系列病理生理反应,其中自发性脑出血后最重要的继发性病理变化之一是脑水肿。由于血肿周围脑组织形成水肿带,继而引起神经细胞及其轴突的变性和坏死,成为患者病情恶化和死亡的主要原因之一。目前认为,ICH后脑水肿与占位效应、血肿内血浆蛋白渗出和血凝块回缩、血肿周围继发缺血、血肿周围组织炎症反应、水通道蛋白-4(AQP-4)及自由基级联反应等有关。

1.占位效应

主要是通过机械性压力和颅内压增高引起。巨大血肿可立即产生占位效应,造成周围脑组织损害,并引起颅内压持续增高。早期主要为局灶性颅内压增高,随后发展为弥漫性颅内压增高,而颅内压的持续增高可引起血肿周围组织广泛性缺血,并加速缺血组织的血管通透性改变,引发脑水肿形成。同时,脑血流量降低、局部组织压力增加可促发血管活性物质从受损的脑组织中释放,破坏血-脑屏障,引发脑水肿形成。因此,血肿占位效应虽不是脑水肿形成的直接原因,但可通过影响脑血流量、周围组织压力以及颅内压等因素,间接地在脑出血后脑水肿形成机制中发挥作用。

2.血肿内血浆蛋白渗出和血凝块回缩

血肿内血液凝结是脑出血超急性期血肿周围组织脑水肿形成的首要条件。在正常情况下,脑组织细胞间隙中的血浆蛋白含量非常低,但在血肿周围组织细胞间隙中却可见血浆蛋白和纤维蛋白聚积,这可导致细胞间隙胶体渗透压增高,使水分渗透到脑组织内形成水肿。此外,血肿形成后由于血凝块回缩,使血肿腔静水压降低,这也将导致血液中的水分渗透到脑组织间隙形成水肿。凝血连锁反应激活、血凝块回缩(血肿形成后血块分离成1个红细胞中央块和1个血清包绕区)以及纤维蛋白沉积等,在脑出血后血肿周围组织脑水肿形成中发挥着重要作用。血凝块形成是脑出血血肿周围组织脑水肿形成的必经阶段,而血浆蛋白(特别是凝血酶)则是脑水肿形成的关键因素。

3.血肿周围继发缺血

脑出血后血肿周围局部脑血流量显著降低,而脑血流量的异常降低可引起血肿周围组织缺血。一般脑出血后 6～8 小时,血红蛋白和凝血酶释出细胞毒性物质,兴奋性氨基酸释放增多等,细胞内钠聚集,则引起细胞毒性水肿;出血后 4～12 小时,血-脑屏障开始破坏,血浆成分进入细胞间液,则引起血管源性水肿。同时,脑出血后形成的血肿在降解过程中,产生的渗透性物质和缺血的代谢产物,也使组织间渗透压增高,促进或加重脑水肿,从而形成血肿周围半暗带。

4.血肿周围组织炎症反应

脑出血后血肿周围中性粒细胞、巨噬细胞和小胶质细胞活化,血凝块周围活化的小胶质细胞和神经元中白细胞介素-1(IL-1)、白细胞介素-6(IL-6)、细胞间黏附因子-1(ICAM-1)和肿瘤坏死因子-α(TNF-α)表达增加。临床研究采用双抗夹心酶联免疫吸附试验检测 41 例脑出血患者脑脊液 IL-1 和 S100 蛋白含量发现,急性患者脑脊液 IL-1 水平显著高于对照组,提示 IL-1 可能促进了脑水肿和脑损伤的发展。ICAM-1 在中枢神经系统中分布广泛。Gong 等的研究证明,脑出血后 12 小时神经细胞开始表达 ICAM-1,3 天达高峰,持续 10 天逐渐下降;脑出血后 1 天时血管内皮开始表达 ICAM-1,7 天达高峰,持续 2 周。表达 ICAM-1 的白细胞活化后能产生大量蛋白水解酶,特别是基质金属蛋白酶(MMP),促使血-脑屏障通透性增加,血管源性脑水肿形成。

5.水通道蛋白-4(AQP-4)与脑水肿

过去一直认为水的跨膜转运是通过被动扩散实现的,而水通道蛋白(aquaporin,AQP)的发现完全改变了这种认识。现在认为,水的跨膜转运实际上是一个耗能的主动过程,是通过 AQP 实现的。AQP 在脑组织中广泛存在,可能是脑脊液重吸收、渗透压调节、脑水肿形成等生理、病理过程的分子生物学基础。迄今已发现的 AQP 至少存在 10 种亚型,其中 AQP-4 和 AQP-9 可能参与血肿周围脑组织水肿的形成。实验研究脑出血后不同时间点大鼠脑组织 AQP-4 的表达分布发现,对照组和实验组未出血侧 AQP-4 在各时间点的表达均为弱阳性,而水肿区从脑出血后 6 小时开始表达增强,3 天时达高峰,此后逐渐回落,1 周后仍明显高于正常组。另外,随着出血时间的推移,出血侧 AQP-4 表达范围不断扩大,表达强度不断增强,并且与脑水肿严重程度呈正相关。以上结果提示,脑出血能导致细胞内外水和电解质失衡,细胞内外渗透压发生改变,激活位于细胞膜上的 AQP-4,进而促进水和电解质通过 AQP-4 进入细胞内导致细胞水肿。

6.自由基级联反应

脑出血后脑组织缺血缺氧发生一系列级联反应造成自由基浓度增加。自由基通过攻击脑内细胞膜磷脂中多聚不饱和脂肪酸和脂肪酸的不饱和双键,直接造成脑损伤发生脑水肿;同时引起脑血管通透性增加,亦加重脑水肿从而加重病情。

二、病理

肉眼所见:脑出血病例尸检时脑外观可见到明显动脉粥样硬化,出血侧半球膨隆肿胀,脑回宽、脑沟窄,有时可见少量蛛网膜下腔积血,颞叶海马与小脑扁桃体处常见脑疝痕迹,出血灶一般在 2～8 cm 左右,绝大多数为单灶,仅 1.8%～2.7% 为多灶。常见的出血部位为壳核出血,出血向内发展可损伤内囊,出血量大时可破入侧脑室。丘脑出血时,血液常穿破第三脑室或侧脑室,向外可损伤内囊。脑桥和小脑出血时,血液可穿破第四脑室,甚至可经中脑导水管逆行进入侧脑室。原发性脑室出血,出血量小时只侵及单个脑室或多个脑室的一部分;大量出血时全部脑室均可被血液充满,脑室扩张积血形成铸型。脑出血血肿周围脑组织受压,水肿明显,颅内压增高,脑组织可移位。幕上半球出血,血肿向下破坏或挤压丘脑下部和脑干,使其变形、移位和继发出血,并常出现小脑幕疝;如中线部位下移可形成中心疝;颅内压增高明显或小脑出血较重时均易发生枕骨大孔疝,这些都是导致患者死亡的直接原因。急性期后,血块溶解,含铁血黄素和破坏的脑组织被吞噬细胞清除,胶质增生,小出血灶形成胶质瘢痕,大者形成囊腔,称为中风囊,腔内可见黄色液体。

显微镜观察可分为3期:①出血期:可见大片出血,红细胞多新鲜。出血灶边缘多出现坏死。软化的脑组织,神经细胞消失或呈局部缺血改变,常有多形核白细胞浸润。②吸收期:出血24～36小时即可出现胶质细胞增生,小胶质细胞及来自血管外膜的细胞形成格子细胞,少数格子细胞含铁血黄素。星形胶质细胞增生及肥胖变性。③修复期:血液及坏死组织渐被清除,组织缺损部分由胶质细胞、胶质纤维及胶原纤维代替,形成瘢痕。出血灶较小可完全修复,较大则遗留囊腔。血红蛋白代谢产物长久残存于瘢痕组织中,呈现棕黄色。

三、临床表现

(一)症状与体征

1.意识障碍

多数患者发病时很快出现不同程度的意识障碍,轻者可呈嗜睡,重者可昏迷。

2.高颅压征

表现为头痛、呕吐。头痛以病灶侧为重,意识蒙眬或浅昏迷者可见患者用健侧手触摸病灶侧头部;呕吐多为喷射性,呕吐物为胃内容物,如合并消化道出血可为咖啡样物。

3.偏瘫

病灶对侧肢体瘫痪。

4.偏身感觉障碍

病灶对侧肢体感觉障碍,主要是痛觉、温度觉减退。

5.脑膜刺激征

见于脑出血已破入脑室、蛛网膜下腔以及脑室原发性出血之时,可有颈项强直或强迫头位,Kernig 征阳性。

6.失语症

优势半球出血者多伴有运动性失语症。

7.瞳孔与眼底异常

瞳孔可不等大、双瞳孔缩小或散大。眼底可有视网膜出血和视盘水肿。

8.其他症状

如心律不齐、呃逆、呕吐咖啡色样胃内容物、呼吸节律紊乱、体温迅速上升及心电图异常等变化。脉搏常有力或缓慢,血压多升高,可出现肢端发绀,偏瘫侧多汗,面色苍白或潮红。

(二)不同部位脑出血的临床表现

1.基底节区出血

为脑出血中最多见者,占60%～70%。其中壳核出血最多,约占脑出血的60%,主要是豆纹动脉尤其是其外侧支破裂引起;丘脑出血较少,约占10%,主要是丘脑穿动脉或丘脑膝状体动脉破裂引起;尾状核及屏状核等出血少见。虽然各核出血有其特点,但出血较多时均可侵及内囊,出现一些共同症状。现将常见的症状分轻、重两型叙述如下。

(1)轻型:多属壳核出血,出血量一般为数毫升至30 mL,或为丘脑小量出血,出血量仅数毫升,出血限于丘脑或侵及内囊后肢。患者突然头痛、头晕、恶心呕吐、意识清楚或轻度障碍,出血灶对侧出现不同程度的偏瘫,亦可出现偏身感觉障碍及偏盲(三偏征),两眼可向病灶侧凝视,优势半球出血可有失语。

(2)重型:多属壳核大量出血,向内扩展或穿破脑室,出血量可达 30～160 mL;或丘脑较大量出血,血肿侵及内囊或破入脑室。发病突然,意识障碍重,鼾声明显,呕吐频繁,可吐咖啡样胃内容物(由胃部应激性溃疡所致)。丘脑出血病灶对侧常有偏身感觉障碍或偏瘫,肌张力低,可引出病理反射,平卧位时,患侧下肢呈外旋位。但感觉障碍常先于或重于运动障碍,部分病例病灶对侧可出现自发性疼痛。常有眼球运动障碍(眼球向上注视麻痹,呈下视内收状态)。瞳孔缩小或不等大,一般为出血侧散大,提示已有小脑幕疝形成;部分病例有丘脑性失语(言语缓慢而不清、重复言语、发音困难、复述差、朗读正常)或丘脑性痴呆(记忆力减退、计算力下降、情感障碍、人格改变等)。如病情发展,血液大量破入脑室或损伤丘脑下部及脑干,昏迷加深,出现去大脑强直或四肢弛缓,面色潮红或苍白,出冷汗,鼾声大作,中枢性高热或体温过低,甚至出现肺水肿、上消化道出血等内脏并发症,最后多发生枕骨大孔疝死亡。

2.脑叶出血

又称皮质下白质出血。应用 CT 以后,发现脑叶出血约占脑出血的 15%,发病年龄 11～80 岁,40 岁以下占 30%,年轻人多由血管畸形(包括隐匿性血管畸形)、moyamoya 病引起,老年人常见于高血压动脉硬化及淀粉样血管病等。脑叶出血以顶叶最多见,以后依次为颞叶、枕叶、额叶,40% 为跨叶出血。脑叶出血除意识障碍、颅内高压和抽搐等常见症状外,还有各脑叶的特异表现。

(1)额叶出血:常有一侧或双侧的前额痛、病灶对侧偏瘫。部分病例有精神行为异常、凝视麻痹、言语障碍和癫痫发作。

(2)顶叶出血:常有病灶侧颞部疼痛;病灶对侧的轻偏瘫或单瘫、深浅感觉障碍和复合感觉障碍;体象障碍、手指失认和结构失用症等,少数病例可出现下象限盲。

(3)颞叶出血:常有耳部或耳前部疼痛,病灶对侧偏瘫,但上肢瘫重于下肢,中枢性面、舌瘫可有对侧上象限盲;优势半球出血可出现感觉性失语或混合性失语;可有颞叶癫痫、幻嗅、幻视、兴奋躁动等精神症状。

(4)枕叶出血:可出现同侧眼部疼痛,同向性偏盲和黄斑回避现象,可有一过性黑蒙和视物变形。

3.脑干出血

(1)中脑出血:中脑出血少见,自 CT 应用于临床后,临床已可诊断。轻症患者表现为突然出现复视、眼睑下垂、一侧或两侧瞳孔扩大、眼球不同轴、水平或垂直眼震,同侧肢体共济失调,也可表现大脑脚综合征(Weber 综合征)或红核综合征(Benedikt 综合征)。重者出现昏迷、四肢迟缓性瘫痪,去大脑强直,常迅速死亡。

(2)脑桥出血:占脑出血的 10% 左右。病灶多位于脑桥中部的基底部与被盖部之间。患者表现突然头痛,同侧第Ⅵ、Ⅶ、Ⅷ对脑神经麻痹,对侧偏瘫(交叉性瘫痪),出血量大或病情重者常有四肢瘫,很快进入意识障碍、针尖样瞳孔、去大脑强直、呼吸障碍,多迅速死亡。可伴中枢性高热、大汗和应激性溃疡等。一侧脑桥小量出血可表现为脑桥腹内侧综合征(Foville 综合征)、闭锁综合征和脑桥腹外侧综合征(Millard-Gubler综合征)。

(3)延髓出血:延髓出血更为少见,突然意识障碍,血压下降,呼吸节律不规则,心律失常,轻症病例可呈延髓背外侧综合征(Wallenberg综合征),重症病例常因呼吸心跳停止而死亡。

4.小脑出血

约占脑出血的10%。多见于一侧半球的齿状核部位,小脑蚓部也可发生。发病突然,眩晕明显,频繁呕吐,枕部疼痛,病灶侧共济失调,可见眼球震颤,同侧周围性面瘫,颈项强直等,如不仔细检查,易误诊为蛛网膜下腔出血。当出血量不大时,主要表现为小脑症状,如病灶侧共济失调,眼球震颤,构音障碍和吟诗样语言,无偏瘫。出血量增加时,还可表现有脑桥受压体征,如展神经麻痹、侧视麻痹等,以及肢体偏瘫和/或锥体束征。病情如继续加重,颅内压增高明显,昏迷加深,极易发生枕骨大孔疝死亡。

5.脑室出血

分原发与继发两种,继发性系指脑实质出血破入脑室者;原发性指脉络丛血管出血及室管膜下动脉破裂出血,血液直流入脑室者。以前认为脑室出血罕见,现已证实占脑出血的3%～5%。55%的患者出血量较少,仅部分脑室有血,脑脊液呈血性,类似蛛网膜下腔出血。临床常表现为头痛、呕吐、项强、Kernig征阳性、意识清楚或一过性意识障碍,但常无偏瘫体征,脑脊液血性,酷似蛛网膜下腔出血,预后良好,可以完全恢复正常;出血量大,全部脑室均被血液充满者,其临床表现符合既往所谓脑室出血的症状,即发病后突然头痛、呕吐、昏迷、瞳孔缩小或时大时小,眼球浮动或分离性斜视,四肢肌张力增高,病理反射阳性,早期出现去大脑强直,严重者双侧瞳孔散大,呼吸深,鼾声明显,体温明显升高,面部充血多汗,预后极差,多迅速死亡。

四、辅助检查

(一)头颅 CT

发病后CT平扫可显示近圆形或卵圆形均匀高密度的血肿病灶,边界清楚,可确定血肿部位、大小、形态及是否破入脑室,血肿周围有无低密度水肿带及占位效应(脑室受压、脑组织移位)和梗阻性脑积水等。早期可发现边界清楚、均匀的高度密度灶,CT值为60～80Hu,周围环绕低密度水肿带。血肿范围大时可见占位效应。根据CT影像估算出血量可采用简单易行的多田计算公式:出血量(mL)=0.5×最大面积长轴(cm)×最大面积短轴(mL)×层面数。出血后3～7天,血红蛋白破坏,纤维蛋白溶解,高密度区向心性缩小,边缘模糊,周围低密度区扩大。病后2～4周,形成等密度或低密度灶。病后2个月左右,血肿区形成囊腔,其密度与脑脊液近乎相等,两侧脑室扩大;增强扫描,可见血肿周围有环状高密度强化影,其大小、形状与原血肿相近。

(二)头颅 MRI/MRA

MRI的表现主要取决于血肿所含血红蛋白量的变化。发病1天内,血肿呈T_1等信号或低信号,T_2呈高信号或混合信号;第2天至1周内,T_1为等信号或稍低信号,T_2为低信号;第2～4周,T_1和T_2均为高信号;4周后,T_1呈低信号,T_2为高信号。此外,MRA可帮助发现脑血管畸形、肿瘤及血管瘤等病变。

(三)数字减影血管造影(DSA)

对脑叶出血、原因不明或怀疑脑血管畸形、血管瘤、moyamoya病和血管炎等患者有意义,尤其血压正常的年轻患者应通过DSA查明病因。

(四)腰椎穿刺检查

在无条件做CT时,且患者病情不重,无明显颅内高压者可进行腰椎穿刺检查。脑出血者脑脊液压力常增高,若出血破入脑室或蛛网膜下腔者脑脊液多呈均匀血性。有脑疝及小脑出血者应禁做腰椎穿刺检查。

（五）经颅多普勒超声（TCD）

由于简单及无创性，可在床边进行检查，已成为监测脑出血患者脑血流动力学变化的重要方法。①通过检测脑动脉血流速度，间接监测脑出血的脑血管痉挛范围及程度，脑血管痉挛时其血流速度增高。②测定血流速度、血流量和血管外周阻力可反映颅内压增高时脑血流灌注情况，如颅内压超过动脉压时收缩期及舒张期血流信号消失，无血流灌注。③提供脑动静脉畸形、动脉瘤等病因诊断的线索。

（六）脑电图（EEG）

可反映脑出血患者脑功能状态。意识障碍可见两侧弥漫性慢活动，病灶侧明显；无意识障碍时，基底节和脑叶出血出现局灶性慢波，脑叶出血靠近皮质时可有局灶性棘波或尖波发放；小脑出血无意识障碍时脑电图多正常，部分患者同侧枕颞部出现慢活动；中脑出血多见两侧阵发性同步高波幅慢活动；脑桥出血患者昏迷时可见 8～12Hz α 波、低波幅 β 波、纺锤波或弥漫性慢波等。

（七）心电图

可及时发现脑出血合并心律失常或心肌缺血，甚至心肌梗死。

（八）血液检查

重症脑出血急性期白细胞数可增至（10～20）×10⁹/L，并可出现血糖含量升高、蛋白尿、尿糖、血尿素氮含量增加，以及血清肌酶含量升高等。但均为一过性，可随病情缓解而消退。

五、诊断与鉴别诊断

（一）诊断要点

1.一般性诊断要点

（1）急性起病，常有头痛、呕吐、意识障碍、血压增高和局灶性神经功能缺损症状，部分病例有眩晕或抽搐发作。饮酒、情绪激动、过度劳累等是常见的发病诱因。

（2）常见的局灶性神经功能缺损症状和体征包括偏瘫、偏身感觉障碍、偏盲等，多于数分钟至数小时内达到高峰。

（3）头颅 CT 扫描可见病灶中心呈高密度改变，病灶周边常有低密度水肿带。头颅 MRI/MRA 有助于脑出血的病因学诊断和观察血肿的演变过程。

2.各部位脑出血的临床诊断要点

（1）壳核出血：①对侧肢体偏瘫，优势半球出血常出现失语。②对侧肢体感觉障碍，主要是痛觉、温度觉减退。③对侧偏盲。④凝视麻痹，呈双眼持续性向出血侧凝视。⑤尚可出现失用、体象障碍、记忆力和计算力障碍、意识障碍等。

（2）丘脑出血：①丘脑型感觉障碍：对侧半身深浅感觉减退、感觉过敏或自发性疼痛。②运动障碍：出血侵及内囊可出现对侧肢体瘫痪，多为下肢重于上肢。③丘脑性失语：言语缓慢而不清、重复言语、发音困难、复述差，朗读正常。④丘脑性痴呆：记忆力减退、计算力下降、情感障碍、人格改变。⑤眼球运动障碍：眼球向上注视麻痹，常向内下方凝视。

（3）脑干出血：①中脑出血：突然出现复视，眼睑下垂；一侧或两侧瞳孔扩大，眼球不同轴，水平或垂直眼震，同侧肢体共济失调，也可表现 Weber 综合征或 Benedikt 综合征；严重者很快出现意识障碍，去大脑强直。②脑桥出血：突然头痛，呕吐，眩晕，复视，眼球不同轴，交叉性瘫痪或偏瘫、四肢瘫等。出血量较大时，患者很快进入意识障碍，针尖样瞳孔，去大脑强直，呼吸障碍，并可伴有高热、大汗、应激性溃疡等，多迅速死亡；出血量较少时可表现为一些典型的综合征，如

Foville 综合征、Millard-Gubler 综合征和闭锁综合征等。③延髓出血:突然意识障碍,血压下降,呼吸节律不规则,心律失常,继而死亡。轻者可表现为不典型的 Wallenberg 综合征。

(4)小脑出血:①突发眩晕、呕吐、后头部疼痛,无偏瘫。②有眼震,站立和步态不稳,肢体共济失调、肌张力降低及颈项强直。③头颅 CT 扫描示小脑半球或小脑蚓高密度影及第四脑室、脑干受压。

(5)脑叶出血:①额叶出血:前额痛、呕吐、痫性发作较多见;对侧偏瘫、共同偏视、精神障碍;优势半球出血时可出现运动性失语。②顶叶出血:偏瘫较轻,而偏侧感觉障碍显著;对侧下象限盲,优势半球出血时可出现混合性失语。③颞叶出血:表现为对侧中枢性面、舌瘫及上肢为主的瘫痪;对侧上象限盲;优势半球出血时可有感觉性或混合性失语;可有颞叶癫痫、幻嗅、幻视。④枕叶出血:对侧同向性偏盲,并有黄斑回避现象,可有一过性黑蒙和视物变形;多无肢体瘫痪。

(6)脑室出血:①突然头痛、呕吐,迅速进入昏迷或昏迷逐渐加深。②双侧瞳孔缩小,四肢肌张力增高,病理反射阳性,早期出现去大脑强直,脑膜刺激征阳性。③常出现丘脑下部受损的症状及体征,如上消化道出血、中枢性高热、大汗、应激性溃疡、急性肺水肿、血糖增高、尿崩症等。④脑脊液压力增高,呈血性。⑤轻者仅表现头痛、呕吐、脑膜刺激征阳性,无局限性神经体征。临床上易误诊为蛛网膜下腔出血,需通过头颅 CT 检查来确定诊断。

(二)鉴别诊断

1.脑梗死

发病较缓,或病情呈进行性加重;头痛、呕吐等颅内压增高症状不明显;典型病例一般不难鉴别;但脑出血与大面积脑梗死、少量脑出血与脑梗死临床症状相似,鉴别较困难,常需头颅 CT 鉴别。

2.脑栓塞

起病急骤,一般缺血范围较广,症状常较重,常伴有风湿性心脏病、心房颤动、细菌性心内膜炎、心肌梗死或其他容易产生栓子来源的疾病。

3.蛛网膜下腔出血

好发于年轻人,突发剧烈头痛,或呈爆裂样头痛,以颈枕部明显,有的可痛牵颈背、双下肢。呕吐较频繁,少数严重患者呈喷射状呕吐。约 50% 的患者可出现短暂、不同程度的意识障碍,尤以老年患者多见。常见一侧动眼神经麻痹,其次为视神经、三叉神经和展神经麻痹,脑膜刺激征常见,无偏瘫等脑实质损害的体征,头颅 CT 可帮助鉴别。

4.外伤性脑出血

外伤性脑出血是闭合性头部外伤所致,发生于受冲击颅骨下或对冲部位,常见于额极和颞极,外伤史可提供诊断线索,CT 可显示血肿外形不整。

5.内科疾病导致的昏迷

(1)糖尿病昏迷:①糖尿病酮症酸中毒:多数患者在发生意识障碍前数天有多尿、烦渴多饮和乏力,随后出现食欲缺乏、恶心、呕吐,常伴头痛、嗜睡、烦躁、呼吸深快,呼气中有烂苹果味(丙酮)。随着病情进一步发展,出现严重失水,尿量减少,皮肤弹性差,眼球下陷,脉细速,血压下降,至晚期时各种反射迟钝甚至消失,嗜睡甚至昏迷。尿糖、尿酮体呈强阳性,血糖和血酮体均有升高。头部 CT 结果阴性。②高渗性非酮症糖尿病昏迷:起病时常先有多尿、多饮,但多食不明显,或反而食欲缺乏,以致常被忽视。失水随病程进展逐渐加重,出现神经精神症状,表现为嗜睡、幻觉、定向障碍、偏盲、上肢拍击样粗震颤、痫性发作(多为局限性发作)等,最后陷入昏迷。尿糖强阳性,但无酮症或较轻,血尿素氮及肌酐升高。突出的表现为血糖常高至 33.3 mmol/L(600 mg/dL)以上,一般为 33.3～66.6 mmol/L(600～1200 mg/dL);血钠升高可达 155 mmol/L;血浆渗透压显著增高达 330～460 mmol/L,一般在 350 mmol/L 以上。头部 CT 结果阴性。

(2)肝性昏迷:有严重肝病和/或广泛门体侧支循环,精神紊乱、昏睡或昏迷,明显肝功能损害或血氨升高,扑翼(击)样震颤和典型的脑电图改变(高波幅的 δ 波,每秒少于 4 次)等,有助于诊断与鉴别诊断。

(3)尿毒症昏迷:少尿(<400 mL/d)或无尿(<50 mL/d),血尿,蛋白尿,管型尿,氮质血症,水电解质紊乱和酸碱失衡等。

(4)急性酒精中毒:①兴奋期:血乙醇浓度达到 11 mmol/L(50 mg/dL)即感头痛、欣快、兴奋。血乙醇浓度超过 16 mmol/L(75 mg/dL),健谈、饶舌、情绪不稳定、自负、易激怒,可有粗鲁行为或攻击行动,也可能沉默、孤僻;浓度达到 22 mmol/L(100 mg/dL)时,驾车易发生车祸。②共济失调期:血乙醇浓度达到 33 mmol/L(150 mg/dL)时,肌肉运动不协调,行动笨拙,言语含糊不清,眼球震颤,视力模糊,复视,步态不稳,出现明显共济失调。浓度达到 43 mmol/L(200 mg/dL)时,出现恶心、呕吐、困倦。③昏迷期:血乙醇浓度升至 54 mmol/L(250 mg/dL)时,患者进入昏迷期,表现昏睡、瞳孔散大、体温降低。血乙醇浓度超过 87 mmol/L(400 mg/dL)时,患者陷入深昏迷,心率快、血压下降,呼吸慢而有鼾音,可出现呼吸、循环麻痹而危及生命。实验室检查可见血清乙醇浓度升高,呼出气中乙醇浓度与血清乙醇浓度相当;动脉血气分析可见轻度代谢性酸中毒;电解质失衡,可见低血钾、低血镁和低血钙;血糖可降低。

(5)低血糖昏迷:低血糖昏迷是指各种原因引起的重症的低血糖症。患者突然昏迷、抽搐,表现为局灶神经系统症状的低血糖易被误诊为脑出血。化验血糖低于 2.8 mmol/L,推注葡萄糖后症状迅速缓解,发病后 72 小时复查头部 CT 结果阴性。

(6)药物中毒:①镇静催眠药中毒:有服用大量镇静催眠药史,出现意识障碍和呼吸抑制及血压下降。胃液、血液、尿液中检出镇静催眠药。②阿片类药物中毒:有服用大量吗啡或哌替啶的阿片类药物史,或有吸毒史,除了出现昏迷、针尖样瞳孔(哌替啶的急性中毒瞳孔反而扩大)、呼吸抑制"三联征"等特点外,还可出现发绀、面色苍白、肌肉无力、惊厥、牙关禁闭、角弓反张,呼吸先浅而慢,后叹息样或潮式呼吸、肺水肿、休克、瞳孔对光反射消失,死于呼吸衰竭。血、尿阿片类毒物成分,定性试验呈阳性。使用纳洛酮可迅速逆转阿片类药物所致的昏迷、呼吸抑制、缩瞳等毒性作用。

(7)CO 中毒:①轻度中毒:血液碳氧血红蛋白(COHb)可高于 10%～20%。患者有剧烈头痛、头晕、心悸、口唇黏膜呈樱桃红色、四肢无力、恶心、呕吐、嗜睡、意识模糊、视物不清、感觉迟钝、谵妄、幻觉、抽搐等。②中度中毒:血液 COHb 浓度可高达 30%～40%。患者出现呼吸困难、意识丧失、昏迷,对疼痛刺激可有反应,瞳孔对光反射和角膜反射可迟钝,腱反射减弱,呼吸、血压和脉搏可有改变。经治疗可恢复且无明显并发症。③重度中毒:血液 COHb 浓度可高于 50%以上。深昏迷,各种反射消失。患者可呈去大脑皮质状态(患者可以睁眼,但无意识,不语,不动,不主动进食或大小便,呼之不应,推之不动,肌张力增强),常有脑水肿、惊厥、呼吸衰竭、肺水肿、上消化道出血、休克和严重的心肌损害,出现心律失常,偶可发生心肌梗死。有时并发脑局灶损害,出现锥体系或锥体外系损害体征。监测血中 COHb 浓度可明确诊断。

应详细询问病史,内科疾病导致昏迷者有相应的内科疾病病史,仔细查体,局灶体征不明显;

脑出血者则同向偏视,一侧瞳孔散大、一侧面部船帆现象、一侧上肢出现扬鞭现象、一侧下肢呈外旋位,血压升高。CT 检查可助鉴别。

六、治疗

急性期的主要治疗原则是:保持安静,防止继续出血;积极抗脑水肿,降低颅内压;调整血压;改善循环;促进神经功能恢复;加强护理,防治并发症。

(一)一般治疗

1.保持安静

(1)卧床休息 3～4 周,脑出血发病后 24 小时内,特别是 6 小时内可有活动性出血或血肿继续扩大,应尽量减少搬运,就近治疗。重症需严密观察体温、脉搏、呼吸、血压、瞳孔和意识状态等生命体征变化。

(2)保持呼吸道通畅,头部抬高 15°～30°角,切忌无枕仰卧;疑有脑疝时应床脚抬高 45°角,意识障碍患者应将头歪向一侧,以利于口腔、气道分泌物及呕吐物流出;痰稠不易吸出,则要行气管切开,必要时吸氧,以使动脉血氧饱和度维持在 90% 以上。

(3)意识障碍或消化道出血者宜禁食 24～48 小时,发病后 3 天,仍不能进食者,应鼻饲以确保营养。过度烦躁不安的患者可适量用镇静药。

(4)注意口腔护理,保持大便通畅,留置尿管的患者应做膀胱冲洗以预防尿路感染。加强护理,经常翻身,预防压疮,保持肢体功能位置。

(5)注意水、电解质平衡,加强营养。注意补钾,液体量应控制在 2 000 mL/d 左右,或以尿量加 500 mL 来估算,不能进食者鼻饲各种营养品。对于频繁呕吐、胃肠道功能减弱或有严重的应激性溃疡者,应考虑给予肠外营养。如有高热、多汗、呕吐或腹泻者,可适当增加入液量,或 10% 脂肪乳 500 mL 静脉滴注,每天 1 次。如需长期采用鼻饲,应考虑胃造瘘术。

(6)脑出血急性期血糖含量增高可以是原有糖尿病的表现或是应激反应。高血糖和低血糖都能加重脑损伤。当患者血糖含量增高超过 11.1 mmol/L 时,应立即给予胰岛素治疗,将血糖控制在 8.3 mmol/L 以下。同时应监测血糖,若发生低血糖,可用葡萄糖口服或注射纠正低血糖。

2.亚低温治疗

能够减轻脑水肿,减少自由基的产生,促进神经功能缺损恢复,改善患者预后。降温方法:立即行气管切开,静脉滴注冬眠肌松合剂(0.9% 氯化钠注射液 500 mL＋氯丙嗪 100 mg＋异丙嗪 100 mg),同时冰毯机降温。行床旁监护仪连续监测体温(T)、心率(HR)、血压(BP)、呼吸(R)、脉搏(P)、血氧饱和度(SPO_2)、颅内压(ICP)。直肠温度(RT)维持在 34～36 ℃,持续 3～5 天。冬眠肌松合剂用量和速度根据患者 T、HR、BP、肌张力等调节。保留自主呼吸,必要时应用同步呼吸机辅助呼吸,维持 SPO_2 在 95% 以上,10～12 小时将 RT 降至 34～36 ℃。当 ICP 降至正常后 72 小时,停止亚低温治疗。采用每天恢复 1～2 ℃,复温速度不超过 0.1 ℃/h。在 24～48 小时内,将患者 RT 复温至 36.5～37 ℃。局部亚低温治疗实施越早,效果越好,建议在脑出血发病 6 小时内使用,治疗时间最好持续 48～72 小时。

(二)调控血压和防止再出血

脑出血患者一般血压都高,甚至比平时更高,这是因为颅内压增高时机体保证脑组织供血的代偿性反应,当颅内压下降时血压亦随之下降,因此一般不应使用降血压药物,尤其是注射利血平等强有力降压剂。目前理想的血压控制水平还未确定,主张采取个体化原则,应根据患者年龄、病前有无高血压、病后血压情况等确定适宜血压水平。但血压过高时，容易增加再出血的危险性，则应及时控制高血压。一般来说，收缩压≥26.7 kPa(200 mmHg)，舒张压≥15.3 kPa(115 mmHg)时，应降血压治疗，使血压控制于治疗前原有血压水平或略高水平。收缩压≤24.0 kPa(180 mmHg)或舒张压≤15.3 kPa(115 mmHg)时，或平均动脉压≤17.3 kPa(130 mmHg)时可暂不使用降压药，但需密切观察。收缩压在24.0～30.7 kPa(180～230 mmHg)或舒张压在14.0～18.7 kPa(105～140 mmHg)宜口服卡托普利、美托洛尔等降压药，收缩压24.0 kPa(180 mmHg)以内或舒张压14.0 kPa(105 mmHg)以内，可观察而不用降压药。急性期过后(约2周)，血压仍持续过高时可系统使用降压药，急性期血压急骤下降表明病情严重，应给予升压药物以保证足够的脑供血量。

止血剂及凝血剂对脑出血并无效果，但如合并消化道出血或有凝血障碍时仍可使用。消化道出血时，还可经胃管鼻饲或口服云南白药、三七粉、氢氧化铝凝胶和/或冰牛奶、冰盐水等。

(三)控制脑水肿

脑出血后48小时水肿达到高峰，维持3～5天或更长时间后逐渐消退。脑水肿可使ICP增高和导致脑疝，是影响功能恢复的主要因素和导致早期死亡的主要死因。积极控制脑水肿、降低ICP是脑出血急性期治疗的重要环节，必要时可行ICP监测。治疗目标是使ICP降至2.7 kPa(20 mmHg)以下，脑灌注压大于9.3 kPa(70 mmHg)，应首先控制可加重脑水肿的因素，保持呼吸道通畅，适当给氧，维持有效脑灌注，限制液体和盐的入量等。应用皮质类固醇减轻脑出血后脑水肿和降低ICP，其有效证据不充分；脱水药只有短暂作用，常用20%甘露醇、利尿药如呋塞米等。

1.20%甘露醇

为渗透性脱水药，可在短时间内使血浆渗透压明显升高，形成血与脑组织间渗透压差，使脑组织间液水分向血管内转移，经肾脏排出，每8 g甘露醇可由尿带出水分100 mL，用药后20～30分钟开始起效，2～3小时作用达峰。常用剂量125～250 mL，1次/6～8小时，疗程7～10天。如患者出现脑疝征象可快速加压经静脉或颈动脉推注，可暂时缓解症状，为术前准备赢得时间。冠心病、心肌梗死、心力衰竭和肾功能不全者慎用，注意用药不当可诱发肾衰竭和水盐及电解质失衡。因此，在应用甘露醇脱水时，一定要严密观察患者尿量、血钾和心肾功能，一旦出现尿少、血尿、无尿时应立即停用。

2.利尿剂

呋塞米注射液较常用，脱水作用不如甘露醇，但可抑制脑脊液产生，用于心肾功能不全不能用甘露醇的患者，常与甘露醇合用，减少甘露醇用量。每次20～40 mg，每天2～4次，静脉注射。

3.甘油果糖氯化钠注射液

该药为高渗制剂，通过高渗透性脱水，能使脑水分含量减少，降低颅内压。本品降低颅内压作用起效较缓，持续时间较长，可与甘露醇交替使用。推荐剂量为每次250～500 mL，每天1～2次，静脉滴注，连用7天左右。

4.10%人血清蛋白

通过提高血浆胶体渗透压发挥对脑组织脱水降颅压作用，改善病灶局部脑组织水肿，作用持久。适用于低蛋白血症的脑水肿伴高颅压的患者。推荐剂量每次10～20 g，每天1～2次，静脉滴注。该药可增加心脏负担，心功能不全者慎用。

5.地塞米松

可防止脑组织内星形胶质细胞肿胀，降低毛细血管通透性，维持血-脑屏障功能。抗脑水肿作用起效慢,用药后 12~36 小时起效。剂量每天 10~20 mg,静脉滴注。由于易并发感染或使感染扩散,可促进或加重应激性上消化道出血,影响血压和血糖控制等,临床不主张常规使用,病情危重、不伴上消化道出血者可早期短时间应用。

若药物脱水、降颅压效果不明显,出现颅高压危象时可考虑转外科手术开颅减压。

(四)控制感染

发病早期或病情较轻时通常不需使用抗生素,老年患者合并意识障碍易并发肺部感染,合并吞咽困难易发生吸入性肺炎,尿潴留或导尿易合并尿路感染,可根据痰液或尿液培养、药物敏感试验等选用抗生素治疗。

(五)维持水电解质平衡

患者液体的输入量最好根据其中心静脉压(CVP)和肺毛细血管楔压(PCWP)来调整,CVP 保持在 0.7~1.6 kPa(5~12 mmHg)或者 PCWP 维持在 1.3~1.9 kPa(10~14 mmHg)。无此条件时每天液体输入量可按前 1 天尿量+500 mL 估算。每天补钠 50~70 mmol/L,补钾 40~50 mmol/L,糖类 13.5~18 g。使用液体种类应以 0.9%氯化钠注射液或复方氯化钠注射液(林格液)为主,避免用高渗糖水,若用糖时可按每 4 g 糖加 1 U 胰岛素后再使用。由于患者使用大量脱水药、进食少、合并感染等原因,极易出现电解质紊乱和酸碱失衡,应加强监护和及时纠正,意识障碍患者可通过鼻饲管补充足够热量的营养和液体。

(六)对症治疗

1.中枢性高热

宜先行物理降温,如头部、腋下及腹股沟区放置冰袋,戴冰帽或睡冰毯等。效果不佳者可用多巴胺受体激动剂如溴隐亭 3.75 mg/d,逐渐加量至 7.5~15.0 mg/d,分次服用。

2.痫性发作

可静脉缓慢推注(注意患者呼吸)地西泮 10~20 mg,控制发作后可予卡马西平片,每次 100 mg,每天 2 次。

3.应激性溃疡

丘脑、脑干出血患者常合并应激性溃疡和引起消化道出血,机制不明,可能是出血影响边缘系统、丘脑、丘脑下部及下行自主神经纤维,使肾上腺皮质激素和胃酸分泌大量增加,黏液分泌减少及屏障功能削弱。常在病后第 2~14 天突然发生,可反复出现,表现呕血及黑便,出血量大时常见烦躁不安、口渴、皮肤苍白、湿冷、脉搏细速、血压下降、尿量减少等外周循环衰竭表现。可采取抑制胃酸分泌和加强胃黏膜保护治疗,用 H_2 受体阻滞剂如:①雷尼替丁,每次 150 mg,每天 2 次,口服。②西咪替丁,0.4~0.8 g/d,加入0.9%氯化钠注射液,静脉滴注。③注射用奥美拉唑钠,每次 40 mg,每 12 小时静脉注射 1 次,连用 3 天。还可用硫糖铝,每次 1 g,每天 4 次,口服;或氢氧化铝凝胶,每次 40~60 mL,每天 4 次,口服。若发生上消化道出血可用去甲肾上腺素4~8 mg 加冰盐水 80~100 mL,每天4~6 次,口服;云南白药,每次 0.5 g,每天 4 次,口服。保守治疗无效时可在胃镜下止血,须注意呕血引起窒息,并补液或输血维持血容量。

4.心律失常

心房颤动常见,多见于病后前 3 天。心电图复极改变常导致易损期延长,易损期出现的期前收缩可导致室性心动过速或心室颤动。这可能是脑出血患者易发生猝死的主要原因。心律失常影响心排血量,降低脑灌注压,可加重原发脑病变,影响预后。应注意改善冠心病患者的心肌供血,给予常规抗心律失常治疗,及时纠正电解质紊乱,可试用β受体阻滞剂和钙通道阻滞剂治疗,维护心脏功能。

5.大便秘结

脑出血患者,由于卧床等原因,常会出现便秘。用力排便时腹压增高,从而使颅内压升高,可加重脑出血症状。便秘时腹胀不适,使患者烦躁不安,血压升高,亦可使病情加重,故脑出血患者便秘的护理十分重要。便秘可用甘油灌肠剂(支),患者侧卧位插入肛门内 6～10 cm,将药液缓慢注入直肠内 60 mL,5～10 分钟即可排便;缓泻剂如酚酞 2 片,每晚口服,亦可用中药番泻叶 3～9 g 泡服。

6.稀释性低钠血症

又称血管升压素分泌异常综合征,10%的脑出血患者可发生。因血管升压素分泌减少,尿排钠增多,血钠降低,可加重脑水肿,每天应限制水摄入量在 800～1 000 mL,补钠 9～12 g;宜缓慢纠正,以免导致脑桥中央髓鞘溶解症。另有脑耗盐综合征,是心钠素分泌过高导致低钠血症,应输液补钠治疗。

7.下肢深静脉血栓形成

急性脑卒中患者易并发下肢和瘫痪肢体深静脉血栓形成,患肢进行性水肿和发硬,肢体静脉血流图检查可确诊。勤翻身、被动活动或抬高瘫痪肢体可预防;治疗可用肝素 5 000 U,静脉滴注,每天 1 次;或低分子量肝素,每次 4 000 U,皮下注射,每天 2 次。

(七)外科治疗

可挽救重症患者的生命及促进神经功能恢复,手术宜在发病后 6～24 小时内进行,预后直接与术前意识水平有关,昏迷患者通常手术效果不佳。

1.手术指征

(1)脑叶出血:患者清醒、无神经障碍和小血肿(<20 mL)者,不必手术,可密切观察和随访。患者意识障碍、大血肿和在 CT 片上有占位征,应手术。

(2)基底节和丘脑出血:大血肿、神经障碍者应手术。

(3)脑桥出血:原则上内科治疗。但对非高血压性脑桥出血如海绵状血管瘤,可手术治疗。

(4)小脑出血:血肿直径≥2 cm 者应手术,特别是合并脑积水、意识障碍、神经功能缺失和占位征者。

2.手术禁忌证

(1)深昏迷患者(GCS 3～5 级)或去大脑强直。

(2)生命体征不稳定,如血压过高、高热、呼吸不规则,或有严重系统器质病变者。

(3)脑干出血。

(4)基底节或丘脑出血影响到脑干。

(5)病情发展急骤,发病数小时即深昏迷者。

3.常用手术方法

(1)小脑减压术:是高血压性小脑出血最重要的外科治疗,可挽救生命和逆转神经功能缺损,病程早期患者处于清醒状态时手术效果好。

(2)开颅血肿清除术:占位效应引起中线结构移位和初期脑疝时外科治疗可能有效。

(3)钻孔扩大骨窗血肿清除术。

(4)钻孔微创颅内血肿清除术。

(5)脑室出血脑室引流术。

(八)早期康复治疗

原则上应尽早开始。在神经系统症状不再进展,没有严重精神、行为异常,生命体征稳定,没有严重的并发症、合并症时即可开始康复治疗的介入,但需注意康复方法的选择。早期康复治疗对恢复患者的神经功能,提高生活质量是十分有利的。早期对瘫痪肢体进行按摩及被动运动,开始有主动运动时即应根据康复要求按阶段进行训练,以促进神经功能恢复,避免出现关节挛缩、肌肉萎缩和骨质疏松;对失语患者需加强言语康复训练。

(九)加强护理,防治并发症

常见的并发症有肺部感染、上消化道出血、吞咽困难和水电解质紊乱、下肢静脉血栓形成、肺栓塞、肺水肿、冠状动脉性疾病和心肌梗死、心脏损伤、痫性发作等。脑出血预后与急性期护理有直接关系,合理的护理措施十分重要。

1.体位

头部抬高 15°~30°角,既能保持脑血流量,又能保持呼吸道通畅。切忌无枕仰卧。凡意识障碍患者宜采用侧卧位,头稍前屈,以利口腔分泌物流出。

2.饮食与营养

营养不良是脑出血患者常见的易被忽视的并发症,应充分重视。重症意识障碍患者急性期应禁食1~2天,静脉补给足够能量与维生素,发病48小时后若无活动性消化道出血,可鼻饲流质饮食,应考虑营养合理搭配与平衡。患者意识转清、咳嗽反射良好、能吞咽时可停止鼻饲,应注意喂食时宜取 45°角半卧位,食物宜做成糊状,流质饮料均应选用茶匙喂食,喂食出现呛咳可拍背。

3.呼吸道护理

脑出血患者应保持呼吸道通畅和足够通气量,意识障碍或脑干功能障碍患者应行气管插管,指征是 $PaO_2 < 8.0$ kPa(60 mmHg)、$PaCO_2 > 6.7$ kPa(50 mmHg)或有误吸危险者。鼓励勤翻身、拍背,鼓励患者尽量咳嗽,咳嗽无力痰多时可超声雾化治疗,呼吸困难、呼吸道痰液多、经鼻抽吸困难者可考虑气管切开。

4.压疮防治与护理

昏迷或完全性瘫痪患者易发生压疮,预防措施包括定时翻身,保持皮肤干燥清洁,在骶部、足跟及骨隆起处加垫气圈,经常按摩皮肤及活动瘫痪肢体促进血液循环,皮肤发红可用 70% 乙醇溶液或温水轻柔,涂以 3.5% 安息香酊。

七、预后与预防

(一)预后

脑出血的预后与出血量、部位、病因及全身状况等有关。脑干、丘脑及大量脑室出血预后差。脑水肿、颅内压增高及脑疝、并发症及脑-内脏(脑-心、脑-肺、脑-肾、脑-胃肠)综合征是致死的主要原因。早期多死于脑疝,晚期多死于中枢性衰竭、肺炎和再出血等继发性并发症。影响本病的预后因素有:①年龄较大;②昏迷时间长和程度深;③颅内压高和脑水肿重;④反复多次出血和出血量大;⑤小脑、脑干出血;⑥神经体征严重;⑦出血灶多和生命体征不稳定;⑧伴癫痫发作、去大脑皮质强直或去大脑强直;⑨伴有脑-内脏联合损害;⑩合并代谢性酸中毒、代谢障碍或电解质紊乱者,预后差。及时给予正确的中西医结合治疗和内外科治疗,可大大改善预后,减少病死率和致残率。

（二）预防

总的原则是定期体检,早发现、早预防、早治疗。脑出血是多危险因素所致的疾病。研究证明,高血压是最重要的独立危险因素,心脏病、糖尿病是肯定的危险因素。多种危险因素之间存在错综复杂的相关性,它们互相渗透、互相作用、互为因果,从而增加了脑出血的危险性,也给预防和治疗带来困难。目前,我国仍存在对高血压知晓率低、用药治疗率低和控制率低等"三低"现象,恰与我国脑卒中患病率高、致残率高和病死率高等"三高"现象形成鲜明对比。因此,加强高血压的防治宣传教育是非常必要的。在高血压治疗中,轻型高血压可选用尼群地平和吲达帕胺,对其他类型的高血压则应根据病情选用钙通道阻滞剂、β-受体阻滞剂、血管紧张素转化酶抑制剂(ACEI)、利尿剂等联合治疗。

有些危险因素是先天决定的,而且是难以改变甚至不能改变的(如年龄、性别);有些危险因素是环境造成的,很容易预防(如感染);有些是人们生活行为的方式,是完全可以控制的(如抽烟、酗酒);还有些疾病常常是可治疗的(如高血压)。虽然大部分高血压患者都接受过降压治疗,但规范性、持续性差,这样非但没有起到降低血压、预防脑出血的作用,反而使血压忽高忽低,易于引发脑出血。所以控制血压除进一步普及治疗外,重点应放在正确的治疗方法上。预防工作不可简单、单一化,要采取突出重点、顾及全面的综合性预防措施,才能有效地降低脑出血的发病率、病死率和复发率。

除针对危险因素进行预防外,日常生活中须注意经常锻炼、戒烟酒,合理饮食,调理情绪。饮食上提倡"五高三低",即高蛋白质、高钾、高钙、高纤维素、高维生素及低盐、低糖、低脂。锻炼要因人而异,方法灵活多样,强度不宜过大,避免激烈运动。

（薛　坤）

第二节　蛛网膜下腔出血

蛛网膜下腔出血(subarachnoid hemorrhage,SAH)是指脑表面或脑底部的血管自发破裂,血液流入蛛网膜下腔,伴或不伴颅内其他部位出血的一种急性脑血管疾病。本病可分为原发性、继发性和外伤性。原发性 SAH 是指脑表面或脑底部的血管破裂出血,血液直接或基本直接流入蛛网膜下腔所致,称特发性蛛网膜下腔出血或自发性蛛网膜下腔出血(idiopathic subarachnoid hemorrhage,ISAH),约占急性脑血管疾病的 15％ 左右,是神经科常见急症之一;继发性 SAH 则为脑实质内、脑室、硬脑膜外或硬脑膜下的血管破裂出血,血液穿破脑组织进入脑室或蛛网膜下腔者;外伤引起的概称外伤性 SAH,常伴发于脑挫裂伤。SAH 临床表现为急骤起病的剧烈头痛、呕吐、精神或意识障碍、脑膜刺激征和血性脑脊液。SAH 的年发病率世界各国各不相同,中国约为 5/10 万,美国为(6～16)/10 万,德国约为 10/10 万,芬兰约为 25/10 万,日本约为25/10 万。

一、病因与发病机制

（一）病因

SAH 的病因很多,以动脉瘤为最常见,包括先天性动脉瘤、高血压动脉硬化性动脉瘤、夹层动脉瘤和感染性动脉瘤等,其他如脑血管畸形、脑底异常血管网、结缔组织病、脑血管炎等。约75%~85%的非外伤性 SAH 患者为颅内动脉瘤破裂出血,其中,先天性动脉瘤发病多见于中青年;高血压动脉硬化性动脉瘤为梭形动脉瘤,约占13%,多见于老年人。脑血管畸形占第2位,以动静脉畸形最常见,约占15%,常见于青壮年。其他如烟雾病、感染性动脉瘤、颅内肿瘤、结缔组织病、垂体卒中、脑血管炎、血液病及凝血障碍性疾病、妊娠并发症等均可引起 SAH。近年发现约15%的 ISAH 患者病因不清,即使 DSA 检查也未能发现 SAH 的病因。

1.动脉瘤

近年来,对先天性动脉瘤与分子遗传学的多个研究支持 I 型胶原蛋白 α_2 链基因(COLIA$_2$)和弹力蛋白基因(FLN)是先天性动脉瘤最大的候补基因。颅内动脉瘤好发于 Willis 环及其主要分支的血管分叉处,其中位于前循环颈内动脉系统者约占85%,位于后循环基底动脉系统者约占15%。对此类动脉瘤的研究证实,血管壁的最大压力来自沿血流方向上的血管分叉处的尖部。随着年龄增长,在血压增高、动脉瘤增大,更由于血流涡流冲击和各种危险因素的综合因素作用下,出血的可能性也随之增大。颅内动脉瘤体积的大小与有无蛛网膜下腔出血相关,直径<3 mm 的动脉瘤,SAH 的风险小;直径>5~7 mm 的动脉瘤,SAH 的风险高。对于未破裂的动脉瘤,每年发生动脉瘤破裂出血的危险性介于1%~2%之间。曾经破裂过的动脉瘤有更高的再出血率。

2.脑血管畸形

以动静脉畸形最常见,且90%以上位于小脑幕上。脑血管畸形是胚胎发育异常形成的畸形血管团,血管壁薄,在有危险因素的条件下易诱发出血。

3.高血压动脉硬化性动脉瘤

长期高血压动脉粥样硬化导致脑血管弯曲多,侧支循环多,管径粗细不均,且脑内动脉缺乏外弹力层,在血压增高、血流涡流冲击等因素影响下,管壁薄弱的部分逐渐向外膨胀形成囊状动脉瘤,极易破裂出血。

4.其他病因

动脉炎或颅内炎症可引起血管破裂出血,肿瘤可直接侵袭血管导致出血。脑底异常血管网形成后可并发动脉瘤,一旦破裂出血可导致反复发生的脑实质内出血或 SAH。

(二)发病机制

蛛网膜下腔出血后,血液流入蛛网膜下腔淤积在血管破裂相应的脑沟和脑池中,并可下流至脊髓蛛网膜下腔,甚至逆流至第四脑室和侧脑室,引起一系列变化,主要包括:①颅内容积增加。血液流入蛛网膜下腔使颅内容积增加,引起颅内压增高,血液流入量大者可诱发脑疝。②化学性脑膜炎。血液流入蛛网膜下腔后直接刺激血管,使白细胞崩解释放各种炎症介质。③血管活性物质释放。血液流入蛛网膜下腔后,血细胞破坏产生各种血管活性物质(氧合血红蛋白、5-羟色胺、血栓烷 A_2、肾上腺素、去甲肾上腺素)刺激血管和脑膜,使脑血管发生痉挛和蛛网膜颗粒粘连。④脑积水。血液流入蛛网膜下腔在颅底或逆流入脑室发生凝固,造成脑脊液回流受阻引起急性阻塞性脑积水和颅内压增高;部分红细胞随脑脊液流入蛛网膜颗粒并溶解,使其阻塞,引起脑脊液吸收减慢,最后产生交通性脑积水。⑤下丘脑功能紊乱。血液及其代谢产物直接刺激下丘脑引起神经内分泌紊乱,引起发热、血糖含量增高、应激性溃疡、肺水肿等。⑥脑-心综合征。急性高颅压或血液直接刺激下丘脑、脑干,导致自主神经功能亢进,引起急性心肌缺血、心律失常等。

二、病理

肉眼可见脑表面呈紫红色,覆盖有薄层血凝块;脑底部的脑池、脑桥小脑三角及小脑延髓池等处可见更明显的血块沉积,甚至可将颅底的血管、神经埋没。血液可穿破脑底面进入第三脑室和侧脑室。脑底大量积血或脑室内积血可影响脑脊液循环出现脑积水,约5％的患者,由于部分红细胞随脑脊液流入蛛网膜颗粒并使其堵塞,引起脑脊液吸收减慢而产生交通性脑积水。蛛网膜及软膜增厚、色素沉着,脑与神经、血管间发生粘连。脑脊液呈血性。血液在蛛网膜下腔的分布,以出血量和范围分为弥散型和局限型。前者出血量较多,穿隆面与基底面蛛网膜下腔均有血液沉积;后者血液则仅存于脑底池。40％～60％的脑标本并发脑内出血。出血的次数越多,并发脑内出血的比例越大。并发脑内出血的发生率第1次约39.6％,第2次约55％,第3次达100％。出血部位随动脉瘤的部位而定。动脉瘤好发于Willis环的血管上,尤其是动脉分叉处,可单发或多发。

三、临床表现

SAH发生于任何年龄,发病高峰多在30～60岁;50岁后,ISAH的危险性有随年龄的增加而升高的趋势。男女在不同的年龄段发病不同,10岁前男性的发病率较高,男女比为4：1;40～50岁时,男女发病相等;70～80岁时,男女发病率之比高达1：10。临床主要表现为剧烈头痛、脑膜刺激征阳性、血性脑脊液。在严重病例中,患者可出现意识障碍,从嗜睡至昏迷不等。

(一)症状与体征

1.先兆及诱因

先兆通常是不典型头痛或颈部僵硬,部分患者有病侧眼眶痛、轻微头痛、动眼神经麻痹等表现,主要由少量出血造成;70％的患者存在上述症状数日或数周后出现严重出血,但绝大部分患者起病急骤,无明显先兆。常见诱因有过量饮酒、情绪激动、精神紧张、剧烈活动、用力状态等,这些诱因均能增加ISAH的风险性。

2.一般表现

出血量大者,当日体温即可升高,可能与下丘脑受影响有关;多数患者于2～3天后体温升高,多属于吸收热;SAH后患者血压增高,约1～2周病情趋于稳定后逐渐恢复病前血压。

3.神经系统表现

绝大部分患者有突发持续性剧烈头痛。头痛位于前额、枕部或全头,可扩散至颈部、腰背部;常伴有恶心、呕吐。呕吐可反复出现,系由颅内压急骤升高和血液直接刺激呕吐中枢所致。如呕吐物为咖啡色样胃内容物则提示上消化道出血,预后不良。头痛部位各异,轻重不等,部分患者类似眼肌麻痹型偏头痛。有48％～81％的患者可出现不同程度的意识障碍,轻者嗜睡,重者昏迷,多逐渐加深。意识障碍的程度、持续时间及意识恢复的可能性均与出血量、出血部位及有无再出血有关。

部分患者以精神症状为首发或主要的临床症状,常表现为兴奋、躁动不安、定向障碍,甚至谵妄和错乱;少数可出现迟钝、淡漠、抗拒等。精神症状可由大脑前动脉或前交通动脉附近的动脉瘤破裂引起,大多在病后1～5天出现,但多数在数周内自行恢复。癫痫发作较少见,多发生在出血时或出血后的急性期,国外发生率为6％～26.1％,国内资料为10％～18.3％。在一项SAH的大宗病例报道中,大约有15％的动脉瘤性SAH表现为癫痫。癫痫可为局限性抽搐或全身强直-

阵挛性发作,多见于脑血管畸形引起者,出血部位多在天幕上,多由于血液刺激大脑皮质所致,患者有反复发作倾向。部分患者由于血液流入脊髓蛛网膜下腔可出现神经根刺激症状,如腰背痛。

4.神经系统体征

(1)脑膜刺激征:为 SAH 的特征性体征,包括头痛、颈强直、Kernig 征和 Brudzinski 征阳性。常于起病后数小时至 6 天内出现,持续 3～4 周。颈强直发生率最高(6%～100%)。另外,应当注意临床上有少数患者可无脑膜刺激征,如老年患者,可能因蛛网膜下腔扩大等老年性改变和痛觉不敏感等因素,往往使脑膜刺激征不明显,但意识障碍仍可较明显,老年人的意识障碍可达 90%。

(2)脑神经损害:以第Ⅱ、Ⅲ对脑神经最常见,其次为第Ⅴ、Ⅵ、Ⅶ、Ⅷ对脑神经,主要由于未破裂的动脉瘤压迫或破裂后的渗血、颅内压增高等直接或间接损害引起。少数患者有一过性肢体单瘫、偏瘫、失语,早期出现者多因出血破入脑实质和脑水肿所致;晚期多由于迟发性脑血管痉挛引起。

(3)眼症状:SAH 的患者中,17%有玻璃体膜下出血,7%～35%有视盘水肿。视网膜下出血及玻璃体下出血是诊断 SAH 有特征性的体征。

(4)局灶性神经功能缺失:如有局灶性神经功能缺失有助于判断病变部位,如突发头痛伴眼睑下垂者,应考虑载瘤动脉可能是后交通动脉或小脑上动脉。

(二)SAH 并发症

1.再出血

在脑血管疾病中,最易发生再出血的疾病是 SAH,国内文献报道再出血率为 24%左右。再出血临床表现严重,病死率远远高于第 1 次出血,一般发生在第 1 次出血后 10～14 天,2 周内再发生率占再发病例的 54%～80%。近期再出血病死率为 41%～46%,甚至更高。再发出血多因动脉瘤破裂所致,通常在病情稳定的情况下,突然头痛加剧、呕吐、癫痫发作,并迅速陷入深昏迷,瞳孔散大,对光反射消失,呼吸困难甚至停止。神经定位体征加重或脑膜刺激征明显加重。

2.脑血管痉挛

脑血管痉挛(CVS)是 SAH 发生后出现的迟发性大、小动脉的痉挛狭窄,以后者更多见。典型的血管痉挛发生在出血后 3～5 天,于 5～10 天达高峰,2～3 周逐渐缓解。在大多数研究中,血管痉挛发生率在 25%～30%。早期可逆性 CVS 多在蛛网膜下腔出血后30 分钟内发生,表现为短暂的意识障碍和神经功能缺失。70%的 CVS 在蛛网膜下腔出血后 1～2 周内发生,尽管及时干预治疗,但仍有约 50%有症状的 CVS 患者将会进一步发展为脑梗死。因此,CVS 的治疗关键在预防。血管痉挛发作的临床表现通常是头痛加重或意识状态下降,除发热和脑膜刺激征外,也可表现局灶性的神经功能损害体征,但不常见。尽管导致血管痉挛的许多潜在危险因素已经确定,但 CT 扫描所见的蛛网膜下腔出血的数量和部位是最主要的危险因素。基底池内有厚层血块的患者比仅有少量出血的患者更容易发展为血管痉挛。虽然国内外均有大量的临床观察和实验数据,但是 CVS 的机制仍不确定。蛛网膜下腔出血本身或其降解产物中的一种或多种成分可能是导致 CVS 的原因。

CVS 的检查常选择经颅多普勒超声(TCD)和数字减影血管造影(DSA)检查。TCD 有助于血管痉挛的诊断。TCD 血液流速峰值大于 200 cm/s 和(或)平均流速大于 120 cm/s 时能很好地与血管造影显示的严重血管痉挛相符。值得提出的是,TCD 只能测定颅内血管系统中特定深度的血管段。测得数值的准确性在一定程度上依赖于超声检查者的经验。动脉插管血管造影诊断 CVS 较 TCD 更为敏感。CVS 患者行血管造影的价值不仅用于诊断,更重要的目的是血管内治疗。动脉插管血管造影为有创检查,价格较昂贵。

3.脑积水

大约 25％的动脉瘤性蛛网膜下腔出血患者由于出血量大、速度快,血液大量涌入第三脑室、第四脑室并凝固,使第四脑室的外侧孔和正中孔受阻,可引起急性梗阻性脑积水,导致颅内压急剧升高,甚至出现脑疝而死亡。急性脑积水常发生于起病数小时至 2 周内,多数患者在 1～2 天内意识障碍呈进行性加重,神经症状迅速恶化,生命体征不稳定,瞳孔散大。颅脑 CT 检查可发现阻塞上方的脑室明显扩大等脑室系统有梗阻表现,此类患者应迅速进行脑室引流术。慢性脑积水是 SAH 后 3 周至 1 年内发生的脑积水,原因可能为蛛网膜下腔出血刺激脑膜,引起无菌性炎症反应形成粘连,阻塞蛛网膜下腔及蛛网膜绒毛而影响脑脊液的吸收与回流,以脑脊液吸收障碍为主,病理切片可见蛛网膜增厚纤维变性,室管膜破坏及脑室周围脱髓鞘改变。Johnston 认为脑脊液的吸收与蛛网膜下腔和上矢状窦的压力差以及蛛网膜绒毛颗粒的阻力有关。当脑外伤后颅内压增高时,上矢状窦的压力随之升高,使蛛网膜下腔和上矢状窦的压力差变小,从而使蛛网膜绒毛微小管系统受压甚至关闭,直接影响脑脊液的吸收。由于脑脊液的积蓄造成脑室内静水压升高,致使脑室进行性扩大。因此,慢性脑积水的初期,患者颅内压是高于正常的,及至脑室扩大到一定程度之后,由于加大了吸收面,才渐使颅内压下降至正常范围,故临床上称之为正常颅压脑积水。但由于脑脊液的静水压已超过脑室壁所能承受的压力,使脑室不断继续扩大、脑萎缩加重而致进行性痴呆。

4.自主神经及内脏功能障碍

常因下丘脑受出血、脑血管痉挛和颅内压增高的损伤所致,临床可并发心肌缺血或心肌梗死、急性肺水肿、应激性溃疡。这些并发症被认为是由于交感神经过度活跃或迷走神经张力过高所致。

5.低钠血症

尤其是重症 SAH 常影响下丘脑功能,而导致有关水盐代谢激素的分泌异常。目前,关于低钠血症发生的病因有两种机制,即血管升压素分泌异常综合征(syndrome of inappropriate anti-diuretic hormone,SIADH)和脑性耗盐综合征(cerebral salt-wasting syndrome,CSWS)。

SIADH 理论是 1957 年由 Bartter 等提出的,该理论认为,低钠血症产生的原因是由于各种创伤性刺激作用于下丘脑,引起血管升压素(ADH)分泌过多,或血管升压素渗透性调节异常,丧失了低渗对 ADH 分泌的抑制作用,而出现持续性 ADH 分泌。肾脏远曲小管和集合管重吸收水分的作用增强,引起水潴留、血钠被稀释及细胞外液增加等一系列病理生理变化。同时,促肾上腺皮质激素(ACTH)相对分泌不足,血浆 ACTH 降低,醛固酮分泌减少,肾小管排钾保钠功能下降,尿钠排出增多。细胞外液增加和尿、钠丢失的后果是血浆渗透压下降和稀释性低血钠,尿渗透压高于血渗透压,低钠而无脱水,中心静脉压增高的一种综合征。若进一步发展,将导致水分从细胞外向细胞内转移、细胞水肿及代谢功能异常。当血钠<120 mmol/L 时,可出现恶心、呕吐、头痛;当血钠<110 mmol/L 时可发生嗜睡、躁动、谵语、肌张力低下、腱反射减弱或消失甚至昏迷。

但 20 世纪 70 年代末以来,越来越多的学者发现,发生低钠血症时,患者多伴有尿量增多和尿钠排泄量增多,而血中 ADH 并无明显增加。这使得脑性耗盐综合征的概念逐渐被接受。SAH 时,CSWS 的发生可能与脑钠肽(BNP)的作用有关。下丘脑受损时可释放出 BNP,脑血管痉挛也可使 BNP 升高。BNP 的生物效应类似心房钠尿肽(ANP),有较强的利钠和利尿反应。CSWS 时可出现厌食、恶心、呕吐、无力、直立性低血压、皮肤无弹性、眼球内陷、心率增快等表现。诊断依据:细胞外液减少,负钠平衡,水摄入与排出率<1,肺动脉楔压<8 mmHg,中央静脉压<6 mmHg,体重减轻。Ogawasara 提出每日对 CSWS 患者定时测体重和中央静脉压是诊断 CSWS 和鉴别 SIADH 最简单和实用的方法。

四、辅助检查

(一)脑脊液检查

目前,脑脊液(CSF)检查尚不能被 CT 检查所完全取代。由于腰椎穿刺(LP)有诱发再出血和脑疝的风险,在无条件行 CT 检查和病情允许的情况下,或颅脑 CT 所见可疑时才可考虑谨慎施行 LP 检查。均匀一致的血性脑脊液是诊断 SAH 的金标准,脑脊液压力增高,蛋白含量增高,糖和氯化物水平正常。起初脑脊液中红、白细胞比例与外周血基本一致(700∶1),12 小时后脑脊液开始变黄,2~3 天后因出现无菌性炎症反应,白细胞计数可增加,初为中性粒细胞,后为单核细胞和淋巴细胞。LP 阳性结果与穿刺损伤出血的鉴别很重要。通常是通过连续观察试管内红细胞计数逐渐减少的三管试验来证实,但采用脑脊液离心检查上清液黄变及匿血反应是更灵敏的诊断方法。脑脊液细胞学检查可见巨噬细胞内吞噬红细胞及碎片,有助于鉴别。

(二)颅脑 CT 检查

CT 检查是诊断蛛网膜下腔出血的首选常规检查方法。急性期颅脑 CT 检查快速、敏感,不但可早期确诊,还可判定出血部位、出血量、血液分布范围及动态观察病情进展和有无再出血迹象。急性期 CT 表现为脑池、脑沟及蛛网膜下腔呈高密度改变,尤以脑池局部积血有定位价值,但确定出血动脉及病变性质仍需借助于数字减影血管造影(DSA)检查。发病距 CT 检查的时间越短,显示蛛网膜下腔出血病灶部位的积血越清楚。Adams 观察发病当日 CT 检查显示阳性率为 95%,1 天后降至 90%,5 天后降至 80%,7 天后降至 50%。CT 显示蛛网膜下腔高密度出血征象,多见于大脑外侧裂池、前纵裂池、后纵裂池、鞍上池、和环池等。CT 增强扫描可能显示大的动脉瘤和血管畸形。须注意 CT 阴性并不能绝对排除 SAH。

部分学者依据 CT 扫描并结合动脉瘤好发部位推测动脉瘤的发生部位,如蛛网膜下腔出血以鞍上池为中心呈不对称向外扩展,提示颈内动脉瘤;外侧裂池基底部积血提示大脑中动脉瘤;前纵裂池基底部积血提示前交通动脉瘤;出血以脚间池为中心向前纵裂池和后纵裂池基底部扩散,提示基底动脉瘤。CT 显示弥漫性出血或局限于前部的出血发生再出血的风险较大,应尽早行 DSA 检查确定动脉瘤部位并早期手术。MRA 作为初筛工具具有无创、无风险的特点,但敏感性不如 DSA 检查高。

(三)数字减影血管造影

确诊 SAH 后应尽早行数字减影血管造影(DSA)检查,以确定动脉瘤的部位、大小、形状、数量、侧支循环和脑血管痉挛等情况,并可协助除外其他病因如动静脉畸形、烟雾病和炎性血管瘤等。大且不规则、分成小腔(为责任动脉瘤典型的特点)的动脉瘤可能是出血的动脉瘤。如发病之初脑血管造影未发现病灶,应在发病 1 个月后复查脑血管造影,可能会有新发现。DSA 可显示 80% 的动脉瘤及几乎 100% 的血管畸形,而且对发现继发性脑血管痉挛有帮助。脑动脉瘤大多数在 2~3 周内再次破裂出血,尤以病后 6~8 天为高峰,因此对动脉瘤应早检查、早期手术治疗,如在发病后 2~3 天内,脑水肿尚未达到高峰时进行手术则手术并发症少。

(四)MRI 检查

MRI 对蛛网膜下腔出血的敏感性不及 CT。急性期 MRI 检查还可能诱发再出血。但 MRI 可检出脑干隐匿性血管畸形;对直径3～5 mm的动脉瘤检出率可达 84%～100%,而由于空间分辨率较差,不能清晰显示动脉瘤颈和载瘤动脉,仍需行 DSA 检查。

(五)其他检查

心电图可显示 T 波倒置、QT 间期延长、出现高大 U 波等异常;血常规、凝血功能和肝功能检查可排除凝血功能异常方面的出血原因。

五、诊断与鉴别诊断

(一)诊断

根据以下临床特点,诊断 SAH 一般并不困难,如突然起病,主要症状为剧烈头痛,伴呕吐;可有不同程度的意识障碍和精神症状,脑膜刺激征明显,少数伴有脑神经及轻偏瘫等局灶症状;辅助检查 LP 为血性脑脊液,脑 CT 所显示的出血部位有助于判断动脉瘤。

临床分级:一般采用 Hunt-Hess 分级法(表 6-1)或世界神经外科联盟(WFNS)分级。前者主要用于动脉瘤引起 SAH 的手术适应证及预后判断的参考,Ⅰ～Ⅲ级应尽早行 DSA,积极术前准备,争取尽早手术;对Ⅳ～Ⅴ级先行血块清除术,待症状改善后再行动脉瘤手术。后者根据格拉斯哥昏迷评分和有无运动障碍进行分级(表 6-2),即Ⅰ级的 SAH 患者很少发生局灶性神经功能缺损;GCS≤12 分(Ⅳ～Ⅴ级)的患者,不论是否存在局灶神经功能缺损,并不影响其预后判断;对于 GCS 13～14 分(Ⅱ～Ⅲ级)的患者,局灶神经功能缺损是判断预后的补充条件。

表 6-1 Hunt-Hess 分级法(1968 年)

分类	标准
0 级	未破裂动脉瘤
Ⅰ级	无症状或轻微头痛
Ⅱ级	中-重度头痛、脑膜刺激征、脑神经麻痹
Ⅲ级	嗜睡、意识混浊、轻度局灶性神经体征
Ⅳ级	昏迷、中或重度偏瘫,有早期去大脑强直或自主神经功能紊乱
Ⅴ级	深昏迷、去大脑强直,濒死状态

注:凡有高血压、糖尿病、高度动脉粥样硬化、慢性肺部疾病等全身性疾病,或 DSA 呈现高度脑血管痉挛的病例,则向恶化阶段提高 1 级

表 6-2 WFNS 的 SAH 分级(1988 年)

分类	GCS	运动障碍
Ⅰ级	15	无
Ⅱ级	14～13	无
Ⅲ级	14～13	有局灶性体征
Ⅳ级	12～7	有或无
Ⅴ级	6～3	有或无

注:GCS(Glasgow Coma Scale)格拉斯哥昏迷评分

（二）鉴别诊断

1.脑出血

脑出血深昏迷时与 SAH 不易鉴别,但脑出血多有局灶性神经功能缺失体征,如偏瘫、失语等,患者多有高血压病史。仔细的神经系统检查及脑 CT 检查有助于鉴别诊断。

2.颅内感染

发病较 SAH 缓慢。各类脑膜炎起病初均先有高热,脑脊液呈炎性改变而有别于 SAH。进一步脑影像学检查,脑沟、脑池无高密度增高影改变。脑炎临床表现为发热、精神症状、抽搐和意识障碍,且脑脊液多正常或只有轻度白细胞数增高,只有脑膜出血时才表现为血性脑脊液;脑 CT 检查有助于鉴别诊断。

3.瘤卒中

依靠详细病史(如有慢性头痛、恶心、呕吐等)、体征和脑 CT 检查可以鉴别。

六、治疗

主要治疗原则:①控制继续出血,预防及解除血管痉挛,去除病因,防治再出血,尽早采取措施预防、控制各种并发症。②掌握时机尽早行 DSA 检查,如发现动脉瘤及动静脉畸形,应尽早行血管介入、手术治疗。

（一）一般处理

绝对卧床护理 4～6 周,避免情绪激动和用力排便,防治剧烈咳嗽,烦躁不安时适当应用止咳剂、镇静剂;稳定血压,控制癫痫发作。对于血性脑脊液伴脑室扩大者,必要时可行脑室穿刺和体外引流,但应掌握引流速度要缓慢。发病后应密切观察 GCS 评分,注意心电图变化,动态观察局灶性神经体征变化和进行脑功能监测。

（二）防止再出血

二次出血是本病的常见现象,故积极进行药物干预对防治再出血十分必要。蛛网膜下腔出血急性期脑脊液纤维素溶解系统活性增高,第 2 周开始下降,第 3 周后恢复正常。因此,选用抗纤维蛋白溶解药物抑制纤溶酶原的形成,具有防治再出血的作用。

1.6-氨基己酸

为纤维蛋白溶解抑制剂,可阻止动脉瘤破裂处凝血块的溶解,又可预防再破裂和缓解脑血管痉挛。每次 8～12 g 加入 10％葡萄糖盐水 500 mL 中静脉滴注,每日 2 次。

2.氨甲苯酸

又称抗血纤溶芳酸,能抑制纤溶酶原的激活因子,每次200～400 mg,溶于葡萄糖注射液或 0.9％氯化钠注射液 20 mL 中缓慢静脉注射,每日 2 次。

3.氨甲环酸

为氨甲苯酸的衍化物,抗血纤维蛋白溶酶的效价强于前两种药物,每次 250～500 mg 加入 5％葡萄糖注射液 250～500 mL 中静脉滴注,每日 1～2 次。

但近年的一些研究显示抗纤溶药虽有一定的防止再出血作用,但同时增加了缺血事件的发生,因此不推荐常规使用此类药物,除非凝血障碍所致出血时可考虑应用。

（三）降颅压治疗

蛛网膜下腔出血可引起颅内压升高、脑水肿,严重者可出现脑疝,应积极进行脱水降颅压治疗,主要选用 20％甘露醇静脉滴注,每次 125～250 mL,2～4 次/天;呋塞米入小壶,每次 20～

80 mg,2～4 次/天;清蛋白 10～20 g/d,静脉滴注。药物治疗效果不佳或疑有早期脑疝时,可考虑脑室引流或颞肌下减压术。

(四)防治脑血管痉挛及迟发性缺血性神经功能缺损

目前认为脑血管痉挛引起迟发性缺血性神经功能缺损(delayed ischemic neurologic deficit,DIND)是动脉瘤性 SAH 最常见的死亡和致残原因。钙通道拮抗剂可选择性作用于脑血管平滑肌,减轻脑血管痉挛和 DIND。常用尼莫地平,每日 10 mg(50 mL),以每小时2.5～5.0 mL速度泵入或缓慢静脉滴注,5～14 天为 1 个疗程;也可选择尼莫地平,每次 40 mg,每日 3 次,口服。国外报道高血压-高血容量-血液稀释(hypertension-hypervolemia-hemodilution,3H)疗法可使大约 70% 的患者临床症状得到改善。有数个报道认为与以往相比,"3H"疗法能够明显改善患者预后。增加循环血容量,提高平均动脉压(MAP),降低血细胞比容(HCT)至 30%～50%,被认为能够使脑灌注达到最优化。3H 疗法必须排除已存在脑梗死、高颅压,并已夹闭动脉瘤后才能应用。

(五)防治急性脑积水

急性脑积水常发生于病后 1 周内,发生率为 9%～27%。急性阻塞性脑积水患者脑 CT 显示脑室急速进行性扩大,意识障碍加重,有效的疗法是行脑室穿刺引流和冲洗。但应注意防止脑脊液引流过度,维持颅内压在 15～30 mmHg,因过度引流会突然发生再出血。长期脑室引流要注意继发感染(脑炎、脑膜炎),感染率为5%～10%。同时常规应用抗生素防治感染。

(六)低钠血症的治疗

SIADH 的治疗原则主要是纠正低血钠和防止体液容量过多。可限制液体摄入量,1 天<500～1000 mL,使体内水分处于负平衡以减少体液过多与尿钠丢失。注意应用利尿剂和高渗盐水,纠正低血钠与低渗血症。当血浆渗透压恢复,可给予 5% 葡萄糖注射液维持,也可用抑制 ADH 药物,地美环素 1～2 g/d,口服。

CSWS 的治疗主要是维持正常水盐平衡,给予补液治疗。可静脉或口服等渗或高渗盐液,根据低钠血症的严重程度和患者耐受程度单独或联合应用。高渗盐液补液速度以每小时0.7 mmol/L,24 小时<20 mmol/L为宜。如果纠正低钠血症速度过快可导致脑桥脱髓鞘病,应予特别注意。

(七)外科治疗

经造影证实有动脉瘤或动静脉畸形者,应争取手术或介入治疗,根除病因防止再出血。

1.显微外科

夹闭颅内破裂的动脉瘤是消除病变并防止再出血的最好方法,而且动脉瘤被夹闭,继发性血管痉挛就能得到积极有效的治疗。一般认为 Hunt-Hess 分级Ⅰ～Ⅱ级的患者应在发病后48～72 小时内早期手术。应用现代技术,早期手术已经不再难以克服。一些神经血管中心富有经验的医师已经建议给低评分的患者早期手术,只要患者的血流动力学稳定,颅内压得以控制即可。对于神经状况分级很差和(或)伴有其他内科情况,手术应该延期。对于病情不太稳定、不能承受早期手术的患者,可选择血管内治疗。

2.血管内治疗

选择适合的患者行血管内放置 Guglielmi 可脱式弹簧圈(Guglielmi detachable coils,GDCs),已经被证实是一种安全的治疗手段。近年来,一般认为治疗指征为手术风险大或手术治疗困难的动脉瘤。

七、预后与预防

(一)预后

临床常采用 Hunt 和 Kosnik(1974)修改的 Botterell 的分级方案,对预后判断有帮助。Ⅰ～Ⅱ级患者预后佳,Ⅳ～Ⅴ级患者预后差,Ⅲ级患者介于两者之间。

首次蛛网膜下腔出血的病死率为 $10\% \sim 25\%$。病死率随着再出血递增。再出血和脑血管痉挛是导致死亡和致残的主要原因。蛛网膜下腔出血的预后与病因、年龄、动脉瘤的部位、瘤体大小、出血量、有无并发症、手术时机选择及处置是否及时、得当有关。

(二)预防

蛛网膜下腔出血病情常较危重,病死率较高,尽管不能从根本上达到预防目的,但对已知的病因应及早积极对因治疗,如控制血压、戒烟、限酒,以及尽量避免剧烈运动、情绪激动、过劳、用力排便、剧烈咳嗽等;对于长期便秘的个体应采取辨证论治思路长期用药(如麻仁润肠丸、芪蓉润肠口服液、香砂枳术丸、越鞠保和丸等);情志因素常为本病的诱发因素,对于已经存在脑动脉瘤、动脉血管夹层或烟雾病的患者,保持情绪稳定至关重要。

不少尸检材料证实,患者生前曾患动脉瘤但未曾破裂出血,说明存在危险因素并不一定完全会出血,预防动脉瘤破裂有着非常重要的意义。应当强调的是,蛛网膜下腔出血常在首次出血后 2 周再次发生出血且常常危及生命,故对已出血患者积极采取有效措施进行整体调节并及时给予恰当的对症治疗,对预防再次出血至关重要。

(薛　坤)

第三节　脑　栓　塞

脑栓塞以前称栓塞性脑梗死,是指来自身体各部位的栓子,经颈动脉或椎动脉进入颅内,阻塞脑部血管,中断血流,导致该动脉供血区域的脑组织缺血缺氧而软化坏死及相应的脑功能障碍。临床表现出相应的神经系统功能缺损症状和体征,如急骤起病的偏瘫、偏身感觉障碍和偏盲等。大面积脑梗死还有颅内高压症状,严重时可发生昏迷和脑疝。脑栓塞约占脑梗死的 15%。

一、病因与发病机制

(一)病因

脑栓塞按其栓子来源不同,可分为心源性脑栓塞、非心源性脑栓塞及来源不明的脑栓塞。心源性栓子占脑栓塞的 $60\% \sim 75\%$。

1.心源性

风湿性心脏病引起的脑栓塞,占整个脑栓塞的 50% 以上。二尖瓣狭窄或二尖瓣狭窄合并闭锁不全者最易发生脑栓塞,因二尖瓣狭窄时,左心房扩张,血流缓慢瘀滞,又有涡流,易于形成附壁血栓,血流的不规则更易使之脱落成栓子,故心房颤动时更易发生脑栓塞。慢性心房颤动是脑栓塞形成最常见的原因。其他还有心肌梗死、心肌病的附壁血栓,以及细菌性心内膜炎时瓣膜上的炎性赘生物脱落、心脏黏液瘤和心脏手术等病因。

2.非心源性

主动脉以及发出的大血管粥样硬化斑块和附着物脱落引起的血栓栓塞也是脑栓塞的常见原因。另外,还有炎症的脓栓、骨折的脂肪栓、人工气胸和气腹的空气栓、癌栓、虫栓和异物栓等。还有来源不明的栓子等。

(二)发病机制

各个部位的栓子通过颈动脉系统或椎动脉系统时,栓子阻塞血管的某一分支,造成缺血、梗死和坏死,产生相应的临床表现;还有栓子造成远端的急性供血中断,该区脑组织发生缺血性变性、坏死及水肿;另外,由于栓子的刺激,该段动脉和周围小动脉反射性痉挛,结果不仅造成该栓塞的动脉供血区的缺血,同时因其周围的动脉痉挛,进一步加重脑缺血损害的范围。

二、病理

脑栓塞的病理改变与脑血栓形成基本相同。但是,有以下几点不同:①脑栓塞的栓子与动脉壁不粘连;而脑血栓形成是在动脉壁上形成的,所以栓子与动脉壁粘连不易分开。②脑栓塞的栓子可以向远端移行,而脑血栓形成的栓子不能。③脑栓塞所致的梗死灶,有60%以上合并出血性梗死;脑血栓形成所致的梗死灶合并出血性梗死较少。④脑栓塞往往为多发病灶,脑血栓形成常为一个病灶。另外,炎性栓子可见局灶性脑炎或脑脓肿,寄生虫栓子在栓塞处可发现虫体或虫卵。

三、临床表现

(一)发病年龄

风湿性心脏病引起者以中青年为多,冠心病及大动脉病变引起者以中老年人为多。

(二)发病情况

发病急骤,在数秒钟或数分钟之内达高峰,是所有脑卒中发病最快者,有少数患者因反复栓塞可在数天内呈阶梯式加重。一般发病无明显诱因,安静和活动时均可发病。

(三)症状与体征

约有4/5的脑栓塞发生于前循环,特别是大脑中动脉,病变对侧出现偏瘫、偏身感觉障碍和偏盲,优势半球病变还有失语。癫痫发作很常见,因大血管栓塞,常引起脑血管痉挛,有部分性发作或全面性发作。椎-基底动脉栓塞约占1/5,起病有眩晕、呕吐、复视、交叉性瘫痪、共济失调、构音障碍和吞咽困难等。栓子进入一侧或两侧大脑后动脉有同向性偏盲或皮质盲。基底动脉主干栓塞会导致昏迷、四肢瘫痪,可引起闭锁综合征及基底动脉尖综合征。

心源性栓塞患者有心慌、胸闷、心律不齐和呼吸困难等。

四、辅助检查

(一)胸部 X 线检查

可发现心脏肥大。

(二)心电图检查

可发现陈旧或新鲜心肌梗死、心律失常等。

(三)超声心动图检查

超声心动图检查是评价心源性脑栓塞的重要依据之一,能够显示心脏立体解剖结构,包括瓣膜反流和运动、心室壁的功能和心腔内的肿块。

(四)多普勒超声检查

有助于测量血流通过狭窄瓣膜的压力梯度及狭窄的严重程度。彩色多普勒超声血流图可检测瓣膜反流程度并可研究与血管造影的相关性。

(五)经颅多普勒超声(TCD)

TCD可检测颅内血流情况,评价血管狭窄的程度及闭塞血管的部位,也可检测动脉粥样硬化的斑块及微栓子的部位。

(六)神经影像学检查

头颅CT和MRI检查可显示缺血性梗死和出血性梗死改变。合并出血性梗死高度支持脑栓塞的诊断,许多患者继发出血性梗死临床症状并未加重,发病3~5天内复查CT可早期发现继发性梗死后出血。早期脑梗死CT难于发现,常规MRI假阳性率较高,MRI弥散成像(DWI)和灌注成像(PWI)可以发现超急性期脑梗死。磁共振血管成像(MRA)是一种无创伤性显示脑血管狭窄或阻塞的方法,造影特异性较高。数字减影血管造影(DSA)可更好地显示脑血管狭窄的部位、范围和程度。

(七)腰椎穿刺脑脊液检查

脑栓塞引起的大面积脑梗死可有压力增高和蛋白含量增高。出血性脑梗死时可见红细胞。

五、诊断与鉴别诊断

(一)诊断

(1)多为急骤发病。

(2)多数无前驱症状。

(3)一般意识清楚或有短暂意识障碍。

(4)有颈内动脉系统或椎-基底动脉系统症状和体征。

(5)腰椎穿刺脑脊液检查一般不应含血,若有红细胞可考虑出血性脑栓塞。

(6)栓子的来源可为心源性或非心源性,也可同时伴有脏器栓塞症状。

(7)头颅CT和MRI检查有梗死灶或出血性梗死灶。

(二)鉴别诊断

1.血栓形成性脑梗死

均为急性起病的偏瘫、偏身感觉障碍,但血栓形成性脑梗死发病较慢,短期内症状可逐渐进展,一般无心房颤动等心脏病症状,头颅CT很少有出血性梗死灶,以资鉴别。

2.脑出血

均为急骤起病的偏瘫,但脑出血多数有高血压、头痛、呕吐和意识障碍,头颅CT为高密度灶可以鉴别。

六、治疗

(一)抗凝治疗

对抗凝治疗预防心源性脑栓塞复发的利弊,仍存在争议。有的学者认为脑栓塞容易发生出血性脑梗死和大面积脑梗死,可有明显的脑水肿,所以在急性期不主张应用较强的抗凝药物,以免引起出血性梗死,或并发脑出血及加重脑水肿。也有学者认为,抗凝治疗是预防随后再发栓塞性脑卒中的重要手段。心房颤动或有再栓塞风险的心源性病因、动脉夹层或动脉高度狭窄的患者,可应用抗凝药物预防再栓塞。栓塞复发的高风险可完全抵消发生出血的风险。常用的抗凝药物有以下几种。

1.肝素

有妨碍凝血活酶的形成作用;能增强抗凝血酶、中和活性凝血因子及纤溶酶;还有消除血小板的凝集作用,通过抑制透明质酸酶的活性而发挥抗凝作用。肝素每次 12 500～25 000 U(100～200 mg)加入 5%葡萄糖注射液或 0.9%氯化钠注射液 1 000 mL 中,缓慢静脉滴注或微泵注入,以每分钟 10～20 滴为宜,维持48 小时,同时第 1 天开始口服抗凝药。

有颅内出血、严重高血压、肝肾功能障碍、消化道溃疡、急性细菌性心内膜炎和出血倾向者禁用。根据部分凝血活酶时间(APTT)调整剂量,维持治疗前 APTT 值的 1.5～2.5 倍,及时检测凝血活酶时间及活动度。用量过大,可导致严重自发性出血。

2.那曲肝素钙

又名低分子肝素钙,是一种由普通肝素通过硝酸分解纯化而得到的低分子肝素钙盐,其平均分子量为 4 500。目前认为低分子肝素钙是通过抑制凝血酶的生长而发挥作用。另外,还可溶解血栓和改善血流动力学。对血小板的功能影响明显小于肝素,很少引起出血并发症。因此,那曲肝素钙是一种比较安全的抗凝药。每次4 000～5 000 U(WHO 单位),腹部脐下外侧皮下垂直注射,每天1～2 次,连用 7～10 天,注意不能用于肌内注射。可能引起注射部位出血性瘀斑、皮下瘀血、血尿和过敏性皮疹。

3.华法林

为香豆素衍生物钠盐,通过拮抗维生素 K 的作用,使凝血因子Ⅱ、Ⅶ、Ⅸ 和 Ⅹ 的前体物质不能活化,在体内发挥竞争性的抑制作用,为一种间接性的中效抗凝剂。第 1 天给予 5～10 mg 口服,第 2 天半量;第3 天根据复查的凝血酶原时间及活动度结果调整剂量,凝血酶原活动度维持在25%～40%给予维持剂量,一般维持量为每天 2.5～5 mg,可用 3～6 个月。不良反应可有牙龈出血、血尿、发热、恶心、呕吐、腹泻等。

(二)脱水降颅压药物

脑栓塞患者常为大面积脑梗死、出血性脑梗死,常有明显脑水肿,甚至发生脑疝的危险,对此必须立即应用降颅压药物。心源性脑栓塞应用甘露醇可增加心脏负荷,有引起急性肺水肿的风险。20%甘露醇每次只能给 125 mL 静脉滴注,每天 4～6 次。为增强甘露醇的脱水力度,同时必须加用呋塞米,每次 40 mg 静脉注射,每天 2 次,可减轻心脏负荷,达到保护心脏的作用,保证甘露醇的脱水治疗;甘油果糖每次250～500 mL缓慢静脉滴注,每天 2 次。

(三)扩张血管药物

1.丁苯酞

每次 200 mg,每天 3 次,口服。

2.葛根素注射液

每次 500 mg 加入 5%葡萄糖注射液或 0.9%氯化钠注射液 250 mL 中静脉滴注,每天 1 次,可连用10～14 天。

3.复方丹参注射液

每次 2 支(4 mL)加入 5%葡萄糖注射液或 0.9%氯化钠注射液 250 mL 中静脉滴注,每天1 次,可连用 10～14 天。

4.川芎嗪注射液

每次 100 mg 加入 5％葡萄糖注射液或 0.9％氯化钠注射液 250 mL 中静脉滴注,每天 1 次,可连用10～15 天,有脑水肿和出血倾向者忌用。

(四)抗血小板聚集药物

早期暂不应用,特别是已有出血性梗死者急性期不宜应用。当急性期过后,为预防血栓栓塞的复发,可较长期应用阿司匹林或氯吡格雷。

(五)原发病治疗

对感染性心内膜炎(亚急性细菌性心内膜炎),在病原菌未培养出来时,给予青霉素每次 320 万～400 万U 加入 5％葡萄糖注射液或 0.9％氯化钠注射液 250 mL 中静脉滴注,每天 4～6 次;已知病原微生物,对青霉素敏感的首选青霉素,对青霉素不敏感者选用头孢曲松钠,每次 2 g加入 5％葡萄糖注射液250～500mL 中静脉滴注,12 小时滴完,每天 2 次。对青霉素过敏和过敏体质者慎用,对头孢菌素类药物过敏者禁用。对青霉素和头孢菌素类抗生素不敏感者可应用去甲万古霉素,30 mg/(kg·d),分 2 次静脉滴注,每 0.8 g 药物至少加 200 mL 液体,在 1 小时以上时间内缓慢滴入,可用4～6 周,24 小时内最大剂量不超过 2 g,此药有明显的耳毒性和肾毒性。

七、预后与预防

(一)预后

脑栓塞急性期病死率为 5％～15％,多死于严重脑水肿、脑疝。心肌梗死引起的脑栓塞预后较差,多遗留严重的后遗症。如栓子来源不消除,半数以上患者可能复发,约 2/3 在 1 年内复发,复发的病死率更高。10％～20％的脑栓塞患者可能在病后 10 天内发生第 2 次栓塞,病死率极高。栓子较小、症状较轻、及时治疗的患者,神经功能障碍可以部分或完全缓解。

(二)预防

最重要的是预防脑栓塞的复发。目前认为对于心房颤动、心肌梗死、二尖瓣脱垂患者可首选华法林作为二级预防的药物,阿司匹林也有效,但效果低于华法林。华法林的剂量一般为每天 2.5～3.0 mg,老年人每天 1.5～2.5 mg,并可采用国际标准化比值(INR)为标准进行治疗,既可获效,又可减少出血的危险性。1993 年,欧洲 13 个国家 108 个医疗中心联合进行了一组临床试验,共入选 1 007 例非风湿性心房颤动发生 TIA 或小卒中的患者,分为3组,一组应用香豆素,一组用阿司匹林,另一组用安慰剂,随访2～3 年,计算脑卒中或其他部位栓塞的发生率。结果发现应用香豆素组每年可减少 9％脑卒中发生率,阿司匹林组减少 4％。前者出血发生率为 2.8％(每年),后者为 0.9％(每年)。

关于脑栓塞发生后何时开始应用抗凝剂仍有不同看法。有的学者认为过早应用可增加出血的危险性,因此建议发病后数周再开始应用抗凝剂比较安全。据临床研究结果表明,高血压是引起出血的主要危险因素,如能严格控制高血压,华法林的剂量强度控制在 INR 2.0～3.0 之间,则其出血发生率可以降低。因此,目前认为华法林可以作为某些心源性脑栓塞的预防药物。

（薛　坤）

第四节　颅内静脉系统血栓形成

颅内静脉系统血栓形成(cerebral venous thrombosis,CVT)是由多种原因所致的脑静脉回流受阻的一组脑血管疾病,包括颅内静脉窦和脑静脉血栓形成。本病的特点为病因复杂,发病形式多样,诊断困难,容易漏诊、误诊,不同部位的 CVT 虽有其相应表现,但严重头痛往往是最主要的共同症状,80%～90%的 CVT 患者都存在头痛。头痛可以单独存在,伴有或不伴有其他神经系统异常体征。以往认为颅内静脉系统血栓形成比较少见,随着影像学技术的发展,更多的病例被确诊。特别是随着 MRI、MRA 及 MRV(磁共振动静脉血管成像)的广泛应用,诊断水平不断提高,此类疾病的检出率较过去显著提高。

本病按病变性质可分为感染性和非感染性两类。感染性者以急性海绵窦和横窦血栓形成多见,非感染性者以上矢状窦血栓形成多见。脑静脉血栓形成大多数由静脉窦血栓形成发展而来,但也有脑深静脉血栓形成(deep cerebral venous systemthrombosis,DCVST)伴发广泛静脉窦血栓形成,两者统称脑静脉及静脉窦血栓形成(cerebral venous and sinus thrombosis,CVST)。

一、病因与发病机制

(一)病因

主要分为感染性和非感染性。20%～35%的患者原因尚不明确。

1.感染性

可分为局限性和全身性。局限性因素为头面部的化脓性感染,如面部危险三角区皮肤感染、中耳炎、乳突炎、扁桃体炎、鼻窦炎、齿槽感染、颅骨骨髓炎、脑膜炎等。全身性因素则由细菌性(败血症、心内膜炎、伤寒、结核)、病毒性(麻疹、肝炎、脑炎、HIV)、寄生虫性(疟疾、旋毛虫病)、真菌性(曲霉病)疾病经血行感染所致。头面部感染较常见,常引起海绵窦、横窦、乙状窦血栓形成。

2.非感染性

可分为局限性和全身性。全身性因素如妊娠、产褥期、口服避孕药、各类型手术后、严重脱水、休克、恶病质、心功能不全、某些血液病(如红细胞增多症、镰状细胞贫血、失血性贫血、白血病、凝血障碍性疾病)、结缔组织病(系统性红斑狼疮、颞动脉炎、韦格纳肉芽肿)、消化道疾病(肝硬化、克罗恩病、溃疡性结肠炎)、静脉血栓疾病等。局限性因素见于颅脑外伤、脑肿瘤、脑外科手术后等。

(二)发病机制

1.感染性因素

对于感染性因素来说,由于解剖的特点,海绵窦和乙状窦是炎性血栓形成最易发生的部位。

(1)海绵窦血栓形成:①颜面部病灶。如鼻部、上唇、口腔等部位疖肿等化脓性病变破入血液,通过眼静脉进入海绵窦。②耳部病灶。中耳炎、乳突炎引起乙状窦血栓形成后,沿岩窦扩展至海绵窦。③颅内病灶。蝶窦、后筛窦通过筛静脉或直接感染侵入蝶窦壁而后入海绵窦。④颈咽部病灶。沿翼静脉丛进入海绵窦或侵入颈静脉,经横窦、岩窦达海绵窦。

(2)乙状窦血栓形成:①乙状窦壁的直接损害。中耳炎、乳突炎破坏骨质,脓肿压迫乙状窦,使窦壁发生炎症及窦内血流淤滞,血栓形成。②乳突炎、中耳炎使流向乙状窦的小静脉发生血栓,血栓扩展到乙状窦。

2.非感染性因素

如全身衰竭、脱水、糖尿病高渗性昏迷、颅脑外伤、脑膜瘤、口服避孕药、妊娠、分娩、真性红细胞增多症、血液病、其他不明原因等,常导致高凝状态、血流淤滞,容易诱发静脉血栓形成。

二、病理

本病的病理所见是:静脉窦内栓子富含红细胞和纤维蛋白,仅有少量血小板,故称红色血栓。随着时间的推移,栓子被纤维组织所替代。血栓性静脉窦闭塞可引起静脉回流障碍,静脉压升高,导致脑组织淤血、水肿和颅内压增高,脑皮质和皮质下出现点、片状出血灶。硬膜窦闭塞可导致严重的脑水肿,脑静脉病损累及深静脉可致基底节或(和)丘脑静脉性梗死。感染性者静脉窦内可见脓液,常伴脑膜炎和脑脓肿等。

三、临床表现

近年来的研究认为,从新生儿到老年人均可发生本病,但多见于老年人和产褥期妇女,也可见于长期疲劳或抵抗力下降的患者;男女均可患病,男女发病比为1.5∶5,平均发病年龄为37～38岁。CVT临床表现多样,头痛是最常见的症状,约80%的患者有头痛。其他常见症状和体征有视盘水肿、局灶神经体征、癫痫及意识改变等。不同部位的CVT临床表现有不同特点。

(一)症状与体征

1.高颅压症状

由脑静脉梗阻导致高颅压者,多存在持续性弥漫或局灶性头痛,通常有视盘水肿,还可出现恶心、呕吐、视物模糊或黑、复视、意识水平下降和混乱。

2.脑局灶症状

其表现与病变的部位和范围有关,最常见的症状和体征是运动和感觉障碍,包括脑神经损害、单瘫、偏瘫等。

3.局灶性癫痫发作

常表现为部分性发作,可能是继发于皮质静脉梗死或扩张的皮质静脉"刺激"皮质所致。

4.全身性症状

主要见于感染性静脉窦血栓形成,表现为不规则高热、寒战、乏力、全身肌肉酸痛、精神萎靡、咳嗽、皮下瘀血等感染和败血症症状。

5.意识障碍

如精神错乱、躁动、谵妄、昏睡、昏迷等。

(二)常见的颅内静脉系统血栓

1.海绵窦血栓形成

最常见的是因眼眶部、上面部的化脓性感染或全身感染所引起的急性型;由后路(中耳炎)及中路(蝶窦炎)逆至海绵窦导致血栓形成者多为慢性型,较为少见;非感染性血栓形成更少见。常急性起病,出现发热、头痛、恶心、呕吐、意识障碍等感染中毒症状。疾病初期多累及一侧海绵窦,眼眶静脉回流障碍可致眶周、眼睑、结膜水肿和眼球突出,眼睑不能闭合和眼周软组织红肿;第Ⅲ、Ⅳ、Ⅵ对脑神经及第Ⅴ对脑神经1、2支受累可出现眼睑下垂、眼球运动受限、眼球固定和复视、瞳孔扩大,对光反射消失,前额及眼球疼痛,角膜反射消失等;可并发角膜溃疡,有时因眼球突出而眼睑下垂可不明显。因视神经位于海绵窦前方,故视神经较少受累,视力正常或中度下降。由于双侧海绵窦由环窦相连,故多数患者在数天后会扩展至对侧。病情进一步加重可引起视盘水肿及视盘周围出血,视力显著下降。颈内动脉海绵窦段感染和血栓形成,可出现颈动脉触痛及颈内动脉闭塞的临床表现,如对侧偏瘫和偏身感觉障碍,甚至可并发脑膜炎、脑脓肿等。

2.上矢状窦血栓形成

多为非感染性,常发生于产褥期;妊娠、口服避孕药、婴幼儿或老年人严重脱水,以及消耗性疾病或恶病质等情况下也常可发生;少部分也可由感染引起,如头皮或邻近组织感染;也偶见于骨髓炎、硬膜或硬膜下感染扩散引起上矢状窦血栓形成。

急性或亚急性起病,最主要的临床表现为颅内压增高症状,如头痛、恶心、呕吐、视盘水肿、展神经麻痹,1/3的患者仅表现为不明原因的颅内高压,视盘水肿可以是唯一的体征。上矢状窦血栓形成患者,可出现意识-精神障碍,如表情淡漠、呆滞、嗜睡及昏迷等。多数患者血栓累及一侧或两侧侧窦而主要表现为颅内高压。血栓延伸到皮质特别是运动区和顶叶的静脉可引起全面性、局灶性运动发作或感觉性癫痫发作,伴偏瘫或双下肢瘫痪。旁中央小叶受累可引起小便失禁及双下肢瘫痪。累及枕叶视觉皮质可发生黑矇。婴儿可表现喷射性呕吐,颅缝分离,囟门紧张和隆起,囟门周围及额、面、颈、枕等处的静脉怒张和迂曲。老年患者一般仅有轻微头昏、眼花、头痛、眩晕等症状,诊断困难。腰椎穿刺可见脑脊液压力增高,蛋白含量和白细胞数也可增高,磁共振静脉血管造影(MRV)有助于确诊。

3.侧窦血栓形成

侧窦包括横窦和乙状窦。因与乳突邻近,化脓性乳突炎或中耳炎常引起单侧乙状窦血栓形成。常见于感染急性期,以婴儿及儿童最易受累,约50%的患者是由溶血性链球菌性败血症引起,皮肤、黏膜出现瘀点、瘀斑。一侧横窦血栓时可无症状,当波及对侧横窦或窦汇时常有明显症状。侧窦血栓形成的临床表现如下。

(1)颅内压增高:随病情发展而出现颅内压增高,常有头痛、呕吐、复视、头皮及乳突周围静脉怒张、视盘水肿,也可有意识或精神障碍。当血栓经窦汇延及上矢状窦时,颅内压更加增高,并可出现昏迷、肢瘫和抽搐等。

(2)局灶神经症状:血栓扩展至岩上窦及岩下窦,可出现同侧展神经及三叉神经眼支受损的症状;约1/3患者的血栓延伸至颈静脉,可出现舌咽神经(Ⅸ)、迷走神经(Ⅹ)及副神经(Ⅺ)损害的颈静脉孔综合征,表现为吞咽困难、饮水呛咳、声音嘶哑、心动过缓和患侧耸肩、转颈力弱等神经受累的症状。

(3)感染症状:表现为化脓性乳突炎或中耳炎症状,如发热、寒战、外周血白细胞计数增高,患侧耳后乳突部红肿、压痛、静脉怒张等。感染扩散可并发化脓性脑膜炎、硬膜外(下)脓肿及小脑、颞叶脓肿。

4.脑静脉血栓形成

(1)脑浅静脉血栓形成:一般症状可有头痛、咳嗽、用力、低头时加重;可有恶心、呕吐、视盘水肿、颅压增高、癫痫发作,或意识障碍;也可出现局灶性损害症状,如脑神经受损、偏瘫或双侧瘫痪。

(2)脑深静脉血栓形成:多为急性起病,1~3天达高峰。因常有第三脑室阻塞而颅内压增高,出现高热、意识障碍、癫痫发作,多有动眼神经损伤、肢体瘫痪、昏迷、去皮质状态,甚至死亡。

四、辅助检查

CVT缺乏特异性临床表现,仅靠临床症状和体征诊断困难。辅助检查特别是影像学检查对诊断的帮助至关重要,并有重要的鉴别诊断价值。

(一)脑脊液检查

主要是压力增高,早期常规和生化一般正常,中后期可出现脑脊液蛋白含量轻、中度增高。

(二)影像学检查

1.CT 和 CTV

CT是诊断CVT有用的基础步骤,其直接征象是受累静脉内血栓呈高密度影,横断扫描可见与静脉走向平行的束带征;增强扫描时血栓不增强而静脉壁环形增强,呈铁轨影或称空三角征和δ征。束带征和空三角征对诊断CVT具有重要意义,但出现率较低,束带征仅约20%~30%,空三角征约30%。继发性CT改变主要包括脑实质内不符合脑动脉分布的低密度影(缺血性改变)或高密度影(出血性改变)。国外研究资料表明,颅内深静脉血栓形成CT平扫的诊断价值,无论是敏感性或特异性均显著高于静脉窦血栓形成。应用螺旋CT三维重建最大强度投影法(CTV)来显示脑静脉系统,是近年来正在探索的一种方法。与MRA相比,CTV可显示更多的小静脉结构,且具有扫描速度快的特点。与DSA相比,CTV具有无创性和低价位的优势。Rodallec等认为疑诊CVT,应首选CTV检查。

2.MRI

MRI虽具有识别血栓的能力,但影像学往往随发病时间不同而相应改变。急性期CVT的静脉窦内流空效应消失,血栓内主要含去氧血红蛋白,T1WI呈等信号,T2WI呈低信号;在亚急性期,血栓内主要含正铁血红蛋白,T1WI和T2WI均表现为高信号;在慢性期,血管出现不同程度再通,流空信号重新出现,T1WI表现为不均匀的等信号,T2WI显示为高信号或等信号。此后,信号强度随时间延长而不断降低。另外,MRI可显示特征性的静脉性脑梗死或脑出血。但是MRI也可能因解剖变异或血栓形成的时期差异出现假阳性或假阴性。

3.磁共振静脉成像(MRV)

可以清楚地显示静脉窦及大静脉形态及血流状态,CVT时表现为受累静脉和静脉窦内血流高信号消失或边缘模糊的较低信号及病变以外静脉侧支的形成,但是对于极为缓慢的血流,MRV易将其误诊为血栓形成,另外与静脉窦发育不良的鉴别有一定的困难,可出现假阳性。如果联合运用MRI与MRV进行综合判断,可明显提高CVT诊断的敏感性和特异性。

4.数字减影血管造影(DSA)

数字减影血管造影是诊断CVT的标准检查。CVT时主要表现为静脉期时受累、静脉或静脉窦不显影或显影不良,可见静脉排空延迟和侧支静脉通路建立,有时DSA的结果难以与静脉窦发育不良或阙如相鉴别。DSA的有创性也使其应用受到一定的限制。

影像检查主要从形态学方面为CVT提供诊断信息,由于各项检查可能受到不同因素的限制,因此均可以出现假阳性或假阴性结果。

5.经颅多普勒超声(TCD)检查

经颅多普勒超声技术对脑深静脉血流速度进行探测,可为CVT的早期诊断、病情监测和疗效观察提供可靠、无创、易重复而又经济的检测手段。脑深静脉血流速度的异常增高是脑静脉系统血栓的特征性表现,且不受颅内压增高及脑静脉窦发育异常的影响。在 CVT 早期,当 CT、MRI、MRV 甚至 DSA 还未显示病变时,脑静脉血流动力学检测就反映出静脉血流异常。

五、诊断与鉴别诊断

(一)诊断

颅内静脉窦血栓形成的临床表现错综复杂,诊断比较困难。对单纯颅内压增高,伴或不伴神经系统局灶体征者,或以意识障碍为主的亚急性脑病患者,均应考虑到脑静脉系统血栓形成的可能。结合 CTV、MRV、DSA 等检查可明确诊断。

(二)鉴别诊断

1.仅表现为颅内压增高者应与以下疾病鉴别

(1)假脑瘤综合征:是一种没有局灶症状,没有抽搐,没有精神障碍,在神经系统检查中除有视盘水肿及其伴有的视觉障碍外,没有其他阳性神经系统体征的疾病;是一种发展缓慢、能自行缓解的良性高颅压症,脑脊液检查没有细胞及生化方面的改变。

(2)脑部炎性疾病:有明确的感染病史,发病较快;多有体温的升高,头痛、呕吐的同时常伴有精神、意识等脑功能障碍,外周血白细胞计数常明显升高;腰椎穿刺脑脊液压力增高的同时,常伴有白细胞数和蛋白含量的明显升高;脑电图多有异常变化。

2.海绵窦血栓应与以下疾病鉴别

(1)眼眶蜂窝织炎:本病多见于儿童,常突然发病,眼球活动疼痛时加重,眼球活动无障碍,瞳孔无变化,角膜反射正常,一般单侧发病。

(2)鞍旁肿瘤:多为慢性起病,MRI 可确诊。

(3)颈动脉海绵窦瘘:无急性炎症表现,眼球突出,并有搏动感,眼部听诊可听到血管杂音。

六、治疗

治疗原则是早诊断、早治疗,针对每一病例的具体情况给予病因治疗、对症治疗和抗血栓药物治疗相结合。对其他促发因素,必须进行特殊治疗,少数情况下考虑手术治疗。

(一)抗感染治疗

由于本病的致病原因主要为化脓性感染,因此抗生素的应用是非常重要的。部分静脉窦血栓形成和几乎所有海绵窦血栓形成,常有基础感染,可根据脑脊液涂片、常规及生化检查、细菌培养和药敏试验等结果,选择应用相应抗生素或广谱抗生素,必要时手术清除原发性感染灶。因此,应尽可能确定脓毒症的起源部位并针对致病微生物进行治疗。

(二)抗凝治疗

普通肝素治疗 CVT 已有半个世纪,已被公认是一种有效而安全的首选治疗药物。研究认为,除新生儿不宜使用外,所有脑静脉血栓形成患者只要无肝素使用禁忌证,均应给予肝素治疗。头痛几乎总是 CVT 的首发症状,目前多数主张对孤立性头痛应用肝素治疗。肝素的主要药物学机制是阻止 CVT 的进展,预防相邻静脉发生血栓形成性脑梗死。抗凝治疗的效果远远大于其引起出血的危险性,无论有无出血性梗死,都应使用抗凝治疗。普通肝素的用量和给药途径还不完全统一。原则上应根据血栓的大小和范围,以及有无并发颅内出血综合考虑,一般首剂静脉注射 3 000～5 000 U,而后以 25 000～50 000 U/d 持续静脉滴注,或者 12 500～25 000 U 皮下注射,每 12 小时测定 1 次部分凝血活酶时间(APTT)和纤维蛋白原水平,以调控剂量,使 APTT

延长 2～3 倍,但不超过 120 秒,疗程为 7～10 天。也可皮下注射低分子量肝素(LMWH),可取得与肝素相同的治疗效果,其剂量易于掌握,且引起的出血发病率低,可连用10～14 天。此后,在监测国际标准化比值(INR)使其控制在2.5～3.5的情况下,应服用华法林治疗3～6 个月。

(三)扩容治疗

对非感染性血栓者,积极纠正脱水,降低血液黏度和改善循环。可应用羟乙基淀粉40(706 代血浆)、低分子右旋糖苷等。

(四)溶栓治疗

目前,尚无足够证据支持全身或局部溶栓治疗,如果给予合适的抗凝治疗后,患者症状仍继续恶化,且排除其他病因导致的临床恶化,则应该考虑溶栓治疗。脑静脉血栓溶栓治疗采用的剂量差异很大,尿激酶每小时用量可从数万至数十万单位,总量从数十万至上千万单位。阿替普酶用量为 20～100 mg。由于静脉血栓较动脉血栓更易溶解,且更易伴发出血危险,静脉溶栓剂量应小于动脉溶栓剂量,但具体用量的选择应以病情轻重及改变程度为参考。

(五)对症治疗

伴有癫痫发作者给予抗癫痫治疗,但对于所有静脉窦血栓形成的患者是否都要给予预防性抗癫痫治疗尚存争议。对颅内压增高者给予静脉滴注甘露醇、呋塞米、甘油果糖等,同时加强支持治疗,给予 ICU 监护,包括抬高头位、镇静、高度通气、监测颅内压以及注意血液黏度、肾功能、电解质等,防治感染等并发症,必要时行去除出血性梗死组织或去骨瓣减压术。

(六)介入治疗

在有条件的医院可进行颅内静脉窦及脑静脉血栓形成的介入治疗,利用静脉内导管溶栓。近年来,采用血管内介入局部阿替普酶溶栓联合肝素抗凝治疗的方法,取得较好疗效。但局部溶栓操作难度大,应充分做好术前准备,妥善处理术后可能发生的不良事件。

七、预后与预防

(一)预后

CVT 总体病死率约在 6%～33%,预后较差。死亡原因主要是小脑幕疝。影响预后的相关因素包括高龄、急骤起病、局灶症状(如脑神经受损、意识障碍和出血性梗死)等。大脑深静脉血栓的预后不如静脉窦血栓,临床表现最重,病死率最高,存活者后遗症严重。各种原发疾病中,脓毒症性 CVT 预后最差,产后的 CVT 预后较好,后者 90%以上存活。

(二)预防

针对局部及全身的感染性和非感染性因素进行预防。

(1)控制感染:尽早治疗局部和全身感染,如面部危险三角区的皮肤感染、中耳炎、乳突炎、扁桃体炎、鼻窦炎、齿槽感染及败血症、心内膜炎等。针对感染灶的分泌物及血培养,合理使用抗生素。

(2)保持头面部的清洁卫生,对长时间卧床者,要定时翻身。

(3)对严重脱水、休克、恶病质等,尽早采取补充血容量等治疗。

(4)对高凝状态者,可口服降低血液黏度或抗血小板聚集药物,必要时可予低分子量肝素等抗凝治疗。

(5)定期检测血糖、血脂、血常规、凝血因子、血液黏度,防止血液系统疾病引发 CVT。

(胡金圣)

第五节　短暂性脑缺血发作

短暂性脑缺血发作(transient ischemic attack,TIA)是指因脑血管病变引起的短暂性、局限性脑功能缺失或视网膜功能障碍。临床症状一般持续10～20分钟,多在1小时内缓解,最长不超过24小时,不遗留神经功能缺失症状,结构性影像学(CT、MRI)检查无责任病灶。凡临床症状持续超过1小时且神经影像学检查有明确病灶者不宜称为TIA。

1975年,曾将TIA定义限定为24小时,这是基于时间(time-based)的定义。2002年,美国TIA工作组提出了新的定义,即由于局部脑或视网膜缺血引起的短暂性神经功能缺损发作,典型临床症状持续不超过1小时,且无急性脑梗死的证据。TIA新的基于组织学(tissue-based)的定义以脑组织有无损伤为基础,更有利于临床医师及时进行评价,使急性脑缺血能得到迅速干预。

流行病学统计表明,15%的脑卒中患者曾发生过TIA。不包括未就诊的患者,美国每年TIA发作人数估计为20万～50万人。TIA发生脑卒中率明显高于一般人群,TIA后第1个月内发生脑梗死者占4%～8%;1年内约12%～13%;5年内增至24%～29%。TIA患者发生脑卒中在第1年内较一般人群高13～16倍,是最严重的"卒中预警"事件,也是治疗干预的最佳时机,频发TIA更应以急诊处理。

一、病因与发病机制

(一)病因

TIA病因各有不同,主要是动脉粥样硬化和心源性栓子。多数学者认为微栓塞或血流动力学障碍是TIA发病的主要原因,90%左右的微栓子来源于心脏和动脉系统,动脉粥样硬化是50岁以上患者TIA的最常见原因。

(二)发病机制

TIA的真正发病机制至今尚未完全阐明。主要有血流动力学改变学说和微栓子学说

1.血流动力学改变学说

TIA的主要原因是血管本身病变。动脉粥样硬化造成大血管的严重狭窄,由于病变血管自身调节能力下降,当一些因素引起灌注压降低时,病变血管支配区域的血流就会显著下降,同时又可能存在全血黏度增高、红细胞变形能力下降和血小板功能亢进等血液流变学改变,促进了微循环障碍的发生,而使局部血管无法保持血流量的恒定,导致相应供血区域TIA的发生。血流动力学型TIA在大动脉严重狭窄基础上合并血压下降,导致远端一过性脑供血不足症状,当血压回升时症状可缓解。

2.微栓子学说

大动脉的不稳定粥样硬化斑块破裂,脱落的栓子随血流移动,阻塞远端动脉,随后栓子很快发生自溶,临床表现为一过性缺血发作。动脉的微栓子来源最常见的部位是颈内动脉系统。心源性栓子为微栓子的另一来源,多见于心房颤动、心瓣膜疾病及左心室血栓形成。

3.其他学说

脑动脉痉挛、受压学说,如脑血管受到各种刺激造成的痉挛或由于颈椎骨质增生压迫椎动脉

造成缺血;颅外血管盗血学说,如锁骨下动脉严重狭窄,椎动脉脑血流逆行,导致颅内灌注不足等。

TIA 常见的危险因素包括高龄、高血压、抽烟、心脏病(冠心病、心律失常、充血性心力衰竭、心脏瓣膜病)、高血脂、糖尿病和糖耐量异常、肥胖、不健康饮食、体力活动过少、过度饮酒、口服避孕药或绝经后雌激素的应用、高同型半胱氨酸血症、抗心磷脂抗体综合征、蛋白 C/蛋白 S 缺乏症等。

二、病理

发生缺血部位的脑组织常无病理改变,但部分患者可见脑深部小动脉发生闭塞而形成的微小梗死灶,其直径常小于 1.5 mm。主动脉弓发出的大动脉、颈动脉可见动脉粥样硬化性改变、狭窄或闭塞。颅内动脉也可有动脉粥样硬化性改变,或可见动脉炎性浸润。另外可有颈动脉或椎动脉过长或扭曲。

三、临床表现

TIA 多发于老年人,男性多于女性。发病突然,恢复完全,不遗留神经功能缺损的症状和体征,多有反复发作的病史。持续时间短暂,一般为 10～15 分钟,颈内动脉系统平均为 14 分钟,椎-基底动脉系统平均为 8 分钟,每天可有数次发作,发作间期无神经系统症状及阳性体征。颈内动脉系统 TIA 与椎-基底动脉系统 TIA 相比,发作频率较少,但更容易进展为脑梗死。

TIA 神经功能缺损的临床表现依据受累的血管供血范围而不同,临床常见的神经功能缺损有以下两种。

(一)颈动脉系统 TIA

最常见的症状为对侧面部或肢体的一过性无力和感觉障碍、偏盲,偏侧肢体或单肢的发作性轻瘫最常见,通常以上肢和面部较重,优势半球受累可出现语言障碍。单眼视力障碍为颈内动脉系统 TIA 所特有,短暂的单眼黑矇是颈内动脉分支——眼动脉缺血的特征性症状,表现为短暂性视物模糊、眼前灰暗感或云雾状。

(二)椎-基底动脉系统 TIA

常见症状为眩晕、头晕、平衡障碍、复视、构音障碍、吞咽困难、皮质性盲和视野缺损、共济失调、交叉性肢体瘫痪或感觉障碍。脑干网状结构缺血可能由于双下肢突然失张力,造成跌倒发作。颞叶、海马、边缘系统等部位缺血可能出现短暂性全面性遗忘症,表现为突发的一过性记忆丧失,时间、空间定向力障碍,患者有自知力,无意识障碍,对话、书写、计算能力保留,症状可持续数分钟至数小时。

血流动力学型 TIA 与微栓塞型 TIA 在临床表现上也有所区别(表 6-3)。

表 6-3　血流动力学型 TIA 与微栓塞型 TIA 的临床鉴别要点

临床表现	血流动力学型	微栓塞型
发作频率	密集	稀疏
持续时间	短暂	较长
临床特点	刻板	多变

四、辅助检查

治疗的结果与确定病因直接相关,辅助检查的目的就在于确定病因及危险因素。

(一)TIA 的神经影像学表现

普通 CT 和 MRI 扫描正常。MRI 灌注成像(PWI)表现可有局部脑血流减低,但不出现 DWI 的影像异常。TIA 作为临床常见的脑缺血急症,要进行快速的综合评估,尤其是 MRI 检查(包括 DWI 和 PWI),以便鉴别脑卒中、确定半暗带、制订治疗方案和判断预后。CT 检查可以排除脑出血、硬膜下血肿、脑肿瘤、动静脉畸形和动脉瘤等临床表现与 TIA 相似的疾病,必要时需行腰椎穿刺以排除蛛网膜下腔出血。CT 血管成像(CTA)、磁共振血管成像(MRA)有助于了解血管情况。梗死型 TIA 的概念是指临床表现为 TIA,但影像学上有脑梗死的证据,早期的 MRI 弥散成像(DWI)检查发现,20%～40%临床上表现为 TIA 的患者存在梗死灶。但实际上根据 TIA 的新概念,只要出现了梗死灶就不能诊断为 TIA。

(二)血浆同型半胱氨酸检查

血浆同型半胱氨酸(hcy)浓度与动脉粥样硬化程度密切相关,血浆 hcy 水平升高是全身性动脉硬化的独立危险因素。

(三)其他检查

TCD 检查可发现颅内动脉狭窄,并且可进行血流状况评估和微栓子检测。血常规和生化检查也是必要的,神经心理学检查可能发现轻微的脑功能损害。双侧肱动脉压、桡动脉搏动、双侧颈动脉及心脏有无杂音、全血和血小板检查、血脂、空腹血糖及糖耐量、纤维蛋白原、凝血功能、抗心磷脂抗体、心电图、心脏及颈动脉超声、TCD、DSA 等,有助于发现 TIA 的病因和危险因素、评判动脉狭窄程度、评估侧支循环建立程度和进行微栓子的检测;有条件时应考虑经食管超声心动图检查,可能发现卵圆孔未闭等心源性栓子的来源。

五、诊断与鉴别诊断

(一)诊断

诊断只能依靠病史,根据血管分布区内急性短暂神经功能障碍与可逆性发作特点,结合 CT 排除出血性疾病可考虑 TIA。确立 TIA 诊断后应进一步进行病因、发病机制的诊断和危险因素分析。TIA 和脑梗死之间并没有截然的区别,两者应被视为一个疾病动态演变过程的不同阶段,应尽可能采用"组织学损害"的标准界定两者。

(二)鉴别诊断

鉴别需要考虑其他可以导致短暂性神经功能障碍发作的疾病。

1.局灶性癫痫后出现的 Todd 麻痹

局限性运动性发作后可能遗留短暂的肢体无力或轻偏瘫,持续 0.5～36 小时后可消除。患者有明确的癫痫病史,EEG 可见局限性异常,CT 或 MRI 可能发现脑内病灶。

2.偏瘫型偏头痛

多于青年期发病,女性多见,可有家族史,头痛发作的同时或过后出现同侧或对侧肢体不同程度瘫痪,并可在头痛消退后持续一段时间。

3.晕厥

为短暂性弥漫性脑缺血、缺氧所致,表现为短暂性意识丧失,常伴有面色苍白、大汗、血压下降,EEG 多数正常。

4.梅尼埃病

发病年龄较轻,发作性眩晕、恶心、呕吐可与椎-基底动脉系统 TIA 相似,反复发作常合并耳鸣及听力减退,症状可持续数小时至数天,但缺乏中枢神经系统定位体征。

5.其他

血糖异常、血压异常、颅内结构性损伤(如肿瘤、血管畸形、硬膜下血肿、动脉瘤等)、多发性硬化等,也可能出现类似 TIA 的临床症状。临床上可以依靠影像学资料和实验室检查进行鉴别诊断。

六、治疗

TIA 是缺血性血管病变的重要部分。TIA 既是急症,也是预防缺血性血管病变的最佳和最重要时机。TIA 的治疗与二级预防密切结合,可减少脑卒中及其他缺血性血管事件发生。TIA 症状持续 1 小时以上,应按照急性脑卒中流程进行处理。根据 TIA 病因和发病机制的不同,应采取不同的治疗策略。

(一)控制危险因素

TIA 需要严格控制危险因素,包括调整血压、血糖、血脂、同型半胱氨酸,以及戒烟、治疗心脏疾病、避免大量饮酒、有规律的体育锻炼、控制体重等。已经发生 TIA 的患者或高危人群可长期服用抗血小板药物。肠溶阿司匹林为目前最主要的预防性用药之一。

(二)药物治疗

1.抗血小板聚集药物

阻止血小板活化、黏附和聚集,防止血栓形成,减少动脉-动脉微栓子。常用药物为:

(1)阿司匹林肠溶片:通过抑制环氧化酶减少血小板内花生四烯酸转化为血栓烷 A_2(TXA_2)防止血小板聚集,各国指南推荐的标准剂量不同,我国指南的推荐剂量为 $75\sim150$ mg/d。

(2)氯吡格雷(75 mg/d):也是被广泛采用的抗血小板药,通过抑制血小板表面的二磷酸腺苷(ADP)受体阻止血小板积聚。

(3)双嘧达莫:为血小板磷酸二酯酶抑制剂,缓释剂可与阿司匹林联合使用,效果优于单用阿司匹林。

2.抗凝治疗

考虑存在心源性栓子的患者应予抗凝治疗。抗凝剂种类很多,肝素、低分子量肝素、口服抗凝剂(如华法林、香豆素)等均可选用,但除低分子量肝素外,其他抗凝剂如肝素、华法林等应用过程中应注意检测凝血功能,以避免发生出血不良反应。低分子量肝素,每次 $4\,000\sim5\,000$ U,腹部皮下注射,每天 2 次,连用 $7\sim10$ 天,与普通肝素比较,生物利用度好,使用安全。口服华法林 $6\sim12$ mg/d,$3\sim5$ 天后改为 $2\sim6$ mg/d 维持,目标国际标准化比值(INR)范围为 $2.0\sim3.0$。

3.降压治疗

血流动力学型 TIA 的治疗以改善脑供血为主,慎用血管扩张药物,除抗血小板聚集、降脂治疗外,需慎重管理血压,避免降压过度,必要时可给予扩容治疗。在大动脉狭窄解除后,可考虑将血压控制在目标值以下。

4.生化治疗

防治动脉硬化及其引起的动脉狭窄和痉挛以及斑块脱落的微栓子栓塞造成 TIA。主要用药有:维生素 B₁,每次 10 mg,3 次/天;维生素 B₂,每次 5 mg,3 次/天;维生素 B₆,每次 10 mg, 3 次/天;复合维生素 B,每次 10 mg,3 次/天;维生素 C,每次 100 mg,3 次/天;叶酸片,每次 5 mg,3 次/天。

(三)手术治疗

颈动脉剥脱术(CEA)和颈动脉支架治疗(CAS)适用于症状性颈动脉狭窄 70% 以上的患者, 实际操作上应从严掌握适应证。仅为预防脑卒中而让无症状的颈动脉狭窄患者冒险手术不是正确的选择。

七、预后与预防

(一)预后

TIA 可使发生缺血性脑卒中的危险性增加。传统观点认为,未经治疗的 TIA 患者约 1/3 发展成脑梗死,1/3 可反复发作,另 1/3 可自行缓解。但如果经过认真细致的中西医结合治疗应会减少脑梗死的发生比例。一般第一次 TIA 后,10%~20% 的患者在其后90 天出现缺血性脑卒中,其中 50% 发生在第 1 次 TIA 发作后 24~28 小时。预示脑卒中发生率增高的危险因素包括高龄、糖尿病、发作时间超过 10 分钟、颈内动脉系统 TIA 症状(如无力和语言障碍);椎-基底动脉系统 TIA 发生脑梗死的比例较少。

(二)预防

近年来以中西医结合治疗本病的临床研究证明,在注重整体调节的前提下,病证结合,中医学辨证论治能有效减少 TIA 发作的频率及程度并降低形成脑梗死的危险因素,从而起到预防脑血管病事件发生的作用。

(胡金圣)

第六节　偏　头　痛

一、偏头痛的概念

偏头痛是一种常见的反复发作的血管性原发性头痛。其特点是发作性单侧头痛,少数表现为双侧头痛,常伴有恶心、呕吐,有些患者在头痛发作前可有视觉、感觉和运动等先兆,可自发性缓解、反复发作、间歇期正常,可有家族史。

二、偏头痛的病因

(一)遗传因素

遗传因素在偏头痛的发病机制上占有重要地位,从家族成员患病分布上看,可能属于常染色体显性遗传伴有不完全性的外显率。

(二)内分泌功能异常

偏头痛主要发生在中青年妇女,青年妇女的偏头痛发作多数出现在月经期或月经前后,至更年期后有自发性缓解的趋势,这些现象提示偏头痛的发生可能与内分泌的改变有关。

(三)饮食与精神因素

某些食物可诱导偏头痛的发生,包括含酪氨酸、苯丙胺的食物(如奶酪)、肉(如腊肉、火腿)、巧克力、红酒以及某些食物添加剂、香料等,利舍平等药物也有诱导偏头痛发作的作用,紧张、焦虑、应激等情绪障碍也可诱发。

三、偏头痛的发病机制

偏头痛的发病机制尚不十分明确,目前主要有以下几种学说:血管学说、皮质扩散抑制(CSD)、神经递质假说、三叉神经血管学说、自主功能障碍、离子通道障碍。此外,还有低镁学说、高钾诱导的血管痉挛学说、免疫理论等,都对偏头痛的发病机制有一定的阐释。

四、偏头痛的分类

根据 2004 年的第二版头痛疾病的国际分类(ICHD-Ⅱ),偏头痛可分为以下几类:①无先兆性偏头痛,又称普通偏头痛,是偏头痛最常见的类型;②有先兆性偏头痛,显著的临床特点是头痛发作之前有先兆症状,包括伴典型先兆的偏头痛性头痛、伴典型先兆的非偏头痛性头痛、典型先兆不伴头痛、家族性偏瘫性偏头痛(FHM)、散发性偏瘫性偏头痛、基底型偏头痛;③常为偏头痛前驱的儿童周期综合征,临床少见,包括腹型偏头痛、周期性呕吐、儿童良性阵发性眩晕等;④视网膜性偏头痛;⑤偏头痛并发症,包括慢性偏头痛,偏头痛持续状态,无梗死的持续先兆,偏头痛性脑梗死,偏头痛诱发的痫样发作等;⑥很可能的偏头痛,包括很可能的无先兆性偏头痛、很可能的有先兆性偏头痛、很可能的慢性偏头痛。

五、无先兆性偏头痛的临床表现

无先兆性偏头痛无明显前驱症状,常有家族史。头痛反复发作,每次持续 4~72 小时。儿童发作时间一般为 1~72 小时。头痛通常呈搏动性,位于额颞部,呈单侧。但在儿童通常为双侧,在青春期后期或成年人早期出现偏头痛的成年模式——单侧头痛。但无论单侧或双侧枕部头痛在儿童均少见,诊断时应慎重。由于许多病例是由结构性损害引起,疼痛程度多为中或重度。常规体力活动如散步或上楼梯可加重疼痛,并常伴有恶心、呕吐和/或畏光、畏声。

六、有先兆的偏头痛的临床特点

(一)视觉先兆

(1)闪光幻觉,占视觉先兆的 75%,表现为双侧视野出现视幻觉,有的无一定形状,有的有形状,如星状、斑点状、环形、多角形等。

(2)黑蒙,短暂性黑蒙,表现为视力障碍,由两侧开始逐渐进展累及两鼻侧视野,部分患者由中心暗点扩大至整个视野;黑蒙区域常出现锯齿状闪光图案。

(3)视物变形,表现为视小症或巨视症,部分患者感到环境倾斜或颠倒。

(4)城堡样光谱:10% 患者的先兆症状表现为城堡样光谱。

(二)感觉异常

偏头痛先兆的感觉异常分布多选择面部和手,表现为刺痛和麻木感,多持续数秒钟至数十分钟,偶见数小时至数天。

（三）其他先兆症状

可出现运动性先兆，一过性失语或精神症状。

七、偏头痛发作的临床表现

偏头痛发作通常在白天，少数夜间发作，通常是在患者从睡眠中醒后才发生。半数以上患者头痛局限于头的一侧，少数表现为全头痛。头痛发生后逐渐加重，数分钟至数小时达到高峰，持续数小时至数天后逐渐减弱至消失。头痛呈搏动性或敲打性，程度中到重度，行走、咳嗽、打喷嚏等简单活动均可加重头痛。压迫头痛部位的动脉或病侧颈动脉或痛侧眼球可使头痛减轻，解除压迫5秒后疼痛又恢复至原来程度。头痛发作时常伴有恶心、呕吐、腹泻等胃肠道症状；伴视觉症状、神经功能障碍、自主神经功能紊乱症状及高级神经功能障碍。

八、特殊类型的偏头痛

（一）偏瘫型偏头痛

临床少见。偏瘫可为偏头痛先兆，单独发生，也可伴偏侧麻木、失语，偏头痛消退后偏瘫持续10分钟至数周。可分为家族型（多呈常染色体显性遗传）和散发型（表现典型、普通型与偏瘫型偏头痛交替发作）。

（二）基底型偏头痛

也称基底动脉偏头痛。较多见于儿童和青春期女性，出现头重脚轻、眩晕、复视、眼球震颤、耳鸣、构音障碍、双侧肢体麻木及无力、共济失调、意识改变、跌倒发作和黑蒙等脑干和枕叶症状，提示椎—基底动脉缺血。多见闪光、暗点、视物模糊、黑蒙、视野缺损等视觉先兆，先兆持续20～30分钟，然后出现枕部搏动性头痛，常伴恶心、呕吐。

（三）眼肌麻痹型偏头痛

较少见，偏头痛发作时或发作后头痛消退之际，头痛侧出现眼肌瘫痪，动眼神经最常见，可同时累及滑车和展神经，持续数小时至数周。多有无先兆偏头痛病史，应注意排除颅内动脉瘤和糖尿病性眼肌麻痹。

（四）儿童周期综合征

为周期性发作的短暂性神经系统功能紊乱症状，与头痛有密切关系，也称为偏头痛等位征，多见于儿童。表现为儿童良性发作性眩晕、周期性呕吐、腹型偏头痛等，发作时不伴有头痛，随时间推移可发生偏头痛。

（五）视网膜性偏头痛

属于有先兆偏头痛的一种亚型，由于视网膜小动脉收缩而损害单眼视力，伴或不伴闪光幻觉，随后出现头痛。临床上应与短暂性脑缺血发作相鉴别。

九、偏头痛的并发症

（一）慢性偏头痛

偏头痛每月头痛发作超过15天，连续3个月或3个月以上，并排除药物过量引起的头痛，可考虑为慢性偏头痛。

（二）偏头痛持续状态

偏头痛发作持续时间≥72小时，而且疼痛程度较严重，但其间可有因睡眠或药物应用获得的短暂缓解期。

(三)无梗死的持续先兆

指有先兆偏头痛患者在一次发作中出现一种先兆或多种先兆症状持续 1 周以上,多为双侧性;本次发作其他症状与以往发作类似;需神经影像学排除脑梗死病灶。

(四)偏头痛性脑梗死

极少数情况下在偏头痛先兆症状后出现颅内相应供血区域的缺血性梗死,此先兆症状常持续 60 分钟以上,而且缺血性梗死病灶为神经影像学所证实,称为偏头痛性脑梗死。

(五)偏头痛诱发的痫样发作

极少数情况下偏头痛先兆症状可触发痫性发作,且痫性发作发生在先兆症状中或后 1 小时以内。

十、偏头痛的实验室检查

大约 85% 的偏头痛患者头痛发作期尿 5-羟色胺及 5-羟色氨酸增加;血小板结合性及血浆游离的 5-羟色胺降低,并出现血浆 5-羟色胺释放因子。偏头痛患者脑脊液常规和生化通常正常,少数患者淋巴细胞轻度增高。偏头痛先兆期血小板聚集性增加,头痛期下降。

十一、偏头痛的辅助检查

(一)脑电图

偏头痛患者的脑电图可有轻度改变,但不具备特异性。

(二)经颅多普勒超声

偏头痛患者在发作期或间歇期经颅多普勒超声的主要改变是两侧血流不对称,一侧偏高或一侧偏低。

(三)腰椎穿刺

主要用来排除蛛网膜下腔出血、颅内感染、脑膜癌病及异常颅内压所导致的头痛。

(四)脑血管造影

偏头痛患者的脑血管造影绝大多数是正常的,只有当偏头痛合并眼肌麻痹和/或长束体征时,需与颅内动脉瘤、动静脉畸形和颅内占位性病变鉴别时才进行此项检查。

十二、无先兆性偏头痛的诊断标准

(1)至少有 5 次发作符合下列(2)~(4)项的条件。

(2)每次头痛发作持续 4~72 小时(未经治疗或治疗失败)。

(3)头痛至少具备下列 2 项特征:①单侧性;②搏动性;③中至重度头痛,影响日常活动;④活动后头痛加重。

(4)头痛发作时至少伴有下列 1 项:①恶心和/或呕吐;②畏光、畏声。

(5)不能归因于其他疾病。

十三、伴典型先兆的偏头痛的诊断标准

(1)符合下述(2)~(4)项的特征,至少发作 2 次。

(2)至少具备以下 1 项先兆,但没有运动障碍症状:①完全可逆的视觉症状;②完全可逆的感

觉症状;③完全可逆的言语功能障碍。

(3)至少具备以下 2 项:①同向视觉症状和/或单侧感觉症状;②至少一个先兆症状发生超过 4 分钟或数个症状连续出现超过 4 分钟;③先兆症状持续时间不超过 60 分钟。

(4)在先兆症状同时或在先兆症状发生后 60 分钟内出现头痛,头痛符合无先兆偏头痛诊断标准中的(2)~(4)项。

(5)不能归因于其他疾病。

十四、偏头痛的鉴别诊断

(1)局部脑功能损害的先兆症状显著而头痛轻微者,需与癫痫的局限性发作鉴别。

(2)头痛伴有腹痛、恶心、呕吐的腹型偏头痛在头痛轻微时,需与消化系统疾病鉴别。

(3)颅内肿瘤早期,脑血管畸形及颅内动脉瘤也可出现与偏头痛类似的头痛表现,疾病初期鉴别困难,但肿瘤、血管疾病引起的头痛常固定于一侧,随病程进展时可出现颅内压增高、癫痫、蛛网膜下腔出血及感觉运动障碍。

十五、偏头痛的一般治疗

偏头痛发作急性期,应使患者保持安静,解除心理上的紧张和恐惧,让患者在光线较暗的房间躺下,保持适度睡眠。同时尽可能从各方面寻找头痛发作的诱因。有偏头痛的患者尽量避免服用硝酸甘油、肼屈嗪、利舍平、维生素 A、氯米芬、甲状腺素和吲哚美辛。避免食用可诱发偏头痛的含酪胺的食物。

十六、偏头痛发作期治疗有效性的指标

多数大型随机、双盲、对照试验采用的发作期治疗有效性标准包括:①2 小时后无痛;②2 小时后疼痛改善,由中重度转为轻度或无痛(或 VAS 评分下降 50% 以上);③疗效具有可重复性,3 次发作中有 2 次或以上有效;④在治疗成功后的 24 小时内无头痛再发或无须再次服药。

十七、发作期非特异性药物的治疗

(1)巴比妥类及苯二氮䓬类镇静药:可使患者进入睡眠状态,如地西泮 10 mg,肌内注射;苯巴比妥钠 100 mg,肌内注射。

(2)口服非类固醇抗炎药:如对乙酰氨基酚、阿司匹林、布洛芬、萘普生等药物。

(3)剧烈头痛可应用可待因、吗啡等阿片类镇痛药及曲马朵。

十八、发作期特异性药物的治疗

(一)曲普坦类药物

曲坦类药物为 5-羟色胺受体激动剂,能特异性地控制偏头痛的发作,包括舒马普坦(英明格)、佐米曲坦、利扎曲坦等。舒马普坦 25~50 mg 口服,或者 6 mg 皮下注射能有效缓解发作,每天最大剂量不超过 300 mg。

(二)麦角碱类药物

包括酒石酸麦角胺、双氢麦角胺等,多用于发作期重症患者的治疗。常用复方制剂为麦角胺

咖啡因(每片含麦角胺 1 mg、咖啡因 100 mg),先兆或头痛发生时服用 1～2 片,半小时无效再服 1 片,每天用量不超过 4 片,每周总量不超过 12 片。本品不宜长期或过量应用,少数对麦角胺高度敏感患者,短期中等剂量用药后可出现心肌梗死、脑梗死和肾动脉狭窄。

十九、发作期治疗药物的选择

发作期治疗药物的选择应根据头痛严重程度、伴随症状、既往用药情况和患者的个体情况而定。药物选择有两种方法:①阶梯法,即每次头痛发作时均首选 NSAIDs 类药物,若治疗失败再加用偏头痛特异性治疗药物;②分层法,基于头痛程度、功能损害程度以及之前对药物的反应,若为严重发作则使用特异性治疗药物,否则使用 NSAIDs 类药物。不同治疗策略的致残性(DISC)研究对上述不同治疗策略进行比较后发现,分层治疗在 2 小时镇痛率及每次残疾时间方面均优于阶梯法,且事后分析证明其最具经济性。

二十、发作期治疗药物的使用原则

药物使用应在头痛的早期足量使用,延迟使用可使疗效下降、头痛复发及不良反应的比例增高。有严重的恶心和呕吐时,应选择胃肠外给药。甲氧氯普胺、多潘立酮等止吐和促进胃动力药物不仅能治疗伴随症状,还有利于其他药物的吸收和头痛的治疗。

不同曲坦类药物在疗效及耐受性方面略有差异。对某一个体患者而言,一种曲坦无效,可能另一种曲坦有效;一次无效,可能对另一次发作有效。由于曲坦类药物疗效和安全性优于麦角类,故麦角类药物仅作为二线选择。麦角类有作用持续时间长、头痛复发率低的特点,故适于发作时间长或经常复发的患者。

为预防药物过量性头痛(MOH),单纯 NSAIDs 制剂不能超过 15 天/月,麦角碱类、曲坦类、NSAIDs 复合制剂则不超过 10 天/月。

二十一、预防性治疗目的和有效性指标

(1)预防性治疗的目的:降低发作频率、减轻发作程度、减少功能损害、增加急性发作期治疗的疗效。

(2)预防性治疗的有效性指标:包括偏头痛发作频率、头痛持续时间、头痛程度、头痛的功能损害程度及急性期对治疗的反应。

二十二、预防性治疗的指征

通常,存在以下情况时应与患者讨论使用预防性治疗:①患者的生活质量、工作或学业严重受损(须根据患者本人的判断);②每个月发作频率在 2 次以上;③急性期药物治疗无效或患者无法耐受;④存在频繁、长时间或令患者极度不适的先兆,或为偏头痛性脑梗死、偏瘫性偏头痛、基底型偏头痛亚型;⑤连续3 个月每月使用急性期治疗 6～8 次或以上;⑥偏头痛发作持续 72 小时以上;⑦患者倾向(尽可能少的发作)。

二十三、5-羟色胺受体拮抗剂进行预防性治疗

(一)甲基麦角酰胺

主要通过其代谢产物发挥作用,对抗 5-羟色胺的致痛作用。每天 2～6 mg,连续用药不应超

过半年,以免出现腹膜后及肺的纤维化。

(二)苯噻啶

本药具有末梢性 5-羟色胺拮抗作用,预防偏头痛的有效率达 70%。每次 0.5 mg,开始每晚服用;逐渐增至每天 3 次,每次 1 mg,最大量每天 6 mg。连续服用 2～3 个月。不良反应为嗜睡、体重增加。

二十四、抗癫痫药物进行预防性治疗

(一)丙戊酸

随机对照试验结果证实其对偏头痛预防有效,预防治疗时至少每天 600 mg。需定时检测血常规、肝功能和淀粉酶,对于女性患者更需注意体重增加及卵巢功能异常(如多囊卵巢综合征)。

(二)托吡酯

是另一个有试验证据支持的抗癫痫药物,且对慢性偏头痛有效,每天 25～100 mg。

二十五、β受体阻滞剂进行预防性治疗

普萘洛尔预防偏头痛发作与其β受体阻滞作用关系不大,主要是其可阻断颈外动脉系统的血管扩张,干扰血小板对 5-羟色胺摄取;此外,普萘洛尔对脑 5-羟色胺受体有立体特异亲和力,抑制血栓烷的合成及抑制血小板集聚等作用。一般从小剂量开始,20 mg,每天 2 次,每周增加剂量,直到获得最好疗效,剂量范围为 40～320 mg/d。不良反应有疲乏、胃肠道不适、直立性头晕。心力衰竭及房室传导阻滞者禁用。

二十六、钙通道阻滞剂进行预防性治疗

(一)盐酸氟桂利嗪

又名西比林。本药能有效通过血脑脊液屏障,具有对抗血管平滑肌收缩,减少血小板积聚及释放5-羟色胺的作用。预防偏头痛发作有效率达 80%。使用剂量为 5～10 mg,每晚睡前顿服。常见不良反应有嗜睡、疲乏、体重增加。

(二)尼莫地平

具有抗缺血及抗血管收缩作用,能抑制和解除各种血管活性物质如 5-羟色胺、去甲肾上腺素、前列腺素引起的血管收缩。常用剂量为 20～40 mg,每天 3 次。不良反应较少,偶有消化道不适、头晕、血压下降。

二十七、抗焦虑、抗抑郁药进行预防性治疗

阿米替林能阻断中枢和外周神经系统儿茶酚胺和 5-羟色胺作用防治偏头痛。每晚 25～50 mg。不良反应为嗜睡、心律失常。充血性心力衰竭患者禁用。

二十八、活血素进行预防性治疗

活血素为 α-二氢麦角隐亭的水溶液,可改善脑血管张力和微循环,促进神经系统的代谢及功能。口服吸收较快,约 0.5 小时达到血药浓度峰值,血浆半衰期为 5.5～18 小时。用于偏头痛治疗,每天 2 次,每次 2～4 mL,坚持用药 1～3 个月,多数偏头痛患者发作明显减少或消失。

二十九、预防性治疗药物的选择和使用原则

医师在使用预防性治疗药物时,通常首先考虑证据确切的一线药物,若一线药物治疗失败、存在禁忌证或患者存在以二三线药物可同时治疗的并发症时,方才考虑使用二线或三线药物。避免使用患者其他疾病的禁忌药及可能加重偏头痛发作的治疗其他疾病的药物。长效制剂可增加患者的顺应性。

药物治疗应从小剂量单药开始,缓慢加量到合适剂量,同时注意不良反应。同时对每种药物给予足够的观察期以判断疗效,一般观察期为 4～8 周。患者需要记头痛日记来评估治疗效果,并有助于发现诱发因素及调整生活习惯。偏头痛发作频率降低 50% 以上可认为预防性治疗有效。有效的预防性治疗需要持续约 6 个月,之后可缓慢减量或停药。若发作再次频繁,可重新使用原先有效的药物。若预防性治疗无效,且患者没有明显的不良反应,可增加药物剂量;否则,应换用第二种预防性治疗药物。若数次单药治疗无效,才考虑联合治疗,也应从小剂量开始。

(胡金圣)

第七节　三叉神经痛

一、概述

三叉神经痛是指原因未明的三叉神经分布范围内的突发性、短暂性、反复性及刻板性的剧烈的疼痛。

三叉神经痛常见于中年女性。该病的发病率为(5.7～8.1)/10 万。患病率 45.1/10 万。

二、病因及发病机制

三叉神经痛的病因及发病机制目前还不清楚。

(一)周围病变学说

有的学者根据手术、尸体解剖或 MRA 检查的资料,发现很多三叉神经痛的患者在三叉神经入脑桥的地方有异常的血管网压迫(如 Zdrman1984 的报道提示,72% 的三叉神经痛的患者有异常血管的压迫;解放军 91 医院 1992 年的报道,90% 的三叉神经痛的患者有异常血管的压迫),刺激三叉神经根,从而产生疼痛。

(二)中枢性学说

根据患者的发作具有癫痫发作的特点,学者认为患者的病变是在中枢神经系统,是与面部疼痛有关的丘脑-皮质-三叉神经脊束核的刺激性病变所致。

(三)短路学说

三叉神经进入脑桥有一段无髓鞘区,由于受血管压迫等因素的作用,可以造成无髓鞘的神经纤维紧密的结合,在这些神经纤维之间形成假性"突触",相邻神经纤维之间的传入、传出冲动之间发生"短路"(传入、传出的冲动由于"短路",而都可以成为传入的信号)冲动的叠加,容易达到神经元的痛阈,诱发疼痛。

三、病理

有关三叉神经痛的病理报道很少。有的研究发现,患者的三叉神经节细胞有变性,轴突有增生,其髓鞘有节段性的脱失等。

四、临床表现

(一)发病情况

常见于 50 岁左右的女性患者,男女患者的比例为 1：3。

(二)疼痛部位

三叉神经一侧的下颌支疼痛最为常见,其次是上颌支、眼支。有部分患者可以累及两支(多为下颌支和上颌支)甚至三支。

(三)疼痛特点

疼痛具有突发性、短暂性、反复性及刻板性的特点。发作前没有先兆,突然发作,发作常常持续数秒,很少超过 1～2 分钟,每次发作的疼痛性质及部位固定,疼痛的程度剧烈,患者难以忍受,疼痛的性质常常为电击样、刀割样。

(四)伴随症状

疼痛发作时可伴有面部潮红、流泪、结膜充血。

(五)疼痛的扳机点

患者疼痛的发作常常可以由触摸、刺激(如说话、咀嚼、洗脸、刷牙)以下部位诱发:口角、面颊、鼻翼。

(六)诱发因素

因吞咽动作能诱发疼痛,所以可摄取流食。与舌咽神经痛不同,因睡眠中吞咽动作不能诱发疼痛,故睡眠中不出现疼痛发作。温暖时不易疼痛发作,故入浴可预防疼痛发作,也有的患者愿在洗浴中进食。

(七)体征

神经系统检查没有异常的神经系统体征(除刺激"扳机点"诱发疼痛)。

五、诊断及鉴别诊断

(一)诊断

三叉神经痛的诊断根据患者的临床表现,尤其是其发作特点,诊断并不困难。但是要与继发性的三叉神经痛鉴别。继发性三叉神经痛有以下特点:①疼痛的程度常常不如原发性三叉神经痛剧烈,尤其是在起病的初期。②疼痛往往为持续性隐痛、阵痛,阵发性加剧。③有神经系统的阳性体征(尤其是角膜反射的改变、同侧面部的感觉障碍及三叉神经运动支的功能障碍)。常见的继发性三叉神经痛的病因有:鼻咽癌颅内转移、听神经瘤、胆脂瘤及多发性硬化等(表 6-4)。

表 6-4　原发性三叉神经痛与继发性三叉神经痛的鉴别

	原发性三叉神经痛	继发性三叉神经痛
病因	不明	鼻咽癌颅内转移、听神经瘤、胆脂瘤等
疼痛程度	剧烈	较轻,常为钝痛

续表

	原发性三叉神经痛	继发性三叉神经痛
疼痛的范围	局限	常累及整个半侧面部
疼痛的持续时间	短暂	持续性痛
扳机点	有	没有
神经系统体征	无	有

(二)鉴别诊断

三叉神经痛还应与以下几种疾病鉴别。

1.颞下颌关节综合征

常常为一侧面部的疼痛,以颞下颌关节处为甚,颞下颌关节活动可以诱发、加重疼痛。患者张口受限,颞下颌关节有压痛。

2.牙痛

很多三叉神经痛的患者被误诊为牙痛,有的甚至拔了多颗牙。牙痛常常为持续性,进食冷、热食品可以诱发、加重疼痛。

3.舌咽神经痛

该病的发作特点及疼痛的性质与三叉神经痛极其相似,但是疼痛的部位有很大的不同。舌咽神经痛的疼痛部位在舌后部及咽部,说话、吞咽及刺激咽部可以诱发疼痛,所以,常有睡眠中疼痛发作。

4.颞动脉炎

常常见于老年男性,疼痛为一侧颞部的持续性跳痛、胀痛,常常伴有低热、乏力、精神差等全身症状。查体可见患侧颞动脉僵硬,呈"竹筷"样改变。经激素治疗症状可以缓解、消失。

5.偏头痛

此病的发病率远较三叉神经痛的发病率高;常常见于青年女性,疼痛发作前常常有前驱症状,主要表现为乏力、注意力不集中、精神差等。约65%的患者有先兆症状,主要有视觉的先兆,表现为闪光、暗点、视野的改变等。疼痛表现为一侧头部的跳痛,发作以后,疼痛的程度渐进加重,持续数小时到72小时。发作时患者常常有自主神经功能障碍的表现。

六、治疗

(一)药物治疗

目前,三叉神经痛还没有有效的治疗方法。药物治疗控制疼痛的程度及发作的频率仍为首选的治疗方法。药物治疗的原则为:个体化原则,从小剂量开始用药,尽量单一用药并适时注意药物的不良反应。

常用的药物有以下几种。

1.卡马西平

由于卡马西平的半衰期为12~35小时,故理论上可以每天只服2次。常常从小剂量开始:0.1 g,2次/天,3~5天后根据患者症状控制的程度来决定加量。每次加0.1 g(早、晚各0.05 g),直到疼痛控制为止。卡马西平每天的用量不要超过1.2 g。

卡马西平常见的不良反应有:头昏、共济运动障碍,尤其是女性发生率更高。长期用药要注意检测血象及肝功能的变化。此外,卡马西平可以引起过敏,导致剥脱性坏死性皮炎,所以,用药的初期一定要观察有无皮疹。孕妇忌用。

卡马西平是目前报道的治疗三叉神经痛的有效率最高的药物,其有效率据国内外的报道可达70%~80%。

2.苯妥英钠

苯妥英钠也可以作为治疗三叉神经痛的药物,但是有效率远较卡马西平低。据国内外文献报道,其有效率为20%~64%。剂量为0.1 g,口服,3次/天。效果不佳时可增加剂量,通常每天增加0.05 g。最大剂量不超过0.6 g。

苯妥英钠的常见不良反应有头昏、共济运动障碍、肝功能损害及牙龈增生等。

3.妥泰(托吡酯,topamax)

妥泰系一种多重机制的新型抗癫痫药物。近年来,国内外有文献报道,在用以上两种经典的治疗三叉神经痛的药物治疗无效时,可以选用该药。通常可以从50 mg,2次/天开始,3~5天症状控制不明显可以加量,每天加25 mg,观察3~5天,直到症状控制为止。每天的最大剂量不要超过250~300 mg。

妥泰的不良反应极少。常见的不良反应有头昏、食欲下降及体重减轻。国内外还有报道,有的患者用药以后出现出汗障碍。

4.氯硝西泮(氯硝安定)

通常作为备选用的药物。4~6 mg/d。常见的不良反应为头昏、嗜睡、共济运动障碍,尤其在用药的前几天。

5.氯甲酰氮䓬

300 mg/d,分3次餐前30分钟口服,无效时可增加到600 mg。该药不良反应发生率高,常见的不良反应有困倦、蹒跚、药疹和粒细胞减少等。有时可见肝功能损害。应用该药治疗应每2个月进行一次血液检查。

6.中(成)药

如野木瓜片(七叶莲),3片,4次/天。据临床观察,该药单独使用治疗三叉神经痛的有效率不高,但是可以作为以上药物治疗的辅助治疗药物。此外,还有痛宁片,4片,3次/天。

7.常用的方剂

(1)麻黄附子细辛汤加味:麻黄、川芎、附子各20~30 g,细辛、荆芥、蔓荆子、菊花、桃仁、石膏、白芷各12 g,全虫10 g。

(2)面痛化解汤:珍珠母30 g,丹参15 g,川芎、当归、赤芍、秦艽、钩藤各12 g,僵蚕、白芷各10 g,红花、羌活各9 g,防风6 g,甘草5 g,细辛3 g。

(二)非药物治疗

三叉神经痛的"标准(经典)"治疗为药物治疗,但以下情况时可以考虑非药物治疗。①经应用各种药物正规的治疗(足量、足疗程)无效。②患者不能耐受药物的不良反应。③患者坚决要求不用药物治疗。非药物治疗的方法很多,主要原理是破坏三叉神经的传导。

常用的方法有以下几种。

1.神经阻滞(封闭)治疗

该方法是用一些药物(如无水乙醇、甘油、酚等),选择地注入三叉神经的某一支或三叉神经半月神经节内。现在由于影像技术的发展,在放射诱导下,可以较准确的将药物注射到三叉神经半月节,达到治疗的作用。由于甘油注射维持时间较长,故目前多采用甘油半月神经节治疗。神经阻滞(封闭)治疗的方法,患者面部的感觉通常能保留,没有明显的并发症。但是复发率较高,尤其是 1 年以后。

2.其他方法的三叉神经半月神经节毁坏术

如用射频热凝、伽马刀治疗等。这些方法的远期疗效目前尚未肯定。

3.手术治疗

(1)周围支切除术:通常只适用于三叉神经第一支疼痛的患者。

(2)显微的三叉神经血管减压术:这是目前正在被大家接受的一种手术治疗方法。该方法具有创伤小、安全、并发症少(尤其是对触觉及运动功能的保留)及有效率高的特点。

(3)三叉神经感觉神经根切断:该方法止痛疗效确切。

(4)三叉神经脊束切断术:目前射线(X 刀、伽马刀等)治疗在三叉神经痛的治疗中以其微创、安全、疗效好越来越受到大家的重视。

4.经皮穿刺微球囊压迫(percutaneous microballoon compression,PMC)

自 Mullan 等 1983 年首次报道使用经皮穿刺微球囊压迫治疗三叉神经痛的技术以来,至今已有大量学者报道他们采用该手段所取得的临床结果。一般认为,PMC 方法与当代使用的微血管减压手术及射频热凝神经根切断术在成功率、并发症及复发率方面都有明显的可比性。其优点是操作简单、安全性高,尤其对于高龄或伴有严重疾病不能耐受较大手术者更是首选方法。其简要的方法:丙芬诱导气管内插管全身麻醉。在整个治疗过程中监测血压和心率。患者取仰卧位,使用 14 号穿刺针进行穿刺,皮肤进入点为口角外侧 2 cm 及上方 0.5 cm。在荧光屏指引下调正方向直至进入卵圆孔。应避免穿透卵圆孔。撤除针芯,放入带细不锈钢针芯的 4 号 Fogarty Catheter 直至其尖端超过穿刺针尖 12～14 cm。去除针芯,在侧位 X 线下用 Omnipaque 造影剂充盈球囊直至凸向颅后窝。参考周围的骨性标志(斜坡、蝶鞍、岩骨)检查和判断球囊的形状及位置;必要时排空球囊并重新调整导管位置,直至获得乳头凸向颅后窝的理想的梨形出现。球囊充盈容量为 0.4～1.0 mL,压迫神经节 3～10 分钟后,排空球囊,撤除导管,手压穿刺点 5 分钟。该法具有疗效确切、方法简单及不良反应少等优点。

(胡金圣)

第八节 颈 椎 病

颈椎病是由于颈椎间盘退行性变、颈椎骨质增生所引起的一系列临床症状的综合征。临床常表现为颈、肩、臂、肩胛、上背及胸前区疼痛,臂手麻木,肌肉萎缩,甚至四肢瘫痪。可发生于任何年龄,以 40 岁以上的中老年人为多。该病具有发病率高、治疗时间长、治疗后极易复发等特点。

一、发病机制

(一)椎间盘退行性改变

主要因为颈椎间盘和颈椎及其附属结构的退行性改变引起。随着年龄的不同阶段发展,颈椎及椎间盘可发生不同的改变。颈椎间盘的退行性改变一般在 30 岁以后即开始。髓核脱水变薄,椎间隙变狭,使纤维环及周围韧带变松弛,颈椎稳定性减弱,更易进一步劳损及退行性变,致其附着点损伤引起骨赘增生。椎间隙变狭窄也使后关节与钩椎关节应力增加,使其受损伤及增生。易发生增生的节段依次为颈 4、颈 5、颈 6 及颈 7。钩椎关节、后关节增生,椎间盘向侧后方突出可压迫或刺激神经根、椎动脉及交感神经,引起相应症状。

(二)外伤因素

在椎间盘退变的基础上,进行剧烈活动或不协调的运动。

(三)慢性劳损

长期处于不良的劳动姿势,椎间盘受到来自各种方面的牵拉、挤压或扭转。

(四)血管因素及化学因素

颈椎病的发病机制不能单纯用机械压迫因素来解释,还有血管因素和化学因素在起作用,因而引起水肿及炎症引发或加重了神经症状。

(五)寒冷、潮湿

尤其在椎间盘退变的基础上,受到寒冷、潮湿因素的影响,可造成局部肌肉的张力增加,肌肉痉挛,增加对椎间盘的压力,引起纤维环损害。

二、临床类型

男性较多见于女性。病变主要累及颈椎椎间盘和周围的纤维结构,伴有明显的颈神经根和脊髓变性。主要的临床症状有头、颈、臂、手及前胸等部位的疼痛,并可有进行性肢体感觉及运动障碍,重者可致肢体软弱无力,甚至大小便失禁、瘫痪,累及椎动脉及交感神经则可出现头晕、心悸、心搏等相应的临床表现。其临床类型如下几种。

(一)神经根型

发病率最高,主要症状为疼痛向上臂、前臂和手指放射,手指有麻木过敏、异样感,手指活动不灵,仰头、咳嗽、喷嚏可加重疼痛,肩胛、上臂、前胸区有疼痛感。

(二)交感神经型

表现为头晕、偏正头痛、枕部疼痛、眼睑下垂、视物模糊、瞳孔散大或缩小甚至失明。眼窝肿痛、心搏加快、心动徐缓、心前区疼痛,肢体发冷,肢体、头颈、面部发麻疼痛。

(三)椎动脉型

表现为椎间隙狭窄,颈椎不稳或颈椎关节骨质增生、受压迫或刺激,动脉血流暂时受阻,因痉挛而阻塞或梗死。

(四)脊髓型

早期为单侧或双侧下肢麻木,以后发展为肌力虚弱,行走困难,大小便功能障碍,或各种类型瘫痪。

(五)其他

颈椎病引起的失眠健忘症。

三、颈椎病的特殊表现

(一)吞咽困难

表现为咽部发痒,有异物感,吞咽困难,间断发作,时轻时重,向左侧转头时最为明显,并伴有恶心、呕吐。据近年的临床统计,约有 1.6％的颈椎病患者有此表现。

(二)高血压

颈椎病可致血压升高或降低,但以前者多见,称颈性高血压。这与骨质刺激交感神经有关。此时患者单纯用降压药无效,治疗颈椎病后血压自降。颈椎拍片可确诊。

(三)乳房疼痛

系增生骨质压迫 6、7 颈椎的神经根所致。开始觉一侧乳房或胸大肌疼痛,间断隐疼或阵发性刺痛,向一侧转动头部时最为明显,有时疼痛难以忍受。这种疼痛如果发于左侧,易被误诊为心绞痛,如发于右侧则易误诊为胸膜炎,但胸部 X 线和心电图检查正常,按颈椎病治疗胸痛可逐渐消失。

(四)下肢瘫痪或排便障碍

系脊髓的椎体侧束受刺激所致。患者上肢麻木、疼痛无力、跛行,颈部症状多数轻微易被掩盖。有的伴有尿频、尿急、排尿不净或大小便失禁。

(五)视力障碍

颈椎病还可表现为视力下降,间歇性视物模糊,一眼或双眼胀痛、怕光、流泪、视野缩小,严重者可失明。这种视力障碍与颈椎病造成的自主神经功能障碍或大脑视觉中枢缺血有关。骨质增生消除后视力可迅速恢复,但失明不易逆转。

(六)突然摔倒

系增生的骨质压迫椎动脉引起,易误诊为脑动脉硬化或小脑疾病。常在行走中突然扭头时身体失去支持而猝倒,不伴昏迷,但多伴有剧烈眩晕或头痛、恶心、呕吐、出汗等。

四、颈椎病的试验检查

(一)前屈旋颈试验

令患者颈部前屈嘱其向左右旋转活动。如颈椎处出现疼痛,表明颈椎小关节有退行性变。

(二)椎间孔挤压试验(压顶试验)

令患者头偏向患侧检查者左手掌放于患者头顶部、右手握拳轻叩左手背,则出现肢体放射性痛或麻木,表示力量向下传递到椎间孔变小,有根性损害;对根性疼痛厉害者,检查者用双手重叠放于头顶间下加压,即可诱发或加剧症状。当患者头部处于中立位或后伸位时出现加压试验阳性称之为 Jackson 压头试验阳性。

(三)臂丛牵拉试验

患者低头,检查者一手扶患者头颈部,另一手握患肢腕部,做相反方向推拉,看患者是否感到放射痛或麻木,称为 Eaten 试验。如牵拉同时再迫使患肢做内旋动作,则称为 Eaten 加强试验。

(四)上肢后伸试验

检查者一手置于健侧肩部起固定作用,另一手握于患者腕部,并使其逐渐向后、外呈伸展状,以增加对颈神经根牵拉,若患肢出现放射痛,表明颈神经根或臂丛有受压或损伤。

五、辅助检查

(一)X 线检查

1.正位

观察有无枢环关节脱位、齿状突骨折或缺失。第七颈椎横突有无过长有无颈肋。钩锥关节及椎间隙有无增宽或变窄。

2.侧位

(1)曲度的改变:颈椎发直生理前突消失或反弯曲。

(2)异常活动度:在颈椎过伸过屈侧位X线片中,可以见到椎间盘的弹性有改变。

(3)骨赘:椎体前后接近椎间盘的部位均可产生骨赘及韧带钙化。

(4)椎间隙变窄:椎间盘可以因为髓核突出,椎间盘含水量减少发生纤维变性而变薄,表现在X线片上为椎间隙变窄。

(5)半脱位及椎间孔变小:椎间盘变性以后椎体间的稳定性低下,椎体往往发生半脱位,或者称之为滑椎。

(6)项韧带钙化:项韧带钙化是颈椎病的典型病变之一。

3.斜位

摄脊椎左右斜位片主要用来观察椎间孔的大小以及钩椎关节骨质增生的情况。

(二)CT 检查

用于诊断椎弓闭合不全骨质增生、椎体爆破性骨折、后纵韧带骨化椎管狭窄、脊髓肿瘤所致的椎管扩大或骨质破坏,测量骨质密度以估计骨质疏松的程度。此外,由于横断层图像可以清晰地见到硬膜鞘内外的软组织和蛛网膜下腔。故能正确地诊断椎间盘突出症、神经纤维瘤、脊髓或延髓的空洞症,对于颈椎病的诊断及鉴别诊断具有一定的价值。

六、诊断与鉴别诊断

根据临床表现及辅助检查,一般诊断不难。

七、治疗

(一)牵引

1.适应证

颈椎牵引常作为神经根型、颈型和交感型颈椎病的首选疗法。但脊髓型颈椎病脊髓受压较明显者和有明显颈椎节段性不稳者不宜采用。

2.颈椎牵引的方法

一般用颈枕牵引带做颈椎牵引。

(1)姿势:体位可采取坐位或卧位,为了方便,多取稳当的靠坐位,使颈部自躯干纵轴前倾10°~30°,避免过伸。要求患者充分放松颈部、肩部及整个躯体肌肉。牵引姿势应使患者感觉舒适,如有不适即应酌情调整。在椎动脉型患者前倾角宜较小,脊髓型颈椎病患者宜取几近垂直姿势,忌前屈牵引。

(2)牵引重量与持续时间:常用的牵引重量差异很大,可自患者自身体重的 1/10 至 1/5,多数用6~7 kg,开始时用较小重量以利患者适应。每次牵引近结束时患者应有明显的颈部受牵伸感觉,但无特殊不适,如这种感觉不明显,重量应酌情增加。每次牵引持续时间通常为 20~30 分钟。牵引重量与持续时间可作不同的组合,一般牵引重量较大时持续时间较短,牵引重量较小时持续时间较长。

(3)牵引频度与疗程:一般每天牵引 1~2 次,也有每天 3 次者,10~20 天为 1 个疗程,可持续数个疗程直至症状基本消除。

（4）如坐位牵引疗效不显著，或患者症状较重或体弱不耐久坐时，可采用仰卧位牵引。用枕垫保持适当姿势，牵引重量一般为 2～3 kg。持续牵引 2 小时后休息 15 分钟，然后再作牵引，每天牵引总时间可达 10～14 小时。

（5）利用电动牵引器械可进行间歇牵引，被认为有利于放松肌肉，改善局部血液循环。一般是牵引 2 分钟，放松或减小牵引重量 1 分钟，反复进行半小时左右。

（二）推拿

（1）作用与适应证：中医学认为颈椎病系因颈项长期劳累，气血失和，加上外感风寒、阻滞经络所致，推拿治疗可以调和气血，祛风散寒，舒筋通络，从而达到解痉止痛的作用。推拿适用于除了严重颈脊髓受压的脊髓型以外的所有各型颈椎病。对于脊髓型颈椎病，传统不主张进行推拿治疗，认为有可能加重脊髓损害，但国内已有安全有效的牵引和推拿治疗的报道，因此，轻型脊髓型颈椎病不一定禁忌推拿治疗，只是手法宜温和，免除旋扳手法。

（2）方法：颈椎病的推拿手法应刚柔结合，切忌粗暴，常用手法程序如下。①在颈背部反复作掌揉、探法和一指禅推法，然后在颈肩部的督脉、手三阳经的部分俞穴如风池、风府、肩内俞、肩井、天宗、缺盆等穴作点、压或拿法，再在斜方肌与提肩胛肌处行弹拨法。若为神经根型，手法治疗应包括肩、肘、手的主要穴位；若为椎动脉型，应包括头、脸部的百会、太阳等穴位。接着用旋扳手法。最后以抹法、叩击、拍法作结束。②施行旋扳手法时，先嘱患者向一侧旋转颈部，施术者两手分别置于患者的下枕部和枕后部顺势同时稍用力旋转头颈。

此时必须注意：①旋转角度不可过大。②不可片面追求旋颈时可能发出的"咔嗒"声。③脊髓型及椎动脉型颈椎病不作旋扳手法。

（三）理疗

理疗能改善局部血液循环，放松痉挛肌肉，缓解症状。方法可选用高频（微波、超短波）、低中频电疗［如经皮神经电刺激（TENS）、间动电疗、电脑中频］、超声波、磁疗等。

（四）运动疗法

（1）运动疗法的作用：颈椎病的运动疗法主要是做医疗体操练习，颈椎病医疗体操的目的与作用主要有两方面：①通过颈部各方向的放松性运动，活跃颈椎区域血液循环，消除淤血水肿，同时牵伸颈部韧带，放松痉挛肌肉，从而减轻症状。②增强颈部肌肉，增强其对疲劳的耐受能力，改善颈椎的稳定性，从而巩固治疗效果，防止反复发作。

（2）适应证和禁忌证：各型颈椎病症状基本缓解或呈慢性状态时，可开始医疗体操以促进症状的进一步消除及巩固疗效。症状急性发作期宜局部休息，不宜增加运动刺激。有较明显或进行性脊髓受压症状时禁忌运动，特别是颈椎后仰运动应禁忌。椎动脉型颈椎病时颈部旋转运动宜轻柔缓慢，幅度要适当控制。

（五）神经阻滞疗法

椎间孔阻滞（硬膜外腔阻滞）和椎旁交感神经阻滞术，是有效的治疗方法，反复单次阻滞或置管连续注药，都能收到很好的效果。单次阻滞每周 2 次，5 次为 1 个疗程。硬膜外腔置管者可每天注药 1 次，每 5 次为 1 个疗程。

星状神经节阻滞术，对治疗交感型颈椎病有特效（一般配合椎间孔、颈部痛点阻滞）。常于第 1 次阻滞治疗后即可收到立竿见影的效果，但多不能维持长久的疗效，故须反复施术以巩固效果，至少须连续治疗 2～4 个疗程。

(六)药物治疗

颈椎病症状显著时常用药物作辅助治疗以促进症状缓解,常用药物有解痉镇痛药、非甾体类消炎止痛药、神经营养药及血管扩张药等。中药也常应用。

日常生活中应注意如下事项。

(1)枕头与睡眠:枕头中央应略凹进,高度为 12～16 cm,颈部应枕在枕头上,不能悬空,使头部保持略后仰。习惯侧卧位者,应使枕头与肩同高。睡觉时,不要躺着看书,也不要长时间将双手放在头上方。

(2)避免做颈部过伸过屈活动:脊髓型颈椎病患者,在洗脸、刷牙、饮水、写字时,要避免颈部过伸过屈活动。

(3)某些日常活动应该停止:在患病期间,应停止做某些过度活动颈椎的活动,如擦高处的玻璃。

(胡金圣)

第九节　脊髓空洞症

脊髓空洞症是一种慢性进行性的脊髓变性疾病,是由于不同原因导致在脊髓中央管附近或后角底部有胶质增生或空洞形成的疾病。空洞常见于颈段,某些病例,空洞向上扩展到延髓和脑桥(称之为延髓空洞症),或向下延伸至胸髓甚至腰髓。由于空洞侵及周围的神经组织而引起受损节段的分离性感觉障碍、下运动神经元瘫痪,以及长传导束功能障碍与营养障碍。

一、病因和发病机制

脊髓空洞症与延髓空洞症的病因和发病机制目前尚未完全明确,概括起来有以下 4 种学说。

(一)脑脊液动力学异常

早在 1965 年,由 Gardner 等人认为由于第四脑室出口区先天异常,使正常脑脊液循环受阻,从而使得由脉络膜丛的收缩搏动产生的脑脊液压力搏动波通过第四脑室向下不断冲击,导致脊髓中央管逐渐扩大,最终形成空洞。支持这一学说的证据是脊髓空洞症常伴发颅颈交界畸形。其他影响正常脑脊液循环的病损如第四脑室顶部四周软脑膜的粘连也可伴发脊髓空洞症。通过手术解决颅颈交界处先天性病变后,脊髓空洞症所引起的某些症状可以获得改善。但是这种理论不能解释某些无第四脑室出口处阻塞或无颅颈交界畸形的脊髓空洞症,也不能解释空洞与中央管之间并无相互连接的病例。也有人认为传送到脊髓的搏动压力波太小,难以形成空洞。因此,他们认为空洞的形成是由于压力的影响,脑脊液从蛛网膜下腔沿着血管周围间隙(Virchow-Robin 间隙)或其他软脊膜下通道进入脊髓内所造成。

(二)先天发育异常

由于胚胎期神经管闭合不全或脊髓中央管形成障碍,在脊髓实质内残留的胚胎上皮细胞缺血、坏死而形成空洞。支持这一学说的证据是脊髓空洞症常伴发其他先天性异常,如颈肋、脊柱后侧突、脊椎裂、脑积水、Klippel-Feil 二联征（两个以上颈椎先天性融合）、先天性延髓下疝（Arnold-Chiari 畸形）、弓形足等。临床方面也不断有家族发病的报道。但该学说的一个最大缺陷在于空洞壁上从未发现过胚胎组织，故难以形成定论。

（三）血液循环异常

该学说认为脊髓空洞症是继发于血管畸形、脊髓肿瘤囊性变、脊髓损伤、脊髓炎伴中央软化、蛛网膜炎等而发生的。引起脊髓血液循环异常，产生髓内组织缺血、坏死、液化，形成空洞。

（四）继发于其他疾病

临床上屡有报道，脊髓空洞症继发于脊柱或脊髓外伤、脊髓内肿瘤、脊髓蛛网膜炎、脊髓炎以及脑膜炎等疾病。因脊髓中央区是脊髓前后动脉的交界区，侧支循环差，外伤后该区易坏死软化形成空洞，常由受伤部的脊髓中央区（后柱的腹侧，后角的内后方）起始并向上延伸。脊髓内肿瘤囊性变可造成脊髓空洞症。继发性脊髓蛛网膜炎患者，可能由于炎症粘连、局部缺血和脑脊液循环障碍，脑脊液从蛛网膜下腔沿血管周围间隙进入脊髓内，使中央管扩大形成空洞。脊髓炎时由于炎症区脱髓鞘、软化、坏死，严重时坏死区有空洞形成。

目前，多数学者认为脊（延）髓空洞症不是单一病因所造成的一个独立病种，而是由多种致病因素造成的综合征。

二、病理

空洞较大时病变节段的脊髓外形可增大，但软膜并不增厚。空洞内有清亮液体填充，其成分多与脑脊液相似。有的空洞内含黄色液体，其蛋白增高，连续切片观察，空洞最常见于颈膨大，常向胸髓扩展，腰髓较少受累。偶见多发空洞，但互不相通。典型的颈膨大空洞多先累及灰质前连合，然后向后角扩展，呈"U"字形分布。可对称或不对称地侵及前角，继而压迫脊髓白质。空洞在各平面的范围可不相同，组织学改变在空洞形成早期，其囊壁常不规则，有退变的神经胶质和神经组织。如空洞形成较久，其周围有胶质增生及肥大星形细胞，形成致密的囊壁（1～2 mm 厚，部分有薄层胶原组织包绕）。当空洞与中央管交通时，部分空洞内壁可见室管膜细胞覆盖。

空洞亦可发生在延髓，通常呈纵裂状，有时仅为胶质瘢痕而无空洞。延髓空洞有下列 3 种类型：①裂隙从第四脑室底部舌下神经核外侧向前侧方伸展，破坏三叉神经脊束核、孤束核及其纤维。②裂隙从第四脑室中缝扩展，累及内侧纵束。③空洞发生在锥体和下橄榄核之间，破坏舌下神经纤维。上述改变以①、②型多见，③型罕见。延髓空洞多为单侧，伸入脑桥者较多，伸入中脑者罕见。延髓空洞尚可侵犯网状结构，第Ⅹ、Ⅺ、Ⅻ脑神经及核，前庭神经下核至内侧纵束的纤维，脊髓丘系以及锥体束等。

脑桥空洞常位于顶盖区，可侵犯第Ⅵ、Ⅶ脑神经核和中央顶盖束。

Barnett 等根据脊髓空洞症的病理改变及可能机制，将其分为 4 型，见表 6-5。

表 6-5　脊髓空洞症分型

1.脊髓空洞伴孟氏孔阻塞和中央管扩大

（1）伴Ⅰ型 Chiari 畸形

（2）伴颅后窝囊肿、肿瘤、蛛网膜炎等造成孟氏孔阻塞

1.脊髓空洞伴孟氏孔阻塞和中央管扩大

2.脊髓空洞不伴孟氏孔阻塞(自发型)

3.继发性脊髓空洞:脊髓肿瘤(常为髓内)、脊髓外伤、脊蛛网膜炎、硬脊膜炎、脊髓压迫致继发性脊髓软化

4.真性脊髓积水,常伴脑积水

三、临床表现

发病年龄通常为 20～30 岁,偶尔发生于儿童期或成年以后,文献中最小年龄为 3 岁,最大为 70 岁。男性与女性比例为 3∶1。

(一)脊髓空洞症

病程进行缓慢,最早出现的症状常呈节段性分布,首先影响上肢。当空洞逐渐扩大时,由于压力或胶质增生的作用,脊髓白质内的长传导束也被累及,在空洞水平以下出现传导束型功能障碍。两个阶段之间可以间隔数年。

1.感觉症状

由于空洞时常始于中央管背侧灰质的一侧或双侧后角底部,最早症状常是单侧的痛觉、温度觉障碍。如病变侵及前连合时可有双侧的手部、臂部尺侧或一部分颈部、胸部的痛、温觉丧失,而触觉及深感觉完整或相对地正常,称为分离性感觉障碍。患者常在手部发生灼伤或刺、割伤后才发现痛、温觉的缺损。以后痛、温觉丧失范围可以扩大到两侧上肢、胸、背部,呈短上衣样分布。如向上影响到三叉丘脑束交叉处,可以造成面部痛、温觉减退或消失,包括角膜反射消失。许多患者在痛、温觉消失区域内有自发性的中枢痛。晚期后柱及脊髓丘脑束也被累及,造成病变水平以下痛、温、触觉及深感觉的感觉异常及不同程度的障碍。

2.运动障碍

前角细胞受累后,手部小肌肉及前臂尺侧肌肉萎缩,软弱无力,且可有肌束颤动,逐渐波及上肢其他肌肉、肩胛肌以及一部分肋间肌。腱反射及肌张力减低。以后在空洞水平以下出现锥体束征、肌张力增高及腱反射亢进、腹壁反射消失、Babinskin 征呈阳性。空洞内如果发生出血,病情可突然恶化。空洞如果在腰骶部,则在下肢部位出现上述的运动及感觉症状。

3.营养性障碍及其他症状

关节的痛觉缺失引起关节磨损、萎缩和畸形,关节肿大,活动度增加,运动时有摩擦音而无痛觉,称为夏科(Charcot)关节。在痛觉消失区域,表皮的烫伤及其他损伤可以造成顽固性溃疡及瘢痕形成。如果皮下组织增厚、肿胀及异样发软,伴有局部溃疡及感觉缺失时,甚至指、趾末端发生无痛性坏死、脱失,称为 Mervan 综合征。颈胸段病变损害交感神经通路时,可产生颈交感神经麻痹(Horner)综合征。病损节段可有出汗功能障碍,出汗过多或出汗减少。晚期可以有神经源性膀胱以及大便失禁现象。其他如脊柱侧突、后突畸形、脊柱裂、弓形足等亦属常见。

(二)延髓空洞症

由于延髓空洞常不对称,症状和体征通常为单侧型。累及疑核可造成吞咽困难及呐吃、软腭与咽喉肌无力、悬雍垂偏斜;舌下神经核受影响时造成伸舌偏向患侧,同侧舌肌萎缩伴有肌束颤动;如面神经核被累及时可出现下运动神经元型面瘫;三叉神经下行束受累时造成同侧面部感觉

呈中枢型痛、温觉障碍；侵及内侧弓状纤维则出现半身触觉、深感觉缺失；如果前庭小脑通路被阻断可引起眩晕，可能伴有步态不稳及眼球震颤；有时也可能出现其他长传导束征象，但后者常与脊髓空洞症同时存在。

四、辅助检查

(一)腰椎穿刺及奎肯试验

一般无异常发现。如空洞较大则偶可导致脊腔部分梗阻引起脑脊液蛋白含量增高。

(二)X 线检查

可发现骨骼 Charcot 关节、颈枕区畸形及其他畸形。

(三)延迟脊髓 CT 扫描(DMCT)

即在蛛网膜下腔注入水溶性阳性造影剂，延迟一定时间，分别在注射后 6 小时、12 小时、18 小时和24 小时再行脊髓 CT 检查，可显示出高密度的空洞影像。

(四)磁共振成像(MRI)

是诊断本病最准确的方法。不仅因为其为无创伤检查，更因其能多平面、分节段获得全椎管轮廓，可在纵、横断面上清楚显示出空洞的位置及大小、累及范围、与脊髓的对应关系等，以及是否合并 Arnol-chiari 畸形，以鉴别空洞是继发性还是原发性，有助于选择手术适应证和设计手术方案。

(五)肌电图

上肢萎缩肌肉有失神经表现，但在麻木的手部，感觉传导速度仍正常，是因病变位于后根神经节的近端之故。

五、诊断与鉴别诊断

(一)诊断

成年期发病，起病隐袭，缓慢发展，临床表现为节段性分布的分离性感觉障碍，手部和上肢的肌肉萎缩，以及皮肤和关节的营养障碍。如合并有其他先天性缺陷存在，则不难作出诊断。MRI 检查可确诊。

(二)鉴别诊断

本病须与下列疾病鉴别。

1.脊髓内肿瘤

可以类似脊髓空洞症，尤其是位于下颈髓时。但肿瘤病变节段短，进展较快，膀胱功能障碍出现较早，而营养性障碍少见，脑脊液蛋白含量增高，可以与本病相区别。对疑难病例可做脊髓造影和 MRI 鉴别之。

2.颈椎骨关节病

可出现手部及上肢的肌肉萎缩，但根痛常见，感觉障碍为呈根性分布而非节段性分布的分离性感觉障碍。可行颈椎摄片，必要时做 CT 和 MRI 检查可明确诊断。

3.肌萎缩性侧索硬化症

不容易与脊髓空洞症相混淆，因为它不引起感觉异常或感觉缺失。

4.脑干肿瘤

脊髓空洞症合并延髓空洞症时，需要与脑干肿瘤鉴别。脑干肿瘤好发于 5～15 岁儿童,病程较短,开始常为脑桥下段症状而不是延髓症状,临床表现为展神经、三叉神经麻痹,且可有眼球震颤等;其后随肿瘤长大而有更多的脑神经麻痹症状,出现交叉性瘫痪。如双侧脑干肿瘤则出现双侧脑神经麻痹及四肢瘫。疾病后期可出现颅内压力增高等,可与延髓空洞症相鉴别。

5.麻风

虽可有上肢肌萎缩与麻木,但无分离性感觉障碍,所有深浅感觉均消失,且常可摸到粗大的周围神经(如尺神经、桡神经及臂丛神经干),有时可见到躯干上有散在的脱色素斑、手指溃疡等,不难鉴别。

六、治疗

本病目前尚无特殊疗法,可从以下几方面着手。

(一)支持治疗

一般对症处理,如给予镇痛药、B 族维生素、三磷酸腺苷、辅酶 A、肌苷等。痛觉消失者应防止烫伤或冻伤。加强护理,辅助按摩、被动运动、针刺治疗等,防止关节挛缩。

(二)放射治疗

对脊髓病变部位进行照射,可缓解疼痛,可用深部 X 线疗法或放射性核素[131]碘疗法,以后者较好。方法有以下几种。

(1)口服法。先用复方碘溶液封闭甲状腺,然后空腹口服钠[131]碘溶液 50～200 μCi,每周服 2 次,总量 500 μCi 为 1 个疗程,2～3 个月后重复疗程。

(2)椎管注射法。按常规做腰椎穿刺,取头低位 15°,穿刺针头倾向头部,注射无菌钠[131]碘溶液0.4～1.0 μCi/mL,每 15 天 1 次,共 3 或 4 次。

(三)手术治疗

对 Chairi 畸形、扁平颅底、第四脑室正中孔闭锁等情况可采用手术矫治。凡空洞/脊髓的比值超过 30%者,有手术指征。手术的目的如下。

(1)纠正伴同存在的颅骨及神经组织畸形。

(2)椎板及枕骨下减压。

(3)对张力性空洞,可行脊髓切开和空洞-蛛网膜下腔分流术或空洞-腹膜腔分流术。

(四)中药治疗

有人采用补肾活血汤加减治疗该病,据报道有效。但至少持续服药 3 个月以上,否则疗效不佳。

七、预后

本病进展缓慢,如能早期治疗,部分患者症状可有不同程度缓解。少数患者可停止进展,迁延数年至数十年无明显进展。部分患者进展至瘫痪而卧床不起,易发生并发症,预后不良。

(胡金圣)

第十节　重症肌无力

重症肌无力(MG)是由乙酰胆碱受体抗体介导、细胞免疫依赖性、补体参与的自身免疫性疾病，病变主要累及神经、肌肉接头处突触后膜上乙酰胆碱受体。临床特征为受累骨骼肌易于疲劳，并在活动后加重，经休息和服用抗胆碱酯酶药物后症状减轻和缓解。患病率约为人口的 5/100 000。

一、病因及发病机制

自身免疫性疾病多发生在遗传的基础上，本病发生的原因，多数认为与胸腺的慢性病毒感染有关。遗传为内因，感染可能为主要的外因。正常人体中，乙酰胆碱受体有它自然的形成、脱落和代谢的过程，这个过程亦可能产生一定的抗体，但由于乙酰胆碱受体脱落与新生乙酰胆碱受体替补的平衡，机体并不发生疾病。在病毒感染的情况下，机体对乙酰胆碱受体脱落的自身代偿能力和耐受力发生了改变，使正常的生理过程过分扩大而产生疾病。其次，病毒表面与乙酰胆碱之间存在的共同抗原——抗病毒抗体的产生，导致交叉免疫反应。第三，病毒感染胸腺，使胸腺中的肌样上皮细胞及其他细胞表面的乙酰胆碱受体致敏，产生抗乙酰胆碱受体抗体。然而这三种因素仅导致一部分人发病，可能是与机体的遗传因素有关。

重症肌无力不仅损害横纹肌神经肌肉接头处，还累及身体的许多部位，是一个广泛的自身免疫性疾病，其证据有：①癫痫发作和脑电图异常。癫痫的发病率在本病患者较正常人明显升高，血中既可测出抗肌肉的 AChRab，也可测出抗脑的 AChRab。部分患者发现脑电图有发作性弥漫性慢波或尖慢波。②睡眠时相障碍。主要表现在快相眼动期的异常。③记忆力障碍，可随病情的好转而随之改善。④精神病学方面障碍。可伴发精神分裂症、情绪异常、情感和个性改变等。⑤锥体束征阳性，随病情好转病理反射也消失。⑥易合并其他自身免疫性疾病，如甲状腺功能亢进等。

二、病理学

肌纤维改变均无特异性，可有局限性炎性改变，肌纤维间小血管周围可见淋巴细胞集结，称为淋巴漏，同时有散在的失神经性肌萎缩。在神经肌肉接头处终板栅变细、水肿和萎缩。电镜下可见突触间隙增宽、皱褶加深、受体变性。胸腺淋巴小结生发中心增生是常见的，部分患者伴发胸腺瘤。

三、临床表现

女性多于男性，约1.5∶1。各种年龄均可发病，但多在 20～40 岁。晚年起病者则以男性较多。主要表现为骨骼肌的无力和易疲劳性，每天的症状都是波动性的，休息后减轻，活动后加重，晨轻暮重。整个病程常常也有波动。疾病早期常可自发缓解，晚期的运动障碍比较严重，休息后也不能完全恢复。最常受累的肌群为眼外肌，表现为眼睑下垂、复视、眼球活动障碍。面部表情肌受累出现表情障碍、苦笑面容、闭眼示齿均无力。咀嚼肌及咽喉肌无力时，表现咀嚼和吞咽困难、进食呛咳、言语含糊不清、声音嘶哑或带鼻音。四肢肌群尤其近端肌群受累明显，表现上肢不能持久上抬、梳头困难、走一段路后上楼梯或继续走路有困难。颈肌无力者,头部倾向前坠,经常用手扶托。呼吸肌群受累,早期表现用力活动后气短,严重时静坐或静卧也觉气短、发绀,甚至出现呼吸麻痹。偶有影响心肌,可引起突然死亡。个别患者伴有癫痫发作、精神障碍、锥体束征,认为是 AChRab 作用于中枢神经系统所致。

重症肌无力按改良 Osserman 分型法分为以下几型。

Ⅰ型(眼肌型):单纯眼外肌受累。

Ⅱa型(轻度全身型):四肢肌肉轻度受累,常伴有眼外肌受累,生活能自理。

Ⅱb型(中度全身型):四肢肌群中度受累,眼外肌受累,有咀嚼、吞咽及讲话困难,生活自理有一定的困难。

Ⅲ型(重度激进型):急性起病,进展快,多于起病数周或数月内出现延髓麻痹、呼吸麻痹,常有眼外肌受累,生活不能自理。

Ⅳ型(迟发重症型):多在两年内逐渐由Ⅰ、Ⅱa、Ⅱb型发展到延髓麻痹和呼吸麻痹。

Ⅴ型(肌萎缩型):指重症肌无力患者于起病后半年,出现肌萎缩。

自主神经症状:重症肌无力患者伴有自主神经症状约占1%,主要表现:①一侧瞳孔散大。②唾液分泌过盛。③小便潴留或困难。④腹痛、腹泻,均在肌无力症状加重时出现。⑤大便困难。⑥呕吐,可以频繁呕吐为首发症状,继之出现四肢无力。上述症状均应用皮质类固醇治疗后改善、消失。

短暂新生儿重症肌无力为一种特殊类型。女性患者,无论病情轻重,所生的婴儿约10%有暂时全身软弱、哭声微弱、吸吮无力、上睑下垂、严重者有呼吸困难。经救治后,皆在1周后到3个月内痊愈,此因患者母体的 AchRab 经胎盘输入婴儿所致。

重症肌无力危象是指急骤发生呼吸肌严重无力,出现呼吸麻痹,不能维持正常换气功能,并可危及患者生命,是该病死亡的常见原因。危象可分为以下3种。

1.肌无力危象为疾病发展的表现

多因感染、分娩、月经、情绪抑郁、漏服或停服抗胆碱酯酶药物,或应用呼吸抑制剂吗啡、神经-肌肉阻断剂如庆大霉素而诱发。有上述诱因者,静脉注射依酚氯铵2~5 mg,肌无力症状有短暂和明显的好转。

2.胆碱能危象

为抗胆碱酯酶药物过量,使终板膜电位发生长期去极化,阻断神经-肌肉传导。多在1小时内有应用抗胆碱酯酶药物史,除表现肌无力症状外,尚有胆碱能中毒症状,表现为瞳孔缩小、出汗、唾液增多、肌束颤动等胆碱能的 M 样和 N 样不良反应。依酚氯铵试验出现症状加重或无改变,而用阿托品0.5 mg 静脉滴注,症状好转。

3.反拗危象

主要见于严重全身型患者,多在胸腺手术后、感染、电解质紊乱或其他不明原因所引起,药物剂量未变,但突然失效。检查无胆碱能不良反应征象,依酚氯铵试验无变化。重症肌无力患者仅有上述的肌力障碍。体格检查无其他异常,个别患者可有肌肉萎缩或锥体束征。

四、实验室检查

(一)肌电图检查

(1)重复电刺激试验:对四肢肌肉的支配神经应用低频或高频刺激,都能使动作电位幅度很快地降低 10% 以上者为阳性。

（2）单纤维肌电图：是用特殊的单纤维针电极通过测定"颤抖（Jitter）"研究神经肌肉接头的功能。重症肌无力的患者颤抖增宽，严重时出现阻滞，是当前诊断重症肌无力最为敏感的电生理手段。检测的阳性率，全身型为 77%～100%，眼肌型为 20%～67%，不仅可作为重症肌无力的诊断，也有助于疗效的判断。

（3）微小终板电位：此电位下降，平均为正常人的 1/5。

（4）终板电位：终板电位降低。

（二）血液检查

血中 AChRab 阳性但也有少数患者该抗体检查为阴性。白细胞介素 Ⅱ 受体（IL-2R）水平明显增高，并可作为疾病活动性的标志，尤以 Ⅱb、Ⅲ、Ⅳ 型为著。T 细胞增殖与疾病程度成正比。活动期患者血清中补体含量减少，且与临床肌无力的严重度相一致。

（三）免疫病理学检查

诊断有困难的患者，还可作神经肌肉接头处活检，可见突触后膜皱褶减少、变平坦和其上乙酰胆碱受体数目减少。

（四）胸腺的影像学检查

5%～18% 有胸腺肿瘤，70%～80% 有胸腺增生，应常规作胸部正、侧位照片或加侧位断层提高检出率。纵隔 CT 阳性率可达 90% 以上。

五、诊断

根据临床上好发肌群的无力现象，同时有晨轻暮重、休息后减轻、活动后加重的特点，又没有神经系统其他阳性体征，则可考虑这个诊断。对有疑问的病例，可作下列辅助试验。

（一）肌疲劳试验

使可疑病变的肌肉反复地收缩，如连续作举臂、眨眼、闭目动作，则肌无力症状不断加重，而休息后肌力又恢复者为阳性。

（二）药物试验

（1）依酚氯铵试验：静脉注射依酚氯铵 2 mg，如无反应，则再静脉注射 8 mg，1 分钟内症状好转为阳性。

（2）新斯的明试验：肌内或皮下注射新斯的明 0.5～1 mg，30～60 分钟内症状减轻或消失为阳性。

（三）本病应与下列疾病相鉴别

（1）脑干或脑神经病变：此类疾病无肌疲劳的特点，新斯的明试验阴性，常有瞳孔改变、舌肌萎缩、感觉障碍和锥体束征。

（2）急性感染性多发性神经根神经炎：发病较急，有神经根痛症状，脑脊液蛋白-细胞分离现象，无肌疲劳的特点，新斯的明试验阴性。

（3）突眼性眼肌麻痹：为甲状腺功能亢进的并发症，有甲状腺肿大、突眼、心率加快等症状，可作同位素和甲状腺功能检查不难鉴别。

（4）Lambert-Eaton 综合征：又称类重症肌无力，为一组自身免疫性疾病。男性患者多于女性，常见于 50～70 岁，约 2/3 患者伴有癌肿，尤其是小细胞癌。其肌无力主要表现在肢体近端，较少侵犯眼外肌和延髓所支配的肌肉，肌肉活动后也易疲劳，但如继续用力活动数秒，肌力却可获得暂时的改善。肌电图示单个电刺激的动作电位波幅低于正常，而高频电刺激时，波幅明显增高。用抗胆碱酯酶药物无效,而切除肿瘤后症状可改善。

六、治疗

治疗原则包括:①提高神经肌肉接头处传导的安全性:主要是应用胆碱酯酶抑制剂,其次是避免用乙酰胆碱产生和(或)释放的抑制剂。首选抗生素为青霉素、氯霉素和先头孢霉素等。②免疫治疗:胸腺摘除、胸腺放射治疗和抗胸腺淋巴细胞血清等。肾上腺皮质类固醇、细胞毒药物、抗淋巴细胞血清的超胸腺免疫抑制疗法。血浆交换和大剂量免疫球蛋白输入。③危象的处理:要根据不同的危象进行救治,并保持呼吸道通畅,积极控制肺部感染,必要时应及时气管切开,正压辅助呼吸。

(一)胆碱酯酶抑制剂(CHEI)

能抑制胆碱酯酶对乙酰胆碱的降解,使乙酰胆碱增多,肌力获一过性改善。适用除胆碱能危象以外的所有的重症肌无力患者。长期使用会促进 AChR 的破坏,特别在抗乙酰胆碱抗体存在的情况下,这种破坏作用更大,故长期用药弊多利少。晚期重症患者由于 AChR 严重破坏,常可出现耐药性。胆碱酯酶抑制剂有毒蕈碱样(M)和烟碱样(N)两方面不良反应。

M-胆碱系作用:轻者出现腹痛、胀气、腹泻、恶心、呕吐、流涎、肌抽动、瞳孔缩小等。重者可因心搏骤停、血压下降而导致死亡。

N-胆碱系作用:轻者表现为肌束震颤,重者可因脑内胆碱能神经元持续去极化传导阻滞而表现为不同程度的意识障碍。

1.溴啶斯的明

起效温和、平稳、作用时间较长(2~8 小时)和逐渐减效,口服 2 小时达高峰,蓄积作用小。对延髓支配的肌肉无力效果较好。最近有人报告用雾化吸入治疗,对吞咽困难有良好疗效且不良反应少。

糖衣片含 60 mg,口服 60~180 mg,每日 2~4 次,病情严重者可酌情加量。对于婴儿和儿童的剂量是 1 mg/kg,每 4~6 小时一次,实际剂量还可按临床反应来变化。糖浆制剂60 mg/5 mL,易于婴儿和儿童服用。缓释片剂 180 mg/片,睡前服为佳,而白天服用易影响吸收率。不良反应很缓和,一般无须加用阿托品,因会加强吗啡及其衍生物和巴比妥类的作用,合并应用时须注意。个别患者有腹痛不能耐受,可减量或用小剂量阿托品对抗其M-胆碱系不良反应。

2.新斯的明

对肢体无力效果好。甲基硫酸新斯的明溶液稳定性好,供注射,一般用0.5 mg。口服后大部分于肠内破坏,只有未被破坏的部分才被吸收,故口服的有效剂量为注射剂量的 30 倍,常用溴化新斯的明 15 mg。

溴化新斯的明口服约 15 分钟起效,30~60 分钟作用达高峰,持续约 2~6 小时,其后迅速消失,故日量及每 2 次用药的间期需因人而异。自 135 mg/d 至 180 mg/d,常用 150 mg/d,每日 3 次至 2 小时一次,可在进餐前 15~30 分钟口服 15 mg。若静脉注射新斯的明有时可致严重心动过缓,甚至心搏骤停,应尽量避免静脉滴注。

3.溴新斯的明

15 mg/片,作用一般持续 4~6 小时,不良反应小。

(二)肾上腺皮质激素

免疫抑制作用主要抑制自体免疫反应,对 T 细胞抑制作用强,而 B 细胞抑制作用弱。使 Th 细胞减少,Ta 细胞增多。抑制乙酰胆碱受体抗体合成,使神经肌肉接头处突触后膜上的乙酰胆碱受体免受或少受自身免疫攻击所造成的破坏。早期使病情加重,其机制可能是对神经肌肉接头处传递功能的急性抑制,并使血中乙酰胆碱受体抗体增高,如同时配合血浆交换可对抗之。适用于各型重症肌无力,特别是胸腺切除前后,对病情恶化又不宜于或拒绝作胸腺摘除的重症肌无力患者,以及小儿型、眼型的患者更应首选。治疗的有效率达 96%,其中缓解和显效率 89%,对40 岁以上的患者疗效最好,至少应用 6 个月仍无改善才可认为无效。

1.冲击疗法

适应于住院患者的危重病例、已用气管插管和人工呼吸机者、为争取短期内取得疗效者。实验证明,甲基泼尼松龙在泼尼松结构上引入 1、2 双键,6 位再入甲基,使其作用比泼尼松强 10 倍及半衰期延长。可在冲击治疗后迅速减少剂量而易于撤离,缩短激素治疗时间。

方法:甲泼尼龙 1 000 mg/d,静脉滴入,连续 3～5 天。改地塞米松 10～15 mg/d,静脉滴入,连续 5～7 天后,可酌情继续用地塞米松 8 mg/d,5～7 天,若吞咽有力或病情稳定,停用地塞米松,改为泼尼松口服 100 mg/d,每晨顿服。症状基本消失时,每周减 2 次,每次减 10 mg,减至60 mg/d 时,每次减 5 mg。减至 40 mg/d 时,开始减隔天量,每周减 5 mg,如 1、3、5、7 服 40 mg,隔天的 2、4、6 服 35 mg,而下一周隔天量减为 30 mg,以此类推,直至隔天量减为 0。以后每隔一天晨顿服 40 mg,作为维持量,维持用药 1 年以上,无病情反复,可以将维持量每月减 5 mg,直到完全停用。若中途有病情反复,则需随时调整剂量。若胸腺摘除术后,则一般需要用维持量(隔天晨顿服,成人 40～60 mg;儿童 2.5 mg/kg)2～4 年。

2.一般疗法

适用于 Ⅰ、Ⅱa、Ⅴ 型的门诊治疗,或胸腺手术后复发,症状表现如 Ⅰ 型或 Ⅱa 型及 Ⅱb 型病情稳定期,胸腺摘除术术前治疗。

方法:成人经确诊后,给予泼尼松 60～80 mg,儿童 5 mg/kg,隔天晨顿服,直至症状基本消失或明显好转开始减量,每 1～2 月减 5 mg。Ⅰ 型患者通常用 1 年左右可停药;Ⅱa 型用药至少1 年以上,如减药时症状反复,还需调整到能控制病情的最小剂量,待症状再次消失或基本消失,每 2 个月减 5 mg 至停药;胸腺瘤术后用维持量同(1);Ⅱb 型在生活可基本自理时,每 2～3 个月减 2～5 mg,至完全停药;胸腺摘除术前治疗,如为胸腺增生,用药 2 个月以上症状改善即可尽快减量,每周减 10～20 mg,停药后手术。胸腺瘤患者,用药 1～2 月,症状有无改善均须尽快手术。也有人主张,胸腺瘤术前不用激素治疗。

不良反应:约有 66% 的患者有不同程度的不良反应,主要有向心性肥胖、高血压、糖尿病、白内障、骨质疏松、股骨头无菌性坏死、精神症状、胃溃疡。可与 H_2 受体拮抗剂,如雷尼替丁等合用。甲泼尼龙冲击治疗的不良反应甚少且轻,对症处理易于缓解。氯化钾口服可改善膜电位,预防骨质疏松和股骨头无菌性坏死可给予维生素 D 和钙剂,后者还有促进乙酰胆碱释放的作用。为促进蛋白合成,抑制蛋白分解,可给予苯丙酸诺龙。

(三)免疫抑制剂

1.环磷酰胺

大剂量冲击疗法主要抑制体液免疫,静脉点滴 1 000 毫克/次,5 日 1 次,连用 10～20 次,或200 毫克/次,每周 2～3 次,总量 10～30 g。小剂量长期疗法主要抑制细胞免疫,100 mg/d 服用,总量 10 g。总量越大,疗程越长其疗效越好,总量达 10 g 以上,90% 有效;达 30 g 以上,100% 有效。疗程达 3 年可使 100% 患者症状完全消失,达到稳定的缓解。适用于对皮质类固醇疗法无效、疗效缓慢、不能耐受或减量后即复发者,以及胸腺切除术效果不佳者。当血白细胞或血小板计数明显减少时停用。

2.硫唑嘌呤

抑制 DNA 及 RNA 合成,主要抑制 T 细胞的功能。儿童 $1\sim3$ mg/(kg·d),连用一到数年。成人 $150\sim200$ mg/d,长期应用。适应证与环磷酰胺相同。不良反应常见:脱发、血小板及白细胞计数减少。

3.环孢素

主要影响细胞免疫,抑制 Th 细胞的功能。口服 6 mg/(kg·d),以后根据药物的血浆浓度(维持在 $400\sim600$ μg/L)和肾功能情况(肌酐$\leqslant176$ μmol/L)调节药物剂量,疗程 12 个月,2 周可获改善,获最大改善的时间平均 3 个月。不良反应有恶心、一过性感觉异常、心悸、肾中毒等。60 岁以上,有高血压史,血清肌酐达 $88\sim149.6$ μmol/L 者有引起肾中毒的危险,应慎用。

4.VEP 疗法

即长春新碱、环磷酰胺、泼尼松龙联合疗法。主要利用其抗肿瘤作用和免疫抑制作用,可适用于伴胸腺肿瘤而不适于手术治疗的患者。

(四)血液疗法

1.血浆交换疗法

能清除血浆中抗 AChR 抗体及免疫复合物,起效迅速,但不持久,疗效维持 1 周~2 个月,之后随抗体水平逐渐增高而症状复现。适用于危象和难治型重症肌无力。具体方法,取全血,分离去除血浆,再将血细胞与新鲜的正常血浆或其他交换液一起输回,每 2 小时交换 1 000 mL,每次换血浆量 $2\,000\sim3\,000$ mL,隔天一次,3~4 次为一个疗程。如与类固醇皮质激素等免疫抑制剂合用,取长补短,可获长期缓解。

2.大剂量静脉注射免疫球蛋白

免疫抑制剂和血浆交换疗法的不良反应为人们提出需要一种更有效和更安全的治疗。单独应用大剂量免疫球蛋白治疗的 65% 患者在 2 周起效,5 天一个疗程。总剂量为$1\sim2$ g/kg 或每日 400 mg/kg,静脉注射,作为缓解疾病进程起到辅助性治疗的作用。其不良反应轻微,发生率 $3\%\sim12\%$,表现为发热、皮疹、偶有头痛,对症处理可减轻。

3.免疫吸附疗法

采用床边血浆交换技术加上特殊的免疫吸附柱(有一次性的,也有重复的),可以有效地祛除患者血浆中的异常免疫物质,常常获得奇效。该疗法最大的好处是不需要输注正常人血浆。

(五)胸腺治疗

1.胸腺手术

一般术后半年内病情波动仍较大,2~4 年渐趋稳定,故术后服药不得少于2~4 年,5 年 90% 有效。手术能预防重症肌无力女性患者产后发生肌无力危象。病程短,病情轻,尤其胸腺有生发中心的年轻患者的疗效较好。恶性胸腺瘤者疗效较差。

2.胸腺放射治疗

其机制与胸腺摘除相似,但其疗效不肯定,且放射治疗易损伤胸腺邻近组织,不良反应较大。

(六)危象的急救

重症肌无力危象,是指重症肌无力患者本身病情加重或治疗不当引起吞咽和呼吸肌的进行性无力,以至不能排出分泌物和维持足够的换气功能的严重呼吸困难状态,是临床上最紧急的状态,往往需要气管切开,并根据不同的危象采取相应的措施。

1.肌无力性危象

一旦确诊即给新斯的明 1 mg,每隔半小时肌内注射 0.5 mg,好转后逐渐改口服适当剂量。肌无力危象多因感染诱发或呼吸困难时气管分泌物潴留合并肺部感染。

2.胆碱能性危象

静脉注射阿托品 2 mg,根据病情可每小时重复一次,直至出现轻度阿托品化现象时,再根据依酚氯铵试验的反应,开始给新斯的明,并谨慎地调整剂量。

3.反拗性危象

应停用有关药物,给予人工呼吸和静脉补液。注意稳定生命体征,保持电解质平衡。2～3 天后,重新确立抗胆碱酯酶药物用量。

首选甲基泼尼松龙的冲击疗法。因有辅助呼吸,激素使用早期出现无力加重现象也可继续用。有强调合用环磷酰胺的积极意义。血浆置换法在危象抢救中也有疗效显著、起效快的优点。有人首先主张早期气管切开,正压式辅助呼吸,同时减用以至停用胆碱酯酶抑制剂 72 小时,称"干涸"疗法,同时加用激素等免疫抑制疗法,效果显著。胆碱能危象时停用所有药物,大约经过72 小时所有的药物毒性作用可消失。故在控制呼吸的情况下,无须用依酚氯铵试验来判断,使得三种危象的鉴别诊断、治疗都变得简单、方便。有利于赢得抢救的时机,提高成功率。同时须精心护理与增强体质,保证患者有足够的营养,防止水电解质和酸碱平衡紊乱。

(七)避用和慎用的药物

对于影响神经肌肉接头传递功能、降低肌细胞膜兴奋性或抑制呼吸的药物,如新霉素、卡那霉素、多黏菌素、奎宁、吗啡、哌替啶等,均应避用。此外,四环素、金霉素、链霉素均应慎用,异丙嗪、苯巴比妥、地西泮等镇静剂也能抑制呼吸,尽可能不用。

(八)重症肌无力诊断和治疗的流程图(图6-1)

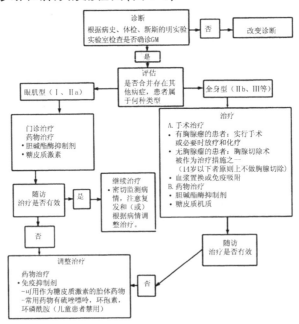

图 6-1　重症肌无力诊断和治疗流程图

(胡金圣)

第七章

肾内科疾病

第一节 慢性肾小球肾炎

一、概说

慢性肾小球肾炎是指由多种原发性肾小球疾病所导致的较长病程的疾病,临床以蛋白尿、水肿、血尿、高血压或伴肾功能减退为特征,成年人常见,除小部分有急性肾炎史外,多数起病缓慢,呈隐匿性经过。

二、诊断

(一)临床表现

1.水肿

患者均有不同程度的水肿,轻者仅面部、眼睑和组织松弛部水肿,甚至可间歇出现,重者则全身普遍性水肿,并可有腹腔(胸腔)积液水。

2.高血压

一部分患者有高血压症状,血压升高可为持续性,亦可呈间歇性,以舒张压升高[高于12 kPa(90 mmHg)]为特点。

3.尿异常表现

此为必有症状,尿量变化与水肿及肾功能情况有关,水肿期尿量减少,无水肿者尿量多正常,肾功能明显减退;浓缩功能障碍者常有夜尿,多尿,尿比重偏低(<1.020),尿蛋白含量不等,多在1~3 g/24 h,亦可呈大量蛋白尿(>3.5 g/24 h),尿沉渣中可见颗粒管型、透明管型,伴有轻中度血尿,偶可见肉眼血尿(为肾小球源血尿)。

4.肾功能不全

主要指肾小球滤过率(GFR)降低,就诊时多数患者内生肌酐清除率(Ccr)尚未降到正常值50%以下。

5.贫血

有轻至中度以上正常细胞正色素性贫血。水肿明显者可轻度贫血,可能与血液稀释有关。

(二)实验室检查

除上述尿常规及肾功能检查外,还有其他检查有助于诊断及预后判断。

1.尿液检查

尿 C_3 测定、尿纤维蛋白降解产物（FDP）测定、尿圆盘电泳、尿蛋白选择指数，有助于分析其原发病的病理类型。

2.血液检查

血清补体测定、免疫球蛋白测定、β-微球蛋白，对分析病理类型及预后有参考价值。

3.超声检查

观察肾脏形态学改变，以供诊断参考。

4.肾脏活体组织检查

直接观察慢性肾炎之原发疾病病理类型，对其诊断、治疗和预后都有很重要的意义。

三、鉴别诊断

（一）本病普通型和慢性肾盂肾炎鉴别

泌尿系统感染史，尿沉渣中白细胞经常反复出现，甚至有白细胞管型，尿细菌学检查阳性，均可提示慢性肾盂肾炎。其晚期亦有大量蛋白尿和高血压及肾功损害，但肾小管功能损害先于氮质血症，且具有肾小管性蛋白尿的特征，一般无低蛋白血症，肾图示双侧肾损害差异较大。多见于女性。有时慢性肾炎合并尿路感染，用抗生素治疗，其尿液成分改变、氮质血症或可好转，但肾炎综合征仍会存在。

（二）本病高血压与原发性高血压继发肾脏损害的鉴别

后者多发生于 40 岁以后，常先有多年的高血压史，有全身各器官动脉硬化表现，尿蛋白多不严重，无低蛋白血症，无贫血，肾小管损害较肾小球损害明显。

（三）本病急性发作而既往史不明显者需要与急性肾炎鉴别

较短的潜伏期，伴明显的贫血，低蛋白血症，眼底及心脏改变和 B 超检查双肾不增大，均可与急性肾炎鉴别。

（四）与继发于全身疾病的肾损害鉴别

全身性疾病出现肾损害的有变应性紫癜、糖尿病、结缔组织病、高尿酸血症等。各系统的详细检查可助确诊。

（五）本病肾病型与类脂性肾病鉴别

均可有肾病综合征的表现，有时类脂性肾病虽一过性出现高血压、肾功能不全，但经利尿及消肿治疗会很快恢复，一般镜下血尿很少，且尿蛋白高度选择性，尿 C_3、FDP 无，对激素敏感，而肾病型与之相反。

四、并发症

（一）心功能不全

由于高血压、贫血、水肿等原因，表现为心脏扩大、心律失常及心力衰竭。

（二）多种感染

因低蛋白血症，抗感染能力低，易发生呼吸道、泌尿道、皮肤等感染。

五、治疗

（一）控制感染

常选用青霉素类或大环内酯类抗生素或林可霉素等药。

（二）对症处理

水肿、尿少者可选用噻嗪类利尿剂,常同时配用保钾利尿药,以增强利尿效果。常用氢氯噻嗪(双氢克尿塞)合氨苯蝶啶。如上药无效时,可用呋塞米、依他尼酸(利尿酸)等强利尿剂,特别是呋塞米在肾功能严重受损时仍有效果。若血浆蛋白过低(<25 g/L),利尿剂往往达不到消肿目的,应适当补充清蛋白或血浆,以提高血液胶体渗透压,促进利尿,消肿。

高血压患者可适当选用利尿剂或降压药。在利尿消肿之后,血压仍不降者,可加用血管紧张素转化酶抑制剂(ACEI)、钙通道阻滞剂,还可配合周围血管扩张药,中枢降压药亦可选用。少数顽固患者,可用血管紧张素 Ⅱ 转化酶抑制剂。但切记血压不宜下降得过快、过低。

（三）糖皮质激素和细胞毒药物的运用

常用药物为泼尼松,剂量 0.5～1 mg/(kg·d),对其反应好的病例,服药后约 1 周,开始利尿消肿,尿蛋白逐渐减少,直到消失。以后逐渐减量,每周减少5 mg,当减至10～15 mg 时,作为维持量不再减少,并改为隔天服药 1 次,将 2 天药量于早餐前 1 次服下,维持量应服半年或 1 年。激素撤退不宜过快,否则症状易复发。若服泼尼松 3～4 周后,仍无利尿效果,蛋白尿亦不减轻,则表明疗效差,可改用地塞米松或泼尼松龙或加用细胞毒药物,若再用 2～3 周仍无疗效,则表明对激素反应差,宜停药。细胞毒药可用环磷酰胺、氮芥之类。

（武永胜）

第二节　急性肾衰竭

一、概述

急性肾衰竭(acute renal failure,ARF)是指各种原因引起的双肾泌尿功能在短期内急剧障碍,导致代谢产物在体内迅速积聚,水电解质和酸碱平衡紊乱,出现氮质血症和代谢性酸中毒,并由此发生的机体内环境严重紊乱的临床综合征。多数患者的一个重要临床表现是少尿(成人每天尿量<400 mL)或无尿(成人每天尿量<100 mL),即少尿型急性肾衰竭。也有一部分患者尿量不减少,称为非少尿型急性肾衰竭。临床工作中要注意避免以少(无)尿作为考虑或诊断急性肾衰竭综合征的错误认识,不然会导致失去对急性肾衰竭早期及预防性治疗的时机。2005 年9 月,由国际肾脏病学会(ISN)、美国肾脏病学会(ASN)、美国肾脏病基金会(NKF)及急诊医学专业来自全球多个国家的专家们共同组成了急性肾损伤的专家组(AKIN),拟将以往所称的急性肾衰竭(ARF)更名为急性肾损伤(AKI),并讨论了有关 AKI 的定义和分级(表 7-1),以强调对这一综合征的早期诊断、早期处置的重要性。

表 7-1　AKI 的分级

	血清肌酐	尿量
Ⅰ	升高≥26.5 μmol/L(0.3 mg/dL)或增至≥150%～200%	<0.5 mL/(kg·h),6 小时
Ⅱ	增至>200%～300%	<0.5 mL/(kg·h),12 小时
Ⅲ	增至>300%或 354 μmol/L(0.4 mg/dL)	<0.3 mL/(kg·h),24 小时或无尿 12 小时

二、急性肾衰竭的分类与病因

(一)按发病环节可将急性肾衰竭分为 3 类

急性肾衰竭的病因多样,根据发病环节可分为肾前性、肾性和肾后性三大类,但又常相继出现,如:肾前性急性肾衰和缺血性急性肾小管坏死(肾实质性急性肾衰竭)发生在一个相同的连续的病理生理过程中,当严重或持续的肾脏血流低灌注时肾小管上皮细胞发生严重的损伤,即使纠正了低灌注也难以改善这些病变,临床上就是急性肾小管坏死。

1.肾前性急性肾衰竭

肾前性肾衰是指肾脏血液灌流量急剧减少所致的急性肾衰竭。肾脏无器质性病变,一旦肾灌流量恢复,则肾功能也迅速恢复。所以这种肾衰又称功能性肾衰或肾前性氮质血症。

2.肾性急性肾衰竭

肾性肾衰是由于各种原因引起肾实质病变而产生的急性肾衰竭,又称器质性肾衰竭。

3.肾后性急性肾衰竭

由肾以下尿路(即从肾盏到尿道口任何部位)梗阻引起的肾功能急剧下降称肾后性急性肾衰竭,又称肾后性氮质血症。

(二)急性肾衰竭的常见病因

见表 7-2。

表 7-2　急性肾衰竭的病因分类

1.肾前性(肾脏低灌注)	
血容量不足	细胞外液丢失(烧伤、腹泻、呕吐、消化道大出血、盐消耗性肾病、利尿、尿崩症、原发性肾上腺皮质功能不全)细胞外液重新分布(烧伤、挤压伤、胰腺炎、营养不良、肾病综合征、严重肝脏病)
心搏出量下降	心肌功能下降(心肌梗死、心律不齐、缺血性心脏病、心肌病、瓣膜病、高血压性心脏病、肺源性心脏病)
周围血管扩张	药物引起(抗高血压药物、麻醉药、药物中毒),脓毒血症,其他:肝衰竭、过敏、肾上腺皮质功能不全、低氧血症、低磷血症
肾脏血管收缩、扩张失衡	脓毒血症,药物:NSAIDs,ACE 抑制剂,α 肾上腺受体拮抗剂,肝肾综合征
肾动脉机械性阻塞	夹层形成,外伤(血肿压迫、血管创伤)
2.肾实质性(肾脏本身疾病)	
肾小球疾病	各型急性肾炎,急性感染后肾小球肾炎
肾小管坏死	缺血性(肾前性 ARF 迁延而至),肾毒性(药物、造影剂、高渗性肾病、重金属或有机溶剂等)、色素尿(肌红蛋白尿、血红蛋白尿)
肾间质疾病	药物,自身免疫,感染,肿瘤细胞浸润(淋巴瘤、肉瘤白血病、结节病)
肾血管疾病	小血管炎 9 常表现为急性肾炎Ⅲ型),血栓性微血管病(恶性高血压、溶血性尿毒症综合征、硬皮病肾脏危象、弥散性血管内凝血等),肾梗死(肾动脉栓塞、动脉粥样硬化性肾动脉闭塞、肾小动脉胆固醇栓塞综合征)
3.肾后性(尿路梗阻)	
神内梗阻	骨髓瘤、轻链病、尿酸和/或草酸钙、磺胺、阿昔洛韦等药物结晶

续表

双侧肾盂、输尿管梗阻	管腔内梗阻：肿瘤、结石、血块、组织块或脓块、脱落肾乳头、霉菌团块。管腔外压迫：肿瘤、肿大淋巴结、后腹膜纤维化、误结扎
膀胱及以下部位	结石、肿瘤、血块、神经性膀胱，前列腺肿大（恶性或良性），尿道狭窄（外伤、肿瘤）严重的包茎

1.肾前性肾衰竭

(1)低血容量：见于大量失血、外科手术、创伤、烧伤、严重的呕吐、腹泻等引起的低血容量性休克。

(2)心力衰竭：见于急性心肌梗死、严重心律失常、心包填塞等引起的心源性休克，造成心排血量急剧下降时。

(3)血管床容量扩大，使有效循环血量减少：血管床容量扩大，使有效循环血量减少，见于过敏性休克及败血症休克时血管床容量扩大，血液淤滞。

(4)其他各种外科因素等引起的肾血流障碍：上述因素直接影响血压和肾灌流，当血压低于10.7 kPa(80 mmHg)时，肾小球毛细血管压低于6.4 kPa(48 mmHg)，引起肾灌流减少和肾缺血。

由于肾前性急性肾衰竭主要是有效循环血量减少和肾血管收缩，导致肾小球滤过率急剧降低，而肾小管功能尚属正常；同时，因继发性醛固酮和抗利尿激素分泌增加，又可加强远曲小管和集合管对钠的重吸收，因而其临床特点有少尿(尿量<400 mL/d)，尿钠浓度低(<20 mmol/L)，尿比重较高(>1.020)和氮质血症，血浆肌酐和血液尿素氮明显升高，尿肌酐/血肌酐比值>40。

2.肾性肾衰竭

(1)肾小球、肾间质和肾血管疾病：如急性肾小球肾炎、狼疮性肾炎、急进型高血压病、急性肾盂肾炎、坏死性肾乳头炎和肾动脉粥样栓塞都能引起急性肾衰竭。

(2)急性肾小管坏死：急性肾小管坏死(acute tubular necrosis，ATN)是临床上引起 ARF 的最常见也是最重要的原因，它所引起的 ARF 占所有 ARF 的 40%～50%。引起 ATN 的因素主要有以下几种。

急性肾缺血：肾前性肾衰的各种病因（如休克），在早期未能得到及时的抢救，因持续的肾缺血而引起 ATN，即由功能性肾衰转为器质性肾衰。目前研究认为，急性肾缺血损伤更容易出现在再灌注之后，其中再灌注产生的氧自由基可能是导致 ATN 的主要因素之一。

急性肾中毒：引起肾中毒的毒物如下。①药物：如氨基糖苷类抗生素、四环素族和两性霉素 B 等，静脉注射或口服 X 线造影剂也可直接损伤肾小管；有机溶剂：如四氯化碳、乙二醇和甲醇等。②重金属：如汞、铋、铅、锑、砷等化合物。③生物毒素：如生鱼胆、蛇毒、蜂毒等。上述这些毒物随肾小球滤液流经肾小管时，均能引起肾小管损害。

血红蛋白和肌红蛋白对肾小管的阻塞及损害：这也是引起 ATN 的常见病因，如输血时血型不合或葡萄糖-6-磷酸脱氢酶(G-6-PD)缺乏和疟疾引起的溶血、挤压综合征、创伤和外科引起的横纹肌溶解症，过度运动、中暑、妊娠高血压综合征、长期昏迷、病毒性心肌炎引起非创伤性横纹肌溶解症，从红细胞和肌肉分别释出的血红蛋白和肌红蛋白，经肾小球滤过而形成肾小管色素管型，堵塞并损害肾小管，引起 ATN。

传染性疾病：如流行性出血热、钩端螺旋体病等引起的急性肾小管坏死。其中流行性出血热最常见,约占急性肾衰总发病率18.6%。出血热的病理基础主要是:①肾小球和肾小管基底膜有免疫复合物沉积。②外周循环障碍,血压降低,导致肾缺血,加重肾小管损害。

ATN的病情虽然很严重,但是只要处理得当,情况是可以逆转的,因为坏死发生后3~4天就开始修复过程,坏死的肾小管上皮细胞逐渐被再生的肾小管上皮细胞所取代,肾功能和内环境也可望逐渐恢复正常。

由于肾小管有器质性损伤使浓缩和稀释功能丧失,尿比重固定在1.010左右,称为等渗尿;同时也因重吸收钠的能力降低,尿钠浓度增高(>40 mmol/L);尿常规可发现血尿,镜检有多种细胞和管型(色素管型、颗粒管型和细胞管型)。血液尿素氮和血浆肌酐进行性升高,肌酐与尿素从尿中排出障碍,尿肌酐/血肌酐<20,与功能性肾衰有明显区别。

肾性肾衰临床分为少尿型和非少尿型两种,前者多见。少尿型一般出现少尿甚至无尿,非少尿型尿量>400 mL/d。

3.肾后性肾衰竭

见于结石、肿瘤或坏死组织引起的输尿管内梗阻;肿瘤、粘连和纤维化引起的输尿管外梗阻;膀胱以下梗阻见于前列腺肥大、盆腔肿瘤等压迫。由于肾有强大的代偿功能,膀胱以上的梗阻(肾盏、肾盂、输尿管梗阻)是双侧性完全梗阻才能导致肾衰,如一侧通畅即可排除肾后性肾衰。

尿路梗阻可引起肾盂积水,肾间质压力升高,肾小球囊内压升高,导致肾小球有效滤过压下降,直接影响肾小球滤过率。

若患者尿量突然由正常转变为完全无尿(<100 mL/d),梗阻部位以上尿潴留,氮质血症日益加重。可用X线、肾图或超声检查,查明病因及梗阻部位,解除梗阻,肾功能可迅速恢复正常。如长期梗阻,可发展到尿毒症而死亡。

三、急性肾衰竭的发病机制

急性肾衰竭的发病机制十分复杂,至今尚未完全阐明。不同原因引起的急性肾衰竭,其发病机制不尽相同。本节主要围绕急性肾小管坏死(acute tubular necrosis,ATN)引起的肾衰竭,而且主要针对其少尿型的发病机制进行论述。

(一)肾血管及血流动力学的改变

临床和动物实验研究表明,在急性肾衰的初期,有肾血流量减少和肾内血液分布异常,表现为肾皮质外层血流严重缺乏及肾髓质淤血,而且肾缺血的程度与形态学损害及功能障碍之间存在着平行关系,因此现在多数学者肯定肾缺血是急性肾衰初期的主要发病机制。

1.肾灌注压降低

当动脉血压波动在10.7~21.3 kPa(80~160 mmHg)范围内时,通过肾脏的自身调节,肾血流量和GFR可维持相对恒定。但当全身血压低于80 mmHg时,肾脏血液灌流量即明显减少,并有肾小动脉的收缩,因而可使GFR降低。

2.肾血管收缩

肾皮质血管收缩的机制主要与以下因素有关。

(1)交感-肾上腺髓质系统兴奋:在ATN时,因有效循环血量减少或毒物的作用,致使交感-肾上腺髓质系统兴奋,血中儿茶酚胺水平升高,通过刺激α受体使肾血管收缩,肾血流量减少,GFR降低。皮质肾单位分布在肾皮质外1/3,其入球小动脉对儿茶酚胺敏感,因而皮质呈缺血改变。动物实验证明:在肾动脉灌注肾上腺素后再作肾动脉造影,肾皮质血管不显影,而髓质血管显影正常。这与急性肾衰竭患者少尿期肾动脉造影相似。

(2)肾素-血管紧张素系统(renin-angiotenin system,RAS)激活:有效循环血量减少使肾血管灌注压降低,以及交感神经兴奋,均可刺激入球小动脉球旁细胞分泌肾素。此外,在肾缺血和肾中毒时,因近曲小管和髓襻升支粗段受损,对 Na^+ 和 Cl^- 重吸收减少,到达远曲小管致密斑处的 NaCl 增多,可通过管-球反馈作用刺激肾素分泌。肾素产生增多,促使肾内血管紧张素Ⅱ(angiotensin,AngⅡ)生成增加,引起入球小动脉及出球小动脉收缩。因肾皮质中的肾素含量丰富,故 RAS 系统激活,致使肾皮质缺血更甚。一般认为,该系统激活既是引起也是维持肾血管收缩的因素。

管-球反馈作用:管-球反馈调节是肾单位的自身调节活动之一,即当肾小管液中的溶质浓度改变时,其信号通过致密斑和肾小球旁器感受、放大和传递,从而改变肾小球的灌流和 GFR,达到新的球-管平衡。肾缺血或肾毒物对肾小管各段损伤的程度不同,近曲小管和髓襻容易受到损害,因而对 Na^+ 和 Cl^- 的重吸收减少,使远曲小管内液中的 NaCl 浓度升高,刺激远曲小管起始部的致密斑,从而引起肾小球旁器分泌肾素,促进 AngⅡ 生成并收缩入球小动脉及出球小动脉,使 GFR 降低。然而,AngⅡ 可能并不是介导管-球反馈调节以及持续降低 GFR 的唯一机制。有学者提出,腺苷也可能作为管-球反馈作用的介导因子,腺苷作用于 A_1 受体使入球小动脉收缩,而作用于 A_2 受体则扩张出球小动脉,该发现促使人们研究其在 ATN 发病中的作用。肾小管细胞受损时,释放大量的腺苷,从而收缩入球小动脉和扩张出球小动脉,因此明显降低 GFR。腺苷还可刺激肾小球旁器的肾素促进 AngⅡ 的产生,加重入球小动脉收缩,但其收缩出球小动脉的效应可因腺苷通过 A_2 受体介导的作用被拮抗,因此加重了 GFR 下降。这种腺苷的产生直至肾小管上皮细胞功能和结构完整性恢复后方可恢复正常,因而可持续降低。

(3)前列腺素产生减少:肾是产生前列腺素的主要器官,肾内产生的 PGE_2 和 PGI_2 具有抑制血管平滑肌收缩、扩张血管的作用。许多实验证明 PG 与急性肾衰有密切关系。如庆大霉素引起的肾中毒,在 GFR 下降前,PGE_2 减少。使用 PG 合成抑制剂(如吲哚美辛),可引起血管收缩,加重甘油所致的急性肾衰。

(4)内皮细胞源性收缩及舒张因子的作用:多年来不少学者强调血管内皮源性收缩因子(如内皮素,endothelin,ET)病理性分泌增多以及血管内皮源性舒张因子(如一氧化氮,NO)释放障碍对 ATN 血流动力学改变起重要作用。在 ATN 时,血浆内皮素水平的增高程度与血浆肌酐上升水平相一致。在缺血缺氧情况下,肾细胞膜上的内皮素受体结合 ET 的能力亦明显增强。ET 不仅能直接引起肾血管收缩,而且具有间接的缩血管效应:①通过系膜细胞收缩,使 Kf 下降,GFR 减少。②通过受体介导的细胞内磷酸肌醇途径,促使肌浆网中 Ca^{2+} 释放,激活花生四烯酸代谢途径。③促进肾素分泌,诱发儿茶酚胺分泌增多。正常血管内皮尚能释放舒张因子(如NO),协同调节血流量以维持血液循环,对肾脏则有增加血流量、降低入球与出球小动脉阻力的作用。ATN 早期血管内皮舒张因子 NO 的释放即有障碍,缺血-再灌注后氧自由基增多亦影响舒张因子的释放。在肾缺血所致急性肾衰竭大鼠模型中,分别给予 NO 合酶抑制剂、非选择性ET 受体拮抗剂和血管紧张素受体阻断剂,可观察到阻断 NO 生成对肾脏的损害作用远超过后两者,推测在此情况下 NO 对肾血流动力学改变的影响可能较为突出。目前认为内皮细胞收缩与舒张因子调节失衡可能对某些类型 ATN 的发生和发展起重要作用。

3.肾毛细血管内皮细胞肿胀

肾缺血、缺氧及肾中毒时,肾脏细胞代谢受影响,使 ATP 生成不足,Na^+,K^+-ATP 酶活性减弱,细胞内钠、水潴留,细胞发生水肿。随着细胞水肿的发生,细胞膜通透性改变,大量的 Ca^{2+} 涌入细胞内,形成细胞内 Ca^{2+} 超载。同时,Ca^{2+}-ATP 酶活性减弱也使肌浆网摄取 Ca^{2+} 受限以及细胞内钙泵出减少,引起细胞质内游离钙增加。细胞内游离钙增加又可妨碍线粒体的氧化磷酸化功能,使 ATP 生成更加减少,从而形成恶性循环。此外,由于缺氧时大量增加的 ADP 可由线粒体进入胞质并直接抑制 Na^+-K^+-ATP 酶的活性,而且肾毒物(如氨基苷类抗生素)也可直接使 Na^+-K^+-ATP 酶活性减弱,这更加重了细胞内 Na^+、水潴留及细胞水肿,妨碍细胞的代谢与功能。当肾细胞水肿,特别是肾毛细血管内皮细胞肿胀,可使血管管腔变窄,血流阻力增加,肾血流量减少。

4.肾血管内凝血

急性肾衰竭患者血液黏度升高,血和尿中纤维蛋白降解产物(FDP)增多,部分患者的肾小球毛细血管内有纤维蛋白和血小板沉积。应用抗凝剂(肝素)对某些急性肾衰竭患者有一定疗效。这些,都提示肾内 DIC 可能在急性肾衰竭的发病机制中起一定作用。

(二)肾小管损伤

1.肾小管细胞损伤的特征

肾小管细胞损伤主要包括坏死性损伤和凋亡性损伤。

(1)坏死性损伤:主要有两种形式,分别为肾小管破裂性损伤和肾毒性损伤。肾小管破裂性损伤表现为肾小管上皮细胞坏死,脱落,基底膜也被破坏,可见于肾中毒和肾持续缺血。肾毒性损伤则主要损伤近球小管,可累及所有肾单位,肾小管上皮细胞呈大片状坏死,但基底膜完整,主要见于肾中毒。然而,有研究报道并非所有的肾持续缺血和肾中毒引起的 ARF 患者都出现这样典型的病理改变,有些没有肾小管上皮细胞坏死。电镜观察显示,肾小球系膜细胞及内皮细胞等在 ARF 时也可出现明显病变。近来的研究证明,除了极少数 ATN 病例(如大剂量氯化汞中毒和严重的持续肾缺血)有广泛的肾小管细胞坏死外,大多数病例以及实验模型均不出现明显的肾小管细胞坏死。即便肾小管发生病理形态改变也十分轻微,如近球小管细胞刷状缘脱落和细胞膜膜蛋白方向性改变等。过去常见的典型病理改变可能与当时尸检材料处理有关。因此,肾缺血和肾中毒对肾小管上皮细胞的损伤更常表现为细胞功能紊乱而不是坏死。如果细胞坏死或出现形态结构病理改变,表明损伤的程度十分严重。

(2)凋亡性损伤:在肾缺血和肾中毒中,细胞凋亡明显增加,而且常发生在远端肾小管。其病理特征表现为微绒毛的消失,细胞核染色质固缩,胞质浓缩,核断裂,出现凋亡小体。在急性缺血性 ARF 模型,细胞内 DNA 断裂及凋亡小体在再灌流 12 小时即可检出。再灌流 24 小时后,肾小管上皮可出现大量的凋亡小体。

无论是功能紊乱还是结构破坏,肾小管细胞损伤并不均一,有些细胞受损较轻,有些则较重甚至坏死,而另一些则可正常。这种功能或形态结构损伤的异质性或多样性对受损肾小管功能的可复性有重要影响。因为非致死性受损的细胞功能与结构恢复和正常细胞的分化、发育与增生可修复坏死脱落的上皮,从而使肾小管作为器官功能单位的完整性得以恢复。肾小管上皮细胞损伤的程度,尤其是损伤的不均一性不仅受致病因素作用时间与强度的影响,也受多种肾内因素影响,这些因素包括肾脏的氧供应特点,肾小管各段的功能分布特点以及内源性调节因子等(如腺苷、NO 等)。

此外,在肾缺血时,肾小管对肾毒物的敏感性增加;反之,肾毒物也可加重肾缺血损伤,其机制可能包括:①毒物直接引起肾血流动力学变化,导致缺氧性损伤。②毒物引起的膜损伤和线粒体内氧化磷酸化脱耦联,可加重缺氧性细胞损伤。

2.肾小管细胞损伤的发生机制

(1)ATP合成减少和离子泵失灵:缺血时氧和代谢底物不足,缺血和中毒可致线粒体功能障碍,两者均可引起ATP合成减少,生物膜(细胞膜、线粒体膜和肌浆网膜)的离子泵(Na^+-K^+-ATP酶,Ca^{2+}-Mg^{2+}-ATP酶)失灵,并造成细胞膜通透性增加。上述这些因素可导致细胞内水和钠潴留、细胞肿胀和细胞内钙超载,使细胞结构及功能严重障碍。

在放射造影剂和肾脏移植诱导的ARF,钙超载是致死性细胞损伤的重要原因。ARF时细胞内Ca^{2+}调节自稳机制出现紊乱,细胞膜Ca^{2+}屏障作用受损引起胞内Ca^{2+}增加。在肾缺血-再灌注模型中,肾血管平滑肌细胞、肾小球系膜细胞及肾小管细胞内Ca^{2+}浓度都明显升高,使用Ca^{2+}通道阻滞剂能减轻肾功能障碍。此外,有文献报道,缺血缺氧导致的细胞内Ca^{2+}的增加,可激活Ca^{2+}依赖性核酸限制性内切酶,将核DNA裂解成$180\sim200$ bp的片段,造成细胞凋亡。

(2)自由基增多:肾缺血-再灌注时自由基产生增多和清除减少;有些肾毒物,如氯化汞、丁烯二酸等,也可以促进自由基产生。这些改变导致机体氧化-抗氧化失调,自由基在组织和细胞内明显增多,引起细胞膜性结构、蛋白质和细胞内其他成分广泛的脂质过氧化损伤,导致肾脏各种细胞成分受损。

(3)还原型谷光甘肽减少:还原型谷光甘肽(reduced glutathione,GSH)具有重要的生理功能:①作为谷光甘肽过氧化物酶的底物,通过提供还原当量,可将H_2O_2还原成水而清除自由基。②通过与膜蛋白反应维持膜蛋白中巯基与二硫化物的正常比例,确保细胞膜功能(如离子转运)和线粒体功能的发挥。③作为细胞保护剂,可防止磷脂酶激活。肾缺血和肾中毒时,肾组织GSH显著减少,使细胞抗氧化能力减弱,磷脂酶可被激活,从而破坏细胞的膜性结构乃至细胞溶解。

(4)磷脂酶活性增高:当细胞内Ca^{2+}增加和GSH减少时,磷脂酶A_2活性增高,分解膜磷脂,使细胞骨架结构解体,释放大量脂肪酸,其中花生四烯酸在脂加氧酶和环加氧酶作用下生成的PG、白三烯(leukotriene,LT)等,可影响血管张力、血小板聚集及肾小管上皮细胞的功能。

(5)细胞骨架结构改变:细胞骨架在维持细胞的正常形态结构、功能和信息转导中发挥重要作用。肾缺血和肾中毒时,由于ATP产生减少,细胞骨架可发生明显改变,如调控微绒毛重吸收面积的肌动蛋白(actin)脱耦联,肌丝网与膜的连接破坏,锚蛋白和血影蛋白的相互作用发生改变,这些将导致细胞主体结构及膜极性发生异常,细胞膜面积减少和肾小管上皮连续性破坏。

(6)细胞凋亡的激活:ARF时肾小管细胞凋亡明显增加。细胞凋亡是细胞的程序性死亡过程,受多种基因和蛋白的调控。调节细胞凋亡的因素主要包括各种死亡受体如Fas和TNF-α激活的信号通路,以及线粒体依赖性胱冬裂酶*caspase*机制。近年来,*Bcl-2*基因家族、PI_3K/AKT等多种因子的调控作用引起了学者的关注。*Bcl-2*具有抗细胞凋亡的作用。PI_3K可激活AKT,后者通过促使*Bcl-2*发生磷酸化、激活forkhead蛋白和其他因素而促发其抗细胞凋亡作用。胱冬裂酶-3则可水解*Bcl-2*蛋白,促发凋亡。此外,还有许多基因参与缺血-再灌注损伤时细胞凋亡的调节,如mCd59a基因的缺失可引起缺血-再灌注时更为严重的细胞凋亡、坏死和浸润。

(7)炎性反应与白细胞浸润:近来,在ARF研究领域炎性反应在细胞损伤中的作用引起相当的重视。尤其在肾缺血-再灌注损伤过程中,肾小管上皮细胞和肾实质细胞所产生的肿瘤坏死因子(tumor necrosis factor,TNF)、白细胞介素-1(interleukin-1,IL-1)、IL-6、IL-18等炎性因子和活性氧可以使一些黏附分子如细胞黏附分子-1(intercellular adhesion molecule-1,ICAM-1)、血管黏附分子-1(vascular cell adhesion molecule-1,VCAM-1)以及P-选择素等的表达增强,从而介导白细胞与内皮细胞的黏附作用。此外,尚可产生趋化因子,并激活补体。在细胞因子、趋化因子和黏附分子的共同作用下,中性粒细胞被激活,并向损伤部位聚集而产生炎性反应。中性粒细胞活化聚集后进一步产生的细胞因子和活性氧则加重细胞损伤。

3.肾小管损伤造成 GFR 持续降低和少尿的机制

(1)肾小管阻塞:ATN 的病理组织切片检查发现,肾小管管腔中被管型和坏死脱落的上皮细胞碎片阻塞,近端小管扩张。在急性肾衰竭动物模型中发现,微穿刺测定的近曲小管内压力比正常升高 3 倍左右,由于管内压升高,从而使肾小球有效滤过压降低而发生少尿。血管内急性溶血、挤压综合征等所引起的 ATN,分别为血红蛋白和肌红蛋白管型阻塞。其他如磺胺结晶、尿酸盐结晶等均可阻塞肾小管。目前一般认为,肾小管阻塞可能在某些急性肾衰竭持续少尿中是导致 GFR 降低的重要因素。

(2)原尿返漏:许多临床和实验研究表明,在缺血和中毒所致的急性肾衰竭中可发现肾小管上皮细胞广泛坏死,甚至基底膜断裂,原尿经受损的部位进入间质,并向管周血管系统返漏入血。未进入血管的液体使间质水肿,间质压升高,从而压迫肾小管和管周毛细血管。这不仅加重肾小管阻塞和进一步降低 GFR,而且还使肾血流进一步减少,并加重肾损害,形成恶性循环。在人类严重的急性肾衰竭中,有20%～50%存在肾小管原尿返漏;但在轻度急性肾衰竭中,也可无此返漏现象。因此,一般认为在某些急性肾衰竭中,原尿返漏对持续少尿的发生机制有较大的意义。

(三)肾小球超滤系数降低

肾缺血和肾中毒时肾小球超滤系数(K_f)明显降低,也是 GFR 降低的机制之一。肾缺血或肾中毒促进许多内源性及外源性的活性因子释放,如血管紧张素Ⅱ和其他缩血管物质,可使肾小球系膜细胞收缩,从而导致肾小球血管阻力增加以及肾小球滤过面积减小,引起 Kf 降低;用微穿刺法证明,庆大霉素等氨基糖苷类抗生素所致的急性肾衰,超滤系数下降50%;硝酸铀等毒物也可直接促使肾小球系膜细胞收缩,导致 Kf 降低;严重的肾缺血或缺血-再灌注损伤,也可造成肾小球滤过膜结构破坏,K_f 减低。

总之,肾缺血和肾中毒等因素导致的肾血管及血流动力学改变、肾小管损伤和肾小球超滤系数降低,是 ATN 引起的少尿型急性肾衰竭的主要发病机制(图 7-1)。

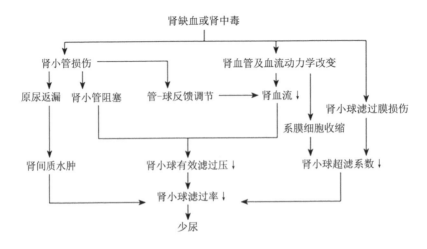

图 7-1　ATN 引起的少尿型 ARF 的主要发病机制

四、急性肾衰竭的发病过程及功能代谢变化

(一)少尿型和非少尿型 ARF 的发病过程不同

1.少尿型 ARF 的发病过程

少尿型 ARF 的发病过程包括少尿期、多尿期和恢复期三个阶段。

(1)少尿期:在缺血、创伤、毒物等损害因素侵袭后 1～2 天内出现少尿。此期一般持续 1～2 周。持续时间越短,预后越好。少尿期超过 1 个月,常表示肾脏损害严重,肾功能较难恢复。

(2)多尿期:当尿量增加到每天>400 mL 时标志着患者已进入多尿期,说明病情趋向好转,尿量逐日增加,经5～7 天达到多尿高峰,每天尿量可达 2 000 mL 或更多。按一般规律,少尿期体内蓄积水分和尿素氮越多,多尿期尿量也越多。多尿期平均持续约 1 个月。

多尿期产生多尿的机制有:①肾血流量和肾小球滤过功能逐渐恢复,而损伤的肾小管上皮细胞虽已开始再生修复,但其浓缩功能仍然低下,故发生多尿。②原潴留在血中的尿素等物质从肾小球大量滤出,从而引起渗透性利尿。③肾小管阻塞被解除,肾间质水肿消退。

(3)恢复期:多尿期过后,肾功能已显著改善,尿量逐渐恢复正常,血尿素氮和血肌酐基本恢复到正常水平。肾功能恢复正常约需 3 个月至 1 年的时间。一般来说,少尿期越长,肾功能恢复需要的时间也越长。此期经严格检查仍有一部分患者遗留不同程度的肾功能损害。

2.非少尿型急性肾衰竭

非少尿型 ARF,系指患者在进行性氮质血症期内每天尿量持续在 400 mL 以上,甚至可达 1 000～2 000 mL。近年来,非少尿型 ARF 有增多趋势,其原因在于。

(1)血、尿生化参数异常的检出率提高。

(2)药物中毒性 ARF 的发病率升高,如氨基糖苷类抗生素肾中毒常引起非少尿型 ARF。

(3)大剂量强效利尿药及肾血管扩张剂的预防性使用,使此类患者尿量不减。

(4)危重患者的有效抢救与适当的支持疗法。

(5)与过去的诊断标准不同,过去常把内环境严重紊乱并需透析治疗作为诊断标准,目前采用血肌酐进行性增高来判断 ARF。由于上述综合因素使非少尿型 ARF 的发病率或检出率明显增加。

(二)ARF 的功能代谢变化

1.少尿型 ARF 的功能代谢变化

少尿期:此期是 ARF 病情最危重的时期,不仅尿量显著减少,而且还伴有严重的内环境紊乱,常有以下主要的功能代谢变化。

(1)尿的变化如下。①尿量锐减:发病后尿量迅速减少而出现少尿或无尿。少尿的发生,是由于肾血流减少、肾小管损害及超滤系数降低等因素综合作用所致(参阅前文的 ARF 发病机制部分)。②尿成分改变:尿比重低(<1.015,常固定于 1.010～1.012 之间),尿渗透压<350 mmol/L,尿钠含量>40 mmol/L(正常<20 mmol/L),尿肌酐/血肌酐比值降低,尿钠排泄分数(FENa)升高。这些变化均与肾小管损害有关。另外,尿常规检查可发现明显异常改变。因此,功能性急性肾衰和由 ATN 引起的肾性急性肾衰虽然都有少尿,但尿液成分有本质上的差异,这是临床鉴别诊断的重要依据(表 7-3)。尿钠排泄分数公式:

$$尿钠排泄分数 = \frac{尿钠/血钠}{尿肌酐/血肌酐} \times 100$$

表 7-3　两种急性肾衰竭的主要区别

尿指标	肾前性肾衰	ATN 少尿期
标比重	＞1.020	＜1.015
尿渗透压（mmol/L）	＞500	＜350
尿钠（mmol/L）	＜20	＞40
尿肌酐/血肌酐	＞40	＜20
尿钠排泄分数	＜1	＞2
尿常规	正常	坏死脱落的上皮细胞、红细胞和白细胞、各种管型、尿蛋白
甘露醇实验	尿量增多	尿量不增

注：尿钠排泄分数（FENa）

（2）水中毒：由于尿量减少，体内分解代谢加强以致内生水增多以及因治疗不当输入葡萄糖溶液过多等原因，可发生体内水潴留并从而引起稀释性低钠血症。除可发生全身软组织水肿以外，水分还可向细胞内转移而引起细胞内水肿。严重时可发生脑水肿、肺水肿和心力衰竭，为ARF 的常见死因之一。因此对急性肾衰竭患者，应严密观察和记录出入水量，严格控制补液速度和补液量。

（3）电解质改变如下。①高钾血症：这是急性肾衰竭最危险的并发症，常为少尿期致死的原因。患者即使不从体外摄入钾亦常出现高钾血症。高钾血症的主要原因有：尿量减少和肾小管损害使钾随尿排出减少；组织破坏，释放大量钾至细胞外液；酸中毒时，H^+ 从细胞外液进入细胞，而 K^+ 则从细胞内溢出至细胞外液。如果再加上摄入含钾量高的饮食、或服用含钾或保钾药物、输入库存血液，则更会迅速发生高钾血症。高钾血症可引起心脏传导阻滞和心律失常，严重时可导致心室纤维颤动或心脏停搏。②高镁血症：高镁血症的原因与高钾血症的原因相似，主要也是因为镁随尿排出减少以及组织破坏时细胞内镁释出至细胞外液中。高镁血症可抑制心血管和神经系统的功能。ATN 时的某些中枢神经系统的症状可能与高镁血症有关。③高磷血症和低钙血症：由于肾排磷功能受损，常有高磷血症，尤其是广泛组织创伤、横纹肌溶解等高分解代谢患者，血磷可高达 1.9～2.6 mmol/L（6～8 mg/dL）。由于高磷血症，肾生成1,25-$(OH)_2D_3$及骨骼对 PTH 的钙动员作用减弱，因而，低钙血症也较常见。但因同时有酸中毒存在，血中游离Ca^{2+}常不降低，故临床上很少出现低钙症状。若在纠正酸中毒之前不补充钙，则在纠正之后可发生低钙性手足搐搦。④代谢性酸中毒：因肾脏排酸保碱功能障碍，GFR 降低以及体内分解代谢加强，使酸性代谢产物（硫酸、磷酸和氧化不全的有机酸）在体内蓄积，引起代谢性酸中毒。酸中毒可抑制心血管系统和中枢神经系统的功能，促进高钾血症的发生，使病情更为严重。⑤氮质血症：血中尿素、肌酐、尿酸、肌酸等非蛋白含氮物质的含量显著增高，称为氮质血症。其发生机制主要是由于肾脏不能充分排出体内蛋白质代谢产物。感染、中毒、组织破坏还会迅速增加血尿素氮和肌酐水平，每天尿素氮可升高达 3.6～10.7 mmol/L（10～30 mg/dL），肌酐可增加 88.4～176.8 μmol/L（1～2 mg/dL），严重时可以发生尿毒症。有学者认为，与日俱增的进行性血尿素氮和血肌酐升高，是诊断急性肾衰竭的可靠依据。

多尿期：在多尿期早期，因肾小管功能未恢复，GFR 仍然低于正常，因而氮质血症、高钾血症和代谢性酸中毒等还不能立即得到改善。至多尿期后期，这些变化才能逐渐恢复正常，但可因多尿而引起脱水、低钾血症、低钠血症，故应注意补充水和电解质。

恢复期:1 年后约 2/3 患者的 GFR 较正常低 20%～40%,肾小管浓缩功能及酸化功能也低于正常。影响肾功能恢复的因素主要与引起急性肾衰竭的病因或原发病的病种和严重程度、患者的年龄、并发症以及治疗措施等有关。

2.非少尿型 ARF 的功能代谢变化

非少尿型 ARF 时,GFR 下降程度比肾小管损伤相对较轻,肾小管部分功能还存在,但尿浓缩功能障碍,所以尿量较多,尿钠含量较低,尿比重也较低。尿沉渣检查细胞和管形较少。然而,非少尿型急性肾小管坏死患者 GFR 的减少,已足以引起氮质血症,但因尿量不少,故高钾血症较为少见。其临床症状也较轻。病程相对较短。发病初期尿量不减少,也无明显的多尿期;恢复期从血尿素氮和肌酐降低时开始。其病程长短也与病因、患者年龄及治疗措施等密切相关。一般肾功能完全恢复也需数月。

少尿型与非少尿型 ARF 可以相互转化,少尿型经利尿或脱水治疗有可能转化为非少尿型;而非少尿型如果忽视而漏诊或治疗不当,可转变为少尿型,表示预后不良。

五、急性肾衰竭的防治原则

急性肾衰竭的预防与治疗可分为三个环节:急性肾衰竭的一级预防,即在急性肾衰竭的高危人群中采取预防措施;出现急性肾衰竭后的早期发现及支持治疗;急性肾衰竭的病因治疗。

(一)积极治疗原发病或控制致病因素

首先是尽可能明确引起急性肾衰竭的病因,采取措施消除病因。如解除尿路阻塞,解除肾血管的阻塞,尽快清除肾的毒物,纠正血容量不足,抗休克等;合理用药,避免使用对肾脏有损害作用的药物。

(二)纠正内环境紊乱

急性肾小管坏死虽然病情严重,但病变多为可逆,故应积极抢救。

1.水和电解质紊乱

在少尿期应严格控制体液输入量,以防水中毒发生。多尿期注意补充水和钠、钾等电解质,防止脱水、低钠和低钾血症。

2.处理高钾血症

限制含钾丰富的食物及药物;给予钾离子拮抗剂;注射高渗葡萄糖和胰岛素,促进 K^+ 自细胞外进入细胞内;采用透析治疗。

3.控制氮质血症

可采用滴注葡萄糖以减轻体内蛋白质的分解代谢;静脉内缓慢滴注必需氨基酸,以促进蛋白质合成,降低尿素氮产生的速度,并加快肾小管上皮细胞的再生;以透析疗法排除非蛋白氮物质。

4.透析治疗

透析疗法包括血液透析和腹膜透析两种。

(1)血液透析疗法(人工肾):血液透析疗法(是根据膜平衡原理,将尿毒症患者血液与含一定化学成分的透析液同时引入透析器内,在透析膜两侧流过,两侧可透过半透膜的分子便作跨膜移动,达到动态平衡。从而使尿毒症患者体内蓄积的毒素得到清除;而人体所需的某些物质也可从透析液得到补充。

(2)腹膜透析:腹膜透析其基本原理与血液透析法相同,但所利用的半透膜就是腹膜,而非人工透析膜。将透析液注入腹膜腔内,并定时更新透析液,便可达到透析的目的。

(三)抗感染和营养支持

1.抗感染治疗

感染是急性肾衰竭常见的原因之一,急性肾衰竭又极易合并感染,因而抗感染治疗极为重要。在应用抗生素时应避免肾毒性。

2.饮食与营养

补充营养可维持机体的营养供应和正常代谢,有助于损伤细胞的修复和再生,提高存活率。对于高分解代谢、营养不良和接受透析的患者要特别注意蛋白质摄入量。不能口服的则需要全静脉营养支持。

（武永胜）

第三节 慢性肾衰竭

一、概述

美国肾脏病基金会和肾脏病患者预后及生存质量将慢性肾脏病定义为肾脏损害和/或肾小球滤过率(glomerular filtration rate,GFR)下降<60 mL/(min·1.73 m²),持续3个月以上。据此,2001年 K-DOQI 按照 GFR 水平将慢性肾脏病分为5期(表7-4),代替了慢性肾衰竭(chronic renal failure,CRF)传统的4期临床分期。新的 CKD 分期将慢性肾脏病易患因素、启动因素、进展和并发症的因素、是否接受替代治疗等纳入分期以便早期干预,延缓慢性肾衰竭的发展,减少并发症。

表 7-4　慢性肾脏病的分期

分期	描述	GFR[mL/(min·1.73 m²)]	相关术语
1	肾损伤,GFR 正常或↑	≥90	清蛋白尿、蛋白尿、镜下血尿
2	肾损伤,GFR 轻度↓	60～89	清蛋白尿、蛋白尿、镜下血尿
3	GFR 中度↓	30～59	慢性肾衰竭、早期肾功能不全
4	GFR 重度↓	15～29	慢性肾衰竭、晚期肾功能不全、ESRD 前
5	肾衰竭	<15 或透析	肾衰竭、尿毒症、ESRD

慢性肾衰竭常常是肾脏以及肾脏相关疾病的最终归宿,是指各种病因作用于肾脏,使肾单位慢性进行性、不可逆性破坏,导致肾功能渐进性不可逆性减退,直至功能丧失所导致的以内环境紊乱和内分泌失调为特征的临床综合征。从原发病到肾衰竭,短则数月,长则数年。若不及时治疗,GFR 降至15 mL/(min·1.73 m²),肾小球硬化,肾间质纤维化,并出现尿毒症症状和体征,需要进行透析或肾移植治疗,进展为终末期肾脏病(end stage renal disease,ESRD)。

二、慢性肾衰竭的病因和发病机制

(一)CRF 的病因

CRF 是多种肾脏疾病晚期的最终结局。凡是能引起肾单位慢性进行性破坏的疾病均能引起慢性肾衰竭,包括原发性肾脏病和继发性肾脏病。引起 CRF 的原发性肾脏疾病包括原发性肾小球肾炎、继发性肾小球肾炎、慢性间质性肾炎等。继发于全身性疾病的肾损害如糖尿病肾病、高血压性肾损害、高血脂、肥胖相关性肾损害等。CRF 的病因因国家、地区、民族有所不同。在我国原发性肾小球疾病是导致终末期肾病的第一位原因,而经济发达国家 CKD 的重要构成是糖尿病肾病、高血压性及高血脂、肥胖相关肾损害。

(二)CRF 的主要发病机制

当功能性肾单位数量减少后,残存的肾单位形态和功能上会出现代偿性变化。代偿早期可以弥补肾单位减少带来的肾功能减退,以维持肾功能在正常范围。如持续代偿、代偿过度则残存肾单位可进一步损毁,肾功能进行性减退。如果 GFR 将至正常的 25%,即使解除原发病的始动因素,也不可避免地走向 ESRD。

人们对慢性肾脏病进展、CRF 的发病机制,先后提出了各种各样的假说"尿毒症毒素学说""完整肾单位学说""矫枉失衡学说""肾小球高滤过学说""脂质代谢紊乱学说""肾小管高代谢学说"等,但没有一种学说能完整地解释其全部的发病过程。近 30 年,随着分子生物学的飞速发展及其在肾脏病领域的应用,加深了人们对 CRF 发生机制的认识,已有的学说不能得到补充和纠正,新的学说不断涌现,特别是逐渐认识了各种生长因子和血管活性物质在 CRF 进展中的作用,又有学者提出了"尿蛋白学说""慢性酸中毒学说"等。有些假说是针对肾小球病变,有些则重点解释肾小管间质纤维化的机制。实际上,ESRD 病理改变呈现肾小球硬化和肾间质纤维化的特征。生理情况下,肾小球与肾功能存在精确的"球-管反馈",以维持正常的肾功能和内环境的稳定。病理条件下,两者则互为因果、相互影响。若以肾小球病变为主,硬化的肾小球周围将存在肾小管萎缩和间质纤维化;以肾小管病变为主时,在萎缩的肾小管及纤维化的肾间质病变区的中央往往存在硬化的肾小球。介导肾小球硬化与肾小管间质纤维化的机制有所差异,却相互重叠,不能截然分开。下面简要介绍几个关于慢性肾衰竭的发病机制假说。

1.健存肾单位学说

20 世纪 60 年代初 Bricker 提出健存肾单位假说,认为各种损害肾脏的因素持续不断地作用于肾脏,造成病变严重部分的肾单位功能丧失,而另一部分损伤较轻或未受损伤的"残存"或"健存"肾单位则仍可保持功能。其中某些受损肾单位的肾小球与肾小管功能成比例地降低,但两个或两个以上受损肾单位功能之和,仍可相当于一个完整的肾单位。"健存"肾单位通过加倍工作代偿以适应机体的需要,维持体液和内环境稳定,因而出现代偿性肥大和滤过功能增强。实验研究表明,病侧肾小球滤过率降至 35%,健侧肾小球滤过率则增加 11%,故肾小球滤过率降低至50% 时,血尿素氮和血肌酐仍可保持在正常水平。随着疾病的进展,健存的肾单位日益减少,即使加倍工作也无法代偿时,临床上即出现肾功能不全的症状。因此,健存肾单位的多少,是决定CRF 发展的重要因素。

2.肾小球高滤过学说

20 世纪 80 年代初,Brenner 等对大鼠作 5/6 肾切除,微穿刺研究证实残余肾的单个肾单位肾小球滤过率(single nephron GFR,SNGFR)增高(高滤过)、血浆流量增高(高灌注)和毛细血管跨膜压增高(高压力)即著名的"三高学说"或"肾小球高滤过学说"。当处于高压力、高灌注、高滤过的血流动力学状态下,肾小球可显著扩展,进而牵拉系膜细胞。应用体外培养的系膜细胞观察到,周期性机械性牵拉系膜细胞,系膜细胞增加细胞外基质的合成聚集,再加以高血流动力学引起肾小球细胞形态和功能的异常,又会使肾小球进行性损伤,最终发展为不可逆的病理改变即肾小球硬化。另外,肾小球上皮细胞是一种高度分化的终末细胞,出生后在生理情况下它不再增殖。当肾小球处于高血流动力学状况下,可发生局部毛细血管袢的扩张,及至整个肾小球的扩张和肥大。但肾小球上皮细胞不能增殖,与肾小球容积增加和毛细血管扩张很不适应,上皮细胞足突拉长、变薄和融合,甚至与肾小球基底膜(GBM)分离,形成局部裸露的 GBM,裸露的 GBM 处毛细血管跨膜压骤增,大大增加了大分子物质的滤过,引起大量蛋白尿。严重的上皮细胞损伤,GBM 裸露及毛细血管扩张,可引起肾小球毛细血管袢塌陷,最后导致局灶、节段性肾小球硬化发生。肾小球纤维化和硬化将进一步破坏健存肾单位,从而促进肾衰竭。肾小球过度滤过是 CRF 发展至尿毒症的重要原因之一。

3.矫枉失衡学说

20 世纪 70 年代 Bricker 等提出矫枉失衡学说使健存肾单位学说得到补充。该学说认为,某些引起毒性作用的体液因子,其浓度增高并非都是肾清除减少所致,而是肾小球滤过率降低时机体的一种代偿过程,或称"矫枉"过程。而在矫枉过程中出现了新的失衡,使机体进一步受损。

CRF 时,甲状旁腺激素(PTH)水平升高是说明矫枉失衡学说的一个例子。当肾小球滤过率下降时,尿磷排泄减少,出现血磷增高和血钙下降。后者使 PTH 分泌增加促进尿磷排泄,从而纠正高磷血症。当肾小球滤过率进一步下降时,再次出现高磷血症,机体仍进一步增加 PTH 的分泌,如此循环,使血浆 PTH 水平不断增高,最终发生继发性甲状旁腺功能亢进,使肾小管间质钙、磷沉积增多和进行性损害,从而引起肾单位的进行性破坏。这种持续性的体液因子(PTH)异常除影响肾小管功能外,也可造成机体其他系统功能失调。例如,PTH 增高使溶骨活动增强引起肾性骨营养不良,以及软组织坏死、皮肤瘙痒与神经传导障碍等发生。因此,这种矫枉失衡使肾单位破坏进一步加剧,加重内环境紊乱,甚至引起多器官功能失调,加重 CRF 发展。

4.肾小管高代谢学说

近年来,肾小管间质病变引起的进行性肾损害引起了人们的广泛重视。研究认为,在慢性肾衰进展过程中,肾小管并不是处于被动的代偿适应或单纯受损状态,而是直接参与肾功能持续减低的发展过程。其中,肾小管高代谢已为动物实验所证实,当大鼠切除 5/6 肾后,其残余肾单位氧耗量相当于正常大鼠的3倍。其机制可能是多方面的,如可能与残余肾单位生长因子增加、溶质滤过负荷增加、脂质过氧化作用增强、多种酶活性增加、Na^+-H^+ 反向转运亢进和细胞内 Na^+流量增多有关。肾小管的高代谢可引起剩余肾单位内氧自由基生成增多,自由基清除剂(如谷胱甘肽)生成减少,进一步引起脂质过氧化作用增强,进而导致细胞和组织的损伤,使肾单位进一步丧失。

此外,间质淋巴-单核细胞的浸润并释放某些细胞因子和生长因子,亦可导致小管-间质损伤,并刺激间质成纤维细胞,加快间质纤维化的过程。

5.蛋白尿学说

现已公认,决定肾脏病预后的主要因素是肾小管-间质性损害而非肾小球病变,除了上面提到肾小管高代谢学说可引起肾小管-间质损害以外,近年来,尿蛋白在肾小管-间质损害中的作用逐渐引起人们的重视,临床和实验研究均证实尿蛋白作为一个独立的因素直接同肾功能损害程度正相关,有学者称之为"蛋白尿学说"。蛋白尿特别是大量蛋白尿,可以通过介导肾小管上皮细胞释放蛋白水解酶,引起免疫反应,造成肾单位梗阻,促进氮质代谢产物产生以及对肾小管上皮细胞的直接毒性等多种机制导致肾间质纤维化、肾小管萎缩。蛋白尿也可激活肾内补体级联反应,通过行成补体攻击复合物与特异受体相互作用从而导致肾脏损伤。

三、慢性肾衰竭的发病过程

最新的 CKD 临床分期是以 GFR 的指标为依据的。不难看出,CKD 进展到 3 期以后患者将出现慢性肾衰竭的临床表现,所以 CRF 的病程也是进行性加重的。

(一)肾脏损伤伴 GFR 正常或上升

虽然多种病因作用于肾脏,肾脏可有血(或)尿成分异常,但由于肾脏具有强大的代偿适应能力,GFR>90 mL/(min·1.73 m²),故可在相当长的时间内维持肾功能于临界水平,使肾脏的排泄与调节水、电解质及酸碱平衡的功能维持正常,保持内环境相对稳定而不出现肾功能不全的征象。

(二)肾脏损伤伴 GFR 轻度下降

GFR 处于 60~89 mL/(min·1.73 m²)时,肾脏仍能保持良好的排泄和调节功能,肾脏有血(或)尿成分异常,无明显临床症状,但肾单位不能耐受额外的负担。一旦发生感染、创伤、失血及滥用肾血管收缩药等导致组织蛋白分解加强而加重肾负担,或因肾血流量减少,肾小球滤过率进一步降低,均可诱发进入 GFR 的进一步降低。

(三)GFR 中度下降

GFR 处于 30~59 mL/(min·1.73 m²)时,肾排泄和调节功能下降,患者即使在正常饮食条件下,也可出现轻度的氮质血症和代谢性酸中毒。肾浓缩功能减退,可有夜尿和多尿。另外还可出现轻度贫血、乏力和食欲减退等临床症状。

(四)GFR 严重下降

GFR 下降至 15~29 mL/(min·1.73 m²)时,患者出现明显的氮质血症、代谢性酸中毒、高磷血症和低钙血症、高氯及低钠血症,亦可有轻度高钾血症,夜尿多,并出现严重贫血及尿毒症部分中毒症状如恶心、呕吐和腹泻等。

(五)ESRD 肾衰竭

GFR<15 mL/(min·1.73 m²),大量毒性物质在体内积聚,出现全身性严重中毒症状,并出现继发性甲状旁腺功能亢进症,有明显水、电解质和酸碱平衡紊乱,常发生肾毒性脑病和多器官功能障碍和物质代谢紊乱,需进行肾脏替代治疗。

四、慢性肾衰竭时机体的功能代谢变化

(一)机体内环境稳态失衡

1.泌尿功能障碍

(1)尿量的变化。

夜尿:正常成人每天尿量约为 1 500 mL,白天尿量约占总尿量的 2/3,夜间尿量只占 1/3。CRF 患者,早期即有夜间排尿增多的症状,夜间尿量和白天尿量相近,甚至超过白天尿量,这种情况称之为夜尿。

多尿:每 24 小时尿量超过 2 000 mL 时称为多尿。这是 CRF 较常见的变化,其发生机制是:①残存的有功能肾单位血流量增多,滤过的原尿量超过正常量,且在通过肾小管时因其流速加快,与肾小管接触时间缩短,重吸收减少。②在滤出的原尿中,溶质(尤其是尿素)浓度较高,可引起渗透性利尿。③髓袢和远端小管病变时,因髓质渗透梯度被破坏以及对抗利尿激素的反应降低,以致尿液浓缩能力减低。

在 CRF 时,多尿的出现能排出体内一部分代谢产物(如 K^+ 等),有一定代偿意义,但此时由于肾单位广泛破坏,肾小球滤过面积减小,滤过的原尿总量少于正常,不足以排出体内不断生成的代谢产物。因此,在出现多尿的同时,血中非蛋白氮(NPN)仍可不断升高,这是由于此种多尿是未经浓缩或浓缩不足,故含代谢产物少所致。

少尿:当肾单位极度减少时,尽管残存的尚有功能的每一个肾单位生成尿液仍多,但 24 小时总尿量还是少于 400 mL。

(2)尿渗透压的变化:因测定方法简便,临床上常以尿比重来判定尿渗透压变化。正常尿比重为 1.003~1.030。CRF 早期,肾浓缩能力减退而稀释功能正常,出现低比重尿或低渗尿。CRF晚期,肾浓缩功能和稀释功能均丧失,以致尿比重常固定在 1.008~1.012,尿渗透压为 260~300 mmol/L,因此值接近于血浆晶体渗透压,故称为等渗尿。

CRF 晚期等渗尿的出现,表明患者对水的调节能力很差,不能适应水负荷的突然变化,易发生水代谢紊乱:在摄水不足或由于某些原因丢失水过多时,因肾对尿浓缩功能丧失,易引起血容量减低;当摄水过多时,因肾无稀释能力,又可导致水潴留和低钠血症。因此,应严格控制液体摄入量。

(3)尿成分的变化:CRF 时,由于肾小球滤过膜通透性增强,致使肾小球滤出蛋白增多,或(和)肾小管对原尿中蛋白质重吸收减少,出现轻度至中度蛋白尿。肾小球严重损伤时,尿中还可有红细胞和白细胞。在肾小管内尚可形成各种管型,随尿排出,其中以颗粒管型最为常见。

2.氮质血症

CRF 时,由于肾小球滤过下降导致含氮的代谢终产物,如尿素、肌酐、尿酸等在体内蓄积,因而血中非蛋白氮(non-protein nitrogen,NPN)含量增高(>28.6 mmol/L,相当于>40 mg/dL),称为氮质血症。

(1)血浆尿素氮:CRF 患者血浆尿素氮(blood urea nitrogen,BUN)的浓度与肾小球滤过率的变化密切相关,但不呈线性关系。肾小球滤过率减少到正常值的 50% 时,BUN 含量仍未超出正常范围。当肾小球滤过率降至正常值 20% 以下时,BUN 可高达 71.4 mmol/L(200 mg/dL)以上。由此可见,BUN 浓度的变化并不能平行地反映肾功能变化,只有在较晚期才较明显地反映肾功能损害程度。BUN 值还受外源性(蛋白质摄入量)与内源性(感染、肾上腺皮质激素的应用、胃肠出血等)尿素负荷的大小影响,因此,根据 BUN 值判断肾功能变化时,应考虑这些尿素负荷的影响。

(2)血浆肌酐:血浆肌酐含量与蛋白质摄入量无关,主要与肌肉中磷酸肌酸分解产生的肌酐量和肾排泄肌酐的功能有关。其含量改变在 CRF 早期也不明显,只是在晚期才明显升高。临床上常同时测定血浆肌酐浓度和尿肌酐排泄率,根据计算的肌酐清除率(尿中肌酐浓度×每分钟尿量/血浆肌酐浓度)反映肾小球滤过率。肌酐清除率和肾的结构改变,如纤维性变、功能肾单位数减少等也有很大关系。因此,在某种意义上,肌酐清除率代表仍具有功能的肾单位数目。

(3)血浆尿酸氮:CRF 时,血浆尿酸氮虽有一定程度的升高,但较尿素、肌酐为轻。这主要与肾远曲小管分泌尿酸增多和肠道尿酸分解增强有关。

3.酸碱平衡和电解质紊乱

(1)代谢性酸中毒:在 CRF 的早期,肾小管上皮细胞氨生成障碍,与尿中 H^+ 结合减少,尿液酸化障碍。同时 PTH 继发性分泌增多,抑制近曲小管上皮细胞碳酸酐酶活性,使 H^+ 分泌减少,H^+-Na^+ 交换障碍,造成 $NaHCO_3$ 重吸收减少。此外 Na^+ 随水经尿排出增多,使细胞外液容量降低,从而激活肾素-血管紧张素-醛固酮系统,使来自饮食中的 NaCl 潴留,引起血氯增高,结果发生 AG 正常型高血氯性酸中毒。

在严重 CRF 患者,其肾小球滤过率降低至正常人的 20% 以下时,体内酸性代谢产物特别是硫酸、磷酸等在体内积蓄,H^+ 在体内大量积聚,每天可达 20~40 mmol。此时 (HCO_3^-) 浓度下降,Cl^- 浓度无明显变化,则形成 AG 增高型正常血氯代谢性酸中毒。

(2)钠代谢障碍:正常肾脏可以依靠调节肾小球滤过及肾小管的重吸收维持钠离子代谢平衡。CRF 早期,由于 GFR 和肾小管重吸收功能虽然都减低,但两者之间处于暂时的平衡状态,故血钠水平在较长时间内仍可保持正常。

随着 CRF 的进展,有功能的肾单位进一步破坏,肾贮钠能力降低。如果钠的摄入不足以补充肾丢失的钠,即可导致机体钠总量的减少和低钠血症。其发生原因主要有。

通过残存肾单位排出的溶质(如尿素、尿酸、肌酐)增多,产生渗透性利尿作用,使近曲小管对水重吸收减少,而钠随水排出增多。同时残存肾单位的尿流速加快,妨碍肾小管对钠的重吸收。

体内甲基胍的蓄积可直接抑制肾小管对钠的重吸收。

呕吐、腹泻等可使消化道丢失钠增多。这些原因不仅引起低钠血症,还同时伴有水的丢失,造成血容量减少,导致肾血流量降低,残存肾单位的 GFR 下降,肾功能进一步恶化,甚至出现明显的尿毒症。

CRF 晚期,肾已丧失调节钠的能力,常因尿钠排出减少而致血钠增高。如摄钠过多,极易导致钠、水潴留,水肿和高血压。

(3)钾代谢障碍:CRF 患者只要尿量不减少,血钾可以长期维持正常。醛固酮代偿性分泌增多、肾小管上皮和集合管泌钾增多以及肠道排钾增加可维持血钾在正常水平。

由于 CRF 时尿中排钾量相对固定,和摄入量无关,因此一旦钾摄入量与排泄速度不平衡则很容易导致血钾水平异常。如严重酸中毒,急性感染、应用钾盐过多或急性并发症引起少尿,可很快发展成致命的高钾血症。而当患者进食甚少或伴有腹泻,则可出现严重的低钾血症。不论高钾血症或低钾血症均可影响神经肌肉和心脏功能,严重时可危及生命。

(4)镁代谢障碍:CRF 患者的肾小球滤过率<30 mL/min 时,镁排出就可减少而引起血镁升高。常表现为恶心、呕吐、全身乏力、血管扩张、中枢神经系统抑制等。当血清镁浓度>3 mmol/L 时可导致反射消失、呼吸麻痹、神志昏迷和心跳停止等。CRF 患者很难排泄过量的镁,应当避免使用含镁的药物治疗,防止严重的高镁血症。

(5)钙和磷代谢障碍:CRF 往往伴有高磷血症和低钙血症。

高磷血症:人体正常时有 60%~80% 磷由尿排出。在 CRF 早期,尽管肾小球滤过率下降,可引起血磷浓度上升,但为维持钙磷乘积不变,血中游离 Ca^{2+} 减少,进而刺激甲状旁腺分泌 PTH,后者可抑制肾小管对磷的重吸收,使尿磷排出增多而维持血磷浓度在正常范围内。到 CRF 晚期,由于肾小球滤过率极度下降(<30 mL/min),继发性增多的 PTH 不能使磷充分排出,血磷水平明显升高。同时 PTH 的增多又增强溶骨活动,促使骨磷释放增多,从而形成恶性循环,导致血磷水平不断上升。

低钙血症:其原因有以下几类。①血磷升高:为维持血浆[Ca]×[P]乘积不变,在 CRF 出现高磷血症时,必然会导致血钙下降。②维生素 D 代谢障碍:肾功能受损使肾小管合成 1,25-$(OH)_2D_3$ 减少,影响肠道对钙的吸收。③肠道钙吸收减少:血磷增高使磷从肠道排出增多,在肠内与食物中的钙结合成难溶的磷酸钙排出,导致钙吸收减少;此外体内某些毒性物质的滞留使小肠黏膜对钙的吸收减少。

CRF 患者血钙降低很少出现手足搐搦,主要因为患者常伴有酸中毒,使血中结合钙趋于解离,故而游离钙浓度得以维持。同时 H^+ 对神经肌肉的应激性具有直接抑制作用,因此在纠正酸中毒要注意防止低钙血症引起的手足搐搦。

(二)多系统并发症

1.肾性骨营养不良

肾性骨营养不良又称肾性骨病,是指 CRF 时,由于钙磷及维生素 D 代谢障碍、继发性甲状旁腺功能亢进、酸中毒、铝中毒等所引起的骨病。可发生儿童的肾性佝偻病、成人的纤维性骨炎、骨软化、骨质疏松和骨硬化等(图 7-2)。

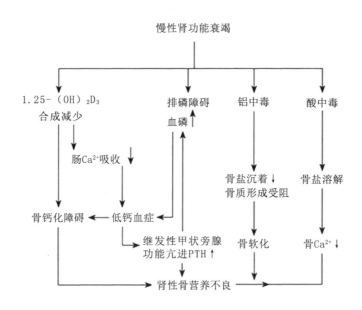

图 7-2 肾性骨营养不良的发生机制

(1)钙磷代谢障碍和继发性甲状旁腺功能亢进:CRF 患者由于高血磷及低血钙,可刺激甲状旁腺引起继发性甲状旁腺功能亢进,分泌大量 PTH,使骨质生成与改建活动加强,导致骨质疏松和硬化,因此亦常将 PTH 所致的肾性骨营养不良为高代谢性骨病。

(2)维生素 D 代谢障碍:$1,25-(OH)_2D_3$ 具有促进骨盐沉着及肠吸收钙的作用。在 CRF 时,由于有功能的肾单位减少以及肾小管内磷浓度增加而使 $1,25-(OH)_2D_3$ 生成减少,导致骨盐沉着障碍而引起骨软化症;同时,肠吸收钙减少,使血钙降低,从而导致继发性甲状旁腺功能亢进而引起纤维性骨炎。

(3)酸中毒:CRF 时,多伴有长时间持续的代谢性酸中毒,可通过以下机制促进肾性骨营养不良的发生。①由于体液中 $[H^+]$ 持续升高,于是动员骨盐来缓冲,促进骨盐溶解。②酸中毒干扰 $1,25-(OH)_2D_3$ 的合成。③酸中毒干扰肠吸收钙。

(4)铝中毒:CRF 时,肾排铝功能减弱,当服用铝剂时,铝被吸收并在体内潴留,发生铝中毒。铝可直接抑制骨盐沉着和抑制 PTH 分泌,干扰骨质形成过程,导致骨软化,因此也有人将铝中毒所致的骨病称为低代谢性骨病。此外,铝在骨内沉积可抑制成骨细胞的功能,使骨质形成受阻,引起再生障碍性骨病,而1,25-$(OH)_2D_3$减少也可促进铝在骨内沉积,加重骨质软化。

2.肾性高血压

由肾脏疾病引起的高血压称为肾性高血压。属于继发性高血压中最常见者。终末期肾病需要透析维持生命的患者几乎均伴发高血压。引发肾性高血压的发生机制主要包括以下几种。

(1)水、钠潴留:CRF 时,肾脏排钠功能降低进而继发水潴留。患者水、钠摄入过多和低蛋白血症也可导致体内水钠潴留。水、钠潴留可引起:①血容量增多,心脏收缩加强,心排血量增加,血压升高。②动脉系统灌注压升高,反射性地引起血管收缩,外周阻力增加。③长时间血管容量扩张可刺激血管平滑肌细胞增生,血管壁增厚,血管阻力增加。上述这些因素共同促进了肾性高血压的发展。主要由水、钠潴留所致的高血压称为钠依赖性高血压。对该类高血压患者限制钠盐摄入和应用利尿药以加强尿钠的排出,可以收到较好的降压效果。

(2)肾素-血管紧张素系统活性增高:肾素-血管紧张素系统活性增高主要见于慢性肾小球肾炎、肾小动脉硬化症、肾硬化症等疾病引起的 CRF,由于常伴随肾血液循环障碍,使肾相对缺血,激活肾素-血管紧张素系统,使血管紧张素Ⅱ形成增多。血管紧张素Ⅱ可直接引起小动脉收缩和外周阻力增加,又能促使醛固酮分泌,导致水、钠潴留,并可兴奋交感-肾上腺髓质系统,引起儿茶酚胺释放和分泌增多,故可导致血压上升。这种主要由于肾素和 AngⅡ增多引起的高血压称为肾素依赖性高血压。对此类患者限制钠盐摄入和应用利尿药,不能收到良好的降压效果。只有采用药物疗法(如血管紧张素转化酶抑制药等)抑制肾素-血管紧张素系统的活性,消除血管紧张素Ⅱ对血管的作用,才有明显的降压作用。

(3)肾分泌的抗高血压物质减少:正常肾脏能生成前列腺素 I_2 和 E_2 等血管舒张物质。这些物质具有排钠、扩张血管、降低交感神经活性的作用。它们与肾素-血管紧张素系统既相互对抗又维持着平衡。所以,当肾髓质破坏时,产生抗高血压物质减少,则可促使高血压的发生。

上述三种机制,在肾性高血压发病中的作用,因肾疾病的种类、部位和程度不同而异。但在慢性肾疾病时,由于病变性质和部位复杂,三种机制常同时参与作用。出现高血压后又进一步损害肾功能,形成恶性循环。

3.肾性贫血和出血倾向

(1)肾性贫血:97%的 CRF 患者常伴有贫血。贫血程度往往与肾功能损害程度一致。有时贫血可能是严重肾衰竭的最初表现。其发生机制如下。①促红细胞生成素减少:由于肾实质破坏,促红细胞生成素产生减少,从而使骨髓干细胞形成红细胞受到抑制,红细胞生成减少。这是肾性贫血的主要原因。②血液中潴留的毒性物质:CRF 时一些毒性产物如甲基胍对红细胞生成具有抑制作用。③造血原料不足:CRF 患者胃肠功能减退,导致铁和叶酸吸收减少,丢失过多,造血原料不足,影响红细胞生成。另外严重的慢性肾衰竭患者还可出现铁的再利用障碍。④红细胞破坏增加:由于 ATP 生成不足以及红细胞膜上 ATP 酶活性下降,钠泵失灵,导致红细胞内钠、水含量增多,细胞脆性增加,易于溶血。PTH 也可增加红细胞脆性,而胍类物质则可引起溶血。此外,肾血管内常有纤微蛋白沉着,妨碍红细胞在血管内流动,使红细胞易受机械损伤而破裂。⑤失血:肾衰竭患者常有出血倾向与出血,因而可加重贫血。

(2)出血倾向:CRF 患者有 17%～20%出现皮下瘀斑、紫癜、鼻黏膜出血、牙龈出血、胃肠道黏膜出血等症状。目前研究认为,出血是因为血小板质的变化,而非数量减少所引起。血小板功能异常的表现是:①血小板的黏附性降低,使出血时间延长,认为与血清肌酐浓度有相关性。②血小板在 ADP 作用下的聚集功能减退。③血小板第三因子释放受抑,使凝血酶原激活物形成减少。有证据表明,尿毒症患者血浆中胍基琥珀酸含量显著增加,抑制了患者血小板第三因子的正常释放。

五、慢性肾衰竭的防治原则

近 20 年来以来,对各种慢性疾病的一级、二级预防已引起了医学界的广泛重视。CRF 的防治是以 CKD 的发生发展为依据的,有效的预防治疗原则如下。

(一)积极治疗原发病与去除加重肾损伤因素

积极治疗某些原发病如慢性肾小球肾炎、肾结核等慢性肾脏疾病,可防止肾实质的继续破坏,从而改善肾功能。控制加重肾损伤的因素如感染、高血压、糖尿病等,避免使用血管收缩药物与肾毒性药物,及时纠正水、电解质和酸碱平衡紊乱,可以明显改善 CRF 患者的临床症状,延缓疾病进展。

(二)饮食控制与营养疗法

饮食控制与营养疗法是 CRF 非透析治疗最基本、有效的措施。其关键是蛋白质摄入量及成分的控制,要求采取优质低蛋白高热量饮食,保证足够的能力供给,减少蛋白质分解。其他方面还包括磷、嘌呤及脂质摄入的控制。

(三)防治并发症

防治并发症的主要原则如下。

(1)有效控制 CRF 患者的高血压,可延缓肾功能恶化,减少心力衰竭和脑血管意外的发生率,但又要注意降压速度不能太快,以保证肾灌注压不下降,避免肾功能急剧恶化。

(2)根据发生心力衰竭的具体原因进行相应的处理:限制水、钠摄入和应用利尿药,以降低心脏前负荷;应用血管扩张剂以降低心脏后负荷。纠正电解质紊乱和酸碱平衡紊乱,有利于控制心律失常和增强心肌收缩力。纠正贫血,改善心肌供养。血液净化治疗,减轻肾毒素对心肌细胞的损伤。

(3)正确使用重组人红细胞生成素(rHuEPO),适当补充铁剂和叶酸,以治疗肾性贫血。

(4)限制食物中磷的摄入,控制钙、磷代谢失调,用维生素 D 和甲状旁腺次全切除术以治疗肾性骨病。

(5)选择有效的、肾毒性最小的抗生素控制可能出现的继发感染。

(四)透析疗法

CRF 患者每天可从肠道排出一定量的尿素、肌酐、肌酸和磷。可利用某些药物如大黄制剂和甘露醇等刺激肠蠕动增加或提高肠道内渗透压,促进有毒代谢产物从肠道排出。肾功能严重障碍患者需采用透析疗法。透析疗法是用人工方法部分代替肾的排泄功能,但不能代替肾内分泌和代谢功能。常用方法有血液透析和腹膜透析。

(武永胜)

第八章

中医内科疾病

第一节 真 心 痛

真心痛是指以突然发作的剧烈而持久的胸骨下部后方或心前区压榨性、闷胀性或窒息性疼痛为临床表现特点的一种严重病症,是胸痹的进一步发展。疼痛可放射到左肩、左上肢前内侧及无名指和小指,一般持续时间较长,常伴有心悸、水肿、肢冷、喘促、面色苍白、汗出、焦虑和恐惧感等症状,甚至危及生命。多因劳累、情绪激动、饱食、受寒等因素诱发。《灵枢·厥病篇》描述了真心痛的发作和预后,称:"真心痛,手足青至节,心痛甚,旦发夕死,夕发旦死。"

现代医学的冠状动脉粥样硬化性心脏病、心肌梗死、心律失常、心源性休克等,出现真心痛的临床表现时,可参考本节进行辨证论治。

一、病因病机

真心痛病因病机和"胸痹"类同,与年老体衰,阳气不足,七情内伤,气滞血瘀,痰浊化生,寒邪侵袭,血脉凝滞等因素有关。如寒凝气滞,血瘀痰浊,闭阻心脉,心脉不通,可出现心胸疼痛(胸痹),严重者部分心脉突然闭塞,气血运行中断,可见心胸猝然大痛,而发为真心痛。

真心痛之病位在心,其本在肾。总的病机是本虚标实,本虚是发病基础,标实是发病条件,急性发作时以标实为主,总由心之气血失调、心脉痹阻不畅而致。

二、诊断要点

(一)症状

突然发作胸骨后感心前区剧痛,呈压榨性或窒息性疼痛。疼痛常可放射至左肩背和前臂,持续时间可长达数小时或数天,可兼心悸、恶心、呕吐等。

(二)检查

1.心电图检查

根据 ST 段或 T 波的异常变化来判断心肌缺血的部位及程度,同时根据相应导联所出现病理性 Q 波及 ST 段抬高的表现,来确定心肌梗死的部位。

2.胸部 X 线平片

胸部 X 线平片以及冠状动脉造影有助于诊断。

三、辨证

本病病位在心,其本在肾,本虚标实是其发病的主要机制,而在急性期则以标实为主。

若心气不足,运血无力,心脉瘀阻,或心血亏虚,气血运行不利,可见心动悸,脉结代(心律失常);若心肾阳虚,水邪泛滥,水饮凌心射肺,可出现心悸、水肿、喘促(心力衰竭),或亡阳厥脱,亡阴厥脱(心源性休克),或阴阳俱脱,最后导致阴阳离决。

(一)气虚血瘀

证候:心胸刺痛,胸部闷窒,动则加重,伴短气乏力,汗出心悸,舌体胖大,边有齿痕,舌质黯淡或瘀点瘀斑,舌苔薄白,脉弦细无力。

分析:元气素虚,无力推动血液运行,血行缓慢而滞涩,闭阻心脉,心脉不通,则心胸刺痛,胸部闷窒;动则耗气更甚,故短气乏力,汗出;气虚心搏加快,故心悸;舌体胖大,边有齿痕,苔薄白为气虚之象;舌质黯淡,有瘀点瘀斑为血瘀之征。

(二)寒凝心脉

证候:胸痛彻背,胸闷气短,心悸不宁,神疲乏力,形寒肢冷,舌质淡黯,苔白腻,脉沉迟,迟缓或结代。

分析:寒邪内侵,阳气不运,气机阻痹,故见胸痛彻背;胸阳不振,气机不利,故见胸闷气短,心悸不宁;阳气不足,上不荣头面,外不达四肢,故面色苍白,形寒肢冷;舌淡黯,苔白腻,脉沉迟缓或结代,均为寒凝心脉、阳气不运之候。

(三)正虚阳脱

证候:心胸绞痛,胸中憋闷或有窒息感,喘促不宁,心慌,面色苍白,大汗淋漓,烦躁不安或表情淡漠;重则神志昏迷,四肢厥冷,口开目合,手撒尿遗,脉疾数无力或脉微欲绝。

分析:阳气虚衰,胸阳不运,痹阻气机,血行瘀滞,故见胸憋闷、绞痛或有窒息感;少气不续,不能维持正常心搏,故心慌,喘促不宁;大汗淋漓,烦躁不安或表情淡漠,乃为阳脱阴竭;阳气消乏,清阳不升,或失血过多,血虚不能上承,故见神志昏迷;气血不能达四末,则四肢厥冷;营阴内衰,正气不固,故口开目合,手撒遗尿;脉疾数无力或脉微欲绝,乃亡阳伤阴之征。

四、治疗

本病在发作期必须选用有速效止痛作用之药物,以迅速缓解心痛症状。疼痛缓解后予以辨证施治,常以补气活血、温阳通脉为法。

(一)中药治疗

1.气虚血瘀

治法:益气活血,通脉止痛。

处方:保元汤合血府逐瘀汤加减。

方中人参、黄芪补气益心;桃仁、红花、川芎活血祛瘀;赤芍、当归、牛膝养血活血;柴胡、枳壳、桔梗行气豁痰宽胸;生地黄、肉桂敛汗温阳定悸;甘草调和诸药。

另外,可选用速效救心丸,每天3次,每天4~6粒,急性发作时每次10~15粒。

2.寒凝心脉

治法:温补心阳,散寒通脉。

处方:当归四逆汤加减。

方中当归补血活血;芍药养血和营;桂枝温经散寒;细辛祛寒除痹止痛;炙甘草、大枣益气健脾,通行血脉。

本证寒象明显,可加干姜、蜀椒、荜茇、高良姜;气滞加白檀香;痛剧急予苏合香丸,每服1~4丸。

3.正虚阳脱

治法:回阳救逆,益气固脱。

处方:四味回阳饮加减。

方中以红参大补元气;附子、炮姜回阳;可加肉桂、山萸肉、龙骨、牡蛎温助心阳,敛汗固脱;加玉竹配炙甘草养阴益气。阴竭亡阳,合生脉散。

另外,可选用丹参滴丸,10~15粒,每天3次。或用参附注射液100 mL加5%葡萄糖注射液250 mL,静脉滴注。

(二)针灸治疗

1.基本处方

内关、郄门、阴郄、膻中。

内关、郄门同经相配,郄门、阴郄二郄相配,更和心包之募膻中,远近相配,共调心气。

2.加减运用

(1)气虚血瘀证:加脾俞、足三里、气海以益气通络。诸穴针用补法。

(2)寒凝心脉证:加心俞、厥阴俞、命门以温经祛寒、通络止痛。诸穴针用补法,或加灸法。

(3)正虚阳脱证:重灸神阙、关元以回阳救逆固脱。余穴针用补法。

3.其他

(1)耳针疗法:取心、神门、交感、皮质下、内分泌,每次选3~4穴,强刺激,留针30~60分钟。

(2)电针疗法:取膻中、巨阙、郄门、阴郄,用连续波,快频率刺激20~30分钟。

(3)穴位注射疗法:取心俞、厥阴俞、郄门、足三里,每次选2穴,用复方丹参注射液或川芎嗪注射液,每穴注射2 mL,每天1次。

(4)头针疗法:取额旁1线,平刺激,持续捻转2~3分钟,留针20~30分钟。

(郭军会)

第二节　胸　痹

胸痹是指以胸部闷痛,甚则胸痛彻背,短气喘息不得卧为主要临床表现的一种病证。

胸痹临床表现或轻或重,轻者仅偶感胸闷如窒或隐痛,呼吸欠畅,病发短暂轻微;重者则有胸痛,呈压榨样绞痛,严重者心痛彻背,背痛彻心,疼痛剧烈。常伴有心悸、气短、呼吸不畅,甚至喘促、悸恐不安等。多由劳累、饱餐、寒冷及情绪激动而诱发,亦可无明显诱因或安静时发病。

胸痹的临床表现最早见于《内经》。《灵枢·五邪篇》指出:"邪在心,则病心痛"。《素问·藏气法时论》亦说:"心病者,胸中痛,胁支满,胁下痛,膺背肩胛间痛,两臂内痛。"《素问·缪刺论》又有"卒心痛""厥心痛"之称。《素问·厥论篇》还说:"真心痛,手足青至节,心痛甚,旦发夕死,夕发旦死"。把心痛严重,并迅速造成死亡者,称为"真心痛",亦即胸痹的重证。汉·张仲景在《金匮要略·胸痹心痛短气病脉证治》篇说:"胸痹之病,喘息咳唾,胸背痛,短气,寸口脉沉而迟,关上小紧数,瓜蒌薤白白酒汤主之。""胸痹不得卧,心痛彻背者,瓜蒌薤白半夏汤主之。"正式提出了"胸痹"的名称,并进行专门的论述,把病因病机归纳为"阳微阴弦",即上焦阳气不足,下焦阴寒气盛,认为乃本虚标实之证。宋金元时期,有关胸痹的论述更多。如《圣济总录·胸痹门》有"胸痹者,胸痹痛之类也……胸脊两乳间刺痛,甚则引背胛,或彻背膂"的症状记载。《太平圣惠方》将心痛、胸痹并列,在"治卒心痛诸方""治久心痛诸方""治胸痹诸方"等篇中,收集治疗本病的方剂较多,组方当中,芳香、辛散、温通之品,常与益气、养血、滋阴、温阳之品相互为用,标本兼顾,丰富了胸痹的治疗内容。到了明清时期,对胸痹的认识有了进一步提高。如《症因脉治·胸痛论》:"歧骨之上作痛,乃为胸痛""内伤胸痛之因,七情六欲,动其心火,刑及肺金;或怫郁气逆,伤其肺道,则痰凝气结;或过饮辛热,伤其上焦,则血积于内,而闷闷胸痛矣。"又如《玉机微义·心痛》中揭示胸痹不仅有实证,亦有虚证,尤其是对心痛与胃脘痛进行了明确的鉴别。

在治疗方面,《内经》提出了针刺治疗的穴位和方法,《灵枢·五味》篇还有"心病宜食薤"的记载;《金匮要略》强调以宣痹通阳为主;《世医得效方·心痛门》提出了用苏合香丸芳香温通的方法"治卒暴心痛"。后世医家总结前人的经验,又提出了活血化瘀的治疗方法,如《证治准绳·诸痛门》提出用大剂桃仁、红花、降香、失笑散等治疗死血心痛;《时方歌括》用丹参饮治心腹诸痛;《医林改错》用血府逐瘀汤治疗胸痹心痛等。这些方法为治疗胸痹开辟了广阔的途径。

现代医学的冠状动脉粥样硬化性心脏病(心绞痛、心肌梗死)、心包炎、二尖瓣脱垂综合征、病毒性心肌炎、心肌病、慢性阻塞性肺气肿等疾病,出现胸痹的临床表现时,可参考本节进行辨证论治。

一、病因病机

胸痹发生多与寒邪内侵、饮食失调、情志失节、劳倦内伤、年迈体虚等因素有关。其病机分虚实两端,实为气滞、寒凝、血瘀、痰浊,痹阻胸阳,阻滞心脉;虚为气虚、阴伤、阳衰、脾、肝、肾亏虚,心脉失养。

(一)寒邪内侵

素体阳虚,胸阳不振,阴寒之邪乘虚而入,寒主收引,寒凝气滞,抑遏阳气,胸阳不展,血行瘀滞不畅,而发本病。如《诸病源候论》曰:"寒气客于五脏六腑,因虚而发,上冲胸间,则胸痹。"《类证治裁·胸痹》曰:"胸痹,胸中阳微不运,久则阴乘阳位,而为痹结也。"阐述了本病由阳虚感寒而发作。

(二)情志失节

郁怒伤肝,肝失疏泄,肝郁气滞,甚则气郁化火,灼津成痰;忧思伤脾,脾失健运,津液不布,遂聚成痰。气滞、痰郁交阻,既可使血行失畅,脉络不利,而致气血瘀滞,又可导致胸中气机不畅,胸阳不运,心脉痹阻,心失所养,不通则痛,而发胸痹。《杂病源流犀烛·心病源流》曰:"总之七情之由作心痛,七情失调可致气血耗逆,心脉失畅,痹阻不通而发心痛。"

(三)饮食失调

饮食不节,嗜酒或过食肥甘生冷,以致脾胃损伤,运化失健,聚湿成痰,上犯心胸,痰阻脉络,胸阳失展,气机不畅,心脉闭阻,而成胸痹。

(四)劳倦内伤

思虑过度,心血暗耗,或肾阴亏虚,不能滋养五脏之阴,水不涵木,不能上济于心,心肝火旺,使心阴内耗,阴液不足,心火燔炽,下汲肾水,脉道失润;或劳倦伤脾,脾虚转输失职,气血生化乏源,无以濡养心脉,拘急而痛;或积劳伤阳,心肾阳微,阴寒痰饮乘于阳位,鼓动无力,胸阳失展,血行涩滞,而发胸痹。

(五)年迈体虚

久病体虚,暴病伤正;或中老年人,肾气不足,精血渐衰,以致心气不足,心阳不振,肾阳虚衰,不能鼓舞五脏之阳,血脉失于温煦,痹阻不畅,心胸失养而酿成本病。

胸痹的病位在心,然其发病多与肝、脾、肾三脏功能失调有关,如肾虚、肝郁、脾失健运等。

胸痹的主要病机为心脉痹阻,病理变化主要表现为本虚标实,虚实夹杂。本虚有气虚、血虚、阳虚、阴虚,又可阴损及阳,阳损及阴,而表现出气阴两虚,气血双亏,阴阳两虚,甚至阳微阴竭,心阳外越;标实为气滞、血瘀、寒凝、痰阻,且又可相兼为病,如气滞血瘀,寒凝气滞,痰瘀交阻等。本病多在中年以后发生,发作期以标实表现为主,并以血瘀为突出特点,缓解期主要见心、脾、肾气血阴阳之亏虚,其中又以心气虚最为常见。

二、诊断要点

(一)症状

(1)以胸部闷痛为主症,多见膻中或心前区憋闷疼痛,甚则痛彻左肩背、咽喉、胃脘部、左上臂内侧等部位;呈反复发作性或持续不解,常伴有心悸、气短、自汗,甚则喘息不得卧。

(2)胸闷胸痛一般持续几秒到几十分钟,休息或服药后大多可迅速缓解;严重者可见突然发病,心跳加快,疼痛剧烈,持续不解,汗出肢冷,面色苍白,唇甲青紫,或心律失常等证候,并可发生猝死。

(3)多见于中年以上,常因情志抑郁恼怒,操劳过度,多饮暴食,气候变化等而诱发。亦有无明显诱因或安静时发病者。

(二)检查

心电图检查可见 ST 段改变等阳性改变,必要时可做动态心电图、心功能测定、运动试验心电图等检查。周围血常规白细胞总数、血沉、血清酶学检查,有助于进一步明确诊断。

三、鉴别诊断

(一)胃脘痛

心在脘上,脘在心下,故有胃脘当心而痛之称,以其部位相近。尤胸痹之不典型者,其疼痛可在胃脘部,极易混淆。但胸痹以闷痛为主,为时极短,虽与饮食有关,休息、服药常可缓解;胃痛发病部位在上腹部,局部可有压痛,以胀痛为主,持续时间较长,常伴有食少纳呆、恶心呕吐、泛酸嘈杂等消化系统症状。做 B 超、胃肠造影、胃镜、淀粉酶检查,可以鉴别。

(二)悬饮

悬饮、胸痹均有胸痛。但胸痹为当胸闷痛,可向左肩或左臂内侧等部位放射,常因受寒饱餐、情绪激动、劳累而突然发作,持续时间短暂;悬饮为胸胁胀痛,持续不解,多伴有咳唾,肋间饱满,转侧不能平卧,呼吸时疼痛加重,或有咳嗽、咳痰等肺系证候。

(三)胁痛

疼痛部位在两胁部,以右胁部为主,肋缘下或有压痛点。疼痛特点或刺痛不移,或胀痛不休,或隐隐作痛,很少短暂即逝,可合并厌油腻、发热、黄疸等症。肝胆 B 超、胃镜、肝功能、淀粉酶检查有助区分相关症状。

(四)真心痛

真心痛乃胸痹的进一步发展。症见心痛剧烈,甚则持续不解,伴有肢冷汗出,面色苍白,喘促唇紫,手足青至节,脉微欲绝或结代等危重急症。

四、辨证

胸痹首先辨别虚实,分清标本。发作期以标实为主,缓解期以本虚为主。

标实应区别气滞、血瘀、寒凝、痰浊的不同。闷重而痛轻,兼见胸胁胀满,憋气,善太息,苔薄白,脉弦者,多属气滞;胸部窒闷而痛,伴唾吐痰涎,苔腻,脉弦滑或弦数者,多属痰浊;胸痛如绞,遇寒则发,或得冷加剧,伴畏寒肢冷,舌淡苔白,脉细,为寒凝心脉;刺痛固定不移,痛有定处,夜间多发,舌紫黯或有瘀斑,脉结代或涩,由心脉瘀滞所致。

本虚又应区别阴阳气血亏虚的不同。心胸隐痛而闷,因劳累而发,伴心慌、气短、乏力,舌淡胖嫩,边有齿痕,脉沉细或结代者,多属心气不足;若绞痛兼见胸闷气短,四肢厥冷,神倦自汗,脉沉细,则为心阳不振;隐痛时作时止,缠绵不休,动则多发,伴口干,舌淡红而少苔,脉细而数,则属气阴两虚表现。

胸痹的疼痛程度与发作频率及持续时间与病情轻重程度密切相关。疼痛持续时间短暂,瞬息即逝者多轻;持续时间长,反复发作者多重;若持续数小时甚至数天不休者常为重症或危候。

一般疼痛发作次数多少与病情轻重程度呈正比。若疼痛遇劳发作,休息或服药后能缓解者为顺症;服药后难以缓解者常为危候。

(一)寒凝心脉

证候:卒然心痛如绞,心痛彻背,背痛彻心,心悸气短,喘不得卧,形寒肢冷,面色苍白,冷汗自出,多因气候骤冷或骤感风寒而发病或加重,苔薄白,脉沉紧或沉细。

分析:寒邪侵袭,阳气不运,气机阻痹,故见卒然心痛如绞,或心痛彻背,背痛彻心,感寒则痛甚;阳气不足,故形寒肢冷,面色苍白;胸阳不振,气机受阻,故见喘不得卧,心悸气短;苔薄白,脉沉紧或沉细,均为阴寒凝滞,阳气不运之候。

(二)气滞心胸

证候:心胸满闷,隐痛阵发,痛无定处,时欲太息,情绪波动时容易诱发或加重,或兼有脘痞胀满,得嗳气或矢气则舒,苔薄或薄腻,脉细弦。

分析:郁怒伤肝,肝失疏泄,气滞上焦,胸阳失展,心脉不和,故心胸满闷,隐痛阵发,痛无定处;情志不遂则气机郁结加重,故心痛加重,而太息则气机稍畅,心痛稍减;肝郁气结,木失条达,横逆犯脾,脾失健运则脘痞胀满;苔薄或薄腻,脉细弦为肝气郁结之象。

(三)心血瘀阻

证候:心胸剧痛,如刺如绞,痛有定处,甚则心痛彻背,背痛彻心,或痛引肩背,伴有胸闷心悸,日久不愈,可因暴怒、劳累而加重,面色晦黯,舌质暗红或紫黯,或有瘀斑,苔薄脉弦涩或促、结、代。

分析:气机阻滞,瘀血内停,络脉不通,不通则痛,故见心胸剧痛,如刺如绞,痛有定处,甚则心痛彻背,背痛彻心,或痛引肩背,伴有胸闷,日久不愈;瘀血阻塞,心失所养,故心悸不宁,面色晦黯;暴怒伤肝,气机逆乱,气滞血瘀更重,故可因暴怒而加重;舌质暗红或紫黯,或有瘀斑,苔薄,脉弦涩或促、结、代均为瘀血内阻之候。

(四)痰浊闭阻

证候:胸闷重而心痛,痰多气短,倦怠肢重,遇阴雨天易发作或加重,伴有纳呆便溏,口黏恶心,咯吐痰涎,舌体胖大且边有齿痕,苔白腻或白滑,脉滑。

分析:痰浊内阻,胸阳失展,气机痹阻,故胸闷重而疼痛,痰多气短;阴雨天湿气更甚,故遇之易发作或加重;痰浊困脾,脾气不运,故倦怠肢重,纳呆便溏,口黏恶心;咯吐痰涎,舌体胖大,有齿痕,苔白腻或滑,脉滑,均为痰浊闭阻之象。

(五)心肾阴虚

证候:心痛憋闷,灼痛心悸,五心烦热,潮热盗汗,或头晕耳鸣,腰膝酸软,口干便秘,舌红少津,苔薄或剥,脉细数或促代。

分析:心肾不交,虚热内灼,气机不利,血脉不畅,故心痛时作,灼痛或憋闷;久病或热病伤阴,暗耗心血,血虚不足以养心,则心悸;阴虚生内热,则五心烦热,潮热盗汗;肾阴虚,则见头晕耳鸣,腰膝酸软;口干便秘,舌红少苔,脉细数或促代,均为阴虚有热之象。

(六)心肾阳虚

证候:心悸而痛,胸闷气短,自汗,动则更甚,神倦怯寒,面色㿠白,四肢不温或肿胀,舌质淡胖,苔白或腻,脉沉细迟。

分析:阳气虚衰,胸阳不振,气机痹阻,血行瘀滞,血脉失于温煦,故见胸闷心痛,心悸气短,自汗,动则耗气更甚;阳虚不足以温运四肢百骸,则神倦怯寒,面色㿠白,四肢不温;肾阳虚,不能制水,故四肢肿胀;舌质淡胖,苔白或腻,脉沉细迟均为阳气虚衰之候。

(七)气阴两虚

证候:心胸隐痛,时作时休,胸闷气促,心悸自汗,动则喘息益甚,倦怠懒言,面色少华,舌质淡红,苔薄白,脉虚细缓或结代。

分析:思虑伤神,劳心过度,损伤心气,阴血亏耗,血瘀心脉,故见胸闷隐痛,时作时休,心悸气促,倦怠懒言等;心气虚,则自汗;气血不荣于上,则面色少华;淡红舌,脉虚细缓,均为气阴两虚之征。

五、治疗

本病的治疗原则应先治其标,后治其本,先从祛邪入手,然后再予扶正,必要时可根据虚实标本的主次,兼顾同治。标实当泻,针对气滞、血瘀、寒凝、痰浊而疏理气机,活血化瘀,辛温通阳,泄浊豁痰,尤重活血通脉治法;本虚宜补,权衡心脏阴阳气血之不足,有无兼见肺、肝、脾、肾等脏之亏虚,补气温阳,滋阴益肾。

(一)中药治疗

1.寒凝心脉

治法:辛温散寒,宣通心阳。

方药:枳实薤白桂枝汤合当归四逆汤加减。两方皆能辛温散寒,助阳通脉。前方重在通阳理气,用于胸痹阴寒证,心中痞满,胸闷气短者;后方则以温经散寒为主,用于血虚寒厥证,见胸痛如绞,手足不温,冷汗自出,脉沉细者。方中桂枝、细辛温散寒邪,通阳止痛;薤白、瓜蒌化痰通阳,行气止痛;当归、芍药养血活血;芍药与甘草相配,缓急止痛;枳实、厚朴理气通脉;大枣养脾和营。共成辛温散寒,通阳止痛之功。

若阴寒极盛之胸痹重症,胸痛剧烈,心痛彻背,背痛彻心,痛无休止,当用温通散寒之法,予乌头赤石脂丸加荜茇、高良姜、细辛等治疗。方中以乌头雄烈刚燥,散寒通络止痛;附子、干姜温阳逐寒;蜀椒温经下气开郁;为防药物过于辛散,配赤石脂入心经,而固摄收涩阳气。若痛剧而四肢不温,冷汗自出,可含化苏合香丸或麝香保心丸,以芳香化浊,温通开窍,每获即速止痛效果。

另外,可选用苏冰滴丸,每次 2~4 粒,每天 3 次。

2.气滞心胸

治法:疏调气机,活血通络。

方药:柴胡疏肝散加减。本方疏肝理气,适用于肝气郁结、气滞上焦、胸阳失展、血脉失和之胸胁疼痛。方用四逆散去枳实,加香附、枳壳、川芎、陈皮行气疏肝,和血止痛。其中柴胡与枳壳相配可升降气机;白芍与甘草同用可缓急舒脉止痛;香附、陈皮以增强理气解郁之功;川芎为血中之气药,既可活血又能调畅气机。全方共奏疏调气机、和血通脉之功效。根据需要,还可选用木香、沉香、降香、檀香、延胡索、砂仁、厚朴等芳香理气及破气之品,但不可久用,以免耗散正气。

若气郁日久化热,出现心烦易怒,口干便秘,舌红苔黄,脉弦数等证者,用丹栀逍遥散疏肝清热;便秘严重者,用当归龙荟丸以泻郁火;如胸闷、心痛明显,为气滞血瘀之象,可合用失笑散,以增强活血行瘀,散结止痛之作用。

另外,可选用冠心苏合丸,每次 3 克,每天 2 次。

3.心血瘀阻

治法:活血化瘀,通脉止痛。

方药:血府逐瘀汤加减。本方祛瘀通脉,行气止痛,用于胸中瘀阻,血行不畅,心胸疼痛,痛有定处,胸闷、心悸之胸痹。方中当归、川芎、桃仁、红花、赤芍活血化瘀,疏通血脉;柴胡、桔梗与枳壳、牛膝配伍,升降结合,调畅气机,开胸通阳,行气活血;生地黄养阴而调血燥。诸药共成祛瘀通脉、行气止痛之剂。

若瘀血痹阻重症,胸痛剧烈,可加乳香、没药、丹参、郁金、降香等加强活血理气之力;若血瘀、气滞并重,胸闷痛甚者,加沉香、檀香、荜茇等辛香理气止痛药物;若寒凝血瘀或阳虚血瘀者,症见畏寒肢冷,脉沉细或沉迟者,加肉桂、细辛、高良姜、薤白等温通散寒之品,或人参、附子等温阳益气之品;若伴有气短乏力、自汗、脉细缓或结代,乃气虚血瘀之象,当益气活血,用人参营养汤合桃红四物汤加减,重用人参、黄芪等益气祛瘀之品。

还可选用三七、苏木、泽兰、鸡血藤、益母草、水蛭、王不留行、丹皮等活血化瘀药物,加强祛瘀疗效。但破血之品应慎用,且不可久用、多用,以免耗伤正气。在应用活血、破血类药物时,必须注意有无出血倾向或征象,一旦发现,立即停用,并予以相应处理。

另外,可选用活心丸,每次含服或吞服,1~2 丸。

4.痰浊阻闭

治法:通阳化浊,豁痰宣痹。

方药:瓜蒌薤白半夏汤合涤痰汤加减。两方均能温通豁痰,前方通阳行气,用于痰阻气滞,胸阳痹阻者;后方健脾益气,豁痰开窍,用于脾虚失运,痰阻心窍者。方中瓜蒌、薤白化痰通阳,行气止痛;半夏、胆南星、竹茹清热化痰;人参、茯苓、甘草健脾益气;石菖蒲、陈皮、枳实理气宽胸。全方共奏通阳化饮、泄浊化痰、散结止痛之功。

若痰浊郁而化热,证见咳痰黄稠,便干,苔黄腻者,可用黄连温胆汤加郁金清化痰热而理气活血;痰热兼有郁火者,加海浮石、海蛤壳、黑山栀、天竺黄、竹沥化痰火之胶结;大便干结,加生大黄通腑逐痰;痰瘀交阻,症见胸闷如窒,心胸隐痛或绞痛阵发,苔白腻,舌暗紫或有瘀斑,当通阳化痰散结,加血府逐瘀汤;若瘀浊闭塞心脉,猝然剧痛,可用苏合香丸。

5.心肾阴虚

治法:滋阴清热,养心和络。

方药:天王补心丹合炙甘草汤。两方均为滋阴养心之剂;前方以养心安神为主,治疗心肾两虚,阴虚血少者;后方以养阴复脉见长,用于气阴两虚,心动悸,脉结代之症。方中以生地、玄参、天冬、麦冬滋水养阴以降虚火;人参、炙甘草、茯苓益助心气;桂枝、大枣补气通阳,寓从阳引阴之意;柏子仁、酸枣仁、五味子、远志交通心肾,养心安神,化阴敛汗;丹参、当归身、芍药、阿胶滋养心血而通心脉;桔梗、辰砂为引使之品。本方能使心阴复,虚火平,血脉利,则心胸灼痛得解。

若阴不敛阳,虚火内扰心神,心烦不寐,舌尖红少津者,可用酸枣仁汤清热除烦安神;若不效者,再予黄连阿胶汤,滋阴清火,宁心安神。若兼见风阳上扰,用珍珠母、灵磁石、石决明、琥珀等重镇潜阳之品,或用羚羊钩藤汤加减;心肾阴虚者,兼见头晕耳鸣,腰膝酸软,遗精盗汗,口燥咽干,用左归饮补益肾阴,填精益髓,或河车大造丸滋肾养阴清热;若心肾真阴欲竭,当用大剂西洋参、鲜生地黄、石斛、麦冬、山萸肉等急救真阴,并佐用生牡蛎、乌梅肉、五味子、甘草等酸甘化阴,且敛其阴。

另外,可选滋心阴口服液,每次 10 mL,每天 2 次。

6.心肾阳虚

治法:温振心阳,补益阳气。

方药:参附汤合右归饮加减。两方均能补益阳气,前方大补元气,温补心阳;后方温肾助阳,补益精气。方中人参、姜、枣、炙甘草大补元气,以益心气复脉;附子辛热,温补真阳;肉桂振奋心阳;熟地、山萸肉、枸杞子、杜仲、山药为温肾助阳、补益精气之要药。

若兼肾阳虚,可合金匮肾气丸,或用六味地黄丸滋阴固本,从阴引阳,共为温补肾阳之剂;心肾阳衰,不能化气行水,水饮上凌心肺,加用真武汤;若阳虚欲脱厥逆者,用四逆加人参汤,温阳益气,回阳救逆;若阳虚寒凝而兼气滞血瘀者,可选用薤白、沉香、降香、檀香、香附、鸡血藤、泽兰、川芎、桃仁、红花、延胡索、乳香、没药等偏于温性的理气活血药物。

另外,可选用麝香保心丸,每次含服或吞服 1～2 粒。

7.气阴两虚

治法:益气养阴,活血通脉。

方药:生脉散合人参营养汤加减。上方皆能补益心气。生脉散长于益心气,敛心阴,适用于心气不足,心阴亏耗者;人参营养汤补气养血,安神宁心,适用于胸闷气短,头昏神疲。方中人参、黄芪、炙甘草大补元气,通经利脉;肉桂通心阳,散寒气,疗心痛,纳气归肾;麦冬、五味子滋养心阴,收敛心气;熟地、当归、白芍养血活血。配茯苓、白术、陈皮、远志,补后天之本,滋气血生化之源,以宁心定志。

若兼见神疲乏力,纳呆,失眠多梦等,可用养心汤加半夏曲、茯苓以健脾和胃,补益心脾,养心安神;若气阴两虚,兼见口燥咽干,心烦失眠,舌红,用生脉散合归脾汤加减;兼有气滞血瘀者,可加川芎、郁金以行气活血;兼见痰浊之象者,可用茯苓、白术、白蔻仁以健脾化痰。

另外,可选用补心气口服液,每天 10 mL,每天 2 次;或滋心阴口服液,每次 10 mL,每天 2 次。

(二)针灸治疗

1.基本处方

心俞、巨阙、膻中、内关、郄门。

心俞、巨阙属俞募相配,膻中、心俞前后相配,通调心气;内关、郄门同经相配,宽胸理气,缓急止痛。

2.加减运用

(1)寒凝心脉证:加厥阴俞、通里、气海以温经散寒、宣通心阳。背俞穴、气海可加灸,余穴针用平补平泻法。

(2)气滞心胸证:加阳陵泉、太冲以疏肝理气、调畅气机,针用泻法。余穴针用平补平泻法。若脘痞胀满甚者,加中脘以健脾和中、疏导中州气机,针用平补平泻法。

(3)心血瘀阻证:加膈俞、血海、阴郄以活血化瘀、通脉止痛。诸穴针用平补平泻法。

(4)痰浊阻闭证:加太渊、丰隆、足三里、阴陵泉以通阳化浊、豁痰宣痹。诸穴针用平补平泻法。

(5)心肾阴虚证:加肾俞、太溪、三阴交、少海以滋阴清热、养心和络,针用补法。余穴针用平补平泻法。

(6)心肾阳虚证:加肾俞、气海、关元、百会、命门以振奋心肾之阳。诸穴针用补法,关元、气海、命门、背俞穴可加灸。

(7)气阴两虚证:加足三里、气海、阴郄、少海以益气养阴、活血通脉。诸穴针用补法。

3.其他

(1)耳针疗法:取胸、神门、心、肺、交感、皮质下,每次选 3～5 穴,用捻转手法强刺激,一般每穴捻 1～2 分钟左右,留针 15～20 分钟,可以每隔 5 分钟捻转 1 次。

(2)电针疗法:取内关、神门、胸上段夹脊穴,通电刺激 5～15 分钟,采用密波,达到有麻、电放射感即可。

(3)穴位注射疗法:取内关、郄门、间使、少海、心俞、足三里、三阴交,用复方当归(10％葡萄糖稀释)、维生素 B_{12} 0.25 mg、复方丹参注射液等,每次选 2～3 穴,每穴注射 0.5～1 mL,隔天 1 次。

(4)皮内针疗法:取内关、心俞、厥阴俞、膈俞,每次选 1 对,埋针 1～3 天,冬天可延长到 5～7 天。

(郭军会)

第九章

公 共 卫 生

第一节 环 境 卫 生

一、环境的要素

一般认为,环境是指围绕着人群的空间及其中可以直接、间接影响人类生活和发展的各种自然因素和社会因素的总和。环境涉及生活环境、生产环境和社会环境,其共同的要素可概括为生物、化学、物理和社会心理因素。

(一)生物因素

生物圈中各种生物在相互依存、相互制约之中生存,生物之间这种物质转换和能量传递的关系,常常是通过食物链这种形式体现的。某些生物可以成为人类疾病的致病因素或传播媒介。在人类历史上,病原微生物引起的霍乱、伤寒、鼠疫等传染病,曾经严重威胁着人类的健康。许多昆虫和动物在传播某些人类传染病方面也有重要作用,有些生物可产生毒素,通过一定的方式和人类接触也能造成危害,如毒蛇毒蜂咬伤、误食河豚、接触某些有毒植物等。

(二)化学因素

人类生存的环境中有天然的无机化学物质、人工合成的化学物质以及动植物体内、微生物内的化学成分。有些元素在生物体内含量很少,但不可缺少,称为微量元素,很多化学元素在正常接触和使用情况下对机体无害,过量或低剂量长时间接触时会产生有害作用。环境中常见的化学因素包括金属和类金属等无机化合物;煤、石油等能源在燃烧过程中产生的硫氧化合物、氮氧化合物、碳氧化合物、碳氢化合物、有机溶剂等;生产过程中的原料中间体或废弃物;农药;食品添加剂及以粉尘形态出现的无机和有机物质。

(三)物理因素

人们在日常生活和生产环境中接触到很多物理因素,如空气、水、土壤、气温、气压、振动、噪声、电离辐射、电磁辐射等。在自然状态下物理因素一般对人体无害,只有超过一定强度和/或接触时间过长时,才会对机体的不同器官和/或系统功能产生危害。随着科技进步和工业发展,人们从生活环境和生产环境中接触有害物理因素的机会将越来越多。

(四)社会心理因素

人类不能脱离社会而存在,受到社会政治、经济、文化、教育、人口、风俗习惯等社会因素的影响。它影响人们的收入和开支、营养状况、居住条件、接受科学知识和受教育的机会等,社会因素还包括人们的年龄、性别、宗教信仰、职业和婚姻状况等。

心理因素是指在特定的社会环境条件下,导致人们在社会行为方面乃至身体、器官功能状态产生变化的因素。心理紧张本是人适应环境的一种正常反应,但如果强度过大、时间过久都会使人的心理活动失去平衡,继而引起神经活动的功能失调,甚至导致情感性疾病、心身疾病的发生,严重者还可能造成各种精神性疾病。

二、环境的卫生学特征

(一)整体性

环境中的各种因素不是孤立存在的,而是互相依存、互相影响、互相联系的。某一环境因素的变动都与整体环境息息相关。如现在大量人口涌向城市,城市人口激增,人口密度加大,导致交通拥挤、资源过度开发等一系列问题。这充分说明环境的各种因素之间的相互影响。

(二)区域性

环境除有整体性特征外,还具有区域性特征。如厂矿排放的有害气体对大气的污染影响,多以厂矿为中心波及一定范围(尤其是下风向地区)的环境质量和居民健康。而厂矿排出的有害废水对水系的污染影响,多局限在下游沿岸一定地区范围的环境和居民。如印度尼西亚的森林火灾,其空气烟雾影响居民健康,主要是在东南亚地区。又如自然疫源性地方病和化学元素性地方病,也都具有严格的地方性区域特征。自然疫源性地方病,由于病原体与所处地区内自然地理条件相适应,以及宿主生活的选择性生存特点,决定了自然疫源性地方病的区域性特征。化学元素性地方病的地域性特征,则由地质地理等自然因素的分布所决定,且因地球化学元素在地球外壳的分布不均匀,故它们呈现明显的区域性特征。

(三)多变性

环境因素的多变性是指在自然和生物转化及人们社会行为的作用下,使环境从内部结构到外在状态都处于变化的过程中。人类认识环境多变性特征的重要意义,在于促使人类主动地与自然界本身的运动相适应、相协调,使环境变迁有利于人类生存发展,减少和消除不良环境因素作用,防止环境退化和保持健康。

三、环境因素与健康的关系

环境不仅为人类提供了最基本的生命维持系统,而且也因存在着多种多样的危险因素而损害健康。所谓健康指的是身体、精神、社会适应能力完全都是健康的,而不仅只是无躯体疾病或不虚弱。健康代表躯体、精神对整个环境完全适应的一种平衡关系;另一方面,"疾病"是对环境不能适应,是指人对外环境的危险因素或有害影响的一种不良反应,个体对这些环境影响的反应,受遗传或机体内环境的支配。机体对环境危害物的反应取决于它的性质(物理性、化学性、生物性)、剂量和作用时间,存在着明显的剂量—反应关系。当环境危害物的剂量或强度不大时,虽然引起生理学的改变,但尚属于正常范围,机体处于代偿状态,不显现临床症状;随着剂量增大,超越了机体的适应范围,则出现疾病甚至死亡。

现代流行病学研究说明,人类的疾病 70%～90% 与环境有关。随着工业化的发展,环境污染的加重和人类社会生活习惯的改变,疾病的构成也在改变。突出的是传染病下降,与环境有关的疾病如肿瘤、心血管病、脑血管病增多,且死因顺位提前。这类疾病的病因虽然大部分尚未搞清,但与发病有关的危险因素是十分肯定的。在美国,1990 年癌的死亡率占总死亡率的 5.8%,在各种死因中占第八位,而到 1994 年则占总死亡率的 20.6%,跃居为第二位死因。过去以传染病为主的疾病谱已被心血管、肿瘤、脑血管病这些与环境因素有关的非传染病所代替。连同呼吸系统疾病、职业病、公害病等一起,与环境有关的疾病引起的死亡率在美国已占总死亡率的 90% 以上。据估计美国每年死于职业病者约为 10 万人。当今的"环境病"如此广泛,可以说身体的各大系统几乎都发生了"环境病"。我国疾病构成的改变也有类似的趋势。

与环境有关的疾病有两类:一类是公害病,另一类是生物地球化学性疾病。很早以前,人们就发现某些疾病有明显的地理分布,人们推测和证明产生这些疾病的原因,是由于岩石、土壤、植物、水、大气等自然地理因素中,发生了地球化学异常的结果,因此,一般称这些疾病为地方病或生物地球化学性疾病。它们是由于地理环境中某些微量元素缺乏或过剩而引起的,具有明显的区域特征。如缺碘引起的地方性甲状腺肿和克汀病;缺氟和氟过剩引起的龋齿和氟骨症。许多资料表明,克山病和大骨节病与化学地理环境有密切关系。

现代社会环境污染越来越重,多年的研究表明,对人类健康有害的环境问题越来越广,而且越来越严重。它们不仅是空气、水、土壤和食物受到污染的问题,更应包括与温室效应有关的气候变化、平流臭氧层耗减、土壤退化和表土层的流失、地下水耗竭、遗传和生态系统多样性的减少以及水和土壤的酸化等。环境污染对人体的影响特点是多因子、多介质、低剂量的长期作用。环境的健康效应是十分复杂的,环境中物理、化学、生物因素的改变,都可以对健康产生影响。

环境物理因素主要是地球物理学所研究的自然物理环境,它们都具有一定的生物学作用。从暴露在太阳光下到坐在电视机旁,从城市的隆隆噪声到强大的电磁波辐射,会给人带来什么近期和远期影响,有许多仍是悬而未决的问题。天气和气候有益于人的健康,但也有不利的影响,甚至可导致生物气象疾病。

随着工农业生产的发展与科学技术的进步,人们在日常生活环境接触的化学物质越来越多。越来越多的研究说明了环境化学污染物的致癌、致畸、致突变作用。遗传物质 DNA 受到损伤,似乎是多数癌症和先天性遗传缺陷的主要原因,它还可能与衰老和心脏病等有密切关系。

社会环境对人类的健康也会产生影响。社会环境包括人为形成的环境,有人口密度、职业、社会经济状况、居住条件、饮食、风俗、个人生活习惯等。良好的生活居住环境,能利用一切有利的外界因素(阳光、新鲜空气、绿化、优美安静的环境、清洁的水源、干燥的土壤),同时能防止一切不良的外界环境因素(如严寒、酷暑、强风暴雨、潮湿、噪声等),从而对机体产生有利影响。长期住在潮湿寒冷的环境中,易患感冒、风湿病和心血管病;紫外线照射不足,影响儿童发育,使佝偻病增多;通风不良,居室空气有大量微生物、烟尘污染,可使肺癌增多;住宅规模狭窄,居住拥挤,可致呼吸道疾病传播的机会增加,特别是肺结核、麻疹、流感。住宅卫生条件的好坏与居民健康水平、患病率、死亡率和儿童生长发育及平均寿命都有密切关系。城市畸形发展,人口密度过大,大大降低了环境质量,造成城市大气污染严重,光化学烟雾、酸雨形成,噪声污染严重。人们过度紧张,居住条件恶化,使居民发病率、死亡率增加。环境污染常使仪器质量下降,食品中微量元素的缺乏都与环境有关,有研究认为人类过多的糖消耗与大肠癌、肥胖病、胆结石、冠心病有关。大量食用饱和脂肪酸导致高血脂,是冠心病、动脉硬化的重要危险因素。

四、环境污染的特点

(一)大气污染

1.大气污染的来源

大气污染的来源极广,有自然来源,但更多的是人为来源,前者如火山爆发、森林火灾等,后者是由于人们从事生产和生活活动产生的。工业企业是大气污染的主要来源。在工业生产中,从原料进厂到产品出厂,在不同的工业流程中都可能有有害物质排出,这些有害物质成分复杂,很多是生产工艺流程中的中间产物。如设备密封状态好、管理维修工作及时,则排出物质较少;如设备老化,原设计不妥,管理维修差,则排出物质增多。这类无组织排放对附近地区的大气污染较严重。在生产过程中,由于多种原因不能将废气回收利用,而采取排气筒排放,则易将废气扩散至较远地区。

近年来,交通运输事业飞速发展,机动车辆不断增加,加之部分车辆发动机燃油不完全,大量排出汽油废气,尤其在交通阻塞时,减速行驶或空挡停车,排出废气更多,成为城镇区空气污染的主要来源之一。

城市居民区及街道路面铺装不好,绿地面积少,道路清扫不及时,清扫方式落后,人群、车辆行驶常使地面尘土飞扬,遇风时更易造成近地面大气污染。

2.大气污染物的种类

大气污染物的种类很多,其中主要有 SO_2、氮氧化物、CO、光化学烟雾、颗粒物质、氯、铅等。

SO_2 是大气中最常见的污染物,是一种无色、具有刺激性的气体,属中等毒性物质。它对人体健康的影响主要是刺激眼和鼻腔黏膜,它与水结合成亚硫酸,有腐蚀性。由于 SO_2 易溶于水,吸收后大部分被鼻腔和上呼吸道黏膜的富水性黏液所吸收,因而它主要作用于上呼吸道,在上呼吸道的平滑肌内有末梢神经感受器,受到 SO_2 的刺激后会引起平滑肌反射性收缩,使气管和支气管的管腔缩小,呼吸道阻力增加。

氮氧化物是大气中常见的污染物,通常是指 NO 和 NO_2,氮氧化物能刺激呼吸器官,引起急性和慢性毒作用,影响和危害人体健康。

CO 是由于碳物质不完全燃烧而产生的一种有毒气体。无色、无臭、无味、无刺激性,吸入时不为人们所察觉,是室内外空气中常见的污染物。它对人的主要危害是引起组织缺 O_2,导致急性和慢性中毒甚至死亡。

光化学烟雾是以汽油作为动力燃料后出现的一种新型大气污染。它是大气中存在的烃类和氮氧化物等污染物在强烈日光作用下,经过一系列的光化学反应而生成的二次污染物,蓄积于大气中而形成一种浅蓝色烟雾。烟雾具有特殊的气味,有强氧化性,易引起橡胶老化、树叶变黄,对眼睛和呼吸道具有强烈的刺激作用,大气能见度降低,这种光化学烟雾多发生在夏秋季的晴天。

颗粒物质是大气中的主要污染物,颗粒物进入呼吸道后,由于粒径不同,故沉积部位不同。颗粒物本身含有多种有毒有害物质,又是其他污染物的载体,所以颗粒物对人的危害是多方面的。有的可呈全身中毒,有的仅出现局部刺激症状,颗粒物降落在皮肤上或眼内,可以引起皮脂腺或汗腺阻塞,导致皮肤炎、结膜炎等的发病率增加。

氯是工业上的重要原料,用途广泛,氯气是一种黄绿色的有毒气体,具有强烈的刺激性,可以引起局部平滑肌痉挛,加剧通气障碍,导致缺 O_2 而使心肌损害。氯气除对局部有刺激作用外,对全身亦有影响,可损害中枢神经系统,引起自主神经系统紊乱,出现血压偏低、窦性心动过缓和心律不齐等。

随着交通事业的发展,汽车车辆日益增多,铅对大气的污染日益严重,铅是一种具有生物毒性的重金属,它主要作用于造血系统、神经系统而引起急性和慢性中毒。

(二)水和土壤污染

1.水污染

(1)水污染的来源:随着经济的发展、人们生活水平的提高以及大城市和工矿区的不断形成与扩大,生活污水和工业废水的排放量正在与日俱增,而污水处理措施和手段又往往跟不上形势的发展,这就造成了越来越严重的水污染。水污染的来源主要有工业废水、生活污水、医院污水、农田水的径流和渗透、废物的堆放、淹埋和倾倒及船舶废水和油轮失事引起的大面积油污染。

(2)水污染物的种类:进入水体的污染物大致可分为物理性污染物、化学性污染物和生物性污染物。

物理性污染物有非溶解性悬浮物、热污染和放射性污染等。非溶解性悬浮物可增加介水传染病传播和流行的危险性,水中的病原体如细菌、病毒等可吸附在固体悬浮物的表面。当用此种水体作饮水水源时,如饮用水的净化措施欠佳,不能将它们去除,则会严重影响消毒效果,从而增加介水传染病传播和暴发流行的危险性。热污染主要来自蒸气发电厂大量的冷却水排放,刚排出的冷却水的温度有时可高达 40 ℃,可使鱼类大量死亡。水体中的放射物质可分为天然和人工两类。水体遭受了放射性物质污染后,对人体的危害是多种多样的。人体接触了含放射性物质的水可引起外照射,当放射性物质随饮水或食物进入人体后可产生内照射,其结果是引发一些相关的疾病并使人群肿瘤的发生率增加。

随着现代科学技术的发展,各种化学物质已越来越多地进入了人们的生产和生活环境,据专家们测算,进入环境的化学品约有 10 万种,其中有毒化学品约为 1 万种,通过各种途径进入水体的化学物质在 2 200 种以上。水体的化学性污染可分为有机性和无机性污染两种。

有机物污染主要来自化工、石化、造纸、食品和纺织等工业部门排放的高浓度有机废水以及大量未经处理的城市污水。两者占水体有机性污染物来源的 70％左右。另外,雨水还可将大气中的有机污染物、垃圾中的有机物带入水体。水中较为重要的有机污染物主要有酚类化合物、苯类化合物、卤烃类化合物以及各种油类。此外比较常见的还有苯并芘、丙烯酰胺等。酚是一种促癌剂。苯可引起慢性中毒,破坏骨髓造血功能,引起造血功能障碍,出现再生不良性贫血和血小板减少症。卤烃类化合物对人体具有直接和潜在的毒性,许多卤烃类物质都被确认为致突变和致癌物。各种油类由于比重比较小,不能与水混溶,所以受油污染的水体表面往往形成一层薄的油膜,阻止了空气中的氧气进入水体,水体中的鱼类等生物因缺氧而死亡。苯并芘等多环芳烃可引起急性中毒,长期接触可导致肝肾损害。

无机性污染物主要来源于工矿企业的废水和生活污水,水体中的微量金属还可来源于岩石的化学风化和土壤的沥滤。另外,在水的处理、运输过程中,也可人为地增加或降低原水中一些金属物质的含量。水体中无机物的种类很多,主要有砷、硼、银、锡、钡、铜、氰化物、磷和氮等。砷广泛存在于自然界,可经消化道吸收。人体长期摄入被砷污染的饮水和食物后可以引起严重中毒,引起血管通透性增加,毛细血管麻痹,使组织细胞营养缺乏。水体中银污染的主要来源是照相废水、采矿及冶炼废水,人体长期摄入含银高的水可引起慢性中毒,表现为皮肤、黏膜及眼出现一种难看的蓝灰色色素沉着,称为银质沉着症。锡在工业上用途广泛,人体长期饮用含锡量高的水可引起肝、肾、骨的慢性损害。此外锡还可影响肠、肝、脑等组织中钙的代谢。钡污染主要来自玻璃、油漆、橡胶、搪瓷、杀虫剂及灭鼠剂的生产和使用过程中,急性钡中毒时对肌肉有很强的刺激作用,其中包括心肌及胃肠道、膀胱的平滑肌。钡还可引起神经传导阻滞。铜对水源的污染主要来源于纺织业、基础化工、汽车及配件等生产部门排放的废水。铜是胃肠道刺激剂,具有较高的毒性。氰化物在工业上应用很广,是常见的水体污染之一,主要来自炼焦、电镀、选矿、染料、医药和塑料等工业废水。长期饮用含氰化物高的水,可出现头痛、头晕、心悸等神经细胞退行性变的症状。

天然水体遭受生物性污染的范围很广,水中病原体污染主要来自人畜粪便,其次为生活污水、医院以及屠宰、畜牧、制革、生物制品、制药、酿造和食品工业的废水。水中的病原体可分为致病细菌、致病病毒和寄生虫三大类。

2.土壤污染

(1)土壤污染的来源:工农业生产的高速发展和人类活动的急剧增多,产生了环境污染和生态破坏的新问题。土壤受废弃物排放、污染水灌溉、废气沉降和农药施用的污染。有害物质长年盘踞在土壤中,不断地迁移到相邻环境介质中,通过空气、水和植物对人体健康产生危害。土壤污染的重要来源为工业污染、粪污染和农药残留,另外交通运输对土壤也产生污染。

(2)土壤污染物的种类:土壤污染物主要有工业弃物、人畜粪便、农药及汽车尾气等。

工业废弃物往往造成严重的地区性土壤污染,其污染途径有工业废渣的排放和堆积、废水的灌溉和渗漏、废气中颗粒物的沉降、砷及其产品的漏失等。随工业废弃物进入土壤的物质多种多样,主要有害物质为重金属、致癌物和一些有机化合物。

人畜粪便中含有大量的致病微生物和寄生虫卵,当人们与污染的土壤直接接触时,即可受到病原体的污染。若食用被病原体污染的蔬菜、瓜果等则间接地受到感染。当污染土壤经过雨水冲刷,又可能污染饮用水源。此外,土壤受到粪便污染后,有机物在土壤中腐败分解产生恶臭气体,同时招致苍蝇滋生,鼠类繁殖,严重地恶化了居民区的环境条件,为传染病的传播流行创造了有利条件。

在环境里土壤是富集农药数量最大的场所,并且从土壤迁移到相邻环境介质,参与生态系统的物质循环,对人体健康产生影响。危害较大的农药主要是有机磷农药和含铅、砷、汞等重金属制剂。有机磷不但对神经和实质性脏器有毒性,而且对酶系、内分泌系统和免疫反应均有影响。

随着以内燃机为动力的车辆运输越来越频繁,使交通干线两侧 $200\sim300$ m 范围内的土壤受到铅和苯并芘的严重污染。

五、环境保护

我国作为一个人口众多、人均资源贫乏的大国,环境保护是我国的一项基本国策。除了在《宪法》中对环境保护问题作了明确规定外,还先后制定和实施了《环境保护法》《森林法》《海洋环境保护法》《大气污染防治法》《水污染防治法》《野生动物保护法》等一系列专门法律和法规。此外,还制定了经济建设、城乡建设、环境建设同步发展的战略方针和"以强化管理为主,以管促治""预防为主,防治结合""谁污染,谁治理"等一系列方针政策。

(一)制定环保措施

(1)加强环境保护知识教育,增强保护环境的意识。

(2)制定并完善与环境保护有关的配套法规。

(3)规划措施、城镇乡村建设要有长远规划,把住宅区与工业区分开,把可能产生"三废"的工矿企业安排在主导风向下风侧和水源的下游,并与居住区保持一定距离。一切新建、扩建和改建的企业,防治污染的项目必须与主体工程同时设计、同时施工、同时投产。

(4)综合利用,化害为利,废物回收利用。

(5)改革工艺过程:可采用无污染或低污染的原材料和能源,采用闭路循环工艺流程并防止发生"跑、冒、漏、滴"等措施,以消除和减少污染物的排出。

(6)防止农药污染环境:合理使用农药,减少农药残留,就应大力推广高效低毒的农药,限制使用某些毒性大、残留期长的农药。施用农药要严格按照规定,控制使用范围,执行一定间隔期,控制用量,以减少农药在作物上的残留量。对于有致癌作用的农药,则应绝对禁止使用。要提倡综合防治,即将化学农药、生物防治和物理防治等方法配合起来,联合或交替使用,既能减少化学农药的用量,又能更有效地防治病虫害。

(7)预防生活性污染:生活性污染物(主要是粪便、垃圾、污水)中含有丰富的肥效成分,是生产上的有机肥料,但其中含有大量的有机物、致病菌和寄生虫卵,如未加处理和管理,会成为苍蝇等病媒昆虫的滋生地,并能造成肠道传染病和寄生虫病的流行,危害人民的健康。预防生活性污染要结合城乡爱国卫生运动,搞好两管(管水、管粪)五改(改良水井、厕所、畜圈、炉灶和环境)的工作。

(8)防止噪声污染:一般噪声级为 30~40 分贝是比较安静的环境,超过 50 分贝的噪声就会影响睡眠和休息。长期生活或工作在 90 分贝以上的噪声环境中,会损伤听力,还可诱发其他疾病(神经衰弱、高血压、消化性溃疡等),防止城市噪声的主要措施有几个方面:①控制和消除声源是降低噪声的根本措施。通过工艺效果,以无声、低声代替高声设备的工艺,机动车辆改用低音喇叭,规定在居民住宅区、医院、学校等地段禁止揿喇叭。②采用吸声、消声、隔声和减振措施。③合理进行城市工厂规划和厂房设计与布局,减少噪声区(车间)与非噪声区的交叉、混杂,建立合理的防护地带。④贯彻执行城市区域环境噪声标准,各地区可根据本地环境现状和发展要求,制定该地区环境噪声标准。

(二)发挥社区护士在环境保护中的作用

社区护理是社会发展的产物,是结合公共卫生学和护理学的理论,用于促进和维护群众的健康,它的服务不限于一个特别的年龄群或诊断,而是提供边疆性的服务。它的主要职责是视人群为一整体,直接提供对个人、家庭或团体的护理,以便达到全民健康。社区护理的工作范围有以下几个方面:成立健康中心和心理卫生中心,承担家庭护理,监管学校卫生、工矿卫生和环境卫生以及一般的妇幼卫生,老人院及临终关怀。其中环境卫生是社区护理的一个工作内容,社区护士在环境管理中的作用有两个方面:一方面是评估社区中的各种环境因素,发现存在的问题;另一方面是在力所能及的范围内尽最大努力来改善环境,保护环境。社区护士对社区环境进行评估的内容应包括以下几个方面。

(1)社区内居民环境知识的掌握状况和环境保护意识。

(2)社区内居民的居住环境,有无工业"三废"和噪声污染,生活垃圾的处理情况如何,有无堆积、臭味、异味。住宅的卫生和安全状况如何。

(3)社区居民的饮水是否达到卫生标准。

(4)社区内工矿企业的"三废"处理排放情况如何,是否有超标排放。

(5)社区内医院污水及垃圾的处理情况。

(6)社区内的文化娱乐情况,是否存在非法的娱乐场,社会治安是否稳定等。

(7)社区内的街道状况,各地下管道、线路的铺设是否合理,路面的铺设状况是否良好,街道的绿化是否达标。

(8)社区内学校的环境、各项设施是否处于良好状态。

(9)如果是农村则应评估该区域的土壤情况,是否达到土壤的卫生标准。

社区护士对环境的卫生状况进行评估后,应分析该社区的各项环境因素是否符合卫生标准,如不符合则应分析原因,并与当地环境保护机构取得联系,对环境因素造成的健康威胁采取预防措施。参加研究和提供措施,以早期预防各种有害于环境的因素,研究如何改善生活和工作条件,同时教育个人、家庭及社会集体对环境资源如何进行保护。对社区居民进行宣传教育,帮助居民提高环境保护知识,增强环境保护意识。环境保护已是全球性的问题,不是某个国家或个人能解决的,而是要提高全民的环境保护意识,人人参与,共同保护环境。

(杨小田)

第二节 妇幼卫生

一、妇幼卫生的意义

世界卫生组织宪章明文规定"妇幼卫生即是增进妇幼健康和福祉,以促使他们在不断变迁的环境里仍能生活得非常和谐"。而妇幼卫生护理是指照顾孕产妇及婴幼儿的健康,其中包括15岁~49岁的育龄妇女及15岁以下的婴幼儿和儿童。

(一)工作范围

妇幼卫生的工作范围在妇女方面包括孕前、产前、产时、产后、家庭计划及更年期的保健;在儿童方面包括新生儿、婴幼儿、学龄儿童及青少年的保健。

(二)工作目标

WHO的妇幼卫生委员会明确指出促进妇幼卫生的目标为:①使每位孕产妇都能保持良好的健康状况,学习养育儿女的方法与艺术,并能顺利分娩,生育健康的后代。②使每个儿童都能在健康的环境中成长,给予爱和安全感,得到足够的营养,接受适当的健康管理,并给予有效的医疗照护和健全生活的指导。

二、我国的现状与问题

(一)妇女方面

近30年来,我国由于各方面的改进与配合,如医疗卫生体系素质、数量的提高,经济、教育的改善等,使得妇女在育龄时间造成健康威胁的因素和产妇死亡率大为降低。然而由于一个孕产妇的死亡所连带影响的是整个家庭的崩溃,因此不能满足于数字的降低,更要以降低到零为理想目标。世界各国曾在1978年的宣言里订出要使妇女因生产所致的死亡率在2000年时降至0.04‰以下,距离这个目标仍有多处要努力。

从卫生机构的统计资料中可以看出,20世纪70~90年代期间,造成孕产妇死亡的主要原因为产后出血,产科的羊水栓塞症,妊娠、生产及产褥热并发的高血压,子痫前症,子痫症,产前出血,胎盘早期剥离及前置胎盘。因此如何预防这些可能造成孕产妇死亡的护理活动即因应运而生,此乃公共卫生护士未来的努力方向之一。

此外,虽然孕产妇死亡率下降了,但妇女生活品质是否相对提高?这是个值得深思的问题。如果仔细分析可以发现,过去社会与现今社会所呈现的妇女健康问题有许多不同之处,如过去社会妇女有很长的坐月子习俗,而且在大家庭的结构下,婴儿的照顾有许多人可以分劳。而万一生下不正常的小孩如脑性麻痹或先天缺陷儿,虽可能因科技不良而早夭,但若生存下来也有家人可以照顾。然而现今社会由于家庭结构变小、经济制度改变、社会价值观改变,使得妇女就业人口增加,造成生下来的婴幼儿照顾出现了危机;价值观的更迭使不少女性的性态度、生活习惯及嗜好改变,造成婚前性行为、抽烟、喝酒等问题的出现,这些都直接、间接地影响妇女本身,以及下一代的健康。针对这种因社会变迁所带来的妇女健康问题,是我们在促进妇女健康上应特别注意的。

(二)儿童方面

1.新生儿及婴儿期(0~1岁)

根据资料显示,近年来国内新生儿的主要死亡原因是围生期死因、先天性畸形、事故伤害,而婴儿的主要死亡原因是围生期死因、先天性畸形、事故伤害、脑膜炎、肺炎。由此可了解造成婴儿、新生儿死亡的主因是以围生期死因和先天性缺陷儿为主的,而围生期死亡率中又以早产的问题最为严重。另外,在先天性缺陷儿方面,除了染色体本身所造成的异常外,环境的污染或妇女本身的行为因素(如不良的嗜好或习惯,如抽烟、喝酒、乱服成药、过度工作等)也都足以造成先天性畸形的问题。目前国内不少女性的审美观念趋向体重轻,而在饮食上多作节制,女性抽烟、喝酒的比例也正逐年增加。这些都在威胁着早产儿及先天性畸形儿的产生。

随着妇女参与经济活动的比例上升,加上小家庭比率增加,许多出生1个月后的婴儿即被送至托婴中心或托儿所,一般婴儿的抵抗力弱,遇有病毒感染的流行即首当其冲,而托儿所又普遍婴儿密集,往往一个婴儿生病使全部都生病。虽然这些传染病不至于造成生命的严重威胁,但却足以危害幼童早年的生长发育。

以上有关1岁以内儿童的健康问题,如早产儿、先天性缺陷儿及集中照顾引发的感染问题,都是在提供进一步预防活动之前应加以考虑与认识的。

2.1~14岁儿童常见的健康问题

根据卫生机构的资料显示,1~14岁儿童的主要死因以事故伤害为第一位,其次分别是先天性畸形、恶性肿瘤、肺炎及心脏疾病。在事故伤害中又以车祸、被火烧死、意外坠落及意外中毒为主,这些因素都是可以事先预防的,但却一直是14岁以下儿童的主要死因。

除了从主要死因发现儿童的健康问题外,还可以从与儿童健康相关、而且是普遍影响多数人的一些现代新疾病,来探讨儿童的新问题。

(1)儿童肥胖:随着民众饮食生活的改善、精神压力的增加以及社会环境的变迁,孩童们的肥胖情形逐渐增多。在幼稚园、中小学校里,体形肥胖的儿童、学生越来越多。据黄伯超所作的调查显示,在20世纪50~60年代,中小学校几乎没有肥胖学生,但现在中小学生肥胖的比率却占了7%~8%,其中以初中生最多,而且仍有逐年增加的趋势。

科学研究证实,少年时期肥胖的人若未经过适当的治疗,有70%~80%的人长大后会出现肥胖现象,而其产生高血压、糖尿病、动脉硬化和肝病等成人疾病的倾向也会比较高。此外,儿童肥胖乃是恶性肥胖,特别是中度与严重肥胖两种,因为它会使体内产生对胰岛素的抗拒性,而影响胰岛素的正常生理作用,因而衍生出常见于成人的糖尿病。

儿童肥胖的原因不外乎营养摄取过多导致热量过剩,以及运动不足使热量消耗太少。至于为何营养过剩或运动不足,则又与家庭成员的生活方式(如父母亲的饮食习惯及不知道或不鼓励儿童运动)以及整个社会变迁有关(如活动范围缩小,使儿童无处消耗热量)。由于儿童肥胖是成人病的先兆,因此公共卫生人员必须加强肥胖的筛检工作。

(2)口腔卫生不良:虽然近年来社会经济较以往进步,生活水准与物质生活都提高了不少,家长教育水准亦提高,但人们对口腔卫生的知识仍然普遍缺乏,经常忽略牙齿的健康,尤其对"将来会换"的乳牙更是掉以轻心。不少家长在孩童进入小学之后才重视牙齿健康,但通常此时许多牙齿早已有毁坏了,这不但会影响儿童的身体心像,也会增加父母经济上的成本。因此,公共卫生人员如何向民众指导儿童口腔卫生的重要性与方法,乃是未来的任务之一。

(3)儿童视力问题:从幼稚园到初中,经常可以见到戴眼镜的儿童,而且有逐年上升的趋势,这与当前中小学生学习负担过重有关。一些家长,为了望子成"龙",整天把孩子关在房内(除白天上课外),强迫他们看书,但并不关心孩子看书的姿势是否正确、房间光线是否充足,时间一长,眼球变形,视力自然下降。故儿童视力保健刻不容缓。

(4)其他问题:如亲子关系不良及儿童被虐待或被忽视。亲子关系的建立及促进亲子关系的重要性,是近年来产儿科护理、儿童发展等学者一再强调的课题,由于亲子关系不良容易引起婴幼儿人格上的不信任,甚至导致将来虐待或忽视儿童,久而久之变成青少年犯罪行为的产生。

三、妇幼卫生的重点

减少孕产妇、婴儿、儿童死亡率及疾病或残障的发生,并提高妇女和儿童的生活品质,乃是公共卫生护理人员在促进妇幼健康方面的职责。而如何促进妇幼健康,其具体措施则可分怀孕前、怀孕时、生产后3个阶段来进行。

(一)怀孕前的措施

为了有健康的下一代,必须在精子与卵子未接触前就开始布置一个好环境,亦即要使妇女的身、心处在最正常的准备状态。公共卫生护士可通过卫生教育活动指导民众,如教导妇女怀孕前维持体重90 kg以上,或鼓励民众作婚前健康检查,提供民众有关家庭计划(如各种避孕方法)的知识和服务,以及评估是否需要接受遗传咨询的服务。

目前青少年怀孕及高龄怀孕的女性有逐渐增加现象,根据统计,1989年每一百个出生婴儿中,有4.66个是来自15～19岁女性所生,而35～44岁女性所生的婴儿也占了所有婴儿的3.7%,而45～49岁女性所生的子女占0.02%。虽然这些年纪过轻以及太大的女性所生子女仅占8.38%,但根据高危妊娠的危险因子以及先天性缺陷儿比例的观点而言,这样的数字仍是一种遗憾。因此如何加强特殊群体在怀孕前即对不适合生育的知识有所认识,继而减少在不适当的年龄怀孕,乃是一个促进怀孕前妇幼健康的课题。

(二)怀孕时的措施

产前照护主要是指精子与卵子结合后至胎儿出生这段时间护理的重点,包括协助产妇获得良好的产前检查,早期监测不正常或危险的妊娠症候,卫生指导有关孕期的营养和各阶段常见的问题及处理。

1.产前检查

理想的产前检查应自怀孕初期开始,且持续至怀孕结束时,至少有9次以上的检查。据一些研究资料显示,城市居民有90％左右的孕妇接受过产前检查,而检查的次数为5～6次,但在第一产期即接受产检的比例只有30％～40％,可见产前检查的正确观念仍有待进一步推动。而影响孕妇延迟或不能接受完整检查次数的因素包括等候时间长,每次由不同的医师检查,手续繁复,没有足够舒适的设备(如厕所和休息室),没有夜间或周末门诊,另外还有社会阶层低、孕期无不适症状、对产前检查的好处认识不清楚等。因此,鼓励孕妇在第一孕期即接受产前检查且能够维持到怀孕结束至少9次以上的检查次数,以及让民众了解产前检查的重要性乃是未来应努力的方向。

2.卫生指导

怀孕期间卫生指导的主要目的是使孕妇能顺利怀孕,且于预产期间产下健康的新生儿。目前有关怀孕期间应注意的事项,在许多专业或非专业书籍杂志里均有丰富资料,可供一般中等教育程度以上的孕妇参考。但是对于青少年怀孕、未婚怀孕、低收入、社会经济地位较低的孕妇,由于这些人不易取得资讯来源,因此公卫护士宜针对这些特殊群体给予更多的指导。孕期指导的内容重点如下。

(1)避免接触危险因子,特别是感染、暴露于辐射线下、抽烟喝酒吃药,因为这3项危险因子容易导致先天性缺陷问题。

(2)协助并鼓励孕妇早期监测不正常或危险的妊娠。公共卫生护士可利用高危妊娠相关因素的资料,评估孕妇的问题,必要时可以转至遗传咨询的有关单位。

(3)摄取足够的营养。母体摄入营养的好坏多寡,直接影响胎儿的生长发育,有关怀孕期间应如何选择食物,公共卫生护士可以利用营养学知识给予孕妇指导,尤其应特别强调均衡饮食的重要性。

(4)鼓励哺喂母奶。目前明白喂母奶好处的民众很多,但实际执行者却不及一半,原因不外乎来自母亲、婴儿、环境等的因素,而近年来职业妇女增加,产假及哺喂母奶时间又短,使国内哺喂母奶的趋势逐渐降低。因此,公共卫生护士应先评估影响孕妇哺喂母奶的因素后,再进一步协助其做好哺喂母奶的准备。

(5)教导孕妇认识生产的征兆及何时应前往预订生产的地点。

(6)教导孕妇认识目前新生儿筛检的项目及内容。

以上是有关怀孕期间的卫生指导重点,公共卫生护士宜就个别特殊问题给予指导或建议。此外,亦可以透过团体讨论活动,让有经验的孕妇带领其他没有经验的孕妇,以减轻其焦虑或害怕。

研究统计资料指出,一个国家花在良好的产前照护如产前咨询、筛检、产检、诊断或人工流产的费用,比起照顾生下基因异常或先天性缺陷的儿童可以节省20倍以上的成本,由此可知预防胜于治疗的另一佐证。而产前检查、卫生指导或是产前照护等措施,尤其应特别注意低社会经济阶层、婚姻出现危机、单亲家庭及初产妇等群体。

(三)生产后的措施

生产后,须注意母亲与婴幼儿的健康。

1.母亲方面

产后是指妇女生产之后至生殖器官恢复正常为止,通常需42天左右。此期对产妇的护理重点包括如下内容。

(1)协助产妇认识正常的生殖器官复旧变化,尤其预防产后出血、产褥热、乳腺炎等不正常的并发症。

(2)鼓励接受产后检查。

(3)产后照护,如营养的摄取方法、身体的清洁等,给予原则性或改良式建议。

(4)新生儿的照护,尤其初产妇更应评估其照顾新生儿的能力,如沐浴、喂奶(牛奶或母奶或混合)、预防尿布疹等方法。

(5)指导产后避孕的方法,公共卫生护士宜先评估产妇是否有正确的产后避孕知识及方法,再针对不足之处给予指导。

(6)职业妇女托婴问题的指导。目前参与劳动市场的妇女人口有逐渐增加的趋势,协助妇女寻找一个合格、安全的托婴或托儿环境是很重要的,甚至指导妇女如何兼顾工作与家庭,在观念和时间管理上作适当的修正。

2.婴幼儿及儿童方面

公共卫生护士在促进婴幼儿及儿童的健康重点上应包括如下内容。

(1)促进婴幼儿接受完整的预防接种:由于婴幼儿是白喉、百日咳、破伤风、结核病、小儿麻痹、麻疹、日本脑炎、B型肝炎等疾病的易感染宿主,且一旦发生感染,则容易导致群体感染,甚至威胁生命,因此,婴幼儿接受完整预防注射的观念是相当重要的。目前国内预防注射率相当高(90%),但仍有不少民众是比较被动的,为了达到所有儿童都有完整的接种,公共卫生护士仍应维持不断的宣导工作,尤其针对预防注射观念不清楚的家长施行个别指导。

(2)促进婴幼儿及儿童良好的营养状态:公共卫生护士宜先评估在哺喂母奶、牛奶或添加副食品的方法和内容上是否正确,再根据不足或缺失之处予以指正与指导。对于吃母奶的婴儿,应注意其母奶是否足够、喂奶时间是否具有弹性,此外,也要注意母亲是否有足够的营养以制造母奶,或是有哪些因素导致奶水不足。

对于喝牛奶的婴儿,则应评估奶瓶及器具消毒方法、牛奶调配浓度或温度、喂奶方法等是否正确。到了婴儿3~5个月之间,要开始注意添加辅食的观念、方法和内容是否正确,目前许多医疗院所均提供母亲有关添加辅食的《母子手册》,公共卫生护士可利用这些资讯提供家长作为参考。

对于一岁以后的幼儿,则要特别注意其断奶后的营养状况,亦即应先评估家长是否有正确的断奶知识,再给予正确的指导。

(3)指导父母及儿童预防意外伤害:目前,车祸及溺水、窒息、吞入异物等致使儿童死亡是1~14岁儿童的主要死因,因此,应依照不同年龄层给予父母或儿童有关意外事故经常发生的地点、原因,以及常见的危险物品及其预防方法。例如,房屋周围的马路容易导致车祸,洗澡时的热水及厨房热开水容易造成烫伤,屋内地板有小硬块碎片如零钱、铁片、别针、纽扣等,均易导致孩童吞食而窒息。总之,造成儿童意外伤害的原因不胜枚举,但几乎都是可以预防的,公共卫生护士可以通过家庭访视时观察儿童的家庭环境,以评估是否有意外伤害的可能因素。

(4)促进并鼓励亲子关系的建立:依据婴幼儿的不同年龄,教导父母促进亲子关系的方法和技巧。婴儿在六个月大时即对抚养他的人有爱的情绪,如新生儿期的拥抱、说话、眼睛的接触,及婴幼儿期游戏的方法、种类、安全玩具的选择等。

(5)促进婴幼儿在适当时间内完成大小便训练:大小便训练的完成是幼儿发展的任务之一,但不少家长以为越早训练越好,事实上大小便训练的时间若待幼儿生理功能达到一定程度,再配合其作息及气候等相关因素,则易达到事半功倍之效。通常大便训练在一岁以后、孩童可以站立或可以坐较久时间、大便有规律、每次大便均有特殊表情或声音时，以及非冬天的季节即可开始训练；而小便训练通常都在两岁左右、小便次数减少而小便量多时，以及在非冬天季节即可开始。

（6）促进婴幼儿及儿童牙齿健康：公共卫生护士可以先评估父母是否有给予婴幼儿口腔清洁的习惯及其观念是否正确，再针对造成奶瓶性龋齿及儿童常见蛀牙的原因予以建议。例如，一岁以内牙齿数目少时，以开水、棉棒、纱布清洁口腔，避免含着奶瓶睡觉，尤其强调睡前口腔清洁的重要性。到了一岁半以后可以开始刷牙，但必须有技巧地执行，并选择一位固定的儿童牙医师，做第一次检查及咨询。

（7）促进婴幼儿及儿童维持理想的体重：儿童肥胖问题在我国已成为医疗系统关心的新问题，由于民众普遍有孩子养得白白胖胖才有成就感的观念，使下一代的健康已逐渐受到肥胖的影响。然而有关儿童肥胖与否，由于其体重随着年龄、身高不断改变，所以体重不似成人有一标准公式可循，目前只能以大多数同年龄、等身高的儿童的平均值为依据，将儿童实际体重与此标准体重相减，差额超过标准体重 20% 就算肥胖。介于 20%～30% 属于轻度肥胖；30%～50% 者为中度肥胖；超过 50% 就称为严重肥胖。

由于儿童肥胖是成人病的先兆，因此公共卫生护士在照顾社区群众时，宜具备维持儿童理想体重的观念，并利用已制定的不同年龄、身高、体重标准，评估婴幼儿及儿童的体重，若有过重或肥胖倾向时，应尽早提供父母理想体重的概念。必要时则提供饮食及运动控制体重的方法。

（8）其他方面：如促进儿童视力保健，公共卫生护士可以借着家庭访视时评估儿童是否有合宜的桌椅、光线，甚至儿童在阅读时是否有姿势不良的现象，并给予建议。此外，也要预防家长不合适地给婴幼儿吃含有铅成分的朱砂、八宝粉等行为，而不少家庭的环境用物是含有铅的油漆饰品，也要指导家长预防婴幼儿这方面的铅中毒。

除了意外事故是 1～14 岁儿童的主要死因之外，占第 2、3 位的先天性缺陷和癌症也是不容忽视的问题，如智能不足儿童和白血病儿童，这些儿童住在社区内，必定带给家庭成员相当沉重的负担，因此公共卫生护士可以利用现有的社会资源，提供家庭成员作为参考，并适时地给予支持。

而预防儿童被虐待和被忽视则是当今一个新的焦点。公共卫生护士宜警觉社区内是否有儿童遭受父母不给小孩吃东西、不给衣服穿且经常责备、批评小孩甚或身体处罚，以及儿童是否呈现没有自信、挫败感、不诚实等行为，这些被虐待或忽视的儿童经常来自婚姻有问题、贫穷或压力过重的家庭。这些被虐待的儿童，其父母通常并不了解正常儿童生长发育的形态，而导致不适当的期望，因此，公共卫生护士可以通过指导让父母了解正常儿童的发展，使其有正确的概念，必要时可转介给儿童福利或保育单位。

（杨小田）

参考文献

[1] 戎靖枫,王岩,杨茂.临床心血管内科疾病诊断与治疗[M].北京:化学工业出版社,2021.

[2] 刘丽梅.内科常见病诊断思维[M].北京:科学技术文献出版社,2019.

[3] 李娟.内科常见临床表现的诊断思维[M].北京:人民卫生出版社,2020.

[4] 郭海侠.内科常见疾病诊疗精粹[M].长春:吉林科学技术出版社,2019.

[5] 陈曦.消化系统疾病内科诊治要点[M].北京:科学技术文献出版社,2021.

[6] 侯平.内科诊疗技术应用[M].沈阳:辽宁科学技术出版社,2018.

[7] 苏强,王美江,刘晓青.临床内科常见疾病诊疗学[M].天津:天津科学技术出版社,2020.

[8] 刘江波,徐琦,王秀英.临床内科疾病诊疗与药物应用[M].汕头:汕头大学出版社,2021.

[9] 边容.内科常见病诊疗指南[M].长春:吉林科学技术出版社,2019.

[10] 孙久银.临床大内科常见疾病诊治[M].沈阳:沈阳出版社,2020.

[11] 张海霞,刘瑛.现代内科诊疗与护理[M].汕头:汕头大学出版社,2018.

[12] 崔振双.临床常见心血管内科疾病救治精要[M].开封:河南大学出版社,2021.

[13] 颜波.心内科临床与实践[M].天津:天津科学技术出版社,2020.

[14] 刘丹,吕鸥,张兰.临床常见内科疾病与用药规范[M].北京:中国纺织出版社,2021.

[15] 杨志宏.临床内科疾病诊断与治疗[M].长春:吉林科学技术出版社,2019.

[16] 王桥霞.临床内科疾病诊疗[M].北京:科学技术文献出版社,2020.

[17] 矫丽丽.临床内科疾病综合诊疗[M].青岛:中国海洋大学出版社,2019.

[18] 刘增玲.神经内科常见疾病诊断指南[M].长春:吉林科学技术出版社,2020.

[19] 金海燕,李华萍,普国全.实用临床内科治疗学[M].汕头:汕头大学出版社,2019.

[20] 扈红蕾.内科疾病临床指南[M].长春:吉林科学技术出版社,2020.

[21] 庞艳雷.现代实用内科诊治学[M].长春:吉林科学技术出版社,2019.

[22] 何朝文.新编呼吸内科常见病诊治与内镜应用[M].开封:河南大学出版社,2020.

[23] 张晓立,刘慧慧,宫霖.临床内科诊疗学[M].天津:天津科学技术出版社,2020.

[24] 马春丽.临床内科诊疗学[M].长春:吉林大学出版社,2020.

[25] 陈照金.内科诊疗备要[M].天津:天津科技翻译出版公司,2018.

[26] 魏佳军,曾非作.神经内科疑难危重病临床诊疗策略[M].武汉:华中科学技术大学出版社,2021.

[27] 张元玲,董岩峰,赵珉.临床内科诊疗学[M].南昌:江西科学技术出版社,2018.

［28］苗顺.内科诊疗学［M］.长春:吉林大学出版社,2020.

［29］李晓明,徐勇,吕沐瀚.内科临床医师手册［M］.北京:北京大学医学出版社有限公司,2020.

［30］李雅慧.实用临床内科诊疗［M］.北京:科学技术文献出版社,2020.

［31］陶蕾,张东洋,孙华.内科临床诊断学［M］.南昌:江西科学技术出版社,2018.

［32］徐晓霞.现代内科常见病诊疗方法与临床［M］.北京:中国纺织出版社,2021.

［33］邹丽妍.中医内科临床实践［M］.长春:吉林科学技术出版社,2020.

［34］蒋尊忠.临床内科常见病诊疗［M］.长春:吉林科学技术出版社,2019.

［35］徐化高.现代实用内科疾病诊疗学［M］.北京:中国纺织出版社,2021.

［36］张盛鑫,袁林,卓志强,等.呼出气一氧化氮和潮气呼吸肺功能检测在毛细支气管炎中的应用价值［J］.中国全科医学,2021,24(05):551-554.

［37］郭荣丹,赵宇红.奥美拉唑不同联用方案治疗急性胃炎效果对比研究［J］.中国药物与临床,2021,21(02):269-271.

［38］宫健,周新玲,高新英,等.不同剂量生长抑素治疗消化性溃疡出血的疗效及其对胃肠功能的影响研究［J］.中国现代医师,2021,59(10):53-56.

［39］秦志平,孙雪,苏杭.斑点追踪成像技术对二尖瓣关闭不全患者左室扭转功能的评估价值［J］.医学理论与实践,2021,34(19):3427-3428.

［40］刘书艳,贾志英,米亚静.依那普利联合氢氯噻嗪治疗小儿急性肾小球肾炎疗效及对血清IL-18 和 sFas/sFasL 水平的影响［J］.实验与检验医学,2021,39(03):581-584.